中医膏丹丸散大典

（散剂分典）

主　　编　宋　兴　罗才贵　杨　宇
分册主编　薛　红　刘　渊　欧阳利民
分册副主编　胡　波　高　锋　杨　帆　李贤军
　　　　　　陈丽平　汤利平　刘　平　张芸芸
主　　审　邓中甲

编　委（按姓氏笔画为序排列）

王　静	王　刚	王化楠	文　怡	邓森涛
孔沈燕	孔明枫	史章华	江　澜	朱旭华
刘清富	刘亚飞	刘克林	吴继平	林佳敏
孟　君	陈　龙	陈　颖	陈　述	陈建雄
陈泽峰	邱昌玉	何　英	何玉华	张国辉
杨　春	阿贝乐	罗来荣	金　钊	欧亚龙
姚宝清	侯　伟	贺成彪	殷海宽	席大章
黄勇刚	黄纯富	黄金燕	曾元静	曾军秀
程　永	梁秀梅	雷　琴	谢晓红	缪奇祥
蔡　林				

四川科学技术出版社
·成都·

图书在版编目（CIP）数据

散剂分典/宋兴主编. – 成都:四川科学技术出版社,
2007.7（2025.1 重印）
（中医膏丹丸散大典）
ISBN 978 – 7 – 5364 – 6279 – 3

Ⅰ. 散…　Ⅱ. 宋　Ⅲ. 散剂 – 验方　Ⅳ. R289.5

中国版本图书馆 CIP 数据核字（2007）第 095978 号

中医膏丹丸散大典
（散剂分典）

出 品 人	程佳月
主　　编	宋 兴　罗才贵　杨 宇
策划编辑	康利华
责任编辑	戴 玲　吴 文
营销编辑	李 卫　刘 成　程东宇
封面设计	韩建勇
版面设计	康永光
责任出版	欧晓春
出版发行	四川科学技术出版社
	成都市锦江区三色路 238 号 邮政编码 610023
	官方微博 http://weibo.com/sckjcbs
	官方微信公众号 sckjcbs
	传真 028 – 86361756
成品尺寸	203mm×140mm
	印张 38.25　字数 1327 千
印　　刷	成都蜀通印务有限责任公司
版　　次	2007 年 7 月成都第 1 版
印　　次	2025 年 1 月成都第 8 次印刷
定　　价	110.00 元

ISBN 978 – 7 – 5364 – 6279 – 3

前　言

　　中医学经过三千年不断发展，已积累奇效良方逾数十万首，其中，膏、丹、丸、散、酊、油、汁、烟等类剂型的方（简称"膏丹丸散"）即占半数以上。由于这类方结构精炼，用法奇巧，具有简、便、验、廉的突出特点，因而受到历代医家、病家的普遍欢迎和重视。这些医方各具特色，即便在同名方中，也因作者不同，时代不同而结构迥异，疗效迥殊。此外，还存在不少有药无量、有方无名、用药怪异难觅、过用剧毒大毒药物的处方。如何在众多医方中选择结构精当而又安全高效的方剂以供现实所需，已成为当代临床、科研、新药开发工作者共同关注的问题。通过全面整理，把这类医方从浩如烟海的古医籍中筛选出来，以供现实各界参考，正是本书编著目的所在。

　　这一以时代需要为前提的中医方剂学文献，是从历代中医典籍中精选集粹而成，全书共收方剂一万二千余首，含丸、丹、散、膏、泥、糊、酒、锭、饼、栓、油、汁、浆、烟等十余种剂型。

　　在编撰此书时，主要做了以下工作：

　　广收博采：本书选收资料，主要集中在两个方面，一是截至 1949 年之前的"古方"，二是现存于生活实践中的民间单方、验方。古方的现代化裁和现代新方的创制虽也十分丰富，但在 1995 年出版的《中医疑难病秘验方大典》中已有了较为全面的反映，此次不再重复收取。

古方从历代医学典籍中精选得来，民间单方、验方则从1949年后全国各地所辑单、验方文献中集粹得来，从而使本书成为集历代经典瑰宝和民间散珠碎玉为一体的方剂工具书。

定其体例：本书分《散剂分典》、《丹丸剂分典》（其中丹剂有颗粒也有粉末，后世多把这一剂型与丸剂相提并论，本书依照传统习惯把二者并入一册。）、《膏剂分典》（附锭、饼、栓、泥、糊、酒、油、汁、浆、烟等方剂）三部分典。汤剂不在本典选取范围之内，但却收录了汁、浆等方剂。汁指药物鲜汁，浆指糖浆，都有所特指。

在以病种为纲对方剂进行分类时，由于古今病名差异，方治范围不确等问题很难处理，如霍乱、痢疾，古方所论，以腹泻特点为依据，论治范围大多并非今日之真霍乱、真痢疾，列入传染科反而误导读者，于是将其收在了内科；部分内科方治证十分庞杂，难以归纳在某一具体病症下，只好另设杂病一栏。中医儿科历来以麻、痘（天花）、惊、疳四大病症为主体，"痘疮"虽已被消灭，但对这类方剂还是作了少量选收，以期在保存学科基本面貌的同时，也给其他病证的遣方用药提供参考。在处理这些问题时，都以符合现实临床实际，有助现实运用为原则。

择其精要：在同一病症下，结构相同，功效相近的方甚多，只不过方制有大小，药味有多少罢了。本书在同类方中只选取了结构相对精炼，临床疗效好，历代医家颇为推崇的处方作为代表，既缩小本书体积，又避免使读者选用时眼花缭乱。

汰其怪异：个别古方用药十分怪异，如《普济方》"天灵丹"，以人头骨"天灵盖"入药；《普济本事方》"保命丹"以"虎睛"为引等。怪异之物，古今难觅，原则上弃而不取。

去其污秽：有的方用药污秽，而又不经任何特殊炮制，如《本草纲目》以"粪坑泥"直接外敷疗疮，以"狗蝇"生吞截疟，这类反映民间原始用药经验的处方，违背了最基本的卫生要求，原则上一律淘汰。

明其效用：有的方原作者没有明确归纳功效主治，运用颇为不便。为有利现实运用，一律在深入研究方剂结构和药物间搭配比例的基础上，归纳提炼出功效主治，以明其效用。

正其药名：为保持文献资料的真实性，本书药名原则上不做改动，但对部分别名太多，别名音义差异太大的药物，以现行中药药典用名为标准，进行了统一。

特殊修订：主要是对剂量模糊、含剧毒药、炮制方法有重大疑误等类处方，从实用、安全的角度作了特别的技术处理和说明。

1. 剂量模糊处方的修订：对有药无量的方，一律参照现代药典常用量标准补出剂量。各药用量多少，主要以全方功效主治为依据，并结合药物有毒无毒，权衡而定，给读者提供一个参考依据。有的方用量模糊，以瓢、杯、碗、盏、匙、弹丸、钱匕、撮等为量，极不精确，本书一律在参考历代度量衡换算标准，并参照药典用量标准的前提下，标示出确切量，以便读者参考。这样的处理未必能准确反映制方者本意，但总比完全模糊不清好。

2. 含大毒药物处方的修订：有的古方大量运用剧毒药

3

物，既不介绍加工炮制方法，用量又大大超过药典规定，如《普济本事方》用治小儿寒积的内服"金锁固阳丹"，由砒霜、乌头、黄丹、黄蜡、沥青、朱砂、巴豆、马钱子、雄黄9种药物组成，剧毒药就占了8种，并且未作任何炮制说明，缺乏严谨的科学性，潜在巨大临床风险，原则上弃而不取。

为满足科研需要，对部分结构较好而有毒药物（如水银、雄黄、铅、砒、乌头、马前子、斑蝥、红娘子等）运用相对较多、剂量相对较大的处方，也作了部分保留，此类处方存在较大运用风险，故仅供科研参考，临床不可轻率运用！

3. **炮制方法疑误处方的修订**：对药物加工炮制有重大疑误的处方，如朱砂用油煎、火炒，巴豆不去油而直接入药等，均以药物炮制学要求为标准，作了适当修正，或在注意事项中加以更正性说明，以免贻误医林。

4. **珍稀动物药处方的修订**：一版对含珍稀动物药的部分处方，用替代品替换了珍稀动物药，并在用量上进行了放大，由于替换品的选择，替换品用量的确定，还存在较大分歧，本版为保持古方的学术严谨性，仍恢复原方所用珍稀动物药名称和用量，替换工作留给读者根据自己面临的病症以及未来研究进展去进行选择。

郑重说明：本书所收医方均属古方或早已正式出版的民间验方，都是古人、他人的临床心法结晶，不是本编委会作者的个人心得。出于临床安全考虑，在此特别强调指出：读者参考取用时，在药物炮制、配伍、用量上都应严格按照现代药典要求进行取舍化裁，不得盲目照搬！含剧毒药物的方药，仅供研究参考，不得轻率援用！此外，文献整理应忠实原著，本书所提出的有关炮制、用量、禁忌、配伍等意见，都只能作为参考。

本书广泛适用于各级医院内、妇、儿、外、骨伤、耳鼻喉等各科医生参考；适用于中医院校师生教学、学习参考；适用于各制药企业、药物研究机构开发新药、新课题参考。

本书在一版问世后，畅销全国，受到中医界、学术界及药业界热情关注，不断来信、来电，提出意见和建议，此次再版，参考各界朋友的意见和建议做了全面修订，算是对全体同仁及朋友的答谢。

由于本书涉及文献广，权衡取舍难，疏漏在所难免，真诚欢迎广大读者在使用中提出宝贵意见！

本书在编撰过程中，自始至终得到四川省教育厅和四川科学技术出版社的热情关怀和大力支持，1998 年，此项工作被列为四川省教委重点科研课题，2001 年被列入国家新闻出版署"十五重点图书"项目。2010 年，本书获四川省教育厅科研成果一等奖。没有上述各方的激励，就不可能有这一成果的问世和再版。在此，谨致诚挚谢意！

成都中医药大学《中医膏丹丸散大典》编委会

2013 年夏

5

凡　例

1. 剂型为纲：本丛书共分《丹丸剂分典》、《散剂分典》（附粉剂）、《膏剂分典》（附泥、糊、酒、锭、栓、油、汁、浆、烟剂）三部分典。

2. 科别为目：各分典前首建科别目录，再以笔画为纲建方剂目录，按画数、笔顺"一""丨""丿""、""乛"排列方名。

3. 收方体例：直接在各方下列出原书名，其下再分列药物组成、制作方法、功效主治、临床用法、注意事项。有方有名的，严格沿用旧名；有方无名的，参照方中药物组成、用法、主治病症补命方名，其后加※号。

4. 收方原则：一律忠实原方结构，对方剂配伍不作任何改动。各方药物名称尽量使用文献中的原名。个别别名太多，别名音义差异太大的药物，以当代国家药典或中医高等院校教材用名为标准，进行统一。对无从查考的异物、异名，仍存其旧。药物涉及珍稀保护动物的，方名、药名、用量仍存其旧，尽量忠实反映原貌。

5. 功效主治：原方已正确概括的，直接转引；未作概括的，根据配伍特别加以补充提炼；概括有误的，以配伍特点为依据，加以修正。

6. 临床用法：原方已作清晰说明的，直接转引原文；未作说明或说明不清楚的，参照后世或现代用法予以补充说明。

7. 注意事项：每方均按该方功效主治、药物有毒无毒，提出相应的注意事项。

8. 数量标示：凡以枚、弹丸、鸡子、梧桐子、豆、瓢、碗、盏、杯、刀圭、钱匕、撮、握等标示数量的，一律参照古今度量换算资料和现代药典换算成确切剂量。

9. 方名检索：同名多方的，目录中只列一名，名后标出各方所在页码，以便检索。

目　录

散剂

内　科

1

3

5

7

9

10

11

13

15

17

19

20

21

23

妇产科

26

27

29

儿 科

33

35

37

38

39

41

42

外 科

44

45

47

48

50

皮肤科

53

肛肠科

骨伤科

57

传染科

麻风

62

63

口齿科

65

肿瘤科

散剂

内科·感冒

人参顺气散

《活人书》

药物组成 麻黄_{去节}45g 葛根_{去芦} 甘草_炙 白术 人参 桔梗 白芷各30g 干姜_炮15g

制作方法 共研为细末。

功效主治 益气解表，散寒止痛。主治体虚外感，头痛，憎寒壮热，四肢疼痛。

临床用法 1次9g，用水100ml，姜3片，葱白2寸，同煎温服，连进取汗。

注意事项 避风寒，忌生冷。

千金不传散

《澹寮集验方》

药物组成 苍术210g 干葛105g 甘草炙22.5g

制作方法 共研为细末。

功效主治 发表解肌，燥湿健脾。主治伤寒胃气不和。

临床用法 1次9g，1日3次，

茶汁送服。

注意事项 忌辛辣、油腻。

五苓散

《伤寒论》

药物组成 白术 茯苓 猪苓各45g 泽泻75g 桂枝30g

制作方法 共研为细末。

功效主治 利水渗湿，温阳化气。主治暑湿为病，发热头痛，烦躁口渴。

临床用法 1次6～9g，1日3次，温水送服。

注意事项 本品利水作用强，久服易伤阴液。

五积散

《博济方》

药物组成 苍术_{泔浸一宿}600g 桔梗300g 陈皮180g 白芷30g 甘草30g 当归60g 川芎45g 白芍 白茯苓_{去皮} 半夏各30g 人参60g 干姜45g 炒枳壳120g 桂枝90g 炒厚朴60g

制作方法 共研为细末。

功效主治 解表散寒，消积和胃。主治太阳伤寒，脾胃不和，积聚腹痛。

临床用法 1次9g，1日3次，

饭前煎姜枣汤温服。

注意事项 若见伤寒手足逆冷，自汗不止，脉沉细，面青呕逆，加顺元散3g，同煎热服。

五积散

《理伤续断方》

药物组成 陈皮 枳壳 麻黄各180g 白芍 川芎 甘草 当归 茯苓 制半夏 肉桂 白芷各90g 厚朴 干姜各120g 苍术桔梗各600g

制作方法 上方除肉桂、枳壳另研外，余药共研粗末慢火炒，令色转微黄，摊冷，加入肉桂、枳壳末，混匀。

功效主治 行气解表，活血调经。主治外感风寒，身热无汗，头痛身疼，项背拘急，胸满恶食，呕吐腹痛，以及妇女血气不和，月经不调。

临床用法 1次10g，加生姜3片，水煎，去渣，温服。

注意事项 避风寒，忌生冷，慎起居。

风寒散

《古今脐疗良方集解》

药物组成 苍术 羌活各30g

枯矾10g 葱白50g

制作方法 前3味药研为细末，葱白捣汁备用。

功效主治 疏风解表，散寒止痛。主治感冒引起的头痛恶寒，肢体酸痛，无汗。

临床用法 将药末炒热后与葱汁拌和匀，趁热熨脐部。

注意事项 忌食生冷、油腻食物；避风寒。

六物青散

《备急千金要方》

药物组成 附子 白术各37.5g 防风 细辛各45g 桔梗乌头各112.5g

制作方法 上药共研为细末。

功效主治 解表，散寒，温阳。主治伤寒数月，恶寒，头身痛。

临床用法 1次15g，用温酒送服，以汗出为度。

注意事项 不可发汗过度。

火筒散

《医学纲目》

药物组成 蚯蚓粪12g 乳香6g 麝香0.6g

制作方法 上药共研为细末。

功效主治 祛风通络，活血通窍。主治头痛鼻塞不利。

临床用法 卷入纸筒作烟熏鼻。

注意事项 忌风寒生冷。

石斛散

《太平圣惠方》

药物组成 石斛去根锉 附子炮裂去皮脐 白术 桂枝去粗皮 秦艽去苗土 黄芪炙锉各1g

制作方法 上药共研为细末。

功效主治 温阳解表，滋阴敛汗。主治体虚受邪，汗出恶风。

临床用法 1次6g，用温水调服。

注意事项 慎避风寒之邪。

石膏散

《黄帝素问宣明论方》

药物组成 石膏30g 炙甘草15g

制作方法 将上药分别研细，混匀。

功效主治 清热除烦，缓急止痛。主治感冒，身体疼痛，发热汗出。

临床用法 1日4次，1次9g，温酒调下。

注意事项 忌食辛燥之品。

四温散

《常见病验方
研究参考资料》

药物组成 肉桂 细辛 干姜 公丁香各等份

制作方法 上药共研为细末。

功效主治 温里散寒。主治少阴伤寒。

临床用法 取药末填满脐部，上盖姜片，艾柱灸之。

注意事项 忌生冷食物。

仙授散

《传信适用方》

药物组成 苍术米泔浸一夕洗净 麻黄去根节 香附子去皮毛各120g 甘草生用 杏仁去皮尖麸炒各60g

制作方法 上药共研为细末。

功效主治 发汗解表，行气除湿。主治伤寒三日，头身困重，咳嗽喘急。

临床用法 1次9g，温水调服，以汗出为度。

注意事项 忌风寒生冷。

3

白芷散

《是斋百一选方》

药物组成 白芷30g 荆芥3g
制作方法 共研为细末。
功效主治 祛风解表，宣通鼻窍。主治伤寒鼻塞，清涕不已。
临床用法 1次3g，1日3次，用腊茶汁送服。
注意事项 阴虚火旺之人忌用。

白芷散

《外台秘要》

药物组成 白芷3.6g 白术3g 防风2.4g 瓜蒌1.5g 桔梗1.2g 细辛1.5g 炮附子0.6g 桂枝0.6g 干姜0.6g
制作方法 上药共研为细末。
功效主治 温阳散寒，祛风止痛。主治伤寒愈后见形寒、身痛。
临床用法 1日2次，1次3g，用粳米粥送服。
注意事项 忌生冷油腻。

白薇散

《外台秘要》

药物组成 贝母煨令微黄 杏仁汤浸去皮尖双仁麸炒微黄各1g 白薇60g 麻黄去根节2g
制作方法 上药共研为细末。
功效主治 养阴发汗，化痰止咳。主治伤寒二日不解。
临床用法 1次6g，不拘时候，用温酒服，衣盖汗出即可。
注意事项 表虚有汗者忌服。

白附子散

《太平圣惠方》

药物组成 白附子 附子 天麻 半夏 乌头 麻黄去根节各15g 天南星 朱砂细研 干蝎各0.3g
制作方法 上药研为细末，入研了朱砂令匀。
功效主治 宣肺散寒，祛风止痉。主治外感伤寒，表气闭郁，头疼项强，身体壮热，服诸药不得汗者。
临床用法 1次3g，用生姜汤调服，半小时后再饮热葱豉粥。
注意事项 孕妇忌服。

白芷辰砂散※

《朱氏集验方》

药物组成 白芷30g 辰砂15g

制作方法 上药共研为细末。

功效主治 安神解表。主治风寒郁表，心神不宁，汗出。

临床用法 1日3次，1次6g，用酒送服。

注意事项 不宜久服。

瓜蒂散

《伤寒论》

药物组成 瓜蒂0.3g 赤小豆0.3g

制作方法 上药分别研细，过筛和匀。

功效主治 涌吐痰涎。主治寒热痰结于膈，湿热头重鼻塞。

临床用法 用香豉15g，热汤1000ml，共煮稀烂，去渣取汁，0.5g药末相和温后顿服；仍不吐者，加少量再用。

注意事项 忌风寒生冷。

发汗散

《串雅内编》

药物组成 绿豆 麻黄_{去根节}甘草各等份

制作方法 上药共研为细末。

功效主治 发汗解表。主治感冒风寒，头痛项背痛，发热恶寒无汗。

临床用法 1次3g，热水调服，汗出为度。体壮者1次4.5g，稍弱者酌减，10岁以下，1次0.7~0.9g，不用盖被。

注意事项 避风寒，慎起居。

圣僧散

《卫生家宝方》

药物组成 香白芷_{生锉}250g甘草_{生锉}15g

制作方法 上药焙干后，研为粗末。

功效主治 解表散寒。主治时行伤寒。

临床用法 1次6g，每隔1~2小时服1次。生姜3片，葱白3寸，大枣2枚煎汤服。

注意事项 忌风寒生冷。

加减香苏散

《医方大成》

药物组成 香附30g 紫苏梗60g 陈皮30g 甘草15g

制作方法 共研为细末。

功效主治 理气解表，化湿和胃。主治四时瘟疫伤寒。

临床用法 1次12g，1日3次，用姜3g，葱白2g同煎，热服。

注意事项 适当隔离，预防传

5

染。

芎苏散

《太平惠民和剂局方》

药物组成 半夏 茯苓 陈皮各3g 葛根4.5g 柴胡 紫苏叶 川芎6g 枳壳 桔梗各3g 甘草1.5g

制作方法 上药共研为细末。

功效主治 解肌散寒,和营止痛。主治四时感冒偏于血分者。

临床用法 1次9g,加姜、枣煎服,取微汗效止。

注意事项 忌风寒生冷。

芎苏散

《济生方》

药物组成 紫苏叶 川芎 麦冬去心 白术 陈皮 葛根炒黑 白芍药各30g 甘草15g

制作方法 将上药共研粗末。

功效主治 祛风散寒,和中养血。主治孕妇外感风寒,憎寒发热,眼花头昏,目疼头痛,甚或心胸烦闷。

临床用法 1次12g,生姜6g,葱白6g共煎,温服,待微汗出。

注意事项 慎起居,避风寒。

地骨皮散

《太平圣惠方》

药物组成 地骨皮 柴胡各30g 桑白皮炒 枳壳麸炒 前胡 黄芪炒各1g 人参 白茯苓 白芍药 甘草 五加皮 肉桂各15g

制作方法 上药共研为粗末。

功效主治 益气养血,和解退热。主治气虚有火,寒热并见之感冒。

临床用法 1次9g,生姜3片,水150ml煎服。

注意事项 忌风寒生冷。

行气香苏散

《古今医鉴》

药物组成 紫苏3g 枳壳2.5g 甘草1g 陈皮2.5g 香附1g 乌药 羌活 川芎各2.5g 麻黄3g

制作方法 共研为粗末。

功效主治 行气宽满,解表散寒。主治饮食生冷、肥甘坚硬之物而肚腹胀满疼痛;外感风寒湿气,头痛身疼,骨节麻木,发热恶寒;恼怒相冲,心腹气痛,饮食不下。

临床用法 加生姜煎汤连渣服。因湿者,加苍术6g;外感风寒头痛，加葱白 3 根；内伤饮冷，加山楂、神曲各 6g，去麻黄。

注意事项 忌风寒生冷。

五积交加散

《岭南卫生方》

药物组成 败毒散 五积散各等份

制作方法 共研为细末。

功效主治 扶正解表，化痰消积。主治外感风寒，憎寒壮热，或内伤生冷。

临床用法 1 次 12g，1 日 3 次，姜枣汤送服，若体虚，宜服养胃汤。

注意事项 避风寒，忌生冷。

吴茱萸散

《圣济总录》

药物组成 硫黄研 川芎 肉桂去粗皮 附子炮裂去皮脐 吴茱萸汤洗焙炒各 3g

制作方法 上药共研为细末。

功效主治 温阳散寒，回阳救逆。主治伤寒浑身足手厥冷，面青，唇口无色，心中寒慄。

临床用法 1 次 2g，艾叶汤调服。阴盛者，兼灸气海数十壮。

注意事项 忌风寒生冷，孕妇忌用。

羌活散

《朱氏集验方》

药物组成 柴胡 60g 甘草 15g 羌活 川芎 白芷各 30g

制作方法 上药共研为细末。

功效主治 疏风解表，和解退热。主治伤寒未愈，房事过早且感冒发热者。

临床用法 1 日 3 次，1 次 6g，用葱白汤调酒后送服。

注意事项 真阴亏损、肝阳上亢之人忌用。

附子散

《圣济总录》

药物组成 附子炮裂去皮脐 干姜炮 甘草炙锉 桂枝去粗皮 人参各 15g

制作方法 上药共研为细末。

功效主治 温阳养气。主治风寒直中，身体强直，汗出不止，腹内急痛。

临床用法 1 次 1.5g，姜粥饮调服，不拘时。

注意事项 避风寒忌生冷。

鸡壳散※

《普济方》

药物组成　炒鸡壳60g

制作方法　研为细末。

功效主治　发汗祛邪。主治伤寒已愈，但余邪未除，过劳复发。

临床用法　1日3次，1次9g，用热稀粥送服，汗出即愈。

注意事项　忌风寒生冷。

枇辛散

《本草纲目》

药物组成　枇杷花　辛夷各30g

制作方法　共研为细末。

功效主治　祛风散寒，宣通鼻窍。主治风寒感冒，鼻流清涕。

临床用法　1次6g，1日2次，白酒送服。

注意事项　忌风寒生冷。

金沸草散

《博济方》

药物组成　金沸草3g　旋复花　麻黄_{去节蜜炙}　前胡各90g　荆

芥穗120g　半夏　甘草_炙　芍药各30g　生姜　大枣各5g

制作方法　上药共研为粗末。

功效主治　解表散寒，宣肺止咳。主治外感风寒，咳嗽，鼻塞，身重。

临床用法　1次6g，1日3次，水煎，去滓，温后服用。

注意事项　忌风寒生冷。

金沸草散

《类证活人书》

药物组成　旋复花90g　前胡90g　荆芥120g　半夏　细辛各30g　赤芍药60g　甘草30g　大枣5g　生姜5g

制作方法　上药共研为细末。

功效主治　疏风宣肺，止咳化痰。主治肺经风寒，头目昏痛，咳嗽痰多。

临床用法　1次6g，1日3次，温水送服。

注意事项　素体热盛之人禁用。

和剂五积散

《医醇賸义》

药物组成　白芷　茯苓　半夏　当归　川芎　甘草　肉桂　白芍

各90g　枳壳　麻黄　陈皮各180g
桔梗360g　厚朴　干姜　苍术
各120g

制作方法　上药共研为细末。

功效主治　解表散寒，温中化湿。主治感冒寒邪，恶寒发热，头身疼痛，项背拘急，恶心呕吐，或内伤生冷，寒湿客于经络。

临床用法　1次12g，1日3次，用生姜3片，葱白3根，煎水送服。

注意事项　阴虚之人忌用。

茯苓散

《冯氏锦囊秘录》

药物组成　茯苓30g　当归川芎　熟地黄　白芍　黄芪　人参肉桂各15g

制作方法　共研为粗末，另用猪腰1对、姜3片、枣2枚、水300ml，煎200ml，去渣备用。

功效主治　益气养血，调和营卫。主治风寒之邪袭肺，致咳嗽口干，头晕体痛；荣卫受风，内袭脏腑，致发眩盗汗，寒热如疟，背膊烦痛，肢体沉重。

临床用法　1日2次，1次15g，入上汤内，煎至100ml服。

注意事项　慎起居，避风寒。

香芎散

《传信适用方》

药物组成　香附子_{炒去毛}180g
川芎　白芷　甘草_炙各60g　藿香叶120g　石膏90g

制作方法　上药共研为细末。

功效主治　祛风解表，芳香化湿。主治感寒伤风，鼻塞头痛，时行瘟疫。

临床用法　1次3g，热茶或热酒调服。

注意事项　忌风寒生冷。

度瘴发汗青散

《备急千金要方》

药物组成　麻黄75g　桔梗细辛　吴茱萸　防风　白术各30g　制乌头　干姜　花椒　肉桂各36g

制作方法　上药共研细末。

功效主治　发汗解表，解肌止痛。主治初受伤寒，恶寒发热，头疼项强体疼。

临床用法　1次6g，温酒送服，覆衣取汗。

注意事项　忌风寒生冷。

9

前胡散

《圣济总录》

药物组成 前胡_{去头芦} 秦艽_{去苗土} 当归_{切焙} 知母各30g 贝母_{去心} 羌活_{去头芦} 川芎 甘草_{炙锉} 白术 防风_{去叉} 天仙藤 乌头_{炮裂去皮尖}各45g

制作方法 上药共研为细末。

功效主治 祛风散寒，除湿通络。主治外感风邪，恶寒发热，肢体烦疼。

临床用法 1次1.5g，温酒调服。

注意事项 忌食生冷。

祛毒散

《杨氏家藏方》

药物组成 苍术_{米汤浸一宿}120g 甘草_炙 黄芩 赤芍各30g 赤茯苓15g 麻黄15g

制作方法 共研为细末。

功效主治 散寒解表，祛风除湿。主治伤寒或伤风。

临床用法 将上药用水500ml，生姜3g，黑豆6g同煎至250ml，分3次热服。

注意事项 慎起居，避风寒。

神愈散

《古今医统大全》

药物组成 细辛 白芷 防风 羌活 当归 半夏 川芎 桔梗 茯苓 陈皮各30g

制作方法 共研为细末。

功效主治 解表散寒，化痰开窍。主治外感风寒，肺气郁闭，鼻流浊涕，壅塞不通，不闻香臭。

临床用法 1次9g，1日3次，薄荷生姜煎汤送服。

注意事项 肺热鼻塞忌用。

桂心散

《太平圣惠方》

药物组成 肉桂 前胡 炙甘草 皂荚灰 姜炙厚朴各30g

制作方法 将上药研为细末。

功效主治 解表除烦，清热止痛。主治太阳少阴伤寒，头疼身热，心胸烦乱，下利清谷。

临床用法 1次6g，1日4次，生姜汤送服。

注意事项 避风寒，忌生冷。

桂苓甘露散

《黄帝素问宣明论方》

药物组成 桂枝 15g 茯苓 30g 白术 15g 炙甘草 60g 泽泻 30g 石膏 寒水石各 60g 滑石 120g

制作方法 上药共研为细末。

功效主治 化气行水，解暑除热。主治外感风邪，冒暑或饮食所伤，或湿热内盛所致头痛口干，或吐泻烦渴，或小便赤涩，大便急痛，或泻痢间作，霍乱吐泻，转筋急痛，腹满痛闷。

临床用法 1 次 9g，温服或生姜汤调下。小儿 1 次 3g。

注意事项 不可久服。

桔梗散

《太平圣惠方》

药物组成 细辛 麻黄去根节 白术 防风去芦头 干姜炮各 15g 桂枝 30g 吴茱萸汤浸七遍焙干微炒 0.3g 桔梗去芦头 30g 川乌头炮裂去皮脐 30g

制作方法 上药共研为细末。

功效主治 解表，散寒，祛风。主治伤寒一日，壮热头痛，恶寒。

临床用法 1 次 6g，不拘时候，用温酒调服，衣盖汗出为度。

注意事项 忌风寒生冷，表虚有汗者忌服。

脐丹散※

《常见病验方研究参考资料》

药物组成 防风 黄芪 肉桂各等份

制作方法 上药共研为细末备用。

功效主治 实表固卫。主治体虚易感冒。

临床用法 将药末撒于脐部，外固定，每 3 日换药 1 次。

注意事项 孕妇慎用。

秘传走马通圣散

《景岳全书》

药物组成 麻黄 炙甘草各 30g 雄黄 6g

制作方法 上药共研细末。

功效主治 温散表寒。主治初感伤寒。

临床用法 1 次 3g，热酒调服，即汗。或加川芎 6g。

注意事项 忌风寒生冷。

通关散

《太平惠民和剂局方》

药物组成 川芎90g 川乌60g 薄荷45g 白芷 甘草各60g 细辛15g

制作方法 共研为细末。

功效主治 祛风解表，散寒止痛。主治感冒风寒，发热恶风，头疼目眩，鼻塞声重，肩背拘急，身体酸疼，肌肉瞤动，牙关紧闭；新久头风。

临床用法 1次3g，1日3次，用葱白茶送服。

注意事项 阴虚火旺之人忌服。

通经散寒散

《古今脐疗良方集解》

药物组成 当归 川芎 白芷 陈皮 苍术 厚朴 半夏 麻黄 枳壳 桔梗各20g 干姜 桂枝 吴茱萸各10g 甘草5g

制作方法 上药共研为细末。

功效主治 祛风胜湿，散寒止痛。主治外感风寒，头痛恶寒，身热咽痛，项背拘急，肢体酸痛。

临床用法 将药末炒热分装药袋，趁热熨敷脐部、背部夹脊穴、肺俞、大椎。

注意事项 忌风寒生冷。

银翘散

《温病条辨》

药物组成 连翘 金银花各30g 桔梗 薄荷 牛蒡子各18g 竹叶 荆芥穗各12g 生甘草 淡豆豉各15g

制作方法 共研为粗末。

功效主治 辛凉透表，清热解毒。主治风热感冒初起。

临床用法 1次18g，1日3次。鲜苇根20g煎汤，加入上药，煮至香气大出，去渣服用。

注意事项 忌食辛燥之品。

麻黄散

《深师方》

药物组成 麻黄3g 大黄_炙4.5g 附子_炮0.3g 厚朴_炙0.6g 苦参 石膏 乌头_炮各2g

制作方法 上药共研为细末。

功效主治 散寒行气，清热解毒。主治感冒初愈，食后复病。

临床用法 1日1次，1次1.5g，以醋和米汁和服。

注意事项 感冒汗出者忌用。

麻防散※

《普济方》

药物组成 麻黄_{去根节} 防风_{去芦头}各30g 川乌头_{炮裂去皮脐} 桂心 干姜_{炮裂锉}各15g

制作方法 上药研为细末。

功效主治 发汗解表,温里散寒。主治感冒,头项强痛,汗不出,烦闷。

临床用法 1次6g,连服2次,温酒调服,以衣覆之,汗出为度。

注意事项 不可过汗。

清凉散

《圣济总录》

药物组成 葛根60g 大黄_炒 黄芩_{去黑心} 朴硝 麻黄_{去根节} 甘草_炙各30g 桂枝_{去粗皮}1g

制作方法 上药共研为细末。

功效主治 清热解表,生津止渴。主治外感风热,口干烦躁,大渴。

临床应用 1日3次,1次1.5g,温开水调服。

注意事项 表虚及阴虚盗汗之人忌用。

百解散

《活幼心书》

药物组成 葛根75g 升麻 赤芍各60g 黄芩30g 麻黄23g 桂枝7g 甘草45g

制作方法 将上药共研为粗末。

功效主治 解肌发表,和解阴阳。主治表寒里热之感冒。

临床用法 1次6g,加姜、葱同煎,不拘时温服。风热盛者加薄荷。

注意事项 虚人感冒不宜用之。

葛麻散※

《普济方》

药物组成 葛根_锉 麻黄_{去根节}各30g 黄芩 赤芍药 桂心 甘草_{炙微赤锉}各15g 石膏60g

制作方法 上药共研为细末。

功效主治 解毒发汗。主治伤寒热毒未解,发热身痛。

临床用法 1次6g,1日3次,不计时候,温酒调服,衣盖取汗。

注意事项 忌食辛辣温燥之品。

13

黑神散

《圣济总录》

药物组成 附子_{去皮脐烧令烟尽}90g 麻黄_{去节}30g 桂枝_{去粗皮}15g

制作方法 上药共研为细末。

功效主治 温经散寒，发汗解表。主治阴毒伤寒，身冷憎寒。

临床用法 1次1.5g，蜜调服。

注意事项 忌风寒生冷。

紫石寒食散

《金匮要略》

药物组成 紫石英 白石脂 赤石脂 钟乳 天花粉 防风 桔梗 文蛤 鬼臼各3g 干姜 炮附子 桂枝各1.2g 禹余粮_烧3g

制作方法 上药研为细末。

功效主治 温阳散寒。主治伤寒后久不愈而恶寒重。

临床用法 1日3次，1次1.5g，用酒送服。

注意事项 忌风寒生冷。

惺惺散

《三因极—病证方论》

药物组成 石膏 生甘草 麻黄_{去根节}各等份

制作方法 将上药研为末。

功效主治 清热生津，解表止痛。主治伤寒发热，头痛烦渴。

临床用法 1日3次，1次6g，用茶1.5g，葱白1根，煎水送服，汗出即可。

注意事项 表虚自汗之人慎用。

犀角散

《太平圣惠方》

药物组成 犀角15g 天竺黄_{细研} 人参_{去芦头} 卷柏 天麻 藁本 羌活 防风_{去芦头} 川芎 肉桂 独活 五加皮 黄芪_锉 甘菊花 麻黄_{去节} 赤芍药 细辛 当归_{锉微炒} 枳壳_{麸炒微黄去瓤} 天冬_{去心焙} 苍耳子 甘草_{炙微赤锉}各15g 牛黄_{细研} 麝香_{细研}各0.15g

制作方法 共研为细末。

功效主治 祛风除湿，清热化痰。主治感冒项强，皮毛憔悴，口干心烦，头目不利，四肢无力疼痛。

临床用法 1次3g，不计时候，以荆芥薄荷汤调服。

注意事项 慎起居，避风寒。

感冒散

《穴位贴药疗法》

药物组成 淡豆豉30g 连翘15g 薄荷9g

制作方法 上药共研为细末。

功效主治 清热解毒，疏风解表。主治外感引起的发热恶风，咽喉不利。

临床用法 1次20g，加入葱白适量捣烂如膏，敷风池、大椎穴上，再用药末15g冷水调为糊，填脐上，外用胶布固定，3～8小时去药，1日1次。

注意事项 忌辛燥、油腻食物。

藿香正气散

《太平惠民和剂局方》

药物组成 藿香30g 白芷苏叶各30g 陈皮 白术 半夏曲各60g 大腹皮 茯苓各30g 厚朴60g 甘草75g 桔梗60g

制作方法 将上药共研为末。

功效主治 解表化湿，理气和中。主治夏秋季节胃肠型感冒，急性胃肠炎兼恶寒发热者。

临床用法 1次9g，1日2次，生姜大枣煎汤送服。

注意事项 忌油腻、生冷食物。

头痛

一字散

《医方类聚》

药物组成 雄黄 细辛各15g 川乌尖9g

制作方法 上药共研为细末。

功效主治 温经散寒，祛风止痛。主治头风疼痛。

临床用法 1次1g，1日3次，清茶调服。

注意事项 忌风寒生冷。

丁桂散

《外科传薪集》

药物组成 丁香9g 肉桂30g

制作方法 共研为细末。

功效主治 温经，散寒，止痛。主治头痛，遇风寒更盛。

临床用法 1次6g，温酒送服。

注意事项 忌风寒生冷。

七物赤散

《外台秘要》

药物组成 朱砂_炮 乌头_{炮裂去皮脐}各60g 瓜蒌45g 细辛 羊踯躅 干姜_炮 白术_炒各30g

制作方法 上药共研为细末，过筛，为散。

功效主治 温中散寒，行气解毒。主治伤寒，头身疼痛，毒气疫病。

临床用法 1次1.5g，温酒调服。

注意事项 忌风寒生冷。

16

三圣散

《外科正宗》

药物组成 羊踯躅_{净末}3g 槿树花_{净末}3g 大枫子肉_{去油}1.5g

制作方法 共研为细末。

功效主治 辛润止痛。主治头痛。

临床用法 1次2g，葱、酒调服，洗浴发汗自愈。

注意事项 慎起居，避风寒。

三圣散

《儒门事亲》

药物组成 防风90g 藜芦15~30g 瓜蒂90g

制作方法 共研为极细末。

功效主治 祛风豁痰，醒脑通窍。主治头风久不愈。

临床用法 1次1g，吹鼻。

注意事项 体虚之人慎用。

上清散

《御药院方》

药物组成 乳香 没药各3g 樟脑1.5g 赤芍药 川芎 薄荷 芒硝 荆芥穗 郁金各1.5g

制作方法 上药共研为细末。

功效主治 疏风清热，活血止痛。主治头、眉棱骨、眼眶痛不可忍。

临床用法 1次0.6g，吹鼻。

注意事项 避风寒，慎起居。

山药散

《圣济总录》

药物组成 山药 炙甘草 五

味子　甘菊花各 15g　细辛　山茱
萸　升麻　蔓荆子各 90g　防风
30g

制作方法　共研为细末。

功效主治　疏风清热，清肝明
目。主治头风，头目眩痛，耳聋。

临床用法　1 次 9g，空腹温酒
调下。

注意事项　慎避风邪。

山茵陈散

《圣济总录》

药物组成　茵陈 120g　石
膏_{研碎}　麻黄_{去根节}各 30g　苍术_炒
90g

制作方法　共研为细末。

功效主治　清热，利湿，止
痛。主治时行身热头痛，四肢疼
痛。

临床用法　1 次 12g，热葱茶
调服，连服 3 次，覆衣取汗。

注意事项　发热汗出者忌服。

山茱萸散

《太平圣惠方》

药物组成　防风　山茱萸　川
芎　菊花　细辛　炮附子　山药各
15g

制作方法　共研为细末。

功效主治　补肝肾，祛风寒，
止疼痛。主治肝肾亏虚，风邪入侵
之头目昏痛，肢体疼痛。

临床用法　1 次 6g，饭前温酒
调服。

注意事项　忌劳累过度。

川芎散

《兰室秘藏》

药物组成　川芎 1g　羌活
防风　升麻　藁本　生甘草各 3g
柴胡 2g　熟甘草　生地黄_{酒浸}各
6g　黄芩_{酒浸}　黄连_{酒浸,炒}各 15g

制作方法　共研为细末。

功效主治　疏散风热，清利头
目。主治头昏头痛，目涩多眵。

临床用法　1 次 3g，或 6~9g，
饭后清茶调下。

注意事项　忌酒湿面。

川芎散

《儒门事亲》

药物组成　川芎　荆芥　甘菊
花　薄荷　蝉蜕　蔓荆子各 60g
甘草_炙 30g

制作方法　上药共研为细末。

功效主治　疏风散热，清利头
目。主治风热头痛。

临床用法　1 次 6~9g，饭后

17

茶水送服。

注意事项　慎起居，避风寒。

川白石散

《古今脐疗良方集解》

药物组成　白芷　川芎各0.5g　生石膏1g

制作方法　上药共研为细末。

功效主治　祛风止痛，清泄阳明。主治额面头痛。

临床用法　取药末置脐内，用布固定。

注意事项　忌辛辣燥食。

川芎茶调散

《太平惠民和剂局方》

药物组成　薄荷叶240g　川芎　荆芥各120g　炒香附240g　防风45g　白芷　羌活　甘草各60g

制作方法　共研为细末。

功效主治　疏风止痛。主治诸风上攻头目昏重，偏正头痛，鼻塞声重。

临床用法　1次6g，1日3次，饭后清茶送服。

注意事项　本品宜密封收藏。

川芎乌药散※

《本草纲目》

药物组成　川芎　天台乌药各等份

制作方法　共研为细末。

功效主治　理气，活血，止痛。主治妇人气滞头痛，及产后头痛。

临床用法　1次6g，葱茶调服。

注意事项　本品性温，忌用于热盛及阴虚之人。

木槿散※

《本草纲目》

药物组成　木槿子60g

制作方法　研为细末。

功效主治　祛风定痛。主治偏正头风。

临床用法　1次9～15g，煎服。

注意事项　慎避风邪。

太白散

《仁存方》

药物组成　煅石膏60g　川芎

15g 甘草 0.3g

制作方法 共研为细末。

功效主治 清热疏风，活血止痛。主治头痛。

临床用法 1次0.6g，饭后热茶水调服。

注意事项 忌食辛辣燥食。

神授太乙散

《是斋百一选方》

药物组成 升麻 白芍 紫苏叶 香附 葛根 白芷 川芎 陈皮 青皮 甘草各等份

制作方法 上药共研为细末。

功效主治 解表散寒，祛风止痛。主治伤寒头痛，无汗。

临床用法 1日4次，1次3g，用姜葱煎汤送服，以汗出为度。

注意事项 忌风寒生冷。

六一散

《博济方》

药物组成 制附子30g 生甘草 石韦去毛各15g 石膏 滑石各60g

制作方法 将前3味药研为细末，加入石膏、滑石研匀。

功效主治 温阳散寒，兼清里热。主治伤寒头痛，表寒内热俱重。

临床用法 1日3次，1次6g，葱白、薄荷茶调服。

注意事项 慎起居，以防感受风寒。

六神散

《圣济总录》

药物组成 苏叶 川芎 芒硝各6g 石膏 乳香各3g 冰片0.3g

制作方法 共研为细末。

功效主治 清利头目，行气止痛。主治头痛，眼痛。

临床用法 1次0.5g，含水喵于鼻中。

注意事项 忌食辛辣。

水解散

《备急千金要方》

药物组成 肉桂 甘草 大黄各60g 麻黄120g

制作方法 共研为细末。

功效主治 利水泻下。主治头痛，壮热。

临床用法 1日3次，1次6g，体壮之人服12g，热水送服，覆衣取汗。

注意事项 发热汗出者忌服。

水解散

《古今录验》

药物组成 芍药60g 大黄煨 黄芩各90g 甘草60g 麻黄去根节120g 肉桂去粗皮60g

制作方法 上药共研为细末。

功效主治 解表清里。主治一切热疾，头痛心躁。

临床用法 1次1g，井水调服，盖覆出汗，如未汗再服，重者不过三次。

注意事项 忌食辛燥之品。

石膏散

《张氏医通》

药物组成 生石膏90g 藁本 生白术 炙甘草各45g 白蒺藜炒30g

制作方法 上药共研为细末。

功效主治 清热祛风，明目止痛。主治头风痛兼有眼疾。

临床用法 1次12g，1日3次，热茶调服。

注意事项 忌风寒生冷。

石膏散

《卫生家宝方》

药物组成 石膏研细30g 天麻 防风 大青叶 白附子 僵蚕去丝嘴炒赤 羌活各15g 麝香 炙甘草各0.3g

制作方法 共研为细末，香豉100g，用水浸软，研细搅和为丸，微火焙干。

功效主治 清热化痰，息风止痛。主治痰热蓄于胸中，呕吐，身热头痛。

临床用法 1次12g，细嚼，浓煎薄荷汤送服。

注意事项 脾胃虚弱者忌用。

石膏散

《经验良方》

药物组成 麻黄去根节 石膏 川芎各30g 何首乌15g 干姜20g

制作方法 上药共研为细末。

功效主治 散寒解热，通经止痛。主治头痛不可忍。

临床用法 1次12g，水100ml，生姜3片，同煎至70ml，去渣，稍热服。

注意事项 脾胃虚弱者忌服。

20

石膏散

《卫生宝鉴》

药物组成　川芎　石膏　白芷各等份

制作方法　共研为细末。

功效主治　清热泻火，祛风止痛。主治头痛。

临床用法　1次12g，茶清调下。

注意事项　忌食辛燥之品。

四白散

《圣济总录》

药物组成　炒蒺藜子　白芷　炮白附子　炒僵蚕各等份

制作方法　上药共研为细末。

功效主治　疏风清热，通络止痛。主治伤寒头痛身热，关节疼痛。

临床用法　1日3次，1次1.5g，茶或清酒调服。

注意事项　忌感风寒湿热。

白芷散

《兰室秘藏》

药物组成　石膏　白芷各6g

薄荷叶　芒硝各9g　郁金3g

制作方法　研为极细末。

功效主治　疏风清热，行气止痛。主治风热头痛。

临床用法　口含水，搐鼻。

注意事项　忌食辛燥之品。

白芷散

《朱氏集验方》

药物组成　白芷12g　生乌头3g

制作方法　共研为细末。

功效主治　散风寒，止头痛。主治头痛，目睛疼痛。

临床用法　1次0.3g，茶调服。目睛疼痛者，先含水，再吹药搐入鼻中，效果更佳。

注意事项　慎避风寒之邪。

白附子散

《鸡峰普济方》

药物组成　麻黄　乌头炮　天南星炮各15g　白附子炮30g　全蝎炒5只　朱砂研　麝香研各0.3g

制作方法　将上药研为细末。

功效主治　祛风散寒，祛痰通络。主治头痛，痛连及齿，时作时止，数年不愈。

临床用法　1次0.5g，用酒调

21

服，服后卧床休息 30 分钟。

注意事项 避风寒，慎起居。

瓜蒂散

《圣济总录》

药物组成 瓜蒂 30g

制作方法 将上药研为细末。

功效主治 涌吐痰涎。主治伤寒头痛，胸中满，膈上有痰涎。

临床用法 1 日 4 次，1 次 1g，温开水送服，吐涎则渐愈。

注意事项 体虚、失血及上部无实邪者忌服。

瓜蒂神妙散

《黄帝素问宣明论方》

药物组成 瓜蒂 焰硝 雄黄 川芎 薄荷叶 苍耳子 藜芦各 0.3g 天竺黄 4.5g

制作方法 上药共研为细末。

功效主治 祛痰开窍，清利头目。主治偏正头痛及偏正头目昏眩。

临床用法 含水，搐鼻中 0.3g。

注意事项 体虚之人慎用。

加减茶调散 ※

《普济方》

药物组成 细辛 15g 川芎 香附 羌活 甘菊 苍术泔浸 薄荷各 30g 白芷 60g 荆芥 6g 甘草 9g 茵陈 1g

制作方法 上药共研为细末。

功效主治 解表散寒，祛风止痛。主治伤寒头痛，并太阳头痛，及一切头风。

临床用法 1 日 3 次，1 次 6g，清茶调服。

注意事项 忌风寒生冷。

百解散

《是斋百一选方》

药物组成 防风 105g 麻黄 105g 白芷 60g 白芍 60g 炮川乌 15g 菊花 荆芥穗 干姜各 90g

制作方法 共研细为末。

功效主治 解表散寒，祛风止痛。主治伤寒头痛，肢体沉重，恶寒发热，痰逆咳嗽，困倦乏力。

临床用法 1 次 6g，1 日 3 次，葱茶送服。

注意事项 药粉宜密封收藏。

芎䒥散

《圣济总录》

药物组成　川芎_锉45g　附子_{炮裂去皮脐}30g　槟榔_锉　羌活　桑白皮_{锉炒}各1g

制作方法　上药研细末。

功效主治　散寒止痛，化痰消胀。主治脚气痰壅胸胀，牵引头部作痛。

临床用法　1次1g，1日3次，空腹煎绿豆汤调服。

注意事项　孕妇及阴虚火旺之人忌用。

芎乌散

《送略六书》

药物组成　川芎　天台乌药各等份

制作方法　共研为细末。

功效主治　活血，行气，止痛。主治男子气厥头疼，妇人气盛头疼，以及产后头痛。

临床用法　1次9g，清茶或葱茶汤调服。

注意事项　避风寒，调情志。

当归川芎散

《黄帝素问宣明论方》

药物组成　当归　川芎各15g　甘草60g　黄芩120g　薄荷30g　砂仁0.3g

制作方法　上药共研为细末。

功效主治　行血祛风，清热解毒。主治头痛眩晕，筋脉拘急，肢体麻木。

临床用法　1日3次，1次3g，饭后用温水调服。可据病情，逐渐加至6g。

注意事项　避风寒，慎起居。

决明子散

《古今脐疗良方集解》

药物组成　炒决明子30g

制作方法　上药研为细末备用。

功效主治　疏散风热，清肝泻火。主治风热头痛，以及肝阳头痛，头风头痛，日久不愈，发作时头部掣痛不止，痛连眉梢，或目昏不能睁，头痛不能抬举，舌红，脉弦。

临床用法　1次6g，用清茶水调如糊状，分别敷脐孔及双侧太阳穴上，盖以纱布，胶布固定，药干则换药。

注意事项 忌辛辣、过咸饮食。

圣白散

《圣济总录》

药物组成 制附片 生白附子 炮南星各 15g 白芷 0.3g 半夏_{洗去滑末和生姜汁焙干} 麻黄_{去根节}各 15g 石膏 30g 麝香 1.5g

制作方法 上药共研为细末。

功效主治 解表止痛，温化痰饮。主治伤寒头痛，呕吐痰涎。

临床用法 1 日 3 次，1 次 0.5g，热葱茶调服。

注意事项 孕妇忌用。

防风散

《太平圣惠方》

药物组成 防风 菊花 炒牛蒡子 炮白附子 前胡各 30g 石膏_{研细水飞}60g

制作方法 上药共研为细末。

功效主治 清热化痰，祛风止痛。主治痰厥头痛。

临床用法 1 次 6g，饭后生姜清茶调服。

注意事项 忌食肥甘厚味。

防风散

《太平圣惠方》

药物组成 防风_{去芦头}30g 菊花 30g 赤芍药 60g 石膏 120g 葛根 30g 柴胡_{去苗}60g 蔓荆子 30g 甘草_{炙微赤锉}30g 杏仁_{麸炒}30g

制作方法 共研为细末。

功效主治 疏风清热，润肺除烦。主治上焦风壅头痛，口干烦热。

临床用法 1 次 12g，取水 150ml，生姜 3 片，煎至 100ml，去渣，入竹沥 50ml，再煎 2～3 沸，随时温服。

注意事项 忌食辛燥、油腻之品。

赤散

《备急千金要方》

药物组成 干姜 防风 沙参 细辛 白术 人参 蜀椒 茯苓 麻黄 黄芩 代赭石 桔梗 吴茱萸各 30g 附子 60g

制作方法 共研为细末。

功效主治 散寒解表，温中止痛。主治感冒头痛项强，身热，腰脊疼痛，往来有时。

临床用法 1 次 1g，1 日 3 次，

饭前酒送服。

注意事项 本品宜密封收藏，且不宜久服。

赤菱散※

《本草纲目》

药物组成 赤雹儿_焙7个 瓜蒌15g 牛蒡子_焙120g

制作方法 上药共研为细末。

功效主治 清热化痰。主治痰热上扰，清窍失利。

临床用法 1次9g，饭后茶或酒调服。

注意事项 气虚便溏之人忌用。

杨梅散※

《本草纲目》

药物组成 杨梅15g

制作方法 研为细末。

功效主治 止渴除烦，开窍定痛。主治头痛不止。

临床用法 1次0.5g，嘀鼻取嚏。

注意事项 外感头痛忌用。

吴萸山药散

《古今脐疗良方集解》

药物组成 吴茱萸 山药各20g

制作方法 上药共研为细末备用。

功效主治 降逆下气。主治头晕，头痛，血压升高。

临床用法 1次5~10g，置脐中，上用麝香止痛膏固定，每3日换药1次，1月为1疗程。

注意事项 忌辛辣、过咸饮食。

吴萸川芎散

《常见病验方研究参考资料》

药物组成 吴茱萸 川芎各等份

制作方法 共研为细末备用。

功效主治 降逆止痛。主治高血压头痛。

临床用法 1次5~10g，置脐中，上用麝香虎骨膏固定，每3日换敷1次，1月为1疗程。

注意事项 忌生冷、辛辣食物。

延胡索散

《经验妇人方》

药物组成 延胡索 当归各 30g 赤芍 15g 肉桂 1g 炒蒲黄 琥珀各 0.3g 红花 6g

制作方法 上药共研细末。

功效主治 温经散结，祛瘀止痛。主治头痛难眠。

临床用法 1 次 9g，1 日 3 次，童便和酒调服。

注意事项 忌情志刺激。

羌活散

《素问病机气宜保命集》

药物组成 羌活 45g 川芎 21g 细辛 75g

制作方法 上药共研为细末。

功效主治 散寒止痛，祛风胜湿。主治伤寒头痛难忍或稽留不去。

临床用法 1 日 3 次，1 次 6g，温水送服。

注意事项 慎避风寒。

附芎散

《普济本事方》

药物组成 制川芎 30g 制附子 15g

制作方法 共研为细末。

功效主治 活血祛风，温经散寒。主治风虚头疼。

临床用法 1 次 1.5g，葱茶汤服，不拘时。

注意事项 风热头痛忌用。

附黑散※

《本草纲目》

药物组成 炮附子 1g 釜黑 12g

制作方法 上药共研为细末。

功效主治 降气化痰，宽胸止痛。主治痰厥头痛如破，厥气上冲，痰塞胸膈。

临床用法 1 次 1.5g，冷水调服。

注意事项 阴虚火旺之人慎用。

祛风清上散

《医学统旨》

药物组成　酒黄芩6g　白芷　羌活　防风　柴胡各3g　川芎3.5g　荆芥2.4g　甘草1.5g

制作方法　上药共研为细末。

功效主治　疏风，清热，止痛。主治风热上攻，眉棱骨痛。

临床用法　1次2.5g，水150ml，煎至100ml，去渣，饭后温服。

注意事项　慎避风邪。

鱼鳔灰散 ※

《本草纲目》

药物组成　鱼鳔烧存性120g

制作方法　研为细末。

功效主治　祛散风邪。主治头风疼痛。

临床用法　1次6g，葱酒送服。

注意事项　慎起居，避风寒。

治头痛不止宜服散 ※

《太平圣惠方》

药物组成　地龙30g　炮附子15g

制作方法　共研为细末。

功效主治　温经，通络，止痛。主治头痛不止，或齿痛。

临床用法　1次6g，用冷水或温酒调服。

注意事项　孕妇及阴虚火旺者忌用。

细辛散

《太平圣惠方》

药物组成　细辛1g　秦艽去苗　独活　桂心　山茱萸　附子炮裂去皮脐　山药各30g

制作方法　将上药研为细末。

功效主治　温经散寒，健脾除湿。主治头痛，眩晕。

临床用法　1次3g，不拘时，用温酒调服。

注意事项　避风寒，忌劳累。

珍母槐萸散

《中医验方》

药物组成 珍珠母 槐花 吴萸各等份

制作方法 上药共研为细末备用。

功效主治 重镇平肝，引火下行。主治高血压头痛，眩晕，易怒，面红，脉弦。

临床用法 取药末适量，加米醋调敷脐孔及双侧涌泉穴，胶布固定，每日1次，10次为1疗程。

注意事项 忌辛辣、过咸饮食。

茵陈散

《太平圣惠方》

药物组成 茵陈 秦艽 知母 芒硝 土瓜根各60g 炒大黄90g 栀子仁60g 大青叶 赤芍各30g 黄芩 黄连各45g

制作方法 上药共研为细末。

功效主治 泻热解毒，清心安神。主治时疫瘴气，头痛壮热，心烦，面目黄黑，四肢沉重，不得睡眠。

临床用法 1次9g，新汲水调服。服后吃热粥，饮葱茶1碗，覆

衣取汗。

注意事项 忌食辛燥之品。

胡椒百草霜散

《古今脐疗良方集解》

药物组成 胡椒 百草霜各30g

制作方法 上药共研为细末。

功效主治 解表散寒，祛风止痛。主治头痛时作，痛连项背，恶风畏寒，遇风尤剧，口不渴，苔薄白，脉浮。

临床用法 1次6g，同葱白共捣烂如泥状，敷脐部，胶布固定。

注意事项 忌风寒、生冷、油腻。

追风散

《太平惠民和剂局方》

药物组成 川乌 防风 川芎 白僵蚕 荆芥 石膏煅研 甘草炙各30g 白附子 羌活 白芷 全蝎 天南星 天麻 地龙各15g 乳香 草乌 没药 雄黄各0.3g

制作方法 上药共研为细末。

功效主治 清头目，消风壅，化痰涎。主治年深日久偏正头疼，肝脏久虚、血气衰弱、风毒之气上攻头痛，头晕目眩，烦热，百节酸

疼，脑昏目痛，鼻塞身重，项背拘急，皮肤瘙痒，面上游风状若虫行。

临床用法　1 次 1.5g，入好茶少许服同，饭后及临睡服。

注意事项　忌风寒生冷。

老君神明白散

《肘后救卒方》

药物组成　白术_炒　附子_{炮裂去皮脐}各 90g　桔梗 75g　细辛 30g　乌头_{炮裂去皮脐}120g

制作方法　上药共研为细末。

功效主治　祛风宣肺，散寒止痛。主治头痛壮热，恶寒不解。

临床用法　1 次 1g，温酒送服，覆衣取汗。

注意事项　孕妇及阴虚火旺之人忌用。

秦艽散

《护命方》

药物组成　秦艽　当归　羌活　独活　荆芥穗　连翘　虎杖　川芎　牡丹皮　麻黄_{去根节}各 30g

制作方法　上药分别研细末，混匀。

功效主治　祛风通络，清利头

目。主治肝气实壅，上攻头目，筋脉拘急，疼痛，大小便赤热，及臂上脚内疼痛。

临床用法　1 次 9g，1 日 3 次，饭后薄荷汤送服。

注意事项　忌风寒生冷，调畅情志。

脐压散

《古今脐疗良方集解》

药物组成　吴茱萸_{胆汁制}500g　龙胆草_{醇提物}6g　硫黄 50g　醋制白矾 100g　朱砂 50g　环戊甲噻唑 175mg

制作方法　上药共研末备用。

功效主治　泻火降浊，温阳安神。主治高血压头痛、头晕。

临床用法　每次取药末 200g，置脐中，胶布固定，每周换药 1 次。

注意事项　忌辛辣、高盐饮食。

通顶散

《儒门事亲》

药物组成　石膏　川芎　瓜蒂

各等份　藜芦少许

制作方法　上药共研为细末。

功效主治　清热化痰，通络止痛。主治痰热上扰所致头痛。

临床用法　鼻内搐之。

注意事项　忌食辛辣、油腻之品。

通顶吹鼻散

《太平圣惠方》

药物组成　藜芦 0.3g　瓜蒂马牙硝各 1g　龙脑　麝香各1.5g

制作方法　将上药研为细末。

功效主治　清热止痛。主治风热头痛不止。

临床用法　将药末少许吹入鼻中，得嚏则愈。

注意事项　孕妇忌用。

黄芩散

《普济方》

药物组成　黄芩 1g　麻黄石膏各30g　大黄_炒　葛根　肉桂赤芍　炙甘草　芒硝各15g

制作方法　上药共研为细末。

功效主治　清热泻火，发汗解肌。主治热病头痛壮热，经发汗未解。

临床用法　1 次 6g，葱豉汤调服，覆衣取汗。

注意事项　壮热大汗者忌用。

菜黄散※

《本草纲目》

药物组成　油菜籽 0.3g　大黄 1g

制作方法　共研为细末。

功效主治　祛风止痛。主治头风作痛。

临床用法　吹鼻。

注意事项　妇女妊娠、月经或哺乳期应慎用。

菊花散

《养老奉亲》

药物组成　甘菊花　前胡　旋复花　芍药　苦参　防风各等份

制作方法　上药共研为细末。

功效主治　疏风散热，明目止痛。主治热毒风邪上攻，颈项头痛，或见面肿及眼涩。

临床用法　1 次 9g，临睡前酒或米汤调服。

注意事项　慎避风邪。

旋复花散

《太平圣惠方》

药物组成 旋复花　炙甘草　菊花各15g　蔓荆子30g　石膏60g　枳壳_{麸炒去瓤}30g

制作方法 上药共研为粗末。

功效主治 降气利膈，疏风清热。主治风热上攻，头痛不止，胸膈滞闷。

临床用法 1次9g，取水150ml煎至100ml，不拘时温服。

注意事项 忌辛燥之品。

清香散

《杨氏家藏方》

药物组成 附子　白附子　川乌头_{均炮}　当归_焙各30g　天竺黄　天麻　肉桂　朱砂_{另研}　山药各15g　冰片_研3g　麝香_研1.5g

制作方法 共研为细末。

功效主治 祛风散寒，祛痰通络，开窍醒神。主治三阴伏留风邪，头痛不可忍。

临床用法 1次3g，不拘时，用薄荷茶调下。

注意事项 本品宜密封保存。

清凉散

《圣济总录》

药物组成 大黄　麻黄　芍药各30g

制作方法 上药共研为细末。

功效主治 清热泻火，解毒止血。主治头目昏痛，久积热毒，鼻口中出血。

临床用法 1次1g，饭后以砂糖冷水调服。

注意事项 忌食辛燥之品。

胡芦巴散

《苏沈良方》

药物组成 胡芦巴_炮30g　干姜_炮0.3g　三棱_{醋炒}30g

制作方法 共研为细末。

功效主治 温肾散寒，行气止痛。主治气攻头痛如破，或瘴疟瘥后，头痛难忍。

临床用法 1次6g，生姜汤或酒调服下。

注意事项 忌风寒生冷。

雄黄干姜散※

《本草纲目》

药物组成 雄黄 干姜各等份

制作方法 共研为细末。

功效主治 祛风清热,止痛。主治风热头痛。

临床用法 用药末吹鼻,左痛吹右,右痛吹左。

注意事项 忌食辛燥之品。

蝎附散

《妇人大全良方》

药物组成 附子炮去皮脐 川乌炮去皮尖 麻黄去节 白僵蚕炒 天南星 防风去芦各9g 雄黄水飞 朱砂水飞 全蝎各3g 白芷 藁本各15g

制作方法 上药共研为细末。

功效主治 祛痰通络,息风止痉。主治头痛,眩晕,痰涎壅盛,呕逆恶心,口吐清水,牙关紧闭,口眼㖞斜,面目瞤动,头项拘急,肩背引痛,耳痒目昏。

临床用法 1次1.5g,饭后葱茶调服。

注意事项 孕妇忌服。

踯躅散

《太平圣惠方》

药物组成 踯躅花酒浸炒微黄 白花蛇酒浸炒微黄 附子炮裂 天麻 肉桂 藁本 羌活 秦艽各30g 甘菊花 炙甘草各15g 细辛 防风 羚羊角各0.9g

制作方法 共研为细末。

功效主治 祛风散寒,明目定痛。主治风毒上攻,头痛目眩。

临床用法 1次6g,不拘时,用温酒调下。

注意事项 慎避风寒之邪。

藜芦散※

《太平圣惠方》

药物组成 藜芦 瓜蒌皮各0.3g

制作方法 将上药研为细末。

功效主治 豁痰止痛。主治寒痰头痛,久不缓解。

临床用法 用药末少许吹鼻。

注意事项 体虚气弱之人及孕

妇忌用。

藿香散

《圣济总录》

药物组成 藿香15g 制川乌头30g 乳香10g 制草乌头30g或15g

制作方法 共研为细末。

功效主治 燥湿化痰，祛风止痛。主治伤风挟涎饮，上厥头痛，头风。

临床用法 1次0.3～1.5g，饭后薄荷清茶调服。

注意事项 忌食生冷肥甘。

吹鼻麝香散

《圣济总录》

药物组成 藜芦3g暴晒 麝香0.5g

制作方法 上药分别研为细末，混匀。

功效主治 活血，祛痰，止痛。主治头痛不可忍。

临床用法 将药末吹入鼻中。

注意事项 忌食生冷、油腻之品。

眩晕

三五七散

《世医得效方》

药物组成 人参 附子 细辛各9g 甘草 干姜 山茱萸各15g 防风 山药各15g

制作方法 共研为粗末。

功效主治 温阳益气，散寒解表。主治阳虚眩晕，头痛恶寒，耳鸣或耳聋。

临床用法 1次12g，生姜5片，枣2枚同煎，饭前温服。中寒欲倒服姜附汤。

注意事项 忌生冷、油腻之品。

三五七散

《校注妇人良方》

药物组成 附子去皮 细辛各90g 山茱萸 干姜各150g 山药 防风各210g

制作方法 共研为细末。

功效主治 补益肝肾，祛风散寒。主治风眩，口歪，目斜，耳聋。亦治阳虚风寒入脑致头痛目眩转及风寒湿痹脚气缓弱等。

临床用法 1 次 1.5g，清酒调服。

注意事项 忌风寒生冷。

山药散

《圣济总录》

药物组成 山药 60g 防风 75g 升麻 山茱萸各 45g 细辛 甘菊花各 30g 蔓荆子 30g

制作方法 共研为细末。

功效主治 滋补肝肾，疏风清热。主治眩晕，耳聋。

临床用法 1 次 9g，饭前温酒调下，第 2 日再服。

注意事项 忌劳累，避风邪。

川芎散

《普济本事方》

药物组成 山茱萸 30g 山药 甘菊花 人参 茯神 川芎各 15g

制作方法 共研为细末。

功效主治 补益肝肾，平肝息风。主治风眩头晕。

临床用法 1 次 6g，1 日 3 次，

不拘时酒调服。

注意事项 不可误用野菊花。

川芎散

《素问病机气宜保命集》

药物组成 川芎 槐子各 30g

制作方法 共研为细末。

功效主治 行气活血，凉血泻热。主治风热上行，头晕，目赤红肿，胸中不利。

临床用法 1 次 9g，胸中不利者生姜汤调，目疾茶调。

注意事项 忌食辛燥之品。

川芎散

《世医得效方》

药物组成 川芎 白茯苓 白术各 30g 细辛 桂枝各 1g 甘草 15g

制作方法 共研为粗末。

功效主治 解表活血，健脾除湿。主治眩晕，恶风汗出，或肢体不仁。

临床用法 1 次 12g，入生姜

3片，水煎，不拘时服。

注意事项　忌食生冷。

小三五七散

《备急千金要方》

药物组成　附子 60g　山药 300g　山茱萸 150g

制作方法　共研为细末。

功效主治　滋补肝肾，明目定眩。主治头目昏眩，耳聋。

临床用法　1 次 1.5g，清酒调服，第 2 日再服，不知稍增，以知为度。也可用姜枣煎服。

注意事项　忌房劳过度。

天雄散

《备急千金要方》

药物组成　附子　防风　芎䓖 人参　独活　肉桂　葛根各 0.9g　莽草 1.2g　白术　远志　山药　茯神　山茱萸各 1.8g

制作方法　上药研为细末过筛，菊花酒浸。

功效主治　祛风通络，安神定

眩。主治风邪入侵，头目眩晕。

临床用法　1 次 1g，1 日 2 次，逐渐增加剂量。

注意事项　酒精过敏者忌服。

白芷散

《太平圣惠方》

药物组成　白芷　竹叶花各 15g　防风　白茯苓　细辛　川芎　炮附子　山药　人参　白术　前胡各 30g　肉桂 0.9g

制作方法　共研为细末。

功效主治　祛风散寒，益气祛痰。主治头风目眩，中虚脘闷，饮食不下。

临床用法　1 次 6g，不拘时用温酒调下。

注意事项　忌生冷、油腻之品。

芎䓖散

《圣济总录》

药物组成　川芎　菊花　荆芥穗　石膏粉　甘草各等份

35

制作方法 共研为细末。

功效主治 疏风清热，生津除烦。主治头目昏眩，肢体烦倦。

临床用法 1次1g，热汤调下。

注意事项 忌食辛燥之品。

芎䓖散

《圣济总录》

药物组成 川芎 人参 前胡 僵蚕_炒各30g 防风 蔓荆子 天麻_{酒浸焙}各15g

制作方法 共研为细末。

功效主治 活血祛风，行气止痛。主治头眩，眼目昏花而痛，倦怠乏力。

临床用法 1次1.5g，饭后温酒调服。

注意事项 慎避风邪。

芎术散

《博济方》

药物组成 川芎 半夏 白术各30g 炙甘草15g

制作方法 共研为细末。

功效主治 祛风胜湿，健脾和胃。主治胃中湿阻，眩晕呕逆，头重，饮食难进。

临床用法 生姜煎汤，不拘时温服。

注意事项 忌食辛辣燥食。

芎菊散

《圣济总录》

药物组成 川芎 菊花各30g 羌活15g 防风1g 细辛 僵蚕各90g 草决明 旋复花 蝉蜕各3g 密蒙花 天麻 荆芥 炙甘草各15g

制作方法 共研为粗末。

功效主治 疏风通络，清肝明目。主治清阳受风所致头目眩晕，目视昏暗。

临床用法 1次1.5g，水煎饭后温服。

注意事项 慎避风邪。

当归散

《圣济总录》

药物组成 当归_{切焙} 乌头_炮 芍药 延胡索 三棱_煨 莪术_煨 川芎各30g

制作方法 将上药共研细末。

功效主治 活血祛瘀，通络定痛。主治头昏目眩，四肢疼痛，皮肤瘾疹。

临床用法 1次1.5g，温酒调

服，饭前服。

注意事项 忌风寒生冷。

当归川芎散

《黄帝素问宣明论方》

药物组成 当归 川芎各15g
甘草60g 黄芩120g 薄荷30g
缩砂仁0.3g

制作方法 上药共研为细末。

功效主治 活血祛风，清利头
目。主治风壅头目昏眩、闷痛，筋
脉拘蜷，手足麻木。

临床用法 1次3~6g，1日3
次，饭后温水调服。

注意事项 忌风寒生冷，调畅
情志。

曲术散

《三因极一病证方论》

药物组成 炒神曲60g 白术
90g

制作方法 共研为细末。

功效主治 健脾，除湿，和
胃。主治冒湿头目眩晕，经久不
瘥，呕吐涎沫，饮食无味。

临床用法 1次6g，1日3次，
生姜煎汤下。

注意事项 忌生冷、油腻之
品。

防风散

《圣济总录》

药物组成 防风 川芎 山药
人参 白术 远志 独活 肉桂
茯神各1g 天雄炮 莽草酒焙各
15g

制作方法 共研为细末。

功效主治 祛风通络，益气安
神。主治头目眩晕欲倒。

临床用法 1次4.5~6g，饭
前甘菊花酒下。第二日晚再服1
次。

注意事项 慎避风邪。

防风散

《圣济总录》

药物组成 防风 羌活 甘菊
花 白附子炮 山药 藁本 附
子炮 蒺藜子各15g 麝香0.3g

制作方法 共研为细末，或炼
蜜为丸。

功效主治 祛风明目。主治头
风眩晕，目昏疼痛。

临床用法 1次3g，饭后清茶
送服。

注意事项 阴虚之人慎用。

防风枳实散

《集验方》

药物组成 防风 枳实 杏仁 川芎各90g 细辛60g 茯神 麻黄 前胡 生姜 半夏各120g 竹沥900ml

制作方法 共研为粗末。

功效主治 祛风散寒，降气化痰。主治风痰上攻，头眩欲倒，目眩昏痛。

临床用法 水煎，频服2～3剂。

注意事项 高血压者忌用。

更生散

《杨氏家藏方》

药物组成 白附子炮 天南星 羌活 川芎各60g 雄黄 朱砂均另研水飞各9g 冰片研1.5g 麝香研3g 白僵蚕炒30g

制作方法 将前2味药共研碎，水浸，每天换水，浸3天，取出焙干，与余药共研为细末。

功效主治 活血行气，化痰息风。主治风痰上攻所致眩晕头痛，项背拘急。

临床用法 1次6g，饭后温酒或茶调服。

注意事项 体虚上无实邪者忌用。

抑气散

《济生方》

药物组成 香附炒60g 陈皮焙60g 茯神 甘草炙各30g

制作方法 上药研为细末。

功效主治 行气活血。主治目眩晕，膈满体痛，怔忡不已。

临床用法 1次6g，不拘时，白汤送服。

注意事项 调畅情志，宜静养。

补肝菊花散

《太平圣惠方》

药物组成 甘菊花 前胡去芦头 防风去芦头 决明子锉 黄芪锉 沙参去芦头 枳壳麸炒微黄去瓤 羚羊角屑 车前子 枸杞子 细辛 酸枣仁微锉各1g

制作方法 上药共研为细末。

功效主治 益气养肝，行气通络。主治肝虚所致头晕眼花，心烦，筋脉急痛。

临床用法 1次3g，不计时候，用稀粥调服。

注意事项 调畅情志，保障睡

38

眠。

补肝薯蓣散

《太平圣惠方》

药物组成 山药 1g 防风 0.3g 前胡 熟地黄 决明子各 1g 山茱萸 枳壳面炒 菊花 羌活 羚羊角屑 人参 细辛 炙甘草 川芎 冰片 麝香各 15g

制作方法 上药分别研为细末，混匀。

功效主治 补益肝肾，畅膈除烦。主治肝脏风虚，胸膈不利，视物不明，头眩心烦。

临床用法 1 次 3g，不计时，稀粥调服。

注意事项 忌辛辣温燥之品。

松香散

《圣济总录》

药物组成 松实 白芷 当归 川芎 炙甘草各 90g 甜瓜子 200g

制作方法 共研为细末。

功效主治 祛风除湿，活血止痛。主治头风昏眩，肩背拘急，肢节疼痛，鼻塞耳鸣，面赤咽干。

临床用法 1 次 1.5g，饭后荆芥薄荷茶调下。

注意事项 避风寒，慎起居。

茯苓散

《圣济总录》

药物组成 赤茯苓去黑皮 茯神去木各 30g 人参 远志去心 海金沙各 15g

制作方法 将上药共研为细末。

功效主治 清热生津，益气安神。主治头目眩晕，烦躁多饮，小便赤涩。

临床用法 1 日 1 次，1 次 1.5g，瞿麦煎汤调下。

注意事项 忌食辛燥之品。

茯神散

《太平圣惠方》

药物组成 茯神 甘菊花 蔓荆子 炒白蒺藜 地骨皮各 30g 石膏 60g 防风 炙甘草 炒枳壳各 1g

制作方法 共研为细末。

功效主治 疏风清热，平肝明目。主治头晕目眩。

临床用法 1 次 6g，不拘时温酒调下。

注意事项 忌食辛燥之品。

荜茇散

《杨氏家藏方》

药物组成 荜茇，适量
制作方法 研为细末。
功效主治 温中止呕。主治长期眩晕，痰厥呕吐，恶闻人声，头不能举，目不能开。
临床用法 1次5g，饭后茶清调服，或搐少许鼻中。
注意事项 忌食生冷油腻。

香橘散

《仁斋直指方论》

药物组成 木香 白术 半夏曲 橘皮 白茯苓 砂仁各15g 丁香 炙甘草各0.3g
制作方法 共研为粗末。
功效主治 健脾行气，温中止呕。主治气虚眩晕，呕吐，纳呆。
临床用法 1次12g，同姜5厚片同煎，吞苏合香丸。
注意事项 忌食生冷、油腻之品。

顺元散

《苏沈良方》

药物组成 炮天南星30g 川乌60g 附子30g 木香15g
制作方法 共研为粗末。
功效主治 燥湿化痰，行气祛风。主治体虚痰气不顺，头目眩晕。
临床用法 1次9g，水煎，入姜10片，热服。
注意事项 阴虚火旺者及孕妇忌用。

独活散

《古今录验》

药物组成 独活4g 肉桂1g 白术12g 防风8g 瓜蒌6g 细辛 人参 干姜炮各4g 附子炮去皮脐1g
制作方法 共研为细末。
功效主治 祛风散寒，通络止痛。主治头眩，手足厥逆，身体疼痛。
临床用法 不拘时，1次1g，温酒调下。

注意事项 阴虚之人忌用。

独活散

《杨氏家藏方》

药物组成 细辛 30g 石膏 炙甘草各 15g 防风 藁本 旋复花 蔓荆子 川芎 独活各 30g

制作方法 共研为粗末。

功效主治 祛风除湿，温经通络。主治头目眩晕，手足厥逆，身体疼痛。

临床用法 1 次 6g，加姜 3 片，水煎饭后热服。

注意事项 忌食生冷、油腻之品。

通顶散

《御药院方》

药物组成 藜芦_{去苗土}15g 踯躅花_{去土}3g 藿香叶_{去土}6g

制作方法 上药共研为细末。

功效主治 祛风解毒，除痰开窍。主治风痰眩晕，头目疼痛，及偏正头痛，发作神志昏愦，或感冒

风寒，鼻塞声重。

临床用法 1 次 1～3g，用纸蘸药塞鼻内。

注意事项 忌食生冷、油腻之品。

菊花散

《圣济总录》

药物组成 菊花 30g 白附子_炮 枳壳_{去瓤麸炒}各 0.9g 防风 15g 甘草_炙0.3g

制作方法 共研为细末。

功效主治 疏风清热，降气化痰。主治风痰气厥，头疼昏眩。

临床用法 1 次 1.5g，不拘时用清茶调服。

注意事项 注意休息，调畅情志。

菊花散

《太平圣惠方》

药物组成 菊花 川芎各等份

制作方法 上药共研为细末。

功效主治 祛风散热，行气活血。主治风毒上攻，头昏目眩。

临床用法 1 次 6g，临卧时清

41

茶调下。

注意事项 慎避风邪。

救苦散

《万氏家抄方》

药物组成 川芎 藿香 牡丹皮 延胡索 朱砂_{水飞}各 3g 雄黄_{水飞} 白芷 皂角各 12g

制作方法 共研为细末。

功效主治 清心开窍，豁痰醒脑。主治伤风伤寒，头目不清，头晕闷。

临床用法 口中先含清水，以竹管吹少许入鼻孔中取嚏，清涕出者益佳。

注意事项 忌劳累过度，宜静养。

救生散

《三因极一病证方论》

药物组成 菊花蒂 川芎 煅石膏各 30g 甘草 0.3g

制作方法 晒干共研为细末。

功效主治 疏风清热，清利头目。主治外伤风寒，内积忧思，气郁化热，随气上厥，伏留阳经，头痛，壮热，眩晕。

临床用法 1 次 9g，煎葱汤调下，不拘时。

注意事项 保持情志舒畅，忌怒火伤肝。

五苓散

《伤寒论》

药物组成 猪苓_{去黑皮} 赤茯苓 白术各 9g 桂枝 6g 泽泻 15g

制作方法 上药共研为细末。

功效主治 利水渗湿，泄热发表。主治伤寒五日，头痛目眩，大渴饮水，口干，小便不利，憎寒壮热，腿膝疼痛不可忍者。

临床用法 1 次 6g，用凉水调服，1 日 3～4 次。若呕吐不可下食者，亦可服之。

注意事项 阴虚火旺者忌服。

清风散

《黄帝素问宣明论方》

药物组成 石绿 3g 朱砂牙硝 雄黄各 1g 冰片 3g 炙皂角 瓜蒂各 6g 滑石 赤小豆各 1.5g

制作方法 共研为细末。

功效主治 清热豁痰，开窍醒神。主治头目昏眩，胸膈不利，痰涎壅塞。

临床用法 1 次 1.5g，水调下，口噤不省人事者，滴入鼻中。

注意事项 忌食油腻之品。

清神散

《太平惠民和剂局方》

药物组成 檀香_锉 人参_{去芦}
防风_{去苗}各300g 薄荷_{去土} 荆芥穗
甘草各600g 石膏_研1200g 细
辛_{去苗洗焙}150g 羌活_{去苗}300g

制作方法 上药共研为细末。

功效主治 消风壅，化痰涎。
主治头目昏眩，头痛耳鸣，鼻塞耳
重，口眼眴动，精神昏愦，肢体疼
倦，颈项紧急，心膈烦闷，咽喉不
利。

临床用法 1次6g，开水冲
服，或入茶末冲服，饭前服。

注意事项 脾胃素虚者不宜久
服。

清神散

《御药院方》

药物组成 炒王瓜 川芎 防
风 薄荷叶 白芷 荆芥穗 羌活
细辛 炙甘草各30g 炒香附子
60g

制作方法 共研为细末。

功效主治 疏风明目，行气开
窍。主治头风眩晕，面目眴动，神
志不清，鼻塞头重。

临床用法 1次3g，饭后茶清
点服，也可用温水送下。

注意事项 慎避风邪。

羚羊角散

《太平圣惠方》

药物组成 茯神30g 川芎1g
羚羊角30g 甘草15g 枳壳1g
半夏 白芷 防风各15g 附子
1g

制作方法 共研细为末。

功效主治 祛风散寒，燥湿化
痰。主治风邪上犯头目，或痰水结
聚胸膈所致眩晕。

临床用法 1次9g，加生姜3
片，水煎温服。

注意事项 忌食油腻之品。

羚羊角散

《太平圣惠方》

药物组成 羚羊角屑 羌活
防风_{去芦头} 丹参 黄芪 沙参_{去芦头}
白术 川芎 赤芍药 当归_{锉微炒}
漏芦 人参_{去芦头} 五加皮 细辛
地骨皮 蔓荆子各15g 石南
茯神 麻黄_{去根节} 附子_{炮裂去皮脐} 茵

芋 酸枣仁_{微炒} 肉桂 刺蒺藜_{微炒}
天麻各1g 虎骨30g

制作方法 上药共研为细末。

功效主治 平肝潜阳，补益气血，通经活络。主治肝肾亏虚，虚风上扰所致头昏目眩，小腹冷痛，腰膝酸软，筋脉拘挛。

临床用法 1次3g，不拘时候，温酒调服。

注意事项 忌猪、鸡、鱼肉、蒜等。

羚羊角散

《圣济总录》

药物组成 羚羊角 白鲜皮 黄芪_锉 白槟榔_{煨制} 山栀子仁各1g 羌活 甘草_{炙锉} 牛蒡子_炒 茯神 桂枝 海桐皮_锉 附子_{炮裂去皮脐} 大黄_{锉醋炒} 郁李仁_炒 酸枣仁 麻黄_焙 独活 川芎 防风各30g 葛根_{取粉} 枳壳 地骨皮 车前子_炒各1g

制作方法 上药共研为细末。

功效主治 祛风除湿，行气通络。主治脚气上攻，胸膈痰盛，头目眩痛。

临床用法 1次1.5～2g，晚饭前温酒送服。

注意事项 避风寒，慎起居。孕妇忌服。

羚羊角散

《太平圣惠方》

药物组成 羚羊角_{烧灰} 鲤鱼鳞_{烧灰} 蒲黄 荷叶 血余_{烧灰}各30g 肉桂 木香 红花各15g 麝香6g

制作方法 将上药研为细末。

功效主治 行气活血。主治血虚生风，心中烦闷，头目昏重。

临床用法 1次3g，用生姜汁和童便调服。

注意事项 避风寒，忌劳累。

羚羊角散

《太平圣惠方》

药物组成 羚羊角 半夏 防风_{去芦头}各15g 犀角15g 枳壳_{麸炒微黄去瓤} 蔓荆子 甘草_炙 细辛各15g 人参_{去芦头} 茯神 川芎 竹叶花各0.9g 天麻 前胡_{去芦头}各30g 石膏60g

制作方法 将上药研为细末。

功效主治 平肝潜阳，养心宽胸。主治头痛眩晕，四肢疼痛，胸脘满闷，不思饮食。

临床用法 1次9g，水适量，生姜1片，煎汤去滓，不拘时服。

注意事项 保持情志舒畅，忌

劳累。

旋复花散

《太平圣惠方》

药物组成 旋复花 白芷 川芎 藁本 蔓荆子 防风_{去芦头} 枳壳_{麸炒微黄去瓤} 独活 细辛 羌活 半夏 甘草_炙 菊花各15g 前胡_{去芦头} 赤茯苓各30g 石膏60g 竹叶花1g 羚羊角0.6g

制作方法 上药共研为细末。

功效主治 祛风止痛，祛痰降逆。主治眩晕，头痛，胸膈胀满，不欲饮食。

临床用法 1次9g，水适量，生姜1片，薄荷少许，煎汤去滓，不拘时温服。

注意事项 忌风寒生冷。

蓬香散

《圣济总录》

药物组成 莪术_{煨锉} 三棱_{煨锉} 荆芥穗 沉香_锉 厚朴_{去粗皮生姜汁炙} 桂枝_{去粗皮} 乌药 当归_{切焙} 延胡索 天麻 附子_{炮裂去皮脐}各30g

制作方法 将上药研为细末。

功效主治 行气活血，养血调经。主治头痛眩晕，阴天更甚，烦躁怔忡，手足热痛，饮食减少，经期紊乱，时有腹痛。

临床用法 1次1.5g，1日3次，用生姜汁少许和温酒调服。

注意事项 孕妇忌服。

蔓荆子散

《普济方》

药物组成 蔓荆子 防风 羌活 川芎 羖羊角 枳壳 前胡 石膏 赤茯苓 麻黄_{去根节} 荆芥穗各9g 细辛 菊花 白芷 藁本 旋复花 甘草各15g

制作方法 将上药研为细末。

功效主治 平肝息风，行气消痰。主治眩晕，头昏头痛，语言謇涩，胸闷恶心，不欲饮食。

临床用法 1次12g，水适量，生姜3片，煎汤去滓，不拘时温服。

注意事项 保持情志舒畅，忌劳累。

薯蓣散

《太平圣惠方》

药物组成 山药 防风各30g 细辛 甘菊花 川芎 蔓荆子各15g 山茱萸 竹叶花 白茯苓各0.9g

制作方法 共研为细末。

45

功效主治 补益肝肾，疏风明目。主治头晕目眩、头痛及耳聋。

临床用法 1次6g，不拘时温酒调下。

注意事项 忌劳累过度。

薄荷散

《圣济总录》

药物组成 薄荷叶 甘菊花 炙甘草 白芷 石膏 川芎各等份

制作方法 共研为细末。

功效主治 疏风清热，生津除烦。主治风邪上攻，头目眩晕，心膈烦闷。

临床用法 1次1g，荆芥茶调下。

注意事项 忌食辛燥之品。

藿香散

《圣济总录》

药物组成 藿香叶 零陵香 香附炒各等份

制作方法 共研为细末。

功效主治 化湿祛痰，和胃降逆。主治头晕目眩，痰逆恶心，不思饮食。

临床用法 1日3次，1次1.5g，饭后腊茶调下。

注意事项 忌生冷、油腻之品。

藿香散

《太平圣惠方》

药物组成 藿香 零陵香 甘松各30g 白附子炮裂 半夏汤浸七遍去滑 川乌头炮裂去皮脐各15g 牛黄细研 麝香细研各3g

制作方法 上药共研为细末。

功效主治 祛风散寒，豁痰开窍。主治痰浊上扰，头昏眩，身体疼痛。

临床用法 1次6g，1日4次，用热葱酒调服。

注意事项 忌食生冷油腻。

发热

人参散

《普济方》

药物组成 黄芩15g 人参白术 茯苓 赤芍 柴胡 甘草当归 半夏 葛根各30g

制作方法 上药共研为粗末。

功效主治 益气清热，健脾祛痰。主治邪热客于经络，身热痰多，咳嗽，五心烦热，头晕目眩，盗汗，妇女血热，以及虚劳骨蒸潮热。

临床用法 1次9g，与水200ml、生姜4片、大枣3枚同煎至100ml，不拘时温服，热退即止。

注意事项 忌劳累过度。

八石散

《圣济总录》

药物组成 寒水石 甘草_{炙锉为末} 不灰木各240g 金星石 银星石 云母 石膏 太阴玄精石各120g 代赭石90g 阳起石_{另生研}30g

制作方法 上药除阳起石、甘草外，余药放瓷罐中封口，留一孔，在炭火上煅赤；将代赭石于醋内淬，去火，取余药，湿地上纸包裹，盆合土盖两夜；再将诸药细研，入阳起石、甘草末，混匀。

功效主治 清热，泻火，除烦。主治伤寒阳盛发热烦躁，及下血。

临床用法 1次1.5～3g，生姜、蜜水或新汲水调服。

注意事项 脾胃素虚者不宜久服。

三安散

《圣济总录》

药物组成 柴胡_{去苗} 秦艽_{去苗土}各60g 甘草15g

制作方法 上药共研为细末。

功效主治 清热除湿。主治急劳，骨节手足烦热，身体酸痛，纳呆。

临床用法 1次9g，不拘时，以热水调服。

注意事项 忌食辛燥之品。

三圣散

《太平圣惠方》

药物组成 胡黄连 柴胡 鳖甲各60g

制作方法 上药共研细末。

功效主治 滋阴清热。主治骨蒸劳气，烦热，四肢无力，夜卧虚汗，唇口干焦，面无血色，日渐消瘦。

临床用法 1次3g，1日3次，温酒送服。

注意事项 忌食辛燥之品，忌劳累过度。

47

干葛散

《许仁则方》

药物组成 干葛 干地黄各600g 新香豉1000g

制作方法 将上药炒干，共研为细末。

功效主治 疏风散热，养阴生津。主治外感余邪未尽之发热、口渴。

临床用法 1日2次，1次1～3g，牛乳、蜜汤、竹沥粥饮或梅浆送下。

注意事项 感冒初起之发热忌用。

48

子芩散

《云岐子保命集论类要》

药物组成 黄芪30g 人参白芍药 白茯苓 黄芩 麦冬 生地黄 桔梗各15g

制作方法 上药共研为粗末。

功效主治 宣肺泄热，养阴和营。主治营卫不和，心肺虚热。

临床用法 竹叶鲜品50g，小麦20g，生姜3片，取水300ml，煎至150ml时入药末9g，再煎至100ml，去渣温服。

注意事项 外感发热忌用。

天麻散

《博济方》

药物组成 天麻90g 乌头45g 天南星60g 防风 白附子各30g 雄黄15g 麝香0.3g

制作方法 将上药研为细末。

功效主治 清热解毒，通络止痛。主治伤寒浑身壮热，百节疼痛，头昏重，面赤气粗，脉洪大。

临床用法 1日3次，1次5g，温酒送服。

注意事项 不宜久服。孕妇忌用。

天竺黄散

《太平圣惠方》

药物组成 天竺黄研 升麻 黄芩 茯神各15g 犀角15g 赤芍药 人参去芦头 铅霜研 甘草炙微赤锉 麦冬去心焙干各15g 栀子仁 黄连去须各0.3g

制作方法 上药共研为末。

功效主治 清热泻火，解毒安神。主治伤寒发斑疮已出，心有余热不除，发热烦躁。

临床用法 1次3g，不计时候，煎竹叶汤送服。

注意事项 忌食辛辣温燥之品。

五苓散

《伤寒论》

药物组成 猪苓_{去黑皮} 赤茯苓_{去黑皮} 白术各9g 桂枝_{去粗皮}6g 泽泻15g

制作方法 将上药研为细末。

功效主治 温阳，化气，行水。主治外感发热，六七日不解而烦，有表里证，渴欲饮水，水入则吐，及时行热病，但狂言，烦躁不安。

临床用法 1次6g，温水调服，其后多饮热汤。

注意事项 忌风寒生冷。

五仙散

《寿世保元》

药物组成 黄芪_{蜜水炒} 人参_{去芦} 白术_{去芦炒} 当归_{酒洗}各6g 炙甘草3g

制作方法 共研为粗末。

功效主治 益气养血，健脾除热。主治妇女脾胃气血虚弱，发热盗汗，咳嗽喘急，精神差，四肢沉困，肌肉瘦削或大便稀溏，或腹中积块，或疟母癥瘕，面黄肌瘦，久治不愈。

临床用法 加龙眼5个，莲米7个，水煎温服。有热加地骨皮、知母；咳嗽加五味子、桑白皮；痰多加贝母、半夏；口渴加麦冬、五味子；吐血加生地黄、犀角、玄参、茅根汁；血虚加熟地黄、白芍。

注意事项 忌生冷。

不灰木散

《圣济总录》

药物组成 滑石_研 寒水石_研 板蓝根 甘草_{生用}各30g 不灰木60g

制作方法 上药共研为细末。

功效主治 清热除烦。主治伤寒大热，烦躁闷乱。

临床用法 1次4g，用生米泔水化乳糖，大枣汤调服。

注意事项 忌食辛辣温燥之品。

止衄散

《张氏医通》

药物组成 黄芪18g 当归 赤茯苓 白芍 干地黄 阿胶各9g

制作方法 上药研为极细末。

功效主治 益气摄血，滋阴止血。主治久衄发热。

49

临床用法 1次9g，1日3次，半饥时麦冬汤调服。

注意事项 宜静养，忌劳累。

牛黄散

《太平圣惠方》

药物组成 犀角 牛黄 麝香 朱砂 人参去芦头 赤茯苓 防风去芦头 川芎 甘草炙微赤锉 肉桂 天麻 地骨皮各1g 麦冬去心焙2g

制作方法 将前3味药另研，余药共研，再混匀。

功效主治 祛风止痉，泻热开窍。主治发热恶寒，头项强直，四肢拘急，心神烦躁。

临床用法 1次6g，竹沥汤调服。

注意事项 本品寒凉，不宜久服。

升黄散

《普济方》

药物组成 川升麻 川大黄锉碎微炒 川芒硝 栀子仁各30g 黄芩 犀角屑各45g

制作方法 上药共研为细末。

功效主治 清热，泻火，解毒。主治伤寒发热，黑斑出不止。

临床用法 1次6g，不拘时

候，煎大豆汤，放冷调服。

注意事项 脾胃虚弱者忌服。

乌梅散

《太平圣惠方》

药物组成 乌梅微炒15g 柴胡去苗45g 秦艽去苗30g 甘草炙微赤锉15g 陈皮汤浸去皮焙干 桔梗去芦头各30g 黄连15g 杏仁汤浸去皮尖双仁面炒微黄30g

制作方法 上药共研为细末。

功效主治 清热生津，敛肺止咳。主治急劳烦热，咳喘不得睡卧。

临床用法 1次6g，不拘时以生姜童便煎汤送服。

注意事项 忌食辛燥之品，宜静养。

文蛤乌矾散

《贵州民间方药集》

药物组成 文蛤 首乌各3g 白矾4g

制作方法 上药共研为细末。

功效主治 泻火解毒，清热凉血。主治高热不退，大便干结，苔黄舌红，脉数。

临床用法 取药末，水调敷脐部。

注意事项　忌辛辣燥食。

水导散

《普济方》

药物组成　甘遂 15g　白芷 60g　大黄 120g　厚朴_{另研}240g　枳实_{另研}10g　芒硝 100g

制作方法　共研为细末。

功效主治　攻下热毒，安神镇静。主治时令病，烦热如火，狂言妄语欲走。

临床用法　先煮厚朴、枳实，去滓，加入大黄，煎取药液 100ml，去滓，再加芒硝煎沸 1～2 次，分 2 次服用。甘遂、白芷为末以药水送服。泻下甚则止。

注意事项　脾胃素虚者慎用。

水导散

《备急千金要方》

药物组成　白芷 30g　甘遂 15g

制作方法　上药共研为细末。

功效主治　祛风逐痰，安神定惊。主治时令病，烦热如火，狂言妄语欲走。

临床用法　1 次 1g，水送服，服后饮冷水。

注意事项　忌食辛燥之品。

石膏散

《崔氏方》

药物组成　石膏

制作方法　研为细末。

功效主治　清热泻火。主治骨蒸潮热，外寒内热，四肢瘦弱。

临床用法　1 次 2g，温水调服。

注意事项　中病即止，注意善后调理以收功。

清气散

《杨氏家藏方》

药物组成　大黄_煨　僵蚕_{炒去丝嘴}　甘草_炙 各 15g　朱砂_{别研}　樟脑_{别研} 各 9g　石膏 45g　胆南星 30g　牛黄 45g

制作方法　上药共研为细末。

功效主治　清热除烦，息风止痉。主治气急烦躁，身热作渴，恍惚惊悸，风壅热盛涎潮。

临床用法　1 次 6g，饭后凉开水调服。

51

注意事项 忌食辛燥之品。

石膏黄芩散

《圣济总录》

药物组成 石膏 30g 黄芩 栀子 焙葛根 人参 炒黄连 焙知母各 15g

制作方法 上药研为细末。

功效主治 清热泻火，清心除烦。主治伤寒后饮食积滞，壮热头痛，心烦欲吐，小便赤黄。

临床用法 1 次 3g，1 日 2 次，于饭前浓煎葱白竹叶汤调服。

注意事项 脾胃素虚之人慎用。

龙齿散

《太平圣惠方》

药物组成 龙齿 前胡去芦头各 30g 麦冬去心焙 60g 犀角 15g 牛黄另研 0.15g

制作方法 上药研为细末，混匀。

功效主治 清热息风，定惊安神。主治通体大热，心神烦悸，时有抽搐。

临床用法 1 次 6g，不拘时，用竹沥调服。

注意事项 中病即止，不宜久服。

仙传急惊散

《串雅内编》

药物组成 生石膏 300g 朱砂 15g

制作方法 上药共研为细末。

功效主治 清热，开窍，醒神。主治发热神昏。

临床用法 1 次 9g，生蜜调服。

注意事项 脾胃素虚者不宜服用。

瓜蒌散

《圣济总录》

药物组成 郁金 甘草锉各 30g 天花粉 60g

制作方法 上药共研为细末。

功效主治 生津除烦，疏肝解郁。主治伤寒发热，烦躁，言语谵妄，目赤口干，心神恍惚。

临床用法 1 次 3g，生姜蜜水调服，不拘时候。

注意事项 忌食辛辣温燥，调畅情志。

半夏散

《太平圣惠方》

药物组成　黄芪 30g　柴胡 60g　醋炙鳖甲 30g　大腹皮 1g　半夏　知母　桔梗　人参　赤茯苓　秦艽　赤芍药　麦冬　乌梅肉各 15g　炙甘草 0.3g

制作方法　上药共研为粗末。

功效主治　益气养阴，和解退热。主治妇女阴虚劳热烦渴，寒热往来，痰逆呕吐，不思饮食。

临床用法　1 次 12g，生姜 3 片，煎水温服。

注意事项　避风寒，慎起居。

加减逍遥散

《寿世保元》

药物组成　当归　白芍　麦冬　黄芩　木通各 6g　白术 5g　茯苓　地骨皮　秦艽　车前子各 9g　柴胡　甘草各 3g　胡黄连 2g　灯芯草 5g

制作方法　共研为粗末。

功效主治　滋阴养血，清退虚热。主治日中与夜半时，潮热心烦，难以入眠。

临床用法　1 日 1 剂，水煎服。

注意事项　忌劳累，调情志。

加味败毒散

《医学正传》

药物组成　羌活　独活　前胡　柴胡　当归　川芎　枳壳去瓤　桔梗　茯苓　人参各 1.5g　薄荷　甘草各 0.8g　白术　防风　荆芥　赤芍　生地黄　苍术米泔水浸各 1.5g

制作方法　共研为粗末。

功效主治　疏风清热，凉血解肌。主治风热客于肌腠，气血积聚，身热发斑。

临床用法　加生姜、大枣，水煎温服。

注意事项　忌食辛燥之品。

地仙散

《世医得效方》

药物组成　地骨皮 60g　防风 30g　甘草 15g　麦冬 30g

制作方法　上药共研为粗末。

功效主治　滋阴退热。主治骨蒸肌热，一切虚劳，烦躁。

临床用法　1 次 9g，与水 200ml，生姜 5 片同煎，不拘时服。

注意事项　忌发汗，避免劳累过度。

53

地骨皮散

《圣济总录》

药物组成 地骨皮60g 柴胡_{去苗}30g

制作方法 上药共研为细末。

功效主治 退虚热，理肝气。主治劳热，骨蒸潮热，心烦，胁痛。

临床用法 1次3g，不拘时，以麦冬煎汤送服。

注意事项 忌劳累，调情志。

麦煎散

《太平圣惠方》

药物组成 赤茯苓 当归 干漆 鳖甲_{炙酥} 常山 大黄_煨 柴胡 白术 生地黄 石膏各30g 甘草15g

制作方法 上药共研为细末。

功效主治 滋阴清热，活血行气。主治骨蒸潮热，妇人血风攻注四肢，口臭，腹热盗汗。

临床用法 1次6g，小麦50粒，水煎，临睡时服。若有虚汗加麻黄根30克。

注意事项 脾胃虚寒者慎用。

麦冬散

《太平圣惠方》

药物组成 麦冬60g 葛根30g 麻黄 黄芩 炒大黄 朴硝各1g

制作方法 上药共研为细末。

功效主治 滋阴退热，生津润燥。主治潮热往来，口干烦躁，头目疼痛。

临床用法 1日5次，1次3g，凉开水调服。

注意事项 脾虚泄泻之人不宜久服。

赤芍连翘散

《医醇賸义》

药物组成 赤芍4.5g 连翘 葛根各6g 天花粉 淡豆豉各9g 防风 薄荷 独活各3g 甘草1.2g 桑叶20张

制作方法 上药共研细末。

功效主治 疏风清热，凉血止痛。主治刚痉，头痛项强，手足搐搦，甚则角弓反张，发热无汗。

临床用法 1次6g，1日3次，凉开水送服。

注意事项 病情发作时当保持呼吸道通畅。

局方洗心散

《审视瑶函》

药物组成 荆芥穗 甘草 当归 大黄根 赤芍药 麻黄各18g 白术15g

制作方法 将上药研为粗末。

功效主治 疏散风热，清心除烦。主治风壅壮热，头目昏痛，肩背拘急，肢节烦疼，热气上冲，口苦唇焦，咽喉肿痛，心烦，眼涩目疼，小便赤涩，大便秘结。

临床用法 1次6~9g，生姜薄荷煎汤调服。

注意事项 忌食辛燥之品。

青蒿散

《太平圣惠方》

药物组成 青蒿 鳖甲各60g 柴胡45g 黄连 黄芪 桑白皮 白术各30g 栀子仁 知母各1g 地骨皮 炙甘草各15g 龙胆草1g

制作方法 上药共研为粗末。

功效主治 益气养阴，和解退热。主治妇人骨蒸劳热，四肢烦疼，日渐羸瘦。

临床用法 1次12g，以水200ml，入生姜0.2g，煎至150ml，去渣温服。

注意事项 忌过度劳累。

金花散

《博济方》

药物组成 藿香 零陵香 延胡索 芍药 白芷 川芎 当归 肉桂各0.3g 莲子心 蚕蛾各0.6g

制作方法 上药共研为细末。

功效主治 养血活血，除湿退蒸。主治骨蒸潮热。

临床用法 1次3g，1日2次，温酒调服。

注意事项 忌用于阴虚之人。

金花散

《博济方》

药物组成 朴硝 甜硝各15g 生樟脑 麝香各1.5g 白豆蔻15g 甘草末21g 雄黄0.9g 绿豆粉120g

制作方法 上药研为细末，滴生蜜少许研匀，密封收贮。

功效主治 清热解毒，开窍醒脑。主治心肺积热，发热，咽喉不利，口舌生疮，心胸烦闷，痰涎并多，小儿惊热。

临床用法 1次1.5g，薄荷水

55

冲服。

注意事项 忌食辛燥之品。

知母散

《太平圣惠方》

药物组成 柴胡 生地黄各
30g 知母 炒黄芩 炒赤芍药
射干 麦冬各1g 升麻0.3g 炙
甘草15g

制作方法 上药共研为粗末。

功效主治 养阴清热，解毒利
咽。主治体瘦虚热，咽喉不利。

临床用法 1次12g，生姜3
片，淡竹叶20g，煎水温服。

注意事项 外感发热忌用。

参连散

《圣济总录》

药物组成 人参 胡黄连 黄
连各15g 朱砂研 雄黄研各30g

制作方法 上药研为细末，取
猪胆1枚，用其汁和药，然后将药
纳入猪胆内，放置1月，去胆皮研
细末。

功效主治 清虚热，解热毒。
主治急劳，寒热往来，潮热盗汗，
肌热不定，口苦，心烦。

临床用法 1次1g，不拘时，
以人参汤送服。

注意事项 忌劳累，宜静养。

茵陈麻黄散

《圣济总录》

药物组成 茵陈120g 麻黄
150g 石膏碎30g 苍术 花椒各
60g

制作方法 共研为细末。

功效主治 清热，泻火，止
痛。主治时气壮热头痛，状如疟
疾。

临床用法 1次1.5g，茶调
服。如狂言烦躁，砂糖冷水调服。

注意事项 发热汗出者忌用。

逍遥散

《太平惠民和剂局方》

药物组成 当归酒洗 白芍炒
白术 白茯苓 柴胡各3g 炙甘
草1.5g

制作方法 上药共研为粗末。

功效主治 疏肝郁，退虚热。
主治妇女营卫失和，血虚烦热。

临床用法 上药加生姜3片，
去心麦冬10g，水煎，不拘时服。

注意事项 保持情志舒畅。

秦艽散

《圣济总录》

药物组成 秦艽 柴胡 炙甘草 乌梅各60g

制作方法 上药共研细末。

功效主治 解肌退热。主治骨蒸潮热，烦渴引饮，不思饮食。

临床用法 1次3g，温汤送服。

注意事项 忌食辛燥之品。

秦艽散

《妇人经验方》

药物组成 秦艽 麦冬各30g 当归 生地黄各15g 地骨皮 郁金 苏木各0.3g

制作方法 上药共研为细末。

功效主治 清心活血，养阴退热。主治心经有热，血脉瘀滞，五心烦热。

临床用法 1次4.5g，水200ml，红花少许，同煎至150ml，温服。

注意事项 经脉通调者，不用红花。

秦艽鳖甲散

《卫生宝鉴》

药物组成 地骨皮 柴胡各30g 秦艽 知母 当归各15g 鳖甲醋炙30g

制作方法 上药共研为粗末。

功效主治 滋阴清热。主治骨蒸肌肉消瘦，唇黄颊赤，困倦盗汗。

临床用法 1次15g，与水100ml、乌梅1个、青蒿1g同煎，空腹服用。

注意事项 忌食辛燥之品，忌劳累过度。

57

柴胡散

《普济本事方》

药物组成 柴胡12g 甘草3g

制作方法 上药共研为细末。

功效主治 和解退热。主治邪入经络，体疲肌热，兼治伏暑。

临床用法 1次6g，水适量，煎汤去滓，饭后热服。

注意事项 忌劳累，宜静养。

柴胡散

《圣济总录》

药物组成 柴胡 黄芩 天花粉 山栀子仁各30g 大黄_{醋炒} 芒硝各45g 木香 白鲜皮 茵陈蒿各15g

制作方法 将上药研为细末。

功效主治 清热泻水，利尿通便。主治伤寒壮热，肢节疼痛，大小便涩。

临床用法 1日3次，1次1.5g，饭前温开水送服。

注意事项 脾虚体弱便溏之人慎用。

58

凉膈散

《太平惠民和剂局方》

药物组成 连翘240g 大黄芒硝 甘草各60g 栀子 黄芩 薄荷30g

制作方法 上药共研为细末。

功效主治 泻火通便，清上泄下。主治上中二焦邪郁生热，症见身热口渴，面赤唇焦，胸膈烦热，口舌生疮，或咽痒吐衄，便秘溲赤。

临床用法 1次6g，1日3次，温水冲服。

注意事项 本品寒凉不宜久服。

黄芩散

《圣济总录》

药物组成 黄芩_{去黑心} 玄参各60g 大黄_{锉炒} 甘草_{炙锉} 枳壳_{去瓤麸炒}各30g 升麻_焙45g

制作方法 上药共研为细末。

功效主治 清热，泻火，解毒。主治伤寒大热烦躁，头痛。

临床用法 1次1.5g，温水调服。

注意事项 脾胃素虚者不宜久服。

黄芩散

《圣济总录》

药物组成 黄芩_{去黑心} 甘遂_{麸炒黄} 龙胆草_{去芦头}各30g

制作方法 上药共研为粗末。

功效主治 清泻胆火。主治伤寒烦热不解，谵言妄语，欲发狂走。

临床用法 1次1g，冷水调服，更令病人饮水100ml，腹满则吐之。

注意事项 忌食辛辣温燥之品。

黄药散

《太平圣惠方》

药物组成　黄药子　大黄_{锉碎微炒}　栀子仁　人参_{去芦头}　槟榔　郁金　甘草_{炙微赤锉}　龙胆草_{去芦头}各15g　犀角15g　紫菀30g　朴硝30g

制作方法　上药共研为细末。

功效主治　清肝泻火，宁心安神。主治伤寒发热，面目赤黄，烦躁欲走，如见鬼神，谵语不禁。

临床用法　1次6g，不计时候，用鸡蛋清或蜜水调服。

注意事项　忌食辛辣温燥之品，调畅情志。

黄连散

《圣济总录》

药物组成　槟榔_锉　甘草_炙各15g　黄连_{去须}30g

制作方法　上药共研为细末。

功效主治　清热泻火。主治伤寒身热发斑。

临床用法　1次1.5g，入蜜少许，温水调服，不拘时候。

注意事项　忌食辛辣温燥之品。

黄连散

《太平圣惠方》

药物组成　黄连30g　知母　鳖甲_{醋炙}各60g　柴胡45g　木通30g　麦冬　白术　地骨皮　黄芩各1g　犀角15g　龙胆草　炙甘草各15g

制作方法　上药共研为粗末。

功效主治　养阴退热。主治妇女骨蒸劳热，四肢昏沉，背膊疼痛，面色萎黄。

临床用法　1次12g，用水200ml，生姜3g，淡竹叶2~7片，煎至150ml，去渣温服。

注意事项　忌劳累过度。

栀子六味散

《许仁则方》

药物组成　栀子30g　葛根　大黄　芒硝各150g　茵陈60g　升麻90g

制作方法　共研为细末。

功效主治　清热解毒，攻下邪热。主治温病发热，汗出热不去。

临床用法　1次2g。如经0.5~1小时未泻下，服热水，仍不泻，再服2g。以泻下为度。

注意事项　脾胃素虚者慎服。

59

救生散

《圣济总录》

药物组成 人参 五味子 白术各15g 麻黄 桂枝 厚朴_{姜汁炙} 大黄_炙各30g 附子_{麸炒去皮尖} 甘草_炙各15g

制作方法 上药共研为细末。

功效主治 泻热除烦，解表止痛。主治时令病，壮热烦躁，头痛体疼。

临床用法 1次1.5g，以凉水调服，半小时后服生姜热茶1盏，棉被覆之。

注意事项 发热汗出者忌用。

崔文行解散

《备急千金要方》

药物组成 桔梗 细辛各120g 白术240g 乌头500g

制作方法 上药共研为细末。

功效主治 散寒止痛，解表发汗。主治时气不和，伤寒发热。

临床用法 1次15g，酒调服，覆衣取汗。

注意事项 忌食辛燥之品。

麻辛散※

《普济方》

药物组成 麻黄_{去根} 芍药 细辛 牡丹皮_{去心} 前胡_{去毛} 官桂 山茵陈 荆芥穗 桔梗 麦冬_{去心} 羌活各3g

制作方法 上药共研为细末。

功效主治 祛风散寒，调和气血。主治伤寒发汗后，余热未退。

临床用法 1次6g，饭后温汤调服。

注意事项 宜清淡饮食。

麻黄大黄散

《圣济总录》

药物组成 麻黄_{去根节}30g 大黄_锉 桂枝 黄芩 甘草_炙 干姜_炮 芍药各15g

制作方法 共研为细末。

功效主治 解表，泻热，止痛。主治时令病3日，壮热头痛。

临床用法 1次2g，温酒送服，覆衣取汗。

注意事项 发热汗出者忌服。

葛根散

《圣济总录》

药物组成　葛根_锉　黄芪_锉　甘草_{炙锉}各150g　石膏_研90g　山栀仁240g

制作方法　上药共研为末。

功效主治　清热除烦，生津止渴。主治伤寒烦躁，发热口干。

临床用法　1次1.5g，凉水入蜜调服。

注意事项　脾胃虚弱者不宜久服。

葛根散

《圣济总录》

药物组成　葛根_锉　黄芩_{去黑心}各1g，甘草_炙　柴胡_{去苗}　黄连　牛黄_研各15g

制作方法　上药共研为细末。

功效主治　解肌退热，清心安神。主治虚劳发热，心神不宁，形体消瘦，心烦口渴。

临床用法　1次1.5g，1日2次，温水送服。

注意事项　忌劳累，调情志。

葛根散

《圣济总录》

药物组成　葛根_炒　栀子仁　黄芩_{去黑心}　大黄_{醋炒}　甘草_炙各15g　朴硝30g

制作方法　将上药研为细末。

功效主治　泻火解毒，生津除烦。主治外感风寒，表证未解，入里化热，身热如火，头痛烦渴，咽喉灼痛。

临床用法　1日4次，1次1.5g，温开水送服。

注意事项　体弱胃寒之人慎用。

紫金散

《普济方》

药物组成　代赭石　甘草_焙各90g　硫黄120g　焰硝240g

制作方法　上药共研为细末。

功效主治　清热泻下，重镇安神。主治伤寒发热，烦躁不安。

临床用法　1次2g，生姜、蜜水调服。

注意事项　脾胃虚弱者不宜久服。

犀角散

《圣济总录》

药物组成 犀角15g 胡黄连15g 人参 远志_{去心}各30g 石韦_{去毛}15g 酸枣仁 秦艽各30g 杏仁_{麸炒研}15g

制作方法 上药共研为细末。

功效主治 补虚退热，养心安神。主治虚劳发热，心神烦躁，形体消瘦，口渴。

临床用法 1次1.5g，不拘时以莲子心汤送服。

注意事项 忌劳累，调情志。

犀角散

《圣济总录》

药物组成 犀角15g 黄芩_{去黑心} 大青叶 马牙硝_研 麦冬_{去心焙}各30g 山栀仁 牛黄_{别研} 赤茯苓_{去黑皮} 黄连_{去须} 天竺黄_{别研} 甘草_炙各15g 麝香_研3g

制作方法 上药共研为细末。

功效主治 清热泻火，解毒定惊。主治伤寒毒气外攻，高热，皮肤发斑。

临床用法 1次2g，煎竹叶汤调服。

注意事项 忌食辛辣温燥之品。

犀角大黄散

《圣济总录》

药物组成 犀角15g 大黄_{锉炒}30g 川芎15g 石膏60g 牛黄_研0.15g

制作方法 将前4味药共研细末，入牛黄混匀。

功效主治 清热泻火，息风止痉。主治壮热头痛，筋脉拘急。

临床用法 1次1g，淡竹叶汤调服。

注意事项 脾胃虚寒者忌用。

解毒犀角散

《太平圣惠方》

药物组成 犀角 黄芩各30g 大青叶60g 马牙硝30g 栀子仁 牛黄 天竺黄 赤茯苓 黄连 甘草各15g 麝香3g

制作方法 上药共研为细末。

功效主治 清热解毒，凉血清心。主治高热发赤斑，心身烦躁。

临床用法 1次6g，竹叶汤调服。

注意事项 忌食辛燥之品。

咳嗽

二母散

《太平惠民和剂局方》

药物组成 知母 贝母各等份
制作方法 上药共研为细末。
功效主治 清肺化痰，润肺止咳。主治肺热咳嗽，或阴虚燥咳痰稠者。
临床用法 1次9g，1日3次，生姜煎汤送服。
注意事项 脾胃虚寒之人忌服。

人参散

《圣济总录》

药物组成 人参30g 白茯苓去黑皮 黄芪炒 山药 炙甘草 乌药各0.3g
制作方法 上药共研为细末。
功效主治 益气固摄。主治膀胱咳，症见咳嗽而伴遗溺。
临床用法 1次3g，不拘时，温水送服。
注意事项 外感初起当以解表为先。

马兜铃散

《圣济总录》

药物组成 马兜铃 黄芩 知母焙 白茯苓去黑皮 紫菀 麻黄去根节 炙甘草 杏仁去皮尖炒黄 贝母去心 大黄炒各15g
制作方法 上药共研为细末。
功效主治 清肺化痰，降逆平喘，凉血止血。主治肺热上气，喘逆咳嗽，咯血。
临床用法 1日2次，1次6g，桑根白皮枣汤调服。
注意事项 忌食辛辣、油腻之品。

木香散

《普济方》

药物组成 木香90g 贝母去心炒 杏仁去皮尖麸炒各60g 炙甘草30g
制作方法 上药共研为细末。
功效主治 疏肝行气，化痰止咳。主治咳嗽兼见两胁下胀满。
临床用法 1日3次，1次3g，饭后生姜陈皮汤调服。
注意事项 外感咳嗽禁用。

木乳散

《太平圣惠方》

药物组成 皂荚树皮_{去粗皮酥炙}1g 贝母 杏仁_{炒黄}各60g 甘草_{酥炙}30g

制作方法 将上药共研细末。

功效主治 化痰止咳。主治咳嗽日久不愈。

临床用法 1次3g,生姜橘皮汤饭后调服。

注意事项 阴虚燥咳忌用。

止咳散※

《外科传薪集》

药物组成 半夏_研15g 白冰糖_{擂碎}9g

制作方法 共研为细末。

功效主治 燥湿化痰,润肺止咳。主治咳嗽痰多。

临床用法 1次6g,1日2次,温水送服。

注意事项 忌辛燥、油腻之品。

止咳散※

《古今脐疗良方集解》

药物组成 公丁香0.5g 肉桂 麻黄各5g 苍耳子3g

制作方法 上药共研为细末。

功效主治 温肾散寒,止咳平喘。主治久咳痰白,气短而促,畏寒肢冷。

临床用法 取药末适量,倒入脐内,胶布固定,每2日换药1次。

注意事项 避风寒,忌生冷油腻食物。

贝母散

《世医得效方》

药物组成 贝母 知母_{新瓦上焙}各30g 巴豆7粒

制作方法 巴豆同贝母炒熟弃巴豆不用,贝母与知母共研细末。

功效主治 清热化痰,止咳平喘。主治热嗽痰喘。

临床用法 上药末与饴糖1块同煎服。另一用法是于药末中加巴豆霜少许,临卧用生姜2片,蘸药夹定,细嚼咽下。

注意事项 大便稀溏者慎用。

贝母散

《圣济总录》

药物组成 贝母_{大者麸炒黄}20g 阿胶_{炙燥} 甘草_炙各15g

制作方法 上药共研为细末。

功效主治 养阴润肺，化痰止咳。主治咳嗽，痰少而黏，甚则咳血。

临床用法 1次6g，临卧煎糯米汤调服。

注意事项 外感初起禁用。

玉仙散

《御药院方》

药物组成 明矾3g 乌梅_{去核}10g 杏仁_{去皮尖麸炒}15g 鼠曲草 款冬花 知母 贝母_{去心}各4.5g 炙甘草9g

制作方法 上药共研为细末。

功效主治 清热化痰，敛肺止咳。主治肺热咳嗽，日久不愈。

临床用法 1次1.5g，含化咽津。

注意事项 忌食辛辣、油腻之品。

玉液散

《世医得效方》

药物组成 天花粉 贝母 知母_{去心炒}各30g 炙甘草 人参各15g

制作方法 上药共研为细末。

功效主治 清热生津，益气平喘。主治喘嗽数日，口干作渴。

临床用法 1日3次，1次6g，饭后熔黄蜡加入米汤调服。

注意事项 外感初起禁用。

石膏散

《黄帝素问宣明论方》

药物组成 石膏30g 炙甘草15g

制作方法 上药研为细末。

功效主治 清热泻肺，和中止咳。主治热嗽喘甚，久治不愈。

临床用法 1次9g，用凉开水或生姜蜜汁调服。

注意事项 外感初起禁用。

四味散

《圣济总录》

药物组成　补骨脂_炒　牵牛子_{半生半炒}各 30g　郁李仁_{去皮}15g　杏仁_{去皮尖炒}30g

制作方法　上药研为细末。

功效主治　补肾纳气，祛痰止咳。主治肾咳，症见咳嗽，喘满肿胀，少气不足以息。

临床用法　1 次 1g，清茶调服。

注意事项　服用次数以大便每日不超过 3 次为度。

四顺散

《圣济总录》

药物组成　干姜_炮　甘草_炙陈皮　杏仁_{汤浸去皮尖麸炒}各等份

制作方法　上药研为细末。

功效主治　温肺行气，化痰止咳。主治肺寒久嗽。

临床用法　1 日 3 次，1 次 3g，饭前沸水点服。

注意事项　忌食辛辣、油腻之品。

玄妙散

《医醇賸义》

药物组成　玄参　麦冬各 4.5g　丹参　杏仁各 9g　沙参 12g　茯神　柏子仁　贝母　合欢花各 6g　淡竹叶 10g　灯芯 3g

制作方法　上药共研为细末。

功效主治　养阴清热，宁心除烦。主治心咳，痰少心烦，夜不能寐。

临床用法　1 次 6g，1 日 3 次，温水送服。

注意事项　痰湿咳嗽禁用。

宁肺散

《世医得效方》

药物组成　延胡索 30g　明矾 7.5g

制作方法　上药研为细末。

功效主治　燥湿化痰，清热止咳。主治久咳，痰涎壅盛。

临床用法　成人 1 次 6g，用饴糖 1 块，和药含化；小儿 1 次 3g，饴糖或蜜调含化。

注意事项　不宜久服。

华盖散

《三因极—病证方论》

药物组成　甜葶苈_{隔纸炒}　苦葶苈_{隔纸炒}各 15g　茯苓　人参　细辛　炮干姜　桔梗_炒　杏仁_{去皮尖麸炒}紫菀　款冬花　炙甘草　陈皮各 0.3g

制作方法　上药共研为细末，用羊肺 1 个，心血不透者，切细研

66

烂，入药渗肺内，研匀，放土墙上，以湿纸7层覆盖，每日去纸一层，7日药干，刮下研为细末。

功效主治 补肺益气，行气止血。主治肺虚，外感、情志、饮食所伤致脏气不平，咳嗽脓血，渐成肺痿，羸瘦困烦。

临床用法 1日2次，1次6g，空腹温酒盐汤或米汤调服。

注意事项 忌食辛辣、生冷、油腻之品。

决明莱菔散

《中医简易外治法》

药物组成 草决明90g 莱菔子30g

制作方法 上药共研为细末备用。

功效主治 降气化痰，止咳平喘。主治痰多黏稠，咳嗽胸闷。

临床用法 取药末敷脐部，外用纱布包扎。

注意事项 忌辛温、燥辣食物。

异功散

《圣济总录》

药物组成 陈粳米200g 厚朴涂姜汁蜜炙60g 诃子煨3枚 槟榔

5g 甘草半生半炙15g

制作方法 陈粳米用生姜250g 捣汁浸，焙干，与余药共研为细末。

功效主治 健脾和中，行气利肺，收敛止咳。主治久咳不愈。

临床用法 1日3次，1次1g，饭后米汤调服。

注意事项 忌食辛辣之品。

杏子散

《全生指迷方》

药物组成 杏仁 麻黄各等份

制作方法 将上药共研为细末。

功效主治 止咳平喘，敛肺止汗。主治咳嗽气喘，自汗出。

临床用法 1次1.5g，陈皮汤不拘时调服。

注意事项 避风寒，慎起居。

芥夏麻辛散

《民间敷灸》

药物组成 白芥子 半夏3g 麻黄5g 细辛2g 公丁香 麝香各0.5g

制作方法 上药共研为细末。

功效主治 温肺化痰，止咳平喘。主治肺寒咳嗽，痰白而黏，胸

67

闷气急。

临床用法 神阙常规消毒后，取细末适量填满脐中，鲜姜一片（厚约0.3cm，用针扎数孔）盖于药末上，上置大艾炷施灸，1日1次，1次灸3~5壮。

注意事项 忌风寒及生冷油腻食物。

芦筒散

《御药院方》

药物组成 钟乳石1.5g 胆矾 官桂去粗皮 炙甘草各6g 鼠曲草 人参各9g

制作方法 上药共研为细末。

功效主治 温肺益气，化痰止咳。主治新久咳嗽。

临床用法 1次1.5g，睡前将药末点燃，用竹筒子口吸烟尽，以清茶送下。

注意事项 吸服后若有痰涎当吐出。

补肺散

《云岐子保命集论类要》

药物组成 人参30g 桑白皮60g 五味子 款冬花各15g 蛤蚧10g

制作方法 上药共研为细末。

功效主治 益气敛肺，化痰止咳。主治伤寒汗下后，喘咳不止。

临床用法 1次15g，1日3次，温开水送服。

注意事项 阴虚火旺肺热咳嗽者忌服。

灵应散

《卫生家宝方》

药物组成 钟乳粉 款冬花明矾各30g 炙甘草15g 桂枝18g 轻粉3g

制作方法 上药共研为细末。

功效主治 温肺止咳，除湿化痰。主治咳嗽痰多。

临床用法 1日1次，1次1.5g，睡前用茶水送服。小儿取0.5~1g，以糖少许和服。

注意事项 肺热津伤之咳嗽禁用。

阿胶散

《博济方》

药物组成 阿胶60g 人参15g 杏仁去皮尖麸炒黄20g 黄蜀葵花款冬花各0.3g 炙甘草0.15g

制作方法 上药研为细末。

功效主治 养阴益气，化痰止咳。主治久咳不愈及劳嗽。

临床用法 1 日 4 次，1 次 6g，空腹热糯米汤调服。

注意事项 外感初起禁用。

阿胶散

《圣济总录》

药物组成 阿胶_{炒令燥} 山药 炙甘草 麦冬_{去心焙} 五味子_炒 人参各 30g 炮干姜 15g 白术 杏仁_{去皮尖双仁} 桂枝各 1g

制作方法 上药研为细末。

功效主治 益气养阴，补肾纳气。主治肺肾气虚，胸中短气，咳嗽声微，四肢无力。

临床用法 1 次 6g，米汤调服。

注意事项 外感初起禁用。

阿胶散

《圣济总录》

药物组成 阿胶_炙30g 桑白皮_炒 甘草_炙 桔梗_炒各 15g 细辛_{去苗叶}3g

制作方法 上药共研为细末。

功效主治 养阴润肺，行气止咳。主治肺胃不调，久咳不瘥。

临床用法 1 次 1g，温水送

服。

注意事项 忌食辛辣、生冷、油腻之品。

泻白散

《小儿药证直诀》

药物组成 桑白皮_{姜汁和蜜炙} 地骨皮各 30g 炙甘草 15g

制作方法 上药研为极细末。

功效主治 清泻肺热。主治肺热咳嗽，手足心热。

临床用法 1 次 3～6g，入粳米 20g，竹叶 20g，水煎服。

注意事项 忌食辛燥之品。

四味石钟乳散

《古今录验》

药物组成 钟乳 款冬花 桂枝_煅 白矾各 1g

制作方法 上药共研为细末。

功效主治 温肺纳气，化痰止咳。主治伤寒后咳嗽不止。

临床用法 1 日 3 次，1 次 0.5g，含服。

注意事项 阴虚火旺，肺热咳嗽者忌服。

独圣散

《医方集解》

药物组成 白及 50g

制作方法 研为细末。

功效主治 补肺敛疮，生肌止血。主治多年咳嗽，肺痿咯血。

临床用法 1 次 6g，1 日 3 次，睡前糯米汤送服。

注意事项 外感咳血、肺痈初起及肺胃有实热者忌服。

神功散

《御药院方》

药物组成 雄黄_{水飞}15g 肉桂_{去粗皮} 炙甘草 款冬花各 30g

制作方法 上药研为细末。

功效主治 温肺行气，化痰止咳。主治肺气虚寒，久咳不愈。

临床用法 1 次 1.5g，吹入咽喉中。

注意事项 勿令药末进入气管。儿童禁用。

莨菪子散

《圣济总录》

药物组成 天仙子 木香 雄黄各 15g

制作方法 上药研为细末，用青纸一张，先涂上羊脂，再将药末均匀撒上，裹紧。

功效主治 行气化痰，止咳平喘。主治常年咳嗽。

临床用法 1 日 2 次，1 次 1.5g，空腹，烧纸卷令烟出，吸 10 下。

注意事项 天仙子含东莨菪碱及阿托品等成分，故心脏病、心力衰竭患者忌用。

桂苓白术散

《医学启源》

药物组成 桂枝 人参 藿香叶各 15g 滑石 60g 木香 茯苓各 15g 白术 甘草 葛根 石膏 寒水石 泽泻各 30g

制作方法 上药共研为细末。

功效主治 化痰止咳，利水渗湿。主治痰涎咳嗽，寒热呕吐，水肿泄利不止。

临床用法 1 日 3 次，1 次 9g，温水或生姜汤调服。

注意事项 忌食生冷、油腻之品。

柴胡散

《太平圣惠方》

药物组成 柴胡 30g 甘草炙 15g 贝母煨微黄1g 人参 1g 桃仁 1g 鳖甲 30g

制作方法 上药共研粗末。

功效主治 滋阴清热，益气化痰。主治咳嗽，寒热多涕。

临床用法 1 次 12g，与水 150ml，生姜 3 片，同煎至 100ml，不拘时温服。

注意事项 忌风寒生冷及劳累过度。

润肺散

《鸡峰普济方》

药物组成 阿胶 杏仁各 30g 糯米炒 750g

制作方法 上药共研为细末。

功效主治 养阴益肺，化痰止咳。主治肺虚咳嗽。

临床用法 1 次 3g，温开水调服。

注意事项 外感初期禁用。

黄芪散

《指南方》

药物组成 黄芪 炒糯米 阿胶各等份

制作方法 上药共研为细末。

功效主治 益肺健脾，养血止血。主治咳嗽咯血。

临床用法 1 次 6g，米汤送服。

注意事项 邪聚于肺者禁用。

麻杏石甘散

《古今脐疗良方集解》

药物组成 麻黄 10g 杏仁 9g 生石膏 15g 甘草 6g

制作方法 上药共研为细末备用。

功效主治 疏风散寒，宣肺平喘。主治外感风寒，头痛身痛，咳嗽痰白，气喘胸闷。

临床用法 1 次 3g，温水调糊敷脐部，1 日 1 次。

注意事项 忌辛燥油腻食物。

款冬花散

《圣济总录》

71

药物组成 款冬花适量

制作方法 将上药置于蜂巢中，如香焚之。

功效主治 润肺下气，止咳化痰。主治年深日久，肺虚咳嗽，痰多。

临床用法 吸其烟咽之。咽干口燥者，服清茶。

注意事项 本品性温，宜用于寒嗽。

蛤蚧散

《圣济总录》

药物组成 蛤蚧雌雄1对 枇杷叶_{去毛}1g 柴胡_{去苗} 人参各15g 贝母_{去心炒}30g 紫菀_{洗焙}90g 鹿角胶_{炙燥}1g

制作方法 上药共研为细末。

功效主治 补益肝肾，化痰止咳。主治肾虚久咳，咽喉不利。

临床用法 取梨1只，去皮细切研细，用纱布滤汁，取药末0.5g与梨汁在慢火上熬3～5沸，睡前服用。

注意事项 蛤蚧须取头尾全无蛀虫者。

哮喘

温肺散

《古今脐疗良方集解》

药物组成 制半夏10g 白果仁9g 杏仁 细辛各6g

制作方法 上药共研为细末。

功效主治 温肺化饮，止咳平喘。主治肺寒咳喘，痰清稀薄，胸闷气急。

临床用法 用姜汁调药末为糊状，取药糊敷于脐部，1日1次。

注意事项 忌风寒及生冷油腻食物。

七七散

《余居士选奇方》

药物组成 皂荚_{去黑皮及子}3条 巴豆 半夏 杏仁各10枚

制作方法 三个皂荚中，一荚入巴豆，一荚入半夏，一荚入杏仁，用生姜汁制杏仁，麻油制巴豆，蜜制半夏，共放一处，以火炙黄，研为细末。

功效主治 涤痰平喘。主治痰涎壅盛之喘嗽。

临床用法 1日1次，1次2g，
睡前用生姜汁调，舌舔吃。

注意事项 痰少喘消即停服，
以健脾之药调理善后。

人参散

《肘后救卒方》

药物组成 人参适量
制作方法 研为细末。
功效主治 纳气平喘。主治咳
嗽上气喘急，嗽血。
临床用法 1次9g，用鸡蛋清
调和，于黎明时分服后，去枕仰
卧。
注意事项 忌腥、咸、炸、面
等。一般服1次即可，病深日久者
可重复使用。

三奇散

《普济方》

药物组成 款冬花200枚 熟
地黄60g 鼠曲草50枚
制作方法 共研为细末。
功效主治 化痰止咳。主治咳
嗽，不问新旧，喘顿不止，昼夜无
时。
临床用法 1次6g，于香炉中
用猛火烧燃，通过香炉上的纸筒口
吸烟尽，以清茶咽下。
注意事项 吸服后将痰涎吐
出。

三物备急散

《金匮要略》

药物组成 巴豆 大黄 干姜
各等份
制作方法 巴豆小火熬去心
皮，与余药共研为细末。
功效主治 降气平喘。主治卒
上气喘逆，呼吸气不得下。
临床用法 1次0.5～1.5g，
温水送服。
注意事项 忌食生冷油腻。

山豆根散※

《本草纲目》

药物组成 山豆根适量
制作方法 将上药研为细末。
功效主治 消胀平喘，杀虫去
积。主治腹胀喘满及女人血气腹
胀。
临床用法 治喘满，1次
1.5g，温开水服；治血气腹胀，1
次9g，用酒送服。
注意事项 脾胃虚寒泄泻之人

73

忌用。

天南星散

《本事方续集》

药物组成　天南星　半夏　青皮_{炒黄}　白矾_煅各等份

制作方法　共研为细末。

功效主治　行气，化痰，平喘。主治痰壅气滞之喘证。

临床用法　1次3g，大枣1枚去核，入药于内，细嚼咽下。

注意事项　虚证气喘慎用。

木香金铃子散

《素问病机气宜保命集》

药物组成　金铃子　木香各9g　大黄15g　朴硝6g　轻粉0.3g

制作方法　上药共研为细末。

功效主治　通腑泻热，降肺平喘。主治暴热，气喘不已。

临床用法　1次9～12g，饭后柳木皮汤调服，以利为度，喘止则已。

注意事项　脾胃素虚者不宜久

服。

炙肝散

《世医得效方》

药物组成　五倍子　白矾各等份

制作方法　共研为细末。

功效主治　化痰平喘。主治气喘兼咳嗽痰多。

临床用法　1次3g，将生猪肝在火上炙熟，蘸药末，饭后细嚼服。

注意事项　无痰之咳喘禁用。

五味子散

《圣济总录》

药物组成　五味子　黄芪各9g　炙甘草3g　人参　桂枝　羌活　炮干姜　细辛　附子_{炮去皮}　白术各150g

制作方法　上药共研为细末。

功效主治　补中益气，温肾纳气。主治咳喘，鼻塞清涕，周身震颤，行动迟缓，少气懒言，时时欲呕。

临床用法　1日3次，1次1.5g，生姜乌梅汤送服。

注意事项　忌食生冷、油腻之品。

分气散

《圣济总录》

药物组成 旋复花 麻黄去根节 款冬花 甘草炙 白术 橘皮汤浸去白焙 前胡去芦头 丹参 桔梗锉炒 大枣去核焙 防葵 黄芪锉 五味子 枳壳麸炒 贝母去心 桃仁去皮尖双仁炒黄 玉竹 葛根各30g

制作方法 上药共研为细末。

功效主治 益气活血，止咳平喘，清肺化痰。主治五脏热劳，疫毒之气所致，咳嗽喘逆，心神烦躁。

临床用法 1次1.5g，饭后温水送服。

注意事项 忌劳累，调情志。

牛蒡子散

《太平圣惠方》

药物组成 牛蒡子炒 木香 当归 三棱炮 大黄炒各30g 吴茱萸汤浸7次焙干炒黄 槟榔各15g 鳖甲醋制60g

制作方法 上药研为细末。

功效主治 行气活血，消胀平喘。主治喘咳，脘腹胀满，胁下疼痛。

临床用法 1日3次，1次6g，饭前温酒或生姜陈皮汤调服。

注意事项 脾虚大便稀溏者慎用。

夺命散

《儒门事亲》

药物组成 白牵牛 黑牵牛 大黄 槟榔各30g

制作方法 上药共研为细末。

功效主治 泄热逐水，降气祛痰。主治肺胀喘满，胸膈气急，痰涎壅塞，两胁及鼻翼煽动。

临床用法 1次6g，蜜水调下。涎多者加轻粉。

注意事项 体虚之人及孕妇慎用。

牛黄夺命散

《幼科释谜》

药物组成 白丑 黑丑各取半生半熟头米15g 大黄30g 槟榔7.5g 木香4.5g 轻粉0.3g

制作方法 上药共研为细末。

功效主治 利水祛痰，行气导滞。主治肺胀胸满，喘粗气急，两胁肩动，两鼻窍张，痰涎壅塞，闷乱喘渴。

临床用法 1次3~6g，蜜水调服。

注意事项　脾虚便溏者忌服。

双玉散

《素问病机气宜保命集》

药物组成　寒水石　石膏各等份

制作方法　上药共研为细末。

功效主治　清热泻火，化痰平喘。主治痰热气喘，痰涌如泉。

临床用法　1日3次，1次9g，饭后人参汤送服。

注意事项　忌辛辣、油腻之品。

玉蝉散

《杨氏家藏方》

药物组成　人参　蓖麻叶　霜桑叶　诃子肉各15g　钟乳粉30g

制作方法　共研为细末。

功效主治　降气平喘，益气清肺。主治咳逆气喘，坐卧不得。

临床用法　1日3次，1次6g，温糯米粥调服。

注意事项　外感初起忌用。

石韦散

《圣济总录》

药物组成　石韦_{去毛}　槟榔各等份

制作方法　上药研为细末。

功效主治　清热化痰，止咳平喘。主治肺热咳喘。

临床用法　1次1.5g，生姜汤调服。

注意事项　阴虚及脾虚便溏者禁用。

夺命散

《儒门事亲》

药物组成　槟榔　大黄　白牵牛　黑牵牛_{半生半炒}各30g

制作方法　将上药共研细末。

功效主治　逐水祛痰，行气平喘。主治肺胀喘满，胸高气急，两胁扇动，两鼻窍张，闷乱嗽渴，声哑不鸣，痰涎壅塞。

临床用法　1次6g，蜜浆水调服，若涎多者，加入轻粉少许，以涎利为度。

注意事项　忌感风寒。

防己人参散※

《本草纲目》

药物组成 防己 人参各等份
制作方法 将上药研为细末。
功效主治 祛风散寒，益气平喘。主治伤寒喘急。
临床用法 1次6g，温开水送服。
注意事项 忌风寒生冷。

芦吸散

《张氏医通》

药物组成 款冬花 川贝母 肉桂 炙甘草各9g 钟乳石煅15g
制作方法 上药共研极细末。
功效主治 温肺化饮，化痰平喘。主治冷哮寒嗽，喘促痰清。
临床用法 1日5～7次，每次以芦管吸少许，含化慢咽。
注意事项 肺热者禁用。

杏仁散

《圣济总录》

药物组成 杏仁 款冬花 马兜铃各30g 炙甘草 阿胶炙令燥 防风各15g
制作方法 将杏仁与60g桑白皮用河水同煎，取出杏仁，与余药共研为极细末。
功效主治 养阴清肺，化痰平喘。主治肺热阴伤，喘咳不止。
临床用法 1次1.5g，饭后糯米汤调服。
注意事项 忌食辛辣、油腻之品。

沉香散

《魏氏家藏方》

药物组成 沉香 木香 枳壳麸炒各15g 莱菔子30g
制作方法 共研为粗末。
功效主治 降气消痰，宽满止嗽。主治腹胀、气喘、坐卧不安等。
临床用法 1次6g，加生姜3片，水煎，连渣温服。
注意事项 气虚体弱上无实证之人慎服。

陈皮散

《普济方》

药物组成 陈皮 桂枝各1g 槟榔 炒牵牛子各30g
制作方法 上药研为细末。

功效主治 降气平喘，泻下消胀。主治伤寒后湿浊中阻，胸闷腹胀，喘息促急。

临床用法 1日2次，1次3g，于饭前用温酒送服。

注意事项 脾虚之人及孕妇忌用。

胡颓散※

《本草纲目》

药物组成 胡颓子叶_焙适量

制作方法 研为细末。

功效主治 敛肺止咳。主治肺虚短气，喘咳剧者。

78

临床用法 1次6g，1日3次，米汤送服。

注意事项 慎起居，避风寒。

补阴养阳厚朴散

《圣济总录》

药物组成 厚朴_{姜炙} 桃仁_炒 杏仁_炒各30g 紫石英 白鲜皮 五加皮 桑白皮各15g

制作方法 共研为细末。

功效主治 宣肺行气，化痰平喘。主治肺脾气机郁滞，咳喘胸痛。

临床用法 1次1.5g，1日2次，于饭前用葱白糯米汤送服。

注意事项 忌风寒。

厚朴温肺散

《圣济总录》

药物组成 厚朴_{去粗皮糯米粥浸一宿炒焙干}45g 葶苈子_{炒微焦研细末}各30g 皂荚子_{蒸二次焙干为末}24g 接骨草_{阴干为末}90g 诃子_{煨取皮为末}15g

制作方法 共研为细末，亦可炼蜜为丸。

功效主治 行气宽满，降气化痰。主治喘咳上气，胸胁支满。

临床用法 1次1.5g，1日2次，早晚各1次，空腹生姜蜜汤送服。

注意事项 慎起居，避风寒。

独圣散

《普济方》

药物组成 诃子适量

制作方法 研为细末。

功效主治 敛肺下气，止咳利咽。主治日久喘咳或久咳失音。

临床用法 1次3g，糯米汤调服。

注意事项 外邪犯肺之喘慎用。

栝楼散

《普济方》

药物组成 栝蒌 2 个

制作方法 以明矾 10g，放入瓜蒌内，烧煅存性为末。

功效主治 行气宽胸、化痰平喘。主治胸闷、气喘、痰盛之证。

临床用法 取萝卜煮烂，蘸药末食之。

注意事项 本品寒凉，脾胃虚弱之人慎用。

黄牛散

《朱氏集验方》

药物组成 大黄 30g 白牵牛子 60g

制作方法 上药共研为细末。

功效主治 清热，逐痰，平喘。主治肺热内盛，气急喘满，脉滑大。

临床用法 1 次 6g，蜜水调服。

注意事项 将服药排便次数控制在每日 3 次为度。

麻黄散

《备急千金要方》

药物组成 麻黄 250g 杏仁 60g 甘草 90g 肉桂 30g

制作方法 上药研为细末，杏仁研如脂，和匀。

功效主治 温肺化痰，降逆平喘。主治久咳、气急、喘息不已。

临床用法 1 次 1.5g，于气急发作前服用，食后半小时未缓解者，再服 1.5g，可至 4.5g。

注意事项 忌海藻、菘菜、生葱。

麻黄散

《杨氏家藏方》

药物组成 麻黄去节 阿胶蛤粉炒 皂荚去皮尖炒黄 杏仁去皮尖炒 炙甘草各等份

制作方法 上药共研为细末。

功效主治 温肺平喘，利水逐痰。主治外感寒邪，突发咳喘，痰涎壅盛。

临床用法 1 日 1 次，1 次 6g，睡前温水调服。

注意事项 忌食辛辣、油腻、生冷之品。

79

黑马蹄香散

《普济方》

药物组成 马蹄香_{焙干}适量

药物组成 马蹄香焙干适量

制作方法 研为细末。

功效主治 化痰平喘。主治齁哮喘。

临床用法 发作时，服用6～9g，淡醋调下。

注意事项 以服后吐出痰涎为效。

鲤灰散※

《本草纲目》

药物组成 鲤鱼烧存性120g

制作方法 研为细末。

功效主治 降气平喘，通乳消肿。主治气喘咳嗽，乳汁不通。

临床用法 1次6～9g，温水送服。

注意事项 慎起居，避风寒，调情志。

肺痈

三味吐散

《肘后救卒方》

药物组成 人参3g 瓜蒂6g 紫珠9g

制作方法 上药研为细末。

功效主治 益肺气，排脓血。主治肺痈吐脓。

临床用法 1次3g，清晨空腹热水调服。服后当吐出清涎或脓痰1L余，给热稀粥以助患者正气。若未痊愈，3日后再服1剂。

注意事项 忌生冷、油腻、海鲜。

人参平肺散

《医学发明》

药物组成 陈皮 炙甘草 地骨皮各15g 知母21g 五味子 人参 青皮 茯苓 天冬各12g 桑白皮30g

制作方法 上药共研为粗末。

功效主治 滋阴润肺，清热化痰。主治心火克肺金，发为肺痈，咳嗽喘呕，痰涎壅盛，胸膈痞满，咽嗌不利。

临床用法 1 次 6～9g，水煎服。

注意事项 慎起居，忌风寒生冷。

排脓散

《世医得效方》

药物组成 黄芪60g 白芷 五味子 人参各30g

制作方法 共研为细末。

功效主治 益气，托毒，排脓。主治肺痈已吐脓。

临床用法 1 次9g，饭后蜜汤调服。

注意事项 宜调补，忌劳累。

肺痿

蛤蚧散

《博济方》

药物组成 川蛤蚧1对 知母_{酒炒} 川贝母 人参 桑白皮_{姜汁和蜜炙} 茯苓各60g 炙甘草150g 杏仁180g

制作方法 川蛤蚧酒浸，酥炙

成白色，与余药共研为细末。

功效主治 养阴清肺，补肺止咳。主治肺痿失音，咳唾脓血或面上生疮。

临床用法 1 次9g，不拘时候，清茶或蜜水调服。

注意事项 忌劳累，宜静养。

紫菀散

《卫生宝鉴》

药物组成 紫菀 人参各60g 桔梗 茯苓 阿胶 川贝母 五味子 炙甘草各15g

制作方法 上药共研为粗末。

功效主治 滋阴养血，润肺止咳。主治咳唾有血，虚劳肺痿。

临床用法 1 次 12～15g，水煎去渣服。

注意事项 忌食辛燥之品。

胸痹

枳实散

《太平圣惠方》

药物组成 枳实 赤茯苓 前胡 陈皮各30g 木香15g

81

制作方法　上药共研为细末。

功效主治　宣肺化痰，行气消痞。主治胸痹心下坚痞，胸背拘急，心腹不利。

临床用法　1次15g，1日3次，温水调服。

注意事项　阴虚之人慎用。

香术散

《妇人大全良方》

药物组成　炒莪术30g　丁香15g　甘草6g

制作方法　上药共研为细末。

功效主治　行气逐瘀，温中降逆。主治气郁血瘀，胸膈胀气刺痛，或肠鸣、呕逆等。

临床用法　1次2g，1日3次，温水送服。

注意事项　保持情志舒畅。

绛雪散

《寿世保元》

药物组成　白矾枯30g　朱砂3g　生姜3g

制作方法　共研为细末。

功效主治　镇心定痛。主治心气痛、痛不可忍者。

临床用法　1次3~4.5g，空腹，温水送服。

注意事项　气虚血瘀疼痛者忌用。

海蛤散

《活人书》

药物组成　海蛤　滑石　甘草各60g　芒硝30g

制作方法　将上药共研为细末。

功效主治　清肺化痰，软坚散结。主治胸闷疼痛，拒按。

临床用法　1次6g，鸡蛋清调服。

注意事项　肺脾虚寒者忌用。

蓬莪术散

《圣济总录》

药物组成　莪术煨　附子炮去皮脐各15g　胡椒0.3g

制作方法　共研为细末。

功效主治　温中散寒，活血止痛。主治气聚胸中，疼痛不知人事。

临床用法　1日3次，1次0.5g，醋汤调服。

注意事项　孕妇忌用。

熨背散

《备急千金要方》

药物组成　乌头　细辛　附子　羌活　蜀椒　桂枝各 150g　川芎 7.5g

制作方法　上药共研为细末。

功效主治　温阳散寒，活血止痛。主治胸痹，心背疼痛、胸闷。

临床用法　取药末少许醋拌，纱布包裹，温熨背部。

注意事项　忌风冷。

矽肺

地黄苡仁散※

《全国中草药新医疗法
展览会资料选编》

药物组成　地黄　薏苡仁各 120g　白及　鸡血藤　海风藤各 9g　荆芥　防风各 4.5g　防己　制川乌　制草乌各 6g

制作方法　上药共研为细末。

功效主治　滋阴养血，温阳固表。主治矽肺。

临床用法　1 日 3 次，1 次 6

~10g，温水送服。

注意事项　本品主要用于矽肺治疗初期，患者免疫力低下的情况。

补肺散※

《全国中草药新医疗法
展览会资料选编》

药物组成　黄精9g　玄参9g　白前9g　枇杷叶12g　玉竹12g　瓜蒌仁12g　冬瓜子12g　百合6g

制作方法　上药共研为细末。

功效主治　补肺益气，润肺养阴。主治矽肺兼有干咳无痰、体弱乏力。

临床用法　1 日 3 次，1 次 3~5g，温水冲服。

注意事项　脾虚便溏者忌用。

软坚散※

《全国中草药新医疗法
展览会资料选编》

药物组成　木贼　夏枯草各 12g　蝉衣 4.5g　牡蛎 18g　首乌　百部　桑寄生　移星草各 9g　僵蚕 6g

制作方法　上药共研为细末。

功效主治　软坚散结，润肺通络。主治矽肺。

临床用法 1日3次，1次5~10g，温水冲服。

注意事项 本品用于治疗早中期矽肺。

肾虚散※

《全国中草药新医疗法展览会资料选编》

药物组成 巴戟肉 续断 黄芪 女贞子 益智仁 桑寄生各9g 五味子3g 山药12g 百合15g

制作方法 上药共研为细末。

功效主治 温肾壮阳，益气养阴。主治矽肺兼气虚体弱、身痛无力者。

临床用法 1日3次，1次4~6g，开水冲服。

注意事项 感冒时忌用。

复方苏子散※

《全国中草药新医疗法展览会资料选编》

药物组成 苏子9g 半夏 桑白皮 黄芩各9g 芦根30g 海蛤壳15g 全瓜蒌12g 车前草6g

制作方法 上药共研为细末。

功效主治 清热化痰，降气利水。主治矽肺兼痰多气急者。

临床用法 1日3次，1次3~6g，温水冲服。

注意事项 忌食辛辣油腻之品。

复方平胃散※

《全国中草药新医疗法展览会资料选编》

药物组成 茯苓 苍术 法夏 白术 山栀 枳实 柏子仁 山药 芍药各9g 陈皮 炙甘草各4.5g

制作方法 上药共研为细末。

功效主治 燥湿化痰，行气和胃。主治矽肺兼有腹胀不适、痰多者。

临床用法 1日3次，1次3~6g，温水冲服。

注意事项 忌生冷油腻。

通脉散※

《全国中草药新医疗法展览会资料选编》

药物组成 丹参15g 赤芍12g 郁金 当归 柴胡 延胡索 旋复花各9g 五灵脂6g 生蒲黄4.5g

制作方法 上药共研为细末。

功效主治 活血通络，行气止

痛。主治矽肺。

临床用法 1 日 3 次，1 次 3~6g，温水冲服。

注意事项 本品适用于矽肺中期治疗。

排矽散※

《全国中草药新医疗法
展览会资料选编》

药物组成 焦术 川椒 桃仁 红花 当归 赤芍 泽泻 川芎各9g 金钱草 冬葵子各12g 制南星 乌药 乳香 没药各6g

制作方法 将上药研为细末备用。

功效主治 活血逐瘀，行气祛痰。主治矽肺。

临床用法 1 日 3 次，1 次 3~6g，开水冲服。

注意事项 本品治疗矽肺中期溶矽排矽阶段。

失眠

安眠散

《古今脐疗良方集解》

药物组成 丹参 远志 硫黄

各 10g

制作方法 上药共研为细末，备用。

功效主治 养血安神，温阳通脉。主治失眠。

临床用法 1 次 0.5~1g，水调敷脐内，胶布固定，每日 1 次。

注意事项 忌生冷食物。

郁李仁散

《圣济总录》

药物组成 郁李仁汤浸去皮尖 大黄锉炒各30g 栀子 芒硝研 荷叶 炙甘草 荆芥穗各15g

制作方法 上药共研为细末，混匀。

功效主治 清泻积热，通利三焦。主治肝脏壅热，三焦不利，胸膈满闷，睡卧不安。

临床用法 1 次 1.5g，1 日 3 次，饭后用温水调服。

注意事项 忌食辛辣温燥之品，脾胃素虚者忌用。

珍珠丹参散

《古今脐疗良方集解》

药物组成 珍珠粉 丹参粉 硫黄粉各等份

制作方法 上药共研为细末备

85

用。

功效主治 清心安神，温阳通脉。主治失眠，心悸，头晕健忘，舌红脉数。

临床用法 1次取药末0.25g，填脐内，外贴胶布，每日1次，3～5日为1疗程。

注意事项 忌辛辣燥食。

柏实散※

《本草纲目》

药物组成 柏实八月连房取实曝收去壳90g

制作方法 研为细末。

功效主治 养心安神。主治失眠多梦，心悸。

临床用法 1次6g，1日3次，温酒调服。

注意事项 调畅情志，忌劳累。

高枕无忧散

《古今医鉴》

药物组成 人参15g 生石膏9g 陈皮 半夏姜炒 白茯苓去皮 枳实麸炒 竹茹 麦冬去心 甘草各4.5g 酸枣仁炒3g

制作方法 共研为粗末。

功效主治 养心安神，清热滋阴。主治心胆气虚，昼夜不能入睡，或虽睡闻声则惕然而醒，尤适于顽固性失眠患者。

临床用法 加龙眼5个，水煎服。

注意事项 忌情绪紧张。

黄连朱味散

《古今脐疗良方集解》

药物组成 黄连6g 朱砂 五味子各5g

制作方法 上药共研为末备用。

功效主治 清心宁神。主治失眠不安，烦躁不宁，舌红脉数。

临床用法 1次0.3g，胶布固定，每日1次。

注意事项 忌辛辣燥食。

五苓散

《伤寒论》

药物组成 猪苓去黑皮 白术各9g 泽泻15g 桂枝6g 茯苓9g

制作方法 上药共研为细末。

功效主治 化气行水。主治伤寒发汗后，大下，胃中干，烦躁不得眠卧，欲得饮水者。

临床用法 1次6g，不计时候，用清粥调服。

注意事项 不宜久服，以防伤阴。

心神不安

人参散

《圣济总录》

药物组成 人参 远志_{去心} 赤小豆_炒 茯苓 细辛_{去苗叶} 桂枝_{去粗皮} 干姜_炮 防风_{去叉}各30g 熟地黄_焙 黄芪_炙各45g 龙齿15g 石菖蒲 白术各0.9g

制作方法 将上药研为细末。

功效主治 补益心脾，宁心安神。主治心神不安，善惊易恐，神志恍惚。

临床用法 1次6g，温酒调服，1日3次。

注意事项 调畅情志，忌劳累。

大通散

《圣济总录》

药物组成 白花蛇_{酒浸去皮骨炙} 天麻 赤箭 防风_{去叉} 藁本_{去苗土} 厚朴_{去粗皮生姜汁炙} 海桐皮_锉 萆薢 桂枝_{去粗皮} 杜仲_{去粗皮炙锉} 木香 茵陈_{切焙} 当归_{切焙} 甘草_炙 威灵仙_{去土} 羌活_{去头芦} 白附子_炮 蔓荆子 菊花 郁李仁 白芷 干蝎_炒各30g 虎骨_{醋炙}150g

制作方法 上药共研为细末。

功效主治 祛风除湿，行气，通络。主治风气冷热不调，心神烦闷，四肢厥逆。

临床用法 1日3次，1次1~3g，温酒调服。

注意事项 慎避风寒湿邪。

大镇心散

《备急千金要方》

药物组成 桂枝_{去粗皮} 远志_{去心} 柏子仁_{生用} 桔梗_{头捣去芦} 大黄_{锉醋炒} 大豆卷_炒各4g 紫石英_研 白茯苓_{去黑皮} 防风 人参 甘草_{炙锉} 泽泻各8g 秦艽_{去土} 黄芪_{炙锉} 白术 山药 白蔹_锉各6g 麦冬_{去心焙} 当归_{切焙}各5g 石膏_研4g 芍药 细辛_{去苗叶} 蜀椒_{去目并合口炒出汗}各3g

制作方法 将上药共研为细末。

功效主治 健脾益气，养血安神。主治心神不宁，多梦易惊。

临床用法 1日2次，1次9g，温酒调服。

注意事项 忌情志刺激。

87

小镇心散

《备急千金要方》

药物组成 人参 远志 白术 附子 干地黄 赤小豆 肉桂 黄芪 细辛 干姜 龙齿 防风 石菖蒲各 60g 茯苓 120g

制作方法 上药共研为细末。

功效主治 益气养心，定志安神。主治心气不足，虚悸善惊，悲思恍惚，心神不定。

临床用法 1 次 3g，1 日 3 次，用酒调服。

注意事项 调畅情志，忌劳累。

牛黄散

《太平圣惠方》

药物组成 牛黄_研 0.3g 防风_{去头芦} 朱砂_研 黄连_{去须} 玄参 升麻各 1g 犀角 15g 白僵蚕_{微炒} 远志_{去心} 天竺黄_研各 15g 天冬_{去心焙} 30g 冰片_研 3g

制作方法 上药共研为细末。

功效主治 清热祛痰，镇惊安神。主治精神恍惚，狂乱惊悸。

临床用法 1 次 3g，煎竹叶温水调下。

注意事项 忌情志刺激。

牛黄散

《太平圣惠方》

药物组成 犀角 牛黄_{细研} 0.3g 麝香_{细研} 羚羊角屑 防风_{去芦头} 天麻 独活 人参_{去芦头} 茯神 沙参_{去芦头} 天竺黄_{细研} 升麻 龙齿 白鲜皮 远志_{去心} 甘草_{炙微赤锉}各 0.3g 朱砂_{细研} 铁粉_{细研} 麦冬_{去心焙}各 15g 冰片_{细研} 0.15g

制作方法 共研为细末。

功效主治 益气养心，重镇安神。主治心神恍惚，善惊闷乱，不得睡卧，志意不定，言语错乱。

临床用法 1 次 3g，煎麦冬汤调服，不计时候服。

注意事项 忌情志刺激。

牛黄散

《太平圣惠方》

药物组成 犀角 牛黄_{别研}15g 川升麻 铅霜_{别研}各 15g 玄明粉 炙甘草各 1g

制作方法 上药研为细末后，混匀。

功效主治 清心凉血，养阴生津。主治心经实热，口干舌燥，心烦不宁。

临床用法 1次3g，1日3次，饭后煎麦冬汤调服。

注意事项 调畅情志，忌食辛辣温燥之品。

丹砂散

《太平圣惠方》

药物组成 朱砂_{细研水飞}0.9g 天竺黄 秦艽_{去苗} 白鲜皮 沙参_{去头芦} 芒硝_研 升麻 犀角 甘草_{炙锉}各15g 寒水石30g 麦冬_{去心焙干}60g 冰片_研3g

制作方法 上药共研为细末。

功效主治 祛风清热，镇心安神。主治风热壅塞心肺，烦闷不宁。

临床用法 1次3g，温水调下。

注意事项 忌情志刺激。

龙齿清魂散

《女科万金方》

药物组成 龙齿_{醋煅} 远志_{甘草汤泡} 人参 当归身各18g 茯神 麦冬 桂枝 炙甘草各9g 延胡索30g 细辛4.5g

制作方法 上药共研粗末。

功效主治 养血宁心，镇惊安神。主治心虚挟血，惊悸不宁，或

产后败血冲心，笑哭如狂。

临床用法 1次12～15g，1日2次，入生姜3片，大枣1枚，水煎去渣温服。

注意事项 忌情志刺激。

地黄散

《普济方》

药物组成 生地黄汁2L 蛤粉1000g 郁金_锉60g 炙甘草_锉90g

制作方法 用地黄汁将余药拌匀，晒干，共研细末。

功效主治 清心除烦，养阴生津。主治心经积热，心烦不宁。

临床用法 1次1g，1日4次，饭后临卧时用凉水送服。

注意事项 调畅情志，忌食辛辣温燥之品。

远志散

《圣济总录》

药物组成 远志_{去心} 人参 细辛_{去苗叶} 白茯苓_{去黑皮} 黄芪_锉 桂枝_{去粗皮}各30g 熟地黄_焙 石菖蒲 白术 防风_{去叉}各15g

制作方法 上药共研为细末。

功效主治 益气安神，祛风通络。主治风厥多惊，身背皆痛。

89

临床用法　1日3次，1日1.5g，温酒调服。

注意事项　忌情志刺激。

远志散

《圣济总录》

药物组成　远志_{去心}　人参　赤小豆_{炒熟}　附子_{炮裂去皮脐}　细辛_{去苗叶}　桂枝_{去粗皮}　干姜_炮　防风_{去叉}　龙齿_研　熟地黄_{切焙}　石菖蒲_{九节者去须节米水浸焙}各60g　黄芪_锉　白茯苓_{去黑皮}　白术各120g

制作方法　上药共研为细末。

功效主治　健脾益气，宁心安神。主治心神不安，悲思恍惚，多梦易醒。

临床用法　1日2次，1次3g，温酒调下。

注意事项　忌情志刺激。

远志散

《太平圣惠方》

药物组成　远志_{去心}　人参_{去芦头}　石菖蒲各30g　熟地黄60g　白茯苓0.3g　决明子　山药各1g　肉桂15g

制作方法　上药共研为细末。

功效主治　益气养阴，健脾安神。主治神志不宁，耳目不聪。

临床用法　1次3g，1日3次，饭前米汤送服。

注意事项　忌情志刺激。

别离散

《小品方》

药物组成　肉桂　茵芋　天雄　石菖蒲　细辛　蓟根（《外台》作苏根）　附子　干姜各30g　白术　桑寄生各90g

制作方法　上药共研为细末。

功效主治　健脾，温肾，开窍。主治心神不宁，悲怒忧喜，喜怒无常。

临床用法　1次1g，1日3次，酒送下。

注意事项　忌情志刺激。

养元散

《摄生众妙方》

药物组成　粳米600g　莲米_{去心}　怀山药　芡实各90g

制作方法　将粳米水浸12小时，沥干，慢火炒令熟，与余药共研细末。

功效主治　补养心脾，益气和胃。主治心脾气虚，心神不安等。

临床用法　1次15g，1日1次，清晨加白糖或红糖2匙，开水调服。

注意事项 忌食生冷油腻，忌劳累。

珍珠散

《医方考》

药物组成 天花粉　琥珀　珍珠粉　寒水石煅醋淬研　铁粉　朱砂研水飞　甘草梢生　川大黄　朴硝枯研各等份

制作方法 上药共研为细末。

功效主治 宁心安神，清心泻火。主治五脏积热，毒气上攻，心胸烦闷，口干舌燥，精神恍惚，坐卧不宁。

临床用法 1 次 9g，用薄荷汤温调服，不拘时候。

注意事项 脾胃素虚者不宜久服。

真珠散

《太平圣惠方》

药物组成 珍珠粉　天花粉　琥珀末　寒水石　天竺黄各 2g　马牙硝 1g　铁粉　朱砂各 2g　甘草末生用1g

制作方法 上药共研为细末，和匀。

功效主治 清心除烦，重镇安

神。主治心胸烦热，口舌干燥，心神不宁等。

临床用法 1 次 1.5g，不计时候，竹叶汤待温调服。

注意事项 保持情志舒畅，忌劳累。

黄芪散

《太平圣惠方》

药物组成 黄芪　生地黄各 30g　瓜蒌子　黄芩　甘草各 15g　人参去芦头　茯神各 0.9g

制作方法 将上药共研细末。

功效主治 益气化痰，凉血清心。主治心胸痞闷，烦躁不宁，肢体疼痛，少思饮食。

临床用法 1 次 6g，竹叶汤调服。

注意事项 注意调畅情志。

菖蒲散

《圣济总录》

药物组成 石菖蒲 1g　远志去心31g　蒲黄　白茯苓去黑皮　龙骨别研各 30g

制作方法 上药共研为细末，混匀。

功效主治 镇心安神，祛痰开窍。主治心气不足所致心神不宁，

91

虚烦，郁郁不乐。

临床用法 1次1g，1日1次，晨以温水调服。

注意事项 调畅情志，忌劳累思虑。

鹿角散

《肘后救卒方》

药物组成 鹿角_镑90g

制作方法 将上药研为细末。

功效主治 补肾助阳，宁心安神。主治诸脏虚损，感受风邪，夜卧恍惚，精神不安。

临床用法 1日3次，1次3g，盐温酒送下。

注意事项 阴虚火旺者忌服。

清气散

《杨氏家藏方》

药物组成 牛黄 石膏各45g 天南星曲30g 大黄_煨 僵蚕_{炒去丝嘴} 甘草_炙各15g 朱砂_{另研} 冰片_{另研}各9g

制作方法 上药共研为细末。

功效主治 清热祛痰，镇心安神。主治风热壅盛，涎潮气急，烦躁不宁，身热作渴，恍惚惊悸。

临床用法 1次6g，饭后凉水调下。

注意事项 忌食辛燥之品。

羚羊角散

《太平圣惠方》

药物组成 羚羊角屑_{烧灰}60g 血余_{烧灰} 朱砂_{研细}各15g 麝香_{研细}3g

制作方法 将上药研为细末。

功效主治 凉血活血，镇静安神。主治心烦意乱，烦躁不宁。

临床用法 1次3g，用竹沥调服。

注意事项 忌食辛燥之品，调畅情志。

羚羊角散

《普济方》

药物组成 羚羊角_{镑微炒}30g

制作方法 将上药研为细末。

功效主治 清热平肝，定惊安神。主治诸脏虚损，外受风邪，夜卧恍惚，心神不安，腹中疼痛。

临床用法 1日3次，1次3g，温盐酒送下。

注意事项 脾胃虚寒之人慎用。

92

紫石英散

《太平圣惠方》

药物组成 紫石英_{水飞} 石菖蒲 白茯苓_{去木} 白术 黄芪_锉各30g 远志_{去心} 赤小豆_{炒熟} 附子_{炮裂去脐皮} 肉桂 人参_{去芦头} 干姜_{炮裂} 防风_{去芦头} 龙骨_{别研} 熟地黄各15g

制作方法 上药共研为细末，混匀。

功效主治 益气温阳，镇心安神。主治心气不足所致惊悸恐畏，悲喜恍惚，心神不安，惕惕而惊等。

临床用法 1次6g，1日3次，饭前用温酒调服。

注意事项 调畅情志，忌劳累。

紫石英散

《普济方》

药物组成 紫石英 白石英 朱砂_{水飞} 远志_{去心} 防风_{去芦头}各1g 龙齿 人参_{去芦头} 茯神各30g 琥珀 附子_炮各15g 犀角 生地黄 沙参_{去芦头} 肉桂各15g 麦冬_{去心焙}45g

制作方法 将上药共研为细末。

功效主治 安神镇惊。主治心悸，善惊易恐，恍惚失常，闷闷不乐，易愁善怒。

临床用法 1次3g，温酒调服。

注意事项 忌劳累，调畅情志。

犀角散

《太平圣惠方》

药物组成 犀角30g 白僵蚕_{微炒} 地龙_{炒微黄} 天竺黄_{研细}各15g 人中白0.3g 麝香3g

制作方法 将上药共研为细末。

功效主治 祛风通络，凉血安神。主治烦躁，坐卧不安。

临床用法 1次3g，用生地黄汁100ml，蜂蜜一匙调服。

注意事项 忌食辛燥之品，调畅情志。

郁证

百合散

《备急千金要方》

药物组成 炒百合30g

制作方法 研为细末。

功效主治 养阴生津。主治郁证，郁火伤阴，肠道失于濡养，大便不通，腹中满痛。

临床用法 1日3次，1次6g，米汤送服。

注意事项 注意情志调理。

百合滑石散

《金匮要略》

药物组成 百合30g 滑石90g

制作方法 共研为细末。

功效主治 养阴清热，利尿通淋。主治郁证经久不愈，变为发热，并小便涩，小腹坚急。

临床用法 1日2次，1次2g，空腹米汤送服。

注意事项 脾胃素虚者不宜久服。

安神散

《寿世保元》

药物组成 茯神去皮木45g 茯苓去皮 人参 石菖蒲各30g 赤小豆15g

制作方法 共研为粗末。

功效主治 养心安神。主治女子心神不安，梦与鬼交，时独言笑，或时悲泣，或脉息迟伏，或如鸟啄，或脉来绵绵，不知度数。

临床用法 1日1剂，水煎服。

注意事项 宜调畅情志。

柴胡抑肝散

《医学入门》

药物组成 柴胡7.5g 青皮6g 炒赤芍药 牡丹皮各4.5g 炒苍术 炒山栀子 地骨皮 香附子各3g 神曲2.5g 川芎2g 生地黄 连翘各1.5g 甘草1.0g

制作方法 上药共研为粗末。

功效主治 疏肝解郁，和解退热。主治独居妇女阴盛阳弱，思欲不遂的寒热往来。

临床用法 1次1剂，煎水，睡前空腹服。

注意事项 调畅情志，忌风寒生冷。

菖蒲散

《圣济总录》

药物组成 石菖蒲锉 人参 生地黄洗切焙 远志去心 白茯苓去黑皮 山药各30g 肉桂去粗皮15g

制作方法 上药共研为细末。

功效主治 益气养阴，开窍醒

神。主治精神恍惚，日久嗳气，睡眠、饮食无规律。

临床用法　1次1g，1日4次，饭后临卧用粥汤调服。

注意事项　调畅情志，忌劳累思虑。

犀角散

《圣济总录》

药物组成　犀角　羚羊角　防风　天麻　天竺黄　升麻　独活　远志　甘草　龙齿　沙参　白鲜皮　人参　茯神各0.3g　牛黄　麝香　冰片各0.3g　朱砂　麦冬各15g

制作方法　共研为细末。

功效主治　镇惊安神，宁心开窍。主治精神抑郁，神志恍惚，心悸易惊，烦躁，不得眠睡及语言错乱。

临床用法　1次2g，1日3次，麦冬汤调服。

注意事项　忌情志刺激。

癫狂

人参散

《普济方》

药物组成　人参　赤茯苓去黑心　牛黄别研　铁粉别研　麝香别研　远志去心　蛇黄烧后醋淬　羚羊角屑　酸枣仁各等份

制作方法　上药共研为细末。

功效主治　益气化痰，安神定志。主治气虚痰凝，痰浊上扰所致言语错乱，精神不宁，肩臂疼痛，虚惊不定等。

临床用法　1次0.5g，煎淡竹茹汤，令冷调下。

注意事项　忌情志刺激。

大青散

《圣济总录》

药物组成　大青　知母　黄芩去黑心　山栀子仁　升麻　黄连去须　大黄煨各30g　甘草炙锉15g

制作方法　上药共研为末。

功效主治　清热泻火。主治阳盛发狂有斑，大小便闭涩。

临床用法　1次9g，入朴硝3g，用蜜水调服。

注意事项　脾胃素虚者不宜久服。

万应散

《圣济总录》

药物组成　甘遂连珠者　威灵

仙_{去土} 五灵脂各 30g

制作方法 上药共研为细末。

功效主治 逐水泻热，活血通络。主治伤寒过经，心胸痞满，烦躁狂言，及妇人经候不调。

临床用法 1 次 3g，蜜水调服。

注意事项 阴虚之人慎用。

小草散

《太平圣惠方》

药物组成 小草 柏子仁 赤茯苓 铁精_{别研} 天竺黄 生地黄 琥珀各 30g 犀角 15g 龙齿 0.9g

制作方法 上药共研为细末。

功效主治 清热祛痰，镇心安神。主治痰热扰心所致烦热，精神恍惚，狂言妄语，时复惊恐，不自觉知，发作有时。

临床用法 1 次 3g，不拘时候，用竹叶汤调下。

注意事项 忌情志刺激。

不灰木散

《圣济总录》

药物组成 不灰木 60g 滑石 寒水石 板蓝根 生甘草各 30g 乳糖 20g

制作方法 上药研为细末。

功效主治 镇静安神，泻火除烦。主治实热发狂，烦躁闷乱。

临床用法 1 日 4 次，1 次 6g，用温开水调服。

注意事项 脾虚胃寒之人不宜久服。

牛黄散

《太平圣惠方》

药物组成 牛黄_{别研} 冰片_{别研} 朱砂_{别研} 雄黄 麝香_{别研}各 0.3g 沙参_{去芦头} 独活 羚羊角屑 犀角各 30g 乌蛇_{酒浸去皮骨炙令黄} 蝉蜕 天竺黄_{别研} 防风_{去芦头} 柏子仁 细辛 麦冬_{去心焙} 茯神 人参_{去芦头}各 30g

制作方法 上药共研为细末。

功效主治 豁痰祛风，安神定志。主治风痰上扰，神志恍惚，心烦语涩。

临床用法 1 次 3g，不拘时候，煎银花汤调下。

注意事项 忌情志刺激。

升麻散

《太平圣惠方》

药物组成 升麻 15g 朱砂_{别研} 1g 犀角 1g 茯神 炙甘草 龙

胆草_{去芦头}　人参_{去芦头}　麦冬_{去心焙}
寒水石　天竺黄_{别研}各1g　牛黄_{别研}
0.3g

制作方法　上药共研为细末。

功效主治　清热祛风，安神定
志。主台痰热蒙闭心窍，狂言，神
思不定，口干烦闷。

临床用法　1次3g，1日3次，
饭后薄荷汤送服。

注意事项　忌情志刺激。

龙骨散

《太平圣惠方》

药物组成　犀角　龙骨　白茯
苓　柏子仁　麦冬_{去心焙}　寒水石各
30g　牡蛎粉45g　远志_{去心}1g　炙
甘草15g

制作方法　上药共研为细末。

功效主治　清热祛痰，定惊安
神。主治痰火扰心所致精神恍惚，
惊恐妄语，忽喜忽怒。

临床用法　1次3g，不拘时
候，用银花汤趁热调下。

注意事项　忌情志刺激。

龙胆散

《神巧万全方》

药物组成　龙胆草30g　铁粉
60g

制作方法　将上药研为细末。

功效主治　泻火解毒，重镇安
神。主治阳毒直中神明，狂言妄
语，卧不安席。

临床用法　1日3次，1次5g，
用温开水调服。

注意事项　不宜久服。

白龙须散 ※

《全国中草药新医疗法
展览会资料选编》

药物组成　白龙须（八角枫）
30g

制作方法　将上药研为细末。

功效主治　镇静安神。主治精
神分裂症。

临床用法　1日3次，1次
2～3g，温水送服。

注意事项　本品有毒，必须严
格控制剂量，从小剂量开始服用，
至病人出现不同程度的软弱无力、
疲倦感觉为度。

半夏茯神散

《张氏医通》

药物组成　半夏　茯神各36g
天麻_煨　胆南星　远志　枣仁_炒
陈皮　乌药　木香　礞石_煅各
24g

制作方法 上药共研为细末。

功效主治 化痰宁心，镇惊安神。主治思虑不遂，狂言妄见，神不守舍，初病神气未衰者。

临床用法 1次9g，水100ml，煎数沸后入生姜汁20ml，空腹连渣服。

注意事项 忌情志刺激。

加味逍遥散

《世医得效方》

药物组成 当归 白芍炒 生地黄各6g 白术去芦 白茯苓去皮各9g 柴胡 远志 桃仁去皮尖 苏木 红花 甘草各3g

制作方法 共研为粗末。

功效主治 清营活血，疏肝解郁。主治女子营血蒙蔽心包，歌唱无休，逾垣上屋。

临床用法 加煨姜1片，水煎服。

注意事项 忌情志刺激。

远志散

《太平圣惠方》

药物组成 远志去心0.9g 白术微炒0.3g 桂心 茵芋 天雄炮裂去皮脐 龙齿 石菖蒲 附子炮裂去皮脐 生地黄 细辛 甘草炙各15g 桑寄生30g

制作方法 将上药研为细末。

功效主治 燥湿祛痰，安神定志。主治善悲易愁，喜怒无常，梦寐不安，善惊易恐。

临床用法 1次3g，饭前用温酒调服。

注意事项 孕妇及阴虚火旺之人忌服。

回生散

《杨氏家藏方》

药物组成 甘遂 黑牵牛 郁李仁 槟榔 大黄 大戟各0.5g 轻粉0.03g 蜂蜜适量

制作方法 将上药研细为末，加入轻粉，炼蜜调匀。

功效主治 攻下蓄血。主治伤寒失下或成坏病，谵言妄语，发黄发斑，大便不通，小便如血或有燥粪蓄血，舌缩神昏。

临床用法 1次3g，1日3次，柳枝汤送服。

注意事项 神志不清者当保持呼吸道通畅。

伤寒神通散

《遵生八笺》

药物组成 朱砂 沉香 巴豆去油各3g 雄黄1.5g 木香5g

郁金 30g

制作方法 上药共研为细末。

功效主治 镇心安神，行气通便。主治伤寒发狂，二便不通，食后腹胀痛。

临床用法 1次0.15～0.2g，依年龄大小而定，但至多不过0.2g，茶汤送服。

注意事项 忌情志刺激。

郁金散

《太平圣惠方》

药物组成 犀角 柴胡_{去毛}各15g 郁金 栀子仁各0.9g 川大黄_{锉碎微炒}45g 甘草_{微赤锉}0.3g

制作方法 上药研细为末。

功效主治 泻火通便，清心开窍，解郁。主治伤寒发狂，谵语，大便不通，心腹胀满，欲走。

临床用法 1次6g，煎葱豉汤送服，以大便通利为度。

注意事项 忌食辛辣温燥之品。

禹余粮散

《太平圣惠方》

药物组成 禹余粮_{烧后醋淬3次} 白芍药 石膏 牡蛎_{烧为粉} 秦

芄_{去苗}各45g 桂枝 防风_{去芦头} 远志_{去心} 独活 炙甘草 人参_{去芦头} 麦冬_{去心焙} 石菖蒲 茯神 铁粉_{别研} 朱砂 雄黄_{别研}各30g 蛇蜕皮_{烧为灰}0.3米

制作方法 上药共研为细末。

功效主治 祛风清热，镇惊安神。主治外感风邪，神思不安，悲啼歌笑，志意不定，精神恍惚。

临床用法 1次3g，不拘时候，用麦冬汤送服。

注意事项 忌情志刺激。

真珠散

《太平圣惠方》

药物组成 犀角 珍珠_研 牛黄_研 朱砂_研 防风_{去叉}各15g 金箔 银箔各50片 麝香_研3g 铁粉_研 天竺黄_研 人参 龙齿各1g 远志_{去心}15g 炙甘草 胡黄连 甘菊花 茯神 白附子_炮各1g 黄芩_{去黑心}30g 麦冬_{去心焙}30g 白鲜皮 羚羊角_镑各15g

制作方法 将上药研为细末。

功效主治 清热豁痰，镇惊安神。主治狂言妄语，心热狂走不知人。

临床用法 1次3g，薄荷温汤送下，或梨汁调下。

注意事项 忌食辛燥、油腻之品。

复方生铁落散

《中医验方》

药物组成 生铁落 胆南星 远志 麦冬 生地各12g

制作方法 将上药共研为细末备用。

功效主治 镇心定狂。主治狂乱无常，逾垣上屋，骂詈叫号，不避亲疏，或毁物伤人，气力逾常，舌红绛，苔黄腻，脉滑数。

临床用法 用时取药末9g，加水调敷脐部，麝香膏封固，同时用1贴麝香膏贴于胃脘部，每3日1次，5次为1疗程。

注意事项 忌辛辣发物。

洗心散

《如宜方》

药物组成 白术45g 麻黄 当归 芍药 甘草各90g 木香煨 荆芥穗 大黄曲裹煨各180g

制作方法 上药共研为末。

功效主治 清热养心，养血定惊。主治心烦语乱，烦渴，眼涩，口苦唇焦。

临床用法 1次6g，用生姜薄荷汤同朱砂药末调下。

注意事项 忌情志刺激。

铁精散

《范汪方》

药物组成 铁精150g 蛇床子750g 川芎 防风各30g

制作方法 共研为细末。

功效主治 祛风解毒，定惊安神。主治癫狂。

临床用法 1次1g，1日3次，温水送服。

注意事项 忌情志刺激。

铁精散

《深师方》

药物组成 铁精 茯苓 川芎 肉桂 猬皮炙各90g

制作方法 上药共研为细末。

功效主治 镇惊安神。主治惊恐妄言，恍惚，发作有时。

临床用法 1日3次，1次1.5g，用酒调下。

注意事项 忌辛燥、油腻之品。

铁粉散

《圣济总录》

药物组成 铁粉 朴硝各30g

天竺黄 15g 冰片 0.3g

制作方法 将上药研为细末。

功效主治 镇心安神。主治阳毒伤脏，发狂奔走。

临床用法 1 日 4 次，1 次 1.5g，温开水送服。

注意事项 不宜久服。

铁粉散

《世医得效方》

药物组成 朱砂_{另研} 琥珀_{另研} 僵蚕_{去嘴丝}各 30g 天南星 半夏 铁粉 白附子 羌活各 60g 白矾_煅15g 生川乌_{去皮脐}45g 全蝎 50 个 金箔 30 片

制作方法 上药共研为细末。

功效主治 祛痰开窍，镇心安神。主治狂言谵语，不避亲疏，登高而歌，弃衣而走，不思饮食，或数日昏不知人。

临床用法 1 次 12g，用生姜 120g 捣汁温服；如不任辣味，以温水少许调服。

注意事项 忌情志刺激。

铁粉散

《太平圣惠方》

药物组成 犀角 铁粉 龙齿 琥珀各 30g 赤茯苓 黄芩 石膏 露蜂房_{微炙}各 30g 人参_{去芦头}

防风_{去芦头} 玉竹 玄参 炙甘草各 15g 金箔_{别研}50 片 牛黄_{别研}0.6g

制作方法 上药共研为细末，混匀。

功效主治 清热除烦，镇心安神，益气养阴。主治心经风热，头痛面赤，心烦，时多惊恐，精神错乱。

临床用法 1 次 3g，不拘时，用薄荷汤调服。

注意事项 脾胃素虚者不宜久服。

黄芩散

《太平圣惠方》

药物组成 黄芩 30g 炙甘草 15g 白薇 30g 栀子仁 大青叶 知母 瓜蒌 芒硝 白鲜皮各 30g

制作方法 将上药研为细末。

功效主治 泻火解毒，清心安神。主治热毒在内，心烦发狂。

临床用法 1 日 3 次，1 次 6g，凉水送服。

注意事项 脾虚泄泻、胃寒呕吐之人不宜服用。

密陀僧散

《夷坚志》

药物组成 密陀僧 3g

制作方法　研为极细末。

功效主治　坠痰，定惊，安神。主治狂言谵语。

临床用法　1 次 1g，以茶调下。

注意事项　忌情志刺激。

增液止狂散

《中医验方》

药物组成　生地黄　玄参　麦冬各 15g　炒酸枣仁 18g

制作方法　将上药共研细末。

功效主治　养阴生津，宁心安神。主治狂病日久，其势渐减，多言善惊，时而烦躁，舌质红，脉细数。

临床用法　将膏药溶化，加入药末，搅匀，摊布上，贴脐部及胃脘部，每 3 日换药 1 次，5 次为 1 疗程。

注意事项　忌辛辣、油腻食物。

痫证

仓公散

《全生指迷方》

药物组成　瓜蒂　藜芦　雄黄

煅矾石各等份

制作方法　共研为细末。

功效主治　涌吐热痰，清热息风。主治热痰内扰，时发癫痫，痰涎壅盛，呼吸困难。

临床用法　取末少许吹入鼻中，嚏出为度。

注意事项　体虚、失血及上部无实邪者忌用。

六生散

《古今录验》

药物组成　石菖蒲　藜芦　防风　茵芋　商陆　附子各 60g

制作方法　共研为细末。

功效主治　祛风止痰，化痰开窍。主治癫痫。

临床用法　1 次 7.5g，1 日 2 次，以酒送服，不知稍增，以知为度。

注意事项　忌情志刺激。

朱砂散

《卫生总微》

药物组成　朱砂研 0.3g　轻粉　麝香各 1.5g　芦荟　白附子　甘草各 6g　胡黄连 3g　蝎梢 5g　白僵蚕炒 10g　金箔 7 片　蜈蚣炒 1 条

制作方法 将上药研为细末。

功效主治 清肝息风，镇惊化痰。主治阳痫急惊，症见身热面赤，痰涎壅盛，目睛上视，牙关紧闭。

临床用法 1次0.5～1g，金银薄荷汤调服。

注意事项 神昏者当保持呼吸道通畅。

吴茱萸散

《古今脐疗良方集解》

药物组成 吴茱萸60g

制作方法 上药研为细末。

功效主治 引风下行。主治癫痫。

临床用法 取药末适量填脐部，胶布固定。每3～5日换药1次。

注意事项 忌辛辣发物及油腻食物。

附子散

《太平圣惠方》

药物组成 附子酒浸过炮裂去皮脐 白附子生用 白僵蚕生用 天南星生用 海桐皮 半夏汤洗七次去滑各30g 狼毒以醋煮半日细切曝干 干姜炮裂各15g 麝香研0.3g

制作方法 共研为细末，入麝香研令匀。

功效主治 息风止痉，化痰开窍。主治癫痫发作，面青口噤，心闷有涎，不可出者。

临床用法 1次6g，以热豆淋酒调下，良久再服，必吐涎出，再服热酒10ml，温覆有汗为效。

注意事项 癫痫发作时当保持呼吸道通畅。

定痫散

《古今脐疗良方集解》

药物组成 芫花50g醋浸一天 明雄6g 胆南星10g 白胡椒5g

制作方法 将上药共研细末。

功效主治 息风定惊，祛痰开窍。主治癫痫发作，不省人事，四肢抽搐，口吐白沫，苔白腻，脉弦滑。

临床用法 1次10～15g，蜂蜜调为膏，填脐中，胶布固定，每3日换药1次，连续3月为一疗程。

注意事项 忌辛辣、香燥及油腻食物。

复方芫花止痛散

《中医验方》

药物组成　醋芫花 10g　胆南星　雄黄各 3g　白胡椒挥发油 0.5ml

制作方法　上药共研末，混合调匀，备用。

功效主治　祛痰，解毒，开窍。主治痫证。

临床用法　1 次 0.15g，填入脐孔，胶布固定，每 12 日换药 1 次，以后每日换药 1 次。

注意事项　忌辛辣、油腻食物。

莨菪子散

《古今录验》

药物组成　猪卵阴干百日 1 具　天仙子 300g　牛黄研 2.4g　鲤鱼胆 1.5g　肉桂研 3g

制作方法　以清酒 1L，渍天仙子，曝干后与余药共研细末。

功效主治　清热解毒，定惊安神。主治癫痫，反侧羊鸣，目翻吐沫，不知痛处。

临床用法　1 次 1.5g，以酒送服，7 日后再服。逐步加大用药量，以似醉为度。

注意事项　忌生葱。

紫石散

《普济方》

药物组成　紫石英　滑石　白石脂　寒水石　赤石脂　石膏各 180g　甘草 60g　桂枝 90g　牡蛎 60g　大黄　龙骨　干姜各 120g

制作方法　共研为粗末，盛入苇囊，悬于高凉处。

功效主治　调和阴阳，镇心安神。主治惊痫瘛疭，日数十发。

临床用法　1 次 15g，以凉水 500ml，煮取 200ml，大人顿服，未满百日儿服 20ml，未能服者绵沾著口中，热盛者 1 日 4 ~ 5 次。

注意事项　脾胃素虚者不宜久服。

醉红散

《普济方》

药物组成　曼陀罗花 15g　朱砂　乳香　天南星各 12g

制作方法　共研为细末。

功效主治　息风解毒，重镇安神。主治癫痫。

临床用法　1 次 9g，酒 90ml，煎至 60ml，温服。

注意事项　曼陀罗花有毒，慎服，切勿过量。

呕吐

丁香散

《太平圣惠方》

药物组成 丁香 白术 砂仁 草豆蔻 陈皮各1g 当归 肉豆蔻 藿香 甘草 神曲 诃子各15g 人参30g

制作方法 将上药共研细末。

功效主治 温中健脾，行气消积。主治脾胃虚弱，食则呕吐，水谷不消。

临床用法 1次6g，煎姜枣汤调服。

注意事项 忌生冷。

人参散

《证治准绳》

药物组成 人参15～30g 麝香0.15～0.3g 冰片0.09～0.15g

制作方法 上药共研为细末。

功效主治 益气生津，培土止呕。主治胃虚津枯，关格吐逆。

临床用法 水煎和渣，分2～3次服完。

注意事项 忌食生冷油腻。

去恶平胃散

《医醇賸义》

药物组成 当归 川芎 桃仁 陈皮 苍术炒 厚朴 砂仁各3g 炮姜 木香 降香各1.5g 楂炭9g 苏木0.9g

制作方法 共研为细末。

功效主治 温中散寒，和胃降逆。主治胸脘痞满，时时作哕。

临床用法 1次6g，1日3次，温水送服。

注意事项 胃热阴虚之人及孕妇忌用。

龙脑散

《太平圣惠方》

药物组成 冰片 甘草炙各0.3g 诃子 丁香 肉豆蔻 藿香 茅香花各15g 人参去芦头30g 沉香1g

制作方法 将上药研为细末。

功效主治 益气健脾，和中止呕。主治脾胃虚弱，胸膈气滞，吐逆不止。

临床用法 1次3g，温酒或生姜粥送服，不拘时。

注意事项 忌生冷、油腻。

四正散

《医醇媵义》

药物组成 藿香 4.5g 苍术 厚朴 砂仁 陈皮 半夏各 3g 茯苓 6g 神曲 9g 竹茹 2.5g

制作方法 上药共研为细末。

功效主治 解表化湿，和胃止呕。主治夏季感寒呕吐。

临床用法 1 次 6g，1 日 3 次，生姜汁送服。

注意事项 阴虚之人慎用。

白芷散

《妇人大全良方》

药物组成 白芷 30g 猪血适量

制作方法 白芷切片、炒黄，研为细末，将猪血在沸水中泡后取出，切片。

功效主治 燥湿和胃。主治胃反吐食。

临床用法 用猪血片蘸药末，共食 7 片。

注意事项 忌生冷。

白术散

《圣济总录》

药物组成 炒白术 人参各 60g 丁香 炙甘草各 1g 炒桔梗 15g 草豆蔻 陈皮 炙干姜各 30g 白茯苓 45g

制作方法 共研为细末。

功效主治 温中益气，健脾止呕。主治胸满气逆呕吐，不思饮食。

临床用法 1 次 6g，1 日 3 次，生姜大枣汤送服。

注意事项 忌生冷寒凉之品。

瓜蒂散

《范汪方》

药物组成 瓜蒂_{炒黄} 赤小豆各 30g

制作方法 上药共研为细末。

功效主治 化痰止呕。主治痰阻中焦所致呕吐，脘腹痞满。

临床用法 1 次 1g，用香豉 10g，煮作稀粥，去滓，取汁调末，温服。或用米汤调服。

注意事项 血失过多或体虚之人忌服。

半夏散

《普济方》

药物组成 半夏 15g 赤茯苓去皮 甘草生各 6g 陈粳米 15g

制作方法 共研为细末。

功效主治 燥湿化痰，调中降逆。主治暑热生痰，呕吐痰涎，脘腹痞满。

临床用法 1 日 3 次，1 次 3g，加生姜煎服。

注意事项 久服宜防伤阴。

半夏干姜散

《金匮要略》

药物组成 半夏 干姜各等份

制作方法 将上药研为细末。

功效主治 温胃止呕。主治干呕呃逆，呕吐涎沫。

临床用法 1 次 2g，取水 100ml，煎汤送服。

注意事项 阴虚火旺之人忌用。

托胃散

《民间敷灸》

药物组成 五倍子 10g 蓖麻子 20g

制作方法 上药共研为细末。

功效主治 收敛托举。主治胃下垂，症见呕吐。

临床用法 取药末敷脐，外以伤湿止痛膏 6~8 张固定。每日早、中、晚各热敷 1 次，4 日换药 1 次。

注意事项 忌生冷、寒凉食物。

草豆蔻散

《圣济总录》

药物组成 草豆蔻 240g 炙甘草 120g 陈皮 30g 生姜 480g

制作方法 将药和匀入银器内，用水 1000ml，慢火熬令水尽，取出焙干为末。

功效主治 温胃，散寒，止呕。主治胃寒呕逆不止。

临床用法 1 次 1.5g，1 日 4 次，温开水送服。

注意事项 忌生冷饮食，避风

107

寒。

护心散

《治疗汇要》

药物组成 绿豆粉 30g 乳香末 9g 生甘草 朱砂_{水飞另研}各 3g 灯草炭 9g

制作方法 上药共研为细末。

功效主治 清热解毒，镇静止呕。主治热毒攻心，口干烦躁呕吐。

临床用法 1 次 6～9g，早晚各 1 次，温开水调服。

注意事项 忌食辛燥之品。

辛香散※

《本草纲目》

药物组成 细辛_{去叶}15g 丁香 7.5g

制作方法 共研为细末。

功效主治 温中散寒，降逆止呕。主治虚寒呕哕，饮食不下。

临床用法 1 次 3g，柿蒂汤送服。

注意事项 忌生冷。

吴良散

《古今脐疗良方集解》

药物组成 吴茱萸 12g 高良姜 15g

制作方法 将上药共研为细末。

功效主治 温中降逆，行气止痛。主治胃寒疼痛，得温则减，遇冷更甚，恶心呕吐。

临床用法 将药末装入纱布包内，盖敷脐上，热熨之，每次熨 1～3 小时。

注意事项 忌生冷油腻食物。

羌活散

《圣济总录》

药物组成 羌活 紫苏_{去梗} 独活 防风 刺蒺藜_炒 荆芥穗 牡丹皮 木香 连翘 茵陈蒿 麻黄 羚羊角各 30g

制作方法 上药分别研细和匀。

功效主治 清热平肝，行气调中。主治气郁化火，肝木乘土，食已即吐，大便秽臭，唇破焦赤甚至黑色。

临床用法 1 次 1.5g，增至 2g，1 日 2 次，饭后温水送服。

注意事项 调畅情志，忌食辛辣温燥之品。

补脾散

《古今脐疗良方集解》

药物组成 黄芪 党参 丹参各15g，当归 白术 白芍 枳壳 生姜各10g，升麻 柴胡各6g

制作方法 将上药研为细末。

功效主治 益气健脾，升举内脏。主治面色少华，食欲不振，疲乏无力，胃下垂。

临床用法 取药末适量，填脐，胶布贴紧，在其上放一圆形金属盖，每日灸1次，连灸3壮，隔3日换药1次。

注意事项 忌生冷、苦寒食物。

定气散

《圣济总录》

药物组成 高良姜15g 草豆蔻15g 炙甘草 炮木香各0.3g

制作方法 将上药用酒浸后煨香熟，焙干，研为细末。

功效主治 暖胃止呕。主治伤寒呕哕不止。

临床用法 1日3次，1次1.5g，用醋调服。

注意事项 阴虚火旺之人忌用。

法制生姜散

《御药院方》

药物组成 生姜300g 桂枝去粗皮 青皮去白 陈皮去瓤 半夏姜制 白术各30g 丁香 木香去白 荜澄茄各75g 白豆蔻 砂仁 白茯苓各45g 炙甘草 葛根各15g

制作方法 上药共研为细末。

功效主治 温中行气，和胃止呕。主治饮酒过多，或生冷停滞，呕逆恶心，不欲饮食。

临床用法 1日3次，1次0.5g，温酒调服。

注意事项 忌食辛辣油腻食物。

荆防散※

《普济方》

药物组成 荆芥穗 防风 羌活 蔓荆子 川芎 连翘 山栀 麻黄各等份

制作方法 上药共研为细末。

功效主治 清泻肝热，通达肝气。主治肝木克脾而致呕吐、呃逆等。

109

临床用法 1次6g，1日3次，饭后热汤调服。

注意事项 忌食辛辣温燥，调畅情志。

荜茇散

《圣济总录》

药物组成 荜茇 桂枝 火麻仁 高良姜各90g 人参 白术各30g 炙甘草0.15g 炮干地黄 厚朴_{去粗皮姜汁炙}各45g

制作方法 上药共研为细末。

功效主治 温中健脾，行气化痰。主治胸中积痰，时干呕而渴。

临床用法 1日2次，1次1g，酒调服。

注意事项 忌食辛辣、油腻之品。

草豆蔻散

《太平圣惠方》

药物组成 草豆蔻_{去皮}30g 沉香 白豆蔻_{去皮} 诃子 白术 肉桂 丁香各15g 甘草_炙0.3g

制作方法 将上药共研细末。

功效主治 温中健脾，行气降逆。主治脾胃虚冷，胸膈不利，食入即吐。

临床用法 1次3g，生姜汤调

服，不拘时。

注意事项 本品宜密封贮藏。

通正散

《圣济总录》

药物组成 丁香 干柿蒂各30g 莲子肉60g

制作方法 将上药研为末。

功效主治 降逆止呕。主治伤寒呃逆，呕吐不止。

临床用法 1日3次，1次1.5g，温酒送服。

注意事项 忌食生冷。

黄香甘散

《民间敷灸》

药物组成 大黄 丁香 甘草各30g

制作方法 上药共研为细末。

功效主治 消积止呕。主治呕吐，脘腹胀满，大便秘结。

临床用法 取药末30g，撒布于三张黑膏药中间，敷贴于神阙、中脘、内关。

注意事项 忌辛辣燥食。

110

温胃散

《圣济总录》

药物组成 生姜 250g 丁香 0.3g 半夏姜汁做饼曝晒 草豆蔻 陈皮去白各 30g 炙甘草 60g

制作方法 将生姜与 60g 盐同浸 1 夜,炒过加陈皮末炒干,和余药共研为细末。

功效主治 温中行气,消积和胃。主治宿食停聚,脘闷呕吐。

临床用法 1 日 3 次,1 次 1.5g,茶点服。若脾胃虚寒,加附子 15g(炮去皮脐),半夏 30g。

注意事项 饮消食去后当以健脾药调理善后。

藿香安胃散

《脾胃论》

药物组成 藿香 7.5g 橘红 15g 丁香 人参各 7.5g

制作方法 上药共研为粗末。

功效主治 健脾和胃,降气止呕。主治脾胃虚弱,饮食不进,呕吐。

临床用法 1 次 6g,生姜 3 片,水煎,饭前和渣共服。

注意事项 忌食生冷油腻。

干姜散

《太平圣惠方》

药物组成 炮姜 吴茱萸各 15g 白术 60g

制作方法 共研为细末。

功效主治 温胃,散寒,止痛。主治膈气食后呕逆,心胸疼痛。

临床用法 1 日 3 次,1 次 6g,热酒送服。

注意事项 忌生冷寒凉之品。

木香散

《太平圣惠方》

药物组成 木香 肉桂 荜茇 炮姜各 15g 陈皮 诃子各 30g 大腹皮 0.9g 炮附子 30g 炙甘草 0.6g

制作方法 共研细为末。

功效主治 温阳散寒止呕,健脾消食利咽。主治五膈气,脾胃虚冷,食不消化,呕吐酸水,四肢不和,面色青黄,渐至羸弱。

临床用法 每日 3 次,每次 3g,热酒送服。

注意事项 忌生冷寒凉之品。

111

木香散

《太平圣惠方》

药物组成 木香 15g 人参 0.9g 炮附子 0.9g 丁香 15g 炮姜 15g 焙陈皮 30g 诃子 30g 草豆蔻 30g 射干 15g

制作方法 共研细为末。

功效主治 温中健脾，敛肺利咽。主治五膈气及胃口不和，多吐酸水，不思饮食。

临床用法 每日 4 次，每次 6g，煎生姜汤送服。

注意事项 忌忧思郁怒，避风寒。

112

止噎散※

《本草纲目》

药物组成 白鹅尾毛_{烧存性}30g

药物组成 白鹅尾毛烧存性30g

制作方法 研为细末。

功效主治 降气止噎。主治噎食病。

临床用法 1 次 3g，米汤送服。

注意事项 避风寒，忌生冷。

石莲散

《是斋百一选方》

药物组成 莲子肉 30g

制作方法 上药研为细末。

功效主治 健脾补虚。主治脾虚饮食不下。

临床用法 1 日 3 次，1 次 6g，用温开水送服。

注意事项 忌食生冷。

顺噎散※

《本草纲目》

药物组成 蛇含蛤蟆 1 只

制作方法 泥包烧存性，研为细末。

功效主治 降气止噎。主治噎膈。

临床用法 1 次 6～9g，米汤送服。

注意事项 保持情志舒畅。

槟榔散

《博济方》

药物组成 槟榔 木香 人参 甘草 炮姜 桂枝 青皮 焙白术 枳壳 神曲 炮三棱 姜制厚

朴各等份

制作方法 共研为细末。

功效主治 宽中利膈，行气健脾消食。主治胸膈噎塞，腰胁胀满疼痛，心下坚痞，纳差，大便不通。

临床用法 1日3次，1次1.5g，盐汤送服。

注意事项 忌生冷、坚硬食物。

呃逆

刀豆散※

《本草纲目》

药物组成 刀豆子适量

制作方法 将上药烧成微黄，研为细末。

功效主治 温中下气。主治病后呃逆不止。

临床用法 1次6g，温开水调服。

注意事项 忌风寒生冷。

木香调气散

《医学心悟》

药物组成 白豆蔻去壳30g 丁香9g 木香 檀香各30g 香附

150g 藿香120g 甘草 陈皮 炒砂仁各60g

制作方法 上药共研为细末。

功效主治 理气消滞，降逆止呕。主治气滞胸膈虚痞，呕逆刺痛。

临床用法 1次6g，入盐2g，沸汤调如稠糊，晨起、夜晚各服1次。

注意事项 忌食生冷油腻。

柿钱散

《简要济众方》

药物组成 柿蒂 丁香 人参各等份

制作方法 上药共研为细末。

功效主治 行气降逆。主治胃气虚寒呃逆不止。

临床用法 1日3次，1次3g，水煎，饭后服。

注意事项 忌食生冷、油腻之品。

枳香散※

《普济方》

药物组成 枳壳15g 木香6g

制作方法 上药共研为细末。

功效主治 行气调中。主治伤寒汗后呃逆。

113

临床用法 1 日 3 次，1 次 3g，用温开水送服。

注意事项 阴虚火旺之人慎用。

胃脘痛

二金散※

《全国中草药新医疗法
展览会资料选编》

药物组成 乌金草根 100g
紫金砂根 100g
制作方法 将上药晒干，共研细末。
功效主治 镇静止痛。主治胃痛、腹痛。
临床用法 1 日 3 次，1 次 3～6g，温水或酒送服。
注意事项 忌生冷食物。

土木香散※

《全国中草药新医疗法
展览会资料选编》

药物组成 土木香 200g
制作方法 研为细末备用。
功效主治 行气止痛。主治十

二指肠溃疡，胃炎。
临床用法 1 日 3 次，1 次 4～6g，温水冲服。
注意事项 忌辛辣及刺激性食物。

天茄散※

《全国中草药新医疗法
展览会资料选编》

药物组成 天茄根 100g
制作方法 将上药研为细末。
功效主治 温经止痛。主治胃痛。
临床用法 1 次 1g，痛时开水冲服。
注意事项 药效可维持 2～4 小时。在未确诊前，不宜滥用，以防掩盖病情。

牙皂散

《景岳全书》

药物组成 牙皂_{烧存性}
制作方法 以烟将尽为度，研为细末。
功效主治 暖胃止痛。主治胃脘痛剧，诸药不效者。
临床用法 用烧酒调服，1 次 3g。
注意事项 忌食生冷油腻。

甘楞散

《全国中草药新医疗法
展览会资料选编》

药物组成 瓦楞子150g 甘
草30g

制作方法 将上药分别研为细
末，混匀。

功效主治 制酸止痛。主治
胃、十二指肠溃疡。

临床用法 1次6g，1日3次，
温水冲服。

注意事项 忌食辛辣刺激性食
物。长期服用个别患者可出现浮肿
和血压增高现象，停药即止。

甘草白豆蔻散

《御药院方》

药物组成 白豆蔻仁 厚朴生
姜制 白术 沉香 陈皮各等份
甘草半份

制作方法 共研为细末。

功效主治 温运脾胃，理气消
痞。主治脾胃虚寒，气痞胸膈，不
思饮食。

临床用法 1日3次，1次
10g，生姜汤调服。

注意事项 忌食生冷油腻。

肉豆蔻散

《太平圣惠方》

药物组成 肉豆蔻去壳1g 芜
荑60g 高良姜 肉桂 木香 白
术 桃仁除去皮尖双仁麸炒微黄各30g 吴
茱萸浸7遍焙干微炒15g 厚朴去粗皮姜汁炙
120g

制作方法 上药研为细末，用
生姜500g切细相拌，捣作团，用
麦面包裹放灰火中煨熟透，去面后
晾干，研为极细末。

功效主治 温胃运脾，行气消
胀。主治气聚于中脘，胃中寒痛，
不思饮食。

临床用法 1日3次，1次3g，
煮枣粥调服。

注意事项 阴虚火旺、里有实
热之人及孕妇忌用。

115

向阳花散※

《全国中草药新医疗法
展览会资料选编》

药物组成 向阳花根50g

制作方法 上药洗净晒干，切
片研末。

功效主治 健胃止痛。主治急
性胃炎，呕吐，胃脘疼痛。

临床用法 1次7g，1日2次，

温水送服，3 日为 1 疗程。

注意事项 忌食辛辣、生冷之品。本品有致精神失常副作用。

寻骨风散※

《全国中草药新医疗法展览会资料选编》

药物组成 寻骨风根 290g
制作方法 将上药研为细末。
功效主治 行气止痛。主治胃痛。
临床用法 1 次 3g，1 日 3 次，温水冲服。
注意事项 忌辛辣油腻食物。

陈橘皮散

《太平圣惠方》

药物组成 陈橘皮_{汤浸去白焙}45g 胡椒 炙甘草各 15g 肉桂 1g 附子_{炮裂去皮脐} 诃子_{煨用皮} 高良姜_锉各 30g 厚朴_{去粗皮姜炙令香熟}60g
制作方法 上药共研为细末。
功效主治 温中行气，散寒止痛。主治脾气虚寒，脘腹胀满疼痛，大便不调，少思饮食，四肢无力等。
临床用法 1 次 3g，1 日 3 次，饭前用米汤调下。
注意事项 忌生冷油腻。

鸡舌青散

《德生堂方》

药物组成 高良姜 桂枝 香附 芍药 乌药各 30g 甘草 75g
制作方法 上药共研为细末。
功效主治 温中化积，行气止痛，调和阴阳。主治阴阳不和，脏腑虚弱，腹中气滞，宿食停积，留饮不消，胸胁胀满，胃脘引痛，攻刺腹胁，不思饮食，及酒食停积所致呕逆恶心，嗳气吞酸。
临床用法 1 日 3 次，1 次 6g，温盐水调服。
注意事项 阴虚火旺之人慎用。

青牛胆散※

《全国中草药新医疗法展览会资料选编》

药物组成 青牛胆 30g
制作方法 将块根切片，晒干，研为细末备用。
功效主治 清热除湿，活血止痛。主治胃及十二指肠溃疡，胃痛。
临床用法 1 日 2 次，1 次 3g，儿童减半，温水冲服。
注意事项 忌生冷、酸辣食

物。

顺气宽中散

《御药院方》

药物组成 枳实 槟榔 三棱 莪术 桑白皮 大麦芽_{柏炒} 人参各30g 甘草_炙21g

制作方法 共研为细末。

功效主治 理气行滞，宣通气血。主治阴阳不和，三焦痞膈，气血涩滞，中满不舒，咽嗌噎闷，恚气奔急，肢体烦倦，不思饮食等。

临床用法 不拘时候，1次0.6g，姜盐汤送服。

注意事项 调畅情志，忌食生冷油腻。

独步散

《方外奇方》

药物组成 香附_{醋浸略炒} 高良姜_{经洗7次略炒}各3~6g

制作方法 上药分别研细末。

功效主治 温中行气，散寒止痛。主治心脾气滞、胃中寒凝而致脘腹疼痛。

临床用法 视气滞与寒凝轻重而定二药比例，混匀后用米汤适量，加姜汁2ml、盐少许调服。

注意事项 注意调畅情志。

神香散

《景岳全书》

药物组成 丁香 白豆蔻（或砂仁）各等份

制作方法 共研为细末。

功效主治 温中降逆，和胃止痛。主治胸胁胃脘逆气难解，疼痛呕哕胀满，痰饮噎膈，诸药不效者。

临床用法 1次1.5~2g，甚者3g，清汤调服，日数不拘。若寒气作痛者，姜汤送服。

注意事项 忌食生冷油腻。

117

祛寒平胃散

《医醇賸义》

药物组成 炮姜 木香 佛手柑各1.5g 陈皮 苍术 厚朴 佩兰 砂仁各3g 归身4.5g 茯苓 郁金各6g

制作方法 上药共研为细末。

功效主治 温中散寒，燥湿运脾。主治脘腹胀满疼痛，不思饮食，四肢倦怠，舌淡苔白腻而厚，脉缓。

临床用法 1次6g，1日3次，温水送服。

注意事项 舌苔转薄白则停

服。

绿椒散 ※

《本草纲目》

药物组成 绿豆20g 胡椒
15g
制作方法 上药共研为细末。
功效主治 调中止痛。主治胃
脘疼痛。
临床用法 1次6g，温开水调
服。
注意事项 忌风寒生冷。

葛藤散 ※

《全国中草药新医疗法
展览会资料选编》

药物组成 葛藤香根100g
制作方法 将上药晒干，研为
细末。
功效主治 行气止痛。主治胃
痛。
临床用法 1日3次，1次
0.5~1g，温水冲服。
注意事项 忌食辛辣刺激性食
物。

118

蛤蚧散

《黄帝素问宣明论方》

药物组成 蛤蚧稍炙1对 乳香
木香 茯苓 丁香 小茴香各
3g 穿山甲6g
制作方法 共研为细末。
功效主治 理气沉降，通络止
痛。主治肺胃气滞，胃脘刺痛。
临床用法 1次3g，1日3次，
空腹温酒送服。
注意事项 忌食生冷油腻。

温胃散

《施圆端效方》

药物组成 陈皮60g 肉桂
30g 干姜炮15g
制作方法 上药共研为细末。
功效主治 温中散寒，行气止
痛。主治痼疾脘腹冷痛。
临床用法 1次3g，饭前姜汤
调服。
注意事项 忌风寒生冷。

温中平胃散

《医醇賸义》

药物组成 炮姜 木香各 1.5g 砂仁 陈皮 苍术 厚朴 枳壳 青皮各3g 谷芽_炒 神曲_炒 各9g 香橼2.4g

制作方法 共研为细末。

功效主治 温中和胃，行气消积。主治胃脘胀满、疼痛、嗳腐吞酸、恶食、嗳气呕逆，或大便难。

临床用法 1次6g，1日3次，温水调服。

注意事项 胃热及阴虚之人忌用。

泄泻

丁香硫黄散

《古今脐疗良方集解》

药物组成 丁香 硫黄各2g 白胡椒1.5g 绿豆粉4g

制作方法 上药共研为细末。

功效主治 温里散寒，暖脾止泻。主治脾肾虚寒，肠鸣泄泻，形

寒肢冷。

临床用法 1次3g，填入脐中，每日换药1次。

注意事项 忌生冷食物。

人参散

《圣济总录》

药物组成 人参 诃黎勒皮各 1g 枳壳_{去瓤麸炒} 槟榔_锉各12g 陈橘皮_{汤浸去白焙} 丁香各15g 木香 0.3g

制作方法 上药共研为细末。

功效主治 健脾行气，温中止泻。主治脾气虚冷，腹胀肠鸣，饮食不化，泄泻不止。

临床用法 1次0.5g，空腹用姜米汤调下。

注意事项 忌生冷。

三白散

《扶寿精方》

药物组成 白术_{去芦炒} 白芍_炒 各4.5g 白茯苓_{去皮} 泽泻 厚朴_{姜炒} 黄连_炒各3g 干姜_炒1.5g 乌梅肉_{煎用6g，丸用}9g

制作方法 共研为细末或神曲为丸。

功效主治 调和脾胃，涩肠止泻。主治脾胃失和，寒热夹杂，泄

泻不止。

临床用法 散剂 1 日 3 次，1 次 9g，加生姜 3 片，水煎温服。丸药 1 次 6g，1 日 3 次，姜汤送服。兼伤食者，加炒神曲、炒麦芽各 3g。

注意事项 忌生冷、过硬食物。

木香散

《圣济总录》

药物组成 木香 丁香 炮白术 石菖蒲 山姜 桂枝 炙甘草 人参 吴茱萸 白豆蔻 陈皮 肉豆蔻 高良姜 草豆蔻各等份

制作方法 共研为细末。

功效主治 温中行气，健脾益气。主治下痢腹胀，饮食不消。

临床用法 1 次 6g，1 日 2 次，木瓜汤送服。

注意事项 服药期间忌食生冷及不易消化饮食。

分水车前散

《卫生总微》

药物组成 车前子 150g

制作方法 研为细末。

功效主治 清热利湿止泻。主治暴泻不止，小便不通。

临床用法 1 次 1.5～3g，1 日 4 次，米汤送服。

注意事项 忌辛辣之品。

五味子散

《普济本事方》

药物组成 五味子 60g 吴茱萸 15g

制作方法 上药炒香熟，研为细末。

功效主治 温肾止泻。主治肾虚泄泻。

临床用法 1 次 6g，1 日 3 次，陈米熬粥调服。

注意事项 忌房劳。

龙骨散

《太平圣惠方》

药物组成 龙骨 当归炒 肉豆蔻面裹煨 木香各 30g 厚朴 60g

制作方法 上药共研为细末。

功效主治 燥湿行气，温中止痛。主治水泻腹痛，不纳饮食。

临床用法 1 次 6g，1 日 3 次，饭前米汤调服。

注意事项 阴虚之人慎用。

120

四逆散

《伤寒论》

药物组成 炙甘草 炒枳实 柴胡 白芍各6g

制作方法 将上药研为细末。

功效主治 疏肝解郁，理脾和胃。主治少阴有病，其人或悸，或小便不利，或腹中痛，或泄利下重。

临床用法 1日3次，1次2g，米汤送服。

注意事项 忌食生冷。

加味丁桂散

《古今脐疗良方集解》

药物组成 丁香 肉桂 甘松各10g

制作方法 上药共研为细末。

功效主治 温脾暖肾，理气止痛。主治慢性腹泻，少腹冷痛。

临床用法 将药末与适量面粉混匀，用温水和成饼，针刺数孔，按脐上，再用艾炷灸3～8壮，1日1次。

注意事项 忌生冷食物。

加味五苓散

《济生方》

药物组成 赤茯苓 泽泻 猪苓 肉桂 白术各30g 车前子15g

制作方法 共研为细末。

功效主治 温阳，化湿，止痢。主治泄泻，烦渴，小便不利。

临床用法 每次12g，每日3次，煎姜汤送服。

注意事项 忌生冷油腻之品。

肉桂苍术散

《古今脐疗良方集解》

药物组成 肉桂 苍术各10g

制作方法 上药共研为细末。

功效主治 温阳祛寒，燥湿止泻。主治五更泻，泻后则安。

临床用法 取药末1～3g，温水调敷脐部，外用胶布固定，1日1次。

注意事项　忌生冷食物。

苍藁散

《古今脐疗良方集解》

药物组成　苍术 6g　藁本 3g
制作方法　上药共研为细末。
功效主治　燥湿止泻。主治腹痛泄泻。
临床用法　取药末填脐中，1日换药 1 次。
注意事项　忌生冷油腻食物。

扶脾散

《寿世保元》

药物组成　莲米_{去心}45g　陈皮　白茯苓各 30g　白术_{陈壁土炒}60g　麦芽_炒15g
制作方法　共研为细末。
功效主治　健脾开胃，理气止泻。主治脾虚泄泻，食少气弱。
临床用法　1 次 6g，加白砂糖 6g，温水送服。
注意事项　忌食生冷油腻。

连附良姜散

《古今脐疗良方集解》

药物组成　黄连 3g　香附　高良姜各 15g
制作方法　上药共研为细末。
功效主治　燥湿止泻，理气止痛。主治泄痢腹痛。
临床用法　取药末填于脐内，胶布固定，1 日 1 次。
注意事项　忌生冷、油腻食物。

吴茱萸散

《圣济总录》

药物组成　吴茱萸_{浸泡7次}　豆蔻_煨　干姜_炮　甘草_炙各 15g　砂仁_炒　神曲_炒　白术_炒各 30g　厚朴_{姜汁炒}　陈皮　高良姜各 60g
制作方法　上药共研为细末。
功效主治　温中散寒，缓急止痛。主治寒湿内困，腹痛胀急，大便泄泻。
临床用法　1 次 1g，饭前、临卧各 1 次，米汤送服。

注意事项　忌食生冷油腻。

诃子散

《素问病机气宜保命集》

药物组成　诃子 30g　木香 15g　甘草 9g　黄连 9g

制作方法　上药共研为细末。

功效主治　收涩止泻，行气止痛。主治久泻腹痛。

临床用法　1 次 6g，1 日 3 次，白芍白术汤送服。

注意事项　腹泻初起、湿热病者忌用。

诃子散

《养老奉亲书》

药物组成　诃子皮 1.5g　槟榔去外皮20g　甘草炙15g　白术炒15g　草豆蔻面包炒黄去面20g　人参 15g

制作方法　上药共研为细末。

功效主治　行气温中，健脾止泻。主治脾胃忽生冷气，腹部胀满，泄泻不止。

临床用法　1 次 6g，水 100ml，加枣 2 枚，生姜 1 小片，同煎至 60ml，温服。

注意事项　忌生冷、油腻之品。

诃黎勒散

《金匮要略》

药物组成　煨诃子 60g

制作方法　上药研为细末。

功效主治　温中行气，涩肠止痢。主治久泻不止，腹胀食少。

临床用法　顿服，用米汤送下。

注意事项　忌食生冷。

诃黎勒散

《太平圣惠方》

药物组成　诃子煨用皮　附子炮裂去皮脐　龙骨烧　当归微炒 各 30g　干姜炮裂去皮脐　吴茱萸汤浸7次焙干微炒 各 15g

制作方法　上药共研为细末。

功效主治　温中止泻，散寒止痛。主治脾气虚寒，泻利不止，食不消化，腹内疼痛，手足多冷，面色青黄。

临床用法　1 次 6g，1 日 3 次，饭前用热米汤调下。

注意事项　忌生冷。

谷神散

《是斋百一选方》

药物组成　陈仓米　楮实 青者蒸晒 各500g　炙甘草　干姜各30g

制作方法　上药共研为细末。

功效主治　涩肠止泻，温中缓急。主治中暑泄泻。

临床用法　1次6g，饭前米汤调服。

注意事项　忌食生冷油腻。

补脾散

《普济方》

药物组成　木香15g　草豆蔻 白面裹用慢火煨全焦去皮和面 　陈橘皮 汤浸去白焙 　茴香子 炒 　厚朴 去粗皮姜炙 　干姜 炮 　三棱 炮 各30g　陈曲 炒 　麦芽 炒 各60g

制作方法　上药共研为细末。

功效主治　温中行气，散寒止泻。主治脾脏冷气，腹内虚鸣泄泻，饮食积结，憎寒壮热，日渐羸瘦。

临床用法　1次1.5g，1日3次，饭前煎生姜盐汤调下。

注意事项　忌生冷。

鸡舌香散

《圣济总录》

药物组成　母丁香0.3g　鹿茸 去毛酥炙 　阳起石 别研 　天雄 炮裂去皮脐 　木香　白龙骨 别研 　钟乳粉　附子 炮裂去皮脐 　荜澄茄各15g

制作方法　上药共研为细末。

功效主治　温中健脾，行气散寒。主治脾脏虚冷，泻痢不止。

临床用法　1次1.5g，温酒调服。

注意事项　忌生冷。

附子炮姜散

《古今脐疗良方集解》

药物组成　炮姜30g　附子15g

制作方法　上药共研为细末。

功效主治　温中散寒，涩肠止泻。主治腹泻，畏寒肢冷甚至四肢厥逆，脉微者。

临床用法　取药末敷脐部，1日1次。

注意事项　忌生冷食物。

肾泻散

《中医脐疗大全》

药物组成 吴茱萸 补骨脂 五味子 生硫黄各30g 葱白10根

制作方法 葱白切碎，余药共研为细末。

功效主治 温中涩肠，补肾助阳。主治五更泻，少腹冷痛。

临床用法 将上药放铁锅内，加黄酒适量炒热，纱布包裹，热熨脐中，1次30分钟，1日1~2次，1剂药可用3天。

注意事项 忌生冷食物。

和胃散

《施圆端效方》

药物组成 青皮 车前子 甘草各30g 陈仓米90g

制作方法 共研为细末。

功效主治 行气和中，涩肠止泻。主治冷热不调，泄泻脓血，后重腹痛，米谷不化。

临床用法 1次6g，1日4次，饭前煎陈皮、蜜汤送服。

注意事项 忌食生冷油腻。

建中散

《女科秘要》

药物组成 黄芪蜜炙 肉桂 甘草炙各15g 白芍30g

制作方法 共研为细末。

功效主治 建运中阳。主治中阳不足，腹泻，遇寒则甚。

临床用法 1次6~18g，1日3次，温水调服。

注意事项 忌食生冷油腻。

参苓白术散

《太平惠民和剂局方》

药物组成 人参 白茯苓 甘草 山药炮各60g 白扁豆制45g 缩砂仁 桔梗 莲子肉炒 薏苡仁各30g 白术60g

制作方法 上药共研为细末。

功效主治 益气健脾，渗湿止泻。主治虚劳胃弱，饮食不进，腹泻便溏。

临床用法 1次6g，枣姜汤送服。

注意事项 忌食生冷油腻。

厚朴散

《太平圣惠方》

药物组成 厚朴 150g 人参去芦头 陈皮焙 白术各 30g 诃子煨用皮60g 草豆蔻去皮30g 甘草炙15g

制作方法 将厚朴去粗皮细锉，用生姜 150g 研取汁，浸厚朴一宿，焙干微火令香、紫色烟尽为度，与余药研为细末。

功效主治 健脾涩肠，行气和胃。主治虚劳脾胃不和，少思饮食，或时时自泻。

临床用法 1 次 3g，饭前以生姜大枣汤送服。

注意事项 忌食生冷油腻。

厚朴散

《圣济总录》

药物组成 厚朴去粗皮姜汁浸1夜后炙锉 60g 草豆蔻和皮 干姜炮 白术 诃子炮去核 陈皮汤浸去白各30g 五味子 甘草炙各1g

制作方法 上药共研为细末。

功效主治 温中健脾，散寒止痛。主治脾气虚寒，泻痢不止，脘腹冷痛。

临床用法 1 次 2g，陈米汤调下。

注意事项 忌风冷。

胡椒硫黄散

《河南省秘验单方集锦》

药物组成 胡椒 硫黄各3g

制作方法 将上药共研为末。

功效主治 温中止泻。主治虚寒泄泻，肠鸣腹痛，肢冷喜温。

临床用法 1 次 1.5g，撒脐内，用胶布固定。

注意事项 忌生冷食物。

骨碎补散 ※

《本草纲目》

药物组成 骨碎补适量

制作方法 将上药研为细末。

功效主治 温阳止泻。主治肾虚久泻，耳鸣，牙痛。

临床用法 用猪肾夹药末煨熟，空腹服。

注意事项 阴虚内热之人不宜服。

神圣香黄散

《博济方》

药物组成 黄连 30g　生姜 120g

制作方法 上药相合，用慢火炒令姜干脆色深，去姜取黄连，研为细末。

功效主治 温中和胃，燥湿止泻。主治久患腹泻不止。

临床用法 1 次 6g，饭前用茶水调下。

注意事项 忌食生冷及不易消化食物。

烧肝散

《博济方》

药物组成 犀角　茵陈蒿各 30g　石斛去根　白术　柴胡　紫参　芍药　人参　桔梗炒　防风　肉桂去皮　吴茱萸炒　芜荑炒各 30g

制作方法 上药分别研细末，混匀。

功效主治 抑肝扶脾，温通经脉。主治肝气虚损，脏腑不调，泄泻不止，口内生疮，饮食减弱。

临床用法 1 次 15g，1 日 3 次，用白羊肝 1 具，细切如竹叶，葱白一握，细切，与肝、药和匀，用湿纸裹之七八层，煨热，饭前服。

注意事项 忌食生冷油腻。

家莲散

《古今医鉴》

药物组成 莲肉 120g　厚朴　姜炭各 30g

制作方法 上药共研细末。

功效主治 温中涩肠。主治久泻。

临床用法 1 次 3g，1 日 3 次，米汤送服。

注意事项 忌食生冷油腻。

黄连散

《太平圣惠方》

药物组成 黄连　当归各 30g　赤芍 60g　炮姜 30g　龙骨 60g　木香 15g　赤石脂 60g　炙甘草 15g　诃子 45g

制作方法 上药共研为细末。

功效主治 温中涩肠，行气止痛。主治冷热痢，心腹疼痛。

127

临床用法 1次6g，1日4次，米汤送服。

注意事项 忌食辛辣、生冷、油腻之品。

盘稽叶散 ※

《全国中草药新医疗法展览会资料选编》

药物组成 算盘子叶250g 稽子叶（桃金娘叶）250g

制作方法 将上药晒干，共研为细末备用。

功效主治 清热解毒，涩肠止泻。主治腹泻。

128

临床用法 1日3次，1次1g，温水冲服。

注意事项 忌生冷、辛辣及刺激性食物。

煨肝散

《博济方》

药物组成 苍术90g 砂仁 柴胡 桔梗 姜制厚朴各30g 芜荑 桂心各0.9g 陈皮 远志 紫菀各15g 胡椒0.3g

制作方法 共研为细末。

功效主治 温中行气，燥湿止泻。主治脾元虚冷，滑泻不止，口内生疮，腹中冷，不思饮食。

临床用法 1次3g，1日4次，用猪肝120g，切碎与药末和匀，并入盐、葱白适量，用湿布包裹，炭火中煨熟，用米汤送服。

注意事项 忌食生冷油腻。

霍乱

人参散

《普济方》

药物组成 人参 陈皮 桔梗 炙甘草 白芷各等份

制作方法 共为细末。

功效主治 醒脾利气，降逆止呕。主治霍乱，呕逆不止，心胃虚热。

临床用法 1次3g，加水10ml，与淡竹叶同煎至4ml，温服。

注意事项 忌食辛辣、肥厚之品。

干姜散

《圣济总录》

药物组成 炮姜 诃子 白矾 丁香 炙甘草各15g

制作方法 共研为细末。

功效主治 温中行气，化瘀消结。主治中焦寒积，霍乱吐逆。

临床用法 1次3g，1日4次，米汤调服。

注意事项 胃肠热盛者禁用。

大顺散

《太平惠民和剂局方》

药物组成 甘草300g 干姜 杏仁 肉桂各40g

制作方法 上药共研为细末。

功效主治 温中和胃。主治夏季霍乱吐泻。

临床用法 1次6~9g，1日3次，温水送服。

注意事项 阴虚之人慎用。

木香散

《普济方》

药物组成 木香细锉 人参 藿香各等份

制作方法 共研为细末。

功效主治 化湿止呕，益气调中。主治霍乱吐泻。

临床用法 1次3g，煎水服。

注意事项 阴虚火旺之人慎用。

木屑散※

《本草纲目》

药物组成 乌木屑适量

制作方法 研为细末。

功效主治 解毒，镇吐，止利。主治霍乱吐利。

临床用法 1次6~9g，1日3次，温酒送服。

注意事项 忌食生冷油腻。

生姜散

《圣济总录》

药物组成 生姜60g 陈皮 木瓜各30g

制作方法 共研为细末。

功效主治 行气温中，化湿和胃。主治霍乱吐泻不止，欲死。

临床用法 1次1.5g，1日4次，用温开水调服。

注意事项 忌食辛辣刺激性食物。

白术散

《普济方》

药物组成 白术 茯苓 人参

藿香各 15g 炙甘草 45g 木香 0.3g 粉葛 30g 滑石 60g

制作方法 共研为细末。

功效主治 益气健脾，生津除烦。主治霍乱，吐泻烦渴或酒积呕哕。

临床用法 1 次 6g，1 日 3 次，温水送服。

注意事项 忌不洁饮食。

肉豆蔻散

《太平圣惠方》

药物组成 肉豆蔻 人参 白术 陈皮各 30g 高良姜 桂心各 1g 炙甘草 15g 胡椒 15g

制作方法 共研为细末，炼蜜为丸。

功效主治 温中散寒，降逆止吐。主治霍乱冷气，吐逆不止。

临床用法 1 次 6g，1 日 4 次，米汤送服。

注意事项 中焦热盛者禁用。

交泰散

《仁斋直指小儿方论》

药物组成 藿香叶 陈皮 肉豆蔻生 制半夏 青皮 酸木瓜 炙甘草各 15g 石菖蒲 6g

制作方法 共研为细末。

功效主治 芳香化湿，醒脾利气。主治霍乱吐泻。

临床用法 1 次 3g，生姜 3 片，紫苏 3 叶，水煎服。

注意事项 阴虚火旺之人慎用。

扶脾散

《中医外治法简编》

药物组成 丁香 6g 石菖蒲根 15g 炙甘草 30g 生姜 5g 盐 3g

制作方法 上药共研为细末。

功效主治 散寒温中，止呕止泻。主治急性胃肠炎，呕吐泄泻。

临床用法 将药末炒热熨脐部，1 日 2~3 次。

注意事项 忌生冷、油腻食物。

快膈散

《卫生总微》

药物组成 甘草炙 15g 高良姜微炮 肉豆蔻去壳 丁香各 0.3g

制作方法 共研为细末。

功效主治 温中降逆，缓急止痛。主治霍乱吐泻，服药多吐，即先服此药。

临床用法 1 次 1.5g，凉开水

130

调下。

　　注意事项　阴虚血燥之人慎用。

备急沉香散

《圣济总录》

　　药物组成　沉香　炒丁香　炮姜　三棱　莪术各15g　藿香　木香　肉豆蔻　桂枝　茯苓　人参各30g　胡椒　高良姜　炙甘草各1g

　　制作方法　共研为细末。

　　功效主治　行气消痞，温阳散结。主治霍乱吐泻，膈气刺痛，纳差。

　　临床用法　1次1.5g，1日3次，茶水送服。

　　注意事项　忌用于湿热内盛之人。

抵圣散

《圣济总录》

　　药物组成　姜制厚朴120g　白术60g　高良姜15g　吴茱萸　枳壳　人参　白茯苓　炙甘草　木香　陈皮　草豆蔻各30g

　　制作方法　共研为细末。

　　功效主治　温中散寒，益气健脾。主治霍乱宿食不消，心腹酸痛。

　　临床用法　1次1.5g，1日3次，开水送服。

　　注意事项　湿热内盛者禁用。

茴香子散

《圣济总录》

　　药物组成　茴香子　木香　焙陈皮　人参各15g　炒石菖蒲30g　炙甘草0.3g

　　制作方法　共研为细末。

　　功效主治　益气健脾，行气豁痰。主治霍乱吐泻，转筋烦闷。

　　临床用法　1次2g，1日3次，米汤调服。

　　注意事项　吐泻无度、食药难进者当酌情配合西医补液治疗。

参术散

《寿世保元》

　　药物组成　人参　炒白术　白茯苓_{去皮}　山药各30g　藿香20g　葛根20g　升麻15g

　　制作方法　共研为细末。

　　功效主治　升阳举陷，健脾益气。主治脾虚气陷、吐泻烦渴等。

　　临床用法　1次6g，米汤调服。

　　注意事项　忌食生冷油腻。

131

顺气散

《丁时发传》

药物组成 人参 藿香 丁香各0.3g 茯苓 葛根 甘草 天台乌药各15g 红橘皮30g

制作方法 共研为细末。

功效主治 化湿和胃，调中止呕。主治霍乱吐泻。

临床用法 1次取1.5g，加水150ml，大枣2枚，生姜1片，同煎温服。

注意事项 阴虚火旺之人慎用。

前胡散

《太平圣惠方》

药物组成 前胡 白术各3g 人参300g 陈皮 高良姜 藿香各3g 甘草1.5g 厚朴3g

制作方法 共研为细末。

功效主治 温中化湿，行气止痛。主治心腹结气，呕吐泄泻，腹胀痛，或发惊悸。

临床用法 1次6g，煎汤服。

注意事项 忌食生冷油腻。

桔梗散

《圣济总录》

药物组成 炒桔梗30g 桂枝 槟榔 白术各1g 人参60g 青皮 大黄 木香各1g

制作方法 共研为细末。

功效主治 通阳健脾，行气止痛。主治霍乱不吐不痢，脘腹胀闷或酸痛。

临床用法 1次2g，1日3次，生姜汤送服。

注意事项 有外感者当以解表为先。

桃仁散

《博济方》

药物组成 桃仁30g 大黄 用湿纸裹煨微赤 30g 肉桂30g 炙甘草15g 芒硝30g

制作方法 将上药研末后炒熟。

功效主治 疏利脏腑，去积止痛。主治伤寒霍乱，腹痛暴急，呕吐下利不爽。

临床用法 1次9g，1日4次，用温开水送服。

注意事项 脾虚泄泻之人不宜服。

银白散

《普济方》

药物组成 人参 茯苓 炙甘草 白扁豆_{去皮} 藿香叶 白术_炒各等份

制作方法 共研为细末。

功效主治 益气健脾，化湿和胃。主治霍乱吐泻，口干烦渴，泄泻下利。

临床用法 1次3g，紫苏汤送下。

注意事项 阴虚之人慎用。

五苓散

《伤寒论》

药物组成 泽泻15g 茯苓 猪苓 白术各9g 桂枝6g

制作方法 上药共研为细末。

功效主治 分阴阳，理烦渴。主治伤寒温湿暑毒霍乱。

临床用法 1次6g，1日3次，温水冲服。

注意事项 吐泻不止当注意体内电解质失衡。

缩砂蜜散

《圣济总录》

药物组成 砂仁 炒陈曲 炒白术 炮姜 龙骨 赤石脂 吴茱萸 白芍 川芎各等份

制作方法 共研为细末。

功效主治 温中涩肠，散寒降逆。主治霍乱心腹冷痛，恶心呕逆，滑泻无度。

临床用法 1次1.5g，1日4次，温开水送服。

注意事项 湿热内盛者禁用。

温中祛寒散

《中医验方》

药物组成 吴茱萸 干姜 公丁香各50g 小茴香75g 肉桂 生硫黄各30g 胡椒5g 山楂20g 荜茇25g

制作方法 上药共研为细末备用。

功效主治 温中散寒，行气止泻。主治脘腹冷痛，呕吐泄泻。

临床用法 1次30g，用白酒调成糊状热敷脐部。

注意事项 忌生冷食物。

霹雳散

《温病条辨》

药物组成 桂枝 180g 丁香 小茴香 薤白 吴茱萸 木香各 120g 蜀椒_炒 降香 荜澄茄 薏 苡仁各 150g 草果 五灵脂 石 菖蒲 槟榔 细辛各 60g 高良姜 乌药 干姜 防己 附子各 90g 雄黄 15g

制作方法 上药共研为细末。

功效主治 调中降逆，散寒止痛。主治中寒吐泻腹痛，及凝寒痼冷积聚。

临床用法 成人1次9～15g，小儿减半，开水冲服，至痛止厥回、泻止筋不转为度。

注意事项 阴虚之人慎用。

痢疾

人参散

《太平圣惠方》

药物组成 人参 高良姜 白术 白茯苓 干姜 肉豆蔻 当归各 30g 甘草 15g 厚朴 60g

制作方法 共研为细末。

功效主治 温中健脾，和胃消食。主治痢后脾胃虚弱，纳差，四肢羸瘦。

临床用法 1次6g，1日3次，枣粥调服。

注意事项 忌食生冷油腻。

人参散

《本草衍义》

药物组成 人参 椿皮_{去粗皮醋炙}各等份

制作方法 上药共研为细末。

功效主治 益气解毒，燥湿止痢。主治脏毒挟湿热下血，久痢脓血不止。

临床用法 1次3g，1日3次，米汤或酒调服。

注意事项 忌食辛辣、香燥之品。

三奇散

《普济方》

药物组成 枳壳 防风 黄芪各等份

制作方法 上药共研为细末。

功效主治 益气升阳，理气止痢。主治痢后下重。

临床用法 1次6g，米汤调

服。

注意事项　忌食生冷油腻。

干姜散

《太平圣惠方》

药物组成　炮姜90g　炮附子45g　龙骨60g

制作方法　共研为细末。

功效主治　散寒止痛，涩肠止泻。主治日久冷痢，食不消化，脐腹疼痛。

临床用法　1次3g，1日4次，煎乌梅汤送服。

注意事项　忌生冷油腻之品。

山楂散※

《幼幼集成》

药物组成　山楂炒100g

制作方法　研为细末。

功效主治　消积健中。主治食积泻痢。

临床用法　1次3~6g，1日3次。红痢，用蜜拌；白痢用砂糖拌药；赤白相兼，蜜、砂糖各半拌匀。空腹温开水送服。

注意事项　忌食生冷不洁饮食。

木香散

《普济方》

药物组成　木香　白蔻　槟榔各30g　炮姜15g

制作方法　共研为细末。

功效主治　温中止痢，行气止痛。主治赤白痢腹痛，遇寒加剧。

临床用法　1次6g，1日3次，米汤送服。

注意事项　宜清淡饮食。

木香缩砂散

《圣济总录》

药物组成　木香60g　缩砂仁45g　炒枳壳　诃子各90g

制作方法　共研为细末。

功效主治　涩肠止痢，行气消胀。主治气痢腹胀，肠中虚鸣。

临床用法　1次6g，1日3次，空腹陈米汤送服。

注意事项　忌食不易消化食物。

五倍子散※

《本草纲目》

药物组成 五倍子_{醋炒7次}30g
制作方法 研细末。
功效主治 涩肠止痢。主治滑痢不止。
临床用法 1次6~9g。米汤送服。
注意事项 痢疾初起，湿热重者忌用。

车前六一散

《民间敷灸》

药物组成 甘草1g 滑石6g 车前子10g
制作方法 上药共研为细末。
功效主治 清利湿热，分清止泻。主治湿热痢，心烦口渴，小便短赤。
临床用法 取药敷脐中，1日2~3次。
注意事项 忌辛辣、油腻食物。

内金散※

《本草纲目》

药物组成 鸡内金_焙30g
制作方法 研为细末。
功效主治 收涩止痢。主治噤口痢。
临床用法 1次6~9g，乳汁送服。
注意事项 忌食生冷不洁饮食。

益元散

《黄帝素问宣明论方》

药物组成 滑石_{水飞}180g 甘草30g
制作方法 共研为细末，和为丸。
功效主治 调中，渗湿，止泻。主治湿热泻痢。
临床用法 1次9~18g，1日3次，温水送服。白痢用药末20g，干姜末2g，姜汁打面糊为丸。红痢用药末20g，红釉末2g，姜汁打面糊为丸。
注意事项 忌食辛燥、不洁饮食。

火凤石榴散※

《全国中草药新医疗法
展览会资料选编》

药物组成 火炭母鲜 凤尾草鲜 番石榴叶鲜 各 50g 猪骨粉50g

制作方法 前 3 味药加水500ml，煎成 50ml。滤取药液，加入猪骨粉烘干，研为细末备用。

功效主治 清热解毒。主治痢疾。

临床用法 1 日 3 次，1 次 0.5g，温水冲服。

注意事项 忌辛辣油腻。

正气散

《圣济总录》

药物组成 蜜炙缩砂仁 炮附子 赤石脂 肉豆蔻 龙骨 石榴皮 炙甘草 人参 地榆 白术 炒吴茱萸 炮姜各 30g

制作方法 共研为细末。

功效主治 温阳益气，涩肠止泻。主治泻痢清水，日夜不止。

临床用法 1 次 6g，1 日 4 次，粳米汤送服。

注意事项 忌生冷油腻之品。

石脂散

《太平圣惠方》

药物组成 白石脂烧 30g 乌梅肉炒 黄连炒 铅粉炒 诃子煨 槟榔 甘草炙各 15g

制作方法 上药共研为细末。

功效主治 清热解毒，涩肠止血。主治热病下痢脓血。

临床用法 1 次 6g，粥饮调服。

注意事项 忌食辛燥之品。

石榴皮散

《太平圣惠方》

药物组成 石榴皮 30g 龙骨30g 诃子 30g

制作方法 共研为细末。

功效主治 涩肠止泻。主治赤白痢，日夜泻频。

临床用法 1 次 6g，1 日 4 次，米汤送服。

注意事项 忌生冷辛辣油腻之品。

龙连散

《太平圣惠方》

药物组成 龙骨 60g 黄连 45g 木香 30g

制作方法 上药共研为细末。

功效主治 清热燥湿，涩肠止痢。主治伤寒热毒入胃，下痢脓血。

临床用法 1 日 3 次，1 次 6g，米汤送服。

注意事项 脾胃虚寒之人忌用。

龙骨散

《太平圣惠方》

药物组成 龙骨 30g 黄连 火炭母 黄芪 黄柏 茜根 犀角 鼠尾草花各 1g 赤芍 黄芩 当归各 15g

制作方法 共研为细末。

功效主治 清热凉血，燥湿止痢。主治热痢，下赤黄白脓，心烦神躁，腹内疼痛，纳差。

临床用法 1 次 6g，1 日 4 次，陈米汤送服。

注意事项 忌食生冷不洁食物。

艾床木鳖散

《古今脐疗良方集解》

药物组成 艾叶 30g 蛇床子 30g 木鳖子 2 个

制作方法 上药共研为细末。

功效主治 温脾暖肾，燥湿止泻。主治寒湿泻痢，少腹冷痛。

临床用法 将药末放脐中，胶布固定，并热熨，1 日 1~3 次。

注意事项 忌生冷、油腻食物。

平补散

《世医得效方》

药物组成 白术 甘草 陈皮各 6g 茯苓 木香各 3g 肉豆蔻 9g

制作方法 共研为细末。

功效主治 温脾散寒，行气止痢。主治痢不止，手足冷。

临床用法 1 次 6g，1 日 3 次，盐汤送服。

注意事项 忌生冷之品。

生犀散

《普济方》

药物组成 犀角 黄柏 苦参 黄连各60g

制作方法 共研为细末，糯米煮为丸。

功效主治 清热凉血，解毒止痢。主治因冷热不调所致脓血痢。

临床用法 1次6g，1日3次，空腹冷开水送服。

注意事项 避风寒，调饮食。

白术散

《普济方》

药物组成 白术 炮附片各60g 神曲 肉豆蔻 干姜 当归 人参各30g 桂枝 木香各15g

制作方法 共研为细末，炼蜜为丸。

功效主治 温阳益气，健脾消食。主治痢后四肢羸弱，不能进食。

临床用法 1次6g，1日3次，煮枣粥送服。

注意事项 忌生冷油腻之品。

头灰散※

《本草纲目》

药物组成 鲫鱼头烧存性160g

制作方法 研为细末。

功效主治 收涩止痢。主治下痢。

临床用法 1次6～9g，温水送服。

注意事项 忌食生冷油腻。

加味参苓白术散

《温病条辨》

药物组成 人参 扁豆炒各6g 焦白术 茯苓 薏苡仁各5g 桔梗 炮姜 肉豆蔻各3g 砂仁2g 炙甘草2g

制作方法 共研极细末。

功效主治 健脾升清，温中燥湿。主治噤口痢，呕恶不饥，舌白不渴。

临床用法 1次4.5g，1日2次，香粳米汤调服。

注意事项 忌生冷、不洁饮食。

地榆散

《朱氏集验方》

药物组成 地榆 诃子 甘草各等份

制作方法 上药共研为细末。

功效主治 清热凉血，涩肠止痢。主治因大肠停积热毒所致赤痢，或点滴鲜红。

临床用法 1次3g，空腹盐米

139

汤调服。

注意事项 忌食辛燥之品。

地肤散

《古今录验》

药物组成 地肤子150g 地榆根 黄芩各60g

制作方法 共研为细末。

功效主治 清热解毒，凉血止痢。主治热血痢。

临床用法 1次1.5g，1日3次，米汤送服。

注意事项 忌辛辣之品。

如神散

《普济方》

药物组成 白芍 当归 吴茱萸 炒黄连各等份

制作方法 共研为细末。

功效主治 散寒燥湿，解毒止痢。主治肠胃气虚、冷热不调而致下痢赤白，里急后重。

临床用法 1次6g，1日3次，空腹米汤送服。

注意事项 忌生冷油腻辛辣食品。

140

苍莎散

《中医外治法简编》

药物组成 苍术 香附 五灵脂 延胡索 牵牛子 当归 赤芍 山楂 神曲 黄连 黄芩 吴茱萸 杏仁 青皮 枳壳 槟榔 羌活 川乌 皂角 车前子 炮山甲各3g 大黄6g

制作方法 上药共研为细末。

功效主治 温中健脾，理气止痛，燥湿止痢。主治痢疾腹痛。

临床用法 将药末炒热，分两包轮熨脐部，冷则换。

注意事项 忌生冷、辛辣、油腻食物。

赤石脂散

《太平圣惠方》

药物组成 赤石脂 姜炙厚朴 炒诃子皮各15g 炮干姜0.3g

制作方法 上药共研为细末。

功效主治 收涩止痢。主治伤寒腹痛，下痢脓血，日夜不歇。

临床用法 1日3次，1次6g，米汤送服。

注意事项 痢疾初起、湿热积

滞之人不宜服用。

赤石脂散

《圣济总录》

药物组成 赤石脂 炮姜 龙骨 白茯苓 焙当归各 0.9g 没食子 10g 姜制厚朴 黄连各 30g

制作方法 共研为细末。

功效主治 解毒止痢，温中行气。主治气痢不止，神疲乏力。

临床用法 1 次 3g，1 日 3 次，空腹米汤送服。

注意事项 忌生冷油腻之品。

豆蔻散

《圣济总录》

药物组成 炮豆蔻 10g 炙甘草 30g 姜厚朴 45g

制作方法 共研为细末。

功效主治 温中行气，缓急止痛。主治脾胃受湿，濡泄不止，腹痛滑痢。

临床用法 1 次 1.5g，1 日 3 次，饭前米汤送服。

注意事项 忌生冷粘腻之品。

吴萸六一散

《中医外治法简编》

药物组成 吴茱萸 6g 六一散 100g

制作方法 上药共研为细末。

功效主治 温中散寒，清暑化湿。主治痢疾寒热夹杂者。

临床用法 取药末，水调敷脐部，1 日 1 次。

注意事项 忌生冷及辛燥油腻食物。

141

牡蛎散

《太平圣惠方》

药物组成 烧煅牡蛎 炒黄连各 30g 龙骨 45g 炒乌梅 1g

制作方法 上药共研为细末。

功效主治 清热止痢。主治伤寒壮热下痢，烦渴。

临床用法 1 日 3 次，1 次 6g，空腹米汤送服。

注意事项 忌食生冷辛辣之品。脾胃虚寒之人忌用。

没石子散

《太平圣惠方》

药物组成 没石子（没食子）肉豆蔻 肉桂各15g 诃子30g 龙骨30g 麝香0.3g 厚朴45g

制作方法 共研为细末。

功效主治 温中涩肠，行气止痢。主治休息痢，脾气虚冷，大肠转泄，或发或止。

临床用法 1次3g，1日3次，饭前米汤送服。

注意事项 湿热内郁或夹有积滞者忌服。

附子散

《太平圣惠方》

药物组成 炮附子30g 神曲干姜各0.9g 甘草0.3g 当归15g

制作方法 共研为细末。

功效主治 温阳止痛，和血止痢。主治冷热不和，腹痛脓血。

临床用法 1次6g，1日3次，米汤送服。

注意事项 忌不易消化饮食。

附子五味散

《许仁则方》

药物组成 炮附子 细辛 白术各150g 干姜120g 神曲360g

制作方法 共研为细末。

功效主治 健脾消食，温阳止痛。主治水谷痢，久痢无度，食不消化，腹痛，遇冷即发。

临床用法 1次2~5g，1日3次，开水送服。

注意事项 忌生冷、油腻食物。

妙功散

《圣济总录》

药物组成 大黄15g 莨菪子30g

制作方法 共研为细末。

功效主治 泻下止痢，缓急止痛。主治赤白痢，脐腹疼痛，肠滑后重。

临床用法 1次1g，1日2次，米汤送服。

注意事项 忌生冷油腻之品。

苦参散

《普济方》

药物组成 肥白枣 山栀子各10g 苦参0.3g

制作方法 上药用蒻叶包，纸裹，黄泥固济，用火烧令其通赤，地上放一宿，取出研为细末。

功效主治 健脾，除湿，止痢。主治血痢。

临床用法 将上药用陈米汤送服。

注意事项 忌食辛燥之品。

苦参散

《圣济总录》

药物组成 苦参 矾石熬令汁尽 青葙子各15g 藜芦0.3g

制作方法 共研为细末。

功效主治 祛风杀虫，燥湿止痢。主治痔虫寄生虫类蚀入下部，下痢脓血，周身不适，遍身疼痛，面无颜色，手足虚肿。

临床用法 1次1.5g，1日2

次，于竹筒中吹入肛门。

注意事项 当彻底治疗并应预防传染。

枣树皮散※

《全国中草药新医疗法展览会资料选编》

药物组成 老枣树皮200g

制作方法 将上药洗净，晒干或焙干，研为细末。

功效主治 收敛止泻，消炎止血。主治菌痢、肠炎。

临床用法 1日3次，1次1g，温水冲服。儿童酌减。

注意事项 忌生冷油腻。

金花草散※

《全国中草药新医疗法展览会资料选编》

药物组成 金花草30g

制作方法 研为细末。

功效主治 清热燥湿，解毒止血。主治菌痢、肠炎。

临床用法 1日3次，1次2g，

143

温水冲服。

注意事项 金花草是大飞扬草、大叶金花草、小叶金花草、夜明砂及磨盘草的异名，此处仅指前三种药物。

泻立停散※

《全国中草药新医疗法
展览会资料选编》

药物组成 谷树叶150g
制作方法 将上药晒干或炒至半焦，研末备用。
功效主治 温中止泻。主治菌痢、肠炎及消化不良性腹泻。
临床用法 1日6次，1次3g，温水冲服。
注意事项 忌生冷不洁饮食。

荞麦散※

《本草纲目》

药物组成 荞麦适量
制作方法 将上药研为细末。
功效主治 降气宽肠，消热止痛。主治痢疾、肠绞痛。

临床用法 治痢疾，将药末炒香，1次6g，糖水送服；治肠绞痛，将药末炒焦，1次6g，温开水送服。
注意事项 忌风寒生冷。

枳壳散

《太平圣惠方》

药物组成 枳壳 甘草 厚朴 椿根皮 地榆 紫草各1g
制作方法 共研为细末。
功效主治 行气止痛，凉血解毒。主治赤白痢，冷热不调，下痢不止。
临床用法 1次6g，1日3次，米汤送服。
注意事项 忌生冷辛辣之品。

枸萆散※

《本草纲目》

药物组成 枸橘叶 萆薢各30g
制作方法 炒存性，研为细末。
功效主治 涩肠止痢。主治下痢脓血后重。

临床用法 1次6g，1日3次，茶水调服。

注意事项 忌食辛辣温燥之品。

郁金散

《普济方》

药物组成 郁金 槐花 炒甘草各3g

制作方法 共研为细末。

功效主治 凉血，解毒，止痢。主治热毒痢，下血不止。

临床用法 1次9g，1日3次，淡豆豉汤送服。

注意事项 食易消化食物。

厚朴散

《太平圣惠方》

药物组成 地榆45g 当归 干姜各30g 赤芍15g 吴茱萸15g 厚朴 黄连 赤石脂 禹余粮各60g

制作方法 共研为细末。

功效主治 温中散寒，解毒止痢。主治白痢四肢不和，腹中酸痛。

临床用法 1次6g，1日4次，米汤送服。

注意事项 忌生冷油腻之品。

厚朴散

《普济方》

药物组成 厚朴去粗皮用姜汁浸1日炙令干45g 诃黎勒面裹煨黄去核 木香各9g 黄连去须炒呈紫色60g 地榆 干姜炮裂 炙甘草 肉豆蔻去壳各15g

制作方法 上药共研细末。

功效主治 温中行气，除湿止痢。主治泄泻日久而后成毒痢，或下黄脓，或赤白相杂，腹内疼痛，里急后重，便意频数。

临床用法 1次0.75g，1日2次，午后临卧温水送服。

和胃散

《施圆端效方》

药物组成 青皮 车前子 生甘草各30g 陈仓米90g

制作方法 共研细为末。

功效主治 涩肠止泻，行气除湿止痛。主治冷热不调，泄泻脓血，后重腹痛，米谷不化。

临床用法 1次6g，1日3次，用陈皮5g，蜂蜜5g，煎汤送服。

注意事项 忌辛辣生冷油腻之品。

香连散

《圣济总录》

药物组成 木香　青皮各 15g　黄连 30g　栀子 0.3g

制作方法 将上药研为细末。

功效主治 行气调中，清热止痢。主治伤寒后，下痢脓血疼痛。

临床用法 1 次 1.5g，1 日 3 次，米汤送服。

注意事项 忌食辛辣之品。

神曲散

《普济方》

药物组成 神曲 500g　细辛　干姜　椒目　附子　桂枝各 30g

制作方法 共研为细末。

功效主治 温阳利水，健脾和胃。主治痢后虚肿，纳差。

临床用法 1 次 6g，1 日 3 次，酒送服。

注意事项 忌食生冷油腻。

神效散

《普济方》

药物组成 赤石脂　白龙骨各

30g　诃子肉_炮　木香_炮　黄连　干姜　甘草_炙各 15g　阿胶 60g

制作方法 上药共研为细末。

功效主治 涩肠止痢，调中养血。主治久痢并血痢不愈。

临床用法 1 次 3g，米饮调服。

注意事项 忌食生冷油腻。

神曲五味散

《外台秘要》

药物组成 神曲 480g　干姜 180g　丁香　豆蔻各 120g　高良姜 150g

制作方法 共研为细末。

功效主治 温中止痢，健脾消食。主治脓痢后腹刺痛，大便带脓，遇冷更甚。

临床用法 1 次 1.5g，1 日 3 次，米汤送服。

注意事项 忌生冷油腻之品。

荷叶散※

《本草纲目》

药物组成 荷叶_{烧存性}60g

制作方法 研为细末。

功效主治 涩肠止泻。主治下痢赤白。

临床用法 1 次 6g，赤痢用

蜜、白痢用砂糖汤调服。

注意事项 忌食生冷不洁之品。

桂矾针砂散

《本草纲目》

药物组成 桂枝 枯矾 针砂各等份

制作方法 上药共研为细末。

功效主治 温阳去寒,收涩止痢。主治虚寒痢。

临床用法 水调敷脐部,1日1次。

注意事项 忌生冷、油腻食物。

桃花散

《十便良方》

药物组成 赤石脂 干姜各等份

制作方法 共研为细末。

功效主治 涩肠止泻,温中散寒。主治肠胃虚弱,冷气乘之,脐腹绞痛,下痢纯白或赤白相杂,肠滑不禁,日夜无度。

临床用法 1次6g,1日3次,空腹服。血痢者生甘草汤送服,白痢干姜汤送服。

注意事项 忌油腻等不易消化

之品。

铁苋散※

*《全国中草药新医疗法
展览会资料选编》*

药物组成 铁苋菜60g

制作方法 将上药研为细末

功效主治 清热解毒。主治痢疾。

临床用法 1日3次,1次3g,用水冲服。

注意事项 忌食鱼腥酸辣。

姜桂散

《圣济总录》

药物组成 炮姜90g 甘草30g 桂枝0.3g

制作方法 共研为细末。

功效主治 温胃止泻,散寒止痛。主治泻泄,里急后重,腹痛。

临床用法 1次1.5g,1日3次,温开水送服。

注意事项 忌生冷之品。

147

姜连散

《普济方》

药物组成　生姜_锤120g　黄连_{去毛}30g　甘草_炙1.5g

制作方法　上药分别研为细末。

功效主治　调中止痢。主治冷热不调，赤白五色，诸般泻痢。

临床用法　热痢、血痢用黄连、甘草二药为末，米汤送服；白痢用生姜、甘草二药为末，米汤送服。

注意事项　忌食生冷油腻。

姜米散

《圣济总录》

药物组成　姜炙陈米450g　草豆蔻15g　肉豆蔻5g　炒陈皮　炙甘草　炒烧盐各30g

制作方法　共研为细末。

功效主治　健脾止泻，行气消胀。主治脾胃气虚，腹胀泻痢，困倦，纳差。

临床用法　1次1.5g，1日3次，开水冲服。

注意事项　忌生冷油腻之品。

黄芩五物散

《许仁则方》

药物组成　黄芩　黄连　黄柏各150g　黄芪120g　龙骨180g

制作方法　共研为细末。

功效主治　益气解毒，涩肠止痢。主治水谷痢，腹痛，食后即痢，痢下如水，多食多下。

临床用法　1次1.5～4.5g，1日3次，开水冲服。

注意事项　忌猪肉冷水等。

黄柏散

《太平圣惠方》

药物组成　黄柏　栀子　黄连　阿胶　当归各30g

制作方法　共研为细末。

功效主治　清热燥湿，活血止痛。主治脓血痢，心烦疼痛。

临床用法　1次6g，1日4次，

148

米粥送服。

注意事项 忌食辛辣油腻。

黄石散

《古今脐疗良方集解》

药物组成 生大黄 30g　木香 15g　吴茱萸 9g　滑石 45g　生甘草 10g

制作方法 上药共研为细末。

功效主治 导滞消积，清热治痢。主治泻痢，里急后重。

临床用法 将药末加醋调敷脐中及足心，并热熨，1 日 2～4 次，1 次 30 分钟。

注意事项 忌生冷、辛辣、油腻食物。

黄连散

《太平圣惠方》

药物组成 烧煅牡蛎　炒当归　人参各 0.9g　炙甘草 15g　炒黄连　龙骨　赤石脂各 30g

制作方法 共研为细末。

功效主治 清热燥湿，收涩止

痢。主治下痢，日久阴伤气弱，心中虚热。

临床用法 1 日 4 次，1 次 6g，用稀粥送服。

注意事项 痢疾初起湿热尚重之人忌用。

黄连散

《普济方》

药物组成 黄连切用吴茱萸30g炒后去吴茱萸30g　人参 15g　木香 9g

制作方法 上药共研为细末。

功效主治 行气止痛。主治痢久腹痛，夜起频繁。

临床用法 1 次 3g，陈米饮调服。

注意事项 忌食辛燥之品。

黄连散

《圣济总录》

药物组成 黄连　龙骨各 60g　赤石脂 45g　人参 1g　干姜　地榆　厚朴　黄芩各 30g

制作方法 共研为细末。

功效主治 温中益气，清肠止泻。主治赤白下痢，脓血。

149

临床用法 1 次 1.5g，1 日 3 次，空腹米汤送服。

注意事项 进易消化食品。

猪骨止痢散※

《本草纲目》

药物组成 腊猪骨_{烧存性}180g

制作方法 研为细末。

功效主治 涩肠止痢。主治下痢赤白。

临床用法 1 次 9g，温酒送服。

注意事项 忌食生冷油腻。

调胃散

《普济方》

药物组成 人参_{去芦} 陈皮_{去白} 白术 苍术 白茯苓_{去皮} 桔梗_炒 缩砂仁 厚朴_{姜制} 肉豆蔻 扁豆_{姜炒} 薏苡仁_炒 山药 莲肉_{去心} 甘草各等份

制作方法 上药共研为细末。

功效主治 温中健脾，燥湿止痢。主治冷痢。

临床用法 1 次 6g，猪肉拌食。痢不止，加诃子肉；吐不止，加丁香；吐痢内虚，可酌加附子、木香。

注意事项 忌生冷、硬物。

橡楮散※

《本草纲目》

药物组成 橡实 60g 炙楮叶 30g 缩砂仁 15g

制作方法 共研为细末。

功效主治 涩肠止泻，温中止血。主治血痢不止。

临床用法 1 次 3g，饭前乌梅汤调服。

注意事项 痢疾初起、湿热重者忌服。

藿香散

《普济方》

药物组成 陈皮_{去白} 厚朴 甘草_炙 枳壳 苍术_{米泔水浸} 乌豆_{炒去皮} 缩砂仁 白芍药 当归 藿香叶 川芎 木瓜 百药煎 阿胶_炒各等份

制作方法 上药共研为细末。

功效主治 健脾和血，行气止痛。主治冷热不调，赤白五色，诸般泻痢。

临床用法 白痢加生姜、木香，赤痢加黄连，赤白痢加姜黄连，血痢加诃子肉。1 次 6g，1 日 3 次，用生姜茶芽蜜水煎调服。

注意事项 忌食生冷油腻。

便秘

四生散

《古今脐疗良方集解》

药物组成　生大黄　生皂角　生牵牛子　朴硝各 10g

制作方法　上药共研为细末。

功效主治　泻下攻积，清热泻火。主治便秘。

临床用法　将药末敷脐部，1日 1 次。

注意事项　忌辛辣燥食。

芎黄散

《太平圣惠方》

药物组成　川芎 15g　川大黄_炒　郁李仁_{去皮炒}各 0.9g

制作方法　将上药共研为细末。

功效主治　行气活血，泄热通腑。主治脏腑有热，小便赤涩，大便不通，腹胁胀闷。

临床用法　1 次 3g，温水调服。

注意事项　忌食辛燥之品。

当归散

《张氏医通》

药物组成　当归　赤芍各 3g　川芎 1.5g　大黄 9g　生甘草 1.5g

制作方法　上药共研为粗末。

功效主治　活血消肿，泄热通便。主治口舌生疮，牙根毒发，大便秘结。

临床用法　上药加生姜 1 片，水煎去渣，分 3 次服。

注意事项　忌食辛燥之品。

当归导滞散

《医学发明》

药物组成　大黄_{酒浸}30g　当归 0.3g　麝香 0.05g

制作方法　上药共研为细末。

功效主治　活血化瘀，清热通便。主治跌仆瘀血内壅，喘急便秘。

临床用法　1 次 9g，1 日 4 次，温酒调服。

注意事项　不宜久服，中病即止。

阿魏散

《太平圣惠方》

药物组成 阿魏 木香各 0.3g 大黄锉碎微炒15g 槟榔 30g 桃仁1g 麝香另研3g

制作方法 上药研为细末，混匀。

功效主治 通腑泄热，行气止痛。主治骨蒸劳热，四肢烦疼，大便秘结，无问新久。

临床用法 1次6g，饭前以青蒿汁10ml，生姜汁100ml，童便30ml送服，以溏利为度。

152

注意事项 忌食辛燥之品。

郁李仁散

《太平圣惠方》

药物组成 郁李仁微炒60g 牵牛子炒30g 神曲微炒 肉桂 木香 青皮 槟榔各15g

制作方法 将上药研为细末。

功效主治 行气导滞。主治大便秘结不通，矢气频繁。

临床用法 1次6g，饭前用姜茶调服。

注意事项 本品宜密封收藏。

郁李仁散

《圣济总录》

药物组成 炒郁李仁 桃仁 大黄 槟榔各60g 川芎45g 木香15g

制作方法 上药共研为细末。

功效主治 行气通便。主治伤寒大便不通。

临床用法 1日3次，1次2g，于饭前温汤送服，以通为度。

注意事项 忌食辛辣刺激性食物。

郁李仁散

《圣济总录》

药物组成 郁李仁去皮尖炒 陈皮去白酒100ml煮干 三棱炮锉各30g

制作方法 上药共研为细末。

功效主治 破气攻积，润肠通便。主治气秘。

临床用法 1次2g，晨起温水调服。

注意事项 虚人便秘忌用。

枳黄散※

《本草纲目》

药物组成 枳壳_{麸炒去瓤} 川朴硝 川大黄各30g 牛蒡子_炒15g 川芎0.6g 郁李仁_{汤浸去皮}45g

制作方法 上药共研为细末。

功效主治 行气通腑，清热泄肺。主治肺脏风毒热壅，鼻塞口干，大便秘涩。

临床用法 1次3g，蜜水调服。

注意事项 忌食辛燥之品。

威灵仙散

《护命方》

药物组成 威灵仙_{酒浸切焙}30g 川芎 羌活_{去芦}各15g

制作方法 上药共研为细末。

功效主治 祛风活络，行气通便。主治老人风气壅盛，大肠秘涩，天阴益甚，头晕目眩，发作无时。

临床用法 1日1次，1次1.5g，晨起葱汤调服。

注意事项 忌劳累过度。

祛风顺气香枳散

《余居士选奇方》

药物组成 枳壳_{去瓤麸炒} 防风_{去叉锉}各30g 甘草_{炙锉}15g

制作方法 上药共研为细末。

功效主治 祛风，行气，通腑。主治大肠秘涩。

临床用法 1日4次，1次1.5g，晨起及饭前沸汤点服。

注意事项 忌情志抑郁。

秘结散

《穴位贴药疗法》

药物组成 甘遂3g 麝香0.3g 食盐5g

制作方法 上药共研为细末。

功效主治 泻水通便。主治大便不通，腹痛腹胀。

临床用法 将药末填入脐内，艾灸5~7壮。

注意事项 忌辛辣食物。孕妇禁用。

凉膈散

《太平惠民和剂局方》

药物组成　连翘 2400g　栀子
薄荷　黄芩各 300g　大黄　芒
硝　甘草各 600g　大枣 30 枚　葱
30 根

制作方法　上药共研为细末。

功效主治　清上泄下。主治心
火上盛，膈热有余，目赤头眩，口
疮唇裂，吐衄，涎嗽稠黏，二便淋
闭，胃热发斑，诸风瘈疭，手足搐
搦。

临床用法　1 次 6g，1 日 1 次，
温水送服。

注意事项　本品寒凉不宜久
服。

通秘散

《杨氏家藏方》

药物组成　香白芷焙干适量

制作方法　将上药研为细末。

功效主治　祛风通便。主治风
秘，大便秘涩。

临床用法　1 次 6g，用少许蜜
水、温米汤调服。

注意事项　忌食辛燥之品。

通神散

《太平圣惠方》

药物组成　大黄　芒硝　槟榔
桃花　郁李仁微炒各 30g　木香
15g

制作方法　将上药研为细末。

功效主治　攻下导滞，行气通
便。主治大便秘结不通，胸腹胀
痛，拒按，心胸烦闷，脉沉滑而有
力。

临床用法　1 次 6g，饭前米汤
调服。

注意事项　中病即止，不可久
服。

搜风散

《本事方续集》

药物组成　青皮去白　威灵
仙去头洗　牛蒡子新瓦炒各 60g　大
黄生 45g　大戟 30g

制作方法　上药共研为细末。

功效主治　祛风通络，破气通
腑。主治大便秘结。

临床用法　1 次 3～9g，蜜酒
调服，服毕漱口。

注意事项　中病即止，不宜久
服。

搜风散

《圣济总录》

药物组成 牵牛子_{生一炒一}60g 大黄_锉 郁李仁_{去皮尖}各15g 川芎 枳壳_{去瓤麸炒} 防风_{去叉} 旋复花各30g 麻子仁 木香 青皮_{汤浸去白焙}各0.3g 槟榔3g

制作方法 上药共研为细末。

功效主治 祛风降气，润肠通便。主治中脘不利，大便秘涩。

临床用法 1次1.5g，临卧时生姜茶调下。

注意事项 忌食辛燥之品。

戟香散

《圣济总录》

药物组成 大戟_炒 木香 干姜_炮 陈皮_{汤浸去白焙}各30g 牵牛子150g 大黄_{锉炒} 羌活_{去芦} 川芎各15g 神曲 诃子皮各0.3g 桂枝_{去粗皮}1g

制作方法 上药共研为细末。

功效主治 健脾调中，行气通腑。主治大肠风秘，结涩不通。

临床用法 1次1.5g，临卧时生姜茶清调下。

注意事项 忌食生冷。

蜂房散

《太平圣惠方》

药物组成 蜂房_{炙令微焦}20g

制作方法 将上药研为细末。

功效主治 祛风通络。主治卒然大便不通。

临床用法 1次1.5g，粥饮调服。

注意事项 忌食辛燥之品。

槟榔散

《太平圣惠方》

药物组成 槟榔 牵牛子_{微炒}各30g 大黄_{锉碎微炒} 青皮_{汤浸去白瓤焙}各15g

制作方法 上药共研为细末。

功效主治 泻下积滞，行气畅中。主治伤寒五日，少阴受病，口舌干燥，烦渴欲饮水，心膈不利，大肠秘涩。

临床用法 1次6g，不拘时候，用温茶调服，以利为度。

注意事项 脾胃素虚者不宜服用。

槟榔散

《圣济总录》

药物组成 槟榔60g 木香_炒枳壳 炒陈皮各30g 白术 炒大戟各15g 杏仁 炮干姜各1g

制作方法 上药共研为细末。

功效主治 行气通便，清热泻火。主治伤寒实热积于肠胃，大便不通。

临床用法 1日4次，1次1g，煎生姜汤送服。

注意事项 妇女怀孕、月经期、哺乳期慎用。

156

槟榔散

《圣济总录》

药物组成 槟榔10g 朴硝_研大黄_{锉炒} 青皮_{汤浸去皮焙}各30g

制作方法 上药共研为细末。

功效主治 行气，泻热，通腑。主治风热大便不通。

临床用法 1次6g，临卧时葱蜜汤调下。

注意事项 忌食辛燥之品。

槟榔散

《太平圣惠方》

药物组成 槟榔30g 芒硝60g 陈皮_{汤浸去白瓤焙} 川大黄_{锉碎微炒}各30g 木香 羌活各1g 牵牛子_{微炒}90g

制作方法 上药共研为细末。

功效主治 疏风行气，泄热通腑。主治大肠风热，秘涩不通，四肢烦闷。

临床用法 1次9g，晨起生姜汤调下，以利为度。

注意事项 忌食辛燥之品。

黄疸

三黄散

《圣济总录》

药物组成 炒大黄 黄芩 黄连 栀子 苦参各30g

制作方法 将上药研为细末。

功效主治 清热泻火，除湿退黄。主治伤寒发黄，服药稍减而未愈，余热不解。

临床用法 1日3次，1次6g，

米汤送服。

注意事项 脾胃素虚者慎用。

土瓜根散

《太平圣惠方》

药物组成 土瓜根 白石脂 肉桂 天花粉 菟丝子_{酒浸一日暴干} 煅牡蛎各30g

制作方法 共研为细末。

功效主治 除湿退黄，健脾益肾。主治黄疸病，小便自利，色如米泔。

临床用法 1次6g，1日4次，用麦粥送服。

注意事项 忌食辛辣油腻之品。

内解散

《圣济总录》

药物组成 柴胡_{去苗} 黄芩_{去黑心} 葛根各30g 黄连_{去须} 石斛_{去根}各0.3g 甘草_炙30g

制作方法 将上药共研为细末。

功效主治 清热泻火，解毒除湿。主治风邪入中蕴瘀成热，头昏目黄，胸膈满闷。

临床用法 1次1.5g，柳枝蜜水或薄荷蜜水调服。

注意事项 忌食辛燥、油腻。

牛黄散

《斑疹备急》

药物组成 牛黄3g 郁金30g

制作方法 上药共研为细末。

功效主治 泻火通便，活血退黄。主治热毒黄疸，衄血发狂，口咽疮烂，吐血便血，时气发狂，神昏不省。

临床用法 1次1.5g，鸡子清汁调服。

注意事项 忌食辛燥肥腻之品。

牛黄散

《圣济总录》

药物组成 犀角 牛黄_研 甘草_炙 白附子_炮 白僵蚕_炒各0.3g 羚羊角_镑 朱砂_研各0.3g 天南星_炮0.15g 冰片_研3g 天麻15g 全蝎10g

制作方法 上药共研为细末。

功效主治 清热化痰，凉血醒神。主治风热久不散变成热中，目黄烦渴，精神昏愦。

临床用法 1次3g，荆芥汤调服。

注意事项 忌食辛燥、油腻之

品。

丹砂散

《太平圣惠方》

药物组成 朱砂 铁粉各15g 芒硝30g

制作方法 共研为细末。

功效主治 镇心安神，清热退黄。主治黄疸病面色或青或黑，全身皆黄，狂言多惊，皮肤干枯，心中恍惚，舌謇语涩。

临床用法 1次3g，1日3次，水磨犀角汁调服。

注意事项 虚人黄疸禁用。

平胃散

《太平惠民和剂局方》

药物组成 苍术 厚朴 陈皮 甘草各100g

制作方法 上药共研为细末。

功效主治 燥湿健脾，行气和胃。主治黄疸，也可治泄泻、痢疾。

临床用法 上药用醋调敷脐部，每日1次。

注意事项 忌辛辣、油腻食物。

白鲜皮散

《圣济总录》

药物组成 白鲜皮60g 黄连 土瓜根 白芍 大青叶 栀子仁 茵陈 天花粉 柴胡各45g 芒硝105g 黄芩30g 贝珠炒30g 大黄90g

制作方法 共研为细末。

功效主治 利湿退黄，通腑泄热。主治诸黄如金色，小便赤黑，口干烦躁。

临床用法 1次2g，1日3次，饭前煎白茅根汁送服。

注意事项 忌食辛辣油腻之品。

瓜蒂散

《伤寒论》

药物组成 瓜蒂炒令黄而勿焦 赤小豆各等份

制作方法 共研为细末。

功效主治 清热解毒，涌吐退黄。主治温病烦躁口渴，发黄。

临床用法 1次3g，以浆水服下，吐后再服3g。

注意事项 中病即止，勿久服。

丝瓜灰散※

《幼幼集成》

药物组成 全丝瓜_{烧存性}适量
制作方法 研为细末。
功效主治 解毒通络，除湿退黄。主治小儿急黄。
临床用法 1次3g，1日3次，米汤调服。
注意事项 忌食辛燥之品。

当归秦艽散

《证治准绳》

药物组成 白术 秦艽 川芎 白芍 陈皮 茯苓 当归 熟地各3g 半夏_{麯炒} 甘草各1.5g 生姜3片
制作方法 上药共研为细末。
功效主治 运脾除湿，养血活血。主治口淡咽干，倦怠乏力，发热微恶寒之黄疸。
临床用法 空腹温水送服。
注意事项 忌饮酒、过劳及辛辣刺激食物。

妙香散

《太平惠民和剂局方》

药物组成 茯苓 茯神 远志 炮山药 炙黄芪各30g 人参 炙甘草 桔梗各15g 木香75g 辰砂_{另研}9g 麝香3g
制作方法 共研为细末。
功效主治 补气健脾，宁心安神。主治饮酒行房，酒热郁于心经，而致黄疸，虚汗，神志恍惚。
临床用法 1次6g，1日3次，茵陈汤送服。
注意事项 忌食辛辣刺激性食物。

疗肝散

《民间敷灸》

药物组成 瓜蒂 秦艽各60g 青黛 紫草 黄芩 丹参各30g 铜绿15g 冰片6g
制作方法 上药共研为细末。
功效主治 清热解毒，祛湿退黄。主治黄疸，高热烦渴，身发斑疹，舌质红绛，苔黄。
临床用法 1次0.15g，置脐内（小孩0.1g），胶布固定，每2日换药1次。
注意事项 忌辛辣、生冷、油腻食物。

青龙散

《圣济总录》

159

药物组成 淫羊藿 生地黄_焙
防风_{去叉} 何首乌_{去黑皮米泔水浸1宿切}
_焙各0.3g 荆芥穗30g

制作方法 上药共研为细末。

功效主治 祛风清热，凉血化瘀。主治风邪传化，腹内瘀结而目黄，风气不得泄，发为热中，烦渴引饮。

临床用法 1日3次，1次1~2g，饭后温水调服。

注意事项 忌食辛燥之品。

苦参散※

《备急千金要方》

药物组成 苦参 黄连 瓜蒂 黄柏 大黄各0.3g 炒葶苈15g

制作方法 共研为细末。

功效主治 清热燥湿，利水退黄。主治突发性振寒，皮肤发黄，小便赤涩，大便时干时溏，乏力，纳差。

临床用法 1次4g，1日3次，米汤送服。

注意事项 黄疸去后当以健脾除湿为主。

茯苓散

《圣济总录》

药物组成 赤茯苓90g 桂枝

麻黄 炙甘草各30g

制作方法 共研细为末。

功效主治 化气利水，渗湿退黄。主治遍身发黄，发热，小便涩滞。

临床用法 1次2g，1日4次，凉水调服。

注意事项 忌食辛辣刺激性食物。

泽泻散

《普济方》

药物组成 泽泻 黄芩 白鲜皮 茵陈蒿 炒阿胶各30g 炙甘草0.9g

制作方法 共研为细末。

功效主治 泄热，利湿，退黄。主治五脏积热，目黄面赤，言语错乱。

临床用法 1次5g，1日3次，空腹米汤送服。

注意事项 服药期间忌食辛辣肥厚品。

茵陈五苓散

《金匮要略》

药物组成 茵陈60g 桂枝12g 泽泻30g 赤茯苓 白术 猪苓各1.8g

制作方法　共研为细末。

功效主治　通阳，化湿，退黄。主治阴黄如橘色，小便不利。

临床用法　1 次 6g，1 日 3 次，温水送服。

注意事项　禁烟及葱等辛辣食物。

茵陈蒿散

《普济方》

药物组成　茵陈蒿　黄芩_{去黑心}栀子仁　大青叶各 30g　大黄　芒硝各 150g　白鲜皮　葛根_锉升麻各 45g

制作方法　上药共研为细末。

功效主治　利湿退黄，泻热止痛。主治时气发黄，周身疼痛。

临床用法　1 次 6g，以新汲水送服。

注意事项　阴黄忌用。

矾石散

《备急千金要方》

药物组成　矾石　滑石各等份
制作方法　共研为细末。
功效主治　清热解毒，利湿退黄。主治湿热病一身尽疼，发热面色黑黄及女劳疸。

临床用法　1 次 2g，1 日 3 次，麦粥送服。

注意事项　忌食生冷油腻性食物。

泻黄散

《小儿药证直诀》

药物组成　藿香叶 21g　甘草90g　栀子 3g　石膏 15g　防风120g

制作方法　上药共研为粗末。

功效主治　清热，祛风，退黄。主治胃经实热作渴饮冷，手足热，身发黄。

临床用法　1 次 3～6g，水煎，温服。

注意事项　忌食辛辣肥厚之品。

161

消湿散

《圣济总录》

药物组成　炒牵牛子 60g　赤茯苓　木香　陈皮各 15g

制作方法　共研为细末。

功效主治　行气利水，除湿退黄。主治湿热郁滞，熏发肌肤，小便不利，身体发黄。

临床用法　1 日 3 次，1 次1.5g，葱白汤送服。

注意事项　脾虚水肿及孕妇忌

用。

黄芪散

《圣济总录》

药物组成 黄芪 黄连 炙甘草各15g 黄芩30g

制作方法 共研细为末。

功效主治 清热利湿，益卫固表。主治四肢疼痛无力，好眠冷地，身体发黄，次变青绿；唇色偏白，眼袋微重。

临床用法 1次2g，1日3次，米汤送服。

注意事项 外感及阴黄患者忌用。

黄连散

《圣济总录》

药物组成 黄连 炒大黄各60g 黄芩 炙甘草各30g

制作方法 共研为细末。

功效主治 泻热退黄。主治黄疸身体面目皆黄，小便秘涩，脏腑积热。

临床用法 1次1.5g，1日3次，饭后温开水调服。

注意事项 中病即止，辨证调理以善后。

黄瓜蒂散

《普济方》

药物组成 瓜蒂30g 赤小豆15g 糯米20g

制作方法 将上药研细为末。

功效主治 清热解毒，利湿退黄。主治小儿黄疸。

临床用法 取药末少许吹鼻，令黄水出后，再将余药用水调服，以吐黄水为度。

注意事项 忌食辛辣油腻之品。

鹿茸散

《太平圣惠方》

药物组成 炙鹿茸 熟地黄 山茱萸 五味子 黄芪 煅牡蛎各30g

制作方法 共研为细末。

功效主治 温肾退黄。主治黄疸病目赤身黄，骨节疼痛，头目昏痛，体虚无力。

临床用法 1次6g，1日4次，温酒送服。

注意事项 外感湿热黄疸禁用。

162

雄黄散

《圣济总录》

药物组成 雄黄_研 桂枝_{去粗皮} 附子_{炮裂去皮脐} 干姜_炮 大黄_{醋炒}各15g 朱砂_研 牛黄_研 丁香 冰片各0.3g 天麻 天南星_{炮裂} 半夏_{为末生姜汁作饼晒干} 麻黄_{去节煎去沫焙} 白僵蚕_炒各1g 麝香_研1g

制作方法 上药共研为细末。

功效主治 祛风化痰，清热镇惊。主治风气入中蕴积生热，目黄口干，时发潮热。

临床用法 1次0.5～1g，1日2次，温酒调服。

注意事项 忌食油腻之品。

雄松散

《施圆端效方》

药物组成 雄黄 甘草 甘松 木香 大黄各6g 丁香10g 巴豆12枚

制作方法 上药共研为细末。

功效主治 行气调中，解毒消积。主治酒积黄疸。

临床用法 1日1次，1次1.5～3g，临卧清茶调服。若见轻微腹泻可用米粥调理。

注意事项 不宜久服。

犀角散

《太平圣惠方》

药物组成 羚羊角 炒大黄各15g 牛黄 栀子仁 麝香各0.3g

制作方法 共研为细末。

功效主治 清心开窍，泻热退黄。主治黄疸发热，眼目俱黄，烦躁多语或闷闷不乐，大便秘结。

临床用法 1次3g，1日4次，温开水调服。

注意事项 忌辛辣、油腻之品。

犀角散

《太平圣惠方》

药物组成 犀角 麦冬 白鲜皮 黄芩 玉竹各30g 炒大黄60g

制作方法 共研为细末。

功效主治 清心开窍，泄热退黄。主治全身发黄，言语失措，心神狂乱。

临床用法 1次12g，1日4次，水煎去滓，入生地黄汁50ml，温服。

注意事项 忌食辛燥之品。

腹痛

丁香散

《博济方》

药物组成 丁香 人参 白茯苓_{去黑皮} 厚朴_{去粗皮姜炙} 芍药 木香 京三棱_炮 干姜_炮各15g 吴茱萸_{汤浸焙干炒} 肉豆蔻_{去壳} 炙甘草各3g 苍术_{去皮}9g

制作方法 上药共研细末。

功效主治 健脾益气，温中降逆。主治脾脏积冷，心腹切痛，不思饮食，呕逆，泻痢。

临床用法 1次5g，空腹用米汤调服。

注意事项 忌食生冷油腻。

大腹皮散

《圣济总录》

药物组成 大腹皮_锉15g 吴茱萸_{汤浸1夜焙干炒}3g 高良姜 芍药各30g

制作方法 上药共研为细末。

功效主治 暖肝散寒，行气止痛。主治肝经受寒所致少腹及胃脘冷痛。

临床用法 1次6g，温酒或生姜汤送服。

注意事项 阴虚之人慎用。

天雄散

《太平圣惠方》

药物组成 附子_{炮裂去皮脐} 当归 肉桂 木香各30g 雄黄_{细研} 地龙_{微炒} 干蝎_{生用} 朱砂_{细研} 天南星_{微炒}各15g 独活1g 麝香_{细研}0.3g

制作方法 共研为细末。

功效主治 息风止痉，温经散寒。主治寒邪直中腹部，脏腑切痛，心腹拘急。

临床用法 1次3g，生姜汤或温酒送服。

注意事项 阴虚阳盛之人及孕妇禁服。

元灵散

《寿世保元》

药物组成 五灵脂_{去砂石} 延胡索_炒 莪术_{火煨} 高良姜_炒 当归各等份

制作方法 共研为细末。

功效主治 活血化瘀，行气止痛。主治心腹急痛。

临床用法 1次6g，热醋汤送服。

注意事项 痛止当辨证调理以收功。

木香通气散

《卫生宝鉴》

药物组成 木香 食盐 炮三棱各 15g 姜制厚朴 30g 炒枳实 炙甘草各 9g 炮姜 莪术㮋各 6g

制作方法 上药研为极细末。

功效主治 理气消胀，活血通瘀止痛。主治寒气成积，腹痛坚满不可忍。

临床用法 1 次 9g，饭前姜汤送服。

注意事项 忌风寒生冷。

五香散

《医学切问》

药物组成 香附 乌药 陈皮各 30g 羌活 6g 莪术 15g

制作方法 共研为细末。

功效主治 理气活血，散寒止痛。主治气滞寒凝，脘腹满痛，牵引腰背。

临床用法 1 次 6g，1 日 3 次，热酒调服。

注意事项 慎起居，避风寒。

五香散

《妇人大全良方》

药物组成 乌药 白芷炒 枳壳 白术炒 高良姜 甘草 莪术各等份

制作方法 将上药研为细末。

功效主治 行气消积，温中止痛。主治食积伤脾，脘腹胀痛，泄泻不止，或妇女产前产后腹痛。

临床用法 1 次 6g，温酒调服。孕妇脾虚泻痢，陈米汤调服。

注意事项 忌饮食过量。

玄茴散

《民间敷灸》

药物组成 玄明粉 15g 小茴香 2g

制作方法 上药共研为细末。

功效主治 消积除胀。主治食积腹胀疼痛。

临床用法 取药末放纱布袋内，系于新生儿脐上。

注意事项 忌生冷、油腻食物。

延胡索散

《产经》

药物组成 酒浸当归 炒赤芍 延胡索 炒蒲黄 桂枝 水研乳香 没药各3g

制作方法 上药共研为细末。

功效主治 活血祛瘀，调气止痛。主治妇女血气攻冲刺痛及各种腹痛。

临床用法 1次9g，空腹温酒送服。

注意事项 忌风寒生冷。孕妇忌服。

加味二姜散

《古今脐疗良方集解》

药物组成 高良姜 干姜各45g 荜茇25g 枳实12g

制作方法 上药共研为细末。

功效主治 温中散寒，消积止痛。主治胃脘疼痛，食积腹痛。

临床用法 用药末与酒拌后炒热，分装药袋，趁热熨脐周、中脘、气海、涌泉等穴。

注意事项 忌生冷食物。

当归散

《太平圣惠方》

药物组成 当归 酒炒赤芍 刘寄奴 炒枳壳 延胡索 没药各等份

制作方法 上药共研为细末。

功效主治 活血散瘀，行气止痛。主治妇女瘀血久积疼痛，小便刺痛等。

临床用法 1次6g，热酒送服，不拘时。

注意事项 忌风寒生冷。孕妇忌用。

回阳散

《寿世保元》

药物组成 丁香 干姜 乳香 没药 胡椒各9g

制作方法 共研为细末。

功效主治 温经散寒，行气止痛。主治腹腹冷痛，四肢厥寒，呕吐涎沫，大肠洞泄，小便频数，无汗者。

临床用法 1次9g，以唾液调涂在两手心，纱布外扎定，棉被盖至汗出。

注意事项 忌食生冷油腻之品。

交加散

《普济本事方》

药物组成 生地黄 生姜各150g

制作方法 上药研取汁混匀，

浸渣一夜，汁全部浸入渣中即可，将渣炒黄研为细末。

功效主治 调营卫，生津血。主治妇女荣卫不通，经脉不调的腹痛及产后中风。

临床用法 1次9g，温酒送服。

注意事项 忌食生冷、辛辣。

赤茯苓散

《太平圣惠方》

药物组成 赤茯苓 陈皮去瓤焙 人参 白术 五味子 木香 桔梗 炙厚朴去粗皮涂生姜汁炙香各30g

制作方法 上药共研为细末。

功效主治 健脾消胀。主治脾虚气滞，腹胀虚鸣疼痛，不能食。

临床用法 1日3次，1次6g，用生姜0.15g，煎汤送服。

注意事项 忌食生冷。

吴茱萸散

《圣济总录》

药物组成 吴茱萸 干姜 甘草 肉豆蔻各15g 高良姜60g 砂仁 炒神曲 白术各30g 厚朴 陈皮各60g

制作方法 共研为细末。

功效主治 温中散寒，行气止痛。主治肠胃有寒，腹痛气急，大便呈水样。

临床用法 1次3g，1日3次，饭前米汤送服。

注意事项 阴虚之人忌用。

牡丹散

《岭南卫生方》

药物组成 牡丹皮 当归 延胡索 桂枝各30g 赤芍药 牛膝 莪术各60g 京三棱45g

制作方法 上药共研为粗末。

功效主治 行气，活血，散结。主治妇女久虚羸瘦，瘀血走注，心腹疼痛。

临床用法 1次9g，水酒各半煎服。

注意事项 孕妇忌用。

沉香散

《太平圣惠方》

药物组成 沉香45g 附子炮裂去皮脐 槟榔 肉桂去粗皮 陈皮 小茴香各30g 丁香 当归各15g

制作方法 上药共研为细末。

功效主治 温中散寒，行气止痛。主治虚劳心腹疼痛，少腹滞闷。

167

临床用法　饭前以热酒调服，1 次 6g。

注意事项　忌风寒生冷。孕妇忌服。

没药除痛散

《女科百问》

药物组成　莪术 30g　当归　延胡索　炒五灵脂　肉桂　炒高良姜　炒蒲黄各 22.5g　炙甘草　没药各 15g

制作方法　上药共研为细末。

功效主治　行气活血，温经止痛。主治风寒腹痛。

临床用法　1 次 9g，温酒送服。

注意事项　忌风寒生冷。

补骨脂散

《圣济总录》

药物组成　补骨脂炒　牛膝酒浸切焙　没药研各 15g　干姜炮　阳起石研　小茴香炒　白茯苓　山药各 30g

制作方法　上药共研为细末。

功效主治　补肾健脾，活血止痛。主治虚劳心腹疼痛。

临床用法　1 次 1g，温酒送服。

注意事项　忌风寒生冷。

金花散

《传家秘宝》

药物组成　半夏汤浸7遍切焙　乌头炮裂去皮脐　木香　郁金　洋金花酒浸炒　胡椒　川楝子　当归生切　三棱　莪术　大腹皮湿纸煨　芜荑炒　白术　黄连各 15g

制作方法　上药共研为细末。

功效主治　健脾和胃，行气止痛。主治虚劳心腹疼痛，泄泻肠鸣，面黄肌瘦，胁肋胀满，纳呆。

临床用法　1 次 9g，用羯羊肝 1 具，去筋膜，切成片，掺药在内，加入盐 9g、干姜末 6g、芜荑末 6g、葱白少许搅匀，和白面做成串，煨熟，空腹以米汤送服。

注意事项　忌食生冷油腻。

参苓散

《圣济总录》

药物组成　人参　白茯苓去黑皮　黑豆炒黄　陈皮去白姜炙　各 1g　三棱用清水浸令软薄切弄碎焙干炒 60g　麦芽　青皮去白焙麦糵炒各 30g　木香　炙甘草各 15g

制作方法　上药共研为细末。

功效主治　健脾行气，散寒止

168

痛。主治脾脏气虚，风冷乘之，脘腹疼痛。

临床用法　1次1.5g，加入生姜、盐少许，沸汤点服。

注意事项　慎避风寒。

茴椒散※

《普济本事方》

药物组成　茴香　甘草各30g　胡椒60g

制作方法　上药共研为细末。

功效主治　温中散寒，行气止痛。主治胸腹冷痛。

临床用法　1次6g，热汤点服。

注意事项　忌风寒生冷。

香壳散

《张氏医通》

药物组成　香附_{姜汁炒}9g　枳壳_炒6g　青皮_炒　陈皮　乌药　赤芍　莪术_{醋炒}各3g　当归尾9g　红花1.5g　甘草_炙0.6g　生甘草0.9g

制作方法　上药共研为粗末。

功效主治　理气活血，解郁止痛。主治蓄血暴起，胸胁小腹作痛。

临床用法　1次12g，水煎去渣，入童便50ml，空腹温服。

注意事项　孕妇忌用。

穿山甲散

《杨氏家藏方》

药物组成　当归　干漆_{米醋炒烟尽}　穿山甲_{石灰炒}　干姜_炮各等份

制作方法　将上药共研细末。

功效主治　破血逐瘀。主治腹部疼痛，胀痛或刺痛，肌肉消瘦。

临床用法　1次6g，饭前温酒调服。

注意事项　孕妇忌用。

桂心散

《太平圣惠方》

药物组成　肉桂　陈皮　白术　炮附子　当归　木香各15g　槟榔30g　姜制厚朴15g

制作方法　将上药研为细末。

功效主治　行气消胀。主治伤寒后腹胀，疼痛难忍。

临床用法　1次6g，1日3次，白酒送服。

注意事项　内有实热之人及孕妇忌用。

桂丁定痛散

《医醇滕义》

药物组成　肉桂 1.5g　丁香 3g　荜澄茄 4.5g　磁石 9g

制作方法　共研为细末。

功效主治　温中散寒，行气止痛。主治夏秋季节因过劳饮冷所致的心腹作痛。

临床用法　1 次 1.5g，1 日 3 次，温水调服。

注意事项　阴虚之人慎用。

倍盐散※

《本草纲目》

药物组成　五倍子 1 个　食盐 3g

制作方法　将上药用纸包定，水浸湿，放文武火内，煅存性，研为细末。

功效主治　温经，行气，止痛。主治偏坠腹痛。

临床用法　酒调服。

注意事项　忌风寒生冷。

消胀散

《古今脐疗良方集解》

药物组成　厚朴　枳壳各 15g

制作方法　将上药研为细末备用。

功效主治　行气除胀，消积散满。主治脘腹胀满疼痛，嗳气，矢气。

临床用法　1 次 2g，药末填脐内，外胶布固定，1 日 1 次。

注意事项　忌生冷、油腻食物。

理气散

《中医临床验方》

药物组成　木香 6g　槟榔 9g　甘遂 3g　葱白 15g

制作方法　上药共研为细末。

功效主治　攻积通便，行气除胀。主治食积便秘，腹满胀痛。

临床用法　将药末炒热，趁温敷脐部，冷后去药炒热再敷，1 日 2 次。

理气止痛散

《古今脐疗良方集解》

药物组成　小茴香　花椒　延胡索　乳香　枳实　厚朴各10g

制作方法　上药共研为细末。

功效主治　理气止痛，温中散寒。主治脘腹胀满、冷痛。

临床用法　1次1~2g，水调敷脐部，1日1次。

注意事项　忌食生冷食物。

羚羊角散※

《本草纲目》

药物组成　羚羊角_{烧存性}15g

制作方法　研为细末。

功效主治　清热解毒。主治腹痛胀满，热闷。

临床用法　1日3g，温水送服。

注意事项　忌食辛辣温燥之品。

琥珀散

《圣济总录》

药物组成　琥珀　没药各15g

制作方法　上药共研为细末。

功效主治　活血祛瘀，行气止痛。主治妇女瘀血阻滞经脉，腹痛不可忍。

临床用法　1次1.5g，水、酒各100ml，煎至150ml，入生地黄汁50ml，再煎沸数次，去渣，加入温酒服用。

注意事项　孕妇忌用。

椒蔻丁桂散

《中医验方》

药物组成　公丁香30g　肉桂1g　白胡椒20g　白豆蔻15g

制作方法　上药共研为细末。

功效主治　温中散寒，行气除胀。主治脘腹胀满，疼痛。

临床用法　取药末1~1.5g，填脐中，胶布固定，3日后去药。

注意事项　忌生冷、油腻食物。

温中祛寒散

《古今脐疗良方集解》

药物组成　吴茱萸　干姜　丁香各50g　小茴香75g　肉桂　生硫黄各30g　山栀子20g　胡椒5g　荜茇25g

制作方法　上药共研为细末。

171

功效主治 温脾暖肾，散寒止痛。主治腹痛日久，喜温恶寒，肠鸣腹泻，恶心呕吐。

临床用法 1次25g，加等量面粉和匀，用温水调敷脐部，外用纱布固定，并热熨，每日1次。

注意事项 忌风寒及生冷食物。

蓬莪术散

《卫生家宝方》

药物组成 莪术_{醋炙煮}60g 木香_煨30g

制作方法 共研为细末。

功效主治 活血化瘀，行气止痛。主治一切冷气，冲心作痛，发即欲死，及久患腹痛，反复发作者。

临床用法 1次1.5g，1日3次，淡醋汤送服。

注意事项 调畅情志，忌食生冷。

胁痛

人参散

《圣济总录》

药物组成 人参60g 黄芪 杜仲 酸枣仁 茯神各30g 五味子 细辛 熟地 秦艽 羌活 丹砂各15g

制作方法 上药共研为细末。

功效主治 养心安神，舒筋活络。主治肝气横逆，引痛胸膈，肝血不得奉心濡脉而致睡卧多惊，筋脉拘急者。

临床用法 1次3g，不拘时调服。

注意事项 湿热内盛之人慎用。

三辅散

《圣济总录》

药物组成 赤茯苓210g 赤芍90g 石菖蒲 常山苗 肉桂各60g 丹砂 紫石英 柴胡 山茱萸各30g

制作方法 上药分别研细末，混匀。

功效主治 柔肝缓急，温通经脉。主治邪气客于肝经，两胁胀痛，牵引小腹，四肢厥逆。

临床用法 1次3g，渐加至6g，1日2次，饭前用温酒送服。

注意事项 忌食辛辣油腻，调畅情志。

补肝散

《备急千金要方》

药物组成 山茱萸　肉桂　山药　附子　茯苓　人参各1.5g　川芎　白术　独活　五加皮　大黄各2.1g　陈皮1g　防风　干姜　丹参　厚朴　细辛　桔梗各45g　甘草　菊花　贯众各15g　麦芽陈麦面各300g

制作方法 上药分别研细末，混匀。

功效主治 补益肝肾，温经止痛。主治左胁偏痛日久，宿食不消，目昏遇风泪出，视物不清，遇风寒尤甚。

临床用法 1次1.5g，温水调服。

注意事项 忌风寒生冷。

灵宝散

《御药院方》

药物组成 丁香　木香　乳香各4.5g　当归　延胡索　白芍各15g

制作方法 将上药共研细末。

功效主治 活血化瘀，行气止痛。主治胁肋刺痛，并常感脘腹胀满疼痛，或有积聚。

临床用法 1次3g，饭前温酒调服。

注意事项 阴虚之人慎用。

京三棱散

《圣济总录》

药物组成 三棱煨250g　枳壳去瓤麸炒30g　甘草炙90g

制作方法 上药共研为细末。

功效主治 行气活血，散结止痛。主治气血瘀积于胁下，痛久不去。

临床用法 1日3次，1次3g，饭前用温盐水送服。

注意事项 月经量多之人及孕妇忌用。

桂枝散

《普济本事方》

药物组成 枳壳小者30g　桂枝15g

制作方法 上药共研细末和匀。

功效主治 温通血脉，行气通络。主治因惊伤肝所致两胁疼痛等。

临床用法 1次6g，1日3次，姜汤调服。

注意事项 调畅情志，忌劳

累。

柴胡疏肝散

《张氏医通》

药物组成 柴胡 陈皮_{醋炒}各6g 川芎 芍药 香附_{醋炒} 炒枳壳各4.5g 炙甘草1.5g 山栀_{姜汁炒黑}3g 煨姜2g

制作方法 上药共研为粗末。

功效主治 疏肝理气,泄肝止痛。主治怒火伤肝,血郁于上,胁痛。

临床用法 水煎,饭前温服。吐血者加童便50ml煎服。

注意事项 调畅情志,忌劳累。

射干散

《圣济总录》

药物组成 射干 肉桂_{去粗皮} 牛膝_{酒浸} 牡丹皮 鳖甲_{醋炙} 牵牛子_炒 大黄_{锉炒}各15g 荆芥穗 细辛 狼毒 芫花 半夏_{姜炙}各3g

制作方法 芫花与狼毒同醋炒至焦色,余药分别研细,混匀。

功效主治 清泄肝热,活血通经。主治肝经实热,积热壅滞,两胁胀痛。

临床用法 1次1g,1日3次,葱汤送服。

注意事项 忌食辛辣温燥之品。

莪蒳子散

《太平圣惠方》

药物组成 莪蒳子 延胡索 桃仁 肉桂 琥珀 当归各30g 赤芍 木香 没药各15g

制作方法 将上药共研细末。

功效主治 活血化瘀,行气止痛。主治两胁胀痛,坐卧不安。

临床用法 1次6g,温酒不拘时调服。

注意事项 阴虚之人慎用。

栀子清肝散

《保婴摄要》

药物组成 柴胡 栀子_炒 牡丹皮 茯苓 川芎 白芍 当归 牛蒡子各2g 甘草_炙0.6g

制作方法 上药共研为粗末。

功效主治 清肝疏肝,养血祛风。主治寒热胁痛,耳内作痒生疮。

临床用法 上药作1次服,水煎去渣温服。

注意事项 忌食辛燥之品。

推气散

《太平惠民和剂局方》

药物组成 片姜黄 枳壳 肉桂各 15g 炙甘草 9g

制作方法 上药共研为粗末。

功效主治 活血，行气，止痛。主治右胁疼胀不食。

临床用法 1 次 6g，水煎加姜枣，去渣温服。

注意事项 调情志，忌劳累。

疏肝散

《鲁府禁方》

药物组成 黄连 吴茱萸煎炒 6g 柴胡 当归 酒洗各 4.5g 青皮 去瓤 桃仁 研如泥 川芎 白芍 酒炒各 3g 红花 1.5g

制作方法 共研为细末。

功效主治 疏肝理气，活血止痛。主治郁怒伤肝或跌仆损伤，瘀血停于胁下而致胁痛。

临床用法 水煎，饭后服。

腰痛

牛膝散

《圣济总录》

药物组成 牛膝 防己各 45g 牵牛子 炒 60g 槟榔 7 枚

制作方法 上药共研为细末。

功效主治 利水除湿，补肾止痛。主治水饮停聚肾中，腰部胀痛。

临床用法 1 次 2g，空腹温酒调服。若泻下剧烈，可加醋少许。

注意事项 忌食生冷、油腻、蒜等。

凤仙花散※

《本草纲目》

药物组成 凤仙花 晒干 适量

制作方法 研为细末。

功效主治 活血止痛。主治腰胁引痛不可忍者。

临床用法 1 次 9g，空腹用酒调服。

注意事项 忌感寒伤湿。

注意事项 注意情志调理。

175

白术散

《全生指迷方》

药物组成　白术 60g　芍药 90g　桂枝 30g　炮附子 30g

制作方法　上药共研为细末。

功效主治　祛风除湿，散寒止痛。主治久处湿地，复感风邪，腰痛隐然。

临床用法　1 次 6g，空腹温酒调服。

注意事项　阴虚之人慎用。

没药散

《施圆端效方》

药物组成　香附_炒 120g　干姜_炒 45g　白芍　五灵脂_炒各 60g

制作方法　将上药研为细末。

功效主治　养血活血，行气止痛。主治妇女血气不调，赤白带下，腰痛宫冷，或治男子腹痛，疝气沉坠痛闷。

临床用法　1 次 6g，1 日 2 次，饭前热酒调服。

注意事项　忌风寒生冷。

威灵仙散

《太平圣惠方》

药物组成　威灵仙 45g　牵牛子_炒 60g　厚朴_{去粗皮涂姜汁炙香熟}　陈皮_{汤浸去白焙}各 1g　吴茱萸_{汤浸晒干炒} 15g

制作方法　上药共研为细末。

功效主治　祛风除湿，散寒止痛。主治久患腰痛。

临床用法　1 次 6g，饭前温酒调服。

注意事项　以微有腹泻者效佳。

复元通气散

《太平惠民和剂局方》

药物组成　炒茴香　炮山甲各 60g　延胡索　白牵牛　陈皮_{去白}　炙甘草各 30g　木香 45g

制作方法　上药研为极细末。

功效主治　活血，行气，止痛。主治闪挫气血凝滞，腰胁引痛。

临床用法　1 次 3g，1 日 2 次，砂糖调温酒送服。

注意事项　调情志，忌劳累。

176

速效散

《经验良方》

药物组成 川楝子 茴香_{盐炒熟} 补骨脂_炒各30g

制作方法 将川楝子与5粒去壳巴豆同炒至变红，去巴豆，与上药共研为细末。

功效主治 补肾助阳，行气止痛。主治腰痛不可忍。

临床用法 1次3g，热酒调服。

注意事项 阴虚之人慎用。

海桐皮散

《圣济总录》

药物组成 海桐皮_锉 五加皮_锉 萆薢_炒 薏苡仁 防风_{去叉} 续断 杜仲_{去粗皮锉炒} 郁李仁_{汤浸去皮尖并双仁炒} 熟地黄_焙各30g 虎骨 枳壳_{去瓤麸炒} 牛膝_{去苗酒浸切焙} 赤芍各45g 牛蒡子_炒15g

制作方法 共研为细末。

功效主治 祛风除湿，补肾壮骨。主治腰痛，脚肿疼痛，耳鸣面黑，志意不乐。

临床用法 1日2次，1次1.5g，温酒调，渐加至9g。

注意事项 慎避风寒湿邪。

调肝散

《仁斋直指方论》

药物组成 半夏3g 肉桂 木瓜 当归 川芎 牛膝 细辛各2g 石菖蒲 炒酸枣仁 炙甘草各1g

制作方法 上药共研为粗末。

功效主治 疏肝解郁，理气止痛。主治郁怒伤肝，腰痛或小腹偏左结痛。

临床用法 1次9g，生姜5片、大枣2枚水煎，去渣温服。

注意事项 调情志，忌劳累。

桑寄生散

《太平圣惠方》

药物组成 桑寄生 肉桂 鹿角屑_炒 杜仲_{去皮炒黄}各30g

制作方法 上药共研为细末。

功效主治 温肾助阳，强腰止痛。主治腰痛，元气虚弱。

临床用法 1次6g，饭前温酒调服。

注意事项 阴虚之人慎用。

痹证

寄生散

《圣济总录》

药物组成　桑寄生_{切炒}　牡丹皮　鹿茸_{酒浸炙}　肉桂各15g

制作方法　上药共研为细末。

功效主治　补肾阳，强筋骨，止疼痛。主治肾虚腰痛。

临床用法　1次1.5g，空腹于中午、临睡前温酒调服。

注意事项　寒湿腰痛禁用。

暖肾散

《圣济总录》

药物组成　附子_{炮裂去皮脐}　蜀椒_{去目及闭口者炒出汗}　杏仁_{汤浸去皮麸炒黄}　当归各30g　泽泻　桂枝各45g

制作方法　上药共研为细末。

功效主治　温肾除湿，调血止痛。主治腰间久痛。

临床用法　1次3g，1日2次，空腹冷酒调服。

注意事项　阴虚之人禁用。

一字散

《圣济总录》

药物组成　川芎　乌头_{生用去皮脐}　麻黄_{去根节}　地龙_炒　防风_{去叉}　羌活_{去芦头}　白附子_炮　天麻各15g　草乌头_{去皮尖}1.5g

制作方法　共研为细末。

功效主治　祛风除湿，散寒通络。主治寒湿侵淫，手足不仁及顽麻疼痛。

临床用法　1次1.5g，饭后葱白薄荷茶或温酒调下。

注意事项　慎避风寒湿邪。

二妙散

《丹溪心法》

药物组成　苍术　黄柏各30g

制作方法　将上药研为细末。

功效主治　清热燥湿。主治湿热下注，下肢痿软无力，足膝红肿热痛。

临床用法　1次3~5g，沸汤，入姜汁调服。

注意事项　忌辛辣、油腻。

十味锉散

《叶氏录验方》

药物组成　附子90g　川芎　防风　白术各45g　黄芪　白芍　当归各60g　肉桂30g　熟地各24g

制作方法　上药共研为细末。

功效主治　温阳散寒，活血止痛。主治痛连筋骨、肩臂难伸之证。

临床用法　1次9g，1日3次，酒调服。

注意事项　阴虚及火热内盛之人禁用。

七神散

《圣济总录》

药物组成　防风去叉　羌活去头芦　桂枝去粗皮　地骨皮去土　川芎　细辛去苗叶　虎骨各等份

制作方法　将上药共研为细末。

功效主治　祛风散寒，行气除湿，活血通络。主治白虎风，昼静夜发，痛彻骨髓不可忍，狂言妄见。

临床用法　1次1.5~2g，1日3次，温酒调服。

注意事项　避风寒，慎起居。

七圣散

《太平惠民和剂局方》

药物组成　续断　独活　防风　杜仲　草薢　牛膝酒浸一夜　甘草各等份

制作方法　上药共研为细末。

功效主治　祛风除湿，强筋壮骨。主治风湿流注经络间，肢节缓纵不遂，或脚膝疼痛不能步履。

临床用法　1次6g，温酒调服。

注意事项　宜保暖，忌感风寒湿邪。

三皮散

《朱氏集验方》

药物组成　海桐皮去皮　五加皮鲜品　桑白皮　独活　杜仲　牛膝各30g　薏苡仁60g　干地黄300g　附子炮6g

制作方法　上药共研为粗末，纱布包裹，用好酒2000ml，春浸7日，秋冬14日，夏15日。

功效主治　祛风除湿，活血通络。主治风毒湿气，流注肢体，筋脉不伸，脚足疼痛，步履艰难。

临床用法　空腹温服30ml，1日3~5次。服药后10日，两腿发

179

疹，渐破出紫黑血，候干，贴磨风膏脂于疮上，自愈。

注意事项 避风寒湿邪。

三神散

《圣济总录》

药物组成 黑豆连皮炒60g 当归酒浸切焙 熟地黄焙各30g

制作方法 共研为细末。

功效主治 活血化瘀，滋阴养血。主治血失濡养所致腰腿疼痛，不得履地，或闪折伤肿，瘀血攻痛。

临床用法 1次6g，以温酒调下，饭前服。

注意事项 寒湿内盛之体痛者禁用。

干漆散

《圣济总录》

药物组成 干漆炮令烟出 木香 桂枝 炙甘草各30.3g 熟干地黄75g

制作方法 上药共研为细末。

功效主治 攻瘀消积，行气止痛。主治多年腰痛。

临床用法 1日3次，1次9g，温酒调服。

注意事项 孕妇及体虚无瘀之

人慎用。

大追风散

《张氏医通》

药物组成 川乌炮 防风 羌活 川芎各30g 全蝎去毒醋泡炒黄 地龙炒脆 南星炮 天麻煨各15g 荆芥 甘草炙 僵蚕炒黄 石膏煅各24g

制作方法 上药共研为细末。

功效主治 搜风，通络，止痛。主治风湿痹证属虚寒者。

临床用法 1次6g，临卧清茶调服。

注意事项 孕妇及湿热痹证者忌用。

大续命散

《太平圣惠方》

药物组成 麻黄去根节 人参去芦头 黄芩 赤芍 川芎 杏仁 防风去芦头 肉桂 附子炮裂去皮脐各30g 炙甘草15g

制作方法 共研为细末。

功效主治 益气祛风，散寒止痛。主治四肢不仁，腹内拘急，骨节疼痛。

临床用法 1次12g，入生姜1片，水煎煮，不拘时温服。

注意事项 药粉宜密封收藏。

八效虎骨散

《博济方》

药物组成 虎骨_{酥炙} 龟板_{酥炙} 当归 桂心 延胡索 地龙 牛膝 漏芦 威灵仙 自然铜各等份

制作方法 将上药研为细末。

功效主治 祛瘀通络，强壮筋骨。主治全身疼痛，筋骨疼痛，以及跌仆损伤疼痛。

临床用法 1次6g，1日1次，热酒调服。

注意事项 避风寒，忌劳累。

大八风乌蛇散

《普济方》

药物组成 乌蛇_{酒浸去皮骨炙} 青葙子 防风_{去叉} 独活_{去芦} 麻黄_{去根节先煎掠去沫焙} 桔梗_炒 秦艽_{去土} 羌活_{去芦头}各30g 当归_{切焙} 细辛_{去苗叶} 桂枝_{去粗皮}各90g 附子_{炮裂去皮脐} 川芎 白芷_{微炒}各75g 白芍 蒺藜子_{炒去角} 人参 天麻各60g

制作方法 共研极细末。

功效主治 祛风除湿，温经通络。主治周身酸痛，皮肤顽麻，手足挛急。

临床用法 1日3次，1次3g，饭前温酒送下，以微汗为度。

注意事项 慎避风寒湿邪。

千里健步散

《外科正宗》

药物组成 细辛 防风 白芷 草乌各等份

制作方法 上药共研为细末。

功效主治 散寒除湿，消肿止痛。主治远行两脚肿痛。

临床用法 掺药末于鞋底内。

注意事项 避风寒湿邪，慎起居。

川乌头散

《太平圣惠方》

药物组成 川乌_{炮裂去皮脐} 甘草_炙 细辛 蜀椒_{去目微炒去汗}各15g 干姜_{炮裂锉} 当归_{锉微炒}各30g 秦艽_{去苗} 附子_{炮裂去皮脐} 肉桂 赤芍 牛膝_{去苗}各45g 赤茯苓 防风_{去芦头} 独活各60g

制作方法 将上药研为细末。

功效主治 温经散寒，祛风除湿。主治风痹，四肢关节疼痛，运动不利。

临床用法 1次9g，水适量，

大枣 3 枚，煎汤去滓，不拘时温服。

注意事项 孕妇及阴虚火旺之人忌服。

天雄散

《太平圣惠方》

药物组成 附子_{炮裂去皮脐} 独活 肉桂 当归 木香各 30g 酸枣仁_{微炒研} 60g 全蝎_{微炒} 枳壳_{麸炒微黄去瓤}各 15g 麝香_{细研}0.3g

制作方法 上药共研细末，入麝香研匀。

功效主治 温阳燥湿，活血通络。主治历节风，流入腰膝疼痛。

临床用法 1 次 6g，1 日 3 次，饭前温酒调下。

注意事项 忌生冷、油腻之物及鱼、猪、鸡、犬肉。

天雄散

《太平圣惠方》

药物组成 附子_{炮裂去皮脐} 麻黄_{去根节} 肉桂各 30g 石龙芮 独活 防风_{去芦头} 茯神 杜仲_{去粗皮炙微黄锉} 草薢_锉 丹参 羌活 五味子 细辛 牛膝_{去苗} 当归_{微炒} 人参_{去芦头}各 1g 枳壳_{麸炒微黄去瓤}15g

制作方法 共研为细末。

功效主治 祛风除湿，温经通络。主治肾脏风邪所伤，语言謇急，腰脊不可转侧，脚膝缓弱疼痹，头眩耳鸣，身体沉重无力。

临床用法 1 次 12g，入生姜 2 片，水煎去滓，不计时候，温服。

注意事项 避风寒，忌劳累。

天麻散

《太平圣惠方》

药物组成 天麻 附子_{炮裂去皮脐} 草薢 木香 硫黄_{细研水飞} 白蒺藜 羌活 槟榔各 30g 肉桂_{去皱皮} 干姜_{炮制锉}各 1g 干蝎 15g

制作方法 上药共研为细末。

功效主治 温阳散寒，祛风通络。主治风冷之邪攻注脾肾，腹胁四肢疼痛，面色青黄，腰脚无力，肢体不仁。

临床用法 1 日 3 次，1 次 6g，饭前温酒送服。

注意事项 慎避风寒湿邪。

天麻散

《圣济总录》

药物组成 天麻 川芎 羌活_{去芦头} 防风 当归 刺蒺藜_{炒去刺} 桂枝_{去粗皮} 白附子_炮 全蝎_炒

天南星炮　乌头炮　枳壳麸炒　地骨皮　麻黄去根节煎去沫焙各 15g　麝香 1.5g

制作方法　将上药研为细末。

功效主治　祛风除湿，通络止痛。主治全身骨节、皮肤游走疼痛，麻木不仁。

临床用法　1 次 3g，用薄荷汤或温酒调服。

注意事项　孕妇及阴虚之人忌用。

天麻散

《圣济总录》

药物组成　天麻　白花蛇酒浸去皮骨炙　槐实子微炒　羌活去芦头　防风去叉　蔓荆子　白鲜皮　蚕沙微炒　枳壳去瓤麸炒　威灵仙去苗土　炙甘草各 30g

制作方法　上药共研为细末。

功效主治　祛风除湿，通络止痛。主治体虚受邪，遍身疼痛如针刺。

临床用法　1 次 3g，温酒调下。

注意事项　慎避风寒湿邪。

天麻虎骨散

《博济方》

药物组成　虎骨 60g　天麻　木香　羌活　川芎　黄芪　刺蒺藜微炒去刺　青陈皮去白　大腹皮微炒　肉桂去皮　槟榔　沉香　桃仁麸炒去皮尖　茯苓去皮　葛根　山药　海桐皮　五味子　龟板醋浸一夜后炙　白鲜皮各 30g　肉苁蓉　附子炮去皮脐各 45g　甘草 15g

制作方法　上药除沉香、肉桂、槟榔外，细锉后用慢火炮制，再研细和匀，后灭火，入余药研匀。

功效主治　镇肝息风，行气通络，益气和血。主治肝元风气，上攻头目昏疼，下注腰膝无力，行走不便，或肿痒，或两膝肿痛，形似膝风，经久不愈，脉细小而弱。

临床用法　1 次 3g，1 日 1 次，临睡前用盐酒调服。或入盐，如茶点服。

注意事项　孕妇及湿热痹证忌服。

183

木瓜散

《济生方》

药物组成 木瓜_{酒浸} 虎骨 五加皮 当归 桑寄生 酸枣仁_炒 人参 柏子仁 黄芪_{蜜炙炒} 甘草_炙各30g

制作方法 上药共研为粗末。

功效主治 舒筋活络，补益肝肾。主治筋脉拘挛缩急，唇青面白，四末疼痛。

临床用法 1次12～15g，入姜5片，水煎去渣温服。

注意事项 慎起居，避风寒，忌劳累。

木香行气散

《仁存方》

药物组成 黄芪 桑白皮 木通 白术各15g 木香7.5g 黑牵牛30g

制作方法 上药共研为细末。

功效主治 健脾利湿，行气散寒。主治脚气，风气走注，足膝疼痛。

临床用法 1次3g，凌晨酒送服。

注意事项 避风寒湿邪，慎起居。

五参散

《圣济总录》

药物组成 人参 沙参 丹参 玄参_{坚者} 苦参各30g 白花蛇_{酒浸去皮骨炙}45g

制作方法 共研为细末。

功效主治 祛风通络，益气活血。主治通身顽痹，皮肤麻木。

临床用法 1日2次，1次3g，渐加至4.5g，温酒调下。

注意事项 忌劳累过度。

五灵脂散

《世医得效方》

药物组成 五灵脂 荆芥穗 防风 羌活 甘草 独活 穿山甲 骨碎补 草乌各15g 麝香0.3g

制作方法 将上药研为细末。

功效主治 祛风散寒，除湿止痛。主治肩臂疼痛。

临床用法 1日3次，1次3g，温酒送服。

184

注意事项 阴虚有热之人及孕妇忌用。

五加皮散

《太平圣惠方》

药物组成 五加皮 茵芋 防风_{去芦头} 附子_{炮裂去皮脐} 白僵蚕_{微炒} 干蝎_{微炒} 酸枣仁_{微炒} 麻黄_{去根节}各30g 白花蛇_{酒浸炙黄取肉}90g 天南星_{炮裂} 幼蜂_{微炒} 炙甘草 干姜_{炮制锉}各15g 桂枝 当归各1g

制作方法 上药研为细末。

功效主治 温通经脉，祛风除湿。主治筋骨、肢节拘急，挛缩疼痛。

临床用法 1次3g，1日3次，饭前温酒调服。

注意事项 忌风寒生冷。

五加皮散

《太平圣惠方》

药物组成 五加皮 萆薢 海桐皮 牛膝_{去苗} 防风_{去芦头} 薏苡仁 牛蒡子 淫羊藿 当归_{微炒} 续断 附子_{炮裂去皮脐} 杜仲_{去粗皮微炙锉} 熟地黄各30g 虎骨45g

制作方法 将上药研细末。

功效主治 祛风除湿，散寒通络，补益肝肾。主治风痹，手足运动不利。

临床用法 1次6g，饭前用温酒调服。

注意事项 孕妇及阴虚之人忌服。

五积交加散

《寿世保元》

药物组成 羌活3g 苍术_{米泔水浸} 防风_{去芦} 枳壳_{麸炒} 陈皮 柴胡 当归_{酒洗} 川芎 独活 白芷 半夏_{姜炒} 麻黄 桔梗 白茯苓 厚朴_{姜炒}各2.4g 桂枝1.2g 甘草0.9g

制作方法 共研为粗末。

功效主治 祛风除湿，理气养血。主治妇女中年，经期当风坐卧，兼之腠理空虚，外邪袭入，遍身麻痹，不能转侧，或见咳嗽痰多等。

临床用法 加姜、葱，水煎服。第二剂去柴胡，加乌药、僵蚕各3g，酒煎热服。

注意事项 避风寒，慎起居。

内补散

《卫生家宝》

药物组成 青皮 补骨脂_炒 威灵仙_{去芦}各30g 牵牛子90g

制作方法　上药共研细末。

功效主治　补肾助阳，行滞止痛。主治肾虚腰痛不可忍。

临床用法　1次6g，空腹温酒调服。

注意事项　孕妇禁用。

牛膝散

《圣济总录》

药物组成　牛膝_{酒浸切焙}　白芷　当归_{切焙}　川芎　甘草_{微炙锉}　生地黄_焙　槐子_炒　厚朴_{去粗皮生姜汁炙}　漏芦_{去芦头}　青皮_{汤浸去白焙墨烧赤酒内蘸三遍}各15g　何首乌_{去黑皮}　没药　防风_{去叉}　虎骨各30g　芍药120g

制作方法　上药共研为细末。

功效主治　祛风除湿，补肾强筋，活血通络。主治行痹，肢节游走性疼痛，及中风、破伤风等。

临床用法　1次1.5g，温酒调服。若破伤骨不折者，用童便和酒调服。

注意事项　慎避风寒湿邪。

牛膝散

《圣济总录》

药物组成　牛膝_{酒浸切焙}　白僵蚕_{生用}　天南星_{生用}　海桐皮_锉　附

子_{炮裂去皮脐}各30g　麝香_研　丹参_研各0.3g　狼毒_{醋煮锉焙}15g

制作方法　共研为细末。

功效主治　祛风除湿，温经散寒。主治皮肤顽痹，麻木不仁。

临床用法　1次1.5g，热豆淋酒调下。

注意事项　慎避风寒湿邪。

牛膝散

《太平圣惠方》

药物组成　牛膝　当归　熟地黄各1g　独活　附子_炮　川芎　柏子仁　肉桂　酸枣仁　天麻　白芍　续断　细辛　藁本　草薢　枳实_{麸炒黄}各15g　木香1g

制作方法　将上药共研为细末。

功效主治　祛风湿，补肝肾，调气血。主治肢节疼痛，筋脉拘急，气血不调，体瘦食少。

临床用法　1次6g，饭前温酒调服。

注意事项　避风寒，慎起居。

牛膝散

《圣济总录》

药物组成　牛膝_{酒浸切焙}　山茱萸_{洗焙干炒}各30g　桂枝_{去粗皮}15g

186

制作方法 共研为细末。

功效主治 补肾固精，温经通脉。主治下元亏虚所致腰膝冷痛，痿软无力。

临床用法 1日2次，1次3g，饭前用温酒调服。

注意事项 风寒内侵所致疼痛禁用。

牛膝散

《太平圣惠方》

药物组成 牛膝_{去苗} 赤芍 琥珀 肉桂 当归_{微炒} 川芎 没药 血竭 干漆_{捣碎炒令烟出} 防风_{去芦头} 酸枣仁_{微炒} 生地黄 羌活_{去芦头}各30g 虎骨60g 木香 地龙_{微炒}各15g

制作方法 将上药研为细末。

功效主治 活血祛风，通络止痛。主治腰脚疼痛，痛不可忍。

临床用法 1次3g，温酒调服。

注意事项 孕妇忌用。

牛膝散

《圣济总录》

药物组成 牛膝_{细切酒浸焙干} 硇砂_{研如粉} 细辛 丹参 白术 郁李

仁_{另研}各90g

制作方法 上药研为细末，入另研药混匀。

功效主治 祛风除湿，下气消胀。主治脚气疼痛兼上气，胀满不能食。

临床用法 1次3g，饭前温酒调服。

注意事项 阴虚热盛之人忌服。

牛膝散

《活人书》

药物组成 牛膝 麻黄 地龙 天南星各60g 牛蒡子根_{去皮}45g

制作方法 共研细末。后用法酒1L，调匀，用纱布包裹取汁，将药汁用火烧干令其色黑，取出，于乳钵内研为细末。

功效主治 祛风除湿，通络缓急。主治伤寒汗出不彻，湿毒下注，肢体挛急，腰脚不得屈伸。

临床用法 1日3次，1次15g，用温酒送服。

注意事项 妇女怀孕及月经期忌用。

牛膝散

《圣济总录》

药物组成　牛膝_{去苗酒浸切焙}　当归_{切焙}　赤芍药各 30g　芒硝_{另研}25g　虎骨 60g　川芎 15g　桃仁_{去皮尖}60g

制作方法　上药共研细末。

功效主治　祛风散寒，养血活血。主治白虎风，疼痛难忍。

临床用法　1 次 1.5～3g，1 日 1 次，饭前温酒调服。

注意事项　避风寒，慎起居。

牛蒡子散

《普济本事方》

药物组成　牛蒡子 90g　淡豆豉_炒　羌活各 30g　生地黄 75g　黄芪蜜炙 45g

制作方法　上药共研细末。

功效主治　祛风燥湿，益气滋阴。主治风热成历节，手指肿胀麻木，甚则攻及肩背两膝，遇暑热或大便秘结即作。

临床用法　1 次 6g，1 日 3 次，饭前米汤调服。

注意事项　避风寒湿邪，忌劳累。

牛膝乌药红花散※

《全国中草药新医疗法展览会资料选编》

药物组成　川牛膝 250g　制草乌 250g　制川乌 250g　红花 500g

制作方法　将上药切碎，研为细末。

功效主治　温经通络，活血祛瘀。主治痹证四肢麻木，关节发热、疼痛。

临床用法　1 日 2 次，1 次 1g，温水送服，40 天为 1 个疗程。

注意事项　川乌、草乌有毒，严禁过量服用。

丹参散

《太平圣惠方》

药物组成　丹参 45g　人参　苦参　雷丸　牛膝_{酒浸切焙}　防风_{去叉}　白附子_炮各 30g　白花蛇_{酒浸一宿去皮骨炙}60g

制作方法　上药共研为细末。

功效主治　活血通络，祛风除湿。主治四肢疼痛。

临床用法　1 次 6g，煎甘草酒调服。

注意事项　孕妇忌用。

乌药散

《太平圣惠方》

药物组成　乌药　蛤粉　木香

槟榔各 15g　青皮 30g

制作方法　上药共研为细末。

功效主治　燥湿通络，行气止痛。主治痹证，下肢痿软，小便不利，气攻心痛，烦闷。

临床用法　1 次 3g 不拘时，以生姜葱白煎汤送服，1 次 6g。

注意事项　体虚之人慎用。

乌术散

《杨氏家藏方》

药物组成　乌药　川芎　杜仲　白芷各 300g　青皮 135g　苍术 210g　甘草 45g　紫苏　香附各 15g　陈皮 150g

制作方法　上药共研为细末。

功效主治　散寒除湿。主治痹证感受风寒湿气。

临床用法　1 日 3 次，1 次 3克，温水送服。

注意事项　不宜居处阴冷潮湿之处。

乌蛇散

《太平圣惠方》

药物组成　乌蛇肉_{酒浸炙令黄}150g　天麻　肉桂　防风_{去芦}　麻黄_{去根节}　白僵蚕_{微炒}　苦参_锉　赤茯苓　威灵仙　枳壳　天蓼各 30g

羌活　羊踯躅_{酒拌令匀炒干}　人参_{去芦}　赤芍　川芎各 15g　白蒺藜_{微炒去刺} 0.6g

制作方法　上药共研为细末。

功效主治　祛风胜湿，益气养血。主治顽痹，皮肤搔之不知痒痛。

临床用法　1 日 2 次，1 次 6g，温酒调下。

注意事项　忌猪鸡肉。

乌金散

《圣济总录》

药物组成　乌头 30g　草乌　五灵脂各 60g　乱发 90g　当归_{切焙} 60g　乳香　没药　延胡索　自然铜_{煅醋淬}各 15g

制作方法　先将前 4 味药置于一瓦罐内，用盐泥封闭，泥干后，烧至通红，待冷后将药物取出研细。然后将余药研细末，与前药混匀。

功效主治　活血破瘀，通络止痛。主治四肢及全身疼痛。

临床用法　1 次 3g，饭前温酒调服。

注意事项　孕妇忌用。

乌头散

《圣济总录》

药物组成 乌头_{炮裂去皮脐} 地龙_炒 羌活_{去芦头} 虎骨 延胡索 当归_{切焙} 没药_研 防风_{去叉}各30g

制作方法 上药共研细末。

功效主治 祛风散寒，活血止痛，除湿通络。主治白虎风走注疼痛。

临床用法 1次1.5g，1日2次，饭前用冷酒调服。

注意事项 阴虚之人及孕妇忌用。

乌药顺气散

《三因极—病症方论》

药物组成 麻黄 乌药 陈皮各60g 川芎 僵蚕 白芷 甘草 枳壳 桔梗各30g 干姜15g

制作方法 上药共研细末。

功效主治 祛风通路，理气止痛。主治风邪攻注四肢，骨节疼痛，遍身麻木，语言謇涩，手足不遂。

临床用法 1次9g，1日1次，温水送服。

注意事项 阴虚之人慎用。

乌头细辛散

《普济方》

药物组成 川乌 白芷 细辛 防风各等份

制作方法 上药共研细末。

功效主治 祛风胜湿，散寒止痛。主治足膝疼痛，不能行步。

临床用法 1次3g，撒药末于鞋内。

注意事项 忌风寒生冷。

巴戟散

《太平圣惠方》

药物组成 石斛_{去根锉}45g 巴戟天 五加皮 萆薢_锉 牛膝_{去苗} 附子_{炮裂去皮脐} 天麻 白茯苓 木香 虎骨 磁石_{细研水飞}各30g

制作方法 上药共研为细末。

功效主治 温阳散寒，强筋通络。主治脏腑虚弱，寒湿侵袭所致腰膝疼痛。

临床用法 1日3次，1次6g，饭前温酒调服。

注意事项 忌生冷、油腻。

石斛散

《太平圣惠方》

药物组成 石斛 附子_{炮裂去皮脐} 独活 天冬 桂枝各120g 秦艽 乌头_{炮裂去皮脐} 人参 天

雄_{炮裂去皮脐} 干姜_炮 防风 细辛
杜仲_{去粗皮炒} 莽草_炙 各60g 当
归_{锉焙}120g

制作方法 上药共研细末。

功效主治 祛风通络，补肾壮骨。主治风痹脚弱，手足拘挛，小腹紧急，不能食，以及五劳七伤，肾气不足。

临床用法 1次6g，日3夜1，温酒调服。

注意事项 孕妇忌服。

四根散

《圣济总录》

药物组成 桑木根节心 松木根节心 柏木根节心 杉木根节心_{并切细炒黑}各30g 肉苁蓉_{酒浸切焙}60g 乳香_研 没药 五灵脂 石龙芮_炒各30g 麝香_研15g 附子_{炮裂去皮脐}60g 木香 紫檀香_锉 地龙_炒各30g

制作方法 上药共研为细末。

功效主治 温阳通络，舒筋止痛。主治着痹。

临床用法 1次3g，浸木瓜酒中，加热至微温，饭后送服，早晚各1次。

注意事项 孕妇忌服。

仙茅散

《朱氏集验方》

药物组成 仙茅30g 陈皮 枳壳_炮 厚朴_制 肉桂 秦艽各3g 当归 白茯苓 白芍药 白芷 川芎 半夏饼各4.5g 麻黄_{不去节}7.5g 没药 甘草 川乌_炮各15g 白僵蚕 乳香 独活各6g 全蝎6g 麝香1.5g

制作方法 上药除肉桂、白芷、麝香、乳香、没药外，并炒转色，入余药共研为细末。

功效主治 祛风止痉，活血止痛。主治臀背手足头目疼痛不可忍。

临床用法 1次9g，炒大黑豆同木瓜叶浸酒，温酒服。

注意事项 慎起居，避风寒。

仙灵脾散

《太平圣惠方》

药物组成 淫羊藿 附子_{炮裂去皮脐} 当归_{微炒} 草薢_锉 杜仲_{去粗皮炙令黄} 木香各30g

制作方法 共研为细末。

功效主治 温阳散寒，除湿止痛。主治风寒湿邪所致周身疼痛，四肢痿弱无力，尤以下肢为甚者。

191

临床用法　1 次 6g，饭前以温酒调服。

注意事项　阴虚之人慎用。

仙灵脾散

《太平圣惠方》

药物组成　淫羊藿　虎骨　防风_{去芦头}　羊踯躅_{醋拌炒令干}　牛膝_{去苗}　附子_炮各 60g

制作方法　上药研为细末。

功效主治　补肾壮阳，祛风除湿。主治身体、骨节疼痛，痛无休止。

临床用法　1 次 3g，温酒调服。

注意事项　孕妇忌用，羊踯躅有毒，慎用。

仙灵脾散

《太平圣惠方》

药物组成　淫羊藿　桃仁_{去皮尖麸炒黄}　槟榔各 30g　羌活　海桐皮　牛膝_{去苗}　当归　川芎　骨碎补_{去毛}　延胡索　桂枝　木香　莪茵子　枳壳各 1g　全蝎_炒15g　麝香 0.3g

制作方法　上药研为细末。

功效主治　温阳散寒，除湿止痛。主治肾阳不足、寒湿内浸所致

腰腿疼痛。

临床用法　1 次 3g，豆淋酒调服。

注意事项　阴虚之人忌用。

仙灵脾散

《太平圣惠方》

药物组成　淫羊藿　威灵仙　川芎　肉桂　苍耳子各 30g

制作方法　共研为细末。

功效主治　补肾壮阳，温经通脉。主治阳虚寒凝，四肢游走性疼痛，往来不定。

临床用法　1 次 3g，温酒送服。

注意事项　阴虚火旺者禁用。

仙灵脾散

《太平圣惠方》

药物组成　淫羊藿　附子_{炮裂去皮脐}　石斛_{去根锉}　天麻　牛膝_{去苗}　麻黄_{去根节}　虎骨　槟榔各 30g　川芎　五加皮　萆薢_锉　丹参　肉桂　当归　防风_{去芦头}　羌活各 1g

制作方法　共研为细末。

功效主治　祛风除湿，补肾壮骨。主治足膝痿软，筋骨缓纵，以致不能行立。

临床用法 1 次 3g，饭前温酒调下。

注意事项 忌生冷油腻。

白花蛇散

《太平圣惠方》

药物组成 白花蛇_{酒浸炙微黄}30g 羌活 60g 白僵蚕_{微炒}30g 麝香_{细研}0.3g 朱砂_{细研} 秦艽_{去苗} 附子_{炮裂去皮脐} 桂心 当归 牛膝_{去苗} 川芎 草薢_{微炒} 干蝎_{微炒} 防风_{去芦头}各30g

制作方法 共研为细末，混匀。

功效主治 祛风除湿，散寒通络。主治风湿痹痛。

临床用法 1 次 3g，温酒调服。

注意事项 忌生冷、鸡、猪肉等。

白芥子散

《妇人大全良方》

药物组成 白芥子 木鳖子_{去皮}各60g 没药 肉桂 木香各15g

制作方法 上药共研为细末。

功效主治 行气活血，通络止痛。主治背痛，外连肌肉，牵引臂部，时发时止。

临床用法 1 次 3g，温酒送服。

注意事项 避风寒，慎起居。

白僵蚕散(地龙散)

《圣济总录》

药物组成 白僵蚕_炒 腊茶_炙 地龙_{微炒}各30g 炙甘草1g

制作方法 上药共研细末。

功效主治 祛风通络。主治白虎风日久，肢体麻木疼痛。

临床用法 1 次 1.5～6g，1 日 3 次，热酒调服。

注意事项 痹证初起慎用。

193

定痛散※

《全国中草药新医疗法展览会资料选编》

药物组成 白花菜籽 3.3g 川椒 2.7g 二甲基亚砜 10ml

制作方法 将白花菜籽和川椒混合，研细为末，过 50 目筛。取上述药末6g 与10ml 二甲基亚砜混合，装入塑料袋内，封口备用。

功效主治 舒筋通络，温经止痛。主治风湿性及类风湿性关节炎，风寒引起的筋骨麻木，肩背酸痛，腰痛腿寒。亦可用于胃寒、血凝等证。

临床用法 将塑料袋四周剪开，袋内药物分成2份，摊放在塑料袋剪成的两块塑料薄膜上，贴于适当穴位，用胶布固定。贴3～4小时，5～6日内勿用水洗，两次使用需间隔10～15日。

注意事项 本品忌内服，孕妇禁用。手心、脚心、肚脐和头部等穴位不宜贴用。贴药处若出现红肿或起水疱，不需敷用其药品，停药数日内可自行消退。

延胡索散

《上海名方》

药物组成 延胡索 牛膝 当归 补骨脂各等份

制作方法 上药共研为细末。

功效主治 补肾壮骨，活血止痛。主治腰腿疼痛。

临床用法 1次9g，空腹温醋调服。

注意事项 孕妇禁用。

地龙散

《圣济总录》

药物组成 地龙_{于瓦上炒}150g 附子_{炮裂去皮脐} 蒺藜子_{炒去角} 赤小豆_炒各60g

制作方法 共研为细末。

功效主治 息风止痉，通络止痛。主治风邪所致腰腿疼痛、肢体屈伸不利、筋脉挛急及痿痹。

临床用法 1次1.5g，生姜酒调下，晚饭前服用。

注意事项 本品有较强的利尿作用，故不宜长期使用。

当归散

《太平圣惠方》

药物组成 地龙_{微炒} 桂枝_{去粗皮} 白芷_炒 白僵蚕_炒 威灵仙 漏芦 川芎 当归_{切焙}各30g

制作方法 将上药共研细末。

功效主治 祛风通络，行气活血。主治白虎风疼痛，游走无定。

临床用法 1次6g，1日4次，热酒调服。

注意事项 阴虚之人忌用。

地黄花散 ※

《本草纲目》

药物组成 地黄花适量

制作方法 研为细末。

功效主治 填精补髓。主治肾虚腰脊疼痛。

临床用法 1次3g，1日3次，以酒送服。

注意事项 脾虚湿滞、腹满便溏者慎用。

当归散

《博济方》

药物组成 当归 延胡索 蒲黄_炒 川芎 赤芍 生地黄 泽兰叶 天麻各 30g 地榆_{醋炒}15g 肉桂_{去粗皮} 滑石 莪术_煨各 30g

制作方法 上药共研为细末。

功效主治 活血祛瘀，通络止痛。主治全身骨节疼痛，皮肤高肿，皮色不变，筋脉拘急，及全身发瘾疹，饮食无味。

临床用法 1 次 4.5g，温酒或薄荷茶清调服。若突然疼痛，炒生姜酒调服。

注意事项 孕妇忌用。

当归散

《太平圣惠方》

药物组成 当归_{微炒} 虎骨 附子_炮 桂枝 羌活 水蛭_{炒黄} 羚羊角屑 防风_{去芦头}各 15g 萆薢 30g 牛膝_{去苗} 川芎各 15g 琥珀 1g

制作方法 上药共研为细末。

功效主治 祛风除湿，活血通经。主治身体、骨节疼痛，筋脉拘急。

临床用法 1 次 6g，用豆淋酒调服。

注意事项 孕妇及湿热痹证忌服。

当归散

《圣济总录》

药物组成 焙当归 桂枝各 30g 牡丹皮 炮附子各 15g

制作方法 上药共研为细末。

功效主治 温阳散寒，活血止痛。主治伤寒后腰间冷痛。

临床用法 1 日 3 次，1 次 1.5g，空腹温酒送服。

注意事项 阴虚火旺之人及孕妇慎用。

肉苁蓉散

《太平圣惠方》

药物组成 肉苁蓉_{酒浸一宿刮去粗皮炙令干} 菟丝子_{酒浸一宿焙干另捣} 牛膝_{去苗} 附子_{炮裂去皮脐} 杜仲_{去粗皮炙令黄锉} 白茯苓各 30g 防风_{去芦} 肉桂 巴戟天 续断 枸杞子各 1g 五味子 蛇床子 山茱萸各 15g

制作方法 上药共研为细末。

功效主治 补肾助阳，强筋壮骨，祛风通络。主治风劳，骨节烦疼，腰膝疼痛，行走无力，脏腑虚弱，形体消瘦。

临床用法 1次6g，1日2次，饭前温酒送服。

注意事项 忌劳累过度，避感风寒湿邪。

行气散

《普济方》

药物组成 紫苏 香附各60g 制陈皮30g 炙甘草 木瓜 乌药 槟榔 苏木 羌活 苍术各15g

制作方法 上药共研为粗末。

功效主治 祛风除湿，行气止痛。主治血气不和，痹证频发，不问冷热。

临床用法 1次6g，姜葱煎汤，趁热服用。

注意事项 慎起居，避风寒湿邪。

羊角散※

《本草纲目》

药物组成 羊角烧存性1副

制作方法 研为细末。

功效主治 除湿通络，舒筋镇痛。主治脚气疼痛。

临床用法 热酒调涂，以纱布扎盖，取汗。

注意事项 慎避风寒湿邪。

防风散

《太平圣惠方》

药物组成 防风去芦头 五加皮 羌活 赤芍 羚羊角 附子炮裂去皮脐 牛膝去苗各30g 薏苡仁90g 甘草炙15g

制作方法 上药共研为细末。

功效主治 祛风除湿，散寒通络。主治风痹，手足运动不利，语言謇涩。

临床用法 1次12g，水适量，生姜1片，煎汤去滓，不拘时温服。

注意事项 孕妇及阴虚火旺之人忌用。

防风散

《太平圣惠方》

药物组成 防风去头芦 地龙微炒 漏芦各60g

制作方法 将上药共研细末。

功效主治 祛风通络，清热消肿。主治白虎风，走注疼痛不定，两膝热肿。

临床用法 1次6g，1日3次，温酒调服。

注意事项 风寒湿痹忌用。

芫花散

《太平圣惠方》

药物组成 芫花 90g 独活 防风_{去芦头} 蛇床子各 60g 蔓荆子 鬼箭羽各 90g 吴茱萸 45g 荆芥 90g 柳屑 500g

制作方法 上药共研为细末。

功效主治 祛风除湿，通经活血。主治全身疼痛、瘙痒。

临床用法 将上药用醋拌炒热，分为两份，纱布包裹，交替熨患处。

注意事项 避风寒湿邪，慎起居。

芸苔散

《普济方》

药物组成 甘遂_{炒黄} 木鳖子_{去壳} 芸苔子_炒各 15g

制作方法 上药共研为细末。

功效主治 祛风，利湿，止痛。主治风湿毒气，攻注腰脚，遍身疼痛。

临床用法 1 次 6g，热酒调服。

注意事项 忌与苦草同用。年老体弱之人不宜。

芸苔子散

《圣济总录》

药物组成 芸苔子 天南星_{生用} 草乌头_{生用}各 30g

制作方法 共研为细末，1 次 4g，量入生面，以酽醋生姜汁生油各少许，调成膏，摊纸上，厚 10cm。

功效主治 祛风解毒，散寒止痛。主治风寒湿邪走注，疼痛如虎咬。

临床用法 贴痛处即止。

注意事项 慎避风寒湿邪，忌内服。

197

苍术散

《世医得效方》

药物组成 苍术_{米泔浸1日1夜盐炒} 黄柏_{去粗皮酒浸1日1夜炙焦}各 120g

制作方法 上药共研为粗末。

功效主治 清热利湿。主治风寒湿热所致足膝疼痛，或赤肿，脚骨间作热痛，步行艰苦，以及腰膝髀骨疼痛，令人痿躄。

临床用法 1 日 3~4 次，1 次 12g，与水 200ml，同煎至 100ml，温服。

注意事项 避风寒湿邪，慎起居。

赤芍药散

《太平圣惠方》

药物组成 赤芍药 羌活 附子_{炮裂去皮脐} 川芎 肉桂各30g 淫羊藿45g 虎骨60g

制作方法 上药共研细末。

功效主治 温经散寒,活血通络,主治白虎风,筋骨疼痛,至夜加重,四肢懈惰。

临床用法 1次6g,1日3次,薤白汤调服。

注意事项 阴虚之人忌用。

皂荚散

《太平圣惠方》

药物组成 皂荚 生荞麦 白蒺藜 五灵脂 芸苔子 谷精草各15g

制作方法 上药共研细末。

功效主治 祛风除痰,活血通络。主治白虎风疼痛。

临床用法 1次6~10g,醋调涂患处。

注意事项 忌劳累过度。

龟甲散

《圣济总录》

药物组成 龟甲_{醋炙} 虎骨各60g 漏芦 当归_{切焙} 川芎 桂枝_{去粗皮} 没药各15g,附子45g 羌活_{去芦头} 牛膝_{酒浸切焙}各30g

制作方法 上药共研细末。

功效主治 活血祛瘀,通络止痛。主治因跌仆损伤,瘀血不散,遇天阴雨冷身体骨节疼痛。

临床用法 1次1.5g,温酒调服。

注意事项 孕妇忌用。

何首乌散

《灵苑方》

药物组成 何首乌 淫羊藿_切 牛膝_锉 乌头_{入盐75g炒黄去盐}各500g

制作方法 将淫羊藿、牛膝共酒浸1宿焙干,与余药共研细末。

功效主治 祛风除湿,强筋壮骨。主治历节疼痛,脚膝热疼,皮肤麻痹,两脚痹挛。

临床用法 1次6g,1日3次,温酒调服。

注意事项 避风寒湿邪,忌劳累。

198

何首乌散

《太平圣惠方》

药物组成 何首乌 羌活 当归_微炒_ 羚羊角屑 天麻 附子_炮_ 肉桂 赤芍 川芎各1g 牛膝_去苗_ 60g 威灵仙30g 防风_去芦头_15g

制作方法 上药研为细末。

功效主治 温阳通络,强壮腰膝。主治身体、骨节疼痛,或手足麻痹,腰腿沉重,动作不灵。

临床用法 1次6g,用豆淋酒调服。

注意事项 孕妇及湿热痹证忌服。

何首乌散

《圣济总录》

药物组成 何首乌90g 蔓荆子 威灵仙_去土_ 石菖蒲 苦参 荆芥穗 蒺藜子_炒去尖_各30g 炙甘草15g

制作方法 上药共研为细末。

功效主治 养血祛风,除湿通络。主治体虚受风,侵伤气血,遍身刺痛。

临床用法 1次1.5g,薄荷茶水调服。

注意事项 慎避风寒湿邪。

疗痹散

《敷脐妙法治百病》

药物组成 当归 川芎 白芷 陈皮 苍术 厚朴 半夏 麻黄 枳壳 桔梗各3g 干姜 吴茱萸各1.5g 甘草1g 羌活6g 草果5g 黄芩4.5g 薏苡仁9g

制作方法 上药共研细末备用。

功效主治 温里散寒,祛风除湿。主治着痹,症见肢体关节重着,酸痛肿胀,麻木不仁,苔白腻,脉濡缓者。

临床用法 1次9g,水调敷脐部,每3日换1次,5次为1疗程。

注意事项 忌生冷食物。

没药散

《圣济总录》

药物组成 没药_研_15g 虎骨90g

制作方法 上药共研细末。

功效主治 活血通络,祛风除湿。主治历节风,骨节疼痛,昼夜不可忍。

临床用法 1次1~3g,1日3次,温酒调服。

注意事项 避风寒湿邪,忌劳

199

累。

没药散

《太平圣惠方》

药物组成 没药 乳香 川芎 当归_{微炒} 桂枝 漏芦 木香各15g 琥珀 白芷 地龙_{微炒}各1g 安息香 麝香各0.3g

制作方法 上药共研为细末。

功效主治 活血祛瘀,通络止痛。主治肢体疼痛,时发时止。

临床用法 1次3g,温酒调服。

注意事项 孕妇忌服。

没药散

《博济方》

药物组成 虎骨 龟板_{酥炙} 地骨皮_洗 没药 芍药 细辛_{去叶洗} 当归_洗 羌活_{去头芦} 川芎 桂枝_{去皮} 防风 牛膝_{去苗}各15g 朱砂 麝香各0.3g

制作方法 上药共研为细末。

功效主治 祛风通络,强筋健骨。主治手臂腿膝疼痛,骨节酸麻。

临床用法 1次3~5g,晨起以温水送下。

注意事项 避风寒,慎起居。

没药散

《太平圣惠方》

药物组成 没药 防风_{去头芦} 蔓荆子 独活 当归 赤芍药 桂枝各30g 晚蚕沙_{微炒} 川芎各45g 虎骨60g

制作方法 将上药共研细末。

功效主治 祛风除湿,活血通络。主治白虎风,流注筋骨疼痛。

临床用法 1次6g,1日3次,热酒调服。

注意事项 孕妇忌用。

没药散

《圣济总录》

药物组成 没药_{别研} 虎骨 踯躅花各30g 附子_{炮裂去脐皮} 草乌头_{锉炒}各15g 乌头_{炮制去皮}15g

制作方法 上药除没药外,用酒1升浸泡1夜,焙干,然后将虎骨用醋别炙后与前药研细,再与没药末混匀。

功效主治 祛风除湿,壮骨通络。主治筋脉虚极,骨冷,走注疼痛。

临床用法 1次1g,1日3次,饭前用温酒调服。

注意事项 孕妇及阴虚火旺者

200

忌服。

没药散

《圣济总录》

药物组成　没药　地龙各30g　桂枝15g

制作方法　上药共研为细末。

功效主治　活血通络,温经止痛。主治伤寒后腰痛不可忍。

临床用法　1日3次,1次1.5g,空腹时酒送服。

注意事项　妇女月经期忌用。

沉香散

《太平圣惠方》

药物组成　沉香30g　炒枳实　木香　炮附子各15g　五加皮　肉桂　槟榔　炒大黄各30g

制作方法　上药共研为细末。

功效主治　温阳行气,散寒止痛。主治伤寒后腰间气滞,流注脚膝疼痛。

临床用法　1日3次,1次6g,葱白汤送服。

注意事项　孕妇忌用。

羌活散

《圣济总录》

药物组成　羌活去芦　独活去芦　防风去叉　蔓荆子　人参　蒺藜子炒去角　白茯苓去黑皮　白芍　枳壳去瓤麸炒　川芎　阿胶炙令燥　茺草　威灵仙去苗土各15g

制作方法　上药共研为细末。

功效主治　祛风除湿,通络止痛。主治手脚顽麻疼痛。

临床用法　1次1.5g,饭前豆淋酒调下,温酒亦可。或炼蜜为丸,豆淋薄荷酒下5~6g。

注意事项　慎避风寒湿邪。

201

羌活散

《太平圣惠方》

药物组成　羌活　白蒺藜微炒去刺　白鲜皮　乌蛇肉酒浸炙令黄　当归　防风去芦头　肉桂去粗皮　茵芋　附子炮裂去皮脐　川芎　酸枣仁微炒　海桐皮锉各30g　麻黄去根节60g　麝香细研0.3g

制作方法　上药共研为细末。

功效主治　祛风除湿,温经通络。主治痹证,肌肤麻木不仁。

临床用法　1次6g,1日3次,饭前温酒调下。

注意事项　忌生冷、油腻及海鲜。

羌活散

《太平圣惠方》

药物组成　没药　羌活　桂枝　骨碎补　苍耳　地龙_{微炒}　红花子_{微炒}1g　龟甲_{酥炙令黄}　虎骨各60g

制作方法　上药共研为细末。

功效主治　强筋健骨,通络定痛。主治身体、骨节疼痛,时发时止。

临床用法　1 次 6g,温酒调服。

注意事项　避寒湿,慎起居。

羌活散

《普济本事方》

药物组成　羌活_{切片}　莱菔子各等份

制作方法　上药同炒香,去莱菔子,研羌活为末。

功效主治　祛风除湿。主治寒湿肿痛。

临床用法　1 次 6g,第 1 日 1 次,第 2 日 2 次,第 3 日 3 次。

注意事项　慎起居,避风寒。

羌活散

《圣济总录》

药物组成　羌活_{去芦头}30g　附子_炮　牡丹皮　芍药　海桐皮　当归_{切焙}　肉桂_{去粗皮}　蒲黄各15g

制作方法　上药共研细末。

功效主治　祛风除湿,散寒止痛。主治身体骨节疼痛。

临床用法　1 次 1g,用温酒调服,1 日 3 ~ 5 次。

注意事项　孕妇及阴虚之人忌用。

羌活散

《太平圣惠方》

药物组成　羌活　牛膝_{去苗}　当归_{锉微炒}　防风_{去芦头}　赤芍各45g　附子_{炮裂去皮脐}　五加皮　桂枝　甘草_炙各30g　薏苡仁90g

制作方法　上药研为细末。

功效主治　祛风除湿,散寒通络。主治风痹,关节屈伸不利,筋脉拘急,不能运动。

临床用法　1 次 12g,水适量,生姜 1 片,煎汤去滓,不拘时温服。

注意事项　孕妇及阴虚火旺之人忌用。

羌活散

《太平圣惠方》

药物组成 羌活75g 天麻 酸枣仁_{微炒} 羚羊角 地骨皮 柏子仁各45g 川芎 鹿角胶_{捣碎炒黄} 侧子_{炮裂去皮脐} 人参_{去芦头} 白附子_{炮裂} 肉桂 薏苡仁 海桐皮各30g 牛膝_{去苗}60g 乌蛇_{酒浸去皮骨炙微黄}90g 犀角1g

制作方法 上药共研为细末。

功效主治 祛风解毒,除湿止痛。主治风毒侵入四肢,筋脉拘挛疼痛。

临床用法 1次6g,以豆淋酒送服。

注意事项 阴虚之人慎用。

羌活散

《太平圣惠方》

药物组成 羌活 天麻 酸枣仁_{微炒} 鹿角胶_{捣碎炒令黄燥} 薏苡仁 麻黄_{去根节} 牛膝_{去苗} 乌梢蛇肉_{酒浸炙令黄} 肉桂_{去皱皮} 侧子_{炮裂去脐皮} 防风_{去芦头}各30g 川芎 五加皮 草薢_锉 羚羊角屑 人参_{去芦头} 白附子_{炮裂}各1g 犀角屑5g 茵芋 地骨皮各1g

制作方法 上药共研为细末。

功效主治 祛风除湿,镇肝息风,活血通络。主治风冷所伤而致筋挛,挛痹不仁。

临床用法 1次3g,1日2次,早晚饭前用豆淋酒调服。

注意事项 避风寒湿邪,慎起居。

羌活散

《太平圣惠方》

药物组成 羌活_{去头芦} 附子_{炮裂去皮脐} 天麻 防风_{去叉} 牛膝_{酒浸去焙} 蒺藜子_{炒去角} 川芎 乌头_{去皮脐生用} 全蝎 木香 白附子_炮 麻黄_{去根节}各等份

制作方法 上药共研为细末。

功效主治 温经散寒,祛风除湿。主治风寒湿攻冲筋脉,或在骨节,或在四肢疼痛。

临床用法 1次1~2g,温酒调服。

注意事项 慎避风寒湿气。

羌活当归散

《圣济总录》

药物组成 羌活_{去芦头} 当归_{切焙} 白茯苓_{去黑皮} 肉桂_{去粗皮} 没药_研 虎骨 骨碎补_{去毛酒浸焙} 红花子各30g

制作方法 上药共研为细末。

功效主治 补肝肾，强筋骨。主治身体疼痛，时发时止。

临床用法 1 次 1.5g，饭前用温酒调服。

注意事项 慎起居，忌劳累。

补骨脂散

《杨氏家藏方》

药物组成 补骨脂_炒 30g 黑牵牛 60g

制作方法 上药共研为细末。

功效主治 泻下逐水，补肾强筋。主治寒湿气滞，腰膝脚疼肿满，行步艰难。

临床用法 1 次 9g，陈皮煎汤调服，或用桃核酒送服。

注意事项 忌感风寒湿邪。

阿魏散

《太平圣惠方》

药物组成 阿魏 0.15g 乳香_研 0.3g 好茶末 3g 地龙_{微炒} 15g

制作方法 上药共研细末。

功效主治 活血，祛风，通络。主治白虎风，身体疼痛不可忍，转动不得。

临床用法 1 次 3g，1 日 2 次，晨起空腹及晚饭后，以热酒调服，服药后吃热豆淋酒及热姜稀粥，以被覆取微汗。

注意事项 体弱之人及孕妇忌用。

附子散

《圣济总录》

药物组成 附子_{炮裂去皮脐} 虎骨各 30g 桂枝_{去粗皮} 0.3g

制作方法 上药共研细末。

功效主治 温经散寒，祛风通络。主治白虎风，肢体冷疼。

临床用法 1 次 1~3g，1 日 2 次，温盐酒调服。

注意事项 阴虚及阳盛之人忌用。

附子散

《太平圣惠方》

药物组成 附子_{炮裂去皮脐} 桂枝各 60g 没药 威灵仙 牛膝_{去苗} 干漆_{捣碎炒令烟出} 各 30g

制作方法 上药共研细末。

功效主治 温阳散寒，通经止痛。主治腰脚疼痛，经久不愈。

临床用法 1 次 6g，饭前温酒调服。

注意事项 阴虚之人忌用。

附子散

《余居士选奇方》

药物组成 附子_{去皮脐} 槟榔_锉 川芎 羌活_{去芦头}各30g

制作方法 共为细末。

功效主治 祛风胜湿,行气活血。主治痹证,筋骨缓弱,疼痛,行履不得。

临床用法 1日2次,1次1.5～1.8g,饭前煎绿豆汤调下。

注意事项 慎避风寒湿邪。

青白散

《圣济总录》

药物组成 干姜_炮 川乌头_{锉碎} 草乌头_{锉碎} 麻黄_{去根节} 藿香_{去根}各30g 皂荚灰 自然铜_{烧通赤醋淬七次}各15g 石膏250g

制作方法 先用铁器盛石膏烧通赤后,再入干姜、川草乌,用碗合定不透气,候冷,取出同余药共研细末。

功效主治 祛风除湿,散寒止痛。主治阴盛伤寒,身体疼痛。

临床用法 1次1g,空服,温酒调服。如感伤寒,艾茶煎汤调服。

注意事项 忌风寒生冷。孕妇忌用。

苦参散

《圣济总录》

药物组成 苦参 蒺藜子_{炒去角} 石南叶_{面脂微炙} 川芎 细辛_{去苗叶} 白术 秦艽_{去苗土} 白敛 防己 白芍 炙甘草 远志_{去心} 沙参 白茯苓_{去黑皮} 人参 石膏 前胡_{去芦} 当归_{切焙} 独活_{去芦} 黄芪_锉 干姜_炮 山茱萸各30g 附子_{炮裂去皮脐} 防风_{去叉} 羚羊角各60g 蜀椒_{去目并闭口者炒出汗}15g

制作方法 共研为细末。

功效主治 祛风胜湿,益气活血。主治周身酸痛,皮肤顽痹,积年疥癣。

临床用法 1次1～1.5g,渐加至2g,空腹酒调下。

注意事项 慎避风寒湿邪。

虎骨散

《太平圣惠方》

药物组成 虎骨 败龟板_{酥涂炙令黄} 附子_{炮裂去皮脐} 牛膝_{去苗}各30g 川芎 天麻 白附子_{炮裂} 防风_{去芦头} 羌活 干姜_炮 草薢_锉各15g 乌蛇_{酒浸去皮骨炙令微黄}45g 海桐皮 骨碎补_{去毛} 肉桂 熟地黄 当归_{锉微炒}各0.9g 麝香_{研入}15g

205

制作方法　共研为细末。

功效主治　祛风除湿,散寒止痛。主治风寒湿侵袭所致腰腿冷痛,行走不得。

临床用法　1 次 6g,饭前温酒送服。

注意事项　忌生冷、居处潮湿。

虎骨散

《太平圣惠方》

药物组成　虎骨 30g　萆薢 60g　肉桂　龟板涂酥炙黄　当归炒　川芎　牛膝　羌活各 30g

制作方法　上药共研为细末。

功效主治　强筋壮骨,养阴调血,通络止痛。主治腰胯连及脚膝,夜晚疼痛不可忍。

临床用法　1 次 6g,饭前温酒调服。

注意事项　湿热内盛者禁用。

虎骨散

《太平圣惠方》

药物组成　虎骨 90g　当归微炒　威灵仙　牛膝去苗　羌活　桂枝各 30g　全蝎微炒　琥珀各 15g　漏芦　川芎　没药各 1g

制作方法　上药共研为细末。

功效主治　祛风除湿,强筋健骨,活血通络。主治全身疼痛,痛无常定。

临床用法　1 次 3g,温酒调服。

注意事项　孕妇忌服。

虎骨散

《太平圣惠方》

药物组成　虎骨　附子炮裂去皮脐各 30g

制作方法　上药共研细末。

功效主治　祛风定痛,散寒除湿。主治白虎风,走注疼痛不定。

临床用法　1 次 3g,1 日 2 次,温酒调服。

注意事项　阳盛及阴虚之人忌用。

虎骨散

《太平圣惠方》

药物组成　虎骨 60g　地龙去土炒　羊踯躅酒炒各 45g　牛膝酒浸切焙　硇砂汤煮令枯各 30g　肉桂去粗皮15g　川芎　当归切焙　密陀僧研　没药研各 30g　延胡索炒　乳香研各 15g

制作方法　上药共研细末。

功效主治　祛风散寒,活血通络。主治白虎风疼痛,游走不定。

临床用法　1 次 1g,温酒入童便调服。

　　注意事项　阴虚之人及孕妇忌用。

虎骨散

《太平圣惠方》

　　药物组成　虎骨 15g　桂枝　川芎　牛膝_{去苗}　当归_{锉微炒}　天麻　附子_炮　骨碎补　没药　琥珀　海桐皮各 30g　羌活 90g　木香 15g　麝香 15g

　　制作方法　上药共研为细末。

　　功效主治　祛风除湿,活血通络。主治全身疼痛。

　　临床用法　1 次 6g,用温酒调服。

　　注意事项　避风寒湿邪,慎起居。

虎骨散

《太平圣惠方》

　　药物组成　虎骨　白花蛇_{酒浸去皮骨炙令微黄}　龙骨　防风_{去头芦}　全蝎_{微炒}　桂枝　当归　羌活　白僵蚕_{微炒}　牛膝_{去苗}　天麻　麝香_{细研}各 30g

　　制作方法　上药共研细末。

　　功效主治　祛风散寒,除湿通络。主治白虎风肢节疼痛,发则不

可忍。

　　临床用法　1 次 6g,1 日 3 次,豆淋酒调服。

　　注意事项　阴虚之人慎用。

松脂散

《太平圣惠方》

　　药物组成　松脂_{先以桑灰汁煮再入浆水煮后以清水煮}150g　附子_{炮裂去皮脐}　虎骨　牛膝_{去苗}　酸枣仁_{微炒}　羌活　薏苡仁各 90g　桂枝　当归_{锉微炒}各 30g　麝香_{细研}0.3g　白附子_{炮裂}　没药各 60g

　　制作方法　上药共研细末。

　　功效主治　燥湿散寒,活血通络。主治历节风,筋骨肢节疼痛久不瘥。

　　临床用法　1 次 6g,1 日 3 次,饭前温酒调服。

　　注意事项　避风寒湿邪,忌劳累。

拈痛散

《御药院方》

　　药物组成　羌活_{去芦}　独活_{去芦}　细辛　肉桂_{去皮}　防风_{去芦}　白术　川乌_{生去皮脐}　高良姜　麻黄　天麻_{去苗}　吴茱萸　葛根　乳香　花椒_{去子及闭目者}　全蝎　当归各 30g　生姜 15g

207

制作方法 上药共研粗末。

功效主治 祛风除湿,活血止痛。主治肢节疼痛。

临床用法 1次30g,痛甚者用45g,与盐同炒极热,盛于布袋中,熨痛处。

注意事项 避风寒,慎起居。

人参败毒散

《太平惠民和剂局方》

药物组成 人参 茯苓 炙甘草 前胡 川芎 羌活 柴胡 独活 桔梗 枳壳各等份

制作方法 上药共研为粗末。

功效主治 祛风除湿,行气止痛。主治脚气病,踝上赤痛,寒热往来。

临床用法 1次6g,生姜薄荷煎汤,不拘时热服。

注意事项 慎避风寒湿邪。

败龟板散

《圣济总录》

药物组成 醋炙败龟板 虎骨炒补骨脂 焙当归 赤芍各30g 熏陆香 桂枝 白芷各15g

制作方法 上药共研为细末。

功效主治 补肾壮骨,活血止痛。主治伤寒后腰痛,行履不得。

临床用法 1日3次,1次1.5g,饭前热酒送服。

注意事项 阴虚火旺之人忌服。

侧子散

《太平圣惠方》

药物组成 侧子炮裂去皮脐 天麻酸枣仁微炒 海桐皮锉各30g 川芎 漏芦去芦头 肉桂去粗皮 五加皮锉 淫羊藿 牛膝酒浸切焙 木香各1g 枳壳去瓤麸炒15g

制作方法 共研为细末。

功效主治 祛风除湿,补益肝肾。主治风湿内盛所致腰腿疼痛,筋脉拘急,尤治目赤肿痛。

临床用法 1次3g,温酒调下。

注意事项 忌食辛辣、生冷之品。

乳香散

《孙尚药方》

药物组成 乳香3g 松节切如米30g

制作方法 慢火炒焦,去火毒,共研为细末。

功效主治 祛风燥湿,活血止痛。主治脚转筋,疼痛挛急。

临床用法 1次3~6g,热木瓜

酒调服。

注意事项 孕妇禁用。

卷柏散

《杨氏家藏方》

药物组成 黑牵牛 甘遂 卷柏各1份 槟榔2份

制作方法 上药分别研细末混匀。

功效主治 泻下逐水。主治长年难治脚气,肿痛不能履地。

临床用法 1次6g,五更初浓煎葱白汤送服,以下恶物如鱼冻为度,随后服淡粥。

注意事项 避风寒湿邪,慎起居。

茵芋散

《太平圣惠方》

药物组成 羌活 肉桂去粗皮 海桐皮 川芎 狗脊 茵芋 牛膝去苗 松节 苍耳子微炒 当归 防风去芦 木香各30g 附子炮去皮脐60g 麝香研入0.3g

制作方法 共研为细末。

功效主治 祛风胜湿,散寒止痛。主治风湿身体疼痛,肢节不利。

临床用法 1次6g,1日3次,以温酒调服。如不饮酒,荆芥薄荷

汤亦可。

注意事项 忌生冷油腻及猪鸡犬肉。

茱萸散

《备急千金要方》

药物组成 吴茱萸 干姜 白蔹 牡荆 附子 天雄 狗脊 干漆 山药 秦艽 防风各15g

制作方法 上药共研为细末。

功效主治 温肾散寒,通络止痛。主治风冷脚痹,半身不遂,昼夜呻吟。

临床用法 1次1.5g,1日3次,米饮送服。

注意事项 避风寒湿邪,慎起居。孕妇忌用。

芫花散

《圣济总录》

药物组成 芫花60g 吴茱萸45g 芸苔子30g

制作方法 上药研为细末。

功效主治 散寒止痛,行气活血。主治伤寒后风寒湿邪积滞,腰胯冷痛,坐卧艰难。

临床用法 1次9g,加糯米糟30g,加酒煮成糊状,摊于蜡纸上,贴痛处。

注意事项 阴虚有热者忌用。

轻脚散

《串雅内外编》

药物组成 防风　白芷各15g
川芎　细辛各7.5g

制作方法 上药共研细末。

功效主治 祛风渗湿,活血止
痛。主治久行步履沉重,下肢疼痛,
汗渗透鞋,脚生血疱。

临床用法 1次10g,将药末撒
于鞋内。

注意事项 勿令血疱破溃,以
防感染。

210

轻骨散

《圣济总录》

药物组成 麻黄去节90g　乌
头炮裂去皮脐30g　黑附子　白附子生用
各15g　秦艽去苗45g　柴胡去苗　鳖
甲醋炙各30g　桂枝去粗皮　人参各
15g　山茵陈0.3g

制作方法 上药研细,放入盛
有童便500ml、酒200ml的瓷器内,
用文火熬干,再用微火烘,然后研为
细末。

功效主治 散寒除湿,通络止
痛。主治四肢困重乏力,嗜卧多眠,
食少,身体疼痛,发热口干。

临床用法 1次6g,1日2次,
温酒送服。服后以衣盖卧,汗出为
妙。

注意事项 慎避风寒湿邪。

威灵仙散

《太平圣惠方》

药物组成 威灵仙　牵牛
子微炒各60g　木香15g　枳
壳麸炒微黄去瓤60g

制作方法 上药共研为细末。

功效主治 通络止痛,行气通
便。主治腰脚疼痛,大便不利。

临床用法 1次6g,饭前茶调
服,以大便通利为度。

注意事项 体弱之人慎用。

贴药芫花散

《经验良方》

药物组成 芫花根30g

制作方法 上药研为细末,米
醋调匀。

功效主治 除湿止痛。主治髀
腿骨疼痛不可止,固定不移。

临床用法 随痛处大小贴药包
扎。

注意事项 孕妇及体虚之人忌
用。

骨碎补散

《太平圣惠方》

药物组成 骨碎补 海桐皮 川芎 淫羊藿 附子_炮各 30g 当归_{微炒} 白蒺藜_{微炒去刺} 桂枝 木香 桃仁_{微炒} 枳壳_{麸炒} 羌活各 1g

制作方法 上药共研为细末。

功效主治 温阳除湿,行气止痛。主治身体、骨节疼痛,腰腿无力。

临床用法 1 次 3g,用豆淋酒调服。

注意事项 孕妇及湿热痹证忌服。

钟乳散

《延年秘录》

药物组成 钟乳粉 6g 防风 人参 细辛各 3g 肉桂 25g 炮姜 12g

制作方法 上药共研为细末。

功效主治 祛风散寒,活血止痛。主治风寒直中肾府,腰痛转动不得。

临床用法 1 次 6g,饭前温酒调服。

注意事项 不宜久服。

保安散

《圣济总录》

药物组成 黄芪_锉 木通_锉 青皮_{汤浸去白焙} 桑白皮_锉 白术 陈皮_{汤浸去白焙}各 15g 木香 1g 黑牵牛_{炒捣取细末}15g

制作方法 上药共研为细末。

功效主治 利水渗湿,行气畅中。主治伤寒入里,三焦滞闷,身重疼痛。

临床用法 1 次 1.5g,浓煎枣汤调服。

注意事项 阴虚之人慎用

独活散

《圣济总录》

药物组成 独活 附子_{炮裂去皮脐}各 30g 牵牛子_{微炒捣细}60g

制作方法 上药研为细末,混匀。

功效主治 祛风除湿,温经止痛。主治两胫渐细,疼痛,时发寒热。

临床用法 1 次 1.5g,酒送服,得利即止,未利再服。

注意事项 孕妇忌服。

独活散

《朱氏集验方》

药物组成 蜀椒 麻黄各90g 独活150g 草乌250g 防风60g 杉木节30g 荆芥15g

制作方法 上药共研为粗末。

功效主治 祛风除湿,散寒定痛。主治因居处湿地而致下肢重痛,行履费力。

临床用法 水煎服,用葱蒸汤熏蒸四肢。

注意事项 远离潮湿。

独活散

《古今录验》

药物组成 独活4g 白术12g 瓜蒌6g 防风8g 细辛 人参 干姜各4g 附子炮 桂枝各1g

制作方法 上药共研为细末。

功效主治 健脾除湿,祛风通络。主治身体疼痛,关节不利,目眩心乱,反侧若癫,发作无常。

临床用法 1日3次,1次1g,清酒送服。

注意事项 忌辛燥、生冷及油腻。

追风毒锉散

《仁斋直指方论》

药物组成 羌活30g 槟榔 防风 桑白皮炒各15g 郁李仁炒 大黄0.3g

制作方法 上药共研为粗末。

功效主治 祛风湿,解热毒。主治风湿热痹。

临床用法 1次9g,与黑豆100粒煎汤,热服。便秘加大黄3g同煎。

注意事项 忌食辛燥之品。

姜黄散

《普济方》

药物组成 姜黄 延胡索炒 人参各60g 黄芪锉30g 桂枝去粗皮 厚朴去粗皮生姜汁炙15g 川芎 防风15g 羌活去芦头 杏仁汤浸去皮尖锉研各15g 芍药6g 沉香 诃子皮微炒各3g

制作方法 上药共研为粗末。

功效主治 益气活血,通经止痛。主治风劳,四肢无力,胸膈烦闷,胸胁疼痛,骨节烦疼,风湿臂痛。

临床用法 1次9g,与水200ml同煎至100ml,清晨空腹服用。另取药末3g,以水送服,1日2次。

注意事项 忌劳累,避风寒。

羌薄散

《普济方》

药物组成 羌活 薄荷各30g 木香 槟榔 威灵仙各1g

制作方法 上药共研为细末。

功效主治 祛风除湿,行气止痛。主治伤寒后肩背拘急,腰脚疼痛。

临床用法 1日3次,1次6g,温酒送服。

注意事项 身体素虚者慎用。

秦艽散

《太平圣惠方》

药物组成 秦艽_{去苗} 人参_{去头芦} 白术 当归 天雄_{炮裂去皮脐} 附子_{炮裂去皮脐} 川乌头_{炮裂去皮脐} 干姜_{炮制锉} 川椒_{去目炒去汗} 防风_{去头芦} 桂枝 汉防己 草薢_锉 白蔹 黄芪_锉 桔梗_{去头芦} 麻黄_{去根节}各30g 山茱萸 细辛 莽草 五味子 甘草_{炙微赤锉}各0.9g

制作方法 上药共研为细末。

功效主治 益气温阳,祛风除湿,活血通络。主治痹证,无问新久。

临床用法 1次6g,1日3次,温酒调服。

注意事项 孕妇及湿热痹证忌用。

秦艽散

《洪氏集验方》

药物组成 秦艽 桔梗 人参 茯苓各4g 白术14g 干姜 肉桂各5g 牡蛎_炒 防风各6g 附子_炮 花椒_炒 黄芩 细辛 炙甘草 杜仲各3g

制作方法 上药共研为细末。

功效主治 健脾温中,行气除湿,祛风止痛。主治虚劳风冷,腰腿疼痛。

临床用法 1次1.5g,1日2次,酒调服。

注意事项 阴虚之人慎用。

桂心散

《洪氏集验方》

药物组成 肉桂 地龙_{微炒} 白僵蚕_{微炒} 漏芦 威灵仙 川芎 白芷 当归 木香各15g

制作方法 共研为细末。

功效主治 祛风止痛,活血通络。主治风湿痹痛,肢体麻木,关节屈伸不利,尤适于游走性痹证。

临床用法 1次6g,热酒调下。

213

注意事项 不宜久服,体弱者慎用。

透关散

《太平圣惠方》

药物组成 麻黄根150g 天南星_炮 威灵仙_{去土}各15g 萆薢 当归_{切焙} 人参 天麻各30g 赤小豆_{水浸去皮焙}750g

制作方法 上药共研细末。

功效主治 祛风除湿,益气通络。主治历节风,四肢挛急,疼痛难忍,短气汗出。

临床用法 1次0.5~1.5g,1日3次,饭前及临卧温酒调服。

注意事项 避风寒湿邪,忌劳累。

蚕沙糯米散

《普济方》

药物组成 原蚕沙240g 炒糯米120g

制作方法 上药其研为细末。

功效主治 祛风除湿,散寒止痛。主治伤寒汗吐下后,体虚怕冷,腰刺痛,转动艰难。

临床用法 1次15g,用米醋调成稀糊,放入锅内煎至干稠,趁热摊在蜡纸上,贴于痛处,用纱布扎盖。

冷则更之。

注意事项 忌复感风寒湿邪。

养肾散

《荆岑方》

药物组成 苍术_{去皮}30g 全蝎15g 天麻9g 黑附子_{炮裂去皮脐} 草乌_{去尖}各6g

制作方法 上药共研为细末。

功效主治 散寒除湿,祛风止痛。主治腰腿筋骨疼痛,不能行走。

临床用法 1次3g,黑豆酒调服。

注意事项 阴虚之人慎用。

海桐皮散

《圣济总录》

药物组成 海桐皮_锉 独活 五加皮_锉 防风 郁李仁_{炒去皮研如膏}各30g 杜仲_炙 枳壳_{麸炒} 薏苡仁_炒 牛膝_{酒浸切焙} 虎骨 牛蒡子_炒 熟地黄_{焙干}各45g 芒硝_{另研}60g

制作方法 上药研细末,入郁李仁膏、芒硝共研匀。

功效主治 祛风除湿,壮骨止痛。主治风毒流入脚膝,步行艰难,筋脉拘挛疼痛。

临床用法 饭后温酒送服,1次1.5g,1日2次。

注意事项 避风寒湿邪,忌劳累。

海桐皮散

《太平圣惠方》

药物组成 海桐皮 桂心 白芷 当归_{微炒} 漏芦 川芎 羚羊角屑各30g 赤芍 没药 木香 槟榔 大黄_{微炒}各15g

制作方法 上药共研为细末。

功效主治 祛风除湿,活血止痛。主治全身及关节时发疼痛,经久不愈。

临床用法 1次6g,用温酒调服。

注意事项 避风寒湿邪,忌劳累。

祛风壮骨散※

《太平圣惠方》

药物组成 茵芋 狗脊 川乌头_{炮裂去皮脐} 天麻 附子_{炮裂去皮脐} 天雄_{炮裂去皮脐}各60g 独活 牛膝_{去苗} 防风_{去芦头}各90g 踯躅_{炒微黄}30g 桂枝15g

制作方法 上药共研为粗末,用纱布包裹,好酒1000ml浸泡10天。

功效主治 祛风除湿,强壮筋骨。主治风痹,无问新久,及偏枯顽痹不仁、肢节缓急等。

临床用法 1次50ml,1日3次,温服,以见效为度。

注意事项 忌生冷、鱼、鸡、猪、鹅、鸭肉。

通痹散

《奇效良方》

药物组成 天麻 独活 当归 川芎 白术各等份

制作方法 上药共研为细末。

功效主治 温经通络,散寒止痛,除湿蠲痹。主治风寒湿三气袭于下肢所致之痹证。

临床用法 1次6g,早晚各1次,温酒调服。

注意事项 慎起居,避感风寒湿邪。

萆薢散

《太平圣惠方》

药物组成 萆薢_锉 海桐皮_锉 附子_{炮裂去皮脐} 石斛 生地黄 槟榔 枳壳各30g 牛膝_锉 羌活 羚羊角屑 防风 当归 酸枣仁_{微炒}各1g 肉桂 白蒺藜_{微炒}各15g

制作方法 上药共研为细末。

功效主治 祛风胜湿,通经止痛。主治下肢缓弱疼痛,皮肤不仁。

临床用法 1次6g,饭前温酒送服。

注意事项 孕妇及阴虚火旺之人忌用。

萆薢散

《太平圣惠方》

药物组成 萆薢 天麻 乌梢蛇_{酒拌炒黄} 虎骨各30g 防风_{去芦头} 当归_{锉微炒} 独活 川芎 麻黄_{去根节} 天雄_{炮裂去皮脐} 牛膝_{去苗} 苍耳子 杜仲_{去粗皮微炙锉} 薏苡仁 酸枣仁 淫羊藿各1g 川乌_{炮裂去皮脐} 五加皮各15g

制作方法 上药共研为细末。

功效主治 祛风除湿,散寒通络。主治风痹,腰膝疼痛,四肢麻木,筋脉挛急。

临床用法 1次3g,饭前用豆淋酒调服。

注意事项 孕妇及阴虚之人忌用。

趁痛散

《杨氏家藏方》

药物组成 杜仲_{炒断丝}45g 延胡索 萆薢 没药 当归_{洗焙} 肉

桂_{去皮}各30g

制作方法 上药共研为细末。

功效主治 强筋壮骨,除湿通络。主治湿邪攻注所致腰腿疼痛,行步乏力。

临床用法 1次9g,空腹温酒调服。

注意事项 孕妇禁用。

鹿角灰散※

《本草纲目》

药物组成 鹿角_{烧存性}30g

制作方法 研为细末。

功效主治 温经通络,益肾强筋。主治筋骨疼痛。

临床用法 1次3g,1日2次,酒送服。

注意事项 忌风寒生冷及过度劳累。

羚羊角散

《太平圣惠方》

药物组成 羚羊角屑 防风_{去芦头} 赤茯苓 白蔹 独活 附子_{炮裂去皮脐} 肉桂 麻黄_{去根节}各30g 酸枣仁_{微炒}1g。

制作方法 上药共研为细末。

功效主治 祛风和血,温通经脉。主治肝血虚受风邪所致筋脉抽掣疼痛,不得眠睡。

临床用法 1次3g,1日3次,温酒调服。

注意事项 孕妇及阴虚火旺者忌服。

羚羊角散

《圣济总录》

药物组成 羚羊角 羌活 防风^炒 刺蒺藜^炒各15g 人参 决明子各0.3g 空青3g

制作方法 上药分别研为细末,混匀。

功效主治 益气养肝,祛风止痛。主治肝脏虚风上攻,四肢不利。

临床用法 1次1g,不拘时候,温酒送服。

注意事项 调畅情志,忌劳累。

羚羊角散

《古今医统大全》

药物组成 羚羊角 薄荷 附子 独活 白芍 防风 川芎各等份 生姜3片

制作方法 共研为细末。

功效主治 舒筋活络,祛风止痛。主治筋痹,经脉挛急,肢节掣痛。

临床用法 1次9g,1日3次,

酒送服。

注意事项 本品偏于温燥,阴虚之人忌用。

羚羊角散

《张氏医通》

药物组成 羚羊角30g 肉桂 炮附子各18g 白芍45g 独活 防风 各22.5g 川芎30g 当归45g

制作方法 上药共研为粗末。

功效主治 温经散寒,祛风除湿。主治筋痹,肢节束痛。

临床用法 1次12~15g,入生姜3片,水煎,饭前热服。

注意事项 孕妇及阴虚火旺者忌服。

淋渫子散

《博济方》

药物组成 吴茱萸 食茱萸 山茱萸 狗脊 木鳖子各等份

制作方法 上药共研为细末。

功效主治 祛风除湿,散寒止痛。主治风毒气,攻注脚膝肿疼。

临床用法 1次5~10g,开水冲汤熏脚。

注意事项 慎避风寒湿邪。

217

琥珀散

《太平圣惠方》

药物组成 琥珀 牛膝_{去苗}
当归_{微炒} 大黄_{微炒}各1g 血竭 延
胡索 防风_{去芦头} 干漆_{炒令烟出} 羌
活 羚羊角屑 没药各15g 肉桂
30g

制作方法 将上药研为细末。

功效主治 行气活血,温经止
痛。主治身体疼痛,时发时止。

临床用法 1次3g,温酒调服。

注意事项 孕妇忌服。

琥珀散

《太平圣惠方》

药物组成 琥珀 牛膝_{去苗}
当归 凌霄花 赤芍 没药 水
蛭_{炒令黄焦}各30g 地龙_{微炒}15g 麝香
0.3g 桃仁_{去皮尖麸炒微黄}45g

制作方法 将上药研为细末。

功效主治 行气活血,通络止
痛。主治腰脚疼痛,经络涩滞,四肢
烦疼。

临床用法 1次6g,饭前温酒
调服。

注意事项 孕妇及体虚之人忌
用。

椒附散

《普济本事方》

药物组成 炮附子20g 川椒
20粒

制作方法 将附子研为粗末。

功效主治 温经止痛。主治项
背强痛,不可转动。

临床用法 上药入生姜7片,
水150ml煎至100ml,去椒入盐3g,
空腹热服。

注意事项 阴虚火旺者及孕妇
忌用。

提肩散

《保命歌括》

药物组成 防风 羌活 藁本
川芎 白芍_炒各2.1g 黄连_{酒炒}
黄芩_{酒炒}各1.5g 甘草12g

制作方法 共研为粗末。

功效主治 疏风泄热,缓急止
痛。主治风热袭肺,肩背强直作痛。

临床用法 上药加生姜3片,
煎服。湿盛,加苍术、防己、薏苡仁
各1.5g;气虚加人参1.5g;汗多,加
炙黄芪3g;血虚,加川芎、当归、熟
地黄各1.5g。

注意事项 避风邪,慎起居。

雄黄散

《太平圣惠方》

药物组成 雄黄 地龙_{微炒} 全蝎_{生用} 血竭 天麻 附子_炮 肉桂 没药 木香 白芥子各15g 乌梢蛇_{酒浸去皮骨炒黄}60g 麝香0.3g。

制作方法 将上药研为细末。

功效主治 活血祛瘀,行气通络。主治全身疼痛,游走不定。

临床用法 1次3g,热酒调服。

注意事项 孕妇忌服。

雄黄散

《太平圣惠方》

药物组成 雄黄 莽草 藜芦 附子各30g 斑蝥20枚 赤小豆75g 白矾 芫荑 皂荚_{烧灰} 蛇床子 吴茱萸各1g 硫黄15g 巴豆_{去皮心}15枚

制作方法 上药共研为细末。

功效主治 温经散寒,祛风除湿。主治白虎风疼痛,走转不定。

临床用法 1次3g,以菜籽油调匀,薄涂于痛处,每日2次。

注意事项 不可内服。

舒筋散

《仁斋直指方论》

药物组成 延胡索_炒 桂枝_{去皮} 当归各等份

制作方法 上药共研为细末。

功效主治 祛风活血,理气止痛。主治风湿血滞,身体疼痛,四肢拘挛。

临床用法 1次6g,酒调服。

注意事项 避风寒,慎起居。

遂丑散

《古今脐疗良方集解》

药物组成 甘遂 牵牛子各15g

制作方法 上药共研为细末。

功效主治 逐水攻邪。主治脚气肿胀疼痛。

临床用法 取药末10g,用水制成药饼,在锅内蒸熟后贴脐孔上,胶布固定,1日1次。

注意事项 忌辛辣、油腻。

犀角散

《太平圣惠方》

药物组成 羚羊角 天麻煨 羌活 枳壳炒 防风 黄芪 黄芩 白蒺藜炒 白鲜皮酒洗各 0.3g 槟榔 30g 甘草炙 15g 乌蛇酒浸 60g。

制作方法 上药共研为粗末。

功效主治 除湿通络,解毒消肿。主治痹证,风毒生疮。

临床用法 1 次 12g,生姜 5 片,水煎去渣,饭前温服。

注意事项 寒湿痹证忌用。

楂茸散※

《本草纲目》

药物组成 生山楂 60g 鹿茸酒蒸焙 60g

制作方法 共研为细末,炼蜜为丸。

功效主治 益精壮阳,活血止痛。主治老人腰腿疼痛。

临床用法 1 次 10g,1 日 2 次,温水送服。

注意事项 忌劳累。

蜈蚣血藤散※

《全国中草药新医疗法展览会资料选编》

药物组成 水蜈蚣(遍地香) 五爪龙 见肿消 活血藤各 50g

制作方法 将前 3 味药共捣烂如泥,活血藤研末,再加桐油适量,调匀备用。

功效主治 活血通络。主治风湿性关节炎。

临床用法 先用三棱针刺云门、渊腋、环跳、五里、血海等穴(每日轮取 1 穴或天应穴,刺出血后拔火罐),再将上药外敷针刺穴位,并选配大椎、解溪、昆仑、足三里、肾俞等穴,每天换 1 次。敷药过程中有些发痒,勿需处理。

注意事项 孕妇禁用。忌生冷,避风寒。

解风散

《黄帝素问宣明论方》

药物组成 人参 麻黄去节 川芎 独活各 30g 细辛 15g 炙甘草 30g

制作方法 上药共研细末。

功效主治 散解虚风。主治风成寒热,头目昏眩,肢体疼痛,手足麻痹,上膈壅滞。

临床用法 1次9g,以生姜5片,薄荷叶7张,水煎服。

注意事项 忌劳累。

煨肾散

《御药院方》

药物组成 生甘遂15g 木香30g

制作方法 上药共研为细末,用猪腰子1对,薄批开,去筋膜,纳药入内,用薄荷裹定,外用湿纸5重,以麻绳5缕缠紧,文火煨熟,纸干为度。

功效主治 补肾利水,行气止痛。主治肾经积水不散,流于经络,足膝挛急肿闷,经久疼痛。

临床用法 1次6g,临卧细嚼,温酒送服。

注意事项 小便排出黄水为效。

槟榔散

《卫生家宝方》

药物组成 槟榔40g 陈皮30g

制作方法 上药共研为细末。

功效主治 行气,消肿,止痛。主治脚气脚膝肿满疼痛。

临床用法 1次7g,煎木瓜汤调服。

注意事项 脾胃素虚者慎用。

酸枣仁散

《太平圣惠方》

药物组成 酸枣仁微炒 薏苡仁 人参去芦头 黄松节锉 五加皮 茯神 羌活 桂枝各1g 枳壳麸炒微黄去瓤15g。

制作方法 上药共研为细末。

功效主治 行气和血,利湿通络。主治肝脏风邪所致四肢筋脉抽掣疼痛,厌食。

临床用法 1次3g,1日3次,温酒调服。

注意事项 避风寒湿邪,慎起居。

酸枣仁散

《太平圣惠方》

药物组成 酸枣仁微炒 秦艽去苗 防风去芦头 川芎 当归微炒锉各45g 龟板酥炙令黄 虎骨各60g 羌活 牛膝去苗 木香 桂枝 骨碎补 茵芋 附子炮裂去皮脐 枳壳麸炒微黄去瓤各30g

制作方法 将上药共研细末。

功效主治 温阳祛风,散寒除

湿,活血通络。主治历节风,疼痛。

临床用法 1次6g,1日2次,晨起及晚饭前温酒调服。

注意事项 忌风寒生冷。

酸枣仁散

《圣济总录》

药物组成 酸枣仁炒15g 败龟板酥炙黄 虎骨酒炙黄各60g 秦艽去苗土 枳壳去瓤麸炒 当归切焙各45g 羌活去芦 桂枝去粗皮 白芷 蒲黄炒 牛膝去苗酒浸切焙 附子炮裂去皮脐各30g 防风去叉 川芎各30g

制作方法 上药共研为细末。

功效主治 散寒除湿,行气活血。主治白虎风,历节疼痛不可忍。

临床用法 1次2g,1日2次,晨起及临卧时,温酒调服。

注意事项 避风寒湿邪,慎起居。

酸枣仁散

《太平圣惠方》

药物组成 酸枣仁微炒 乳香 没药各15g 龟板涂醋炙令黄 羌活 牛膝去苗 桂枝 附子炮裂去皮脐 枳壳去瓤麸炒微黄 补骨脂微炒 赤芍药

各1g 虎骨 地龙微炒 当归各30g

制作方法 上药共研为细末。

功效主治 温肾散寒,活血通络。主治白虎风,痛彻骨髓,昼静夜发。

临床用法 1次6g,1日3次,温酒调服。

注意事项 避风寒湿邪,忌劳累。

酸枣仁散

《太平圣惠方》

药物组成 酸枣仁微炒45g 独活 萆薢 山茱萸 川芎 甘菊花 海桐皮 羚羊角屑 骨碎补 桑寄生 木香各15g 牛膝 桂枝 淫羊藿 天麻 虎骨 侧子炮裂去皮脐各30g 麝香别研0.3g

制作方法 上药共研细末,入麝香混匀。

功效主治 补益肝肾,利湿活络。主治肝脏虚风,湿邪流注而致腰脚疼痛,筋脉不利,乏力。

临床用法 1次6g,1日3次,饭前用温酒调服。

注意事项 孕妇及阴虚火旺者忌服。

酸枣仁散

《太平圣惠方》

药物组成 炒酸枣仁 虎骨 熟地黄各240g 杜仲90g 桂枝1g 牛膝90g

制作方法 共研为细末。

功效主治 补肝肾,强筋骨。主治肾虚,脚膝骨髓疼痛。

临床用法 1次6g,1日4次,胡桃酒送服。

注意事项 忌劳累。

漏芦散

《太平圣惠方》

药物组成 漏芦 当归 牛膝各1g 桂枝 地龙 防风 羌活 白芷 没药 甜瓜子各15g 虎骨 龟甲醋炙各30g

制作方法 将上药研为细末。

功效主治 活血通络,健胃止痛。主治身体疼痛,痛无定处。

临床用法 1次3g,热酒调服。

注意事项 避风寒,慎起居,忌劳累。

熨烙当归散

《御药院方》

药物组成 防风去芦头 当归去芦头 藁本去土 独活锉去土 荆芥穗 荆芥各30g。

制作方法 上药共研为细末。

功效主治 祛风,除湿,止痛。主治寒湿流注,经脉凝滞,不得宣通,腰腿疼痛。

临床用法 1次45g,加盐120g,慢火炒令热,用纱布包裹,熨烙痛处。

注意事项 忌感风寒湿邪。

薏苡仁散

《普济本事方》

药物组成 薏苡仁30g 当归酒浸 人参 川乌炮 川芎 白术 羌活 肉桂 防风 茵芋炒 麻黄 干姜炮 独活 甘草炙各15g

制作方法 共研为细末。

功效主治 补肾健脾,祛风除湿。主治肾虚不能暖脾,水湿流注四肢筋骨,肌肉疼痛。

临床用法 1日3次,1次6g,空腹用酒送服。

注意事项 孕妇忌用。

藁本散

《太平圣惠方》

药物组成 藁本45g 狗脊_{去毛} 没药 天麻 血竭 蝉蜕 骨碎补 桂枝各30g 虎骨 龟甲 穿山甲_{涂醋炙令黄焦}各60g 麝香15g

制作方法 将上药研为细末。

功效主治 祛风除温，活血定痛。主治腰脚疼痛，痛不可忍。

临床用法 1次6g，饭前生姜黑豆淋酒调服。

注意事项 避风寒，慎起居。

224

麒麟竭散

《医学入门》

药物组成 血竭 南乳香 没药 白芍药 当归各18g 水蛭_{杵碎炒令烟尽} 麝香各3g 虎骨15g

制作方法 上药共研为细末。

功效主治 活血定痛、祛风除湿。主治寒湿传于经络，疼痛不可忍。

临床用法 1次6g，饭前温酒调服。

注意事项 慎避风寒湿邪。孕妇忌用。

麝香没药散

《圣济总录》

药物组成 麝香0.3g 没药 血竭 枳壳 自然铜_{醋煅7遍}各15g 龟甲_{酒炙} 虎骨各60g 牡丹皮 芍药 骨碎补_{去毛} 甜瓜子_炒 当归各30g

制作方法 将上药研为细末。

功效主治 祛瘀止痛，强筋健骨。主治全身疼痛，痛无定处。

临床用法 1次1g，1日3次，温酒调服。

注意事项 孕妇忌用。

臌胀

二香金果散※

《常见病验方
研究参考资料》

药物组成 陈香橼_{去核}30g 煨草果_{去壳}15g 鸡内金30g 广木香9g

制作方法 共研为细末。

功效主治 消食导滞，行气消肿。主治气滞臌胀。

临床用法　1 日 3 次，1 次 6g，饭前用姜、枣煎汤送下。

注意事项　严格控制饮食摄入量。

山甲芷黄散※

《常见病验方
研究参考资料》

药物组成　白芷　大黄　穿山甲各 9g

制作方法　共研为细末。

功效主治　泻下攻积，消肿排脓。主治水积臌胀。

临床用法　1 日 2 次，1 次 4.5g，开水冲服。

注意事项　忌食高盐饮食。

千金芭蕉散※

《常见病验方
研究参考资料》

药物组成　千金子霜 3.6g
陈芭蕉扇 去柄筋烧灰 一把

制作方法　共研细末备用。

功效主治　行水消肿，破血散结。主治臌胀。

临床用法　1 次 3g，清晨开水送服。

注意事项　千金子作用峻猛，体虚之人慎用。

甘遂白术散※

《常见病验方
研究参考资料》

药物组成　甘遂　白术各 15g

制作方法　共研为细末。

功效主治　健脾除湿，泻下逐水。主治腹水。

临床用法　1 次 1.5g～3g，1 日 2 次，开水冲服。

注意事项　忌食盐。

加味十枣散

《古今脐疗良方集解》

药物组成　大戟　甘遂 醋炒 各 30g　芫花　商陆各 20g　大枣 10 枚

制作方法　上药共研为细末备用。

功效主治　攻逐水饮。主治各

225

种腹水。

临床用法 1 次 3g，温水·调敷脐部，每日 1 次，连用 6 日。

注意事项 本品药性峻猛，中病即止。

芫花散 ※

《常见病验方
研究参考资料》

药物组成 芫花 醋炙存性 3g

制作方法 研为细末。

功效主治 泻下逐饮。主治肝腹水。

临床用法 成人 1 次 0.9 ~ 1.5g，服后如未消，数日后再服。

注意事项 不可连服。

吴萸甘砂散 ※

《常见病验方
研究参考资料》

药物组成 吴茱萸 4.5g 甘遂 面裹烧焦 砂仁各 6g

制作方法 共研为细末。

功效主治 散寒，逐水，行

气。主治腹水。

临床用法 1 日 1 次，1 次 5g，开水冲服。

注意事项 心脏衰弱者慎用。

青蛙蝼蛄散 ※

《常见病验方
研究参考资料》

药物组成 青蛙 焙干 2 只 蝼蛄 焙干 7 个 霜打葫芦 15g

制作方法 共研为细末备用。

功效主治 利水退肿。主治臌胀。

临床用法 上药分 1 ~ 2 次，空腹，黄酒送下。

注意事项 勿将本方所用青蛙误作蟾蜍。

阿魏硼砂散

《古今脐疗良方集解》

药物组成 阿魏 硼砂各 30g

制作方法 上药共研为细末。

功效主治 破瘀，散结，利水。主治肝硬化腹水。

临床用法 用白酒将药末调为糊状，敷脐部，胶布固定。

注意事项 忌辛辣、油腻、生冷食物。用药后，尿量增加即停药。

柚皮散※

《常见病验方
研究参考资料》

药物组成 柚子皮_{煅灰存性}适量

制作方法 研为细末备用。

功效主治 化痰理气，健胃消食。主治腹水。

临床用法 1次6g，温水送服。

注意事项 宜低盐饮食。

香白芷散※

《全国中草药新医疗法
展览会资料选编》

药物组成 香白芷_{全草}30g

制作方法 将上药研为细末。

功效主治 行气利水。主治肝硬化腹水。

临床用法 1日2次，1次6g，温水冲服。

注意事项 忌酒及油腻食物。

逐水散

《中医外治法集要》

药物组成 大戟 甘遂 沉香 肉豆蔻 广木香各12g

制作方法 上药共研为细末。

功效主治 逐水消胀。主治腹水胀满。

临床用法 用酒250ml将药末调匀，装入猪膀胱内，放肚脐上，外盖塑料薄膜，用宽布带前后缚住。干则换药。

注意事项 忌生冷食物。

莱菔砂仁散※

《常见病验方
研究参考资料》

药物组成 莱菔子90g 砂仁60g

制作方法 用生萝卜汁适量浸砂仁一夜，取出晒干，以后连晒七八次，和莱菔子研为细末。

功效主治 行气化痰，健脾化湿。主治臌胀。

临床用法 1次3g，饭前用米汤调服。

注意事项 忌盐一百天。

227

蛴螬散※

《常见病验方
研究参考资料》

药物组成　蛴螬_{焙干}30 只

制作方法　研为细末备用。

功效主治　解毒，杀虫，消肿。主治腹水。

临床用法　1 日 1 次，1 次 3g，空腹冲热黄酒调服。

注意事项　孕妇忌服。

黑丑神香散※

《常见病验方
研究参考资料》

药物组成　黑牵牛子 30g　神曲 18g　木香 6g

制作方法　共研为细末备用。

功效主治　泻下逐水，行气导滞。主治臌胀。

临床用法　1 次 6g，用桑皮12g，水煎送下。

注意事项　孕妇忌服。

腹水散※

《穴位贴药疗法》

药物组成　商陆　大戟　甘遂

各等份

制作方法　上药共研为细末备用。

功效主治　峻下逐水。主治肝硬化腹水。

临床用法　1 次 5～10g，填脐内，胶布固定，每日 1 次。

注意事项　忌辛辣、油腻食物。年老体弱者禁用。

腹水散※

《穴位贴药疗法》

药物组成　商陆 100g　麝香1g

制作方法　将商陆研末，每次取 3～5g，葱白 1 支，共捣成膏，再加适量水调为糊状备用。

功效主治　祛瘀散结，峻下逐水。主治水肿、腹水，腹部脉络怒张，面色黯黑，舌有紫斑。

临床用法　先取麝香 0.1g 放脐中，再将药糊敷上面，胶布固定，每日 1 次，7 天为一疗程。

注意事项　忌辛辣、油腻食物。孕妇禁用。

积聚

八仙锉散

《寿亲养老》

药物组成 葛根 丁香 砂仁 白豆蔻_{去壳}各 1.5g 百药煎 0.3g 木瓜_{盐熏} 烧盐 甘草各 30g

制作方法 共研为细末。

功效主治 芳香化湿，生津止渴。主治酒食热积，口燥咽干，服之可解酒助量。

临床用法 1 次 3g，细嚼，温酒送服。

注意事项 忌食辛辣温燥之品。控制饮食摄入量。

三棱散

《太平惠民和剂局方》

药物组成 三棱_炮 莪术_炮 益智仁 青皮_{去白}各 60g 白茯苓 120g 甘草_炙 90g

制作方法 上药共研为细末。

功效主治 行气，化湿，消积。主治酒食不化所致脘腹胀满，不思饮食。

临床用法 1 日 3 次，1 次 6g，加少量食盐煎服。

注意事项 本品以攻积行滞为主，不宜久服。

三棱散

《太平圣惠方》

药物组成 三棱_{炮裂} 橘皮_{汤浸去白焙} 柴胡_{去苗} 鳖甲_{涂醋炙令微黄}各 30g 赤芍 白术各 15g 木香 当归 1g 川大黄_{锉微炒} 桔梗_{去芦头} 肉桂 槟榔 干姜_{炮裂} 诃子_{煨用皮} 防葵各 1g

制作方法 上药共研为粗末。

功效主治 活血化瘀，行气散积，滋阴养血。主治气劳，心腹积聚，两胁胀闷，四肢无力。

临床用法 1 次 9g，与水 200ml、生姜 2 片同煎至 100ml，不拘时稍热服用。

注意事项 忌劳累，调情志。

大通散

《圣济总录》

药物组成 沉香 木香 白术 陈皮_{去白} 桑白皮 木通各 30g 胡椒 3g 牵牛子_{半生半炒另研}90g

制作方法 上药除牵牛子外共研细末。

功效主治 行气利水，运脾攻积。主治疟癖积聚，腹胀气逆，烦满呕吐。

临床用法 1 日 1 次，1 次 3g，黑丑末与余药末各半，五更初以淡茶水调热后服下，再饮热茶及热粥，以小便通利为效。

注意事项 体虚之人慎用。

229

万全散

《圣济总录》

药物组成 白僵蚕_炒 附子_{炮裂去皮脐} 半夏_{汤洗7遍去滑炒} 细辛_{去苗叶} 藿香叶 川芎 羌活各0.3g 牵牛_{捣细}15g 干姜_炮6g

制作方法 上药共研为细末。

功效主治 燥湿祛痰，温中降逆。主治风痰水饮积聚，心胸痞满，饮食不化，头目不利，神思昏愦，甚则呕逆，不思饮食。

临床用法 1日2次，1次6g，生姜薄荷浓煎汤送服。

注意事项 忌食生冷、油腻之品。

万病无忧散

《普济方》

药物组成 槟榔15g 大黄30g 甘草7.5g 黑丑_炒45g

制作方法 上药共研为细末。

功效主治 行气逐水，消积导滞。主治气积肿胀。

临床用法 1日2次，1次9g，茶清调服。

注意事项 不宜久服。

调经散

《产育保庆集》

药物组成 没药 琥珀 肉桂 芍药 当归 细辛 麝香各1.5g。

制作方法 上药共研细末。

功效主治 温经化气，活血祛瘀。主治瘀血停积，流注经络，四肢浮肿。

临床用法 1次1g，1日3次，姜汁温酒各少许调服。

注意事项 忌风寒生冷。

开郁正元散

《医学入门》

药物组成 白术 陈皮 青皮 香附 山楂 海蛤粉 桔梗 茯苓 砂仁 延胡索 炒神曲 炒麦芽 炙甘草各等份

制作方法 上药共研为粗末。

功效主治 行气化痰，健脾消滞。主治痰饮血气郁结，食滞。

临床用法 1次30g，生姜3片，水煎服。

注意事项 忌生冷，调情志。

木香散

《圣济总录》

药物组成　木香　槟榔　青皮_{去白焙}　肉豆蔻_{去壳}　吴茱萸　红豆蔻_{去皮}　炮姜　白术　葛根　草豆蔻_{去皮}　虎杖　麻黄_{去根节}　厚朴_{去粗皮姜汁制}　桔梗_炒　桂枝_{去粗皮}　羌活_{去芦}　人参　川芎各等份

制作方法　上药共研为细末。

功效主治　温中行气，健脾化食。主治伤寒后脾胃受寒，食物不消。

临床用法　1日3次，1次2g，空腹炒姜盐汤调服。

注意事项　阴虚火旺之人不宜服用。

木香散

《太平圣惠方》

药物组成　木香　肉桂　白术　干姜_炮　陈皮　草豆蔻　诃子　人参各30g　神曲_{炒黄}90g　甘草_炙15g

制作方法　将上药研为细末。

功效主治　行气温中，散寒止痛。主治脾胃虚冷，胸腹胀满、疼痛，不欲饮食。

临床用法　1次3g，不拘时温水调服。

注意事项　本品宜密封贮藏。

木香散

《太平圣惠方》

药物组成　木香30g　吴茱萸_炒　高良姜各15g　川芎　肉桂　当归_炒　桃仁_{麸炒黄}各1g

制作方法　将上药共研细末。

功效主治　行气调中，化瘀止痛。主治胸膈痞满，两胁胀闷，不欲饮食。

临床用法　1次6g，热酒调服，不拘时。

注意事项　本品宜密封贮藏。

五积散

《普济方》

药物组成　石榴皮　三棱　巴豆　五灵脂　甜葶苈　大戟　芫花　甘遂　杏仁　大黄　乌梅　盐豉各30g　陈皮　青皮　木香　瞿麦　白豆蔻　砂仁各15g

制作方法　前12味药以醋300ml煮干，于砂锅内炒黄，入余药共研为细末。

功效主治　行气消积，调和阴阳。主治五积六聚，酒食蛊积所伤。

临床用法 1日3次，1次3~6g，空腹温酒调服。若为丸，醋糊丸如绿豆大，1次3~6g。伤酒葛根汤下，伤食盐汤下，虫积用木香汤或樟柳根汤下。

注意事项 忌长期服用。

五膈宽中散

《张氏医通》

药物组成 厚朴_{姜汁炒}60g 甘草_炙30g 木香15g 白蔻仁9g

制作方法 上药共研为粗末。

功效主治 宽中，理气，散痞。主治七情郁结、痰气痞塞所致之五膈气。

临床用法 1次9g，加入生姜3片、盐3g，水煎连渣服。

注意事项 调畅情志。

四神散

《灵苑方》

药物组成 当归 川芎 赤芍药各30g 炮姜15g

制作方法 上药共研为细末。

功效主治 温散瘀血。主治产后瘀血不消，积聚作块。

临床用法 1次6g，1日3次，温酒调服。

注意事项 注意调畅情志。

生气散

《仁斋直指小儿方论》

药物组成 丁香1.5g 白术 青皮各6g 甘草_{微炙} 木香 人参各3g

制作方法 将上药研为细末。

功效主治 行气调中。主治脾虚气滞，脘腹胀闷，不思饮食。

临床用法 1日3次，1次1.5g，温水送服。

注意事项 忌食生冷油腻。

瓜蒂散

《延年秘录》

药物组成 瓜蒂 赤小豆各等份

制作方法 上药共研为细末。

功效主治 涌吐痰食。主治痰涎宿食填塞上脘，胸中痞硬，烦懊不安，气上冲咽喉不得息，寸脉浮，按之紧者。

临床用法 1次2g，温浆水调服，以吐为度；若不吐，以物探之，得吐即止。

注意事项 忌生冷、油腻及过度饮食。

加味平胃散

《寿世保元》

药物组成 苍术_{米泔水浸} 陈皮 香附 枳实_炒 神曲_炒 山楂_炒各3g 厚朴_{姜炒} 半夏_{姜炒} 木香_{姜炒}各2.4g 川芎1.5g 干姜2.1g 甘草0.9g。

制作方法 共研为粗末。

功效主治 理气止痛，消食和胃。主治食积腹痛，拒按，痛甚者欲大便，利后其痛减，脉弦。

临床用法 加生姜3片，水煎服。

注意事项 严格控制饮食摄入量。

回生散

《遵生八笺》

药物组成 急性子30g 硇砂1g 硼砂 沉香 丁香各9g 朱砂 雄黄各1.5g 木香15g 麝香3g

制作方法 将急性子与硇砂用水200ml煎干，和余药共研极细末。

功效主治 温中行气，消积导滞。主治隔食隔气，纳食不化或食入即吐。

临床用法 1次1g，热酒送服。

注意事项 忌生冷、硬物。

肉豆蔻散

《圣济总录》

药物组成 肉豆蔻_{去壳} 枳壳_{去瓤麸炒}各1g 芜荑 吴茱萸_焙各15g 高良姜30g 木香15g 生姜_{连皮薄切炒干}500g

制作方法 上药研末，小麦面裹之，文火煨面黄熟，去面研为细末。

功效主治 温中散寒，行气消积，主治胃中寒湿阻滞，痞满不适，不思饮食。

临床用法 1日2次，1次1.5g，空腹生姜水调服。

注意事项 服药期间忌食生冷厚腻之品。

肉豆蔻散

《圣济总录》

药物组成 肉豆蔻_{去壳} 甘草 木香 陈皮_焙 高良姜各0.3g 白豆蔻_{去皮}0.9g 桂枝_{去粗皮} 丁香 附子_{炮裂去皮脐} 枳壳_{去瓤麸炒} 人参各15g

制作方法 上药共研为细末。

233

功效主治 温中和胃。主治脘腹胀痛，宿食不化，善噫吞酸，食欲呕吐，泄泻，手足逆冷。

临床用法 1日3次，1次6g，木瓜生姜汤调服。

注意事项 胃火炽盛者禁用。

全蝎消积散※

《常见病验方
研究参考资料》

药物组成 全蝎 杏仁 高良姜各3g

制作方法 上药共研为细末备用。

功效主治 温中，行气，止痛。主治积聚，腹痛。

临床用法 以熟鸡子蘸药末，1次吃完。

注意事项 孕妇忌服。

异效散

《圣济总录》

药物组成 三棱_{锉汤浸一夜焙干} 白术各90g 甘草_炙60g 麦芽_{微炒} 神曲_{微炒} 青皮_{汤浸去白焙} 陈皮_{汤浸去白焙}各30g 高良姜15g 肉豆蔻_{去壳} 草豆蔻_{去壳}各6g

制作方法 上药共研为细末。

功效主治 健脾行气，温中消

食。主治脾气虚弱，饮食无味，心胸膨胀，胁肋痞满，噫气不通，满闷噎塞，结聚癖瘕。

临床用法 1次1.5g，入盐少许，空腹沸汤点服。

注意事项 体虚之人慎用。

麦柏散

《普济方》

药物组成 炒麦柏 川芎 白芷 炒茴香 乌药各45g 香附 炒桔梗 砂仁 红豆 焙陈皮 莪术 姜厚朴 人参各30g 白术 苍术各90g 桂枝 诃子15g 木香6g

制作方法 共研为细末。

功效主治 温脾化湿，行气散结。主治膈气，宿食不消。

临床用法 1次6g，1日4次，盐汤送服。

注意事项 严格控制饮食摄入量。

豆蔻散

《养老奉亲》

药物组成 草豆蔻_{同生姜120g炒香黄为度} 神曲_{炒黄} 杏仁 甘草各120g 麦芽_{炒黄}300g 干姜_炮60g

制作方法 上药共研为细末。

功效主治 醒脾化湿，消食和胃。主治夏月受寒，胸膈气滞，噎塞，不思饮食。

临床用法 1次3g，如点茶吃，不拘时服。

注意事项 忌生冷、硬物。

连翘散

《护命方》

药物组成 连翘 荆芥穗 鳖甲_{醋炙} 栀子仁 射干 羌活 独活 当归 大黄 牛蒡子各15g 牵牛子_炒3g

制作方法 上药分别研细，混匀。

功效主治 清泄肝热，通腑散结。主治肝热壅盛所致胁下结块，腹内引痛，大小便赤涩，饮食减少。

临床用法 1次6g，1日4次，饭后临卧用温水调服。

注意事项 调畅情志，忌食辛辣温燥之品。

吴茱萸散

《太平圣惠方》

药物组成 吴茱萸_{浸7遍焙干炒}15g 鳖甲_{醋炙}90g 大黄_炒 三棱_炮 槟榔各30g 当归_炒1g

制作方法 上药共研为细末。

功效主治 温中活血，行气散结。主治痃气积聚，包块不消。

临床用法 1日3次，1次3g，饭前温酒送服。

注意事项 阴虚火旺之人不宜久服。

利膈散

《太平圣惠方》

药物组成 郁李仁120g 木香 姜厚朴 肉豆蔻 槟榔 陈皮 肉桂各15g 诃子30g 炙甘草0.3g 麝香0.15g

制作方法 共研为细末。

功效主治 行气宽胸，化瘀除满。主治五膈气，心胸气滞，满闷不通。

临床用法 1次6g，1日3次，生姜汤送服。

注意事项 中病即止，以防耗气。

延年草

《养老奉亲》

药物组成 陈皮_{浸洗去内白衣}120g 甘草_{为末}60g 盐_{炒燥}75g

制作方法 先用热汤洗去陈皮苦水5～6遍，微焙，将甘草末与

235

盐蘸上，两面焙干，研为细末。

功效主治 行气消胀。主治老人脾胃气滞，腹痛胀满，纳差。

临床用法 1次6g，1日2次，温水送服。

注意事项 大便不通者当急下通腑。

阿魏麝香散

《张氏医通》

药物组成 阿魏_{酒煮}15g 麝香3g 雄黄9g 野水红花子120g 炒神曲 人参 白术各30g 肉桂15g

制作方法 上药共研为细末。

功效主治 活血化瘀，补气消滞。主治肠道诸积痞块。

临床用法 1次9g，早晚各1次，荸荠捣烂和、砂仁汤送服。

注意事项 调畅情志，忌劳累。

固肠散

《普济方》

药物组成 白术 滑石 甘草 寒水石_煅 牡丹皮 人参 白茯苓 绿豆粉各15g

制作方法 上药共研为细末。

功效主治 益气健脾，利湿散

结。主治积聚。

临床用法 1日3次，1次6g，饭前米汤调服。

注意事项 忌生冷硬物半月。

金华散

《普济方》

药物组成 大黄900g 瞿麦300g 三棱 槟榔 小茴香各15g 黄芩 木香各120g

制作方法 上药研细末，用白面500g将药和匀，做成10余只面饼，晾干，用猛火焙1夜，研末。

功效主治 清热利湿，行气消积。主治陈年积聚，酒食过多，生冷所伤，惊忧聚结不散，胸膈满闷，胁肋坚痛，肌瘦食减，时发寒热，夜多盗汗，身体俱黄，四肢浮肿，痰涎壅盛，咳嗽胸满，肠滑下利，妇人经候不调。

临床用法 1日1次，1次9g，睡前以酒调服，之后以温粥浆养。

注意事项 不宜久服。

泽兰散

《太平圣惠方》

药物组成 牡丹皮 赤芍 柏子仁 续断各15g 麝香0.3g 泽兰30g 当归 桃仁 延胡索 桂

心 附子炮 川芎 干漆炮 琥珀
川牛膝 没药 木香各1g

制作方法 将上药研为细末。

功效主治 活血行气，消积止
痛。主治胸腹疼痛，四肢拘急，体
瘦无力，月经量减少，饮食渐减。

临床用法 1次6g，温酒调
服。

注意事项 孕妇忌用。

荆翘散※

《护命方》

药物组成 荆芥穗 连翘子各
15g 薄荷 木香 栀子 羌活
独活 干葛根 牡丹皮去心 麻
黄去根 芍药各3g 白僵蚕去丝9g
牵牛子醋煮熟后焙干10g

制作方法 上药共研为细末。

功效主治 清热泻火，行气导
滞，祛风止痛。主治肝脏风壅，顽
涎恶血，致生积聚，两胁下沉重，
转入胃脘，牵引腰背，蜷曲不安，
进食重，大肠失司或便秘或泄泻，
小便或赤或白，下多白浊。

临床用法 1次6g，1日3次，
饭后热酒调服。

注意事项 调畅情志，忌劳
累，戒烟酒。

荆三棱散

《普济方》

药物组成 三棱煨 莪术煨各
60g 益智仁去皮炒 砂仁 槟榔
青皮去白 丁香 姜黄各15g

制作方法 上药共研为细末。

功效主治 破气消积，温中和
胃。主治积聚心腹胀满，恶心呕
吐，冷痰，不思饮食。

临床用法 1日3次，1次6g，
沸水点服。

注意事项 孕妇及体弱之人忌
用。

茯苓散

《云岐子保命集论类要》

药物组成 桂枝 大腹皮 茴
香炮炒 高良姜各15g 槟榔9g
赤茯苓30g

制作方法 上药共研为细末。

功效主治 畅气，行津，和
中。主治伤寒下后，腹胀，脐下有
动气者。

临床用法 1次15g，开水冲
服。

注意事项 阴虚之人慎用。

枳壳散

《普济本事方》

药物组成 枳壳 白术各15g 香附30g 槟榔9g

制作方法 上药共研为细末。

功效主治 健脾助运，行气除痞。主治心下痞满不适，或作疼痛，嗳气酸腐。

临床用法 1日3次，1次6g，米汤调服。

注意事项 忌饮食过量。

枳壳散

《云岐子保命集论类要》

药物组成 赤茯苓 当归 三棱炮各30g 枳壳麸炒 木香 诃子各15g

制作方法 上药共研为细末。

功效主治 利气行津。主治伤寒汗后，腹胀脐上有动气者。

临床用法 1次15g，开水冲服。

注意事项 阴虚之人慎用。

前胡散

《云岐子保命集论类要》

药物组成 前胡 赤茯苓各30g 大腹皮 人参各15g 木香 槟榔 大黄各9g

制作方法 上药共研为细末。

功效主治 利气行津。主治伤寒汗下后，脐右有动气者。

临床用法 1次15g，开水冲服。

注意事项 阴虚之人慎用。

神曲散

《太平圣惠方》

药物组成 神曲微炒60g 木香 陈皮汤浸去白焙各30g 麦芽微炒60g 草豆蔻去皮30g

制作方法 上药共研为细末。

功效主治 健脾和胃。主治脾胃虚冷，腹中气滞胀满，食谷不化。

临床用法 1次3g，饭前以温酒调服。

注意事项 忌食生冷油腻。

神仙更生散

《普济方》

药物组成 丁香 莪术各7.5g 桂枝4.5g 炮姜 缩砂仁 木香 川芎 神曲各3g 诃子肉5g 草果0.5g 甘草12g 巴豆0.9g

制作方法 共研为细末。

功效主治 理气宽胸，温中化痰。主治胸脘痞闷，呕逆吞酸，饮食不下，胁下支满，纳呆，乏力。

临床用法 1次4g，1日3次，温水送服。

注意事项 体虚之人慎用。

莱菔散※

《太平圣惠方》

药物组成 莱菔子30g 煨阿魏3g

制作方法 将上药研为细末。

功效主治 活血，降气，除痞。主治伤寒后心腹痞坚，兼气促。

临床用法 1日3次，1次3g，热酒调服。

注意事项 脾胃虚弱之人及孕妇忌服。

莱菔砂仁散※

《幼幼集成》

药物组成 莱菔子 砂仁各10g

制作方法 莱菔子研细末，水浸后滤汁，浸砂仁12小时，炒干再浸，如此7次，研为细末。

功效主治 消食和中，行气除胀。主治食胀，气胀。

临床用法 1次3g，1日3次，米汤调服。

注意事项 忌食生冷、硬物。

桃仁散

《妇人大全良方》

药物组成 虻虫炒黄去足翅 水蛭炒黄 乌贼骨 鲤鱼鳞烧灰 芫花醋炒 枳壳麸炒 当归炒 牛膝去苗 赤芍 硇砂 桂心各15g 桃仁炒黄1g

制作方法 将上药共研细末。

功效主治 破血逐瘀，行气消滞。主治积聚，妇女经闭，产后恶露未尽。

临床用法 1次3g，饭前温水调服。

注意事项 体虚之人及孕妇忌用。

239

桂花散

《仁斋直指方论》

药物组成 桂花 30g 莪术醋煮焙 高良姜 甘草炙各 90g 香附炒去皮 150g

制作方法 上药共研细末。

功效主治 行气止痛，健脾消痞。主治脾积，腹胀，疼痛。

临床用法 1 日 3 次，1 次 6g，空腹盐汤送服。

注意事项 忌食生冷、油腻之品。

桂心散

《太平圣惠方》

药物组成 肉桂 大黄炒 桔梗去节头 木香 附子炮裂去皮脐 白术 当归炒 槟榔 赤芍各 30g 高良姜 川芎 枳实各 15g

制作方法 共研为细末。

功效主治 行气止痛，活血消积。主治积聚，心腹疼痛，面色无华，日渐黄瘦。

临床用法 1 日 3 次，1 次 6g，饭前温酒或姜汤调服。

注意事项 阴虚之人慎用。

栝楼散

《太平圣惠方》

药物组成 全瓜蒌去壳焙干 30g 神曲炒 15g

制作方法 上药共研为细末。

功效主治 行气消胀，运脾化食。主治酒食停积，胁下胀满，不能饮食。

临床用法 1 日 3 次，1 次 6g，葱白汤调服。

注意事项 体虚便溏之人慎用。

透膈宽肠散

《黄帝素问宣明论方》

药物组成 白牵牛 30g 芒硝 90g 大黄 60g 甘遂 15g

制作方法 共研为细末。

功效主治 泻热导滞，攻逐水饮。主治肠上壅结，实热难行，肠间水声漉漉。

临床用法 1 日 3 次，1 次 3g，饭后温蜜水送服。

注意事项 中病即止，辨证调理以善后。

240

海蛤散

《类证活人书》

药物组成 海蛤 滑石 甘草各30g 芒硝15g

制作方法 上药共研为细末。

功效主治 清热化痰，软坚散结。主治痰热结聚胸膈，胸闷气短，痰多。

临床用法 1次6g，用鸡蛋清调服。

注意事项 忌食辛辣、肥甘之品。

调荣散

《赤水玄珠》

药物组成 莪术 川芎 当归 延胡索 白芷 槟榔 陈皮 赤芍 桑白皮 大腹皮 赤茯苓 葶苈子 瞿麦 大黄 细辛 肉桂各1g 甘草1.5g 大枣2枚 生姜3片

制作方法 上药共研为细末。

功效主治 活血化瘀，逐水消肿。主治瘀血留滞，血化为水，四肢浮肿，皮肉赤纹。

临床用法 1次9g，1日3次，温开水调服。

注意事项 低盐饮食，观察大小便出入量。

通中散

《太平圣惠方》

药物组成 莱菔子炒全熟150g 沉香 白术 草豆蔻去皮各0.3g

制作方法 将上药研为细末，加白砂糖5g，混匀。

功效主治 行气消胀，降气调中。主治脘腹胀满，胸膈不利，少思饮食等。

临床用法 1次3g，入口内细嚼，后用米汤调下。

注意事项 体弱之人慎用。

推气散

《太平惠民和剂局方》

药物组成 枳壳炒 肉桂 姜黄各15g 甘草9g

制作方法 上药共研为细末。

功效主治 行气，导滞，止痛。主治脘腹胀满，不思饮食，右胁疼痛。

临床用法 1次6g，姜枣汤或温酒调服。

注意事项 忌食生冷、油腻之

241

品。

棱术散

《遵生八笺》

药物组成 三棱湿纸裹煨热透另研90g 乌药去皮90g 莪术制法同三棱60g 甘草炙90g 陈皮60g

制作方法 上药共研为细末。

功效主治 消积导滞，利气快膈。主治夏伤生冷，气积膈滞或心腹疼痛。

临床用法 1次3g，盐汤调下，不拘时服。

注意事项 忌生冷。

242

黑神散

《活人方》

药物组成 巴豆霜30g 五灵脂0.6g 杏仁烧后入蒜煮研 大戟生用去皮裹面 三棱生用各15g 淡淡豆豉60g

制作方法 将五灵脂、大戟、三棱研极细末，加入巴豆霜、淡淡豆豉研细，再加杏仁研细。加飞罗面半匙，入井花水慢慢调匀。放入臼中捣2~3千下，制丸，晾干或微火焙干。

功效主治 泻下积食。主治瘟疫时气有积食。

临床用法 根据患者脏腑虚实加减剂量服用，以姜枣汤送服，微微泻下为度。若病在上可吐者，同生姜干嚼服0.5g。

注意事项 脾虚便溏者忌用。

槟榔散

《太平圣惠方》

药物组成 槟榔 白术 人参各30g 木香 诃黎勒皮0.9g 陈皮去白瓤焙30g

制作方法 将上药研为细末。

功效主治 健脾除湿，行气消胀。主治脾虚气滞，腹胀喘急。

临床用法 1日4次，1次6g，用生姜2片，大枣30g，煎汤送服。

注意事项 服本品期间，忌用莱菔子。

槟榔散

《太平圣惠方》

药物组成 槟榔 桂枝 木香各15g 当归炒 赤芍 青皮各30g 吴茱萸炒1g

制作方法 将上药研为细末。

功效主治 行气消积，活血止痛。主治胸膈壅滞，胁腹虚胀。

临床用法 1次3g，不拘时用

热酒调服。

注意事项　脾虚便溏之人慎用。

槟榔散

《黄帝素问宣明论方》

药物组成　槟榔　枳壳各等份

制作方法　将上药研为细末。

功效主治　行气消痞。主治伤寒病，下之太早，痞满而不痛，按之虚软。

临床用法　1日3次，1次9g，煎黄连汤送服。

注意事项　脾胃虚寒之人不宜服用。

橘红散

《圣济总录》

药物组成　陈橘皮去白后用生姜120g取汁拌匀慢火炒干　麦糵炒　杏仁汤浸去皮尖双仁炒后别研各60g　炙甘草45g　人参　草豆蔻去皮面裹煨熟去面　山药各30g

制作方法　上药共研为细末，入杏仁末混匀。

功效主治　健脾温中，行气消积。主治脾气虚弱，宿寒留滞，胃纳不化，心腹胀满。

临床用法　1次1.5g，加入少

许生姜片，盐少许，用沸汤点服。

注意事项　忌生冷。

橘红散

《养老奉亲》

药物组成　陈皮1500g　肉豆蔻15g　甘草300g

制作方法　陈皮洗5～7次，布包压干，用生姜250g取汁，与陈皮拌匀1宿，焙干，称取500g备用。将甘草同盐（90～120g）同炒，至盐变为红色、甘草赤色为度，后将上药共研细末。

功效主治　消食和胃，散寒理气。主治夏月暑湿困脾，脾胃气滞，食欲不振。

临床用法　1次6g，1日3次，姜汤送服。

注意事项　忌食生冷、硬物。

礞石散

《普济方》

药物组成　礞石60g　滑石30g　青黛15g　轻粉6g

制作方法　上药共研细末。

功效主治　化痰，除湿，消积。主治日久顽积。

临床用法　1次3g，面汤调服，急以水漱口。服药前1日，仅

243

以粥为食，至晚间服药。若到次日晚未效者，再服 1.5g。顽积消除后，以粥调养 2~3 日。

注意事项　不宜久服。

瞿麦散

《儒门事亲》

药物组成　甘遂_制15g　瞿麦　葛根　麦芽各 30g

制作方法　上药共研细末。

功效主治　健脾运湿，逐水泻积。主治嗜酒成积。

临床用法　1 日 3 次，1 次 6g，米汤调服。

注意事项　体弱之人及孕妇慎用。

藿香散

《太平圣惠方》

药物组成　藿香　肉桂　白术　白豆蔻_{去皮}　人参_{去芦头}　陈皮各 30g　厚朴_{去粗皮涂生姜汁炙香熟}45g　神曲_{微炒}　丁香　诃子　香附各 15g

制作方法　将上药研为细末。

功效主治　健脾燥湿，行气消积。主治脘腹胀满，不思饮食，食即腹胀。

临床用法　1 次 3g，温酒调服。

注意事项　阴虚之人慎用。

藿香安胃散

《脾胃论》

药物组成　藿香　丁香　人参各 7.5g　橘红 15g

制作方法　上药共研为细末。

功效主治　益气健脾，和胃利湿。主治脾胃虚弱，不进饮食，呕吐未经消化的食物。

临床用法　1 次 6g，1 日 3 次，温水调服。

注意事项　忌过量饮食。

鳖甲散

《圣济总录》

药物组成　鳖甲_{醋制}　刺蒺藜_{炒去角}各 60g　柴胡_{去苗}　桔梗_炒　当归_焙　牛膝_{醋浸焙}　赤茯苓_{去黑皮}　芍药　大黄_{醋拌炒}　人参　陈皮_{去白}　诃子_{煨去核}各 0.6g　黄芩_{去黑}15g　桂枝_{去粗皮}30g　槟榔 0.6g

制作方法　上药共研为细末。

功效主治　活血止痛，软坚散结。主治胁下结块，痛连心腹，进食冷物加剧。

临床用法　1 日 3 次，1 次 1.5g，枣汤调服。

注意事项　孕妇忌服。

244

癥瘕

三因化气散

《张氏医通》

药物组成 肉桂 蓬莪术_煨 青皮_炒 陈皮_{炮姜} 沉香_{另研}各15g 木香 甘草_炙 丁香 胡椒 砂仁_炒各6g 茴香_炒12g

制作方法 上药研为细末。

功效主治 温中降气，行气消胀。主治腹部包块，上下痞胀。

临床用法 1次9g，姜、苏叶、盐煎汤调服。

注意事项 忌风寒生冷。

干漆散

《太平圣惠方》

药物组成 干漆_{炒至青烟尽}30g 木香 芫花_{醋炒} 赤芍 肉桂 当归 川芎 琥珀各15g 大黄_炒60g 牛膝0.9g 桃仁30g 麝香0.3g

制作方法 将上药共研细末。

功效主治 活血祛瘀，通络止痛。主治腹部有包块，可推动，胁肋胀闷，胸腹疼痛，身体消瘦。

临床用法 1次3g，温酒调服。

注意事项 对干漆过敏者忌用。

牛虻散※

《常见病验方 研究参考资料》

药物组成 黄牛虻3只

制作方法 烘干研末备用。

功效主治 逐瘀血，消癥结。主治妇女血块作痛。

临床用法 黄酒冲服。

注意事项 若轻症的瘀血腹痛，应谨慎使用。

化铁散

《普济方》

药物组成 威灵仙 楮实子各30g

制作方法 上药共研为细末。

功效主治 消痞散积。主治癥瘕痞积。

临床用法 1日3次，1次9g，温酒调服。

注意事项 气虚血弱者慎用。

水蛭散 ※

《常见病验方
研究参考资料》

药物组成　水蛭晒干或烘干
制作方法　研为细末。
功效主治　活血化瘀，软坚散结。主治癥瘕积聚。
临床用法　1 次 1.5g～6g，久服有效。
注意事项　孕妇忌服。

血竭散

《药治通义》

药物组成　生姜 3 片　大葱 1 根　麝香 0.5g　血竭 3g
制作方法　上药共研为细末。
功效主治　破血温里散结。主治妇人血盅，腹痛欲死。
临床用法　取药末敷脐部，胶布固定。
注意事项　忌生冷食物。

麒麟竭散

《御药院方》

药物组成　血竭　乳香　没药

白芍　水蛭盐炒　当归　麝香各 1g　虎骨 6g
制作方法　将上药共研细末。
功效主治　活血破瘀。主治少腹疼痛，扪之有包块。
临床用法　1 次 9g，饭前酒调服。
注意事项　体虚之人及孕妇忌用。

血竭散

《经效产宝》

药物组成　当归 8g　炒芍药　桂枝　血竭　炒蒲黄各 6g　炒延胡索 4g
制作方法　上药共研为细末。
功效主治　活血散瘀，行气止痛。主治妇女血瘕作痛，脐下胀满，月经不行，发热体倦。
临床用法　1 次 2g，空腹酒送服。
注意事项　忌生冷，调情志。

防葵散

《太平圣惠方》

药物组成　防葵　三棱锉碎醋炒 3次　丁香　郁李仁各 1g　莪术　诃子煨用皮　槟榔　赤茯苓　人参去芦头　白术　肉桂　枳壳麸炒微黄　白

豆蔻_{去皮}　木香　川大黄_{锉碎微炒}各15g　附子_{炮裂去皮脐}15g　鳖甲60g

制作方法　用硇砂15g研碎，以醋200ml浸硇砂去脚石，涂醋炙鳖甲、硇砂，醋尽为度，与余药研为细末。

功效主治　行气活血，健脾养阴。主治虚劳癥瘕，或气攻脾胃，令人心下及胃管两旁坚硬，喘息急促，牵引两胁疼痛。

临床用法　1次3g，晚饭前温酒调服。

注意事项　调畅情志，忌劳累。

阿魏化痞散

《外科正宗》

药物组成　川芎　当归　白术　赤茯苓　红花　阿魏　鳖甲_{酥炙脆}各3g　大黄_{酒炒}24g　荞麦30g

制作方法　上药共研为细末。

功效主治　活血化瘀，通络消痞。主治癥痞寒热及痃癖。

临床用法　1次9g，好酒30ml调稀糊服，3日后腹痛见脓血为验。

注意事项　虚者禁用。服药期间忌生冷油腻、大荤湿面等物。

卷柏姜红散※

《常见病验方
研究参考资料》

药物组成　生卷柏　姜黄　红花_{炒研}等份

制作方法　共研为细末。

功效主治　破血行气，通经止痛。主治妇女血瘕。

临床用法　1次3g，桃仁汤送服。

注意事项　孕妇慎服。

郁金散

《儒门事亲》

药物组成　郁金　滑石　川芎各15g

制作方法　上药共研为细末。

功效主治　行气利水。主治癥瘕痰癖。

临床用法　1日3次，1次3～6g，空腹藕汁调服。

注意事项　忌食生冷、油腻之品。

穿山甲散

《普济方》

247

药物组成 穿山甲_炒 鳖甲_{醋炙} 赤芍 大黄_炒 干漆_{炒令烟尽} 桂枝各30g 川芎 芫花_{醋炙} 当归各15g 麝香0.3g

制作方法 将上药共研细末。

功效主治 活血祛瘀，软坚散结。主治胸腹疼痛，扪之有硬块，推之不移，面色萎黄，肌肉消瘦。

临床用法 1次3g，热酒调服。

注意事项 孕妇及过敏体质者忌用。

穿山甲散

《太平圣惠方》

药物组成 穿甲山 鳖甲_{醋炙} 赤芍药 大黄_炒 干漆_炒 桂枝各30g 川芎 芫花_{醋炙} 当归各15g 麝香0.3g

制作方法 上药共研为细末，入麝香和匀。

功效主治 行气破血，软坚散结。主治妇人癥痞，及恶血气攻，心腹疼痛。

临床用法 1次3g，温酒调服。

注意事项 忌生冷，调情志。

姜黄香附散※

《常见病验方
研究参考资料》

药物组成 姜黄_{醋炒} 香附_{醋炒}各9g

制作方法 共研为细末。

功效主治 破血行气，通经止痛。主治癥瘕。

临床用法 1日2次，1次3g，早晚空腹开水冲服。

注意事项 孕妇忌服。

桃仁散

《太平圣惠方》

药物组成 桃仁30g 诃子皮 白术 赤芍药 当归各1g 三棱_{微炒}30g 陈皮1g 鳖甲45g

制作方法 上药共研为细末。

功效主治 行气健脾，活血消癥。主治妇人癥痞，心腹胀满。

临床用法 1次9g，水100ml，入生姜3片，煎至60ml，去渣，饭前服。

注意事项 忌生冷，调情志。孕妇忌用。

软坚散※

《常见病验方
研究参考资料》

药物组成 核桃壳_{炒焦} 鸡骨草_{炒焦}各30g 穿山甲9g

制作方法 共研为细末。

功效主治　软坚散结，舒肝止痛。主治癥瘕疼痛。

临床用法　1次9g，1日1次，服完为止。

注意事项　孕妇忌服。

党参祛积散※

《常见病验方
研究参考资料》

药物组成　党参_{米炒}　三棱穿山甲_炙各9g

制作方法　上药共研为细末备用。

功效主治　健脾化湿，软坚散结。主治多年痞块癖积。

临床用法　1日3次，1次3g，开水冲服。

注意事项　忌食生冷。

推气散

《太平惠民和剂局方》

药物组成　枳壳_炒　肉桂　姜黄各15g　甘草9g

制作方法　上药共研为细末。

功效主治　破血行气，温经散结。主治右胁下包块肿大，久病不已。

临床用法　1日3次，1次6g，姜汤或热酒调服。

注意事项　孕妇禁用。

椒桂散※

《常见病验方
研究参考资料》

药物组成　川椒　桂心　半夏皂荚各9g

制作方法　共研为细末。

功效主治　温中散寒，软坚散结。主治小腹瘕块。

临床用法　1日2次，1次4.5g，早、晚温水送下。

注意事项　孕妇慎用。

249

鳖甲散※

《常见病验方
研究参考资料》

药物组成　鳖甲_{焙黄}500g

制作方法　研为细末备用。

功效主治　软坚散结。主治脾脏肿大。

临床用法　1日3次，1次6g，红糖调服。

注意事项　忌食生冷、油腻食物。

鳖甲散

《太平圣惠方》

药物组成 鳖甲_童便涂炙_1 枚
干漆_炒令烟尽_ 当归_炒_ 琥珀各 30g
桂枝 15g

制作方法 将上药共研细末。

功效主治 活血化瘀，软坚散
结。主治腹胸部疼痛，扪之有包
块，推之可移动。

临床用法 1 次 6g，热酒调
服。

注意事项 过敏体质者慎用。

鳖甲蜈蚣散 ※

《常见病验方
研究参考资料》

药物组成 炙鳖甲 6g 炙蜈
蚣 1 条

制作方法 共研为细末备用。

功效主治 软坚散结，通络止
痛。主治癥瘕。

临床用法 温水送服。

注意事项 孕妇忌服。

中风

一字散

《圣济总录》

药物组成 白附子_炮_ 天麻
干蝎_全者炒_ 天南星_醋浸3日焙干_各 30g
沉香_锉_ 牛黄_研_ 乳香_研_ 麝香_研_
雄黄_研_各 15g

制作方法 上药研为细末，后
入另研药，研为极细末。

功效主治 息风止痉，开窍醒
神。主治中风，多汗恶风，身体怠
惰，四肢不举，色黄面热，腹满短
气。

临床用法 1 次 3g，温酒调
服。

注意事项 阴虚火旺者忌服。

一字散

《圣济总录》

药物组成 乌头_生用_ 青矾各
15g

制作方法 共研为细末。

功效主治 祛风散寒，祛痰开
窍。主治中风，口眼㖞斜。

临床用法 1 次 0.3g，搐入鼻中，取出涕吐涎。

注意事项 慎起居，避风寒。

七圣散

《太平圣惠方》

药物组成 天麻 枳壳_{麸炒微黄去白瓤}各30g 川芎 地骨皮 白蒺藜_{微炒去刺} 川大黄_{锉微炒}各15g 薏苡仁1g

制作方法 共研为细末。

功效主治 息风止痉，清热除烦。主治中风，心腹烦壅，头面微肿，冷汗出。

临床用法 不计时候，1次6g，温水调下。

注意事项 忌生冷油腻及猪鸡肉。

人参散

《圣济总录》

药物组成 桂枝_{去粗皮}75g 人参 雄黑豆_{炒香熟去皮} 细辛_{去苗叶微炒}各120g 干姜_{炮裂}60g 附子_{炮裂去皮脐}15g 乌雌鸡1只

制作方法 乌雌鸡分一半剥去肠胃并皮肤筋骨及头足不用，另一半炙令黄黑，干刮去黑者，与余药共研细末。

功效主治 回阳救逆，益气活血。主治中风，手臂不遂，口眼㖞斜。

临床用法 1次3~6g，酒调服，空腹午时服1次，渐加至9g。

注意事项 阴虚火旺者忌服。

人参诃子散

《传信适用方》

药物组成 人参 诃子_{青白者炒去核} 甘草各等份

制作方法 共研为细末。

功效主治 敛肺祛痰，开窍醒神。主治中风涎盛，不省人事。

临床用法 1次6g，沸水点服。

注意事项 保持呼吸道通畅，以防窒息。

251

三黄散

《普济方》

药物组成 麻黄_{去根煎去上沫焙}37.5g 独活_{去芦头} 细辛_{去苗叶} 黄芪_锉各15g 黄芩_{去黑心}22.5g

制作方法 将上药研为粗末。

功效主治 祛风除湿，兼清郁热。主治中风，手足拘挛，骨节疼痛，心烦不欲食。

临床用法 1次15g，水适量煎汤，去滓温服。心烦加大黄

15g，腹满加枳实 1 枚（去瓤麸炒），气虚加人参 1g，惊悸加牡蛎粉 1g，发热烦渴加天花粉 1g，有寒象者加炮附子 10g。

注意事项 避风寒湿邪，慎起居。

三公散

《澹寮集验方》

药物组成 蜈蚣 3 条 天南星 6g 白芷 15g

制作方法 将蜈蚣一条蜜炙，一条酒浸，一条纸裹煨熟，均去屎。南星每个切作四段，炮制方法如蜈蚣法。上药共为细末，再入麝香 0.3g。

功效主治 息风止痉，通络开窍。主治中风，口眼㖞斜。

临床用法 1 次 3g，食后热酒调服。

注意事项 孕妇及体虚者忌用。

三生散

《易简方》

药物组成 生南星 30g 生乌头去皮尖 生附子去皮各 15g 木香 3g

制作方法 将上药研为粗末。

功效主治 回阳救逆，祛痰通络。主治然昏仆，不省人事，口眼㖞斜，半身不遂，喉中痰鸣；外感风寒，情志内伤，脉皆沉伏或浮盛；亦可用于痰厥食厥以及气虚引起的眩晕。

临床用法 1 次 15g，水适量，加生姜 10 片，煎汤去滓温服。口噤，不省人事者，先用细辛、皂角各少许研细为末，或仅用半夏研细为末，用少许，吹入鼻中取嚏，然后再进此药。气盛者，只用南星 15g，木香 3g，加生姜 14 片，煎汤，1 日 2 次。

注意事项 孕妇及阴虚火旺之人忌用。

三圣散

《是斋百一选方》

药物组成 当归洗炒 肉桂去皮 延胡索灰炒并为细末 各等份

制作方法 共研为细末。

功效主治 活血祛瘀，行气止痛。主治半身瘫痪，手足拘挛，口眼㖞斜，骨节疼痛，脚弱无力，行步不正。

临床用法 1 次 6g，1 日 3 次，温酒送服。

注意事项 素体阴虚之人忌用。

三圣散

《传家秘宝》

药物组成 没药_研 琥珀_研各0.3g 干蝎_{全者炒}6g

制作方法 共研为细末。

功效主治 祛风活血，定惊安神。主治中风，舌强不语。

临床用法 1次4.5g，皂荚末1.5g，浓煎与梨汁相和调下，可见涎毒吐出。

注意事项 体虚之人慎用。

干蝎散

《太平圣惠方》

药物组成 干蝎_{微炒} 桑螵蛸_{微炒} 蝉蜕_{微炒} 白附子_{炮裂} 轻粉各0.3g 白僵蚕_{微炒}15g

制作方法 共研为细末。

功效主治 息风止痉，化痰开窍。主治中风，顽痰壅闷，不知人事。

临床用法 1次3g，温酒调服。

注意事项 保持呼吸道通畅，防止窒息。

大秦艽散

《世医得效方》

药物组成 仙茅参_{去芦} 川羌活_{去芦} 枳壳_{去瓤} 赤芍药 苦桔梗_{去芦} 前胡_{去芦} 川芎 白芷 黄芩 薄荷 天麻 桑白皮_{去赤} 防己 防风 甘草 荆芥穗 赤茯苓 木瓜 川牛膝_{去苗}各等份

制作方法 共研为细末。

功效主治 祛风活血，清热化痰。主治风壅痰盛，肢体沉重，或瘫痪疼痛，或拘挛麻痹，颤掉口干，目赤烦热，睡卧不宁。

临床用法 1次12g，取水200ml，生姜3片共煎，温服，不拘时候。

注意事项 中风恢复期当加强功能锻炼。

大莽草散

《太平圣惠方》

药物组成 莽草_{微炒}45g 木香 人参 白术 半夏_{汤洗7遍去滑} 草薢_锉 淫羊藿 柏子仁 石斛_{去根锉} 牛膝_{去苗} 石龙芮 细辛 山茱萸 松脂 肉桂 白附子_{炮裂} 全蝎_{微炒} 杜仲_{去皱皮炙微赤锉} 赤芍药

253

防风_{去头芦}　川芎各1g　冰片_{细研}
牛黄_{细研}　麝香_{细研}　雄黄_{细研}　铅霜
各0.3g　天南星_{炮裂}　牛蒡子_{微炒}
羌活　巴戟天　蝉蜕　白僵蚕_{微炒}
各15g　附子_{炮裂去皮脐}　天麻　乌蛇
肉_{酒浸炙微黄}　麻黄_{去根节}各30g

制作方法　将上药共研细末。

功效主治　益气祛风，健脾补肾，燥湿祛痰。主治中风。

临床用法　1次3g，温酒调服。

注意事项　忌生冷及猪、鸡肉。

大莽草散

《博济方》

药物组成　莽草　石斛_炙　牛胶_炙　附子_炮　草薢　天麻_炙　麻黄_{去节}　泽泻　防风　石龙芮　松脂　独活　杜仲　川芎　白芍　人参　茯苓_{去皮}　乌蛇_{酒浸炙去皮骨}　山药　肉桂_{去皮}　吴白术　细辛　麝香　柏子仁　菟丝子_{酒浸3日后焙干炒熟}各等份

制作方法　共研为细末。

功效主治　祛风除湿，益气养血，散寒通络。主治中风日久，肢体麻木不遂，或见抽搐。

临床用法　1次3g，温酒调服。

注意事项　注意加强功能锻

炼。

大排风散

《太平圣惠方》

药物组成　天麻60g　羚羊角屑　甘菊花　山茱萸　山药　细辛　藁本　秦艽_{去苗}　蔓荆子　黄芪_锉　酸枣仁_{微炒}　鹿角胶_{捣碎炒令黄}　汉防己　肉桂　牛膝_{去苗}　附子_{炮裂去皮脐}　薏苡仁　当归　生地黄　侧子_{炮裂去皮脐}　干姜_{炮锉}　阿胶_{捣碎炒令黄燥}　人参_{去头芦}　白术　白芷　川椒_{去目微炒出汗}　茵芋各1g　羌活　防风_{去头芦}　川芎　独活　麻黄_{去根节}　枳壳_{麸炒微黄去瓤}　白蒺藜_{微炒去刺}各30g　丹参　莽草_{微炒炙}　地骨皮　白鲜皮　杜仲_{去皱皮炙微黄锉}　石南　草薢_锉　苍耳苗　炙甘草_{微赤锉}　杏仁_{汤浸去皮尖麸炒微黄}各15g　犀角1g

制作方法　将上药共研细为末。

功效主治　祛风，除湿，行气活血，补肾益气。主治中风。

临床用法　1次6g，1日3次，饭前以温酒调服，或生姜薄荷汤调服亦可。

注意事项　忌生冷及鸡、猪肉。

大排风天麻散

《圣济总录》

药物组成 天麻 细辛_{去苗叶} 青葙子_{微炒} 刺蒺藜_炒各60g 羌活_{去芦头} 独活_{去芦头}各30g 枳壳_{去瓤麸炒}75g 乌蛇_{酒炙用肉} 白芷_炒 当归_{切焙} 白芍各30g 桂枝_{去粗皮} 0.9g 秦艽_{去苗土}75g 附子_{炮去皮脐} 0.3g 羚羊角_镑15g 麻黄_{去根节先煎掠去沫焙干}60g

制作方法 共研为细末。

功效主治 祛风除湿，平肝潜阳。主治中风，麻痹不仁，手足挛急。

临床用法 1次3g，空腹，晚饭后温酒调服。

注意事项 避风寒，慎起居。

川芎散

《朱氏集验方》

药物组成 川芎 人参 枳壳 木香各30g 沉香 香附子各6g

制作方法 共研为细末。

功效主治 行气活血，益气安神。主治气郁中风，心神不宁。

临床用法 1次9g，以沸水入盐点，灌服。

注意事项 忌情志刺激。

川芎散

《世医得效方》

药物组成 五加皮 海桐皮 川乌 牡丹皮 川芎 赤芍各15g 干姜 肉桂各3g

制作方法 共研为细末。

功效主治 祛风除湿，活血通络。主治中风，手足摇动不能举者。

临床用法 1次9g，水50ml，煎服。

注意事项 忌风寒生冷。

小八风散

《太平圣惠方》

药物组成 人参_{去芦头} 当归 天雄_{炮裂去皮脐} 附子_{炮裂去皮脐} 防风_{去芦头} 独活 前胡_{去芦头}各30g 川椒_{去目及闭口者微炒去汗} 山茱萸 五味子 麻黄_{去根节} 莽草_{微炙}各15g 天冬_{去心焙}45g 干姜_{炮裂锉} 白芷各1g

制作方法 共研为细末。

功效主治 祛风解表，温经通络。主治体虚风邪入侵，肢体摇曳，活动不利。

临床用法 1日2次，1次6g，温酒送服。

注意事项 忌生冷油腻及鲤

鱼、猪肉。

小莶草散

《太平圣惠方》

药物组成 莶草_{微炒} 麻黄_{去根节} 天麻各60g 草薢_锉 防风_{去头芦} 川芎 羌活 柏子仁 白术 细辛 松脂 牛膝_{去苗} 山茱萸 泽泻 赤芍药 枳壳_{麸炒微黄去瓤} 附子_{炮裂去皮脐} 白附子_{炮裂} 天南星_{炮裂} 全蝎_{微炒} 乌蛇肉_{酒浸炙微黄} 当归 石龙芮 杜仲_{去皱皮炙微黄}各30g 犀角30g 白僵蚕_{微炒} 铅霜_{细研}各0.9g 半夏_{汤洗7遍去滑} 牛黄_{细研} 麝香_{细研}各15g

制作方法 上药除另研外,共研细末,入另研药共研匀。

功效主治 祛风解痉,温阳补肾,祛痰通络。主治中风,口眼㖞斜。

临床用法 1次3g,1日3次,温酒调服。

注意事项 忌生冷、油腻、鱼蟹等。

小排风散

《太平圣惠方》

药物组成 天麻 防风_{去头芦}

羌活 肉桂 附子_{炮裂去皮脐} 白附子_{炮裂} 人参_{去头芦} 草薢_锉 白蒺藜_{微炒去刺} 朱砂_{细研}各30g 川芎 麻黄_{去根节} 当归 白茯苓 木香 威灵仙_研 白僵蚕_{微炒} 甘菊花 细辛 藁本 白术 槟榔 羚羊角屑 海桐皮_锉 白芷 枳壳_{麸炒微黄去瓤} 犀角 麝香_{细研}各15g

制作方法 上药除朱砂、麝香外,共研细末,入余药研匀。

功效主治 祛风解痉,燥湿祛痰,温经通络。主治中风。

临床用法 1次6g,1日3次,温酒调服。

注意事项 忌生冷、油腻。

开关散

《医宗金鉴》

药物组成 乌梅肉3g 生南星5g 冰片0.5g

制作方法 上药共研为细末。

功效主治 祛痰开窍。主治中风口噤。

临床用法 将药末少许涂搽牙龈。

注意事项 口噤不开当预防咬伤舌体。

开关散

《经验方》

药物组成　天南星_{生研为细末}　龙脑_{别研}各等份

制作方法　共研极细末。

功效主治　息风止痉，豁痰开窍。主治急中风，目瞑牙噤。

临床用法　1次0.5~0.8g，以指蘸药末，揩齿20~30次。

注意事项　保持呼吸道通畅，以防窒息。

天雄散

《太平圣惠方》

药物组成　附子_{炮裂去皮脐}　白蔹　肉桂　附子_{炮裂去皮脐}　山药　干漆_{捣碎炒令烟出}　狗脊　防风_{去芦头}　当归各30g　吴茱萸_{汤浸七次焙干微炒}　干姜_{炮裂锉}　枳壳_{麸炒微黄去瓤}各15g

制作方法　共研为细末。

功效主治　补益肝肾，散寒止痛。主治中风跛蹇，偏枯不遂，肢节疼痛，昼夜呻吟。

临床用法　1次6g，温酒调服。

注意事项　慎起居，避风寒，忌食生冷油腻。

天雄散

《圣济总录》

药物组成　附子_{炮裂去皮脐}　天麻_{酒炙}各1g　天南星_{炮裂}　全蝎_{去土炒}　白僵蚕_炒各15g　桂枝_{去粗皮}　麻黄_{去根节}　当归_{切焙}　独活_{去芦头}　乌梢蛇_{酒浸炙}各30g

制作方法　将上药共研为细末。

功效主治　散寒除湿，祛风通络。主治中风，半身不遂，四肢或冷、或痛、或麻木。

临床用法　1次3g，温酒不拘时调服。

注意事项　孕妇及阴虚火旺之人忌用。

天雄散

《太平圣惠方》

药物组成　附子_{炮裂去皮脐}　独活　羚羊角屑　白鲜皮　防风_{去芦头}　羊踯躅_{酒拌微炒}　麻黄_{去根节}　川芎　酸枣仁_{微炒}　肉桂各30g　牛黄_{细研}0.3g　川乌头_{炮裂去皮脐}15g

制作方法　共研为细末。

功效主治　祛风解痉，温经散寒。主治急风，身如角弓反张，口噤。

临床用法　1次6g，以温酒调下，频服，以汗出为度。

注意事项　注意防止患者咬伤舌体。

天雄散

《圣济总录》

药物组成　天雄_{炮裂去皮脐}　山茱萸　桂枝_{去粗皮}　附子_{炮裂去皮脐}　秦艽_{去苗土}　独活_{去芦头}　山药　白蔹　干姜_{炮裂}　狗脊_{去毛}　干漆_{炒令烟尽}　防风_{去叉}各等份

制作方法　共研为细末。

功效主治　祛风除湿，补肾壮阳。主治中风，肢体不遂，头目昏眩，四肢无力。

临床用法　1次6g，温酒调服，1日3次。

注意事项　阴虚火旺之人忌用。

天雄散

《圣济总录》

药物组成　附子_{炮裂去皮脐}　细辛_{去苗叶微炒}各90g　山茱萸　干姜_炮60g　山药210g

制作方法　共研为细末。

功效主治　祛风通络，温阳散寒。主治中风，口面㖞斜，目不闭合，或见耳鸣耳聋，面骨冷痛，风眩头痛。

临床用法　1日2次，1次4.5g，渐加至7.5g，温酒调服。

注意事项　避风寒，慎起居。

天麻散

《太平圣惠方》

药物组成　天麻　附子_{炮裂去皮脐}　川乌头_{炮裂去皮脐}　干蝎_{微炒}　石膏　白附子_{炮裂}　天南星_{炮裂}各15g　雄黄_{细研}0.3g　麝香_{细研}3g

制作方法　上药共研为细末混匀。

功效主治　息风解痉，豁痰开窍。主治中风，筋脉拘急。

临床用法　1次3g，生姜汤调服，1日3~4次。

注意事项　调畅情志，忌怒。

天麻散

《圣济总录》

药物组成　天麻　天竺黄　天南星　干蝎各等份

制作方法　共研为细末。

功效主治　息风止痉，清热化痰。主治中风，喉间痰鸣，不省人事。

临床用法　1次0.5g，温酒送

服。

注意事项　保持呼吸道通畅，防止窒息。

天麻散

《太平圣惠方》

药物组成　犀角　天麻　羌活　天南星_{炮裂}　肉桂　乌梢蛇_{酒拌炒黄}各30g　侧子_{炮裂去皮脐}　柏子仁　白僵蚕_{微炒}　朱砂_{细研水飞过}　当归_{锉微炒}　麻黄_{去根节}　牛膝_{去苗}　防风_{去芦头}各30g　全蝎_{微炒}15g　牛黄_{研细}　麝香_{研细}各0.3g

制作方法　上药共研为细末混匀。

功效主治　祛风胜湿，化痰通络。主治中风半身不遂，语言謇涩。

临床用法　1次3g，饭前用豆淋酒调服。

注意事项　孕妇及体虚之人忌服。

天麻散

《圣济总录》

药物组成　天麻_{酒炙}　乌梢蛇_{酒浸炙}　麻黄_{去根节}　桂枝_{去粗皮}　独活_{去芦头}　川芎各30g　白附子_炮　天南星_{炮裂}　白僵蚕_炒　羚羊角　柏

子仁各15g　麝香3g

制作方法　共研为细末混匀。

功效主治　祛风通络，祛痰开窍。主治中风，角弓反张，语言謇涩。

临床用法　1次2g，用生姜、薄荷、温酒调服。

注意事项　忌情志刺激，宜静养。

天麻散

《太平圣惠方》

药物组成　天麻　附子_{炮裂去皮脐}各30g　天南星_{炮裂}　白附子_{炮裂}　麻黄_{去根节}　肉桂　乌头_{炮裂去皮脐}各0.9g　半夏_{汤洗七次去滑}　干姜_{炮制锉}各15g

制作方法　共研为细末。

功效主治　息风化痰，温经通络。主治急风，四肢拘挛，牙关紧闭，失音不语。

临床用法　1次6g，以豆淋酒调下，温覆令有汗出，良久未汗，再服。

注意事项　本品温性强，阴虚及阳热内盛之人忌用。

259

天麻散

《太平圣惠方》

药物组成 犀角 天麻 血竭 白僵蚕_{微炒} 干蝎_{微炒} 防风_{去芦头}各 15g 麻黄_{去根节}30g 牛黄_{细研} 麝香_{细研}0.3g

制作方法 共研为细末混匀。

功效主治 息风止痉，开窍醒神。主治卒中风，昏仆不识人，口角㖞斜。

临床用法 1次3g，温酒调下。

注意事项 保持呼吸道通畅，以防窒息。

天麻散

《太平圣惠方》

药物组成 天麻 干蝎_{微炒}各30g 乌蛇_{酒浸炙黄去皮骨}60g 麻黄_{去根节}30g 天南星_{炮裂} 白僵蚕_{微炒} 干姜_{炮制锉} 人参_{去芦头}0.6g 白附子_{炮裂}0.3g 附子_{炮裂去皮脐} 槟榔 川芎各15g

制作方法 共研为细末。

功效主治 祛风除湿，温经通络。主治中风失语，四肢强硬。

临床用法 1次3g，热酒调下，频服3次，温覆，汗出为度。

注意事项 体内热盛之人忌用。

天麻散

《太平圣惠方》

药物组成 天麻60g 白附子 白僵蚕 防风_{去叉}各30g 麻黄_{去节}60g 甘菊花45g 白鲜皮 藁本_{去苗土} 羌活_{去芦头} 独活_{去芦头} 细辛_{去苗土} 阿胶_{炙令燥} 干蝎_{去土炒}各30g 乌蛇_{酒浸去皮骨炙}60g 当归_{炙锉} 桂枝_{去粗皮} 白茯苓_{去黑皮}各30g 干姜_炮 炙甘草各15g

制作方法 共研为细末。

功效主治 息风止痉，除湿止痛。主治中风，半身不遂，四肢沉重。

临床用法 1次6g，空腹时温酒调服。

注意事项 忌食生冷油腻。

天麻散

《圣济总录》

药物组成 天麻 白附子_炮 羌活_{去芦} 防风_{去叉} 牛膝_{酒浸切焙} 麻黄_{去节洗煮掠去沫焙} 川芎 独活_{去芦} 当归_{切焙} 桂枝_{去粗皮}各15g 蒺藜子_炒45g 白鲜皮 黄芩_{去黑心} 秦艽_{去苗土} 升麻各30g

制作方法 将上药共研为细末。

功效主治 祛风除痰，通络止痒。主治中风，四肢痿弱，筋脉拘急，言语謇涩，皮肤瘙痒。

临床用法 1 日 3 次，1 次 6g，饭后温酒调下。

注意事项 慎避风邪。

天麻散

《太平圣惠方》

药物组成 犀角 天麻 血竭 白僵蚕_{微炒} 干蝎_{微炒} 防风_{去芦头}各30g 麝香_{细研}3g

制作方法 共研为细末。

功效主治 息风止痉，开窍醒神。主治中风，倒卧不识人，口面㖞斜。

临床用法 1 次 6g，温酒调服。

注意事项 避风邪，慎起居。

天南星散

《太平圣惠方》

药物组成 天南星_{切作片子水浸一}_{宿焙干} 半夏_{汤洗去滑} 干蝎_{微炒} 白僵蚕_{微炒} 细辛 白附子_{炮裂}各15g 肉桂_{去粗皮} 白花蛇_{酒浸去皮骨炙微黄}各30g 轻粉 0.3g 犀角 天竺黄各

0.9g

制作方法 共研为细末。

功效主治 息风止痉，解毒化痰。主治急风，或破伤风。

临床用法 1 次 6g，豆淋酒调下。

注意事项 体虚之人慎用。

天南星散

《太平圣惠方》

药物组成 天南星 半夏 麻黄_{去节} 天麻各15g 全蝎_炒 川乌头_{炮裂去皮脐} 桂枝_{去粗皮}各0.3g 麝香 0.15g

制作方法 将上药共研为细末混匀。

功效主治 祛痰开窍，祛风通络。主治中风，痰涎壅盛，牙关紧闭，四肢强直。

临床用法 不拘时，1 次 1.5g，用豆淋酒调服。

注意事项 牙关紧闭者当防止自伤舌体。

261

天南星散

《太平圣惠方》

药物组成 天南星_{姜汁炒黄} 白附子_炮 附子_炮 乌梢蛇_{酒浸炙} 全蝎_炒各等份

制作方法 将上药共研为细末。

功效主治 祛风燥湿，化痰止痉。主治中风，口噤不开，四肢拘急。

临床用法 1 次 1.5g，不拘时用生姜汁、温酒灌服。

注意事项 阴虚火旺之人及孕妇忌用。

天南星散

《太平圣惠方》

药物组成 天南星_{炮裂} 白附子_{炮裂} 桑螵蛸_{微炒} 白僵蚕_{微炒} 藿香各 30g 干蝎_{微炒}60g 朱砂_{细研}0.9g 麝香_{细研}0.3g 轻粉 9g

制作方法 共研为细末混匀。

功效主治 祛风豁痰，通络开窍。主治中风不语，筋脉拘急疼痛，二便失禁。

临床用法 1 次 3g，温酒调下。

注意事项 忌食辛燥、油腻之品。

中风散

《民间敷灸》

药物组成 天南星 12g 雄黄 6g 黄芪 12g 胡椒 3g

制作方法 上药共研为细末备用。

功效主治 祛风痰，通经络，止惊痛。主治中风半身不遂，口眼㖞斜，牙关紧闭，神志不清。

临床用法 取药末加水调敷脐中，每日 1 次。

注意事项 忌生冷、油腻食物。

中风回春散

《古今脐疗良方集解》

药物组成 黄芪 羌活 威灵仙 乳香 没药 琥珀 肉桂各等份

制作方法 上药共为研末，用醋或酒调成糊状备用。

功效主治 活血祛瘀，益气通络。主治中风，半身不遂。

临床用法 1 次 10g，取药膏敷脐上，以麝香止痛膏固定，热熨 0.5～1 小时，临睡前敷药，次日取下。

注意事项 本病恢复期当配合功能锻炼。

牛黄散

《太平圣惠方》

药物组成 犀角 牛黄 雄黄

白附子炮　　侧子炮裂去皮脐　　防风去芦头　　羚羊角　天麻　紫葛锉　麻黄去根节　茵芋　牛膝去苗　当归各15g　冰片　麝香　蝉蜕　天南星炮裂　白僵蚕　桑螵蛸　川芎　全蝎　菊花　朱砂　蔓荆子　天竺黄　藁本各0.3g　乌梢蛇酒浸炙微黄30g

制作方法　上药共研为细末。

功效主治　解毒祛风，豁痰通络。主治中风。

临床用法　1月3~4日，1次6g，用薄荷温酒调服。

注意事项　方中附子、侧子、茵芋等有毒，不宜过服。孕妇忌用。

牛黄散

《圣济总录》

药物组成　牛黄　雄黄　铅霜均研细各0.3g　麝香研细3g　朱砂　天南星炮裂　天麻浸酒炙干　白附子炮各15g　麻黄去根节煎除去上沫焙　桂枝去粗皮　白僵蚕炒　全蝎去土炒　防风去头芦　独活去芦芦　羌活去芦头　附子炮裂去皮脐　当归切炒各30g

制作方法　上药研为细末，混匀。

功效主治　化痰息风，温经通络，开窍醒神。主治中风，身体强直，口噤不开，四肢屈伸不利，神昏，谵语。

临床用法　1日3次，1次1g，生姜薄荷酒调服。

注意事项　孕妇及阴虚火旺之人忌服。

牛黄散

《太平圣惠方》

药物组成　牛黄细研　冰片细研　麝香细研　蝉蜕微炒各0.3g　朱砂细研　雄黄细研　天南星炮裂　乌蛇肉酒浸炙微黄　白附子炮裂　白僵蚕微炒　川芎　防风去芦头　紫葛锉　麻黄去根节　细辛　藁本各0.9g　侧子炮裂去皮脐　天麻　全蝎微炒　犀角　甘菊花　天竺黄细研各15g

制作方法　共研为细末。

功效主治　清热化痰，息风开窍。主治急风吐涎，胸膈躁闷。

临床用法　1次6g，热酒送服。

注意事项　体虚之人及孕妇忌用。

牛黄散

《太平圣惠方》

药物组成　牛黄细研　冰片细研　蝉蜕微炒　朱砂研　麝香细研各

0.3g 犀角 天麻 防风_{去芦头} 羚羊角屑 甘菊花 蔓荆子 桑螵蛸_{微炒} 肉桂 细辛 附子_{炮裂去皮脐} 独活 白僵蚕_{微炒} 全蝎_{生用} 阿胶_{揭碎炒令黄燥}各15g 麻黄_{去根节}0.9g 乌蛇_{酒浸去皮骨炒令黄}60g

制作方法 共研为细末，混匀。

功效主治 息风止痉，开窍醒神。主治中风，筋脉挛急，口眼㖞斜，言语謇涩，神思昏愦。

临床用法 1日3～4次，1次3g，以豆淋酒调服。

注意事项 宜静养，调情志。

牛膝散

《太平圣惠方》

药物组成 牛膝_{去苗} 天麻 鹿角胶_{揭碎炒黄燥} 乌梢蛇_{酒拌炒黄} 淫羊藿各30g 独活 当归_{锉微炒} 柏子仁 川芎各0.9g 桂心 萆薢各0.6g 防己 羚羊角各15g 麝香_{细研}0.3g 附子_{炮裂去皮脐}0.15g

制作方法 共研为细末，混匀。

功效主治 补益肝肾，通经活络，醒神。主治中风，半身不遂，口眼㖞斜，语言謇涩。

临床用法 1次3g，饭前用温酒调服。

注意事项 孕妇忌服。

分涎散

《护命方》

药物组成 白僵蚕_{去丝} 附子_{炮去皮} 半夏 细辛 藿香叶 川芎 羌活各1g 干姜12g 牵牛45g

制作方法 上药共研为细末。

功效主治 温阳散寒，祛风豁痰。主治突然昏倒，不知人事，面色青黑，唇青，手足冷，口出冷涎，身上寒慄，脉气微小，或见半身沉重，行动不得，语言謇涩。

临床用法 1次12g，空腹热汤调服。口噤不开者，用勺柄撬开口灌之。

注意事项 喉中无痰涎者，不宜服用。

乌蛇散

《太平圣惠方》

药物组成 乌蛇_{酒浸去皮骨炙令微黄}60g 天麻 羌活 防风_{去芦头} 肉桂 海桐皮 藁本 萆薢_锉 独活 当归 阿胶_{揭碎炒令黄燥} 麻黄_{去根节} 附子_{炮裂去皮脐} 枳壳_{麸炒微黄去瓤} 干姜_{炮锉} 牛蒡子_{根干者刮去皮}各30g

制作方法 共研为细末。

功效主治 祛风通络，活血止

痛。主治中风偏枯，手足不遂，筋骨疼痛。

临床用法 1次6g，温酒调服。

注意事项 慎起居，避风寒。

乌蛇散

《太平圣惠方》

药物组成 乌蛇肉_{酒浸炙微黄} 白僵蚕_{微炒} 天麻 附子_{炮裂去皮脐}各30g 天南星_{炮裂} 白附子_{炮裂} 半夏_{汤洗七次去滑}各15g 蝉蜕_{微炒} 牛黄_{细研}各0.3g

制作方法 共研为细末。

功效主治 息风止痉，祛痰开窍。主治急风，言语謇涩，心胸烦闷，四肢紧急。

临床用法 1次6g，温酒送服，薄荷汤送服亦可。

注意事项 本品有毒，当严格控制剂量。

乌蛇散

《太平圣惠方》

药物组成 乌梢蛇_{酒拌炒黄} 天南星_{炮裂} 天雄_{炮裂去皮脐} 土蜂_{微炒} 天麻 麻黄_{去根节} 薏苡仁 川芎各30g 全蝎_{微炒} 桑螵蛸_{微炒} 羚羊角

肉桂 朱砂_{细研水飞}各15g 酸枣仁 柏子仁 当归_{锉微炒}各0.9g 麝香_{细研}0.3g

制作方法 共研为细末，混匀。

功效主治 祛风通络，祛痰宁神。主治风痹，手足麻木，筋脉抽搐，口眼㖞斜，语言謇涩。

临床用法 1次3g，饭前用温酒调服。

注意事项 孕妇忌用。

乌蛇散

《太平圣惠方》

药物组成 乌梢蛇_炙 全蝎 天麻 天南星_炮 白僵蚕_炒各15g 轻粉15g

制作方法 上药研为细末，混匀。

功效主治 息风止痉，通经活络。主治中风，口噤不开。

临床用法 1次0.5g，用生姜酒灌服。

注意事项 本品有毒，慎用。

乌头散

《太平圣惠方》

药物组成 川乌头_{炮裂去皮脐} 丹

265

参 麻黄_{去根}各 15g 防风_{去芦头} 羌
活 肉桂 白术 全蝎_{微炒}各 0.3g
黑豆_{炒熟}50g

制作方法 上药共研为细末。

功效主治 祛风除湿,活血通
络。主治中风,语涩,四肢拘急。

临床用法 1 次 6g,用热酒调
下,不拘时服,以汗出为度。

注意事项 忌风寒生冷。

乌犀散

《太平圣惠方》

药物组成 犀角 生地黄 苍
耳草各 30g 天麻 附子_{炮裂去皮脐}
羌活 防风 川芎 羚羊角 独活
牛膝_{去苗} 五加皮 当归_{锉微炒}
酸枣仁_{微炒} 肉桂各 0.9g 黄芪_锉
赤茯苓 麻黄_{去根节} 赤芍 细辛
枳壳_{麸炒微黄去瓤}各 15g 甘草_{炙微赤锉}
0.3g

制作方法 上药共研为粗末。

功效主治 散寒祛风,定惊开
窍。主治中风,筋脉挛急,四肢疼
痛,不能屈伸,神识昏蒙,语言謇
涩。

临床用法 不拘时,1 次 12g,
用水、酒各 50ml,生姜 1 片,薄
荷少许煎汤去滓温服。

注意事项 孕妇及阴虚火旺之
人忌服。

266

乌犀散

《圣济总录》

药物组成 犀角 60g 防风_{去叉}
45g 朱砂_研 独活_{去芦头} 远志_{去心}
人参 海荆子_炒 丹参各 30g

制作方法 共研为细末。

功效主治 清热祛风,益气安
神。主治中风,神志冒闷,语声错
乱,恍惚多惊。

临床用法 1 日 3 次,1 次 6g,
饭后酒调下。

注意事项 忌情志刺激。

乌鸡散

《圣济总录》

药物组成 桂枝_{去粗皮}31g 乌
雌鸡肉_{炙干}各 45g 细辛_{去苗叶}90g
防风_{去叉锉} 干姜_炮各 75g

制作方法 共研为细末。

功效主治 温经通络,祛风散
寒。主治中风,手足不遂,口眼㖞
斜。

临床用法 1 次 1.5~3g,食
后良久温酒调下,日二夜一,未觉
稍增,渐加至 4.5g,以效为度。

注意事项 体内热盛之人忌
用。

乌药顺气散

《三因极一病证方论》

药物组成 乌药　橘皮各6g
麻黄_{去节}　川芎　白芷　桔梗
枳壳_{麸炒}各3g　僵蚕_炒　干姜_炮各
1.5g　甘草_炙1g

制作方法 上药共研粗末。

功效主治 行气疏风，通络开
窍。主治初中风邪，四肢麻痹，骨
节疼痛，手足瘫痪，语言謇涩，含
混不清。

临床用法 1次3g，1日3次，
姜枣煎汤送服。口眼㖞斜，加姜炒
黄连、羌活、防风、荆芥、竹沥、
姜汁；皮肤燥痒，加蝉蜕、薄荷。

注意事项 高血压患者去麻
黄。

正舌散

《卫生宝鉴》

药物组成 雄黄_{研水飞}　荆
芥_{为末}各等份

制作方法 共研为细末。

功效主治 通络正舌。主治中
风舌强语涩。

临床用法 1次6g，豆淋酒调
下。

注意事项 体内热盛之人慎

用。

正舌散

《太平圣惠方》

药物组成 全蝎_{去毒}7.5g　茯
苓_炒30g　薄荷各60g

制作方法 共研为细末。

功效主治 息风止痉，通络开
窍。主治中风，舌根强硬，言语不
利。

临床用法 1次3～6g，温酒
送下。

注意事项 注意加强功能锻
炼。

267

正舌散

《奇效良方》

药物组成 全蝎_{沸醋泡炒}9g　茯
苓30g

制作方法 上药研极细末。

功效主治 化痰通络，息风止
痉。主治惊痰堵塞窍隧，肝热生
风，舌强不正。

临床用法 1次6g，温酒调
下，并以药末搽牙龈，1日3次。

注意事项 忌劳累，宜静养。

龙脑散

《太平圣惠方》

药物组成 冰片 牛黄 雄黄 铅霜 麝香 莽草 阿胶捣碎炒黄燥各0.9g 铁粉 朱砂 天麻 麻黄去节 乌梢蛇酒拌炒黄各30g 天南星炮裂 白僵蚕微炒 全蝎微炒 白附子炮裂 肉桂 防风去芦头 柏子仁 蝉蜕微炒 独活 白胶香 淫羊藿 附子炮裂去皮脐 桑螵蛸微炒 羚羊角 甘草炙微锉各15g

制作方法 上药共研为细末。

功效主治 开窍醒神，散寒通络，化痰息风。主治中风，身体强直，口噤不开，神识昏愦。

临床用法 不拘时，1次3g，用薄荷酒调服

注意事项 孕妇禁服。

龙脑散

《太平圣惠方》

药物组成 冰片细研 牛黄细研 麝香细研各0.3g 犀角15g 羚羊角屑 防风去头芦 白芷 白僵蚕 茯神 藿香 桑螵蛸微炒 甘菊花 白附子炮裂 全蝎微炒 朱砂细研各15g 人参去头芦 独活 麻黄去根节 川芎 天麻 肉桂 天冬去心焙 牛膝去苗各30g

制作方法 共研为细末，混匀。

功效主治 清热息熄风，祛痰通络。主治痰热中风、高热惊风及热痹。

临床用法 1次6g，1日3次，温酒调服。

注意事项 忌辛燥、油腻食品。

白矾散

《太平圣惠方》

药物组成 明矾 盐花各30g
制作方法 共研为细末。
功效主治 息风止痉，豁痰开窍。主治急风，口噤不开。
临床用法 以手指蘸药末揩牙根，并用纱布包药末0.8g，置牙尽头。
注意事项 保持呼吸道通畅，以防窒息。

白矾散

《肘后救卒方》

药物组成 明矾生用 桂枝去粗皮各60g
制作方法 共研为细末。
功效主治 燥湿祛痰，温经通

络。主治中风，舌强不语。

临床用法　1 次 1.5g，置舌下，可有痰涎吐出。

注意事项　忌食生冷、油腻之品。

白圣散

《圣济总录》

药物组成　附子_{炮裂去皮脐}　山茱萸_{炒过候冷}各 60g　山药 90g　干姜_炮0.3g

制作方法　共研为细末。

功效主治　祛风解毒，散寒通络。主治中风，口眼㖞斜。

临床用法　1 次 3～4.5g，用熟豆淋酒 20ml 调服。

注意事项　避风寒，慎起居。

白花蛇散

《圣济总录》

药物组成　白花蛇_{酒浸一宿去皮骨取肉炙用}90g　人参　白茯苓_{去黑皮}当归_{切焙}　炙甘草　白附子_炮　麻黄_{去根节}　天麻　川芎　羌活_{去芦头}藁本_{去苗土}　白芷　附子_{炮裂去皮脐}　防风_{去叉}各 15g　细辛_{去苗叶}　干蝎_炒各30g　麝香_{别研}6g　白鲜皮　牛黄_{别研}朱砂_{别研}各 0.3g

制作方法　上药研为细末，混

匀。

功效主治　祛风活络，益气安神。主治中风，心胸烦闷，项背强直，皮肤不仁。

临床用法　1 次 6g，以葱白腊茶调服。

注意事项　阴虚火旺者忌用。

白花蛇散

《圣济总录》

药物组成　白花蛇_{酒浸炙去皮骨}60g　何首乌_{去黑皮切}　牛膝_{酒浸半日焙干}　蔓荆子_{去黑皮}各 120g　威灵仙_{去土}　荆芥穗　旋覆花各 60g

制作方法　共研为细末。

功效主治　祛风除湿，散瘀止痛。主治中风，肢节疼痛，言语謇涩。

临床用法　1 次 1.5g，温酒空腹临卧时服。

注意事项　慎起居，避风寒。

白花蛇散

《圣济总录》

药物组成　白花蛇_{酒浸去皮骨取肉炙用}　天南星_炮　附子_{炮裂去皮脐}　干蝎_{去土炒}　白僵蚕_炒　麻黄_{去根节汤煮掠去沫焙干}各 30g　露蜂房　炙甘草　干姜_炮各 15g

269

制作方法　共研为细末。

功效主治　息风止痉，通络止痛。主治筋脉拘急，挛缩疼痛。

临床用法　1 次 6g，温酒送服。

注意事项　本品治标，待症状缓解后当辨证调理以收功。

大通圣白花蛇散

《太平惠民和剂局方》

药物组成　白花蛇_{酒浸去皮骨用肉}

天麻_{去苗}　防风_{去芦}　当归_{去芦头}
牛膝_{去苗}　蔓荆子_{去白皮}　郁李仁_{去皮去仁另研}　肉桂_{去粗皮}　羌活_{去芦头}
菊花_{去土枝梗}　藁本_{去土}　威灵仙　赤箭　厚朴_{生姜汁制}　虎骨　甘草_{炙锉}
杜仲_{锉炒}　白附子_炮　全蝎_炒　海桐皮　萆薢　木香　山药　白芷各等份

制作方法　将上药共研为细末。

功效主治　温阳补肾，搜风通络。主治诸风，手足震颤，腰脚缓弱，行走不正，神识昏愦，口眼㖞斜，语言謇涩，痰涎壅盛，或筋脉挛急，肌肉顽痹，皮肤瘙痒，骨节烦疼，或痛无常处，游走不定，及风气上攻，面浮耳鸣，头痛目眩，下注腰脚疼痛，腿重肿痒生疮。

临床用法　1 次 3 ~ 6g，1 日 1次，空腹温酒或荆芥汤送服。

注意事项　避风寒湿邪，忌劳累。

白僵蚕散

《太平圣惠方》

药物组成　白僵蚕 30g　乌梢蛇_炙　天麻　独活　天南星_炮　川乌_{炮去皮炙}　防风　蝉蜕　白附子_炮　犀角　朱砂_{细研水飞}　桑螵蛸各15g　麝香_{细研}0.3g

制作方法　将上药研细，入研了药混匀。

功效主治　祛风通络，开窍止痉。主治中风，角弓反张，口噤不语，肌肤不仁，筋脉抽搐。

临床用法　1 日 3 次，1 次 3g，用温酒调服。

注意事项　牙关紧闭者当防自伤舌体。

半夏散

《普济本事方》

药物组成　生半夏 15g

制作方法　上药研为细末。

功效主治　燥湿化痰，开窍醒神。主治卒中暴厥。

临床用法　卒中暴厥而不能进药者，以少许生半夏末吹入鼻中。

注意事项　本品温燥，热盛阴

虚之人禁用。

圣子散

《普济方》

药物组成 灶心土 牡蛎_烧
附子_{炮裂去皮脐取中心者}各等份

制作方法 共研为细末。

功效主治 平肝息风，镇心安神。主治中风口㖞。

临床用法 用乌鸡冠血，1次调0.75g。如口㖞向左，即涂于右口角，若口㖞向右，即涂药于左口角，见口正，当即洗去药。

注意事项 忌风寒生冷。

加味玉屏风散

《医学衷中参西录》

药物组成 生黄芪30g 白术24g 当归18g 桂枝 防风各4.5g 黄蜡9g 生白矾3g

制作方法 将上药共研为细末。

功效主治 益卫固表，活血疏风。主治中风而瘈疭，或因伤后房事不戒以致中风。

临床用法 1日3次，1次3g，温水送服。

注意事项 忌风冷。

加减三五七散

《太平惠民和剂局方》

药物组成 山茱萸 干姜_炮
茯苓_{去皮}各60g 附子_{炮去皮脐}10g 细辛27g 防风_{去芦}75g

制作方法 上药共研为细末。

功效主治 温肾散寒，祛风除湿。主治八风五痹，瘫痪口眼㖞斜，眉角牵引，项背拘强，牙关紧闭，心中愦闷，神色如醉，遍身发热，骨节烦疼，肌肉麻木，腰膝不仁，皮肤瞤动，或如虫行；又治阳虚头痛，风寒入脑，目眩运转有似舟车之上，耳内蝉鸣或如风雨之声。

临床用法 1次6g，饭前温酒送服。

注意事项 痰热者忌服。

百部散

《圣济总录》

药物组成 百部30g 乌头_{炮裂去皮脐}0.3g 牛膝_{去苗切酒焙干} 白术各15g

制作方法 共研为细末。

功效主治 祛风除湿，散瘀止痛。主治中风摇曳，挛急不遂。

临床用法 1次1g，温酒调

下，渐增至2g。

注意事项 忌风寒，慎起居。

芎劳散

《太平圣惠方》

药物组成 川芎45g 黄芩 当归_{微炒} 麻黄_{去根节} 桂枝 秦艽_{去苗} 干姜_{炮裂}各30g 石膏75g 杏仁_{去皮尖麸炒微黄}50g

制作方法 将上药共研为细末。

功效主治 祛风活血，兼清里热。主治卒然中风，四肢肌肤麻木不仁，喜笑不休。

临床用法 1次12g，用水适量煎汤去滓，不拘时温服。

注意事项 忌食辛燥之品，忌情志刺激。

地肤子散

《圣济总录》

药物组成 地肤子_炒60g 葛根_锉45g 白头翁_{锉炒}30g

制作方法 共研为细末。

功效主治 祛风解痉，清热除湿。主治中风，肢体弛缓不收，里急不能养息，兼治妇人产后中风。

临床用法 1次1.5g，温酒调服。

注意事项 恢复期当加强功能锻炼。

夺命散

《杨氏家藏方》

药物组成 葶苈子 白芷 天南星 半夏_{汤洗去滑} 巴豆_{去壳不去油}各等份生用

制作方法 共研为细末。

功效主治 息风止痉，祛痰醒神。主治卒暴中风，涎潮气闭，手足瘫痪，项背反张，牙关紧闭，目斜上视，不省人事，及破伤风、小儿急惊风等。

临床用法 1次1.5g，生姜汁调下，小儿以利痰或吐为愈。

注意事项 保持呼吸道通畅，以防窒息。

夺命通关散

《寿世保元》

药物组成 皂角_{去皮弦与白矾同煮后研为细末}60g 北细辛_{去土}15g

制作方法 上药共研为细末。

功效主治 祛风豁痰，开窍醒神。主治中风，痰厥不省人事，牙关紧闭，汤水不入。

临床用法 用竹管吹少许入鼻取嚏。有嚏可治；无嚏，将药末

3g 以蜜化水调服，令吐痰，不吐再服。

注意事项 勿使咬伤舌体。

至圣太一散

《圣济总录》

药物组成 犀角 淫羊藿 珍珠末 滑石研 胡黄连 牛蒡子炒 人参 地丁草去根 白茯苓研去皮 蚕沙炒 甜硝研 板蓝根 郁金各 30g 大黄研 牛黄 血竭研 木通锉 栀子仁 马牙硝研 苍术锉去黑皮 荆芥穗 白芍 延胡索 玳瑁镑 琥珀研各 15g 炙甘草 75g

制作方法 共研为细末。

功效主治 清热化痰，益气安神。主治中风，半身不遂，口眼㖞斜，语言謇涩，形神如醉，惊悸狂言，夜卧不安，或周身麻痹，皮肤不知痛痒，四肢不举，身重如石，腰膝强硬，或筋脉拘挛，瘫痪不能行步，百关壅闭，痰涎痞滞，或卒急中恶，客忤尸注，尸厥暴亡，不省人事。

临床用法 若中风不语，用凉水调下 1.5g，若口噤即灌下；卒中恶风，涎不止，用白矾末 3g，太乙散 1.5g，和匀，以凉水调下，缓缓灌之。

注意事项 调情志，宜静养。

当归散

《太平圣惠方》

药物组成 当归 羚羊角屑 独活 秦艽去苗 五加皮 杏仁各 1g 黄芩 川乌头炮裂去皮脐 赤芍 远志去心 五味子 防风去芦头 川芎 肉桂 石斛去根锉 人参去芦头 白茯苓 黄芪锉 炙甘草各 15g 麻黄去根节60g 石膏 30g

制作方法 共研为细末。

功效主治 养血祛风，益气安神。主治中风摇曳，手足不遂，身体缓弱，或风入五脏，精神恍惚，多言善忘，时有恐怖，肢节疼痛，头眩心闷，腹满不食。

临床用法 1 次 12g，入生姜 3 片，水煎，不拘时，温服。

当归散

《理伤续断方》

药物组成 泽兰 当归 牛膝 续断各 300g 细辛 芍药 白芷 川芎 肉桂各 150g 川乌 川椒 白杨皮各 90g 桔梗 甘草各 120g

制作方法 上药共研为细末。

功效主治 温经止痛，养血活血。主治中风肢体痿废，或骨折伤

273

痛，痈疽疮疡。

临床用法　1次6g，温酒调服。

注意事项　忌食生冷、油腻之品。

吐痰白矾散

《圣济总录》

药物组成　明矾_{生用}60g　生姜30g

制作方法　将生姜连皮研碎，以水500ml煮取300ml，再细研白矾为末，入浓煎姜汤，过滤。

功效主治　清热化痰，解毒辟秽。主治中风，失音不语，昏冒不知人事。

临床用法　将滤液分3次服，服后吐出痰毒，眼开风退，方可救治。

注意事项　忌食肥甘厚味。

朱砂散

《圣济总录》

药物组成　朱砂_研30g　天麻　人参　威灵仙_{去土}　白术_炮　当归_{切焙}　干姜_炮　乌头_{炮裂去皮脐}各30g　羊踯躅_{去心酒蒸}15g

制作方法　共研为细末。

功效主治　重镇安神，温中健脾。主治中风，四肢不举，志意昏愦，言语謇涩。

临床用法　1次3g，饭后酒调服，渐加至6g，1日3次。

注意事项　忌劳累。

伏龙肝散※

《太平圣惠方》

药物组成　灶心土适量

制作方法　将上药研为细末。

功效主治　温中健脾。主治中焦虚寒中风。

临床用法　1次3g，1日4～5次，以温水调下。

注意事项　忌生冷、油腻食品。

防风散

《太平圣惠方》

药物组成　防风_{去芦头}　白术　莽草　丹参　人参_{去芦头}各0.9g　当归_{锉微炒}　前胡_{去芦头}　麻黄_{去根节}各30g　羌活　川椒_{去目及闭口者微炒去汗}　川乌头_{炮裂去皮脐}　附子_{炮裂去皮脐}　天麻　白芷　山茱萸各15g

制作方法　共研为细末。

功效主治　养血祛风，散寒止痛。主治偏风顽痹，心神冒闷，身体疼痛。

临床用法 1次3g，温酒调服。

注意事项 恢复期当加强功能锻炼。

防风散

《圣济总录》

药物组成 防风_{去芦头} 僵蚕_炒 白附子_{炮裂} 乌蛇_{酒炙用肉} 枳壳_{去瓤麸炒} 厚朴_{去粗皮用生姜汁炙3次}各60g 天麻90g 人参 白茯苓_{去黑皮} 蝉蜕_{微炙} 白蒺藜_炒 蔓荆子_{揉去白皮}各45g 羌活_{去芦头} 独活_{去芦头} 川芎 羚羊角_镑 当归_{切焙} 木香 火麻仁 郁李仁_{汤退皮并变仁炒} 槟榔_{煨锉} 犀角各30g 牛黄_研15g

制作方法 上药研为细末，加入牛黄混匀。

功效主治 祛痰利气，息风止痉。主治肺脏中风，项背强直，胸满气短，身如虫行，四肢无力。

临床用法 1日3次，1次1.5g，饭后温酒送服。

注意事项 忌劳累。

防风散

《太平圣惠方》

药物组成 防风_{去芦头}30g 石膏75g 麻黄_{去根节} 防己各1g 细辛 黄芩 升麻 当归_{锉微炒} 肉桂 川芎 羌活 赤茯苓 甘草_炙各15g

制作方法 上药共研为细末。

功效主治 祛风除湿，兼清里热。主治中风，语言謇涩，四肢拘急，身体壮热，头痛目眩，胸闷烦躁。

临床用法 1次12g，用水适量煎汤去滓，加入竹沥100ml，再煎沸，不拘时温服。若中风腹痛，或直肠脱出者，加吴茱萸、酒适量煎汤去滓，1日3次，温服。

注意事项 孕妇忌用。

防风散

《太平圣惠方》

药物组成 防风_{去芦头} 牛膝_{去苗} 狗脊_{去毛} 杏仁_{去皮尖麸炒微黄} 萆薢_锉 麻黄_{去根节} 肉桂各30g 酸枣仁 当归_{锉微炒} 人参_{去芦头} 葛根_锉 川芎各15g 羌活 薏苡仁 石膏各60g

制作方法 将上药研为粗末。

功效主治 祛风除湿，通络清里。主治中风，半身不遂，心烦胸闷。

临床用法 1次12g，水适量，生姜1片，煎汤去滓，不拘时温服。

注意事项　避寒湿，慎起居。

防风散

《太平圣惠方》

药物组成　防风_{去芦头}　赤芍　葛根_锉　黄芩　茵芋　白术　肉桂　麻黄_{去根节}　甘草_炙　石膏各30g　人参_{去芦头}　防己各15g

制作方法　将上药共研为细末。

功效主治　祛风解痉，清热养阴。主治中风，口噤不语，四肢抽搐。

临床用法　1次12g，水适量，生姜1片，煎汤去滓，不拘时温开水灌服。

注意事项　忌食辛燥之品。

如圣散

《卫生家宝方》

药物组成　蓬莪术_{醋煮}15g　天台乌药　白术各30g

制作方法　共研为细末。

功效主治　行气活血，健脾除湿。主治初病中风瘫痪，未经针灸治疗者。

临床用法　1日3～5次，1次6g，温葱酒调下。

注意事项　体虚之人慎用。

红龙散

《三因极一病证方论》

药物组成　朱砂_{别研}　五灵脂　全蝎各15g　茯神　草薢各30g　冰片_{别研}　麝香_{别研}各3g

制作方法　共研为细末。

功效主治　开窍醒神，镇静息风。主治中风，窍闭神昏。

临床用法　1次6g，酒调，或煎荆芥薄荷汤服。

注意事项　调情志，宜静养。

赤箭散

《太平圣惠方》

药物组成　天麻　犀角　藿香　槟榔　麻黄_{去根节}各30g　乌蛇肉_{酒浸炙微黄}60g　全蝎_{微炒}　晚蚕蛾_{微炒}　蚕沙_{微炒}　麝香_{细研}　冰片_{细研}　朱砂_{细研}　牛黄_{细研}　川芎　防风_{去头芦}　白术　人参_{去芦}　茯神　当归　木香　牛膝_{去苗}　蔓荆子　白僵蚕_{微炒}　细辛　蝉蜕　附子_{炮裂去皮脐}　干姜_{炮裂锉}　天南星_{生用}　桑螵蛸_{微炒}　白附子_{生用}各15g

制作方法　上药研为细末，入另研药混匀。

功效主治　搜风通络，燥湿祛痰，温阳益气。主治中风。

276

临床用法　1次3g，1日3次，薄荷酒调服。

注意事项　忌生冷、油腻食品。

赤茯苓散

《太平圣惠方》

药物组成　赤茯苓　川芎　当归_锉微炒_　细辛　栀子　独活　甘草_炙_　羚羊角　麻黄_去根节_　肉桂各30g　石膏60g　干姜_炮裂锉_1g

制作方法　将上药共研为细末。

功效主治　息风养血，清热除烦。主治中风，角弓反张，语言謇涩，心烦胸闷。

临床用法　1次12g，水适量，煎汤去滓，不拘时温服。

注意事项　忌情志刺激，宜静养。

走马散

《太平圣惠方》

药物组成　附子_炮_　天麻各15g　肉桂　石膏　麻黄_去根节_　蝎梢_炒_　川乌_炮去皮尖_　天南星_炮_各0.3g　麝香_研细_0.15g

制作方法　将上药研为细末，与麝香混匀。

功效主治　温经通络，息风开窍。主治中风，口噤不开，四肢强直。

临床用法　不拘时，1次0.5g，用豆淋酒灌服。

注意事项　阴虚火旺者及孕妇忌用。

皂辛散

《证治准绳》

药物组成　细辛　皂角　石菖蒲各等份

制作方法　上药共研为细末。

功效主治　开窍醒神。主治卒中暴厥。

临床用法　将药末少许吹入鼻中。

注意事项　用药后得喷嚏者可治。

羌活散

《太平圣惠方》

药物组成　羌活　天麻　川芎　酸枣仁_微炒_　鹿角胶_捣碎炒令黄燥_　蔓荆子　羚羊角屑　人参_去芦头_　白附子_炮裂_　牛膝_去苗_　肉桂_去粗皮_　薏苡仁　乌蛇肉_醋拌微炒_　萆薢　犀角　白鲜皮　地骨皮　柏子仁　防风_去芦头_各1g

277

制作方法 共研为细末。

功效主治 祛风除湿，活血止痛。主治中风，筋脉拘急，口眼喝斜，四肢疼痛。

临床用法 以豆淋酒调服，1次3g，不计时候服。

注意事项 忌鸡肉、猪肉、鱼、蒜等。

羌活散

《太平圣惠方》

药物组成 羌活 附子炮裂去皮脐 旋复花 乌蛇酒浸炙令黄色各30g 天麻 胡麻仁 细辛 藿香 牛膝去苗 川芎 白鲜皮 天南星微煨 蝉蜕 白附子炮裂 地龙微炒 晚蚕蛾微炒 甘草炙赤锉各15g 麻黄去根节0.9g 全蝎微炒 麝香细研各0.3g

制作方法 共研为细末，混匀。

功效主治 息风止痉，化痰除湿。主治中风，半身不遂，手足摇曳，头痛目眩，涎唾不止。

临床用法 1次6g，薄荷温酒调下。

注意事项 体内阳盛之人忌用。

羌活散

《普济方》

药物组成 羌活去芦头 桂枝去粗皮 防风 麻黄去根节 当归切焙 附子炮裂去皮脐 人参各30g

制作方法 将上药研为粗末。

功效主治 温经散寒，祛风通络。主治中风，角弓反张，语言謇涩。

临床用法 1次9g，水适量，生姜3片，大枣1枚，同煎去滓，不拘时温服。

注意事项 孕妇及阴虚火旺之人忌服。

羌活散

《太平圣惠方》

药物组成 羌活去芦头 天麻酒浸焙干各30g 川芎1g 蔓荆子去皮 羚羊角镑 白附子 桂枝去粗皮 薏苡仁 柏子仁 牛膝酒浸切焙 乌梢蛇酒浸去皮骨炒炙 当归切焙各30g 蝉蜕炒 麝香各15g 酸枣仁1g

制作方法 将上药研为细末，混匀。

功效主治 祛风除湿，活血通络。主治中风，筋脉拘急，肢节酸痛，语言謇涩，头昏目眩。

临床用法 1日3次，1次6g，豆淋酒调服。

注意事项 忌风寒生冷。

羌活散

《太平圣惠方》

药物组成 羌活 牛膝_{去苗} 附子_{炮裂去皮脐} 酸枣仁_{微炒} 虎骨 草薢_锉 当归_{微炒锉} 松节_锉各30g 防风_{去芦头} 五加皮 木香 威灵仙 丹参各0.9g 肉桂90g

制作方法 共研为细末。

功效主治 祛风涂湿，强筋通络。主治下焦虚冷，腰脚疼痛，不任行走。

临床用法 1次6g，饭前温酒送服。

注意事项 阳热内盛及阴虚之人忌用。

羌活散

《太平圣惠方》

药物组成 羌活 天麻 麻黄_{去根节} 香附子 人参_{去芦头}各30g 胡麻子 细辛 藿香 牛膝_{去苗} 犀角 川芎 桂枝 当归 天雄_{炮裂去皮脐} 蝉蜕 白附子_{炮裂} 地龙_{微炒} 乌蛇肉_{酒浸炙微黄}各15g 晚蚕

蛾_{微炒} 全蝎_{微炒} 麝香_{细研}各0.3g

制作方法 上药共研为细末。

功效主治 祛风除湿，活血通络。主治中风，肢体不遂。

临床用法 1次3g，1日3次，温酒或薄荷汤调服。

注意事项 忌油腻、鱼蟹。

羌活散

《太平圣惠方》

药物组成 羌活 茯神各30g 羚羊角 天麻 细辛 防风_{去芦头} 黄芩 当归_{锉微炒} 麻黄_{去根节}各1g 桂枝 赤芍 甘草_{炙微炒锉}各15g

制作方法 将上药研为粗末。

功效主治 祛风平肝，活血安神。主治中风，身体疼痛，语言謇涩，心悸，烦躁。

临床用法 1次12g，适量水酒，煎汤去滓，不拘时温服。

注意事项 避风寒湿邪，慎起居。

阿胶散

《太平圣惠方》

药物组成 阿胶_{捣碎炒令黄燥} 当归_{锉微炒} 肉桂 附子_{炮裂去皮脐} 麻黄_{去根节}各30g 全蝎_{微炒} 白僵

279

蚕微炒　蝉蜕微炒各 15g

制作方法　共研为细末。

功效主治　息风止痉，温经通络。主治急风，口眼不开，筋脉拘急。

临床用法　1 次 6g，温酒送服，令汗出为效，未汗再服。

注意事项　阴虚之人忌用。

附子散

《太平圣惠方》

药物组成　附子炮裂去皮脐　肉桂各 60g　天麻　牛膝去苗　狗脊　草薢锉　当归　丹参　枳壳麸炒微黄去瓤　淫羊藿　海桐皮各 30g

制作方法　共研为细末。

功效主治　祛风散寒，除湿通络。主治中风，手足不遂，肢体疼痛。

临床用法　1 次 6g，饭前温酒调下。

注意事项　慎避风寒湿邪。

附子散

《太平圣惠方》

药物组成　附子炮裂去皮脐　细辛各 1g　当归锉微炒　川芎　前胡去芦头　枳壳麸炒微黄去瓤　黄芩　白鲜皮

茯神　羌活　杏仁汤浸去皮尖麸炒微黄　防己　肉桂　甘草炙微赤锉　麻黄去根节各 30g

制作方法　将上药共研为细末。

功效主治　散寒除湿，行气祛风。主治中风，筋脉拘急，四肢疼痛，语言謇涩，心胸不利。

临床用法　不拘时，1 次 12g，用水 100ml，加生姜 1 片，煎汤去滓温服。

注意事项　孕妇及阴虚火旺者忌服。

附子散

《圣济总录》

药物组成　附子慢火炮裂去皮脐 30g　白附子炮裂各 0.3g

制作方法　共研为细末。

功效主治　温经散寒，祛痰通络。主治中风牙关紧闭，遍身强硬。

临床用法　1 次 1g，温酒调下。

注意事项　体内热盛之人忌用。

附子散

《圣济总录》

药物组成 附子_{炮裂去皮脐} 桂枝_{去粗皮} 干姜_炮 防风_{去叉} 各75g 细辛_{去苗叶}45g 炙甘草_锉 1g

制作方法 共研为细末。

功效主治 祛风除湿，温经散寒。主治中风，手臂不遂，口眼㖞斜。

临床用法 1次1~2g，午时饭前温酒调服。

注意事项 体内热盛之人忌用。

茱萸散

《普济方》

药物组成 山茱萸 天雄_{炮裂去皮脐} 各45g 麻黄_{去根节} 川椒_{去目及闭口者微炒去汗} 草薢_锉 肉桂 川乌头_{炮裂去皮脐} 防风_{去芦头} 炙甘草 牛膝_{去苗} 狗脊 莽草_{微炙} 踯躅花_{酒拌炒令干} 石南各30g

制作方法 共研为细末。

功效主治 散寒止痛，补益肝肾。主治中风，偏枯不遂，筋脉拘急，肢节疼痛。

临床用法 1次6g，温酒调服。

注意事项 慎起居，避风寒。

虎骨散

《全生方》

药物组成 当归60g 赤芍 川续断 白术 藁本 虎骨各30g 乌蛇肉15g

制作方法 共研为细末。

功效主治 补血通络，补肾壮骨。主治半身不遂，肌肉干燥，渐渐细瘦，时或疼痛。

临床用法 1次6g，温酒调下。

注意事项 忌食辛燥，加强功能锻炼。

侧子散

《太平圣惠方》

药物组成 侧子_{炮裂去皮脐} 秦艽_{去苗} 独活 当归_{锉微炒} 羚羊角屑 天麻 黄芪 人参_{去芦} 白鲜皮 防风_{去芦头}各30g 干蝎_{微炒} 白附子_{炮裂} 茵芋 踯躅花_{酒浸炒令干} 麝香_{细研} 各15g 牛膝_{去芦} 麻黄_{去根节}各45g

制作方法 共为细末。

功效主治 散寒除湿，祛风通络，益气开窍。主治中风，半身偏瘫，言语謇涩。

临床用法 1次6g，以温酒调服。

注意事项 体内热盛之人及孕妇忌服。

侧子散

《太平圣惠方》

药物组成 侧子_{炮裂去皮脐} 桂心 防己 附子_{炮裂去皮脐} 川芎 人参_{去芦头} 麻黄_{去根节} 当归 赤芍 菊花各30g 白术 细辛 甘草_炙各15g 秦艽_{去苗} 防风_{去芦头}各1g 茯神60g

282 **制作方法** 将上药共研为细末。

功效主治 散寒除湿，祛风通络。主治中风，半身不遂，肢体疼痛，口眼㖞斜，语无伦次。

临床用法 1次12g，水适量，生姜1片，煎汤去滓，加入竹沥适量，再煎沸，不拘时温服。

注意事项 孕妇忌用。

追风如圣散

《医学统旨》

药物组成 石斛30g 制川乌 制草乌 苍术各120g 甘草90g 人参9g 荆芥 何首乌 川芎 白芷 细辛 当归 防风 麻黄

全蝎 天麻 藁本各15g 两头尖（竹节香附）6g

制作方法 上药共研为细末。

功效主治 祛风除湿，通经活络。主治风痰瘫痪，半身不遂，口眼㖞斜，腰膝疼痛，手足顽麻，语言謇涩不清，行步艰难，遍身疮癣疥癞，头目眩晕，耳内蝉鸣，痰涎、肤痒、偏正头痛及破伤风，蛇犬咬伤、金疮、湿疮。

临床用法 1次0.5g，临睡酒调服。

注意事项 忌一切发物。服药后见身痒麻为有效。

参归三圣散

《张氏医通》

药物组成 当归 人参 肉桂各等份

制作方法 上药共研细末。

功效主治 补气养血，和营通络。主治风中血脉，半身偏废，口眼㖞斜。

临床用法 1日2次，1次15g，水煎服。

注意事项 加强功能锻炼，忌劳累。

荆芥散

《护命方》

药物组成 荆芥穗 防风_{去叉}
桑寄生 羌活_{去芦} 白芍 全
蝎_{去土皮炒} 白花蛇_{酒炙去骨皮} 天麻
附子_{炮裂去皮脐} 半夏_{汤洗7次炒} 麻
黄_{去根节} 木香 蔓荆子_{去白皮} 川芎
白僵蚕_炒各15g 冰片_研 沉香_研
麝香_研 朱砂_研各1.5g 丹皮
桂枝_{去粗皮}各9g

制作方法 上药研为细末，混
匀。

功效主治 祛风通络，开窍醒
神。主治中风瘫痪，肢节沉重，筋
骨无力，昏倒不知。

临床用法 1次6g，饭后浓煎
生姜薄荷汤送下。

注意事项 慎避风邪。

正舌散

《太平圣惠方》

药物组成 茯神心_{锉炒}30g 薄
荷_焙60g 蝎梢_{去毒}7.5g

制作方法 共研为细末。

功效主治 息风止痉，通络开
窍。主治中风，舌强语涩。

临床用法 1次3～6g，温酒
调下。

注意事项 忌食油腻之品。

枳壳散

《圣济总录》

药物组成 枳壳_{去瓤麸炒}60g 牛
黄_研 白芷各30g

制作方法 研共为细末。

功效主治 清热解毒，行气祛
痰。主治中风，手足无力，口中涎
出。

临床用法 1次2g，饭前温酒
调服。

注意事项 忌食辛燥、肥腻之
品。

283

牵正散

《杨氏家藏方》

药物组成 白附子 僵蚕_{去嘴足}
全蝎_{去毒炒}各等份

制作方法 共研为细末。

功效主治 息风止痉，祛痰通
络。主治卒暴中风，口眼㖞斜，半
身不遂。

临床用法 1次3g，温酒调
下。

注意事项 忌食辛燥、肥腻之
品。

蛤蟆散

《备急千金要方》

药物组成 蛤蟆烧灰 朱砂各等份

制作方法 将上药共研为细末。

功效主治 清热解毒，镇心安神。主治中风不识人，不能言语。

临床用法 1次3g，1日3～4次，温水调下。

注意事项 忌食辛燥之品。

星芪雄椒散

《中医验方》

药物组成 天南星 黄芪各12g 雄黄6g 胡椒3g。

制作方法 上药共研末备用。

功效主治 祛风通络，解毒通痹。主治中风后遗半身不遂。

临床用法 取药末适量，加水调敷脐部，胶布固定，每日1次，10次为1疗程。

注意事项 忌生冷、辛辣食物。

香豉散

《普济方》

药物组成 生地黄15kg 香豉3kg

制作方法 洗地黄，锉碎，先蒸半日，曝燥，更合香豉蒸半日，曝令燥，研细。

功效主治 养阴生津，宣郁通络。主治中风日久，偏枯不能行。

临床用法 1次4.5g，1日3次，以酒送服。

注意事项 服药同时当加强功能锻炼。

禹功散

《儒门事亲》

药物组成 牵牛子120g 茴香30g

制作方法 共研为细末。

功效主治 祛痰，开窍，醒神。主治卒暴中风昏愦，不知人事，牙关紧闭，药食不下。

临床用法 用生姜汁调药末少许，灌入鼻中。

注意事项 保持呼吸道通畅，以防窒息。

284

追魂散

《圣济总录》

药物组成 五灵脂90g

制作方法 将五灵脂捣碎，以水浸搅匀，先倾去上黑浊者，后去下沙石，取中间细者，放灰盆之中，纸上泣干，研细为末。

功效主治 活血通络，散瘀止痛。主治中风，半身不遂。

临床用法 1次4.5g，酒50ml，煎两沸服。

注意事项 体虚之人慎用。

追风散

《太平圣惠方》

药物组成 天南星炮裂 白附子炮裂 附子去皮脐炮裂 乌蛇肉酒浸炙微黄 天麻 白僵蚕微炒各30g 麻黄细锉45g 全蝎微炒 羌活 防风去芦头 半夏汤浸洗去滑 蛇床子 藁本 犀角 白芷 蔓荆子各1g 牛黄细研 威灵仙各15g 麝香细研1g

制作方法 将上药研为细末。

功效主治 祛风除痰，通络开窍。主治中风，口噤昏愦，半身不遂，口眼㖞斜。

临床用法 1次3g，温酒调下。

注意事项 慎避风邪。

追风散

《圣济总录》

药物组成 乌头去皮脐 附子去皮脐 白附子 白花蛇酒浸去皮骨焙 朱砂研 天南星各30g 蝎梢 麝香研各0.9g 轻粉研0.3g

制作方法 将上药共为细末，瓷盒收贮。

功效主治 息风止痉，散寒通络。主治一切急风，角弓反张，四肢抽掣，牙关紧闭，骨节疼痛，及破伤风。

临床用法 1次1.5~3g，豆淋酒或煎葱白酒调下。口噤者，用药末少许揩牙。

注意事项 牙关紧闭者当防咬伤舌体。

独胜散

《上海名方》

药物组成 莪术醋煮100g

制作方法 研为细末。

功效主治 破血祛瘀，行气通络。主治中风，肢体不遂。

临床用法 1次3g，1日3~5次，温酒调服。

285

注意事项　本品尤适于中风初起，未经针灸治疗者。

羌活散

《圣济总录》

药物组成　羌活_{去芦头}　独活_{去芦头}　白芷　雄黄_研　桂枝_{去粗皮}　干蝎_{全者去土炒}　麻黄_{去根节煎掠去沫焙干}　白附子_炮各30g　防风_{去又}45g　川芎　天麻　蔓荆子　藿香叶　蝉蜕_{去土}各15g

制作方法　共研为细末。

功效主治　祛风除湿，温经散寒。主治中风，手足无力，筋脉拘急，骨痛项背困倦，皮肤瘙痒，头目眩晕。

临床用法　1次1.5g，温酒调服，不计时候服。

注意事项　调情志，慎护养。

天麻散

《太平圣惠方》

药物组成　独活_{去头芦}　天麻各60g　白鲜皮　地骨皮　人参　麦冬_{去心焙}　薏苡仁　防风_{去又}　赤芍药　牛蒡子_炒　炙甘草　阿胶_{炙令燥}　蝉蜕_炒15g　羚羊角屑　附子_{炮去皮脐}　桑白皮_锉各30g

制作方法　上药共研为细末。

功效主治　祛风除湿，扶正通络。主治中风，言语謇涩，四肢不收。

临床用法　1次6g，温酒调下。

注意事项　中风恢复期当加强功能锻炼。

独活散

《太平圣惠方》

药物组成　独活　羌活　赤茯苓　附子_{炮裂去皮脐}　白僵蚕_{微炒}　天麻　麻黄_{去根节}　干蝎_{微炒}各30g　川芎　肉桂　羚羊角屑　丹参各1g。

制作方法　共研为细末。

功效主治　祛风散寒，除湿通络。主治中风，口眼㖞斜，手足不遂，昏闷不语，腰背困重，难以俯仰，骨痹冷痛，心惊不定。

临床用法　1次6g，薄荷汤调服。

注意事项　阳热内盛之人忌用。

独活散

《太平圣惠方》

药物组成　独活　桑寄生　牛膝_{去苗}　秦艽_{去苗}　赤茯苓　桂枝　防风_{去芦头}　附子_{炮裂去皮脐}　当归_{锉微炒}

生地黄各 30g　杜仲_{去粗皮炙微黄锉}
细辛　川芎　赤芍各 1g　甘草_炙
15g

制作方法　上药共研为细末。

功效主治　祛风除湿，散寒通
络。主治风痹，手足活动不利，身
体疼痛，语言謇涩，筋脉挛急。

临床用法　1 次 12g，水适量，
煎汤去滓，不拘时温服。

注意事项　孕妇及阴虚火旺之
人忌用。

独活散

《太平圣惠方》

药物组成　独活　五加皮　麻
黄_{去根节}各 60g　白芍　白术　葛
根_锉　白茯苓　防风_{去芦头}　茵芋
细辛　炙甘草　汉防己　川芎　酸
枣仁　肉桂　人参_{去芦头}　川乌头_炮
_{裂去皮脐}各 30g

制作方法　共研为细末。

功效主治　祛风除湿，温经通
络。主治卒中恶风，口噤不能言，
四肢摇曳，缓弱疼痛，或风经五
脏，恍惚喜怒无常。

临床用法　1 次 12g，以水
200ml，煎至 100ml，去滓，加竹
沥 20ml，煎沸，不拘时候，温服。

注意事项　忌风寒，慎起居。

独活散

《太平圣惠方》

药物组成　独活　桂枝　防
风_{去芦头}　当归_{锉微炒}　麻黄_{去根节}各
30g　赤芍　附子_{炮裂去皮脐}　甘草_炙
羚羊角各 15g

制作方法　将上药研为粗末。

功效主治　祛风除湿，散寒通
络。主治中风，半身不遂，语言謇
涩。

临床用法　1 次 12g，水适量，
生姜 1 片，煎汤去滓，不拘时温
服。

注意事项　孕妇及阴虚火旺之
人忌用。

287

独活散

《太平圣惠方》

药物组成　独活　附子_{炮裂去皮脐}
麻黄_{去根节}各 30g　羚羊角　肉桂
当归_{锉微炒}　黄芩　防风_{去芦头}　细
辛各 1g

制作方法　上药共研为细末。

功效主治　祛风通络，温经散
寒。主治中风，角弓反张，语言謇
涩。

临床用法　1 次 12g，水适量，
煎汤去滓，不拘时温服。

注意事项 孕妇及阴虚之人忌用。

神照散

《圣济总录》

药物组成 木香 白茯苓去黑皮 川芎 蒺藜子炒去角 人参 独活 黄芪各 30g 附子炮裂去皮脐 远志去心各 1g 草薢 茵陈各 30g 栀子仁 60g

制作方法 共研为细末。

功效主治 益气安神，清热除湿。主治中风，昏塞，肢体不收，口眼㖞斜。

288

临床用法 1 次 1g，1 日 2 次，饭前温酒调服，后逐渐增至 1.5～2g。

注意事项 加强功能锻炼。

神灵散

《圣济总录》

药物组成 轻粉白面少许滴水和作饼子炙黄为度 30g 朱砂研 硼砂研各 3g 牛黄研 1.5g 冰片细研 0.3g

制作方法 共研为细末，混匀。

功效主治 清热化痰，息风止痉。主治卒中风，涎潮。

临床用法 1 次 0.3g，米汤调

下。

注意事项 素体阴虚阳盛之人忌用。

秦艽散

《备急千金要方》

药物组成 秦艽 独活 黄芪 人参各 90g 白鲜皮 38g 甘菊花 90g 附子 细辛 当归 川芎 五味子 甘草 白术 干姜各 38g 麻黄 远志 附子各 30g 茵芋 23g

制作方法 共研为细末。

功效主治 祛风胜湿，益气活血。主治中风，半身不遂，言语错乱，乍喜乍悲，角弓反张，皮肤风痒。

临床用法 1 次 1.5g，渐加至 3g，酒送服。

注意事项 体内热盛之人忌用。

桂心散

《太平圣惠方》

药物组成 桂心 60g 防风去芦头 防己 麻黄去根节 白术 人参去芦头 黄芩 细辛 茵芋 秦艽去苗 附子炮裂去皮脐 甘草炙各 30g

制作方法 将上药研粗末。

功效主治 祛风散寒，通络。主治中风，口噤不得语，昏不识人，或麻木不仁。

临床用法 1次12g，水适量，生姜1片，煎汤去滓，加入竹沥适量，再煮沸，不拘时灌服。

注意事项 忌情志刺激，宜静养。

破棺散

《本草纲目》

药物组成 天南星 冰片各等份

制作方法 共研为细末。

功效主治 豁痰，开窍，醒神。主治急中风，目瞑牙噤。

临床用法 1次1.5~3g，以中指蘸药末，揩齿20~30次，牙关即开，始得下药。

注意事项 保持呼吸道通畅，以防窒息身亡。

透风气散

《护命方》

药物组成 细辛 藿香 干蝎 羌活 白花蛇_{酒浸1昼夜用酒慢火上炙黄去骨} 独活 附子_{炮去皮} 天麻 牛膝 海桐皮 桂枝_{去皮} 豆蔻各0.3g 半夏5g 麝香1g 麻黄_{去节}

15g 僵蚕_{去丝}4g

制作方法 上药共研为细末。

功效主治 祛风散寒，除湿通络，开窍醒神。主治中风，突然昏倒，不知人事。

临床用法 1次3g，空腹浓煎，姜汤调服，盖衣被取汗。

注意事项 保持呼吸道通畅，以防窒息。

海带散

《圣济总录》

药物组成 昆布_{微炒}15g 乌梅肉30g 天南星_生30g 麝香_{别研后入}0.6g

制作方法 共研为细末。

功效主治 息风止痉，豁痰开窍。主治中风口噤，牙关不开。

临床用法 急用手指蘸药末0.3，揩牙齿。

注意事项 本品当密封保存。

通顶散

《叶氏录验方》

药物组成 羊踯躅_{为末} 雄黄_{飞研}各0.3g 细辛_{为末}15g

制作方法 共研为细末。

功效主治 祛风解毒，通络开窍。主治中风口噤，不省人事。

289

　　临床用法　取药末少许搐入鼻中，涎出口开后，方可用它药。

　　注意事项　保持呼吸道通畅，以防窒息。

通关散

《世医得效方》

　　药物组成　细辛　薄荷叶　牙皂_{去子}　雄黄各3g

　　制作方法　共研为细末。

　　功效主治　豁痰开窍。主治卒暴中风，昏塞不省，牙关紧闭，药食不得下。

　　临床用法　1次0.2g，吹鼻取嚏，然后进药，更以石菖蒲置舌下，牙关即开。

　　注意事项　保持呼吸道通畅以防窒息。

290

通关散

《医宗金鉴》

　　药物组成　天南星　皂角　薄荷　生半夏　细辛各等份

　　制作方法　上药共研为细末。

　　功效主治　祛痰开窍。主治中风，不省人事。

　　临床用法　将药末少许吹入鼻中，有嚏可治，无嚏难治。

　　注意事项　保持呼吸道通畅，

勿令窒息。

通神散

《圣济总录》

　　药物组成　乌蛇_{去皮骨酒浸炙}　羊踯躅_{酒浸炒}　蝉蜕_{生用}　天南星_{生姜汁浸炒干}　麻黄_{去根节}　天麻_{酒浸炙}　牛膝_{酒浸切焙}　防己_锉　羌活_{去芦头}　独活_{去芦头}　地龙_{去土生用}　白附子_{半生半炮}　乌头_{炮裂去皮脐}　石斛_{去根酒浸炒}　桂枝_{去粗皮}　皂荚_{去皮子酒浸炙}　干蝎_{生用}　附子_{炮裂去皮脐}　朱砂_{别研}各30g　麝香_{别研}0.15g

　　制作方法　上药共研为细末。

　　功效主治　祛风止痉，祛痰开窍。主治中风昏愦，肢体不收。

　　临床用法　1次0.5~1.5g，1日3次，温酒调服。

　　注意事项　保持呼吸道通畅，防止窒息。

莴草散

《博济方》

　　药物组成　莴草_{炙去毛出汗}45g　全蝎　肉桂_{去皮}各1g　当归　三棱　莪术各30g　羌活15g

　　制作方法　共研为细末。

　　功效主治　祛风除湿，活血散瘀。主治中风，肢体不遂。

临床用法 1日2次，1次6g，温酒送服，得涎出为度。

注意事项 忌食生冷、肥腻之品。

排风散

《圣济总录》

药物组成 白附子 麻黄_{去根节} 骨碎补_{去毛} 天麻 白僵蚕 羌活_{去芦头}各30g

制作方法 共研为细末。

功效主治 祛风除痰，胜湿通络。主治中风，半身不遂。

临床用法 1次3.5g，温酒调下，不拘时候。

注意事项 忌食生冷，油腻之品。

救命散

《普济方》

药物组成 明矾 半夏_{汤洗去滑焙} 天南星_{生用}各等份

制作方法 共研为细末。

功效主治 燥湿祛痰，通络开窍。主治卒然中风。

临床用法 1次3g，以酒150ml，生姜3片，煎至100ml，温灌之，当吐涎，扶令正坐，经一昼夜，半日后，再依法煎药3g，以

后1次1.5g。

注意事项 服药后，不得令卧，如卧则涎难出。

蛇鸡瓜蚤散

《中医验方》

药物组成 白花蛇舌草 鸡血藤各20g 丝瓜络30g 蚤休6g

制作方法 上药共研为细末，加白酒和陈醋调成膏状备用。

功效主治 清热解毒，活血通络。主治中风，伴热毒壅盛，症见肌肤瘙痒、生疮。

临床用法 取药膏适量敷脐中，胶布固定，1日1次。

注意事项 忌辛辣、香燥食品。

291

麻黄散

《太平圣惠方》

药物组成 麻黄_{去根节} 羌活 川芎 荆芥 附子_{炮裂去皮脐} 独活 防风_{去芦头} 天麻 炙甘草 赤芍 肉桂 槟榔各15g

制作方法 共研为细末。

功效主治 祛风除湿，温经通络。主治中风，偏枯不遂，肢节疼痛。

临床用法 1次3g，温酒送

服。

注意事项 阴虚之人忌用。

麻黄散

《太平圣惠方》

药物组成 麻黄_{去根节} 防风_{去芦头} 人参_{去芦头} 黄芩 赤芍 附子_{炮裂去皮脐} 川芎 甘草_炙 独活 赤茯苓 杏仁_{去皮尖麸炒}各30g 羚羊角1g

制作方法 将上药研为粗末。

功效主治 祛风通络,开窍安神。主治中风,身体强直,口眼㖞斜,舌强语謇,神识昏昧,或心烦、躁动不安。

临床用法 1次12g,水适量,加生姜1片,煎汤去滓,不拘时温服。

注意事项 孕妇及阴虚火旺者忌服。

麻黄散

《太平圣惠方》

药物组成 麻黄_{去根节} 附子_{炮裂去皮脐} 天麻 防风_{去芦头} 白花蛇_{醋拌炒微黄} 细辛 石菖蒲 荆芥 桑白皮_锉 刺蒺藜_{微炒去刺} 杏仁_{汤泡去皮尖双仁麸炒微黄} 川芎各1g 牛

黄_{细研} 麝香_{细研}各0.3g。

制作方法 共研为细末。

功效主治 祛风除湿,宣肺散寒。主治中风,心胸气促急,项背强硬,皮肤不仁。

临床用法 1次3g,不计时候,以薄荷汤调服。

注意事项 避风寒,宜静养。

羚羊角散

《太平圣惠方》

药物组成 羚羊角屑 酸枣仁_{微炒} 防风_{去芦头} 荆芥 川芎 黄芪_锉 五加皮 熟地黄各1g 独活 薏苡仁 赤茯苓各30g

制作方法 共研为细末。

功效主治 祛风除湿,养血安神。主治偏风,肌体虚弱,手足不遂,筋脉拘急,心胸烦闷。

临床用法 1次15g,竹沥与酒各半温服。

注意事项 中风恢复期当加强功能锻炼。

羚羊角散

《圣济总录》

药物组成 羚羊角 麻黄_{去根节} 桂枝_{去粗皮} 赤芍 附子_{炮裂去皮脐} 白僵蚕_炒各30g 全蝎_{去土炒} 朱

砂_{研细}各 15g

制作方法 将上药研为细末。

功效主治 通络祛风。主治中风，半身不遂，神昏谵语，手足痿软无力。

临床用法 1 日 2 次，1 次 1.5g，用生姜、薄荷温酒调服。

注意事项 阴虚之人及孕妇忌用。

羚羊角散

《太平圣惠方》

药物组成 羚羊角_锉 前胡_{去芦头} 桂枝_{去粗皮} 川芎 麻黄_{去根节} 秦艽_{去苗土} 防风_{去叉} 附子_{炮裂去皮脐} 天麻 天南星_炮 独活_{去芦头} 茯神_{去木} 槟榔 枳壳_{去瓤麸炒}各 30g 蝉蜕_{去土} 全蝎 桑螵蛸_{去土炒} 朱砂_研各 15g 牛黄_研 麝香_研各 3g 铅霜_研 0.3g。

制作方法 将上药研为细末，混匀。

功效主治 化痰息风，开窍醒神。主治中风，咽中作声，舌强语涩，心膈不利。

临床用法 1 次 3g，酒调下。

注意事项 保持呼吸道通畅，以防窒息。

羚羊角散

《圣济总录》

药物组成 羚羊角_镑 人参 防风_{去叉} 天麻 麻黄_{去根节} 藁本_{去苗土} 羌活_{去芦头} 炙甘草 细辛_{去苗叶} 甘菊花 赤芍 当归_{切焙} 枳壳_{去瓤麸炒}各 30g 牛黄_研 0.3g 麝香_研 0.15g。

制作方法 共研为细末。

功效主治 息风止痉，清热解毒。主治中风，项背强直，心胸烦闷，冒闷汗出，语声嘶塞，少气促急。

临床用法 1 次 1.5g，荆芥薄荷汤调服，不计时候。

注意事项 避风寒，忌劳累。

葛根散

《太平圣惠方》

药物组成 葛根_锉 干姜_{炮去皮}_锉 炙甘草各 30g 羌活 90g 肉桂 45g 防风_{去芦头} 90g 半夏_{汤洗七遍去滑} 30g 天麻 麻黄_{去根节} 附子_{炮裂去皮脐} 牛膝_{去苗} 草薢_锉各 60g

制作方法 共研为细末。

功效主治 祛风除湿，温经散寒。主治柔风，筋骨弛缓，脚弱不

293

能行立。

临床用法 1次9g，以水200ml，生姜3片，煎至100ml，不计时候，热服，以常有汗为度。

注意事项 阴虚风动者忌用。

萆薢散

《太平圣惠方》

药物组成 萆薢_锉 牛膝_{去苗} 防风_{去芦头}各30g 人参_{去芦头} 肉桂各1g 山茱萸 天雄_{炮裂去皮脐}各15g 干姜_{炮裂锉} 川椒_{去目及闭口者微炒去汗} 细辛 附子_{炮裂去皮脐} 白术各1g

制作方法 共研为细末。

功效主治 祛风除湿，温里散寒。主治柔风，体虚里急，四肢麻痹不仁。

临床用法 1次6g，饭前以温酒调服。

注意事项 阴虚风动者忌用。

萆薢散

《太平圣惠方》

药物组成 萆薢_锉30g 茵芋 杜仲_{去粗皮炙微黄锉} 石龙芮 石南 狗脊 踯躅_{微炒} 干蝎_{微炒} 当归_{锉微炒} 桑螵蛸_{微炒} 石菖蒲 麝香_{细研}各15g 天雄_{炮裂去皮脐}1g 独活

60g 麻黄_{去根节} 附子_{炮裂去皮脐} 甘菊花 天麻 牛膝_{去苗} 木香 川芎各1g

制作方法 共研为细末。

功效主治 祛风除湿，补肾壮骨。主治肾脏中风，踞而腰痛，脚膝偏枯，皮肤顽痹，语声謇涩，两耳虚鸣，举体乏力，面色无华，志意不乐，骨节酸疼。

临床用法 1次6g，温酒调服。

注意事项 忌劳累。

萆薢散

《太平圣惠方》

药物组成 萆薢60g 杜仲30g 桂枝1g

制作方法 共为细末。

功效主治 祛风渗湿，补益肝肾。主治中风，足膝缓痹，行步艰难不稳。

临床用法 1次1.5g，晨起温服。

注意事项 忌食牛肉。

蒴藋散※

《普济方》

药物组成 蒴藋 凌霄花各30g

制作方法　将上药共研为细末。

功效主治　活血散瘀，祛风除湿。主治中风，半身不遂，骨节疼痛。

临床用法　1次3g，饭前用温酒调服。

注意事项　孕妇忌用。

雄黄散

《太平圣惠方》

药物组成　雄黄_{细研}　蝉蜕　香墨　干蝎_{微炒}各15g　冰片_{细研}　麝香_{细研}　丁香　牛黄_{细研}　轻粉各0.3g　朱砂_{细研}0.9g　天南星_{炮裂}　阿胶_{炒令黄燥}各30g

制作方法　共研为细末。

功效主治　息风豁痰，开窍醒神。主治急风，不省人事。

临床用法　1次3g，温酒调下。

注意事项　当保持呼吸道通畅，以防窒息。

雄黄散

《太平圣惠方》

药物组成　雄黄_{细研}　白附子_{炮裂}　天南星_{醋沸炙干}各1g　牛

黄_{细研}　麝香_{细研}各0.3g　全蝎_{微炒}　白僵蚕_{微炒}各15g　天麻60g　白花蛇_{酒浸炙微黄}30g

制作方法　共研为细末，混匀。

功效主治　息风止痉，祛痰开窍。主治急风，四肢抽搐，口眼㖞斜，不省人事，及破伤风。

临床用法　1次3g，温酒调下。

注意事项　昏迷中当保持呼吸道通畅。

搜风趁痛散

《圣济总录》

药物组成　白附子_炮　附子_{炮裂去皮脐}　赤小豆　天南星_{炮去脐}　狼毒　海桐皮_锉　自然铜_{煅醋碎}　地龙_{炒去土}各等份

制作方法　共研为细末。

功效主治　祛风止痛，解毒通络。主治中风，身体筋脉骨节疼痛。

临床用法　1次0.5g，葱酒调服，豆淋酒亦得。

注意事项　慎起居，避风寒。

紫葛散

《圣济总录》

药物组成 葛根锉 防风去叉 羌活去芦头各30g 炙甘草 黄连去须各15g

制作方法 共研为细末。

功效主治 祛风解肌，缓急止痛。主治柔风，四肢不收，腹内拘急，兼治妇人产后中风。

临床用法 1次1.5g，温酒调服。

注意事项 避风邪，慎起居。

救急稀涎散

《孙尚药方》

药物组成 猪牙皂角醋炙20g 白矾30g

制作方法 上药分别研为细末，混匀贮存。

功效主治 涌吐痰涎。主治中风卒倒，痰涎壅盛者。

临床用法 1次1.5~2g，温水灌下，未效，少倾再服。

注意事项 脉气虚微者禁用。

三圣散

《是斋百一选方》

药物组成 当归 肉桂 延胡索各等份

制作方法 上药共研为细末。

功效主治 舒筋活络，养血和营。主治血脉受邪者，中风口眼㖞斜，左急右缓。

临床用法 1日2次，1次6g，水煎服。

注意事项 忌劳累，宜静养。

舒筋保安散

《三因极—病证方论》

药物组成 干木瓜150g 萆薢 五灵脂 牛膝酒浸 续断 白僵蚕炒去丝 松节 白芍 乌药去木 天麻 威灵仙 黄芪 当归 防风去叉 虎骨各30g

制作方法 用酒500ml，浸上药14日，紧封扎，取药焙干，共研为细末。

功效主治 祛风除湿，舒筋活络。主治中风瘫痪，筋脉拘急，身体不遂，足膝少力，干湿脚气。

临床用法 1次6g，用没药酒适量调服，吃酒尽，再用米汤送服。

注意事项 保持情志舒畅。

犀角散

《圣济总录》

药物组成 犀角 羌活去芦头
桑螵蛸炒 白鲜皮 地骨皮 蔓荆
子去皮 朱砂研 酸枣仁各15g 乌
头炮裂去皮脐 白僵蚕炒 鹿角胶炒令燥
薏苡仁 白附子炮 当归切焙 川
芎 人参各30g 牛黄研0.3g 麝
香研3g

制作方法 将上药研为细末,
混匀。

功效主治 祛风通络,宣窍止
痉。主治中风,角弓反张,筋脉挛
急,语言不利,胸闷心烦。

临床用法 1次1g,用生姜、
薄荷酒调服。

注意事项 牙关紧闭者当防自
伤舌体。

缓颊散

《圣济总录》

药物组成 天南星用酒同生姜汁浸
49日切破焙干 半夏用酒同生姜汁浸49日切破
焙干 乌头炮裂去皮脐 川芎 白附
子炮 防风去叉 雄黄研 朱砂研各
15g 牛黄研 麝香研各0.3g

制作方法 共研为细末,混
匀。

功效主治 息风止痉,祛痰开
窍。主治中风口噤。

临床用法 1次1.5g,温酒调
服,若小儿急慢惊风,薄荷汤调下
0.4g。

注意事项 本品当密封保存。

搐鼻夺命散

《德生堂方》

药物组成 蔓荆叶 石菖蒲
谷精草 薄荷各12g 川芎 细辛
各8g 藜芦6g

制作方法 共研为细末。

功效主治 宣通鼻窍,涌吐风
痰。主治中风,不省人事,口眼㖞
斜,痰涎壅塞,半身偏废,及卒中
风。

临床用法 吹药末入鼻内,1
次0.3g,即时痰唾涕喷。

注意事项 保持患者呼吸道通
畅。

酸枣仁散

《太平圣惠方》

药物组成 酸枣仁微炒 羚羊
角屑 丹参 防风去芦头 汉防己
甘菊花 麻黄去根节 羌活各30g

297

石膏_{细研}60g

制作方法 共研为细末。

功效主治 祛风除湿，养心安神。主治中风，口眼㖞斜，头昏痛。

临床用法 1次6g，温酒调下。

注意事项 慎避风邪。

蝴蝶散

《普济方》

药物组成 白矾 密陀僧各等份

制作方法 共研为细末。

功效主治 息风止痉，解毒开窍。主治中风，牙关紧闭，不能转舌，语言謇涩。

临床用法 1日1次，1次0.3g，温水调服。若牙紧不能下药，即从鼻中灌之。

注意事项 本品有毒，当严格控制使用剂量。

蝎附散

《仁斋直指方论》

药物组成 附子_{去皮} 草乌头_{炮去皮脐} 苍术_炒 川芎 牛膝_{酒浸焙} 当归 天麻各15g 防己 白芷 黄芪_{蜜炒} 全蝎_炒各30g

制作方法 共研为细末。

功效主治 温经散寒，补益肝肾。主治风入筋骨，手足缓弱，肢体不遂。

临床用法 1次3g，黑豆淋酒调下，兼用核桃肉研酒下，饭前服。

注意事项 体内热盛之人忌用。

镇心散

《圣济总录》

药物组成 白牵牛_{半生半炒} 防风_{去芦叉} 甘草_锉各30g

制作方法 共研为细末。

功效主治 祛风，除痰，通络。主治中风，四肢缓弱无力。

临床用法 1次1.5g，凉水调下。

注意事项 忌食油腻之品。

藿香散

《太平圣惠方》

药物组成 藿香 白附子_{炮裂} 白僵蚕_{微炒} 天南星_{炮裂} 全蝎_{微炒} 桑螵蛸_{微炒} 半夏_{姜制}各15g 麻黄_{去根节}1g 轻粉 麝香各0.3g

制作方法 将上药共研为细末。

功效主治 祛风除痰，宣窍通络。主治中风，语言謇涩，痰涎壅盛，四肢时有抽搐。

临床用法 1次3g，不拘时，用生姜酒调服。

注意事项 忌情志刺激，宜静养。

面肌痉挛

面痉散

《清代宫廷医话》

药物组成 天麻 防风 白芷 芥穗 羌活 辛黄 细辛 全蝎 僵蚕 白附子各等份

制作方法 共研为细末备用。

功效主治 祛风止痉。主治面肌痉挛。

临床用法 取药末10～15g，填脐部，胶布固定，每日1次。

注意事项 忌辛辣燥食。

熄痉散

《敷脐妙法治百病》

药物组成 全蝎 僵蚕 防风 白芷 羌活 荆芥穗 天麻各15g

制作方法 上药共研为细末备

用。

功效主治 祛风解痉。主治面肌痉挛，不规则跳动，甚则抽搐。

临床用法 取药末填脐孔，外用胶布固定，每2日1次。

注意事项 忌辛辣、油腻食物。

淋证

二石散

《三因极一病证方论》

药物组成 寒水石煅 白石脂煅 栝蒌根 肉桂各30g 菟丝子酒浸 知母各18g

制作方法 共研为细末。

功效主治 补虚缩尿。主治饮少小便多，色如米泔，其脉弦滑。

临床用法 1次6g，1日3次，麦汤送服。

注意事项 忌酒忌辛辣之品，禁房劳。

八正散

《太平惠民和剂局方》

药物组成 大黄 瞿麦 木通 滑石水飞 萹蓄 车前子炒 山栀子 生甘草各等份

299

制作方法 共研为细末。

功效主治 清热利尿,凉血止痛。主治小便赤涩,或癃闭不通,及热血淋。

临床用法 1次6g,1日3次,煎灯心草汤送服。

注意事项 忌辛辣油腻之品。

大青散

《太平圣惠方》

药物组成 大青 升麻 瞿麦 黄芩 甘草炙微赤锉各15g 大黄锉微炒 芒硝 滑石各1g

制作方法 将上药共研为细末。

功效主治 清热利尿,泄热除烦。主治小儿脏腑壅热,心神烦躁,小便赤涩不通。

临床用法 1次1.5g,温水调服。

注意事项 忌食辛燥之品。

木通散

《太平圣惠方》

药物组成 木通 车前子 石韦 瞿麦 赤茯苓 石燕各30g

制作方法 共研为细末。

功效主治 清热解毒,利湿通淋。主治小便涩痛,所出不多,壮热。

临床用法 1次6g,1日3次,饭前葱白汤调服。

注意事项 体弱之人及孕妇慎用。

木通散

《仁斋直指小儿方论》

药物组成 木通 萹蓄各15g 大黄 甘草 茯苓各9g 瞿麦 滑石 栀子 黄芩 车前子各6g 灯芯草10g

制作方法 上药共研为细末。

功效主治 清热利尿。主治膀胱湿热所致的小便不利。

临床用法 1次6～9g,水煎去渣,温服。

注意事项 忌食辛燥之品。

王不留行散

《太平圣惠方》

药物组成 王不留行 鲤鱼齿焙各30g 当归炒 冬葵子 车前子 赤芍各1g 血余炭 枳实麸炒黄各15g

制作方法 将上药研为细末。

功效主治 活血,利尿,通淋。主治小便淋漓涩痛,小腹疼痛。

临床用法　1次6g，饭前温酒调服。

注意事项　孕妇慎用。

王不留行散

《太平圣惠方》

药物组成　王不留行30g　煨甘遂　赤芍　桂枝　蒲黄　炒当归各15g　冬葵子　滑石各45g　车前子　木通各30g

制作方法　共研为细末。

功效主治　利尿通淋，活血止血。主治血淋，疼痛不止。

临床用法　1次3g，1日3次，饭前米汤调服。

注意事项　孕妇慎用。

车前子散

《太平圣惠方》

药物组成　车前子　滑石各15g

制作方法　共研为细末。

功效主治　清热通淋，滑利窍道。主治热结膀胱所致小便淋涩不通，甚则小腹引脐急痛。

临床用法　1次1.5g，1日3次，饭前米汤送服。

注意事项　大便秘结者慎用。

车前子散

《圣济总录》

药物组成　炒车前子　牛膝各30g　蒲黄30g　桑白皮90g

制作方法　共研为细末。

功效主治　泻肺利尿，活血止血。主治热淋，秘涩不通。

临床用法　1次1.5g，1日4次，煎葱汤送服。

注意事项　忌辛辣之品。

水火分清饮

《万病回春》

药物组成　益智仁　白术　石菖蒲　枳壳　赤茯苓　车前子　猪苓　泽泻　萆薢　陈皮　麻黄各3g　甘草1g

制作方法　共研为粗末。

功效主治　健脾利水，化湿泄浊。主治心肾水火失济，小便浑浊，或色赤，或色白。

临床用法　水酒各半煎汤，空腹服。若久病，去麻黄，加升麻。

注意事项　阴虚之人慎用。

石韦散

《范汪方》

药物组成　石韦_{去毛}　滑石各等份

制作方法　将上药共研为细末。

功效主治　利尿通淋，排石止痛。主治小儿石淋，小便涩痛。

临床用法　1 次 0.2g，1 日 3～4 次，粥饮调服。

注意事项　忌食辛燥之品。

石韦散

《医学纲目》

药物组成　当归身　瞿麦　葵子各90g　石韦　木通各60g　白芍　白术各90g　滑石　黄芪　王不留行各60g　甘草30g

制作方法　共研为细末。

功效主治　健脾化湿，清热通淋，缓急止痛。主治肾气不足，膀胱有热，水道不通，淋沥不尽，脐腹急痛，发作有时，劳倦即发，或尿如豆汁，或便出沙石。

临床用法　1 次6g，1 日 3 次，饭前小麦汤送服。

注意事项　阴虚火旺之人忌用。

石燕散

《太平圣惠方》

药物组成　石燕1 对

制作方法　于火内烧至通红，放入醋中淬，如此七遍，研为细末。

功效主治　清利湿热，通利小便。主治伤寒小腹胀满，小便不通。

临床用法　1 日 4 次，1 次 1.5g，以小便通利为度。

注意事项　脾胃虚寒之人慎用。

龙脑散

《太平圣惠方》

药物组成　冰片　轻粉各3g　寒水石　白茅根　黄连　芒硝　滑石　木通　灶心土各15g

制作方法　共研为细末。

功效主治　清心除烦，凉血止血，利湿通淋。主治血淋，心神烦躁，尿道涩痛，不得眠卧。

临床用法　1 次3g，1 日 3 次，煎竹叶汤送服。

注意事项　忌长期服用。

302

龙骨散

《普济方》

药物组成　鹅不食草 30g　牡
蛎粉 9g　龙骨　茯苓　麦冬_{去心}
桑螵蛸各 15g

制作方法　上药共研为细末。

功效主治　收敛固涩，补肾缩
尿。主治肾虚，小便频数，或小儿
睡中遗尿。

临床用法　1 次 3g，枣子煎汤
调服。

注意事项　忌劳累，调畅情
志。

龙诃倍散

《古今脐疗良方集解》

药物组成　五倍子 10g　诃子
8g　龙骨 12g

制作方法　上药共研细末备
用。

功效主治　固精缩尿。主治小
便频数。

临床用法　1 次 1g，填脐内，
外用胶布固定，1 日 1 次。

注意事项　忌生冷食物。

四逆加茯苓散

《伤寒论》

药物组成　炙甘草　炒枳实
柴胡各 30g　白芍 30g　赤茯苓 15g

制作方法　上药共研为细末。

功效主治　疏肝健脾，利水渗
湿。主治伤寒少阴证，小便不利。

临床用法　1 日 3 次，1 次
1.5g，米汤送服。

注意事项　脾胃虚弱之人及孕
妇慎用。

生附散

《三因极—病证方论》

药物组成　附子　滑石各 15g
瞿麦　半夏　木通各 1g

制作方法　共研为细末。

功效主治　温经散寒，利尿通
淋。主治小便秘涩，小腹疼痛，遇
寒更甚。

临床用法　1 次 6g，1 日 3 次，
煎生姜、灯芯草汤送服。

注意事项　忌风寒生冷。

白浊散

《古今脐疗良方集解》

药物组成 龙骨　虎骨　蛇骨　乌附片　广木香　丁香　乳香　没药　雄黄　朱砂　胡椒　小茴香　五灵脂　夜明砂　两头尖（牡鼠粪）　青盐各10g　麝香0.2g

制作方法 上药除麝香外，余药共研细末备用。

功效主治 补肾固精，散瘀利浊。主治男子肾虚，时下白浊，神疲体倦，四肢不温。

临床用法 先取麝香放脐中，再取药末15g，撒其上，覆以槐皮，以艾炷灸之，待热气透入腹中止灸，1日1次。

注意事项 忌生冷食物。孕妇禁用。

冬葵散

《太平圣惠方》

药物组成 冬葵子　滑石_{细研}各1g　黄芩　甘草_{炙微赤锉}各15g

制作方法 上药共研为细末。

功效主治 清心除烦，利尿通淋。主治小儿心经热盛，烦躁不安，小便赤涩不通。

临床用法 1次1.5g，葱白灯芯煎汤调服。

注意事项 忌食辛燥之品。

加味四苓散

《寿世保元》

药物组成 人参3g　白术_{去芦}　赤茯苓_{去皮}　猪苓　泽泻　香薷　石莲肉　麦冬_{去心}各6g

制作方法 共研为粗末。

功效主治 清热利水，益气养阴。主治暑邪伏于心经，小便赤热浑浊。

临床用法 水煎，空腹温服。

注意事项 忌辛辣、香燥之品。

加味滋阴散

《寿世保元》

药物组成 当归　白芍　陈皮

半夏　牛膝各 6g　川芎　黄柏　知母　白术　苍术各 4.5g　熟地黄　白茯苓各 9g　甘草 3g　升麻 1g　柴胡 1.5g

制作方法　共研为细末。

功效主治　益气健脾，滋阴养血。主治淋证，久而不愈。

临床用法　水煎，露 1 夜，空腹服。

注意事项　忌风冷。

增味导赤散

《仁斋直指方论》

药物组成　生地黄_洗　木通　黄芩　生甘草　车前草　山栀仁　川芎　赤芍药各等份

制作方法　将上药共研为细末。

功效主治　清热利尿，凉血活血。主治血淋，或尿血。

临床用法　1 次 9g，竹叶生姜煎汤送服。

注意事项　忌食辛燥之品。

加减桑螵蛸散

《张氏医通》

药物组成　桑螵蛸_{酥炙}30 枚　鹿茸_{酥炙}10g　黄芪_{蜜油炙}90g　麦冬 75g　五味子 15g　补骨脂_{盐酒炒}　人参　杜仲_{盐酒炒}各 90g

制作方法　上药共研为细末。

功效主治　温阳益气，固肾缩尿。主治阳气虚弱，小便频数或遗溺。

临床用法　1 次 9g，空腹羊肾煎汤调服。

注意事项　宜调补，忌劳累。

加味葵子茯苓散

《张氏医通》

药物组成　葵子 90g　茯苓　滑石各 30g　芒硝 15g　生甘草　肉桂各 7.5g

制作方法　上药共研为细末。

功效主治　清热利湿，排石通淋。主治石淋，水道涩痛。

临床用法　1 次 2g，1 日 3 次，

温水调服。

注意事项 忌食辛辣温燥之品。

地龙散

《太平圣惠方》

药物组成 炒地龙 滑石各30g 轻粉 麝香各3g 自然铜15g 绿豆粉1g

制作方法 共研为细末。

功效主治 宁心安神，清热通淋。主治血淋，烦热涩痛，眠卧不安。

临床用法 1次3g，1日3次，煎甘草汤送服。

注意事项 体弱之人不宜久服。

肉桂丁香散

《陕西中医验方选编》

药物组成 肉桂6g 丁香6g

制作方法 上药共研为细末。

功效主治 温肾助阳，散寒止痛。主治小便频数，少腹冷痛。

临床用法 取药末用黄酒调糊，敷脐部，每日1次。

注意事项 忌生冷食物。

朱砂散

《太平圣惠方》

药物组成 朱砂_{细研} 铅霜_{细研} 犀角 黄芩 车前子 甘草_{炙微赤锉}各0.3g 滑石_{细研} 芒硝各15g

制作方法 将上药研细末，加入另研药共研匀。

功效主治 清心除烦，利尿通淋。主治小儿心经热盛，烦躁不安，小便赤涩不通。

临床用法 1次1.5g，竹叶煎汤调服。

注意事项 忌食辛燥之品。

导赤散

《普济方》

药物组成 生地 木通 炒山栀 赤茯苓 赤芍 飞滑石 生大黄各30g

制作方法 共研为细末，炼蜜为丸。

功效主治 清热通淋，化瘀止痛。主治心肾气郁，膀胱有热，小便淋痛，及诸热壅滞。

临床用法 1 次 6g，1 日 3 次，用木通甘草煎汤送服。

注意事项 忌辛辣油腻之品。

牡蛎散

《太平圣惠方》

药物组成 牡蛎_烧 车前子 桂心 黄芩 熟地 白龙骨_{烧令赤}各 30g

制作方法 共研为细末。

功效主治 清热利湿，止血通淋。主治血淋，或尿血。

临床用法 1 次 6g，1 日 3 次，饭前米汤送服。

注意事项 脾胃素虚者忌用。

附子散

《世医得效方》

药物组成 炮附子 泽泻各 30g

制作方法 共研为细开

功效主治 温阳通淋。主治小便不通，两尺脉俱沉微。

临床用法 1 次 12g，1 日 3

次，灯芯草煎汤送服。

注意事项 忌生冷油腻辛辣之品，注意外阴清洁。

鸡粪白散

《太平圣惠方》

药物组成 鸡粪白_{炒令黄}30g

制作方法 研为细末。

功效主治 排石利尿。主治小儿石淋茎中，有沙石不可出，及遗尿。

临床用法 1 次 1.5g，1 日 3 ~ 4 次，水煎，露一宿后，取 10ml 调服。

注意事项 忌食辛燥之品。

郁金散

《普济方》

药物组成 生地黄 郁金 蒲黄各等份

制作方法 共研为细末。

功效主治 滋阴清热，凉血止血。主治血淋，心烦，小便涩痛，及小肠积热，尿血者。

307

临床用法 1 次 3g，1 日 3 次，饭前煎车前子叶汤送服。

注意事项 忌食辛辣食物。

金沙散

《妇人大全良方》

药物组成 海金沙草_{阴干}适量

制作方法 研为细末。

功效主治 清热解毒，利尿通淋。主治小便淋漓刺痛，或小便不通，或白浊带下。

临床用法 1 次 6g，1 日 3 次，生甘草汤调服。

注意事项 忌食辛燥之品。

参苓琥珀散

《张氏医通》

药物组成 人参 延胡索各 15g 牡丹皮 茯苓各 12g 川楝子_煨 琥珀各 6g 泽泻 当归梢 生甘草梢各 9g

制作方法 上药共研为粗末。

功效主治 益气活血，清热通淋。主治小便淋漓涩痛，茎中痛引

胁下。

临床用法 1 次 12g，1 日 2 次，水煎去滓，温服。

注意事项 忌食辛辣温燥之品。

茴香散※

《本草纲目》

药物组成 茴香_{盐炒}120g

制作方法 研为细末。

功效主治 温中散寒，固精缩尿。主治小便频数。

临床用法 1 次 6 ~ 9g，用炙糯米糕蘸食之。

注意事项 下焦湿热所致小便频数禁用。

茯苓散

《仁斋直指小儿方论》

药物组成 京三棱 蓬莪术_煨 缩砂仁 赤茯苓各 15g 青皮 陈皮 滑石 炙甘草各 7.5g

制作方法 将上药共研为细末。

功效主治 破气利浊。主治膏淋。

临床用法 1 次 3g，麦冬灯芯煎汤调服。

注意事项 忌食生冷油腻。

顺经散

《洪氏集验方》

药物组成 韭子_炒30g 琥珀_{另研} 益智_{去壳} 狗脊_{去毛}各 15g 白茯苓_{去皮}1g 石燕子_{火煅醋淬研细}15g 石韦_{去毛}3g

制作方法 将上药研为细末，混匀。

功效主治 补肾利尿，镇惊滑窍。主治因惊恐之后，心气下行，小便淋涩，日数十行，日渐黄瘦。

临床用法 1 次 3g，1 日 2 次，韭汤调服。

注意事项 忌劳累。

姜黄散

《活幼口议》

药物组成 姜黄适量

制作方法 将上药研为细末。

功效主治 活血通淋，散寒止痛。主治血淋。

临床用法 1 次 1.5g，1 日 2

~3 次，红酒连续调服，以通为度。

注意事项 忌风寒生冷。

独圣散

《圣济总录》

药物组成 黄蜀葵_{花子俱用,炒}适量

制作方法 将上药研为细末。

功效主治 通淋排石。主治石淋。

临床用法 1 次 1g，1 日 3 次，饭前米汤调服。

注意事项 若排石不畅，出现梗阻症状当紧急施以手术治疗。

309

神效琥珀散

《太平圣惠方》

药物组成 琥珀 磁石_{白酒淬7次后细研水飞} 桂心 滑石 葵子 大黄 轻粉 木通 木香各等份

制作方法 共研为细末。

功效主治 清热通淋，行气止痛。主治石淋，尿道涩痛，频下沙石。

临床用法 1 次 6g，1 日 3 次，饭前葱白、灯芯草汤送服。

注意事项 脾虚之人慎用。

柏叶散

《太平圣惠方》

药物组成 炙柏叶 黄芩 车前子 炙甘草 炒阿胶各60g

制作方法 共研为细末。

功效主治 清热止血，凉血除烦。主治小便出血，心神烦热，口干，眠卧不安。

临床用法 1次12g，用生地黄15g、竹叶10g煎汤送服。

注意事项 忌食辛辣之品。

益苓散※

《本草纲目》

药物组成 益智仁 白茯苓 白术各等份

制作方法 共研为细末。

功效主治 健脾暖肾，固精缩尿。主治肾虚尿频及赤白二浊。

临床用法 1次9g，温水调服。

注意事项 忌用于阴虚火旺之人。

海螵蛸散※

《杨氏家藏方》

药物组成 海螵蛸 生地黄 白茯苓各等份

制作方法 上药共研为细末。

功效主治 补肾利尿，健脾除湿。主治血淋。

临床用法 1次1.5g，用柏叶、车前草煎汤送服。

注意事项 忌风寒生冷，忌劳累。

海金沙散

《万病回春》

药物组成 当归 雄黄 木香 川牛膝去芦酒浸 大黄 海金沙各等份

制作方法 共研为细末。

功效主治 活血化瘀，泄热通淋。主治气淋、血淋、石淋、膏淋、劳淋等五淋。

临床用法 1次4.5g，临卧酒调服。

注意事项 忌食辛辣、香燥之品。

浮石甘草散※

《常见病验方
研究参考资料》

药物组成 海浮石 生甘草各
等份

制作方法 共研为细末。

功效主治 软坚散结，缓急止
痛。用治石淋。

临床用法 1次1.5g～3g，饭
前空腹服，开水送下。

注意事项 忌食辛辣之品。

桑螵蛸散

《本草衍义》

药物组成 桑螵蛸炙 远志
石菖蒲炙 龙骨 人参 茯神 当
归 龟板醋炙各等份

制作方法 共研细为末。

功效主治 健脾益肾，宁心安
神。主治肾虚遗尿白浊，小便频
数，遗精滑泄，心神恍惚之症。

临床用法 1次6g，1日3次，
睡前人参汤送服。

注意事项 膀胱有热而小便频
数者忌用。

清金导赤散

《寿世保元》

药物组成 黄连2g 黄芩
4.5g 栀子 木通 泽泻各6g
生地黄12g 麦冬9g 甘草3g

制作方法 共研为粗末。

功效主治 清热通淋。主治心
肺蕴热，口疮咽痛，胸膈满闷，小
便淋浊不利。

临床用法 将药末加生姜3
片，水煎，饭后频服。

注意事项 忌食辛燥之品。

葵子散

《太平圣惠方》

药物组成 石韦去毛 王不留
行 滑石 当归炒 瞿麦 赤芍
琥珀 甘草炙各30g

制作方法 将上药共研为细
末。

功效主治 利水通淋，凉血活
血。主治五淋，小便艰涩，腹痛。

临床用法 1次6g，饭前用麦
粥调服。

注意事项 不宜久服。

311

葵苓散 ※

《常见病验方
研究参考资料》

药物组成 冬葵子 90g 茯苓 30g 芒硝 15g 甘草 9g 肉桂 6g

制作方法 共研为细末。

功效主治 利水渗湿，泻下缓急。主治小便涩痛，大便难出。

临床用法 1 次 3g，1 日 3 次，开水送下。

注意事项 忌食辛辣食物。

葱矾散

《常见病验方
研究参考资料》

药物组成 大葱白 5 个 白矾 9g

制作方法 将白矾研末与葱白共捣成糊状。

功效主治 通阳利尿。主治小便淋漓不畅。

临床用法 取药糊敷脐部，外用胶布固定。

注意事项 忌辛辣、油腻之品。

琥珀散

《太平圣惠方》

药物组成 琥珀 石韦_{去毛} 滑石 葵子 瞿麦各 30g 当归_炒 赤芍 木香各 15g

制作方法 将上药共研为细末。

功效主治 利尿通淋，清热凉血。主治小便淋漓涩痛。

临床用法 1 次 6g，饭前葱白汤调服。

注意事项 忌食辛燥之品。

琥珀散

《御药院方》

药物组成 琥珀 海金沙 没药 蒲黄各 30g

制作方法 共研为细末。

功效主治 清热通淋，化瘀止血。主治五淋涩痛，小便脓血不止。

临床用法 1 次 9g，1 日 2 次，饭前浓煎茜草根汤送服。

注意事项 孕妇忌用。

滑石散

《范汪方》

药物组成　滑石 60g　栝楼 90g　石韦_{去毛}0.6g

制作方法　将上药共研为细末。

功效主治　清热利湿，排石通淋。主治肾热水结化为石，甚者小便涩痛，不可忍。

临床用法　1 次 1.5g，1 日 2次，煎大麦汤调服。

注意事项　忌食辛燥之品。

滑石散

《普济方》

药物组成　滑石 15g　甘草_{炙微赤锉}0.5g　川芒硝 1g

制作方法　将上药共研为细末。

功效主治　清热利尿，缓急止痛。主治小儿诸淋涩，每尿之时，啼叫不止。

临床用法　1 次 1.5g，1 日 3～4次，葱白汤调服。

注意事项　忌食辛燥之品。

滑石散

《太平圣惠方》

药物组成　滑石 30g　车前子瞿麦各 1g　海蛤 30g　白茅根冬葵子各 1g

制作方法　将上药共研为细末。

功效主治　利尿通淋。主治小便淋漓不尽，频数刺痛。

临床用法　1 次 6g，饭前用灯芯葱白汤调服。

注意事项　忌食辛燥之品。

滑石散

《圣济总录》

药物组成　滑石_研　车前子各 15g

制作方法　将上药共研为细末。

功效主治　清利湿热，通利小便。主治小儿小便淋涩，或尿血。

临床用法　1 次 0.5g，1 日 2次，傍晚空腹粥饮调服。

注意事项　忌食辛燥之品。

滑石散

《圣济总录》

药物组成 滑石 120g
制作方法 研为细末。
功效主治 清热止痛，利尿通淋。主治热淋，小便赤涩热痛。
临床用法 1 次 1.5g，煎木通汤送服，1 日 4 次。
注意事项 忌辛辣油腻之品。

滑石散

《圣济总录》

药物组成 滑石 海金沙 木通各等份
制作方法 共研为细末。
功效主治 清热止痛，利湿通淋。主治小便淋漓涩痛，甚则不通。
临床用法 1 次 1.5g，1 日 2 次，浓煎灯芯草汤空腹送服。
注意事项 保持外阴清洁，忌食辛辣之品。

滋阴清火散

《寿世保元》

药物组成 当归 黄柏 知母各 6g 生地黄 熟地黄 黄芩 木通 桑白皮各 9g 黄连 2.5g
制作方法 共研为粗末。
功效主治 清热凉血，利尿通淋。主治小便淋漓涩痛兼血尿。
临床用法 水煎，空腹服。
注意事项 忌食辛辣、温燥食物。

瑞莲散

《卫生家宝方》

药物组成 茯苓 60g 莲子肉去心30g 龙骨水飞15g
制作方法 上药共研为细末，混匀。
功效主治 养心安神，利湿化浊。主治心气不足所致小便白浊。
临床用法 1 次 6g，1 日 1 次，饭前用温水调服。
注意事项 忌风寒生冷及劳累过度。

蜂房散

《太平圣惠方》

药物组成 露蜂房_{烧灰} 白茅根 冬葵子 血余_{烧灰} 车前子 滑石各30g

制作方法 将上药研为细末，混匀。

功效主治 利尿通淋，凉血化瘀。主治小便频数淋沥涩痛，甚或不通。

临床用法 1次3g，饭前灯芯汤调服。

注意事项 忌食辛燥之品。

蔷薇散※

《常见病验方
研究参考资料》

药物组成 野蔷薇花子适量
制作方法 研为细末。
功效主治 用治石淋，小便带血。

临床用法 1次6g，1日3次，空腹服。

注意事项 忌食肥甘厚味之品。

槟榔散

《普济方》

药物组成 赤芍药30g 槟榔_{面裹煨}950g

制作方法 将上药共研为细末。

功效主治 活血通淋，行气止痛。主治气淋。

临床用法 1次6g，灯心枣子煎汤调服。

注意事项 宜调畅情志，忌风寒生冷。

澄浊散

《中医验方》

药物组成 石菖蒲12g 木通 大黄 五倍子 诃子 杜仲 小茴香各6g

制作方法 上药共研为细末备用。

功效主治 分清别浊，补肾固精。主治尿浊日久，形体消瘦，腰膝酸软。

临床用法 1次2～4g，温水调敷脐部，胶布固定，1日1次，8～15次为1疗程。

注意事项 忌生冷食物。

瞿麦散

《圣济总录》

药物组成 瞿麦 15g 香附 木通各 30g 炒甘遂 青盐各 0.3g 槟榔 6g

制作方法 共研为细末。

功效主治 清热通淋，行气通便。主治小便涩痛，大便难出。

临床用法 1 次 1g，1 日 4 次，温热水送服。

注意事项 虚弱之人及孕妇忌用。

螵蛸散

《普济方》

药物组成 桑螵蛸_{盐末炙} 远志_{去心} 石菖蒲 龙骨 人参 茯神 当归 鳖甲_{醋煮}（一方用龟甲）各 30g

制作方法 将上药共研为细末。

功效主治 补肾利尿，益气安神。主治小便频数，或见白浊。

临床用法 1 次 3g，1 日 1 次，临卧时人参汤调服。

注意事项 忌劳累过度。

露蜂房灰散

《太平圣惠方》

药物组成 露蜂房灰 血余炭各 0.3g 滑石 30g 海蛤 15g

制作方法 将上药共研为细末。

功效主治 行气通窍，补肾利尿。主治小儿血淋，日夜淋沥，小腹连阴中疼痛。

临床用法 1 次 1.5g，温水调服。

注意事项 忌风寒生冷。

癃闭

导水散

《寿世保元》

药物组成 当归 车前子 泽泻 猪苓 木通各 6g 瞿麦 滑石 赤茯苓 栀子各 9g 莲米_{去壳} 3g 黄连 2g 黄柏_{酒炒} 知母各 4.5g 甘草 2.5g

制作方法 共研为细末。

功效主治 清热利尿。主治热结膀胱，小便闭而不通。

临床用法 上药加灯芯 10g，水煎，空腹温服。

注意事项 必要时可施以导尿术。

乱发散

《古今录验》

药物组成 血余_{烧灰}1440g 滑石 240g 鲤鱼齿 30g

制作方法 将上药共研为细末。

功效主治 清热散瘀，利尿通淋。主治因强忍小便不及时排解而致小腹胀痛，小便不通。

临床用法 1次2g，不拘时以温水调服。

注意事项 必要时可施以导尿术。

利尿散

《中医验方》

药物组成 商陆 15g 麝香 0.15g

制作方法 上药共研为细末，装入小布袋内备用。

功效主治 散结通窍，清利小便。主治小便不通。

临床用法 用药袋盖敷脐部，候药气入腹小便即通。

注意事项 忌辛辣、油腻食物。

矾盐散

《古今脐疗良方集解》

药物组成 白矾 7.5g 生白盐 7.5g

制作方法 上药共研为细末。

功效主治 清化湿热，通利小便。主治膀胱湿热内结所致小便不通。

临床用法 取药末敷脐部，胶布固定。

注意事项 忌辛辣、油腻食物。

317

禹功散

《寿世保元》

药物组成 陈皮 半夏_{姜制} 赤茯苓 猪苓 泽泻 白术_炒 木通各3g 黄芩2.5g 升麻 甘草各1g 栀子_炒3g

制作方法 共研为细末。

功效主治 清热除湿，利水通淋。主治小便不通。

临床用法 上药以水200ml煎至100ml，不拘时服，同时用外物刺激探吐，得通即止。

注意事项 必要时可施以导尿

术。

沉香散

《三因极一病证方论》

药物组成 当归 沉香 石韦 滑石 王不留行各 15g 葵子 白芍各 1g 甘草 陈皮各 0.3g

制作方法 共研为细末。

功效主治 行气导滞，缓急止痛，利湿通淋。主治气滞所致小便闭塞不通，小腹胀满。

临床用法 1 次 6g，1 日 3 次，饭前煎大麦饮送服。

注意事项 孕妇及体虚之人慎用。

桃仁散

《杨氏家藏方》

药物组成 桃仁汤浸去皮尖麸炒黄 槟榔面裹煨黄 白术 赤茯苓去皮 紫苏子各 30g 木香 炙甘草各 15g

制作方法 上药共研为细末。

功效主治 通便利水，行气顺气。主治清气不升、浊气不降所致水道不利，面色萎黄，环脐肿胀，坐卧不安。

临床用法 1 次 6g，不拘时候，煎紫苏汤送服。

注意事项 小便通利则停药。

通关散

《兰室秘藏》

药物组成 黄柏 30g 知母 30g 桂枝 6g

制作方法 共研为细末。

功效主治 滋阴降火，利尿通淋。主治下焦血分热盛所致小便闭塞。

临床用法 1 次 6g，1 日 3 次，空服温水送服。

注意事项 若服药后小便通利，但尿道有刺痛感者，当观察是否有异物排出。

通闭散※

《古今脐疗良方集解》

药物组成 甘草 甘遂各 2g

制作方法 上药共研为细末。

功效主治 利尿通闭。主治尿闭不通。

临床用法 取药末敷于脐部，胶布固定，每日换药 1 次。

注意事项 忌辛辣燥食。

蛇蜕通关散 ※

《本草纲目》

药物组成 全蛇蜕_{烧存性}1 条

制作方法 研为细末。

功效主治 通络利尿。主治小便不通。

临床用法 温酒送服。

注意事项 用之无效，当紧急施以导尿术。

麝竭散

《民间敷灸》

药物组成 麝香 0.3g 血竭 1g 肉桂 1g

制作方法 上药共研为细末。

功效主治 祛瘀开闭，温阳利尿。主治小便不通。

临床用法 取药末填入脐中，胶布固定。

注意事项 忌生冷食物。孕妇禁用。

麝香皂角散

《古今脐疗良方集解》

药物组成 麝香 0.3g 皂角 1g 葱白 6g

制作方法 将皂角研为细末，葱白捣烂备用。

功效主治 通窍利尿。主治小便不通。

临床用法 将麝香放脐内，皂角末覆其上，葱白炒热敷脐上，胶布固定。

注意事项 忌生冷食物。

二便不通

广济柴胡散

《普济方》

药物组成 柴胡 黄芩 白鲜皮 2.5g 茵陈 土瓜根 青木香 栀子仁 3g 大黄 7.5g 芒硝 3.5g

制作方法 上药共研为细末。

功效主治 清热利湿，利水通便。主治天行热气，恶寒头痛，壮热，大小便艰涩不通。

临床用法 1 次 15～18g，清晨空腹以新鲜清洁凉水送服。微泻后煮葱、豉、稀粥食之。热退则停药，不退第二日清晨再服 12g。

注意事项 忌热食、猪肉、油腻等。

玉泉散

《景岳全书》

药物组成 石膏_{生用}180g 粉甘草30g

制作方法 上药共研为细末。

功效主治 清热泻火，解毒利尿。主治阳明内热，烦渴头痛，二便闭结。

临床用法 1次3～9g，新汲水或热汤或人参汤调服。此方加朱砂9g亦妙。

注意事项 忌食辛辣温燥之品。

苏危散

《寿世保元》

药物组成 瓜蒂15g 川芎_炒 草乌_炒 白芷 皂角_炒 细辛各9g 胡椒3g 麝香0.05g

制作方法 共研为细末。

功效主治 辛开苦泄，行气通滞。主治大小便不通，症情危重者。

临床用法 用小竹筒将药末少许吹入肛内。

注意事项 嘱患者放松肌肉，必要时可使用镇静剂。

郁金散

《圣济总录》

药物组成 郁金 炒大黄 山栀仁各1g 桂枝15g 炙甘草0.3g

制作方法 将上药共研为细末。

功效主治 泻火通便。主治腑实有热，大小便不通，腹满烦躁。

临床用法 1日3次，1次1.5g，葱豉汤送服。

注意事项 脾虚泄泻之人忌服。

桃仁散

《济阴纲目》

药物组成 桃仁 葵子 滑石 槟榔各等份

制作方法 上药共研为细末。

功效主治 清热利尿，活血通便。主治膀胱气滞血涩，小便涩，大便秘。

临床用法 1次6g，1日3次，空腹葱白汤调服。

注意事项 忌食辛燥之品。

槟榔散

《圣济总录》

药物组成 槟榔　郁李仁各30g　大腹皮　木香　陈皮_{汤浸去白炒}各15g

制作方法 将上药共研为细末。

功效主治 润肠通便，消胀除满。主治饮食积滞，腹胀气急，大小便不通。

临床用法 1 日 3 次，1 次1.5g，生姜汤送服。

注意事项 脾虚便溏之人不宜久服。

蜜腻散

《圣济总录》

药物组成 大黄_{煨锉捣末}　牵牛子_{生捣为末}各 9g　甘遂_{微炒黄捣为末}3g轻粉1.5g

制作方法 将上药共研为细末。

功效主治 泻热，通腑，利尿。主治痰热壅盛，大小便不通。

临床用法 1 日 3 次，1 次1.5g，饭前浓煎蜜汤调服。

注意事项 忌食辛燥之品。

颠倒散

《古今医鉴》

药物组成 大黄　滑石　皂角各9g

制作方法 共研为细末。

功效主治 泄热通腑。主治脏腑实热，或小便不通，或大便不通，或二便皆闭。

临床用法 大便不通，加大黄9g；小便不通，加滑石 9g；二便不通，加大黄，滑石各9g。温酒送服。

注意事项 忌情绪紧张。

321

遗　精

止汗散

《常见病验方研究参考资料》

药物组成 五倍子10g　枯矾3g　煅龙骨　煅牡蛎各6g

制作方法 上药共研为细末。

功效主治 收涩止遗。主治遗精，白带，泄泻。

临床用法 取药末，香油调敷

脐部,每晚 1 次,连续 3~10 次。

注意事项 忌生冷食物。

石斛散

《太平圣惠方》

药物组成 石斛 45g 巴戟天 30g 桑螵蛸_炒 1g 菟丝子 30g_{酒浸三日后曝干} 杜仲_炙 1g

制作方法 上药共研为细末。

功效主治 补肾助阳,固精缩尿。主治伤寒后肾气虚损,遗尿白浊,遗精滑泄,阴下湿痒。

临床用法 1 日 3 次,1 次 6g,用温酒送服。

注意事项 阴虚火旺、膀胱有热而小便频数者忌服。

刺猬皮散

《古今脐疗良方集解》

药物组成 刺猬皮 20g

制作方法 研末备用。

功效主治 涩精止遗。主治遗精滑精。

临床用法 1 次 1g,白酒调敷脐部,12 日 1 次。

注意事项 忌房事。

韭子散

《太平圣惠方》

药物组成 韭子_炒 90g 麦冬_焙 45g 鹿茸_炙 30g 龙骨 30g 菟丝子_{曝干} 30g 车前子 30g

制作方法 共研为细末。

功效主治 补阳固精。主治伤寒虚损,夜梦精遗,或小便伴有精出。

临床用法 1 日 3 次,1 次 6g,于饭前温酒送服。

注意事项 阴虚火旺者忌服。

韭茴倍散

《古今脐疗良方集解》

药物组成 韭菜子 10g 小茴香 3g 五倍子 3g

制作方法 上药共研为细末。

功效主治 收涩止遗,补肾理气。主治遗尿遗精,腰痛,疝气。

临床用法 取药末敷脐部,每日 1 次。

注意事项 忌房事。

固精散※

《本草纲目》

药物组成 莲米 龙骨 益智仁各等份
制作方法 共研为细末。
功效主治 补肾固精。主治白浊遗精。
临床用法 1次6g，空腹米饮送服。
注意事项 忌房劳过度。

秘精散

《古今脐疗良方集解》

药物组成 五倍子15g 龙骨15g 朱砂3g
制作方法 上药共研细末备用。
功效主治 涩精止遗，安神定志。主治梦中遗精，夜寐不安，心悸。
临床用法 1次3g，温水调敷脐部，胶布固定，1日1次，连用

3～5天。

注意事项 忌生冷食物，禁房事。

桑螵蛸散

《太平圣惠方》

药物组成 桑螵蛸炒 韭子炒 菟丝子酒浸 牡蛎烧 车前子各30g 麦冬焙45g
制作方法 上药共研为细末。
功效主治 固精止遗。主治伤寒后虚损乏力，阳痿，夜梦失精。
临床用法 1日3次，1次6g，饭前温酒送服。
注意事项 阴虚火旺者慎用。

菟苓韭龙散

《中医验方》

药物组成 菟丝子 茯苓 韭菜子 龙骨各30g
制作方法 上药共研末备用。
功效主治 益肾固精。主治遗精频作，甚者滑精，腰膝酸软，头昏目眩，面色㿠白，舌质淡，脉

323

弱。

临床用法 1 次 12g，水调敷脐部，胶布固定，1 日 1 次，10 次为 1 疗程。

注意事项 忌房事。

乾坤散

《古今脐疗良方集解》

药物组成 黄连 6g 肉桂 3g 黄柏 6g 制附子 3g 五倍子 15g

制作方法 上药共研为细末。

功效主治 清心泻火，温补摄精。主治遗精。

临床用法 1 次 1~2g，水调敷脐部，胶布固定，1 日 1 次，连用 7~10 次。

注意事项 忌辛辣、生冷食物。禁房事。

锁关散※

《本草纲目》

药物组成 狗鼻梁骨烧存性30g

制作方法 研为细末。

功效主治 固精止遗。主治梦中泄精。

临床用法 1 次 3g，临卧时以酒送服。

注意事项 忌房劳。

滋肾散

《万病回春》

药物组成 萆薢 麦冬 黄柏 远志 菟丝子 五味子酒炒各 1.5g

制作方法 共研为粗末。

功效主治 清热滋阴，固精止遗。主治虚火扰动，气不化津所致白浊。

临床用法 上药加竹叶 3 片，灯芯草 1 团，水煎，空腹服。

注意事项 忌辛辣、香燥食物。

薯蓣散

《太平圣惠方》

药物组成 山药 炒韭子 焙麦冬 熟地黄 菟丝子 车前子 龙骨各 30g 川芎 1g

制作方法 上药共研为细末。

功效主治 补益肝肾，固精止遗。主治伤寒后肾气乏弱滑精，夜梦多遗。

临床用法 1 日 3 次，1 次 6g，饭前温酒送服。

注意事项 阴虚火旺者慎用。

阳痿

木鳖起阳散

《阳痿遗精早泄特效方》

药物组成　木鳖子 6g　桂枝 狗脊各 9g　干姜　花椒各 3g

制作方法　上药共研为细末。

功效主治　温肾起痿。主治阳痿，腰背冷。

临床用法　用人乳或蜂蜜调和，敷脐部，外用胶布固定，3 日更换药 1 次，7 次为 1 疗程。

注意事项　忌生冷食物。忌房事。

茴香炮姜散

《新中医》

药物组成　小茴香　炮姜各 5g

制作方法　研末备用。

功效主治　温肾助阳。主治阳痿。

临床用法　加食盐少许，人乳调敷脐部，外用胶布固定，5～7 日换药 1 次。

注意事项　忌生冷，忌房事。

硫黄吴萸散

《中医外治法集要》

药物组成　白胡椒　硫黄　吴茱萸各等份

制作方法　上药共研为细末。

功效主治　温肾祛寒。主治阴寒内盛所致的缩阳症。

临床用法　取药末，加姜汁调敷脐部。

注意事项　忌生冷食物。

水肿

二蛟散

《外科正宗》

药物组成　三年老陈米_{炒焦为末}1000g　净芒硝 90g

制作方法　将芒硝于锅内熔化，炒干为末，与老陈米末和匀再研极细末。

功效主治　健脾，利水，消肿。主治湿聚水肿。

临床用法　成人壮实者 1 次 10g，小儿 10 岁上下者，1 次 4g，用赤砂糖和白开水调，空腹服。

注意事项 宜低盐饮食。

三白散

《三因极—病证方论》

药物组成 白牵牛60g 桑白皮姜汁炒 白术生 陈皮 木通各15g

制作方法 上药共研为极细末。

功效主治 攻下逐水，宣肺利水。主治阳水发肿，二便不调。

临床用法 1次6g，空腹淡姜汤送服。

注意事项 忌劳累，宜低盐饮食。

326

大戟散

《经验良方》

药物组成 大戟炒 甜葶苈炒 黑牵牛 千金子炒 甘遂炒各30g

制作方法 共研为细末。

功效主治 逐水消肿。主治水气肿满。

临床用法 1次3g，1日3次，煎灯心汤送服。

注意事项 视五脏病症之虚实而定用药量。中病即止，隔日宜服平胃散。

大豆散

《圣济总录》

药物组成 黄豆醋炒 大黄煨各30g

制作方法 共研为细末。

功效主治 通脐消肿，健脾利湿。主治全身水肿伴见喘急，大小便不利。

临床用法 1次6g，葱白陈皮汤送服，1日3次。

注意事项 忌食生冷。

大调经散

《三因极—病证方论》

药物组成 炒大豆45g 茯苓30g 琥珀3g

制作方法 上药共研为细末。

功效主治 清热，利湿，消肿。主治荣卫不调，恶寒发热，自汗肿满。

临床用法 1次3g，1日3次，浓煎乌豆紫苏汤送下。

注意事项 忌劳累过度。

调经散

《产育宝庆集》

药物组成 当归 赤芍药 肉桂 没药 琥珀 甘草 细辛 麝香各1.5g

制作方法 上药共研为细末。

功效主治 活血祛瘀，化气通经。主治败血停积五脏，变为浮肿，或产后浮肿。

临床用法 1次1g，1日1次，温酒入姜汁调服。

注意事项 服本方忌用利水渗湿药。

小女曲散

《小品方》

药物组成 女曲600g 干姜 细辛 椒目 炮附子 桂枝各30g

制作方法 共研为细末。

功效主治 温阳健脾，利水消肿。主治利后虚肿。

临床用法 1次1~3g，1日3次，酒送服。

注意事项 外感及阴虚者忌用。

木通散

《太平圣惠方》

药物组成 木通 紫苏 猪苓各30g 桑白皮姜汁拌炒 槟榔 赤茯苓各60g

制作方法 共研为粗末。

功效主治 宣肺平喘，利水消肿。主治脚气遍身肿满，喘逆烦闷，小便不利。

临床用法 1次12g，生姜5片，葱白5茎，水煎去渣，空腹热服。

注意事项 阴虚火旺之人忌用。

车前田螺散

《古今脐疗良方集解》

药物组成 车前子20g 田螺5个 蒜30g

制作方法 上药共研为粗末，水煎去渣，将药液浓缩成膏。

功效主治 清热解毒，利水消肿。主治急性肾炎，遍身浮肿，胸腹痞闷，烦热口渴，小便短赤。

临床用法 取药膏适量敷脐部，外用纱布固定，1日1次。

注意事项 宜低盐饮食。

甘露散

《瑞竹堂经验方》

药物组成 滑石195g 泽泻 甘草各30g 人参 茯苓 白术 猪苓各15g

327

制作方法 上药共研为细末，亦可和蜜为丸。

功效主治 补益脾气，分利水湿。主治脾虚，水肿腹泻。

临床用法 1 次 10g，温水调服。

注意事项 忌劳累，忌食生冷油腻。

五苓散

《伤寒论》

药物组成 泽泻 15g 猪苓 赤茯苓 白术各 9g 桂枝 6g

制作方法 共研为细末。

功效主治 健脾利水，通阳化气。主治四肢水肿，胸闷脘痞，纳差，肢冷。

临床用法 1 次 6g，1 日 3 次，饭前热汤送服。若热在里，身发黄疸，浓煎茵陈汤送服；若病发渴及肿者，用水调服。小儿加白术末少许。

注意事项 不宜久服。

吹鼻散

《普济方》

药物组成 瓜蒂 丁香各 20g 赤小豆 10g

制作方法 共研为细末。

功效主治 行气祛痰，利水消肿。主治全身浮肿，阴阳黄疸或暴急黄疸。

临床用法 1 次 1.5g，1 日 3 次，将药末吹入鼻中。

注意事项 浮肿缓解后当积极促进肝脏功能恢复。

针砂散

《德生堂传方》

药物组成 针砂_{醋煮炒干} 猪苓 生地龙各 9g

制作方法 共研为细末。

功效主治 清热利水、通络消肿。主治水肿尿少。

临床用法 取药末加葱白汁研和，敷脐部，第二日换之。

注意事项 忌辛辣燥食。

利水消胀散

《民间敷灸》

药物组成 白芥子 30g 公丁香 10g 肉桂 10g 白胡椒 30g

制作方法 将上药研末后分 3 份备用。

功效主治 温肾祛寒，利气通络。主治水肿胀满，肢冷畏寒，舌淡脉迟。

临床用法 用醋调敷脐部，2

小时换药 1 次。

注意事项 忌生冷食物。

解毒利水散※

《陕西中医验方选编》

药物组成 赤小豆 18g 花生肉 30g 谷芽 12g 红枣 10 枚_{去核}

制作方法 上药共研为细末。

功效主治 健脾益气，解毒消肿。主治脚气浮肿。

临床用法 每日一剂，分三次服，开水冲服。

注意事项 忌生冷食物。

祛风败毒散

《医醇賸义》

药物组成 人参 独活 桔梗 柴胡 枳壳 羌活 茯苓 川芎 前胡 甘草 荆芥 防风各 3g 生姜 3 片

制作方法 上药共研细末。

功效主治 发汗解表，健脾祛湿。主治风湿侵淫肌表所致风水及水湿溢于皮肤所致皮水。

临床用法 1 次 9g，1 日 3 次，温水送服。

注意事项 本品温燥，久用易伤阴液。

禹功散

《儒门事亲》

药物组成 牵牛子 120g 小茴香_炒 30g（或加木香 30g）

制作方法 共研为细末。

功效主治 温中化饮，峻下逐水。主治水饮泛溢，皮肤水肿，或见腹水。

临床用法 1 次 3 ~ 6g，姜汁调服。

注意事项 孕妇及体虚之人慎用。

实脾散

《济生方》

药物组成 白术_{炒焦} 炮附子 炮姜 茯苓 木香 木瓜 草果仁 厚朴_{姜制} 槟榔各 30g 炙甘草 15g

制作方法 上药研为粗末。

功效主治 温中健脾，化湿消肿。主治阴水浮肿。

临床用法 1 次 12g，加生姜 5 片、大枣 1 枚，水煎服。

注意事项 宜低盐饮食，忌劳累。

329

茯苓散

《圣济总录》

药物组成 赤茯苓90g 葶苈子炒15g 人参 防风 泽泻 甘草炙锉 桂枝 白术 狼毒锉醋炒 蜀椒炮 干姜炮 赤小豆炒各30g 大戟15g 肉苁蓉酒浸切焙 猪苓 女菱各1g

制作方法 共研为细末。

功效主治 利水消肿，健脾益气。主治脚气肿满，小便不利。

临床用法 温酒调服，1次1g，1日2次，以小便通利为度。

注意事项 阴虚火旺之人忌用。

黄芪木兰散

《肘后救卒方》

药物组成 黄芪60g 木兰皮30g

制作方法 共研为细末。

功效主治 益气扶正，利水消肿。主治饮酒大醉，当风入水所致心懊恢，足胫肿而小便黄，面发赤斑，或为黄黑色。

临床用法 1次1.5g，1日3次，热酒调服。

注意事项 忌风寒生冷。

健脾利水散

《河南省秘验单方集锦》

药物组成 桂枝 干姜 党参 白术 硫黄 白芍 白矾各等份

制作方法 上药共研为细末。

功效主治 温阳健脾，利水消肿。主治水肿，便溏纳呆，舌淡脉沉细。

临床用法 每次取药末0.5～1g纳脐中，胶布贴固，1周更换1次。

注意事项 忌生冷食物。

消肿散

《民间敷灸》

药物组成 雄黄53g 栋月石炉甘石17g 淡牙硝21g 冰片23g 麝香8g

制作方法 上药共研为细末，封闭贮藏。

功效主治 破坚消积，泻热利水。主治水肿，小便不通。

临床用法 1次0.06g，填脐中，外用胶布固定，每5日换药1次。

注意事项 忌辛辣、油腻食物，孕妇禁用。

葶苈木香散

《黄帝素问宣明论方》

药物组成 葶苈 茯苓_{去皮} 猪苓_{去皮} 白术 桂枝各 0.3g 泽泻 木通 甘草各 15g 木香 1.5g 滑石 90g

制作方法 为细末。

功效主治 清热利湿，通利消肿。主治湿热内蕴，水肿腹胀，小便赤涩，大便滑泄，膝胫肿满。

临床用法 1 次 9g，温水调服。

注意事项 寒湿水肿者忌用。

犀角散

《圣济总录》

药物组成 犀角 30g 槟榔 15g 陈皮_焙 0.9g 细辛 15g 吴茱萸 0.3g

制作方法 上药共研为细末。

功效主治 清热调中，行气利水。主治伤寒后湿浊下注，两胫肿满，心下烦闷。

临床用法 1 日 2 次，1 次 3g，饭前生姜汤送服。

注意事项 忌食辛燥之品。

麝香猪脬散

《陕西中医验方选编》

药物组成 胆矾 1.5g 大黄 9g 麝香 0.3g 白酒 120g 猪尿脬 1 个

制作方法 将前三味药研末备用。

功效主治 活血通窍，利水消肿。主治水肿日久，小便不畅，少腹刺痛，舌紫暗脉细涩。

临床用法 将药末与酒装入猪尿脬内，放沸水内煮热，敷脐上。

注意事项 忌辛辣、生冷食物。

331

汗证

人参散※

《普济方》

药物组成 人参 3g 苦参 麻黄根各 9g

制作方法 上药共研为细末。

功效主治 益气固表，燥湿敛汗。主治盗汗。

临床用法 1 次 6～10g，炒麦麸煎汤送服。

注意事项 忌食辛燥之品，忌劳累过度。

人参散

《太平圣惠方》

药物组成 人参60g 石膏_碎90g 牡蛎_{煅赤}45g 甘草_{炙锉}30g

制作方法 将上药共研为细末。

功效主治 清热除烦，益气敛汗。主治气虚汗出，身热烦闷。

临床用法 1次6g，温水调服。

注意事项 忌劳累过度。

文蛤首乌散

《贵州民间方药集》

药物组成 文蛤 首乌各3g

制作方法 共研为细末。

功效主治 清营止汗。主治身热盗汗，五心烦热，舌红少苔，脉细数。

临床用法 取药末，水调敷脐部，胶布固定。

注意事项 忌辛辣燥食。

止汗散 ※

《肘后救卒方》

药物组成 杜仲 牡蛎各等份

制作方法 共研为细末。

功效主治 固摄止汗。主治阳虚自汗。

临床用法 1次5g，1日3次，温水送服。

注意事项 忌风冷。

石膏散

《太平圣惠方》

药物组成 石膏_碎 甘草_{炙锉} 苍术_{米汤浸去皮锉炒微黄} 麻黄根各30g

制作方法 将上药共研为细末。

功效主治 清热，除湿，敛汗。主治汗出不止。

临床用法 1日3次，1次6g，饭前浆水调服。

注意事项 慎避风邪。

石南散

《三因极—病证方论》

药物组成 石南 天雄_{炮去皮脐}

山药　芍药　桃仁_{制炒去皮}　菊花

炙甘草各 30g　升麻　玉竹各
45g　黄芪　辰砂_{别研}各 1g　石膏_煅
60g　山茱萸 30g

制作方法　将上药研细后与辰砂混匀。

功效主治　益气升阳，养血和营。主治腠理不固，营阴外泄，汗出口渴，或肌肤不仁，四肢急痛，唇口皲裂，皮肤变色。

临床用法　1 次 6g，1 日 3 次，饭前用温酒调下。

注意事项　慎避风寒。

龙牡散 ※

《常见病验方
研究参考资料》

药物组成　煅龙骨　煅牡蛎各
75g

制作方法　共研为细末。

功效主治　收敛，固涩，止汗。主治自汗、盗汗。

临床用法　取药粉扑周身，1日 1~2 次。

注意事项　忌过食生冷及辛燥食物。

龙骨牡蛎散 ※

《肘后救卒方》

药物组成　龙骨　牡蛎　麻黄根各等份

制作方法　上药共研为细末。

功效主治　敛汗固表。主治伤寒病后虚汗不止及眼中流泪。

临床用法　取药末适量扑周身。

注意事项　表邪未解者忌用。

龙骨桑螵散 ※

《常见病验方
研究参考资料》

药物组成　桑螵蛸　白龙骨各等份

制作方法　上药共研为细末。

功效主治　滋阴潜阳，收敛固涩。用于盗汗、自汗。

临床用法　1 次 6g，空腹盐汤送下。

注意事项　忌用于热盛汗出。

四神散

《圣济总录》

药物组成　附子_{炮裂去皮脐}15g
干姜_炮　甘草_{半生半熟}各 15g　肉桂_{去皮}0.3g

制作方法　将上药共研为细末。

功效主治　温阳散寒，和营敛汗。主治漏风汗出不止。

333

临床用法　1次3～5g，热酒20ml调服。若不能饮酒者，可用温热水送服。

注意事项　慎避风寒邪气。

防风散※

《本草纲目》

药物组成　防风_{去芦}适量

制作方法　研为细末。

功效主治　祛风止汗。主治风邪伤卫，汗出恶风。

临床用法　1次6g，浮小麦煎汤送服。

注意事项　气虚汗出不固者忌用。

杜仲散

《圣济总录》

药物组成　杜仲_{去粗皮炙锉}60g　黄芪_锉　牡蛎_{煅赤}各90g　麻黄根150g

制作方法　将上药共研为细末。

功效主治　补肾敛汗，益气固表。主治风虚多汗，夜卧尤甚。

临床用法　1日3次，1次1.5g，饭后温水送服。

注意事项　忌劳累过度。

牡蛎散※

《常见病验方研究参考资料》

药物组成　牡蛎150g

制作方法　上药研细末备用。

功效主治　收敛止汗。主治自汗。

临床用法　取药末扑周身，1日1～2次。

注意事项　忌食生冷油腻之品。

牡蛎散

《太平圣惠方》

药物组成　牡蛎_煅30g　白茯苓　人参　白术　白芍　麻黄根各0.9g

制作方法　共研为细末。

功效主治　益气健脾，收敛止汗。主治气虚自汗不止。

临床用法　1日4次，1次6g，米汤送服。

注意事项 忌风寒生冷。

牡蛎散

《卫生十全方》

药物组成 白术30g 煅牡蛎60g 炙黄芪 防风各30g

制作方法 上药共研为细末。

功效主治 健脾益气，收敛固汗。主治气虚汗出。

临床用法 1日3次，1次9g，温酒送服。

注意事项 阴虚内热或津液亏耗燥渴者忌用。

牡蛎散

《圣济总录》

药物组成 煅牡蛎30g 白茯苓 人参 白术 白芍 煅龙骨 焙熟地各15g

制作方法 上药共研为细末。

功效主治 健脾益气，收敛固涩。主治病后羸弱，虚汗不止。

临床用法 1日4次，1次1.5g，米汤送服。

注意事项 伤寒表邪重者忌用。

牡蛎散

《太平圣惠方》

药物组成 牡蛎煅1g 麻黄根60g

制作方法 将上药共研为细末，用纱布包裹。

功效主治 收敛固涩。主治风虚多汗不止。

临床用法 粉身，1日3~5次，汗止为度。

注意事项 避风邪，忌过食生冷。

牡蛎散

《太平圣惠方》

药物组成 牡蛎粉 麻黄根 炙杜仲 黄芪各30g

制作方法 将上药共研为细末。

功效主治 补阳敛汗。主治汗出不止。

临床用法 1次6g，1日4次，煎蛤蚧汤送服。

335

注意事项 忌食辛辣升散之品。

牡蛎术防散 ※

《常见病验方
研究参考资料》

药物组成 牡蛎粉 白术 防风各12g

制作方法 共研为细末。

功效主治 健脾疏风，胜湿敛汗。主治盗汗、自汗。

临床用法 1次9g，1日3次，酒送服。

注意事项 慎避风邪。

牡蛎白术散

《景岳全书》

药物组成 牡蛎煅赤3g 白术6g 防风去叉6g

制作方法 将上药共研为细末。

功效主治 健脾除湿，祛风敛汗。主治风虚多汗少气，汗出如注。

临床用法 1次2g，温开水调服。若恶风者，倍防风；若少气者，倍白术；若汗多面肿者，倍牡蛎。

注意事项 忌劳累过度。

牡蛎麻黄根散 ※

《普济方》

药物组成 煅牡蛎240g 麻黄根30g

制作方法 上药共研为细末。

功效主治 收涩敛汗。主治腠理开泄而致汗出不止。

临床用法 将药末涂于睡时汗出之处。

注意事项 忌风寒生冷。

防风散

《太平圣惠方》

药物组成 泽泻 防风去叉 牡蛎煅赤 苍术米汤浸去皮炒各30g 肉桂去皮1g

制作方法 将上药共研为细末。

功效主治 祛风除湿，和营敛汗。主治风虚汗多，恶风寒颤。

临床用法 1次6g，温粥饮调服。

注意事项 慎避风邪。

香粉散

《普济方》

药物组成 藁本 牡蛎粉 川芎 白芷 蚌粉 麻黄根各等份

制作方法 将上药共研为细末。

功效主治 祛风除湿，收敛止汗。主治盗汗不止。

临床用法 将药末敷周身。

注意事项 忌风寒生冷。

浮麦散※

《本草纲目》

药物组成 浮小麦_焙_适量

制作方法 将上药研为细末。

功效主治 收敛止汗。主治汗出不止。

临床用法 1次6～9g，温水送下。

注意事项 忌用于表邪不解之汗出。

粉汗散

《普济方》

药物组成 牡蛎_煅_60g 麻黄根_炒_ 赤石脂 糯米各30g 冰片

3g 麝香0.1g

制作方法 将上药共研为细末。

功效主治 收敛固涩，醒脑开窍。主治小儿睡中遍身汗出。

临床用法 将上药用纱布包裹，扑有汗处。

注意事项 忌食辛燥之品。

粉汗散

《普济方》

药物组成 黄连_生_ 牡蛎_煅_ 贝母各2g 糯米90g

制作方法 将上药共研为细末。

功效主治 清热止汗。主治小儿睡中遍身汗出。

临床用法 用纱布包药末，扑有汗处。

注意事项 根据患儿体质可适当配合内服药调理。

秦艽散

《圣济总录》

药物组成 秦艽_去苗土_ 白术 桂枝_去粗皮_ 附子_炮裂去皮脐_ 石斛_去根_各30g

制作方法 共研为细末。

功效主治 祛风除湿，温阳止

337

汗。主治中风，汗出不止。

临床用法　1 次 2g，空腹，温酒调服。

注意事项　阴虚火旺之人忌用。

黄芪散

《圣济总录》

药物组成　黄芪　白茯苓　人参　白术各 30g　煅牡蛎 45g　焙麦冬　焙陈皮各 15g

制作方法　上药共研为细末。

功效主治　健脾益气，调中敛汗。主治外感后虚弱，不思饮食，汗出不止。

临床用法　1 日 4 次，1 次 1.5g，米汤送服。

注意事项　伤寒表邪重者忌用。

黄芪散

《圣济总录》

药物组成　黄芪　麻黄根各 45g　煅牡蛎 60g　焙知母 15g

制作方法　上药共研为细末。

功效主治　益气固表，收敛汗。主治伤寒后虚汗不止。

临床用法　1 日 4 次，1 次 1.5g，浓煎小麦汤送服。

注意事项　伤寒表邪重者忌用。

黄连散

《圣济总录》

药物组成　黄连 30g　烧牡蛎 60g　白茯苓 1g　炙甘草 15g

制作方法　上药共研为细末。

功效主治　退热止汗。主治外感后体虚发热，汗出不止。

临床用法　1 日 3 次，1 次 1.5g，煎竹叶汤送服。

注意事项　忌风寒生冷。

黄连散

《圣济总录》

药物组成　黄连去须 15g　柴胡去苗　前胡去芦头各 30g

制作方法　上药共研细末。

功效主治　清热止汗。主治内热汗出。

临床用法　1 次 1g，1 日 3 次，温酒调服。

注意事项　忌食辛辣温燥之品，勿劳累。

338

敛汗散

《新医学》

药物组成 朱砂粉0.3g 五倍子1.5g

制作方法 上药共研细末。

功效主治 清心敛汗。主治盗汗,烦热心悸,失眠多梦。

临床用法 取药末,水调敷脐部,胶布固定,次晨去药,连用2~4夜。

注意事项 忌辛辣食物。

麻黄散

《古今录验》

药物组成 麻黄根45g 故蒲扇_{烧灰}15g

制作方法 上药共研为细末。

功效主治 收敛止汗。主治汗出不止。

临床用法 1日4次,1次1.5g,牛乳汁送服。

注意事项 忌食辛燥升散之品。

麻黄根散

《圣济总录》

药物组成 麻黄根 雷丸 牡蛎_{火煅}各45g 炙甘草30g 干姜_炮15g 粱米750g

制作方法 将上药共研细末。

功效主治 收敛止汗。主治小儿盗汗。

临床用法 取药末粉身。

注意事项 忌食辛燥之品。

麻黄牡蛎散 ※

《本草纲目》

药物组成 麻黄根 牡蛎粉各120g

制作方法 共研为细末。

功效主治 止汗。主治盗汗自汗。

临床用法 汗出时用药末扑之。

注意事项 忌劳累过度。

消渴

粢豉散

《普济方》

药物组成　粢米（稷米）粉　淡豆豉_{各等份炒焦}　故竹扇_{烧灰}10g

制作方法　将上药共研为细末。

功效主治　补虚敛汗。主治大病后虚汗，动甚则不止。

临床用法　将药末用纱布盛之，粉身。

注意事项　忌服辛温发汗之品。

340

糯麸散 ※

《本草纲目》

药物组成　糯米　小麦麸适量

制作方法　上药同炒，研为细末。

功效主治　收敛止汗。主治自汗不止。

临床用法　1次9g，米汤调服，或与猪肉同煮服食。

注意事项　忌风寒。

人参散 ※

《本草纲目》

药物组成　人参适量

制作方法　研为细末。

功效主治　益气，生津，止渴。主治消渴引饮。

临床用法　1次3g，1日3～4次。

注意事项　外邪未除者忌用。

下焦止渴散 ※

《普济方》

药物组成　鸡内金　远志　人参　黄芪_{蜜炙}　泽泻　桂枝　桑螵蛸_{蜜炙}　熟地黄　龙骨各45g　麦冬150g　磁石_{煅酒淬}90g　茯苓　川芎　五味子各30g　玄参15g

制作方法　共研为细末。

功效主治　益气养阴，生津泻浊。主治下消，口渴多饮，小便频数。

临床用法　1日3次，1次6～9g，空腹酒送服。

注意事项　忌劳累过度。

天花散

《仁斋直指方论》

药物组成　天花粉　生地黄各30g　麦冬　五味子　葛根各15g　甘草0.3g

制作方法　共研为粗末。

功效主治　养阴生津。主治消渴。

临床用法　加糯米15g,水煎服。

注意事项　忌辛辣、香燥食品。

天竺黄散

《太平圣惠方》

药物组成　天竺黄_{细研}30g　黄连　栀子　大黄　芒硝_{细研}各15g　炙甘草30g

制作方法　共研细末。

功效主治　泻热通腑,清心除烦。主治消渴,心烦,口干舌燥。

临床用法　1日3次,1次6g,煎竹叶水饭后调服。

注意事项　忌食辛辣温燥之品。

无比散

《外台秘要》

药物组成　土瓜根180g　苦参粉　鹿茸_炙　瓜蒌　白石脂_研　甘草_炙　黄芪各90g　黄连　牡蛎_煅　龙骨_研各150g　雄鸡肠3具　桑螵蛸_炙3枚　鸡内金_炙30具

制作方法　共研为细末。

功效主治　滋阴润肺,益气生津。主治消渴。

临床用法　1日3次,1次6g,以竹叶、麦冬、石膏、桑白皮煎汤送服。

注意事项　忌猪肉、海藻、菘菜。

木通散

《普济方》

药物组成　木通　瞿麦　荆芥　薄荷　白芷　天花粉　甘草　赤芍　麦门冬_{去心}　生地黄　山栀子　车前子　连翘各等份

制作方法　共研为细末。

功效主治　清热泻火,生津止渴。主治消渴。

临床用法　1次6g,淡竹叶煎汤送服。

注意事项　脾胃虚寒之人慎

341

用。

五苓散

《伤寒论》

药物组成　泽泻 75g　肉桂 30g　白术　猪苓　茯苓各 45g

制作方法　共研为细末。

功效主治　温经通阳，化气行水。主治伏暑烦渴，引饮吐利。

临床用法　1 次 6g，1 日 3 次，小麦煎汤送服。

注意事项　中病即止，以防伤阴。

342

内金散

《经验良方》

药物组成　鸡内金　菠菜根各等份

制作方法　共研为细末。

功效主治　健胃行津。主治消渴多饮，多尿。

临床用法　1 日 3 次，1 次 6g，米汤送服。

注意事项　忌食辛辣温燥之品。

文蛤散

《伤寒论》

药物组成　文蛤 150g

制作方法　研为细末。

功效主治　清热除烦，生津止渴。主治口渴烦热，饮水不止。

临床用法　1 次 2g，1 日 3 次，温水送服。

注意事项　气虚有寒之人慎用。

石菖蒲散

《圣济总录》

药物组成　石菖蒲 30g　天花粉 60g　黄连 16g

制作方法　共研为细末。

功效主治　泻热和胃，化湿生津。主治消渴日夜饮水，饮水则利。

临床用法　1 日 3 次，1 次 3g，新汲水调服。

注意事项　忌食辛辣温燥之品。

白龙散

《华氏中藏经》

药物组成 寒水石_生 甘草_{半生半炙} 葛根各等份

制作方法 共研为细末。

功效主治 生津止渴。主治消渴。

临床用法 1日2次，1次6g，浓煎麦冬苗汤送服。

注意事项 忌食辛辣温燥之品。

瓜蒌牡蛎散

《金匮要略》

药物组成 烧牡蛎 天花粉各60g

制作方法 共研为细末。

功效主治 平肝潜阳，清热生津。主治情志不遂，郁而化火伤津，所致口渴不止，小便黄赤，脉数。

临床用法 1日4次，1次6g，米汤送服。

注意事项 脾胃素虚之人慎用。

汉防己散

《肘后救卒方》

药物组成 天花粉 汉防己 黄连 铅丹各等分

制作方法 将前三味药共研细末，入铅丹研令匀。

功效主治 生津泄浊，清热安神。主治消渴饮水过多，不知厌足。

临床用法 1日2次，1次2g，温水调服。

注意事项 铅丹有毒，故本品忌过量服用。

麦门冬散

《太平圣惠方》

药物组成 铅丹_{炒令紫色}30g 花粉30g 麦冬_{去心焙} 甘草_{炙微赤}各60g 赤茯苓30g

制作方法 上药共研为细末，入黄丹混匀。

功效主治 清泻胃火，养阴生津。主治消渴不止。

临床用法 1日3次，1次3g，温水调服。

注意事项 忌食辛辣温燥之品。

牡蛎散

《太平圣惠方》

药物组成 白羊肺1具 牡蛎60g 胡燕窝中草_{烧灰}30g

制作方法 白羊肺切片焙干，共研为细末。

功效主治 养肝，润肺，止渴。主治消渴。

临床用法 1日3次，1次6g，饭后凉水调服。

注意事项 忌劳累，调情志。

肫胵散

《圣济总录》

药物组成 鸡内金 鸡肠_{炙干}各5具 龙骨 鹿角胶_{炙燥} 白石脂 漏芦_炙各30g 土瓜根90g 黄连 苦参 牡蛎粉各75g 桑螵蛸27个

制作方法 共研为细末。

功效主治 生津止渴，温肾运脾。主治消渴日久。

临床用法 1日4次，1次3g，米汤调服。

注意事项 忌食辛辣温燥之品。

菟丝子散

《圣济总录》

药物组成 菟丝子_{酒浸12小时捣烂焙干} 肉苁蓉_{酒浸焙}各30g 蒲黄 黄芪 硝石_研 五味子 鸡内金_焙各15g

制作方法 共研为细末。

功效主治 温肾运脾，益肺生津。主治下消，口渴溲多。

临床用法 1日2次，1次1.5g，空腹温酒调服。

注意事项 忌劳累过度。

泻黄散

《小儿药证直诀》

药物组成 藿香叶21g 山栀_{姜汁炒黑}3g 甘草_{生炙}90g 石膏_煅15g 防风120g

制作方法 上药共研为粗末。

功效主治 泻脾胃伏火。主治胃热口臭，烦渴引饮。

临床用法 1次3~6g，水煎去滓，入生白蜜少许调服。

注意事项 脾胃素虚者忌服。

消渴散※

《古今脐疗良方集解》

药物组成 石膏 5g 知母 2g 生地 党参各 0.6g 炙甘草 玄参各 1g 天花粉 0.2g 黄连 0.3g 粳米 1g

制作方法 上药共研为细末备用。

功效主治 清胃养阴，益气生津。主治消渴，口渴思饮，大便干结。

临床用法 每次取药末 2.5g 敷脐，胶布固定，每 5～7 日换药 1 次，每 6 次为一疗程。

注意事项 忌多糖饮食。

浮石散

《普济本事方》

药物组成 浮石 青黛各等份 麝香少许

制作方法 共研为细末。

功效主治 清肝泻火，辛通散结。主治消渴。

临床用法 1 日 3 次，1 次 3g，温水调服。

注意事项 忌辛辣温燥食品。

神效散

《家藏经验方》

药物组成 白芍 甘草各等份

制作方法 共研为细末。

功效主治 调肝化津。主治消渴。

临床用法 1 日 3 次，1 次 9～15g，水调服。

注意事项 保持情志舒畅。

神应散

《圣济总录》

药物组成 滑石研 寒水石研各 16g

制作方法 共研为细末。用生鸡子 1 枚，去黄留清，调和药末，令如稠膏纳入鸡子壳内，以纸封口，用盐泥封固，曝晒干，灰火内烧令通红，放冷，去土与壳，取药研极细末。

功效主治 利肾气，泻浊热。主治消渴，饮水不休。

临床用法 1 日 3 次，1 次 1.5g，米汤调服。小儿 1 次 0.5g。

注意事项 忌食辛辣温燥之品。

品。

殊胜散

《卫生家宝方》

药物组成 海浮石 乌贼骨_{去甲} 朱砂_{水飞} 虎杖_烧各30g

制作方法 上药共研为细末。

功效主治 清肺，化痰，固精。主治消渴。

临床用法 1日3次，1次6g，麦冬汤送服。

注意事项 忌酒色及湿面、生冷、海鲜。

346

黄芪散

《圣济总录》

药物组成 黄芪 桑白皮各30g 葛根60g

制作方法 共研为细末。

功效主治 益气，泻热，生津。主治三消渴疾，肌肤瘦弱，饮水不休，小便不止。

临床用法 1日4次，1次2g，煎乳猪汤调服。

注意事项 忌食辛辣温燥之

黄连散

《圣济总录》

药物组成 黄连 葛根各60g 大黄15g 枇杷叶_{去毛炙}30g 麦冬_{去心焙}45g

制作方法 共研为细末。

功效主治 泻心脾，生津液。主治心脾壅热，烦渴饮水。

临床用法 1日3~6次，1次1.5g，温水调服。

注意事项 忌食辛辣温燥之品。

和胃散※

《本草纲目》

药物组成 黄麦 绿豆 糯米各1升

制作方法 将上药炒熟后研为细末。

功效主治 清热，益气，生津。主治多食易饥。

临床用法 1次6~9g，温开

水调服。

注意事项 忌食辛辣燥食。

滑石散

《太平圣惠方》

药物组成 密陀僧 黄连 滑石 天花粉各15g

制作方法 共研细末。

功效主治 清热止渴，育阴生津。主治消渴饮水渐多，小便涩少，皮肤干燥，心神烦热。

临床用法 1日2次，1次3g，用清粥饮调服。

注意事项 肝功能损伤者慎用。

麝香散

《太平圣惠方》

药物组成 水蛇活者1条 蜗牛不限多少 麝香0.3g

制作方法 水蛇去皮炙黄研末，蜗牛水浸5日取涎，入前末煎令稠冷却，入麝香末，和粟米饭为丸。

功效主治 生津止渴，清热除烦。主治消渴四肢烦热，口干心躁。

临床用法 不拘时候，1次

1g，用姜汤送服。

注意事项 忌食辛燥之品。

血证

二炭止血散 ※

《常见病验方
研究参考资料》

药物组成 贯众炭3g 血余炭6g

制作方法 共研为细末。

功效主治 收敛止血。用治鼻衄。

347

临床用法 每次服3g，1日3次，开水送服。

注意事项 忌食辛燥之品。

十灰散

《劳证十药神书》

药物组成 大蓟 小蓟 侧柏叶 荷叶 茜根 白茅根 山栀子 大黄 牡丹皮 棕榈皮各等份

制作方法 诸药烧灰存性，纸裹覆于地上，露一夜后收存。

功效主治 清热凉血，化瘀止血。主治吐血、咯血。

临床用法 1次4~6g，饭后用藕汁或萝卜汁调服。

注意事项 忌食辛燥之品。

三七散※

《本草纲目》

药物组成 三七适量

制作方法 研为细末。

功效主治 止血散血，消肿定痛。主治金刃伤，跌仆杖疮，血出不止，及吐衄，尿血，崩中漏下，恶露不下，血晕，目赤痈肿，兽咬虫伤诸病。

临床用法 衄血、外伤者，敷患处，亦可内服。其他诸疾病内服，1次6~9g。

注意事项 大出血不止者宜采取综合治疗措施。

干姜散※

《本草纲目》

药物组成 干姜60g

制作方法 研为细末。

功效主治 温中止血。主治吐血不止。

临床用法 1次6~9g，童便调服。

注意事项 胃热吐血禁用。

大黄散

《太平圣惠方》

药物组成 大黄炒 芒硝各15g 蒲黄0.9g

制作方法 将上药共研为细末。

功效主治 清热泻火，凉血止血。主治突然尿血，尿中刺痛灼热。

临床用法 1次6g，饭前冷开水调服。

注意事项 不宜久服。

千金散

《普济方》

药物组成 千金草（牛筋草） 地榆 防风 炮干地黄5g 炒铅粉 硼砂6g

制作方法 上药共研为细末。

功效主治 清热解毒，凉血止血。主治伤寒后下血及疮疡下血。

临床用法 1日3次，1次3g，饭前用米汤送服。

注意事项 忌食辛辣刺激性食物。

天雄散

《金匮要略》

药物组成 附子90g 白术240g 桂枝180g 龙骨9g

制作方法 上药共研为细末。

功效主治 温阳固精。主治阳虚亡血失精之证。

临床用法 1次1.5g，1日3次，温水送服。

注意事项 出血不止当采取综合治疗措施。

止血散※

《全国中草药新医疗法展览会资料选编》

药物组成 紫珠草250g 茜草250g 白及250g

制作方法 将上药共研为细末，过100目筛，混匀，高压消毒15分钟后，装入消毒塑料袋或瓶内备用。

功效主治 凉血止血。主治上消化道及妇科各种出血疾患。

临床用法 1日3次，1次6g，温水冲服。外用根据创面大小给药，并轻轻压迫患部。

注意事项 病情严重者应采取综合治疗措施。

血余散※

《本草纲目》

药物组成 头发适量

制作方法 烧灰存性，研为细末。

功效主治 收敛止血。主治鼻衄不止。

临床用法 1次1g，吹入患侧鼻孔。

注意事项 血止后当辨证调理以善后。

止衄散※

《本草纲目》

药物组成 五倍子 新棉灰各等份

制作方法 将五倍子研为细末，与新棉灰混匀。

功效主治 收敛止血。主治鼻衄。

临床用法 1次6g，米汤送服，并用五倍子末吹鼻。

注意事项 忌食辛辣温燥之品。

止血立效散

《德生堂传方》

药物组成 生地黄 熟地黄 枸杞 地骨皮各15g 白芍药 当归各30g

制作方法 上药共研为细末。

功效主治 养血止血。主治鼻口出血不止。

临床用法 1次9g，冷酒25ml调服。

注意事项 忌食辛辣温燥之品。

乌梅散※

《本草纲目》

药物组成 乌梅肉7枚

制作方法 肉烧存性，研为细末。

功效主治 收敛止血。主治血崩不止，或小儿尿血。

临床用法 1次6~9g，1日2次，米汤送服，小儿酌减。

注意事项 忌食辛辣温燥之品。

龙骨散

《太平圣惠方》

药物组成 羚羊角 龙骨煅 当归 蒲黄各15g 生地黄30g

制作方法 共研为细末。

功效主治 养血平肝，收敛止血。主治尿血日久。

临床用法 1次6g，饭前稀粥调服。

注意事项 湿热内盛尿血禁用。

龙骨散

《严氏济生方》

药物组成 龙骨适量

制作方法 上药研极细末。

功效主治 收敛止血。主治鼻衄，出血量多。

临床用法 取少许吹入鼻中。

注意事项 忌食辛燥之品。

龙柴止衄散

《敷脐妙法治百病》

药物组成 龙胆草 柴胡各15g 栀子 黄芩各12g 生地

白茅根各 18g 木通 9g

制作方法 上药研末备用。

功效主治 清肝泻火，凉血止血。主治鼻衄，症见头痛目赤，烦躁易怒，口苦舌红，脉弦数。

临床用法 取药末适量，加水调敷脐部，每 2 ~ 3 日换药 1 次。

注意事项 忌辛辣燥食。

龙脑薄荷散※

《本草纲目》

药物组成 冰片 薄荷

制作方法 共研为细末。

功效主治 止血止咳。主治咳嗽咯血。

临床用法 1 次 3g，米汤调服。

注意事项 忌辛燥之品。

凉血散※

《陕西中医验方选编》

药物组成 生地 30g 穿山甲黄连各 6g 苦参 12g

制作方法 上药共研为细末，蜂蜜拌蒸备用。

功效主治 清热解毒，凉血通络。主治血热出血证。

临床用法 1 次 6g，早晚各 1次，白糖水送服。

注意事项 忌辛辣燥食。

白及三七散※

《全国中草药新医疗法
展览会资料选编》

药物组成 白及粉 30g 三七粉 30g

制作方法 将以上药末混匀。

功效主治 活血止血。主治上消化道大出血。

临床用法 1 日 3 次，1 次 9g，用 30℃ 水搅拌成悬浊液，加水至10ml 内服，服后用清水漱口。

注意事项 出血严重者应采取综合治疗措施。

351

立应散

《幼幼新书》

药物组成 蒲黄研 干葛根石榴花各 15g

制作方法 上药共研为细末。

功效主治 清热，凉血，止血。主治血热妄行，血衄不止。

临床用法 1 次 1.5g，取生地黄汁调服。

注意事项 忌食辛燥之品。

温中止血散※

《太平圣惠方》

药物组成　血余炭 15g　灶心土 30g

制作方法　共研为细末。

功效主治　温中止血。主治寒邪内侵，口鼻俱出血。

临床用法　1 次 6g，用凉水调服，以瘥为度。

注意事项　忌用于血热妄行出血者。

352

发灰散

《圣济总录》

药物组成　血余炭 10g　麝香研 0.3g

制作方法　共研为极细末。

功效主治　化瘀止血。主治鼻衄不止。

临床用法　1 次 1g，新汲水调服，又取少许吹鼻中。

注意事项　忌食辛辣温燥之品。

发灰散

《太平圣惠方》

药物组成　血余炭适量

制作方法　将上药研为细末。

功效主治　散瘀止血。主治血尿，或先尿后血，或先血后尿。

临床用法　1 次 6g，用米醋调服。

注意事项　忌食辛燥之品。

地黄散

《圣济总录》

药物组成　炒大黄 30g　冰片 3g　生地黄 40g

制作方法　将前 2 味药研为细末，生地黄绞汁。

功效主治　清热泻火，凉血止血。主治冒热，吐血不止。

临床用法　1 日 3 次，1 次 1.5g，用生地黄汁送服。

注意事项　脾虚便溏之人忌用。

地血散

《类证活人书》

药物组成 茜草根 12g 大豆 6g 黄药子 甘草各 30g

制作方法 上药共研为细末。

功效主治 清热解毒，凉血止血。主治热毒内陷，吐血。

临床用法 1 次 9g，凉水调服。

注意事项 宜流质饮食。

地黄金粉散

《太平圣惠方》

药物组成 地黄汁 500g 面 120g

制作方法 上药调成糊，烘干后共研为细末。

功效主治 凉血止血。主治心肺虚热吐血。

临床用法 不拘时以陈米粥饮调服，1 次 6g。

注意事项 忌食辛燥之品，宜静养。

当归散

《太平圣惠方》

药物组成 龙骨 黄芩 当归炒 生地黄 茜根各等份

制作方法 将上药共研为细末。

功效主治 清热养阴，凉血止血。主治尿血，或小便刺痛灼热，尿中带血。

临床用法 1 次 6g，1 日 3 次，竹茹汤调服。

注意事项 忌食辛燥、油腻之品。

吐血莲散※

《全国中草药新医疗法
展览会资料选编》

药物组成 吐血莲 300g

制作方法 将上药研为细末备用。

功效主治 活血止血。主治瘀血出血疾患。

临床用法 1 日 1 次，1 次 4.5～9g，温水冲服。

注意事项 病情严重者应采取综合治疗措施。

血余炭散※

《幼幼集成》

药物组成 血余炭 鸡冠花烧灰 侧柏叶烧灰各等份

制作方法 共研为极细末。

功效主治 清热凉血，化瘀止血。主治大便下血呈深红色。

临床用法 1次3g，1日3~4次，酒调服。

注意事项 脾胃虚寒患者慎用。

芦花散※

《本草纲目》

药物组成 芦蓬茸（芦花）烧灰250g

制作方法 共研为细末。

功效主治 清热，解毒，止血。主治鼻衄。

临床用法 取药末吹鼻。

注意事项 虚寒鼻衄忌用。

辰胶散

《王氏手集》

药物组成 阿胶炒 蛤粉各6g辰砂0.5g

制作方法 上药共研为细末。

功效主治 养血止血，清热镇惊。主治小儿吐血。

临床用法 1次3g，藕汁和蜜调服。

注意事项 忌食辛燥坚硬之品。

354

牡膏散※

《太平圣惠方》

药物组成 牡蛎烧为粉60g 石膏45g

制作方法 上药共研为细末。

功效主治 清热泻火，收涩止血。主治伤寒胸膈间有余热，衄血不止。

临床用法 1次6g，用生姜汤调下，频服，以瘥为度，不计时候。

注意事项 脾胃虚弱者不宜久服。

诃灰散

《全婴方》

药物组成 诃子烧存性30g

制作方法 将上药研为细末。

功效主治 涩肠止血。主治小儿腹泻日久，大便带血。

临床用法 1次3g，1日3次，饭前米汤调服。

注意事项 腹泻初起忌用。

阿胶散

《太平圣惠方》

药物组成 阿胶捣碎炒令黄燥30g 黄芩 栀子仁 车前子 甘草炙微赤锉各0.3g

制作方法 将上药共研为细末。

功效主治 滋阴清热，止血通淋。主治小儿尿血。

临床用法 1次1.5g，1日3~4次，凉水调服。

注意事项 忌食辛燥之品。

阿胶散

《太平圣惠方》

药物组成 阿胶炒黄1g 蒲黄 血余炭 桂心 细辛 龙骨 当归炒各15g

制作方法 将上药共研为细末。

功效主治 养血止血。主治鼻衄，出血量多，不省人事。

临床用法 1次6g，温酒调服。

注意事项 保持呼吸道通畅，以防窒息。

鸡冠花散

《太平圣惠方》

药物组成 鸡冠花30g 麝香细研0.3g

制作方法 上药共研为细末。

功效主治 凉血止血。主治外感发热，鼻衄不止。

临床用法 1次6g，用地黄汁50ml，冷水25ml，搅匀调服，不拘时候。

注意事项 忌食辛辣温燥之品。

苔灰散※

《本草纲目》

药物组成 干苔烧灰适量

制作方法 将上药研为末。

功效主治 收敛止血。主治鼻衄。

临床用法 取药末吹鼻。

注意事项 忌食辛辣之品。

抵圣散

《幼幼新书》

药物组成 芒硝 血余炭 红

花末各 0.3g

制作方法 将上药共研为细末。

功效主治 活血化瘀,清热止血。主治鼻衄不止。

临床用法 用棉球蘸药,塞鼻中。

注意事项 忌用于虚寒性出血。

刺蓟散

《太平圣惠方》

药物组成 大蓟 土瓜根 黄芩各 15g 腊茶 0.3g 麝香_研1.5g

制作方法 上药共研为细末。

功效主治 凉血止血。主治血热内盛,鼻衄不止。

临床用法 1次6g,不计时候,用冷蜜水调服,以瘥为度。

注意事项 忌食辛辣温燥之品。

侧炭薄叶散 ※

《常见病验方研究参考资料》

药物组成 侧柏炭 薄荷叶各等份

制作方法 共研为细末。

功效主治 疏风清热,收敛止血。用治鼻出血。

临床用法 1日3次,1次3～9g,开水冲服。

注意事项 忌食辛辣。

金黄散

《圣济总录》

药物组成 郁金 甘草_炙各15g 黄药子 黄柏_{去粗皮}各 0.3g

制作方法 上药共研为细末。

功效主治 清热解毒,凉血止血。主治伤寒鼻衄不止。

临床用法 1次1.5g,冷水调服,不拘时,以血止为度。

注意事项 忌食辛辣温燥之品。

金黄散

《寿世保元》

药物组成 槐花_{净炒} 郁金_{湿纸包火煨}各30g

制作方法 共研为细末。

功效主治 凉血止血,活血化瘀。主治尿血。

临床用法 1次6g,淡豆豉汤送服。

注意事项 虚寒尿血忌用。

金花散

《圣济总录》

药物组成 郁金 炙甘草 青黛各15g

制作方法 上药共研为细末。

功效主治 清热泻火，凉血止血。主治血热妄行，吐血不止。

临床用法 1日3次，1次1.5g，用鸡蛋清冲水送服。

注意事项 脾胃虚寒之人慎用。

侧柏散

《太平圣惠方》

药物组成 侧柏叶60g 鹿角胶_捣碎炒黄 熟地黄 木香 当归_微炒各30g 龙骨60g

制作方法 将上药共研为细末。

功效主治 补阳益阴，养血止血。主治便后下血不止。

临床用法 1次6g，饭前米汤调服。

注意事项 大出血不止当采取综合治疗措施。

荆芥散※

《本草纲目》

药物组成 荆芥_烧灰适量

制作方法 研为细末。

功效主治 止血。主治口鼻出血如涌泉。

临床用法 1次6g，陈皮汤调服。

注意事项 用之无效，急当采取综合治疗措施。

胡桃散※

《本草纲目》

药物组成 胡桃肉_烧存性15枚

制作方法 研为细末。

功效主治 收敛止血。主治血崩不止。

临床用法 顿服，空腹酒送服。

注意事项 忌食辛辣温燥之品。

柏枝散

《王氏手集》

药物组成 柏枝_干者 藕节_干者

357

各等份

制作方法 将上药共研为细末。

功效主治 清热，凉血，止血。主治小儿衄血、吐血。

临床用法 1 次 1.5g，藕汁入蜜，沸汤调服。

注意事项 忌食辛燥之品。

栀黄散

《古今脐疗良方集解》

药物组成 大黄　栀子各 20g

制作方法 上药研末备用。

功效主治 清热凉血。主治肝火犯胃吐血，症见吐血色红或紫黯，口苦胁痛，心烦易怒，寐少梦多，舌质红绛，脉弦数。

临床用法 取药末适量，醋调敷脐部，每日 1 次。

注意事项 忌辛辣燥食。

贯众散

《圣济总录》

药物组成 贯众　黄柏蜜炙各等份

制作方法 上药共研为细末。

功效主治 清热解毒，凉血止血。主治伤寒后余毒有热，下血不止。

临床用法 1 日 3 次，1 次 4g，煎黑豆汁温服。

注意事项 忌食辛辣燥食。

瓦松散※

《本草纲目》

药物组成 瓦松烧灰适量

制作方法 研为细末。

功效主治 止血。主治肠风下血。

临床用法 1 次 3g，温水调服。

注意事项 忌食辛燥、硬物。

保婴槐花散

《永类钤方》

药物组成 荆芥穗　槐花　枳壳麸炒去瓤　甘草各等份

制作方法 将上药共研为细末。

功效主治 止血。主治血热便血。

临床用法 1 次 1.5～3g，蜜汤调服。

注意事项 忌食辛燥之品。

神效散

《普济方》

药物组成 灶心土适量
制作方法 将上药研为细末。
功效主治 温中止血。主治中焦虚寒便血。
临床用法 1次3g，1日3次，温水调服。
注意事项 血热妄行所致出血忌用。

屋游散※

《本草纲目》

药物组成 屋游适量
制作方法 研为细末。
功效主治 止血。主治鼻衄。
临床用法 1次6g，温开水送服。
注意事项 忌食辛辣。

荷蒲散※

《本草纲目》

药物组成 干荷叶 生蒲黄各等份
制作方法 共研为细末。

功效主治 清热凉血，止血散瘀。主治吐血不止。
临床用法 1次9g，桑白皮煎汤调服。
注意事项 忌食辛辣温燥之品。

胶母散※

《太平圣惠方》

药物组成 阿胶_{杵碎炒令黄燥}30g 贝母_{煨令微黄}15g
制作方法 上药共研为细末。
功效主治 补血止血。主治伤寒衄血不止。
临床用法 1次3g，不计时候，温水调服。
注意事项 忌食辛辣温燥之品。

桑耳散

《太平圣惠方》

药物组成 桑耳_{微炒} 牡蛎 龙骨 当归_{微炒} 白芍各30g 黄芩 甘草_炙各15g
制作方法 将上药共研为细末。
功效主治 收敛止血，活血定痛。主治便血，腹中剧痛不止。
临床用法 1次6g，饭前米汤

359

送服。

注意事项 忌生冷、硬物。

黄连散

《肘后救卒方》

药物组成 黄连60g

制作方法 将上药研为细末，与鸡蛋清调成饼烧黑后，再研为末。

功效主治 清热止血。主治伤寒后夹热，下血不止。

临床用法 1日4次，1次3g，温酒送服。

注意事项 脾胃虚寒之人忌用。

360

栀子灰散※

《幼幼集成》

药物组成 栀子烧灰适量

制作方法 研为细末。

功效主治 清热泻火，收敛止血。主治鼻衄。

临床用法 吹鼻，1日1次。

注意事项 忌食辛辣香燥之品。

敛血散※

《全国中草药新医疗法
展览会资料选编》

药物组成 牛西西（土大黄）50g 乌贼骨50g

制作方法 将上药共研为细末。

功效主治 收敛止血。主治各种原因所致的出血。

临床用法 敷于患处。可配合内服牛西西片，以增强止血作用。

注意事项 本品只能治标，血止后当针对原发病进行治疗。

楮皮散※

《本草纲目》

药物组成 楮树白皮适量

制作方法 研为细末。

功效主治 收敛止血。主治下血崩漏。

临床用法 1次6~9g，1日3次，温水送服。

注意事项 忌食辛辣温燥之品。

紫土散

《外科正宗》

药物组成 紫土适量
制作方法 上药研为细末,温酒调稠。
功效主治 收敛止血。主治鼻衄。
临床用法 将上药敷囟门上,1日1次。
注意事项 忌食辛燥之品。

紫参散

《太平圣惠方》

药物组成 石见穿(唇形科植物紫参的全草) 鹿角胶捣研炒黄 竹茹 羚羊角各30g 生地黄60g
制作方法 将上药共研为细末。
功效主治 凉血止血。主治突然吐血不止,胸部闷痛。
临床用法 1次6g,姜汁调服。

注意事项 大出血不止当采取综合治疗措施。

紫金龙散※

《全国中草药新医疗法
展览会资料选编》

药物组成 紫金龙300g
制作方法 研为细末。
功效主治 行气止血。主治各种出血疾患,此外尚可治头痛、牙痛、胃痛、关节痛、高血压、子宫脱垂、习惯性流产等。
临床用法 1日3次,1次2g,温水冲服。
注意事项 本品只能治标,止血后应针对病因进行治疗。

紫河车散

《圣济总录》

药物组成 紫河车1g 朴硝 生甘草各15g 蛤粉0.3g
制作方法 上药共研为细末。
功效主治 养血益精,清热止血。主治病后吐血、烦躁。
临床用法 1日3次,1次

361

1.5g，用盐加红糖水送服。

注意事项 忌食辛辣之品。

清肺止衄散

《敷脐妙法治百病》

药物组成 黄芩 桑白皮 生地 玄参 侧柏叶各15g

制作方法 上药共研末备用。

功效主治 清肺养阴，凉血止血。主治鼻衄属肺热壅盛，见鼻干咽燥，或兼有身热，咳嗽少痰，舌红，脉数。

临床用法 取药末，水调敷脐部，每3日换药1次。

注意事项 忌辛辣燥食。

跌打条筋散※

《全国中草药新医疗法展览会资料选编》

药物组成 青树跌打（假鹊肾树）30g 三条筋（钝叶樟）10g

制作方法 将上药共研为细末。

功效主治 和胃止血。主治胃、十二指肠溃疡病出血。

临床用法 1日3次，1次3g，温水冲服，亦可用碎米果根煎汤冲服。

362

注意事项 忌辛辣、生冷食物。

猬皮散

《圣济总录》

药物组成 刺猬皮锉 陈槐花 白矾 鹿角屑各30g 黄瓜15g

制作方法 上药入沙盒内，用盐泥封之，令干，再烧之通赤，取出，研为细末。

功效主治 清热解毒，凉血涩肠。主治小儿脏毒便血。

临床用法 1次0.5g，加入生姜汁2～3滴，腊茶调服。

注意事项 忌食辛燥之品。

鹿茸散

《古今录验》

药物组成 鹿茸 炒当归 生地各60g 炒冬葵子750g 蒲黄750g

制作方法 共研为细末。

功效主治 温阳活血，养血止血。主治小便出血，日夜不止。

临床用法 1次1.5g，1日3次，饭前炒盐汤送服。

注意事项 忌食辛辣刺激性食

物。

注意事项　忌食生冷油腻。

蒲黄散※

《仁斋直指方论》

药物组成　生蒲黄　生地黄　赤茯苓　炙甘草各等份

制作方法　将上药共研为细末。

功效主治　清热凉血，利尿通淋。主治小儿尿血。

临床用法　1次3g，1日3次，饭前水煎发灰少许送服。

注意事项　忌食辛燥之品。

蒲黄散

《太平圣惠方》

药物组成　蒲黄　血余炭各0.3g　灶心土15g

制作方法　将上药共研为细末。

功效主治　温中止血。主治小儿吐血不止。

临床用法　1次1.5g，煨生地黄汁调服。

蒲黄散

《仁斋直指小儿方论》

药物组成　生蒲黄　血余炭各等份

制作方法　将上药共研为细末。

功效主治　活血祛瘀，凉血止血。主治吐血咯血。

临床用法　1次3g，煨生地黄汁调服。

注意事项　忌食辛燥之品。

363

蒲黄散

《太平圣惠方》

药物组成　鹿角胶炒黄60g　艾叶炒　续断　蒲黄各30g

制作方法　将上药共研为细末。

功效主治　温经止血。主治鼻衄，出血量多，不知人事。

临床用法　1次6g，竹茹汤调服。

注意事项　保持呼吸道通畅，防止窒息。

槐花散

《幼幼新书》

药物组成　槐花_炒30g　蒲黄15g　生姜 0.3g

制作方法　将上药共研为细末。

功效主治　清热，凉血，止血。主治衄血。

临床用法　1 次 1.5g，凉水调服。

注意事项　忌食辛燥之品。

槐花散

《苏沈良方》

药物组成　皂荚　白矾　槐花_{炒黑}　甘草各等份

制作方法　上药共研为细末。

功效主治　清热凉血。主治胃热呕吐，或见呕吐鲜血。

临床用法　1 次 6g，米汤调服。

注意事项　吐血不止当采取综合治疗措施。

蛸花止血散※

《本草纲目》

药物组成　海螵蛸　槐花各3g

制作方法　共研为细末。

功效主治　凉血止血。主治鼻衄。

临床用法　1 次 1g，吹鼻。

注意事项　忌辛辣温燥食物。

箬灰散※

《本草纲目》

药物组成　箬叶_{烧灰存性}60g

制作方法　研为细末。

功效主治　止血。主治吐血、衄血、呕血、便血。

临床用法　1 次 1.5g，温水送服。

注意事项　大出血不止，当采取综合治疗措施。

箬灰散

《指南方》

药物组成　箬叶_{茶筒中放多时}30g　滑石 15g

制作方法 将箬烧灰存性，然后与滑石共研为细末。

功效主治 清热止血，利尿通淋。主治小儿尿血，阴茎中疼痛。

临床用法 1次9g，灯芯煎汤调服。

注意事项 忌食辛燥之品。

鼻血散

《敷脐妙法治百病》

药物组成 生石膏30g 知母15g 麦冬18g 黄芩 牛膝各12g

制作方法 将上药共研为细末。

功效主治 清泄肺胃，止血生津。主治鼻衄血色鲜红，鼻干口渴，烦躁便秘，舌红苔黄，脉数。

临床用法 用时将清阳膏药置于水浴上溶化，加入适量药末，搅匀分贴患者肚脐及胃脘处，2～3日换药1次。

注意事项 忌辛辣温燥食物。

橘椿散※

《本草纲目》

药物组成 橘核 椿根白皮各等份

制作方法 将上药炒存性，共研为细末。

功效主治 行气祛湿，收敛止血。主治肠风下血不止。

临床用法 1次3g，1日3次，皂荚子煎汤送服。

注意事项 忌食辛辣温燥之品。

藤根散※

《全国中草药新医疗法
展览会资料选编》

药物组成 头花千金藤根250g

制作方法 将上药研为细末。

功效主治 凉血止血，清热解毒。主治热盛出血之证。

临床用法 1日3～4次，1次0.5g，温水冲服。

注意事项 本品过量可引起恶心、呕吐。

鳖甲散

《太平圣惠方》

药物组成 鳖甲_{涂醋炙至黄焦去裙}1个

制作方法 将上药研为细末。

功效主治 软坚散结，通络止血。主治小儿大便后出血。

临床用法 1次1.5g，1日3次，粥饮调服。

365

注意事项 忌食辛燥之品。

鳞灰散※

《本草纲目》

药物组成 鲤鱼鳞_{烧存性}120g

制作方法 研为细末。

功效主治 散瘀止血。主治吐血，崩中漏下、带下痔瘘。

临床用法 1次3g，1日2次，温水冲服。

注意事项 大出血不止当采取综合治疗措施。

麝香散

《太平圣惠方》

药物组成 人中白0.3g 石榴花 丝棉_{烧灰}各30g 麝香15g

制作方法 将上药共研细为末。

功效主治 清热降火，化瘀止血。主治鼻衄，出血量大，不省人事。

临床用法 取药末少许吹入鼻中。

注意事项 勿令血积咽喉而窒息。

虚劳

十华散

《太平惠民和剂局方》

药物组成 五加皮 橘皮_{去白} 干姜_炒 甘草各180g 桔梗 肉桂_{去粗皮} 羌活 黄芪 苍术_{去皮}各260g 川乌90g 附子180g

制作方法 将上药研为粗末。

功效主治 益气温中，行气燥湿。主治男子五劳七伤，周身疼痛，霍乱吐泻，四肢拘急，不思饮食以及虚劳等疾患。

临床用法 1次6g，与水100ml、生姜2片、大枣1枚同煎，取其汤液。不拘时以温酒送服，1日1次。

注意事项 忌食生冷油腻。

七伤散

《圣济总录》

药物组成 茴香子_炒 白术 人参 白茯苓_{去黑皮} 陈橘皮_{汤浸去白} 芍药 桔梗_炒 紫菀_{去苗土} 白芷各30g 苍术_{去黑皮米泔水浸切焙}150g 柴胡_{去苗}45g 干姜_炮60g

制作方法 上药同研和匀。将猪肾1对去皮膜，切成薄片，入盐3g，与药末0.75g拌匀，掺在猪肾

366

片上，用湿纸裹，置在灰火内煨，以香熟为度。

功效主治 健脾益气，理气调中。主治虚劳腹胀，郁闷不乐，大便滑泄，不思饮食，肌肉羸瘦，风虚五劳七伤，面色黧黄，短气乏力。

临床用法 1次0.75g，细嚼，用米汤送服。

注意事项 忌风寒生冷。

七味干漆散

《崔氏方》

药物组成 干漆_{熬断烟}90g 干地黄240g 芍药 肉苁蓉 五味子各60g 吴茱萸 枸杞子各120g

制作方法 上药共研为细末。

功效主治 补益肝肾，暖胃散寒。主治各种虚劳。

临床用法 温酒送服，1次1.5g，1日2次，逐渐增至1次3g。

注意事项 忌食生冷油腻。

人参散

《普济本事方》

药物组成 人参 白术 茯苓 赤芍 半夏 柴胡 甘草 当归 葛根各30g 黄芩15g

制作方法 上药共研为细末。

功效主治 益气健脾，清热凉血。主治邪客经络，痰嗽烦热，头目昏痛，盗汗倦怠，以及血热虚劳。

临床用法 1次9g，1日3次，大枣2枚、生姜3片煎汤送服。

注意事项 忌风冷。

人参远志散

《圣济总录》

药物组成 人参 远志_{去心}熟地黄_焙各9g 琥珀_{别研} 白茯苓_{去黑皮}各300g 炙甘草3g 铁粉_{别研}150g

制作方法 上药共研为细末。

功效主治 益气养心，镇心安神。主治心虚不足，惊悸不安，言语错乱。

临床用法 1次6g，用金银花汤调服。

注意事项 调畅情志，忌劳累思虑。

人参荆芥散

《太平惠民和剂局方》

药物组成 人参 荆芥穗 生地黄 柴胡 醋炙鳖甲 炒酸枣仁 枳壳 羚羊角 肉桂 白术各

225g 当归 川芎 防风 赤芍药甘草各150g

制作方法 上药共研为粗末。

功效主治 养血祛风，疏肝解郁。主治妇人血虚肝郁生风，身体疼痛，头昏目涩，寒热盗汗，咳嗽胸满，精神不爽。

临床用法 1次15g，生姜3片煎水温服。

注意事项 保持情志舒畅。

人参五味散

《许仁则方》

药物组成 人参150g 犀角60g 黄连_{去毛} 生姜_碎 乌梅肉各90g

制作方法 共研为细末。

功效主治 补益元气，凉血解毒。主治温病泻下热毒后，体力渐弱。

临床用法 1次6g，1日3次，可渐加至12g。

注意事项 忌生冷油腻。

人参五补散

《普济方》

药物组成 人参 黄芪各30g 当归_{酒浸}30g 木香30g 川芎30g 生地_{酒焙}60g 桑白皮 秦艽 白

术 紫菀 柴胡 天冬 白芷 半夏各30g 甘草_炙90g 白芍60g 沉香15g

制作方法 将上药研为粗末。

功效主治 益气平喘，养血生津，化痰止咳。主治五劳七伤，发热，皮毛干燥，四肢疼痛，食少，气虚耳鸣，喘咳痰多，盗汗。

临床用法 1次6g，与水200ml、生姜3片、大枣1枚同煎至100ml，不拘时温服。

注意事项 忌劳累过度。

人参佛耳散

《普济方》

药物组成 人参 鼠曲草 款冬花 寒水石 没药_{另研}各6g

制作方法 上药共研为细末，取大枣14枚去核放没药于枣内，1次大枣2枚，药末3g相合。

功效主治 益气祛痰，清热凉血。主治劳伤虚怯，咳嗽咯血，虚热喘急，胁痛。

临床用法 细嚼相合枣药，以沸汤或淡姜汤送服。

注意事项 忌食辛燥之品，勿劳累。

人参柴胡散

《卫生宝鉴》

药物组成 人参 白茯苓 白术 柴胡 当归 半夏 葛根 炙甘草 赤芍各30g

制作方法 上药共研为细末。

功效主治 解肌退热,益气养血。主治邪热客于经络,肌热痰嗽,五心烦热,头晕目眩,头痛,目痛,盗汗以及妇人虚劳骨蒸潮热。

临床用法 1次9g,与水200ml、大枣3枚、生姜4片同煎至100ml,不拘时温服。

注意事项 忌食辛燥之品,宜静养。

人参紫菀散

《杨氏家藏方》

药物组成 人参 紫菀 陈皮去白各30g 贝母去心 桑白皮 五味子各60g 紫苏叶120g 甘草炙 白茯苓去皮 杏仁各15g

制作方法 上药共研为细末。

功效主治 敛肺平喘,降气祛痰。主治虚劳咯血,痰涎上盛,咳嗽喘重,寒热往来,肩背拘急,劳倦少力,盗汗,面目浮肿。

临床用法 1次9g,取水200ml,与生姜5片同煎至100ml,不拘时温服。

人参鳖甲散

《普济方》

药物组成 人参 柴胡 前胡 秦艽 汉防己 木香 茯苓 桔梗 白术各15g 鳖甲醋炙30g

制作方法 上药共研为细末。

功效主治 益气养阴,化痰止咳。主治寒热虚劳,肌热盗汗,喘嗽困乏。

临床用法 1次6g,与酒炙猪脑少许拌和,不拘时以热酒调服。

注意事项 忌食辛燥之品,宜静养。

人参清肌散

《医学入门》

药物组成 人参 当归 赤芍
半夏 葛根各6g 白术4.5g
白茯苓_{去皮}9g 柴胡 甘草各2.5g

制作方法 共研为粗末。

功效主治 益气养血，清热生
津。主治男女气虚乏力，潮热无
汗。

临床用法 加姜枣，煎汤服。

注意事项 忌劳累。

人参五味子散

《太平圣惠方》

药物组成 人参 五味子 桔
梗 白术 白茯苓 甘草_炙 熟地
当归_焙各15g 地骨皮 前胡_{去苗}
桑白皮_{切炒} 枳壳 黄芪 陈皮
柴胡_{去苗}各9g

制作方法 上药共研为粗末。

功效主治 益气养阴，生津止
渴，清热化痰。主治男女老幼诸虚
百损，气血劳伤，涎喘咳脓或咯
血，寒热往来，盗汗，身体消瘦。

临床用法 1次9g，与水
150ml，生姜3片，同煎至75ml，

饭后温服，1日3次。烦渴者加乌
梅、青蒿同煎，咳脓血者加知母、
阿胶同煎。

注意事项 忌劳累，宜静养。

八风防风散

《备急千金要方》

药物组成 防风 川芎 独活
蜀椒 干姜 黄芪 附子各42g
天雄 麻黄 五味子 石膏 山
茱萸各36g 秦艽 肉桂 细辛
当归 防己 山药 人参 杜仲各
30g 甘草12g 贯众10g 紫菀
甘菊花各24g

制作方法 共研为细末。

功效主治 祛风除湿，温经散
寒，健脾益肺。主治肺寒虚伤，语
言低怯，用力颤掉，缓弱羸瘠。

临床用法 1次6～12g，酒调
服。

注意事项 避风寒，防感冒。

干姜散※

《普济方》

药物组成 干姜120g

制作方法 研为细末。

功效主治 温中祛邪。主治病
后未愈、房事过早所致身体沉重，
小腹拘急，或热上冲胸，头重不能

举，眼中生翳，胫膝拘急。

临床用法 1 日 3 次，1 次 6g，用温开水送服，服后宜盖被取汗，汗出则病渐愈。

注意事项 忌风寒生冷。

干漆散

《崔氏方》

药物组成 远志皮 续断 菟丝子各 150g 附子炮 肉桂各 90g 干漆炒令断烟 肉苁蓉各 240g 石斛 2.5g 枸杞 75g 干地黄 300g

制作方法 上药共研为细末。

功效主治 补肾助阳，益精壮骨。主治男子五劳七伤。

临床用法 白汤或温酒送服，1 次 3g，1 日 1 次。

注意事项 忌食生冷油腻。

大百劳散

《黄帝素问宣明论方》

药物组成 蛤蚧 1 对 鳖甲 1 个去裙醋炙 附子 人参 柴胡 川干姜 白茯苓 白术 茴香 青皮去白 杏仁去皮尖 知母 贝母 陈皮去白 肉桂 甘草炙 半夏生姜制 苍术各 30g 苏木 龙胆草各 15g

制作方法 将上药研为粗末。

功效主治 祛痰平喘，纳气归肾。主治一切劳疾肌瘦，喘急不得卧，痰涎壅盛，纳呆。

临床用法 1 次 6g，与水 300ml、生姜 3 片、大枣 3 枚、乌梅 2 枚同煎取液，空腹趁热服。汗出加浮小麦 20 粒。

注意事项 忌劳累，避风寒。

油煎散

《圣济总录》

药物组成 五加皮 炮川乌 芍药 海桐皮 牡丹皮 川芎各 30g 肉桂 干姜各 15g

制作方法 上药共研为细末。

功效主治 活血养血，散寒祛风。主治血风劳气，攻注四肢，腰背疼痛，呕逆泛酸，不思饮食，日渐瘦弱虚损，面色萎黄，手足麻痹。

临床用法 1 次 6g，水 100ml，入麻油 10ml 同煎至 60ml，温服。

注意事项 忌劳累。

天雄散

《备急千金要方》

药物组成 附子 五味子 远志各 30g 肉苁蓉 3g 蛇床子 菟丝子各 180g

371

制作方法 上药共研为细末。

功效主治 温肾助阳，养心安神。主治五劳七伤，畏寒喜暖，心神不安。

临床用法 1次1.5g，1日3次，酒调服。需长期服用。

注意事项 忌劳累。

天麻散

《圣济总录》

药物组成 天麻 附子_{炮裂去皮脐}各30g 甘草_炙 乌头_{炮裂去皮脐}各60g 麻黄_{去节}90g 芫荑_炒 柴胡_{去苗} 秦艽_{去苗} 鳖甲 藁本 前胡各120g

制作方法 将上药研粗末，与猪脊骨1根、好酒1000ml同熬至酒干，后去猪脊骨研细末。

功效主治 息风止痉，散寒止痛，滋阴潜阳。主治虚劳，肝风内动，骨节烦痛，动则外感而见头痛。

临床用法 温酒调服，1次9g，1日2次。

注意事项 孕妇忌服。

木香散

《太平圣惠方》

药物组成 木香15g 陈皮

30g 荜茇15g 炮姜15g 诃子30g 大腹皮3g 炮附子60g 桂心15g 炙甘草1g

制作方法 共研为细末。

功效主治 温中行气，降逆止呕。主治脾胃虚寒，饮食不消，呕吐酸水，四肢不温，面色青黄，日渐羸弱。

临床用法 1次3g，1日3次，热酒送服。

注意事项 忌食生冷、油腻之品。

止泪补肝散

《张氏医通》

药物组成 白蒺藜_炒 当归 熟地各60g 川芎 白芍 木贼 防风 羌活各30g 香附_{童便制}60g

制作方法 上药共研为粗末。

功效主治 平肝疏肝，祛风止泪。主治肝虚迎风流泪。

临床用法 1次9g，入生姜3片、红枣1枚，胖人加夏枯草30g，瘦人加桂枝30g，水煎去渣温服。

注意事项 忌风寒生冷。

五落散

《崔氏方》

药物组成　大黄 2g　麦冬
白薇　当归　干地黄　山茱萸　桑
螵蛸_炙各 2g　瓜蒌　甘草_炙　茯苓
各 3g　石斛 3g　肉桂　铁屑_研　厚
朴_炙各 1g　吴茱萸 0.5g

制作方法　上药研细，以炼蜜
500g、枣膏 500g，用温水浸过，与
前药和搅，令药微干。另取牛膝
150g，肉苁蓉 180g，炮附子 90g 分
别研细，再纳入诸药共研细末。

功效主治　补阳益阴，养血固
精。主治五劳六极，胸胁胀满，背
痛头眩，四肢沉重，小便数，大便
带血，手足烦热，或用于房室不
节，阳气虚竭，耳鸣甚则手足浮
肿。

临床用法　温酒送服，1 次
1.5g，1 日 3 次。若少气者加石
斛，腹中痛，下脓血者加厚朴
120g，四肢酸痛加当归，消渴者加
栝蒌。

注意事项　忌劳累过度。

五参散

《圣济总录》

药物组成　人参_{去芦头}　玄参

丹参　沙参_{去芦头}　苦参各 30g　蒺
藜子_{炒去尖}　秦艽_{去苗土}各 15g　栀子
仁 1g　黄芩_{去黑心}15g　乌梢蛇_{酒浸}
30g　独活_{去芦头}　茯神_{去木}　山药
麻黄_{去枝节}　细辛_{去苗叶}　防风_{去叉}各
15g　枳壳_{麸炒至黄色}1g

制作方法　共研细为末。

功效主治　益气搜风，凉血止
痒。主治气虚受风，遍身瘙痒，不
得眠。

临床用法　1 次 9g，空腹温水
送服，1 日 2 次。

注意事项　慎避风邪。

内补散

《杨氏家藏方》

药物组成　沉香　丁香　安息
香　木香　麝香各 7.5g　鳖
甲_{酥炙黄色}　柴胡_{去苗}　熟地各 30g
三棱_{炮切}　白茯苓　人参　附
子_{炮去皮脐}　槟榔　桃仁　五味子
肉苁蓉　秦艽　白芍　甘草_炙　厚
朴　知母　牛膝_{酒浸一宿焙干}　地骨皮
白术各 1g　大黄_{湿棉纸裹煨}0.3g

制作方法　上药共研为细末。

功效主治　养阴清热，健脾益
肾。主治虚劳肌肉消瘦，发热盗
汗，纳呆。

临床用法　1 次 9g，与水
150ml、生姜 5 片、大枣 3 枚同煎
至 100ml，饭前空腹温服。

373

注意事项　忌劳累，宜静养。孕妇忌用。

升清散※

《护命方》

药物组成　柴胡_{去毛}　桔梗　麻黄　杏仁　黄芩　荆芥穗　大黄_炮　牡丹　羌活　沉香　木香　独活各0.5g　升麻15g

制作方法　共研为细末。

功效主治　解表散邪，升举阳气。主治伤寒热病后渐愈而胃气未复，症见纳差，精神不爽。

临床用法　1次6g，1日3次，饭前取水100ml，煎沸和渣而服。

374

巴戟散

《太平圣惠方》

药物组成　巴戟天　柏子仁　石龙芮　天麻　牛膝_{去苗}　牡蛎_{烧为粉}　菟丝子_{酒浸一宿焙干另捣}　肉苁蓉_{酒浸一宿刮去粗皮炙干}　附子_{炮裂去皮脐}各30g　萆薢_锉　防风_{去芦头}　羌活　当归　桑螵蛸_{微炙}各1g　肉桂_{去粗皮}60g

制作方法　上药共研为细末。

功效主治　补肾助阳，活血祛风，利湿通络。主治风劳，气血不足，脏腑虚弱，肢节烦痛，腰膝无力，形体消瘦，面色萎黄，小便频

数，盗汗。

临床用法　傍晚空腹以温酒送服，1次6g。

注意事项　忌劳累，避风寒。

双和散

《医学发明》

药物组成　黄芪　熟地黄　当归　川芎　炒白芍药各30g　肉桂　炙甘草各1g　人参9g

制作方法　上药共研为粗末。

功效主治　补气益血。主治大病后虚劳乏力。

临床用法　1次15g，加生姜3片、大枣2枚煎水服用。

注意事项　忌劳累。

石斛散

《普济本事方》

药物组成　石斛12g　牛膝　柏子仁　五味子　远志　木香　杏仁　肉苁蓉　诃子　陈皮　柴胡　人参　熟地各9g　白茯苓12g　甘草6g　干姜5g　神曲　麦芽各18g

制作方法　上药共研为细末。

功效主治　温中健脾，益气和胃。主治虚劳羸瘦乏力，倦怠多惊。

临床用法　1次6g，1日3次，

米饮调服。

注意事项 忌食生冷油腻。

石斛散

《普济方》

药物组成 石斛 山茱萸 肉苁蓉 牛膝 五味子各18g 附子_炮12g 远志_{酒浸去心}18g 肉桂12g 人参 茯苓各18g 秦艽12g 菟丝子_{酒浸}24g

制作方法 上药共研为细末。

功效主治 补肾助阳，益气通关。主治男子七伤，面目黄黑，手足疼痛，少腹拘急，小便不利。

临床用法 饭前温酒送服，1次3g，1日3次。

注意事项 忌劳累。

白芷散

《圣济总录》

药物组成 白芷_炒15g 巴戟天_{去心}30g 高良姜3g

制作方法 上药共研为细末。

功效主治 温肾止痛。主治虚劳肾脏虚冷，心腹疼痛，精神倦怠。

临床用法 1次3g，与猪肾一对同煨熟，细嚼，温酒送服。

注意事项 忌食生冷油腻，忌劳累过度。

白术散

《圣济总录》

药物组成 白术30g 白芷 鳖甲_{醋炙令黄} 苍术_{米泔水浸一宿焙} 防风 厚朴_{去粗皮生姜汁制} 桂枝_{去粗皮} 人参 橘皮_{去白焙} 干姜_炮 高良姜_炮各15g 吴茱萸_{汤浸3次焙干} 柴胡_{去苗} 蜀椒_{炒出汗} 川芎 白茯苓_{去黑皮} 芜荑 砂仁_{去皮}各30g 附子_炮10g 沉香 丁香 当归_{炙锉} 木香各0.3g

制作方法 上药共研为细末，1次15g，放入切开的猪肝90g内，加入葱白、盐少许，以湿纸裹住猪肝，用文火煨熟待用。

功效主治 健脾益气，行气止痛，温中和胃。主治冷劳食滞，心腹积聚，脐腹疼痛，面色萎黄，手足无力。

临床用法 空腹以米粥送服。

注意事项 忌食生冷油腻，宜静养。

白芍药散

《太平圣惠方》

药物组成 白芍 当归_{微炒} 附子_{炮裂去皮脐} 黄芩 白术 阿胶_{捣碎炒令黄燥}各30g 生地120g 甘

草_{炙微赤锉}30g

制作方法 上药共研为细末。

功效主治 滋阴退热，养血止血。主治虚损劳极，面色枯悴，时时咯血、吐血。

临床用法 不拘时以糯米饮调服，1次6g。

注意事项 忌食辛燥之品，忌劳累。

瓜蒌散

《世医得效方》

药物组成 白茯苓_{去皮} 天花粉 黄连 白扁豆 人参 石膏 甘草 寒水石 白术 猪苓各等份

制作方法 上药共研为细末。

功效主治 益气补虚，清热利湿。主治壮年时恣情纵欲，年长肾气亏虚，或因多服丹石，真气孤微，症见舌唇干焦，口渴，遗精滑泄，小便赤数，大便干实。

临床用法 1日3次，1次6g，热水调服。

注意事项 阳虚或寒湿内盛之人禁用。

延胡散

《普济方》

药物组成 延胡索 知母 贝

母 款冬花各30g

制作方法 上药共研为细末。

功效主治 清热化痰，活血止痛。主治虚劳喘嗽，咳唾脓血，肌热盗汗，身困体弱。

临床用法 1次6g，取猪肉30g，薄批渗药卷定，炙熟，饭后以生姜汤送服，1日2次。

注意事项 忌食辛燥之品，宜静养。

加味人参紫菀散

《仁斋直指方论》

药物组成 人参 北五味 紫菀 陈皮 贝母_{去心} 紫苏 桑白皮_炒 白茯苓 杏仁_{去皮炒} 甘草_炙各1g 川芎 半夏各30g 阿胶_{炒酥}15g

制作方法 上药共研为细末。

功效主治 益气养阴，止咳平喘。主治虚劳咳嗽。

临床用法 1次9g，与水150ml、生姜7片、大枣2枚、乌梅1个同煎至100ml，不拘时温服。

注意事项 宜静养，忌劳累。

376

地黄散

《备急千金要方》

药物组成 熟地黄 120g 干姜 60g

制作方法 将上药共研为细末。

功效主治 温中养血。主治血虚阳衰，面色青白。

临床用法 1 次 1.5g，温酒调服，不拘时。

注意事项 体内有湿热者忌用。

地骨皮散

《济阴纲目》

药物组成 地骨皮 桑白皮 枳壳 前胡 黄芪各 4.5g 人参 白茯苓 白芍药 五加皮各 3g 柴胡 6g 官桂 甘草各 1.5g

制作方法 上药共研为粗末。

功效主治 益气退热，调和营卫。主治妇女失血过多，身体虚弱，寒热发渴。

临床用法 上药为一次量，水 200ml、生姜 3 片，煎至 100ml，随时可服。

注意事项 忌劳累过度。

老君神白散

《余居士选奇方》

药物组成 白术 附子各 60g 桔梗 细辛 甘草各 30g

制作方法 上药共研为细末。

功效主治 温中散寒。主治肢体畏寒，腹痛下利。

临床用法 1 次 9g，白汤调服。

注意事项 忌风寒、生冷。

当归散

《圣济总录》

药物组成 当归切焙 甘草炙锉各 60g 人参 500g 白茯苓去黑皮 30g 生地 500g 杏仁麸炒去皮尖双仁 30g

制作方法 共研为细末。

功效主治 益气滋阴，养血止血。主治虚劳吐血，咳嗽烦满。

临床用法 不拘时以米汤送服，1 次 2g。

注意事项 忌食辛燥之品，宜静养。

当归散

《圣济总录》

药物组成　当归_{去芦头焙干}　石斛_{去根}　天冬_{去心焙}　菴藺子　地肤子　肉苁蓉各30g　白蔹　覆盆子　甘草_{炙令赤锉}　五味子各1g　肉桂　牛膝_{锉酒浸焙干}　附子_{炮裂去皮脐者}各15g　石钟乳_{炼成者}30g

制作方法　上药共研为细末。

功效主治　活血养血，补肾助阳。主治虚劳羸瘦，面目黧黑，四肢苦重，短气，不思饮食。

临床用法　空腹以温酒调服，1次2g，1日2次。

注意事项　孕妇忌服。

肾沥散

《备急千金要方》

药物组成　羊肾_{阴干}1个　厚朴　五味子　甘草　细辛　蔓荆子　芍药　巴戟天　石斛　白蔹　石龙芮　茯苓　山茱萸　干漆　矾石　龙胆草　肉桂　川芎　肉苁蓉　蜀椒　白术　菊花　续断　远志　人参　黄芪　泽泻　萆薢　黄芩各30g　干姜　附子　防风　石菖蒲　牛膝各45g　桔梗75g　山药　秦艽各60g

制作方法　上药共研为细末。

功效主治　补益肝肾，益气生血，温中健脾。主治男子五劳七伤。

临床用法　温酒送服，1次1.5g，1日3次。

注意事项　忌劳累，避风寒。

羊肝散

《太平圣惠方》

药物组成　砂仁　白芍　高良姜_{切炒}　厚朴_{姜制}　陈皮　胡椒各15g　补骨脂　丁香　白术　木香　肉豆蔻　吴茱萸_{汤洗7次焙}　肉桂各9g

制作方法　上药共研为细末，1次7.5g，将药末放入切开的羊肝90g内，以葱白盖上，用纸围3层，放在火上炙熟。

功效主治　涩肠止泻，温胃健脾，培补肝肾。主治诸虚百损，五劳七伤，长期泄泻，痢疾，心腹痞闷，下虚上热，口疮，口舌干燥，口渴以及一切阴盛阳虚之证。

临床用法　将炙熟的羊肝分3~5份，饭前用米粥送服，1日1次。

注意事项　忌生冷油腻。

红蓝花散

《太平圣惠方》

药物组成　柴胡45g　红花　生地黄　赤芍药　当归　卫茅　虎杖　大腹皮　麦冬　土瓜根　地骨皮　枳壳各30g　炙甘草15g

制作方法　上药共研为粗末。

功效主治　祛瘀通经，滋阴益血。主治妇女热劳，四肢羸瘦，经脉不通。

临床用法　1次12g，用生姜3片、水150ml，煎至100ml，去渣温服。

注意事项　忌风冷。

远志散

《太平圣惠方》

药物组成　远志去心　白术　人参去芦头　杜仲去粗皮微炙令黄再锉　蜀椒去目及闭口者微炒去汗　牛膝去苗　白茯苓　山药　山茱萸　天冬去心焙　柏子仁　生地黄　石斛去根后锉　黄芪锉各30g　肉桂去皱皮　鳖甲醋炙令黄去裙各45g　炙甘草18g

制作方法　上药共研和匀。

功效主治　益气养血，定志安神，健脾益肾。主治心脾两虚，神倦乏力，羸瘦，四肢无力。

临床用法　1次3g，1日2次，饭前用温酒调下。

注意事项　忌生冷。

劫劳散

《云歧子保命集论类要》

药物组成　白芍药180g　黄芪蜜炙　人参　白茯苓　法夏　甘草炙　当归酒洗　五味子　阿胶炒　熟地黄各60g

制作方法　上药共研为粗末。

功效主治　补气益血。主治虚劳咳嗽，骨蒸潮热，盗汗，失眠多梦等。

临床用法　生姜7片、大枣3枚煎水温服，1日3次。

注意事项　忌劳累过度。

苁蓉散

《备急千金要方》

药物组成　肉苁蓉2g　五味子60g　地肤子　车前仁各4g　续断2g　蛇床子60g　菟丝子4g　干地黄60g　煅牡蛎60g　附子炮　桑寄生60g　韭子4g　天冬去心60g　地骨皮2.5g　白石英60g　阳起石　白龙骨各2g

制作方法　上药共研为细末。

功效主治　补益肝肾，祛风除

379

湿。主治五劳七伤，各种虚损。

临床用法 空腹温酒送服，1次1.5g，1日3次。

注意事项 忌食生冷油腻。

杜仲散

《太平圣惠方》

药物组成 杜仲_{去粗皮炙微黄锉}45g 蛇床子1g 五味子15g 熟地 鹿茸 牛膝 车前子 巴戟天各30g 肉桂1g 肉苁蓉_{酒浸一宿去皮炙干}45g 菟丝子30g 石龙芮60g

制作方法 上药共研为细末。

功效主治 益气补虚，补肾助阳。主治虚劳羸弱少气，五脏六腑萎损。

临床用法 饭前以温酒调服，1次6g。

注意事项 忌劳累，宜静养。

杜仲散

《肘后救卒方》

药物组成 炙杜仲30g 煅牡蛎30g

制作方法 上药共研为细末。

功效主治 补阳收敛。主治外感后未愈，房事过早，力弱汗出及鼻衄头痛。

临床用法 1日3次，1次6g，

于饭后浓煎麻黄汤送服。

注意事项 阴虚火旺之人慎用。

妙香散

《太平惠民和剂局方》

药物组成 茯苓 茯神_{去皮} 山药_{姜制} 远志_{去心炒} 黄芪_炙各30g 人参 炙甘草 桔梗_炒各15g 辰砂_{别研}9g 木香75g 麝香_{别研}3g

制作方法 上药共研为细末后与别研药末混匀。

功效主治 补益心气，镇心安神。主治心气不足，心神不定，喜怒无常，头昏目眩，饮食无味，惊悸恐怖，忧悲虚烦，盗汗。

临床用法 1次6g，温酒调服。

注意事项 调畅情志，忌劳累思虑。

牡蛎散

《太平圣惠方》

药物组成 牡蛎_{烧灰}60g 龙骨 附子_炮各30g 犀角30g 吴茱萸_炒0.3g 鸡内金_{微炙}30g

制作方法 将上药共研为细末。

功效主治　温补肾阳，固精缩尿。主治肾阳虚弱，小便频数，清冷量多。

临床用法　1次3g，饭前温酒调服。

注意事项　忌生冷，避风寒。

返阴散

《圣济总录》

药物组成　阳起石　石膏　寒水石_{三味同烧令赤出火毒细研人诸药}　干姜_炮　附子_{炮裂去皮脐}　甘草_{微炙}各30g　硫黄_研15g

制作方法　上药共研为末混匀。

功效主治　补火助阳。主治伤寒四肢厥冷，脉微自汗，心胸痞满。

临床用法　1次1.5g，生姜汁温水调服。

注意事项　忌风寒生冷，孕妇忌用。

沉香散

《圣济总录》

药物组成　沉香　白茯苓_{去黑皮}各9g　酸枣仁_炒　人参　天麻　川芎　陈皮_{去白切焙}各6g　藿香叶　炙甘草　白僵蚕_{去丝酒炒}各3g

制作方法　上药共研为细末。

功效主治　宁心安神，益气健脾，活血通络。主治心气虚弱，惊悸，夜卧不宁。

临床用法　1次1g，1日3次，饭后用生姜汤调服。

注意事项　调畅情志，忌劳累思虑。

沉香鳖甲煮散

《博济方》

药物组成　沉香　人参　木香　巴戟天_{去心}各15g　全蝎0.3g　附子_{去皮脐}30g　羌活1g　柴胡_{去芦}　荆芥_{去梗}　半夏_{姜汁炒}各15g　肉桂　鳖甲各30g　秦艽15g　当归_{去尾}　白茯苓　牛膝_{去芦}各15g　肉豆蔻20g　黄芪15g　熟地1g

制作方法　上药共研为粗末，1次6g，与水30ml、生姜3片、葱白2根、大枣2枚同煎取其液。

功效主治　涩精止汗，化痰止咳，补益肾气。主治男子妇人五劳七伤，气血虚损，腰背拘急，手足沉重，关节疼痛，胸膈不利，咳喘痰多，多梦，盗汗，遗精，纳呆以及一切劳伤诸虚百损。

临床用法　1日1次，饭前空腹温酒调服。

注意事项　孕妇忌服。

381

补肺散

《太平圣惠方》

药物组成 人参 肉桂 钟乳粉 白石英_{细研水飞} 麦冬_{去心焙} 五味子 熟地黄 白茯苓各30g 干姜_{炮制锉}15g 黄芪 1g 鹿角胶_{捣碎炒令黄燥}60g 甘草_{炙微赤锉}1g

制作方法 上药共研为细末。

功效主治 温中健脾,止咳平喘。主治虚劳咳嗽,气喘乏力,食少,坐卧不安。

临床用法 不拘时以姜枣汤送服,1次9g。

注意事项 忌风寒生冷。

补肝散

《备急千金要方》

药物组成 地肤子_{阴干捣末} 生地各500g

制作方法 地肤子研末,生地黄取汁,加地肤子末混匀,干后研细末。

功效主治 补益肝肾,祛风明目。主治虚劳,视物不清。

临床用法 1次1.5g,1日3次,温酒或温水送服。

注意事项 忌劳累过度。

补肝散

《备急千金要方》

药物组成 白瓜子500g 醋1000ml

制作方法 用纱布包白瓜子,放入醋中浸泡1夜,晒干,研为细末。

功效主治 养肝明目。主治男子五劳七伤,视物不清。

临床用法 1次1.5g,1日2次,酒送服。

注意事项 忌劳累过度。

补骨脂散

《太平圣惠方》

药物组成 补骨脂_{微炒}60g 诃子_{煨用皮}45g 枳壳_{麸炒微黄}1g 肉苁蓉_{汤浸一宿刮去粗皮炙令干}60g 厚朴30g 鹿茸_{去毛酒洗}30g 砂仁 60g 当归15g 肉豆蔻1g 龙骨30g 赤石脂30g 白术30g

制作方法 上药共研为细末。

功效主治 补肾助阳,健脾和胃。主治冷劳羸瘦,四肢无力,不思饮食,长期腹泻。

临床用法 1次6g,饭前以米粥送服。

注意事项 忌食生冷油腻。

补劳茯神散

《卫生家宝方》

药物组成 远志_{去心} 龙骨 茯神 白茯苓 人参 当归 五味子 肉桂 陈皮 甘草_炙各30g 麦冬_{去心}75g 黄芪60g

制作方法 上药共研为粗末。

功效主治 益气养阴，宁心安神。主治气虚劳疾，心烦难忍。

临床用法 1次50g，与水200ml、大枣7枚、生姜5片同煎至50ml，饭前趁热空腹送服。

注意事项 忌劳累，调情志。

青蒿散

《杨氏家藏方》

药物组成 天仙藤 鳖甲_{醋炙} 香附子 桔梗 前胡 秦艽 青蒿各30g 乌药15g 甘草45g 川芎7.5g

制作方法 上药共研为粗末。

功效主治 滋阴清热，化痰止咳。主治虚劳骨蒸，咳嗽声哑，皮毛干枯，四肢倦怠，盗汗，时作潮热，食少，日渐瘦弱。

临床用法 1次6g，与水100ml、生姜3片、大枣1枚同煎待用，饭后送服。

注意事项 忌劳累过度。

拌肝散

《太平圣惠方》

药物组成 茵陈蒿15g 犀角屑75g 石斛_{去根锉} 赤芍药 砂仁_{去皮} 防风_{去节头} 芜荑 肉豆蔻_{去壳}各15g 白术 柴胡_{去苗} 人参_{去芦头} 桔梗_{去节头} 肉桂_{去皱皮}各1g

制作方法 上药共研和匀，将猪肝1个，去净筋膜，切作薄片，用葱白3茎，细切用药末15g掺在肝片上，用湿纸裹5至7层，用慢火煨令熟。

功效主治 温中益气，胜湿止泻。主治脾劳虚冷，大肠滑泄，不思饮食，口舌生疮，四肢无力，日渐羸弱。

临床用法 1次15g，空腹温酒送服。

注意事项 忌食生冷。

肾沥散

《备急千金要方》

药物组成 羊肾_{阴干}1个 茯苓45g 五味子 甘草 干姜 巴戟天 细辛 肉桂 石龙芮 牛膝

383

山茱萸　防风各 30g　干地黄 60g
人参　钟乳粉　石斛　菟丝子
肉苁蓉　附子　丹参各 1.5g

制作方法　上药共研为细末，加钟乳粉混匀。

功效主治　补肾健脾，温阳益气，祛风止痛。主治虚劳诸疾。

临床用法　1 次 1.5g 或 3g，1 日 2 次，酒调服。

注意事项　忌风寒生冷。

炙肝散

《太平圣惠方》

药物组成　苍术_{微炒}　川芎
青皮_{汤浸去白焙}各 15g　白芍　紫菀
桔梗各 30g　木香 60g　肉豆蔻_{去皮}
槟榔各 15g　厚
朴_{去粗皮涂生姜汁制令香熟}30g

制作方法　上药共研为细末，每次取猪肝 1 个，去脂膜，细切成片，拌入药末 45g，细切的葱、薤白各 2g，盐少许，然后用竹串子穿在一起炙熟待用。

功效主治　行气消胀、健脾除湿。主治冷劳，心腹虚胀，食少，四肢无力，便秘或泄泻。

临床用法　空腹以酒送服。

注意事项　忌食生冷油腻。

炙肝散

《太平圣惠方》

药物组成　紫菀_{洗去苗土}　干
姜_{炮制}　砂仁_{去皮}　芫荑各 15g　人
参　白茯苓　甘草_{炙微赤锉}　当归
木香　陈皮_{汤浸去白焙}　肉桂　花
椒_{去目微炒出汗}各 1g　胡椒　川芎各
0.3g　厚朴　草豆蔻　桔梗　细辛
苍术　白术　附子_{炮去皮脐}各 15g

制作方法　上药共研为细末。1 次 4.5g，与细切的葱、薤白各 2g 拌匀，取猪肝 1 个细切成片，将拌匀的药末拌在猪肝片上，用竹串子穿在一起放于火上炙熟。

功效主治　健脾益气，温中散寒。主治冷劳，心腹疼痛，四肢无力，形体消瘦。

临床用法　空腹食用，饮适量温酒更妙。

注意事项　忌食生冷油腻，宜静养。

炙肝散

《御药院方》

药物组成　木香　白术　山茵

陈 红豆蔻 砂仁 桂枝 人参 黑附子_炮 石斛 狗脊 川芎 高良姜 柴胡 河子 草豆蔻各45g 陈皮 白芍 炮姜 桔梗 防风 紫菀 紫参 白芜荑 吴茱萸各15g 犀角45g

制作方法 共研为细末。

功效主治 温中行气,化湿和胃。主治脾胃虚弱或五劳七伤所致肌体消瘦,不思食;久患泄泻,肠滑不止;心胸满闷,脐腹疼痛;或便脓血,困倦乏力,四肢沉重,及心劳口疮。

临床用法 1次6g,和羊肝60g,入葱白生姜食盐各少许拌匀后,米粥送服,1日3次,饭前服。

注意事项 注意营养、休息,少劳累。

炙肝散

《指南方》

药物组成 牡丹皮 芍药 柴胡各30g 白术90g

制作方法 上药共研为细末。

功效主治 健脾止泻,活血舒肝。主治虚劳太过,泄泻。

临床用法 1次9g,取猪肝一片,切开掺药在内,用文火炙熟,米汤送服,1日1次。

注意事项 忌食生冷油腻。

阿胶散

《证治准绳》

药物组成 阿胶 马兜铃各45g 紫菀 款冬花 糯米各30g 白蒺藜_炒7.5g 甘草15g

制作方法 将上药共研为粗末。

功效主治 养血疏风。主治肝血虚损,双目流泪不止。

临床用法 1次6g,水100ml,煎汤,汤成,留滓共服。

注意事项 忌用眼过度。

附桂散

《圣济总录》

药物组成 炮附子 肉桂各15g

制作方法 将上药共研为细末。

功效主治 温阳散寒。主治阳气不足,畏寒肢冷。

临床用法 1日3次,1次2g,用热酒送服。服后盖衣被,汗出为度。

注意事项 阴虚火旺、里有实

热之人及孕妇忌用。

参苓白术散

《普济方》

药物组成 白术 姜扁豆 茯苓 山药 人参 甘草 莲肉 砂仁 桔梗 薏苡仁各60g

制作方法 共研为细末。

功效主治 健脾益气，化湿和胃。主治胃虚饮食不进。

临床用法 1次6g，1日3次，石菖蒲汤送服。

注意事项 忌食生冷油腻。

茵陈散

《圣济总录》

药物组成 茵陈蒿1g 犀角屑5g 石斛去根 紫参 人参 白术 柴胡去苗各1g 桂枝去粗皮 芍药 防风去芦各15g 桔梗炒15g 吴茱萸汤洗炒30g 桔梗炒15g 芜荑0.3g

制作方法 上药共研为细末，1次4g，与细切的羊肝30g、葱白15g拌匀后，用湿纸外裹，放于火上煨熟。

功效主治 清热除湿，健脾和胃，祛风止痛。主治风劳或各种寒邪为病，脾胃虚寒，不思饮食，疳痢，大便不畅，小便艰涩以及慢性口疮。

临床用法 不拘时空腹服用，1日1次。

注意事项 忌食生冷油腻。

荜澄茄散

《太平圣惠方》

药物组成 荜澄茄30g 附子炮裂去皮脐 木香 三棱炮锉 白茯苓 肉豆蔻去壳 沉香 人参去芦头 白术 肉桂 丁香各15g 甘草炙微赤锉0.3g 桃仁炒微黄 陈皮汤浸去白焙各15g 吴茱萸0.3g 诃子煨用皮45g 厚朴15g 鳖甲涂醋炙微黄30g

制作方法 上药共研为细末。

功效主治 温中散寒，行气止痛，健脾和胃。主治冷劳，脏腑虚弱，胸闷，腹胀，不欲饮食，四肢无力。

临床用法 饭前米粥送服，1次6g。

注意事项 忌食生冷油腻。

胡黄连散

《圣济总录》

药物组成 胡黄连 黄连 龙胆草各60g 桑螵蛸 知母 秦艽去苗土 柴胡 枳壳 人参 桔梗

射干　白术各30g

制作方法　上药共研为细末炒黄。

功效主治　和解退热，益气生津。主治急劳，发热羸瘦，面赤口干，心烦口苦。

临床用法　1次2g，1日3次，空腹以槐柳小麦煎汤送服。

注意事项　忌食辛燥之品，宜静养。

牵牛子散

《圣济总录》

药物组成　牵牛子_{半生半炒}90g 白术　独活　枳壳_{麸炒}　木通_{锉炒}　桑白皮_{炙锉}　陈皮_{汤浸去白焙}各30g 人参15g 赤茯苓_{去黑皮}30g

制作方法　上药共研为细末。

功效主治　健脾益气，行气消积。主治虚劳，骨蒸潮热，形体消瘦以及妇人产后血气冲心，手脚麻木。

临床用法　空腹温酒调服，1次9g，1日3次。

注意事项　本品适用于因虚致实之证，故实去则当停药。

柏子仁散

《太平圣惠方》

药物组成　柏子仁　巴戟天

附子_{炮裂去皮脐}　牛膝_{去苗}　天冬　川椒_{去目微炒去汗}　菟丝子_{酒浸三宿曝干另捣}各30g 肉桂_{去粗皮}60g 石南　续断当归各1g

制作方法　上药共研为细末。

功效主治　养心安神，补肾助阳，益气生血。主治风劳，气血不足，四肢不利，腰痛，失眠多梦，湿痹。

临床用法　傍晚空腹以温酒送服，1次6g。

注意事项　忌劳累，调情志。

柏子仁散

《太平圣惠方》

药物组成　柏子仁　当归　川芎　牛膝　桑寄生　藿香　天麻淫羊藿各1g 羌活　防风　桂枝白附子_炮各15g 麝香0.3g

制作方法　将上药共研为细末。

功效主治　温阳活血，祛风通络。主治气血不调，手足拘急，头目昏眩，肢节疼痛。

临床用法　1次6g，饭前温酒调服。

注意事项　本品宜密封贮藏。

枸杞子散

《删繁方》

药物组成 枸杞子_{赤者}1000g 干姜 白术 陈皮各 150g 吴茱萸 200g 花椒 50g

制作方法 后 5 味研细过筛，枸杞子切细在瓷器中研细如米粉，经暴晒后，取前药末和之共研为细末。

功效主治 温脾暖肝。主治脾虚腹胀，纳呆，兼少腹冷痛。

临床用法 1 日 3 次，1 次 1.5g，酒送服。

注意事项 忌生冷。

蛤蟆散

《太平圣惠方》

药物组成 蛤蟆_{炙微黄为末}15g 胡黄连 3g 麝香_{细研}3g 冰片 3g

制作方法 上药共研为细末。

功效主治 开窍醒神，退热解毒。主治虚劳，烦热干瘦。

临床用法 1 次 6g，取羊头 1 枚煮烂，取脑髓调服，以温酒空腹送服。

注意事项 忌劳累。

钟乳散

《太平圣惠方》

药物组成 紫石英_{细研水飞} 白石英_{细研水飞}各 30g 白术 防风_{去芦头} 肉桂 天花粉 干姜_{炮裂细锉} 细辛 花椒_{去目微炒去汗} 牡蛎各 1g 桔梗 15g 人参_{去芦头} 白茯苓 附子_{炮裂去皮脐}各 30g

制作方法 上药共研为细末。

功效主治 祛风止痛，益气助阳。主治风劳，骨节疼痛，形体消瘦。

临床用法 饭前以温酒送服，1 次 6g，1 日 1 次。

注意事项 忌劳累，避风寒。

钟乳散

《延年秘录》

药物组成 钟乳粉 6g 防风 人参 细辛各 3g 肉桂 25g 干姜 12g

制作方法 上药共研为细末。

功效主治 温肺益气，调中和胃。主治虚劳，少气无力，饮食不化，肠鸣。

临床用法 1 次 6g，1 日 1 次，温酒调服。

注意事项 忌食生冷油腻。

钟乳散

《经心录》

药物组成 钟乳 干姜 桔梗 茯苓 细辛 肉桂 附子 人参各 5g 白术 14g 防风 瓜蒌 牡蛎各 10g

制作方法 共研为细末。

功效主治 温阳散寒,益气健脾。主治阳气虚弱,多痹困倦,气短畏寒。

临床用法 1 次 1.5～3g,1日 3 次,酒送服。

注意事项 素体阳盛者忌用。

前胡木香散

《卫生家宝方》

药物组成 前胡 柴胡 木香 秦艽各 30g 三棱煨 15g 肉桂 小茴香 白术各 30g 槟榔 肉豆蔻 甘草炙 青皮 川芎 葶苈子各 15g

制作方法 上药共研为粗末。

功效主治 行气止痛,和胃平喘。主治男子妇人五劳七伤,气隔不通,日渐消瘦,胃痛呕吐,咳嗽咯痰。

临床用法 1 次 6g,与水 150ml、生姜 3 片、乌梅 1 枚同煎

至 100ml,趁热服用,1 日 2 次。

注意事项 忌食生冷油腻。

秦艽鳖甲散

《太平惠民和剂局方》

药物组成 荆芥去梗 贝母去心各 30g 白芷 15g 葛根 60g 天仙藤 前胡各 30g 羌活 肉桂各 15g 青皮 柴胡 甘草 秦艽 鳖甲各 30g

制作方法 上药共研为细末。

功效主治 滋阴清热,祛风化痰。主治气血劳伤,四肢倦怠,肌体瘦弱,骨节烦疼,头昏面赤,唇焦口干,五心烦热,痰涎壅盛,咳嗽气喘,腰背引痛,精神恍惚,盗汗以及山岚瘴气,寒热往来。

临床用法 1 日 2 次,1 次 6g,酒调服。

注意事项 忌劳累,宜静养。

桂心散

《圣济总录》

药物组成 肉桂 150g 柴胡去苗 180g 青皮去白焙 30g 桃仁 150g 紫葛去心微炙 山茱萸 益智仁去皮 知母锉焙 川芎 当归炙锉 五味子各 90g 猪肚 1 个

制作方法 上药共研为细末。

389

功效主治 补肾助阳，散寒止痛，行气活血。主治冷劳，脏腑虚弱，心腹胀满，四肢羸瘦，身倦乏力，不思饮食。

临床用法 空腹以米粥送服，1 次 2g。

注意事项 忌食生冷油腻，宜静养。

柴胡散

《普济方》

药物组成 柴胡 黄芪 赤茯苓 白术各 30g 人参 地骨皮 枳壳炒 桔梗 桑白皮 赤芍 生地各 21g 麦冬 90g 甘草 15g

制作方法 上药共研为细末。

功效主治 益气清热，养阴除烦。主治寒热体瘦，肢节疼痛，口干，心烦。

临床用法 不拘时以生姜汤送服，1 次 12g。

注意事项 忌劳累，调情志。

逍遥散

《寿世保元》

药物组成 当归酒洗 4.5g 白芍酒炒 柴胡 黄芩各 3g 川芎 熟地黄 半夏姜炒各 2g 人参 麦冬去心各 1.5g 甘草 1g

制作方法 共研为粗末。

功效主治 疏肝解郁，理气扶脾。主治妇女十七八岁，月经尚未初潮或初潮后半年，面色青黄，纳呆食少，四肢困倦，寒热往来，头疼目眩，腹痛结块，五心烦热。

临床用法 加生姜 3 片，水煎热服。继本方后可服八珍汤 10 剂，再服调经丸 3 ~ 5 丸。失眠少睡，加酸枣仁微炒。

注意事项 注意调畅情志。

烧肝散

《御药院方》

药物组成 黑附子 30g 砂仁 川芎 青皮 陈皮 肉豆蔻 肉桂 益智仁 红豆 山茵陈 柴胡去苗 芍药 桔梗 白术 苍术去皮炒 远志去心 干姜 白芷 高良姜 细辛 莪术 荜茇 芜荑 花椒各 15g

制作方法 上药共研为细末。

功效主治 行气止痛，温阳益气，养心安神。主治五劳七伤，寒邪为患，脘腹胀痛，失眠多梦，四肢沉重，手足逆冷。

临床用法 1 次 15g，切葱白两节成细末，与药末拌匀，然后纳入切开的猪肝 120g 中，用纸包 3 ~ 5 层，火上炙熟，空腹趁热食用。

390

注意事项 忌风寒生冷。

烧肝散

《圣济总录》

药物组成 山茵陈 石斛_{去根} 当归_{切焙}各45g 木香 桂枝_{去粗皮} 人参 紫菀_{去苗土} 桔梗_炒 赤芍 干姜 防风 芜荑 吴茱萸_{汤浸焙干炒}各30g 白术33g

制作方法 上药共研为细末。取猪肝1个，细切，入药末10g，葱白3g，盐9g，拌匀，然后再分成3份，每份用荷叶包好，外裹湿纸，用文火煨熟。

功效主治 补脾暖肝，和血祛风。主治冷劳，五脏虚衰，饮食不调，泄泻。

临床用法 饭前空腹服用。

注意事项 避风寒，忌食生冷油腻。

烧肝散

《博济方》

药物组成 肉豆蔻15g 肉桂1g 白芷15g 补骨脂 当归 人参 茯苓_{去皮} 桔梗各15g

制作方法 上药共研为细末。

功效主治 补肾益气，温中固脱。主治男子妇人五劳七伤，胸膈满闷，食少，脚膝无力，大肠滑脱，妇女月经夹瘀块。

临床用法 1次12g，取羊肝120g切成片，渗药在片上，用纸裹片，火上煨熟，米汤送服，1日1次。

注意事项 忌食生冷油腻。

烧脾散

《普济方》

药物组成 芍药 桔梗 缩砂仁 附子_{炮去皮} 茴香_炒 干姜_炮 苍术_炒 高良姜 肉桂各30g 红豆蔻 川椒_炒 白术 肉豆蔻 橘皮 干山药各15g

制作方法 上药共研为细末，每次9g，将猪肝90g，切成薄片，上铺生姜葱丝一层后裹定，用麻扎，再用湿纸裹数十层，文火煨熟。

功效主治 健脾温中，行气止泻。主治脾劳虚损，年深泄泻，久作滑肠，困倦食少，羸瘦，口疮燥渴。男子诸虚劳损，妇人血气劳伤，稍食则胀，体倦乏力，肌肤无泽。

临床用法 1次取猪肝1枚，分3次细嚼，米汤送服。

注意事项 忌食生冷油腻。

391

黄芪散

《太平圣惠方》

药物组成 黄芪30g 钟乳粉45g 白茯苓30g 云母粉45g 远志30g 细辛30g

制作方法 上药共研为细末。

功效主治 扶正明目。主治虚劳目暗。

临床用法 温酒送服，1次6g，1日3次。

注意事项 忌劳累过度。

黄芪散

《太平圣惠方》

药物组成 人参 黄芩 当归各1g 赤茯苓 赤芍药炒 黄芪 麦冬 生地黄 地骨皮各30g 柴胡45g 甘草炙0.3g

制作方法 上药共研为粗末。

功效主治 养血益气，滋阴退热。主治妇女虚热瘦弱，四肢烦疼，心躁口干，不欲饮食。

临床用法 1次12g，生姜5片，煎水温服。

注意事项 避风寒，慎起居。

黄芪散

《席延赏方》

药物组成 黄芪120g 炙甘草30g

制作方法 上药共研为细末。

功效主治 益气健脾。主治虚劳有热，咳嗽脓血，口苦咽干，胸满短气。

临床用法 1次9g，不拘时以米汤送服。

注意事项 忌劳累，宜静养。

黄芪散

《济阴纲目》

药物组成 黄芪30g 防风 当归 白芍 干地黄各23g 炙甘草15g

制作方法 上药共研为细末。

功效主治 益气固表，滋阴养血。主治失血后荣卫虚损，夜间盗汗，身疼体倦。

临床用法 1次15g，生姜3片，大枣1枚，煎汤送服。

注意事项 避风寒，慎起居。

黄芪白术散

《十便良方》

药物组成 黄芪 白术 白芍 桂枝 茯苓 甘草 人参 神曲各30g

制作方法 共研为细末。

功效主治 健脾益气，消食和胃。主治诸虚不足，面黄食少，困倦，时有潮热。

临床用法 1次15g，1日4次，生姜大枣汤送服。

注意事项 避风寒，忌生冷油腻之品。

黄芪鳖甲散

《太平惠民和剂局方》

药物组成 黄芪各78g 桑白皮 法夏 甘草炙 知母焙干 赤芍紫菀各75g 地骨皮 白茯苓焙 生地 柴胡 秦艽各100g 肉桂 人参 桔梗各50g 鳖甲去酥 天冬各150g

制作方法 上药共研为粗末。

功效主治 滋阴益气，止咳平喘。主治虚劳客热，肌肉消瘦，四肢倦怠，五心烦热，口燥咽干，面赤心悸，潮热盗汗，胸胁不利，咳唾脓血。

临床用法 1次6g，饭后与水50ml煎服。

注意事项 忌劳累，宜静养。

萆薢散

《普济方》

药物组成 萆薢 大枣 生地黄 肉桂 杜仲 麦冬各30g

制作方法 上药共研为粗末，取酒900ml，浸药3天，后取出药末曝干复浸，如此反复直至酒浸干为止，再将药末晒干研细末。

功效主治 滋阴养血，健脾利水。主治虚劳，阴阳失调，伤筋动脉，短气，崩漏，泄泻，小便黄赤，阴下湿痒，腰脊折伤。

临床用法 1日1.5g，1日3次，饭后酒送服。

注意事项 忌劳累过度。

菟丝子散

《太平圣惠方》

药物组成 菟丝子捣90g 甘草炙微赤锉60g 大枣 肉桂锉各90g 杜仲锉150g 麦冬去心60g 生地150g 肉苁蓉剖去皮切90g

制作方法 取酒5L，渍上药3日后曝干，复浸，再曝干，以酒浸尽为度，共研为细末。

393

功效主治 调补阴阳。主治虚劳不足，阴阳失度，伤筋损脉，呼吸短气，漏泄不止，小便黄赤，阴下湿痒，腰脊如折。

临床用法 1次6g，饭前以温酒调服。

注意事项 忌劳累过度。

益精散※

《本草纲目》

药物组成 旧麻布 旱莲草各等份

制作方法 上药煅后共研为细末。

功效主治 补肾益精，固齿乌须。主治牙齿松动，须发早白。

临床用法 日用揩齿。

注意事项 因炎症所致牙齿松动忌用。

益血散※

《普济方》

药物组成 胡麻 威灵仙 何首乌 苦参 甘草 石菖蒲各等份

制作方法 上药共研为细末。

功效主治 养血疏风。主治血虚失濡，眼目昏花。

临床用法 1次3g，饭后临卧温酒50ml调服。

注意事项 忌劳累过度。

鹿茸散

《太平圣惠方》

药物组成 鹿茸 当归 熟地 冬葵子 蒲黄 续断各等份

制作方法 将上药共研为细末。

功效主治 温肾壮阳，化瘀止血。主治肾阳虚，身体消瘦，小便带血。

临床用法 1次6g，1日3次，酒调服。

注意事项 体内热盛者忌用。

鹿茸散

《太平圣惠方》

药物组成 鹿茸 乌贼骨各60g 桑寄生 龙骨 白芍各30g 当归 附子各1g 桑螵蛸15g

制作方法 将上药共研为细末。

功效主治 温补肾阳，固精缩尿。主治肾阳虚衰，夜尿频多，或小便不利。

临床用法 1次6g，饭前酒调服。

注意事项 湿热内盛者忌用。

394

鹿角胶散

《太平圣惠方》

药物组成 鹿角胶_{捣碎炒令黄燥} 肉苁蓉_{酒浸一宿去皮炙干}各60g 熟地90g 黄芪_锉 当归各45g 麦冬_{去心焙} 75g 石斛_{去根} 五味子各30g

制作方法 上药共研为细末。

功效主治 补肾壮阳，养阴益气。主治虚劳，少气赢损。

临床用法 1次6g，饭前以温酒调服。

注意事项 忌劳累，宜静养。

续命煮散

《妇人大全良方》

药物组成 防风 独活 当归 人参 细辛 葛根 芍药 川芎 甘草 熟地黄 半夏 远志_{去心} 荆芥穗各15g 肉桂22.5g

制作方法 将上药共研为粗末。

功效主治 祛风，养血。主治四肢无力，口眼㖞斜，中风自汗或产后多汗。

临床用法 不拘时，1次15g，水200ml，生姜3片煎汤去滓，温服。若汗出不止者，加牡蛎粉3g。

注意事项 避风寒，忌劳累。

焚香透膈散

《黄帝素问宣明论方》

药物组成 雄黄 鼠曲草 鹅管石 款冬花各30g

制作方法 上药共研为细末。

功效主治 宽胸利膈，止咳平喘。主治劳嗽，胸膈痞满。

临床用法 1次3g，将药末放在香炉上焚着，开口吸烟。

注意事项 宜静养，忌劳累。

人参蛤蚧散

《杨氏家藏方》

药物组成 蛤蚧_{蜜炙}1对 人参 百部_{去心} 款冬花_{去枝} 紫菀各15g 贝母 阿胶 蛤粉_炒 鳖甲_{醋炙} 肉桂_{去粗皮炒} 柴胡 黄芪_{蜜炙} 甘草 杏仁_{汤浸去皮尖} 半夏_{生姜汁制}各0.3g

制作方法 上药共研为细末。

功效主治 滋阴退热，化痰平喘。主治虚劳，咳嗽咯血，潮热盗汗，不思饮食。

临床用法 1次9g，与水150ml、生姜3片，同煎至100ml，不拘时温服。实热、阴虚者去肉桂，加细辛。

注意事项 忌食辛燥之品，宜

静养。

舒筋散

《仁斋直指方论》

药物组成 延胡索_炒 当归 桂枝各 30g

制作方法 共研为细末，水泛为丸。

功效主治 温经散寒，活血止痛。主治寒凝血滞，筋络拘挛，肢节疼痛，步履艰难。

临床用法 1 次 6g，酒调服。

注意事项 忌风冷。

蒲黄散

《太平圣惠方》

药物组成 蒲黄 1g 甘草_{炙微赤锉} 0.3g 当归_{锉微炒} 人参_{去芦头} 白芍 阿胶_{捣碎炒令黄燥} 麦冬_{去心焙}各 30g 黄芪_锉 大蓟 生地各 15g

制作方法 上药共研为细末。

功效主治 凉血止血，益气养阴。主治虚劳，肺热吐血。

临床用法 1 次 6g，不拘时以米汤送服。

注意事项 忌食辛燥之品，宜静养。

蜂白散

《古今脐疗良方集解》

药物组成 露蜂房 白芷各 10g

制作方法 上药烘干后共研为细末，醋调成丸。

功效主治 祛寒湿，强阳道。主治寒湿内侵所致阳痿、早泄。

临床用法 临睡前敷脐，胶布固定，1～2 日 1 次，连续 3～5 次。

注意事项 治疗期间、忌房事。

解劳散

《杨氏家藏方》

药物组成 白芍 45g 柴胡_{去苗} 鳖甲_{醋浸炙肉} 枳壳_{麸炒}各 30g 甘草_炙 赤茯苓_{去皮}各 15g

制作方法 上药共研为粗末。

功效主治 养阴理气。主治虚劳积气，吞咽无力，胸膈引背彻痛。

临床用法 1 次 15g，与水 200ml、生姜 3 片、大枣 1 枚同煎至 100ml，饭后温服。

注意事项 忌劳累，宜静养。

辟谷散

《寿世保元》

药物组成　山药　莲米_{去心皮}
芡实_{去壳}　扁豆_{去壳炒}各 240g　薏苡
仁_{去壳} 360g　小茴香_炒 120g　粳
米_{炒黄} 3000g

制作方法　共研为细末。

功效主治　健脾益气。用于老
年及儿童脾气虚弱，饮食不纳。

临床用法　1 次 15g，温水送
服，或开水调，蒸膏后服。

注意事项　忌生冷及不易消化
饮食。

熟干地黄散

《神巧万全方》

药物组成　熟地黄　柴胡　黄
芪　苍术　牛膝各 30g　醋炙鳖甲
60g　白芍药　当归　姜黄　琥珀
制厚朴　川芎　陈皮各 23g　羌
活　木香　桂枝各 15g

制作方法　共研为细末。

功效主治　温阳益气，行气活
血。主治妇女血风劳，冷气攻心，
心腹疼痛，食少，四肢不温。

临床用法　1 次 12g，加生姜
3 片，煎水温服。

注意事项　忌生冷，调情志。

鳖甲散

《圣济总录》

药物组成　鳖甲_{醋炙黄}　柴
胡_{去苗}　秦艽　丹皮　附子_{炮裂去皮脐}
各 30g

制作方法　上药共研为细末。

功效主治　清热养阴，调和阴
阳。主治虚劳寒热，肢节酸疼，困
倦乏力，纳呆，面黄体瘦。

临床用法　1 次 5g，与切细的
猪肾 1 个、葱白 2g、花椒末少许
拌匀，取童便 100ml、水 200ml 煎
药至 150ml，不拘时温服。

注意事项　孕妇忌用。

397

鳖甲散

《太平圣惠方》

药物组成　鳖甲_{醋炙}　柴胡各
45g　麦冬 30g　知母　川大黄_{微炒}
地骨皮各 1g　赤芍 1.5g　黄芪
人参　黄芩　桑白皮各 1g　甘
草_炙 15g

制作方法　上药共研为粗末。

功效主治　益气养阴，凉血退
热。主治妇人热劳，渴饮壮热，四
肢酸疼，心烦胸闷。

临床用法　1 次 12g　用水
150ml、生姜 3 片、葱白 5 节、淡

豆豉 20g，煎至 100ml，去渣温服。

注意事项 外感发热者忌用。

虫 证

无忧散

《普济方》

药物组成 白牵牛 75g 白芜荑 60g 槟榔 60g 黑牵牛_炒30g 大黄 15g 雷丸 15g

制作方法 上药共研为细末。

功效主治 杀虫攻下。主治诸般虫积，已成或未成癥瘕痞疖，及膀胱阴囊肾肿，妇人血蛊，如怀鬼胎，月水不通。

临床用法 以葱白煎汤五更送服，1 次 12g，小儿减量。

注意事项 虫下后注意调养正气。

石榴散

《太平圣惠方》

药物组成 酸石榴根_锉 干漆_{碎炒} 狼牙 鹤虱 槟榔_锉各 30g

制作方法 上药共研为细末。

功效主治 杀虫消积。主治蛲

虫为病。

临床用法 空腹以温酒送服，1 次 6g。

注意事项 虫下后注意调补正气。

丝瓜子散 ※

《全国中草药新医疗法
展览会资料选编》

药物组成 生丝瓜子_{黑色者}500g

制作方法 将上药去壳，取其肉研为细末。

功效主治 驱虫止痛。主治蛔虫病，兼有腹痛。

临床用法 1 日 1 次，成人 1 次 20g，儿童 1 次 12g，温水冲服，连服 2 次。

注意事项 忌食生冷油腻。

当归散

《太平圣惠方》

药物组成 当归_{切焙} 鹤虱_{微炒} 陈皮 人参各 30g 槟榔_{炮锉}60g 枳壳 芍药 肉桂各 30g

制作方法 上药共研为细末。

功效主治 杀虫消积，行气止痛。主治蛔虫作痛，欲作吐逆。

临床用法 空腹温水调服，1 次 6g，1 日 2 次。

注意事项 忌食生冷不洁饮食。

红豆散※

《本草纲目》

药物组成 红豆2~7枚
制作方法 研为细末。
功效主治 清热解毒，祛风杀虫。主治腹脏及皮肤内虫疾，除蛊毒。
临床用法 温开水送服。
注意事项 忌食生冷不洁食物。

驱虫散※

《全国中草药新医疗法
展览会资料选编》

药物组成 鲜山楂1kg
制作方法 将上药洗净去核备用。
功效主治 消滞驱虫。主治绦虫病。
临床用法 自下午3时起开始零食，晚10时吃完，晚饭禁食。次晨用200ml水煎槟榔60g，煎至50ml，一次服完，卧床休息。
注意事项 欲大便时尽量坚持一段时间再解，即可排出完整绦虫。冬天应便在温水内，避免虫体遇冷收缩而不能完整排出。

驱虫散

《中国中医独特疗法大全》

药物组成 细辛2g 明矾川椒各3g 槟榔 雷丸各5g 鲜苦楝根皮 鲜石菖蒲根各10g
制作方法 共研为细末备用。
功效主治 杀虫止痛。主治胆道蛔虫症，腹痛剧烈，苔薄脉弦。
临床用法 取鸡蛋2个，击破后加入药末搅拌，和匀后用茶油煎烤成3个药蛋粑，分别敷贴于神阙穴、鸠尾穴、会阴穴，腹痛除，半日后可去药。
注意事项 忌辛辣、鱼腥、油腻食物。药蛋粑温度不宜过烫，以免损伤皮肤。

贯众散

《删繁方》

药物组成 贯众10g 干漆90g 吴茱萸45g 白芜荑炒 槐白皮 铅粉另研各1g 杏仁15g
制作方法 研为细末，混匀。
功效主治 清热杀虫。主治蛲虫为患，四肢肿急。
临床用法 1次1.5g，1日2次，空腹温水送服。

399

注意事项 忌食生冷不洁饮食。

胆蛔宁散※

《全国中草药新医疗法
展览会资料选编》

药物组成 大黄0.5g 木香0.5g 阿司匹林1.5g 苯巴比妥0.12g 敌百虫0.17g

制作方法 将上药共研为细末备用。

功效主治 行气杀虫,解热镇痛。主治胆道蛔虫病。

临床用法 于腹痛间歇期口服。成人1次1剂,儿童量:4～6岁1/3剂,7～11岁1/2剂,12～14岁2/3剂。1日可服2次,以2日为限。如有必要,7天后可重复治疗。

注意事项 忌与碱性药物同用(如小苏打、制酸片等抗酸类药物)。本药有小毒,治疗中可出现嗜睡、头昏、多汗、上腹部不适。若见恶心、呕吐、肌肉颤动,注射阿托品可使症状缓解。胃、十二指肠溃疡,严重肝肾疾患者慎用。

晋福散

《寿世保元》

药物组成 晋矾 福建茶各30g

制作方法 共研为细末。

功效主治 涌吐排毒,燥湿杀虫。主治蛊毒,心腹绞痛,如有虫在咬,血肉皆烂,游走腹内,骨节沉重,发则心腹痛而烦躁。

临床用法 1次9g,凉水调服,服后当吐,若未吐,再服必吐。

注意事项 体虚胃弱之人慎用。

桔梗散

《圣济总录》

药物组成 桔梗锉炒 当归切焙 芍药各1g 陈皮15g 槟榔煨锉 鹤虱 草薢锉炒各30g

制作方法 上药共研为细末。

功效主治 杀虫消积,行气止痛。主治蛔虫攻心作痛。

临床用法 1次1.5g,1日2次,空腹生姜大枣煎汤送服。

注意事项 忌食生冷不洁饮食。

狼牙散

《太平圣惠方》

药物组成　狼牙　鹤虱　贯众　芜荑仁各30g

制作方法　上药共研为细末。

功效主治　清热杀虫。主治虫积肠胃，令人心烦，吐逆下虫。

临床用法　1次3g，良久再服，米粥送服，虫下为度。

注意事项　虫下后注意调养正气。

除根散

《吴氏集验方》

药物组成　川楝子去皮　槟榔各3g　芜荑9g　铅丹6g　轻粉0.3g

制作方法　上药研为细末。

功效主治　行气，杀虫。主治绦虫病。

临床用法　1作一服，晨起用石榴根煎酒调服。

注意事项　本品铅丹、轻粉有毒，当严格控制使用剂量。

蛇蜕散※

《全国中草药新医疗法
展览会资料选编》

药物组成　蛇蜕250g

制作方法　将上药研为细末。

功效主治　祛风杀虫。主治脑囊虫病。

临床用法　1日2次，1次5g，温水送服。

注意事项　病情严重者当采取综合治疗措施。

葶苈散

《圣济总录》

药物组成　葶苈子炙黄　漏芦炒研　鹤虱　蛤蟆　朱砂研　滑石各0.3g　蟾酥0.1g

制作方法　将上药共研细为末。

功效主治　健脾消积，解毒杀虫。主治小儿脑疳。

临床用法　1次0.3g，吹入鼻中。

401

注意事项 忌生冷不洁饮食。 免感染。

碧金散

《幼幼新书》

药物组成 苦楝根30g 鹤虱 槟榔 使君子 青黛各15g 皂荚_{烧灰}9g 麝香0.3g

制作方法 上药共研为细末。

功效主治 行气杀虫。主治绦虫、蛔虫病。

临床用法 1次0.5g，淡猪肉汤调服。

注意事项 本品有一定毒性，不宜持续和过量服用。

402

熏黄散

《普济方》

药物组成 雄黄 丹砂 食盐 青黛 丁香 矾石 铁衣 栀子仁 麝香 天仙子 细辛 土瓜根 广姜 甜葶苈 石菖蒲 蛤蟆 蜀椒各30g 天灵芝0.3g

制作方法 共研为细末。

功效主治 清热解毒，化湿杀虫。主治痔湿虫下赤黑血，肛门虫蚀赤烂，日夜疼痛。

临床用法 1次3g，用纱布裹药末塞入肛门。

注意事项 保持肛门清洁，以

中暑

广顺散

《杨氏家藏方》

药物组成 肉桂_{去粗皮} 干姜_炮各30g 乌梅肉45g 紫苏叶15g 甘草_炙105g

制作方法 上药共研为细末。

功效主治 理气，和胃，生津。主治中暑烦渴。

临床用法 1次6g，冷水调服。

注意事项 忌食生冷。

五苓散

《伤寒论》

药物组成 猪苓_{去皮} 赤茯苓_{去皮} 白术_{去芦}各45g 桂枝30g 泽泻75g

制作方法 上药共研为细末。

功效主治 通阳化气，运脾除湿。主治伤暑烦渴，引饮无度，兼治伤寒温热，表里未解，烦渴引水，水入即吐，或小便不利，及汗出表解烦渴不止，又治霍乱吐利，及瘟疫瘴疟烦渴，小便赤涩。

临床用法 1 次 6g，开水冲服，不拘时候，服后多饮热汤，汗出即愈。

注意事项 忌食生冷油腻。

玉露散

《儒门事亲》

药物组成 寒水石 滑石 石膏 天花粉各 120g 甘草 60g

制作方法 共研为细末。

功效主治 清热利尿，生津解暑。主治伤暑，烦热，小便黄赤。

临床用法 1 次 15g，新汲水调服。

注意事项 忌食辛辣温燥之品。

石膏散

《儒门事亲》

药物组成 石膏 30g 人参_{去芦} 甘草_炙各 15g

制作方法 上药共研为细末。

功效主治 清热益气生津。主治中暑，烦渴，神疲乏力。

临床用法 1 次 9g，凉开水或蜜水调服，生姜汤亦可。

注意事项 饮食宜清淡，宜居阴凉通风处。

龙须散

《太平圣惠方》

药物组成 五倍子_{一方作五味子} 乌梅_{去仁} 飞罗面各 60g 甘草_炙 45g 白矾_枯 30g

制作方法 上药共研为细末。

功效主治 收涩止泻，清热生津。主治冒暑伏热，心膈烦闷，饮冷，不知人事，及霍乱作泻作渴，衄血吐血，小便下血，头晕目眩。

临床用法 1 次 6g，凉开水调服。

注意事项 忌食辛辣温燥之品。

冰黄散（却暑散）

《太平惠民和剂局方》

药物组成 赤茯苓_{去皮} 甘草_生各 120g 寒食面 生姜_{切碎} 搜面_{匀晒干}各 500g

制作方法 上药共研为细末。

功效主治 和中，止呕，利水。主治冒暑伏热，头目昏晕，呕吐泻利，口干烦渴，背寒面垢。

临床用法 1 次 6g，凉水或温水调服，不拘时候。

注意事项 忌食辛辣温燥之

品。

青金散

《杨氏家藏方》

药物组成　硫黄_生　寒水石_煅　玄精石　焰硝　青黛各等份

制作方法　上药共研为细末。

功效主治　泻火解毒，清热生津。主治中暑，烦躁口渴，吐泻不止。

临床用法　1 次 3g，凉水调服，不计时候。

注意事项　忌食辛辣温燥及不洁之品。

泼火散

《杨氏家藏方》

药物组成　青皮_{去白}　赤芍药　黄连_{去须}　地榆各等份

制作方法　上药共研为细末。

功效主治　清热泻火，凉血止血。主治伤暑，烦躁发渴，口苦舌干，头痛恶心，不思饮食，昏迷不省人事，兼治血痢、妇人热崩。

临床用法　1 次 3g，冷水调服；如蓄热而气血妄行，加甘草等份；治血痢，水 100ml 煎服。

注意事项　忌食辛辣温燥之品。

秦艽散

《传信适用方》

药物组成　秦艽_{去土}　当归_{去芦}　桔梗　黄连_{去须}　乌梅_{去核}　甘草_炙　青皮_{去瓤}　柴胡_{去芦}　干姜_炮　芍药各等份

制作方法　上药共研为细末。

功效主治　清热生津，理气安中。主治中暑。

临床用法　1 次 6g，温水送服；解暑，浓煎灯芯汤送服；心痛，煎石菖蒲汤送服；泻痢，米汤送服；骨热，煎地骨皮汤送服。

注意事项　忌食辛辣温燥不洁之品。

消暑十全散

《张氏医通》

药物组成　香薷 6g　扁豆_炒　厚朴_{姜制}　陈皮　炙甘草　白术　茯苓　木瓜　藿香　紫苏叶各 3g

制作方法　上药共研为粗末。

功效主治　解暑祛风，舒筋止痛。主治伤暑，兼感风邪，发热头痛。

临床用法　水煎热服，不拘时候，取微汗。

注意事项　忌食辛燥之品。

银白散

《普济方》

药物组成 石膏_{水飞}9g 滑石30g 甘草_炙2g

制作方法 将上药共研为细末。

功效主治 清解暑热。主治小儿夏日伤暑，自利烦渴。

临床用法 1次9g，不拘时，薄荷汤送服。

注意事项 忌食辛燥之品。

清暑散

《杨氏家藏方》

药物组成 硫黄60g 蛤粉120g

制作方法 上药共研为细末。

功效主治 化痰开窍。主治伏暑伤热，燥渴冒闷，呕哕恶心，或发霍乱。

临床用法 1次3g，凉水调服，不计时候。

注意事项 忌食辛辣温燥之品。

清解散※

《济生拔萃方》

药物组成 蒲黄9g 滑石15g 生甘草3g

制作方法 上药共研为细末。

功效主治 清热，利湿，解暑。主治暑疾。

临床用法 1次9g，温水调服。

注意事项 宜清淡饮食，忌过劳。

昏厥

405

无忧散

《普济方》

药物组成 天南星_{牛胆浸为末}30g 冰片1.5g

制作方法 上药共研为细末。

功效主治 除痰，开窍。主治痰热谵语，精神昏迷，及里有蓄热。

临床用法 1次9g，浓煎人参汤送服。

注意事项 保持呼吸道通畅。

龙骨散

《圣济总录》

药物组成 龙骨 白茯苓去黑皮 远志去心 防风去叉 人参 柏子仁别研 犀角 生地黄焙各30g 牡蛎烧研45g

制作方法 上药研为细末，与别研药混匀，入煮枣肉60g，炼蜜为丸。

功效主治 平肝潜阳，镇静安神，益气健脾。主治阳气内郁，善怒，耳目昏塞，急迫厥逆。

临床用法 1次3g，1日1次，早饭前粥汤送服。

注意事项 忌情志刺激。

归魂散

《圣济总录》

药物组成 附子炮裂去皮脐 阳起石各90g 干姜炮 麻黄去节各30g 石膏240g 寒水石120g 杏仁去皮尖双仁炒研60g

制作方法 将石膏、寒水石、附子、阳起石四味药研为细末，入罐内煅，用纸铺地出其火毒，再同余药共研为细末。

功效主治 调和阴阳，解毒开窍。主治阴阳二毒，不省人事。

临床用法 1次4g，用冷水调服。

注意事项 保持呼吸道通畅。

地榆散

《证治准绳》

药物组成 地榆 赤芍药 黄连 青皮各等份

制作方法 上药共研为细末。

功效主治 清热泻火，凉血醒神。主治中暑昏迷，不省人事。

临床用法 1次9g，浆水或凉水调服。

注意事项 昏迷时当保持呼吸道通畅。

奇命通关散

《卫生宝鉴》

药物组成 踯躅花 川芎 细辛 龙脑 薄荷各等份

制作方法 共研为细末。

功效主治 宣通鼻窍，开窍醒神。主治中风涎上，不省人事。

临床用法 用细末少许，吹入鼻中。

注意事项 宜采取综合治疗措施。

草乌皂荚散※

《本草纲目》

药物组成 草乌头 皂荚各等份 麝香少许

制作方法 上药共研为细末。

功效主治 通关开窍。主治喉痹，口噤不开欲死。

临床用法 用药末搽牙，并吹入鼻内。

注意事项 孕妇忌用。

姜辛丁桂散

《中医验方》

药物组成 公丁香 干姜 细辛 肉桂各10g

制作方法 上药共研末备用。

功效主治 散寒回阳。主治不省人事，属寒厥者。

临床用法 取药末填满脐孔，盖以生姜片，艾炷灸之，至患者苏醒为止。

注意事项 忌生冷食物。

神应散

《圣济总录》

药物组成 丹砂研 硫黄研各3g 朴硝6g 人参 白茯苓去黑皮各0.3g 蛤粉10g

制作方法 上药共研为细末。

功效主治 调和阴阳，豁痰救逆。主治伤寒阴阳不相顺接，四肢厥冷，神昏烦躁。

临床用法 1次1g，芝麻水调服，不计时候。

注意事项 保持呼吸道通畅。

407

神应散

《寿世保元》

药物组成 雄黄水飞 枯矾煅研 藜芦生用 牙皂炙黄各等份

制作方法 上药共研为细末，密封收藏。

功效主治 祛痰开窍。主治时气缠喉，药食不下，牙关紧闭，不省人事。

临床用法 1次0.05g，吹入鼻内。

注意事项 保持呼吸道通畅，以防窒息。

秦艽干姜散 ※

《普济方》

药物组成 秦艽_{去苗} 干姜_{炮制} 枯梗 附子_{炮裂去皮脐} 当归_{切片后焙} 天冬_{去心后焙} 人参 白术 蜀椒_{去目及闭口者炒至出汗} 各30g 乌头_{炮裂去皮脐尖} 细辛_{去苗叶} 各9g 炙甘草 白芷 山茱萸 麻黄_{去根节} 前胡_{去芦头} 防风_{去叉} 五味子各3g

制作方法 上药共研为细末。

功效主治 温阳救逆，散寒化湿。主治气热壅滞而致多怒，面青，气逆昏厥。

临床用法 1次3g，1日3次，饭前或饭后温酒调服。

注意事项 忌情志刺激。

稀涎散

《儒门事亲》

药物组成 皂荚_{去皮弦炙黄}30g 绿矾 藜芦各15g

制作方法 上药共研为细末。

功效主治 化痰除涎。主治痰涎上逆，神昏，牙关紧闭。

临床用法 1次1.5~6g，撬开牙关，浆水调汁灌服。

注意事项 本品忌与诸参及细辛、芍药等同用。

犀角散

《太平圣惠方》

药物组成 牛黄 人参_{去芦头} 茯神 麦冬_{去心焙} 天竺黄_{细研} 朱砂_{细研} 黄芩 栀子仁 甘草_{炙赤}各0.3g 麝香_{细研}15g 犀角15g

制作方法 上药共研为细末，混匀。

功效主治 清热祛痰，息风定惊。主治伤寒汗后，心肺热不除，反见神昏谵语，四肢拘急。

临床用法 1次6g，竹叶煎汤调服。

注意事项 保持呼吸道通畅，防止窒息。

吹鼻散

《遵生八笺》

药物组成 大茶子50g 糯米10g

制作方法 共研为细末。

功效主治 逐痰开窍。主治痰厥昏迷，喉间痰鸣气盛者。

临床用法 以少许吹入鼻中，吐出稠痰数升，即醒。

注意事项 保持呼吸道通畅，勿令窒息。

霹雳散

《活幼心书》

药物组成 皂角 1g 细辛 川芎 白芷各 6g 羊踯躅 4.5g

制作方法 上药共研为细末。

功效主治 祛风，通关，开窍。主治中恶卒死和卒暴之证。

临床用法 用少许药末吹鼻取嚏。

注意事项 宜采取综合治疗措施。

鬓发早白

一醉散

《普济方》

药物组成 槐角 12g 旱莲草 1.5g 生地黄 15g

制作方法 共研为细末，将药投入 1000ml 酒内，密封，浸 20 日。

功效主治 滋阴益肾，补精荣发。主治鬓发早白。

临床用法 取酒饮一醉后，觉来须发尽黑。

注意事项 忌用脑过度。

乌金散

《圣济总录》

药物组成 草乌头 120g 青盐 60g

制作方法 青盐为末，与草乌头同入瓶内，用火煅黑烟尽，青烟出为度。在新黄土内埋 1 宿，取出共研为末。

功效主治 温肾助阳。主治头发花白，牙齿松动。

临床用法 1 日 3 次，揩牙，保留 10 分钟后漱口。

注意事项 忌房劳过度而损伤肾阳。

409

乌金散

《张氏医通》

药物组成 生姜取自然汁 950g 生地黄取自然汁 480g 大皂荚 120g

制作方法 用生姜汁、生地黄汁文火炙皂荚，反复蘸炙，再把皂荚、生地黄渣入瓷罐内煅存性，研为细末。

功效主治 固肾，坚齿，乌发。主治牙齿动摇，须发黄赤。

临床用法 齿摇者，以末少许搽齿龈；发黄者，铁器盛药末 9g，开水调，过 3 日后，于临卧时用，以药汁蘸搽须发，3日1次。

注意事项 注意调补，忌劳累。

立圣散

《余居土选奇方》

药物组成 橡斗子（橡实）_{盐渍烧存性}适量

制作方法 研为细末。

功效主治 乌发润发。主治鬓发花白。

临床用法 早晚各1次，水调药末掺发内，保留1小时后洗尽。

注意事项 忌用脑过度。

针砂荞面散※

《本草纲目》

药物组成 针砂30g 荞面30g 诃子15g 没石子_{醋炒}1个 百药煎适量

制作方法 上药各研为末。

功效主治 美须黑发。用于染白须发。

临床用法 茶调针砂、荞面、百药煎末，夜涂旦洗。再用诃子、没石子、百药煎末水和涂1夜，温浆洗去。

注意事项 勿内服。

410

针砂诃子散※

《本草纲目》

药物组成 针砂_{醋炒7次}30g 诃子 白及各12g 百药煎18g 绿矾6g

制作方法 上药共研为细末。

功效主治 美须黑发。用于染白须发。

临床用法 用热醋调上药刷须发，菜叶包住，次晨将酸浆洗去。

注意事项 外用药，切勿内服。

瓜子散

《备急千金翼方》

药物组成 炒瓜子1500g 白芷 当归 川芎 炙甘草各60g

制作方法 共研为细末。

功效主治 健脾益气，活血养血。主治气血虚，少年花发，及忧愁早白，手足烦热，恍惚健忘，经年下痢。

临床用法 1次1.5g，饭后用酒或温水调服。

注意事项 保持情志舒畅。

槐枝散

《圣济总录》

药物组成 槐枝 青盐 炒胡麻子仁 生地黄各30g 皂荚20g

制作方法 锉碎，入瓷瓶中，用瓦片盖，纸筋泥封固，用文武火烧，烟尽放冷，取出研为细末。

功效主治 化痰祛风，养血荣法。主治须发黄白。

临床用法 每日揩牙后，余药涂发上，少顷洗之。

注意事项 忌用脑过度。

失语

石菖蒲散

《圣济总录》

药物组成 石菖蒲_{石上者} 五味子 炒陈皮 细辛 紫菀 炮干姜各15g 诃子_{去核} 杏仁_{去皮尖麸炒}各30g。

制作方法 上药共研为细末。

功效主治 温肺散寒，利咽开音。主治风冷伤肺，声嘶不去。

临床用法 1日3次，1次3g，饭后温酒调服。

注意事项 肺热壅盛者禁用。

发声散

《御药院方》

药物组成 瓜蒌皮 白僵蚕 甘草各等份

制作方法 上药炒黄共研，为细末。

功效主治 化痰利咽。主治咽喉语声不出。

临床用法 1次3~6g，1日3次，温酒或生姜汁调服，另用1.5g棉裹含化咽津。

注意事项 切忌频频挣声。

明矾散

411

《普济方》

药物组成 明矾 陈皮_{去白炒} 桂枝_{去粗皮}各30g

制作方法 共研为细末，枣肉和丸。

功效主治 燥湿化痰，通经利喉。主治卒中风，不语失声，及声喑不出。

临床用法 1次3g，含化咽津，不拘时候。

注意事项 忌频频挣声，防止加重病情。

通关散

《全生指迷方》

药物组成 白僵蚕 15g 羌活 0.3g 麝香 1.5g

制作方法 共研为细末。

功效主治 息风通络，开窍醒神。主治风邪客于脾经，上入心经，失音不语，又关膈不通，其人精神昏愦健忘。

临床用法 1 次 6g，先以姜汁少许调匀，以沸汤浸，放温服之，并用石菖蒲末时时置舌根下。

注意事项 慎避风邪。

412

健忘

人参散

《太平圣惠方》

药物组成 人参_{去芦头} 山药 铁粉 生地黄 酸枣仁_{微炒} 茯神各 30g 牛黄_{别研} 0.3g 麦冬_{去心焙} 45g 麝香_{别研} 0.15g 羚羊角屑 15g

制作方法 上药共研为细末，混匀。

功效主治 益气养阳，定志安神。主治健忘，言语不快，精神恍惚，脉虚惊跳不定等。

临床用法 1 次 3g，不拘时候，煎竹茹汤调服。

注意事项 调畅情志，注意睡眠。

不忘散

《备急千金要方》

药物组成 石菖蒲 2g 白茯苓 茯神 人参各 5g 远志 7g

制作方法 上药共研为细末。

功效主治 益智开窍。主治健忘。

临床用法 1 次 1g，1 日 3 次，饭后温酒调服。

注意事项 保持充足睡眠，加强情志调理。

远志散

《圣济总录》

药物组成 远志_{去心} 黄连_{去须}各 60g 石菖蒲 90g 白茯苓_{去黑皮} 75g 人参 45g

制作方法 上药共研为细末。

功效主治 清心泻火，益智开窍。主治健忘等。

临床用法 1 次 1g，1 日 3 次，早、晚饭后及临卧时用温酒调下。

注意事项 忌用脑过度。

苁蓉散

《备急千金要方》

药物组成 肉苁蓉 续断各3g 远志 石菖蒲 白茯苓各9g

制作方法 上药共研为细末。

功效主治 补肾健脑。主治健忘。

临床用法 1次1.5g，1日3次，饭后温酒调服。

注意事项 保持充足睡眠，加强情志调理。

菖蒲茯神散※

《备急千金要方》

药物组成 石菖蒲1g 茯神茯苓 人参各3g 远志6g

制作方法 上药共研为细末。

功效主治 健脾益气，益智开窍。主治健忘。

临床用法 1次6g，1日4次，饭前及睡前用酒调下。

注意事项 忌过度用脑。

奔豚气

木香散

《圣济总录》

药物组成 木香30g 沉香肉桂 青皮浸去白瓤焙 白芷 茴香莪术 杉木节各15g 枳壳 木瓜焙各1g

制作方法 上药共研为细末。

功效主治 温中和胃，理气止痛。主治奔豚气上冲，心胸烦闷，脐腹胀痛，饮食转呕。

临床用法 1日3次，1次6g，温酒调服。

注意事项 阴虚血少之人慎用。

木香槟榔散

《圣济总录》

药物组成 木香 槟榔煨 沉香 磁石醋洗煅 诃子去核 茴香子炒 川芎 白芷炒 牡蛎煅各15g 桂枝去粗皮 陈皮汤浸去白焙各1g

制作方法 上药共研为细末。

功效主治 降逆平喘，温中消积。主治积病不散，结伏奔豚，发

413

即上冲心胸，令人喘逆，骨痿少气。

临床用法 1日3次，1次6g，炒生姜盐汤调服。

注意事项 忌食生冷、油腻之品。

茴香槟榔散

《圣济总录》

药物组成 茴香_炒 槟榔 三棱_煨 青皮_{汤浸盐炒去白}各 15g 木香0.3g

制作方法 上药共研为细末。

功效主治 温中理气，消积止痛。主治奔豚气，上冲腹胁满痛，积聚成块。

临床用法 1日3次，1次1.5g，热汤调服。

注意事项 阴虚气虚者慎用。

桃仁散

《太平圣惠方》

药物组成 桃仁_{汤浸去皮尖双仁麸炒黄} 牵牛子_炒 茴香子_炒 郁李仁_{汤浸去皮炒}各 30g 槟榔 青皮_{浸去白瓤焙} 木香各15g

制作方法 上药共研为细末。

功效主治 降气平喘，活血消积。主治奔豚气，上攻心胸，喘闷

胀满。

临床用法 1日3次，1次6g，温酒调服。

注意事项 孕妇及脾虚之人禁用。

槟榔散

《圣济总录》

药物组成 槟榔 诃子_{煨去核}各60g 牵牛子_炒90g 吴茱萸_{陈者汤浸焙炒}45g

制作方法 上药共研为细末。

功效主治 行气宽中，泻下消积。主治奔豚气，冲心满闷。亦治伤寒、食积、脚气、阴阳二毒。

临床用法 1日3次，1次1g，童便30ml，空腹调服。

注意事项 脾虚便溏者及孕妇忌用。

结胸

大通散

《圣济总录》

药物组成 炒甘遂 0.3g 生地黄_{同甘遂焙干}30g 槟榔 20g 炒麦

芽 15g　铅白霜 0.3g

制作方法　上药共研为细末。

功效主治　行气逐水，清热解毒。主治伤寒结胸，及疮疹后毒气攻心，涎嗽喘急。

临床用法　1 日 3 次，1 次 1.5g，水送服。

注意事项　虚弱之人及孕妇忌用。

豆蔻散

《博济方》

药物组成　肉豆蔻 15g　麻黄　木香　白术各 0.3g　吴茱萸 1g　制附子 10g　干姜 2.5g　肉桂 4g　全蝎 与朱砂同炒令黄 10g　诃子 10g　槟榔 30g　青皮 20g　茯苓 10g　川乌　高良姜　天麻　葛根　乳香 另研　花椒　当归各 30g

制作方法　将上药共研为细末，入乳香混匀。

功效主治　温阳散寒，行气除痞。主治两感伤寒，结胸，壮热恶寒，饮食不下，大小便不通，或四肢逆冷，心烦，不省人事，或食后结聚，心下逆满，坐卧不得。

临床用法　1 次 30g，同细盐炒，用纱布包裹敷于痛处，频用为效。

注意事项　本品可反复炒用。

金黄散

《圣济总录》

药物组成　黑牵牛　大黄各 1g　郁金　胡黄连各 0.5g　轻粉 0.5g

制作方法　将上药共研为细末。

功效主治　攻下逐水，清热泻火。主治水热互结，心下坚满，或吐或泻。

临床用法　1 日 3 次，1 次 3g，用凉水送服。

注意事项　脾胃素虚之人忌用。

415

陷胸散

《圣济总录》

药物组成　前胡　炒甘遂　炒甜葶苈　炒大黄　芒硝　杏仁 去皮尖 各 30g

制作方法　将上药共研为细末。

功效主治　攻下热结。主治伤寒结胸，伏阳于里，心下坚硬，按之则痛。

临床用法　1 日 3 次，1 次 1g，生姜蜜水送服。

注意事项　体虚及久病之人慎

用。

瘿病

木通散

《普济方》

药物组成 木通锉 昆布洗去咸味 干姜炮锉 甜葶苈隔纸炒紫色各15g 羚羊角屑 人参 海藻洗去咸味 射干 槟榔各1g

制作方法 上药共研为细末，炼蜜为丸。

功效主治 清热解毒，散结消肿。主治小儿瘿气，咽喉肿塞，烦闷。

临床用法 1次5g，温酒送服，不计时候。

注意事项 忌食辛辣刺激性食物。

木通散

《太平圣惠方》

药物组成 木通 海藻洗去咸味 昆布洗去咸味 松萝 桂枝 白蔹 蛤蚧炒微黄 琥珀各30g

制作方法 上药共研为细末。

功效主治 软坚散结，消痰利水。主治小儿瘿气，心胸壅闷，咽喉噎塞。

临床用法 1日1次，1次6g，牛蒡子煎汤调下。

注意事项 忌食辛辣刺激性食物。

半夏散

《太平圣惠方》

药物组成 半夏汤浸七次去滑 海藻洗去咸味 龙胆去芦头 昆布去咸味 土瓜根 射干 小麦 各等份

制作方法 上药共研为细末。

功效主治 降气化痰，软坚散结。主治小儿瘿气，心胸烦闷。

临床用法 1日3~4次，1次1.5g，用生姜、酒调服。

注意事项 忌食辛辣刺激性食物。

豕靥散※

《本草纲目》

药物组成 豕靥瓦焙120g

制作方法 研为细末。

功效主治 化痰散结。主治项下瘿气。

临床用法 1次1g，1日1次，临卧温酒送服。

注意事项 多食含碘食物。

神效开结散

《校注妇人良方》

药物组成 沉香 木香各 6g 橘红 120g 珍珠_{入砂罐内盐泥封固煅赤取出晒}49g 粒 猪靥子肉 49g

制作方法 共研为细末。

功效主治 理气化痰，消瘿散结。主治项下瘿瘤包块。

临床用法 1 次 3g，睡前酒调咽服。

注意事项 忌酸咸油腻、滞气碍脾之物。

食物中毒

管仲散

《御药院方》

药物组成 黄连 贯众 甘草各 9g 骆驼蓬 15g

制作方法 上药共研为细末。

功效主治 解毒清热。主治一切热毒，或中食毒酒毒药毒等。

临床用法 1 次 9g，冷水调服。

注意事项 忌再次接触毒物。

解毒散※

《全国中草药新医疗法展览会资料选编》

药物组成 白橡树皮 2kg 黑老虎（南五味子）1.5kg 鸭脚木叶（五加叶）2.5kg 金沙藤 2.5kg 樟脑 6g

制作方法 将上药晒干，研为细末。

功效主治 清热解毒，活血逐瘀，主治食物中毒。

临床用法 1 日 3 次，1 次 6g，开水冲服。

注意事项 病情严重者应紧急施以综合治疗。

417

鳞灰散※

《本草纲目》

药物组成 鱼鳞_{烧存性}120g

制作方法 研为细末。

功效主治 解毒，散结。主治食鱼中毒，烦乱或成积聚。

临床用法 1 次 6g，温水送服。

注意事项 忌复食中毒食物。

杂证

十宝大安散

《普济方》

药物组成 大黄春冬500g 夏250g 秋360g 甘草春冬180g 夏90g 秋120g 牵牛子春冬360g 夏240g 秋240g 槟榔春冬360g 夏240g 秋180g

制作方法 取上药500g，夏加南木香15g，秋加天花粉15g，共研细末。

功效主治 行气导滞，化痰散结。主治日久之沉痰积气，小肠偏坠，干湿脚气，噎膈，淋证，腰腿痛，消渴，痔漏，肠风下血，恶毒赤肿，紫白癜风，痈疽疮毒，左右偏瘫，赤白泻痢，寒热疟疾，阴阳二毒，山岚瘴气，妇人赤白带，经脉不调，崩中漏下及小儿疳气癫痫。

临床用法 1日1次，1次9g，黎明时分用冷水调服，病根随大便而走。若于方中加蜜炙黄芪、陈皮、炮莪术、炮三棱，则有泻有补。

注意事项 孕妇禁用。

人参散

《黄帝素问宣明论方》

药物组成 石膏 甘草各30g 滑石120g 寒水石60g 人参15g

制作方法 上药共为细末。

功效主治 益气清热，除烦。主治身热头痛，积热黄瘦，肌热恶寒，蓄热发战，膈热呕吐，烦渴，湿热泻利，或目赤口疮，咽喉肿痛，或见昏眩，虚汗，肺痿劳嗽不已者。

临床用法 1次6g，温水调服。

注意事项 忌食辛辣温燥之品。

人参轻骨散

《太平惠民和剂局方》

药物组成 厚朴姜制 甘草炙 桔梗各120g 麻黄去节 柴胡各90g 人参去芦 白术 陈皮 白芷 赤芍 秦艽各60g 半夏煮 白茯苓 贝母去心各30g 苍术180g 川芎 当归 肉桂 干姜炮各45g 枳壳75g

制作方法 上药共研为细末。

功效主治 健脾燥湿，益气活

血，祛风止痛。主治五劳七伤，心腹痞闷，痰饮呕逆，伤寒，头痛壮热，项背拘急，骨节烦痛，肢体困倦，大便不调，小便赤涩，头痛，瘴气，妇女痛经，月经不调。

临床用法 1次9g，与水100ml、生姜2片、同煎至60ml，趁热服用，1日3次。

注意事项 忌劳累，调情志。

大圣散

《博济方》

药物组成 泽兰叶27g 石膏600g 白薇 藁本_{去苗}各6g 阿胶_{碎炒爆}150g 卷柏_{去根} 吴茱萸_{浸炒干}各12g 茯苓 防风_{去芦} 厚朴_{去粗皮姜汁炙} 细辛_{去苗} 柏子仁_{微炒}各10g 桔梗各300g 五味子 人参 干姜_炮 白芷 花椒_{去目微炒去汗} 白术 黄芪 川乌_炮 丹参各1g 芜荑_{微炒} 甘草_炙 川芎 芍药 当归各21g 肉桂15g 生地黄450g

制作方法 上药共研为细末。

功效主治 温阳通经，养血活血。主治血海虚冷，久无子息，及产后败血冲心，中风口噤，胎死腹中，或腹中刺痛，难产，或寒热往来，咳嗽，遍身生疮，头痛恶心，经脉不调，赤白带下，月经不调等症。

临床用法 1次6g，1日3次，饭前热酒送服。

注意事项 慎起居。

小八风散

《备急千金要方》

药物组成 天雄 当归 人参各15g 附子 天冬 防风 蜀椒 独活各12g 乌头 秦艽 细辛 白术 干姜各9g 麻黄 山茱萸 五味子 桔梗 白芷 柴胡 莽草各6g

制作方法 将上药共研为细末。

功效主治 温肾健脾，祛风除湿。主治狂言妄语，惊悸恐怖，恍惚，喜怒无常，烦满颠倒，短气不得语，健忘，心痛彻背，纳呆，恶风，脘腹疼热，恶闻人声，不知痛痒，身悉振摇，汗出萎顿，头重浮肿，口眼㖞斜，四肢不仁。

临床用法 1次1~3g，酒送下。

注意事项 服药后可见身如针刺等反应。

乌药顺气散

《三因极一病证方论》

药物组成 麻黄_{去根节} 陈

419

皮_{去瓤}　乌药各60g　白僵蚕_{去丝嘴炒}
川芎_炒　枳壳_{去瓤麸炒}　甘草_炒　白
芷　桔梗各30g　干姜_炮15g

制作方法　上药共研为细末。

功效主治　行气祛风，通络止痛。主治一切风气攻注，四肢骨节疼痛，遍身顽麻，头目眩晕；中风，手足瘫痪，语言謇涩，筋脉拘挛；脚气步履艰难，脚膝软弱；妇人血风，老人冷气上攻胸膈，两胁刺痛，心腹膨胀，吐泻肠鸣。

临床用法　1次9g，水100ml、生姜3片、枣1枚，煎至70ml，温服；如四时伤寒，憎寒壮热，头痛，肢体倦怠，加葱白三寸，同煎并服，出汗见效；如闪挫身体疼痛，温酒服；遍身瘙痒抓之成疮，用薄荷煎服。

注意事项　孕妇忌服。

六圣散

《普济方》

药物组成　川芎　石膏　雄黄　乳香　没药各6g　芒硝15g

制作方法　上药共研为细末。

功效主治　泻火解毒，行气活血。主治目昏冷泪，头风，咽喉肿塞，牙痛。

临床用法　噙水咽之，1次1g。

注意事项　忌食辛辣刺激性食物。

石燕散※

《本草纲目》

药物组成　石燕_{水飞}适量

制作方法　研为细末。

功效主治　除湿热，利小便，退目翳。主治眼目障翳，诸般淋沥，赤白带下多年，及久患消渴，脏腑频泻，肠风痔瘘年久不愈，面色虚黄，饮食无味，妇人月水甚浊。

临床用法　1日1.5～3g，米汤送服。

注意事项　本品性凉，体虚、无湿热之人及孕妇忌用。

淮南八公石斛万病散

《古今录验》

药物组成　牛膝　远志_{去心}
续断各6g　蛇床子9g　菟丝子900g　肉苁蓉　茯苓　杜仲　肉桂各6g　干姜　花椒_{去汗}各3g　细辛　附子_炮　天雄_炮　防风　干地黄　白术　萆薢　石斛　云母粉　菊花　石菖蒲各6g

制作方法　上药共研为细末。

功效主治　补肾助阳，养心安神，祛风除湿。主治五劳七伤，筋脉拘挛，胸胁支满，身体强直，颈项腰背疼痛，阳痿，盗汗，心腹满急，咽干口燥，纳呆，短气小便涩痛，便血，不孕。

临床用法 1次1.5g，1日3次，饭后以酒送服。

注意事项 忌食辛辣、生冷及油腻食物。

丝瓜散※

《本草纲目》

药物组成 老丝瓜烧存性适量

制作方法 研为细末。

功效主治 通络止血。主治大小便下血，痔漏崩中，疝痛卵肿，血气作痛，痈疽疮肿，齿䘌，痘疹胎毒。

临床用法 1次6~9g，1日3次，温水送服。

注意事项 忌食辛辣温燥之品。

曲莲散※

《全国中草药新医疗法展览会资料选编》

药物组成 曲莲100g

制作方法 将上药洗净切片，晒干，研为细末。

功效主治 清热解毒，消食化

积。主治泌尿、皮肤、消化、呼吸、五官等多种感染性疾病，也可用于消化不良、溃疡病等的治疗。

临床用法 1日2~3次，1次0.5~1g，开水冲服。

注意事项 忌食辛辣、油腻。

防风通圣散

《黄帝素问宣明论方》

药物组成 防风 川芎 当归 芍药 大黄 芒硝一方去芒硝加牛膝酒浸15g 连翘 薄荷 麻黄去节各15g 石膏 黄芩 桔梗各30g 甘草60g 白术 山栀子 荆芥穗各0.3g 滑石90g

制作方法 共研为细末。

功效主治 疏风解表，泻热通便。主治风热郁结，气血郁滞，筋脉拘挛，困倦，手足麻痹，肢体焦萎，头痛目眩，腰脊强痛，耳鸣鼻塞，口苦舌干；咽喉不利，胸痛痞塞，咳嗽喘满，涕唾稠黏；肠胃燥结，便溺淋闷，或肠胃蕴热，郁结水液，不能浸润于周身，而为小便频多者；或湿热内甚，而有溏泄者；或表之正气与邪热并甚于里，阳极似阴，而寒颤烦渴者；或热甚变为痎疾，久不已者；或风热走注，疼痛顽麻者；或肾水阴虚，心火阳甚，甚而中风，或暴瘖不语，或破伤中风，时发抽搐，并小儿热

421

甚惊风，或斑疹未出不快者，热剧黑陷，将欲死者；或风热疮疥久不愈者；或酒积热毒，及伤寒发汗不解，头项肢体疼痛。

临床用法 1次6g，1日2次，生姜同煎。

注意事项 忌食辛辣温燥之品。

还魂散

《普济方》

药物组成 巴豆 炙甘草 朱砂 白芍各60g 麦冬60g

制作方法 共研为细末，炼蜜为丸。

功效主治 攻下寒积，养阴清热，镇静安神。主治伤寒四五日及数年，症见诸癖坚结心下，饮食不消，目眩，四肢疼痛，咽喉不利，壮热；胃脘逆满，两胁裹急痞；或为惊恐伤而背痛，手足不仁，口苦舌燥。

临床用法 1次6g，1日2次，葱枣汤送服。

注意事项 忌食生冷、油腻。

狐肝散

《博济方》

药物组成 乌鸦_{锉去喙不用留爪1双1只}

422

狐肝1具_{皆用腊月者与鸦同入瓷瓶中盐泥封固微炭火上煨熟候瓶透赤取出冷用} 天南星_{去心研} 藿香 桑螵蛸_{腊月采者} 乌蛇_{酒浸不用头尾取肉炙}各30g 天麻 轻粉 全蝎 白附子 僵蚕 牛黄_{别研}各0.3g

制作方法 共研为细末。

功效主治 祛风，除湿，通络。主治中风，及生疮瘙痒，赤白癜风等。

临床用法 1次1.5~6g，温酒调服。

注意事项 忌食辛燥之品。

追风散

《太平惠民和剂局方》

药物组成 防风_{去芦} 荆芥 川芎 石膏_煅 天南星_炮 川乌_{炮去皮尖} 炙甘草各30g 羌活 白芷 全蝎_{去头尾} 白附子_炮 天麻 地龙各15g 白僵蚕_炒30g 雄黄 草乌_{炮去皮尖} 乳香 没药各0.3g

制作方法 共研为细末。

功效主治 疏风清热，消痰利咽。主治偏正头痛，血虚头目眩晕，怔忡，烦热，百节痠疼，项背拘急，皮肤瘙痒，面上游风如虫行，鼻塞声重。

临床用法 1次1.5g，1日3次，饭后及临睡前茶汤调服。

注意事项 避风寒，慎起居。

顺元散

《苏沈良方》

药物组成 炮乌头 60g 炮附子 炮天南星各 30g 木香 15g

制作方法 共研为细末。

功效主治 温阳散寒，顺气通脉。主治伤寒阴证，内外感寒，手足厥冷，脉沉迟细。

临床用法 1 次 3g，1 日 3 次，久煎服用。

注意事项 本品有毒，当严格炮制和控制剂量。

铅霜散

《太平圣惠方》

药物组成 铅霜 牛黄各 0.3g 麦冬 30g 白菊花 炙甘草各 15g 黄连 1g

制作方法 将上药共研为细末。

功效主治 清心解毒，除湿化痰。主治伤寒心脾热积，舌肿，痰多。

临床用法 1 次 6g，1 日 4 次，用淡竹沥调服。

注意事项 脾虚胃寒之人及孕妇忌用。

益元散

《黄帝素问宣明论方》

药物组成 滑石 180g 炙甘草 30g

制作方法 上药共研为极细末。

功效主治 清热祛暑，利湿和中。主治身热呕吐，泄泻，肠澼下痢，赤白浊，癃闭淋痛，小便不利，肠中积聚寒热，腹胀痛，惊悸健忘，咳嗽，饮食不下，肌肉疼痛，口疮，牙齿疳蚀，中暑伤寒疫疠，饥饱劳损，忧愁思虑，恚怒惊恐，汗后遗热劳复诸疾，两感伤寒，偏身结滞，产后液损血衰，阴虚热甚。

临床用法 1 次 9g，蜜少许，温水或凉水调服，1 日 3 次；发汗煎葱白淡豆豉汤送服。

注意事项 饮食宜清淡，忌劳累。

烧肝散

《博济方》

药物组成 茵陈 30g 犀角 30g 石斛 白术 柴胡 拳参 桔梗 防风 干姜 芍药 人参

胡椒　白芜荑　吴茱萸　官桂各30g

制作方法　上药共研为细末。用羊肝一具，分作三份，洗净，去血脉脂膜，细切，入上药末15g、葱白30g和匀，用湿纸裹，掘地坑内用火烧令香熟。

功效主治　温中健脾，祛风散寒。主治诸般风冷，五劳七伤，痢疾，脾胃久虚不思饮食，四肢无力，起立甚难，小便赤涩，累年口疮，久医不瘥。

临床用法　1次1/3具肝，空腹生姜汤送服。

注意事项　忌食生冷、油腻。

消风散

《太平惠民和剂局方》

药物组成　荆芥穗　甘草_炒川芎　羌活_{去芦}　白僵蚕_炒　防风_{去芦}　茯苓_{去皮用白者}　蝉蜕_{去土微炒}藿香叶_{去梗}　人参_{去芦}各60g　厚朴_{去粗皮姜汁涂炙黄}　陈皮_{去瓤洗焙}各15g

制作方法　上药共研为细末。

功效主治　祛风除湿，通络止痉。主治诸风上攻，头目昏痛，项背拘急，肢体烦疼，肌肉蠕动，目眩眩晕，耳间蝉鸣，眼涩嗜睡，鼻塞多嚏，皮肤顽麻，瘙痒瘾疹，又

治妇人血风，头皮肿痒，眉棱骨痛，眩晕欲倒，痰逆恶心。

临床用法　1次6g，茶清调服。

注意事项　忌劳累过度，避风寒生冷。

调胃散

《御药院方》

药物组成　藿香　炙甘草　半夏_{用10g生姜制}　陈皮　厚朴_{姜炙}各60g

制作方法　上药共研为细末。

功效主治　燥湿健脾，行气化痰。主治阴阳气不和，三焦痞隔，五劳七伤，山岚瘴气，诸般疟疾，四时伤寒，头目肢节疼痛，心腹胀满，恶心呕吐，痰疾咳嗽，手足虚肿，多种膈气，气噎，寒热，水泻诸痢，妇人胎前产后褥劳，脾胃不和，饮食减少。

临床用法　1日3次，1次0.6g，用水50ml，入生姜2g同煎，和滓温服。

注意事项　阳虚之人忌用。

通关散

《寿世保元》

药物组成　炙甘草4.5g　人

参 白术_{去芦} 白茯苓_{去皮}各3g 桔梗6g 防风2.5g 薄荷 荆芥炒干姜各1.5g

制作方法 共研为粗末。

功效主治 清肺利咽，健脾益肺。主治咽喉肿痛，不能言语，或吐或泻，或四肢冷痹，或不食，但尚可服药者。

临床用法 水煎，少量频服。

注意事项 忌食生冷油腻。

藁本散

《太平圣惠方》

药物组成 藁本 天麻 羌活独活 川芎 防风 肉桂_{去皮}附子_炮 续断 五加皮 甘菊花麻黄 赤芍药 细辛 干蝎 当归牛膝 枳壳 甘草_炙各45g

制作方法 上药共研为细末。

功效主治 祛风除湿，散寒止痛。主治妇人血风，丈夫筋骨风，肠风痔漏，四肢软弱，小儿急风。亦治骨节风攻疼痛，去寸口白虫及解伤寒，以及其他风疾为患。

临床用法 1次3g，温酒调服，薄荷汤调服亦可。

注意事项 忌生冷、猪肉、鸡肉及鱼蟹。

鳖甲散

《理伤续断方》

药物组成 川芎 白芷 鳖甲_{醋浸炙令赤} 肉桂 紫菀 麻黄 紫苏 干姜 橘皮 秦艽 羌活 当归 柴胡各120g 苍术480g 乌药210g 川乌_炮15g 桔梗1680g

制作方法 上药共研为细末。

功效主治 滋阴潜阳，散寒止痛，祛风除湿。主治五劳七伤，四时伤寒壮热，骨节烦疼，多嗽痰多，瘴气，妇人产前产后诸疾。

临床用法 1次6g，与水200ml、生姜2片、乌梅1个同煎，不拘时送服。

注意事项 忌风寒生冷。

妇产科·月经不调

丁香散

《竹林寺女科》

药物组成 丁香 干姜各3g白术6g

制作方法 共研为细末。

功效主治 温中和胃，降逆止呕。主治经期呕吐，不思饮食。

临床用法 1 次 6g，晨起米汤送服。

注意事项 体内热盛之人忌用。

二子调经散※

《常见病验方研究参考资料》

药物组成 棉花子 水仙花子各 15g

制作方法 共研为细末。

功效主治 清热凉血，收敛止血。主治月经过多。

临床用法 1 次 3g，早晚各服 1 次。

注意事项 忌食生冷食物。

摄血散※

《常见病验方研究参考资料》

药物组成 刀豆壳 玉米须各 15g

制作方法 共烧灰，研为细末。

功效主治 敛湿，止血。主治月经过多。

临床用法 早晚各服 1 次，用酒或开水加姜汁送服。

注意事项 忌食生冷。

玄胡散

《竹林寺女科》

药物组成 延胡索 120g 血余炭 12g

制作方法 共研为细末。

功效主治 散瘀止痛。主治经来结块，痛不可忍，不思饮食，面色青黄。

临床用法 酒调下，服 15 天可效。

注意事项 注意调畅情志。

牛膝散

《太平圣惠方》

药物组成 牛膝酒洗30g 肉桂 赤芍药去皮尖 延胡索炒 当归酒浸 木香 牡丹皮各 15g 桃仁 1g

制作方法 上药共研为细末。

功效主治 行气活血，祛瘀调经。主治妇女月经量少，经行腹痛，或引及腰痛，气攻胸膈。

临床用法 1 次 3g，空腹温酒冲服。

注意事项 忌风寒生冷。

丹参散※

《常见病验方
研究参考资料》

药物组成 丹参晒干500g

制作方法 研为细末。

功效主治 活血祛瘀，凉血调经。主治妇女月经不调。

临床用法 1次9g，陈酒送下，连服二月。

注意事项 忌食生冷。

化瘀调经散※

《常见病验方
研究参考资料》

药物组成 丹参30g 制香附15g

制作方法 共研为细末。

功效主治 理气化瘀，疏肝，调经。主治月经不调。

临床用法 1次6g，临睡前开水送下。

注意事项 孕妇忌服。

龙骨散

《圣济总录》

药物组成 龙骨30g 乌贼骨去甲 鹿茸去毛酥炙 续断 芍药锉炒 赤石脂 肉苁蓉酒浸切焙各9g 熟地黄45g

制作方法 将上药共研为细末。

功效主治 收敛止血。主治妇女月经量突然增多，兼赤白带下不止。

临床用法 1次3g，1日2次，饭前米汤调服。

注意事项 调畅情志，忌劳累。

玄归散

《济阴纲目》

药物组成 当归 延胡索各等份

制作方法 上药共研为粗末。

功效主治 补血活血，调经止痛。主治月经壅滞量少，脐腹疼痛。

临床用法 1次9g，加生姜3片，水煎温服。

注意事项 忌风寒生冷。

427

加减五积散

《万病回春》

药物组成 厚朴_{去皮姜汁炒} 苍术_{米泔水浸} 川芎 白茯苓_{去皮} 当归_{酒洗} 半夏_{姜汁炒} 白芍_{酒炒} 独活 羌活 牛膝_{去芦} 桔梗 白芷 枳壳_{麸炒} 麻黄_{去根} 陈皮各3g 甘草0.9g 桂枝1.5g

制作方法 共研为粗末。

功效主治 祛风除湿,行气活血。主治妇女20岁后,遇月经来潮,遍身疼痛,手足麻痹,寒热头痛目眩。

临床用法 上药加姜、葱同煎,热服。咳加五味子、杏仁,腹泻去枳壳加肉豆蔻。

地黄散

《圣济总录》

药物组成 生地黄_焙 牛膝_{酒浸切焙} 蒲黄_炒 川芎 当归_{切焙} 肉桂_{去粗皮} 刘寄奴 延胡索 乌头_炮 芍药 莪术_煨各30g

制作方法 将上药研细末。

功效主治 活血通络,行气止痛。主治月经不调,全身疼痛,四肢烦热,头面虚肿麻木。

临床用法 1次1.5g,温酒调服。

注意事项 孕妇忌服。

当归散

《普济本事方》

药物组成 当归 川芎 白芍_炒 黄芩_炒各30g 白术_炙15g 山茱萸45g

制作方法 共研为细末。

功效主治 和血,清热,调经。主治更年期经行不匀,或三四月不行,或一月再至而腰腹疼痛者。

临床用法 1次6g,1日2次,酒调服。

注意事项 调畅情志,忌风寒生冷。

禹余粮散

《太平圣惠方》

药物组成 灶心土 赤石脂_{锻酒淬} 牡蛎_锻 乌贼骨 禹余粮_{锻醋淬} 桂枝各30g

制作方法 将上药共研为细末。

功效主治 温中调经。主治血气劳伤，冲任脉虚，经血突然崩下，或如豆汁，或成血块，或五色相杂，或赤白相兼，脐腹冷痛，身体黄瘦，口干，饮食减少，四肢无力，虚烦惊悸。

临床用法 1次6g，饭前调服。若白带多者，加牡蛎、乌贼骨；赤多者，加赤石脂、禹余粮；黄多者，加伏龙肝、桂枝。

注意事项 经行第一、二日量少者忌用。

交加散

《妇人大全良方》

药物组成 生姜360g 生地黄500g 白芍 延胡索_{醋纸裹煨令熟去皮} 当归 桂枝 蒲黄_{隔纸炒}各30g 红花 没药各15g

制作方法 生姜与生地黄分别研汁，然后用地黄汁炒生姜渣，姜汁炒地黄渣，各稍干，焙为细末，加入余药同研匀。

功效主治 调营和卫，活血养血。主治荣卫不和，月经色黯，腹部疼痛，腰腿重坠等。

临床用法 1次6g，温酒调服。若无恶血，可去红花。

注意事项 忌风寒生冷。

红花当归散

《寿世保元》

药物组成 当归_{酒洗}2.5g 川芎 赤芍 熟地黄 香附各2g 枳壳 延胡索各1.5g 厚朴_{姜炒} 小茴香_{酒炒} 柴胡 陈皮 三棱_{醋炒} 莪术_{醋煨} 牛膝_{去芦} 红花各1g 甘草0.6g

制作方法 共研为粗末。

功效主治 养血活血，散结止痛。主治妇女生育过多，败血停蓄体内，以致月经不调，不时腹中疼痛结块，饮食少进，四肢困倦，目眩，寒热往来，五心烦热。

临床用法 加生姜2片水煎，空腹温服。

注意事项 体虚之人慎用。

红花血甲散※

《常见病验方
研究参考资料》

药物组成 红花 穿山甲各6g 血竭4.5g

制作方法 共研为细末。

功效主治 活血通经，消肿定痛。主治月经不调，经行腹痛，或

429

输卵管阻塞。

临床用法 行经前每晨服 1 次，黄酒送下。

注意事项 忌食生冷。

芷香散

《古今脐疗良方集解》

药物组成 香白芷 40g 小茴香 40g 当归 50g 细辛 30g 肉桂 30g 红花 40g 延胡索 35g 益母草 60g

制作方法 上药水煎二次，煎液浓缩成稠状，混入溶于 95% 乙醇的乳香、没药液，烘干后研为细末，加樟脑备用。

功效主治 温经散寒，活血化瘀。主治月经不调，经闭痛经。

临床用法 1 次 9g，用黄酒调敷神阙穴或关元穴，胶布固定，药干则换一次，连续 3~6 次。

注意事项 忌风寒生冷。

严氏抑气散

《济阴纲目》

药物组成 香附子 120g 陈皮 60g 茯神_{去木}30g 甘草 10g

制作方法 上药共研为细末。

功效主治 疏肝行气，化痰调经。主治妇女月经不调，气盛于血，头晕胸满。

临床用法 1 次 6g，饭前开水送服。

注意事项 阴虚之人慎用。

助阳止血散※

*《常见病验方
研究参考资料》*

药物组成 赤石脂 补骨脂各 6g

制作方法 共研为细末。

功效主治 温肾助阳，收敛止血。主治经水过多者。

临床用法 1 次服 3g，开水冲服。

注意事项 忌食生冷。

牡蛎散

《圣济总录》

药物组成 牡蛎 龙骨 肉苁蓉_{酒浸切焙} 赤石脂 石斛_{去根} 乌贼骨_{去甲} 黄芪_锉各 45g 芍药_炒 阿胶_{炒爆} 熟地黄_焙 牛角䚡灰各 60g 干姜_{炮裂} 当归_{切焙} 白术 人参 桑耳_炙各 31g 桂枝 艾叶_炒

川芎　附子_{炮裂去皮脐}各30g

制作方法　将上药共研为细末。

功效主治　温经止血，益气调经。主治妇女带下兼月经量过多，突然下血兼有血块。

临床用法　1次2g，1日2次，清晨米汤调服。

注意事项　忌风寒生冷，调畅情志。

利气散

《寿世保元》

药物组成　香附_炒15g　黄芩　枳壳_{炒去瓤}各12g　陈皮　藿香　小茴香_{酒炒}　白术_{去芦}　延胡索　砂仁　草果_{去壳炒}各9g　甘草2.5g　厚朴3g

制作方法　共研为细末。

功效主治　利气宽中，散寒调经。主治月经初潮，失于调摄，外感风寒，血气不顺，症见心腹胀满，恶寒发热，头身疼痛。

临床用法　1次6g，空腹，米汤调服。

注意事项　慎避风寒。

郁金散※

《常见病验方
研究参考资料》

药物组成　郁金适量
制作方法　研为细末。
功效主治　行气解郁，活血止痛。主治倒经。
临床用法　1次3～9g，用韭菜汁或童便冲服。
注意事项　忌食生冷。

柏叶散

431

《圣济总录》

药物组成　侧柏叶　芍药　艾叶　当归_{锉焙}　牛角_炙各0.9g　熟地黄_焙　禹余粮_{醋淬}　血竭各30g

制作方法　将上药共研为细末。

功效主治　活血调经，养血止血。主治妇女月经日久不止，兼带下病，其色或白或者赤，小腹疼痛。

临床用法　1次1.5g，生姜米汤调服。

注意事项　忌风寒生冷，调畅情志。

香附调经散※

《常见病验方
研究参考资料》

药物组成 香附_{用酒炒至无黄心}300g

制作方法 研为细末，面糊为丸。

功效主治 疏肝理气，调经止痛。主治妇女月经不调。

临床用法 1日2次，1次9g，用酒或温水送服，早晚各1次。

注意事项 注意保持情志舒畅。

432

调经散※

《常见病验方
研究参考资料》

药物组成 美人蕉花_{晒干}
制作方法 研为细末。
功效主治 清热，凉血，调经。主治月经不调。
临床用法 1次6g，黄酒送服。

注意事项 忌生冷。

活血调经散

《常见病验方研究参考资料》

药物组成 桃仁 红花 当归 香附 肉桂 白芍 吴茱萸 小茴香 郁金 枳壳 乌药 五灵脂 蚕沙 蒲黄 熟地各等份
制作方法 共研为细末，酒调成膏状备用。
功效主治 养血调经，行气活血。主治月经量少。
临床用法 取药膏敷脐，胶布固定，每2日换药1次。
注意事项 忌生冷食物。

胶珠散※

《本草纲目》

药物组成 阿胶3g 蛤粉10g
制作方法 阿胶入蛤粉炒成珠去蛤粉，研珠为细末。
功效主治 补血调经。主治月水不调。
临床用法 1日1剂，热酒送服。

注意事项 调畅情志，注意调养。

小调经散

《校注妇人良方》

药物组成 没药 琥珀 肉桂 赤芍药 当归各3g

制作方法 上药共研为细末。

功效主治 活血祛瘀，温经止痛。主治月经不调，产后腹痛。

临床用法 1次1.5g，1日1次，姜汁、酒各少许调服。

注意事项 忌辛辣、油腻。

调经散

《穴位贴药疗法》

药物组成 乳香 没药 白芍 川牛膝 丹参 山楂 广木香 红花各15g 冰片18g

制作方法 共研为细末，加姜汁或黄酒适量调糊备用。

功效主治 活血化瘀，行气止痛。主治月经不调，少腹疼痛。

临床用法 取药糊分贴神阙、子宫穴，胶布固定，2日换药1次。

注意事项 忌生冷食物。

调经散

《穴位贴药疗法》

药物组成 党参10g 白术7g 干姜5g 炙甘草3g 硫黄25g

制作方法 共研为细末备用。

功效主治 温脾暖肾，益气调经。主治月经不调，经量过多。

临床用法 取药末1g填脐内，胶布固定，每5日换药1次。

注意事项 忌生冷食物。

琥珀散

《普济本事方》

药物组成 三棱 莪术 赤芍药 刘寄奴 牡丹皮 熟地黄 炒蒲黄 当归 桂枝 菊花各30g

制作方法 前5味，用乌豆250g，生姜250g切片，米醋4100ml，同煮到豆烂即可，烘干入后5味共研细末。

功效主治 活血化瘀，行气止痛。主治妇女月经壅滞或产后恶露不尽，腹痛。

临床用法 1次6g，空腹温酒调服。

注意事项 忌风寒生冷。

棉花子散 ※

《常见病验方
研究参考资料》

药物组成　棉花子_{焙黄}250g

制作方法　研为细末。
功效主治　收敛止血。主治月经过多。
临床用法　1日1次，1次18g，黄酒或红糖水送服。
注意事项　忌食生冷。

蒲黄散

《济阴纲目》

药物组成　黄芩1.5g　当归柏叶　蒲黄各1.2g　生姜0.6g艾叶0.3g　生地黄7.2g　伏龙肝3.6g
制作方法　上药共研为粗末。
功效主治　温经止血。主治妇女月经不调，经期延长。
临床用法　上药用2000ml水煎至1600ml，分两次服完。
注意事项　忌食生冷。

当归散

《普济本事方》

药物组成　当归　川芎　炒白芍　炒黄芩各30g　白术15g　山茱萸肉45g
制作方法　上药共研为细末。
功效主治　养血活血，健脾益气。主治妇女月经先后无定期。
临床用法　1日3次，1次6g，空腹温酒冲服。偏寒者，去黄芩加肉桂。
注意事项　月经量多者慎用。

麝香散

《竹林寺女科》

药物组成　麝香　甘草　朱砂各0.9g　木香　人参　茯神　桔梗　柴胡各2.4g　远志3g
制作方法　共研为细末。
功效主治　开窍疏郁，安神定志。主治经行狂言谵语。
临床用法　1次6g，或随病情加减，温水调服。
注意事项　保持情志舒畅，减少刺激。

崩漏

防风散

《校注妇人良方》

药物组成 防风

制作方法 研细末。

功效主治 升阳散热止血。主治风热在肝而血下泄者。

临床用法 1次3g，1日2~3次，开水调服。

注意事项 保持情志舒畅。

十灰散

《澹寮集验方》

药物组成 锦片 木贼 棕榈柏叶 艾叶 干漆 鲫鱼鳞 鲤鱼鳞 血余 当归各等份 麝香0.3g

制作方法 麝香单独研末，余药逐味火烧存性，再共研细末，与麝香混匀。

功效主治 祛瘀止血。主治妇女崩漏，下血不止。

临床用法 1次6g，空腹温酒送服。

注意事项 忌风寒生冷。

一地三炭散※

《常见病验方
研究参考资料》

药物组成 地龙15g 地榆炭 棕炭 椿皮炭各9g

制作方法 共研为细末。

功效主治 除湿通络，收敛止血。主治崩漏。

临床用法 1次6g，酒送下。

注意事项 忌食生冷。

二炭槐七散※

《常见病验方
研究参考资料》

药物组成 蒲黄炭 棕炭 炒槐花 生三七各等份

制作方法 共研为细末。

功效主治 活血化瘀，收敛止血。主治血崩。

临床用法 1次服6g，1日2次，用仙鹤草煎汤送下。

注意事项 忌食生冷。

二炭止血散※

《常见病验方
研究参考资料》

药物组成　棕炭　乌梅炭各9g

制作方法　共研为细末。

功效主治　收敛止血。主治血崩。

临床用法　黄酒冲服。

注意事项　忌食生冷。

436

二炭瓦霜散※

《常见病验方
研究参考资料》

药物组成　瓦松30g　百草霜棕炭各15g　血余炭3g

制作方法　共为细末。

功效主治　祛风除湿，散瘀止血。主治热盛而致子宫出血者。

临床用法　1日2次，1次12g，开水冲下。

注意事项　忌食生冷。

二炭散※

《常见病验方
研究参考资料》

药物组成　血余炭8g　蒲黄炭12g

制作方法　共研为细末。

功效主治　散瘀，止血。主治血崩。

临床用法　1次5g，1日2次，开水冲服。

注意事项　忌食生冷。

二炭鸡冠散※

《常见病验方
研究参考资料》

药物组成　陈棕炭　荆芥炭各6g　红鸡冠花9g

制作方法　共研为细末。

功效主治　凉血摄血，除湿止带。主治血崩。

临床用法　用酒冲服。

注意事项　忌食生冷。

干漆散

《圣济总录》

药物组成　干漆_{炒令烟尽}　大黄_炒　细辛_{去苗叶}　肉桂_{去粗皮}各30g　甘草_炙0.9g

制作方法　将上药共研为细末。

功效主治　活血祛瘀，温经止血。主治妇女漏下色黑。

临床用法　1次6g，饭前米粥或温酒调服。

注意事项　忌风寒生冷。

大黄散

《备急千金要方》

药物组成　大黄_炒15g　肉桂_{去粗皮}　牡蛎_{研粉}各7.5g　黄芩_{去黑皮}　白薇各15g

制作方法　将上药共研为细末。

功效主治　活血止血，退虚热。主治妇女漏下色黯。

临床用法　1次6g，饭前温酒

或米汤调服。

注意事项　忌劳累。

三黑止血散※

《常见病验方
研究参考资料》

药物组成　黑地榆　黑贯众　黑木耳各30g

制作方法　共研为细末。

功效主治　清热凉血，收敛止血。主治血崩。

临床用法　用藕节9g，煎水送服。

注意事项　忌食生冷。

棕炭散※

《常见病验方
研究参考资料》

药物组成　棕炭30g　汉三七1.5g　百草霜15g

制作方法　共研为细末。

功效主治　散瘀，去湿，止血。主治血崩。

临床用法　用开水分两次冲服。

注意事项　忌食生冷。

437

马毛散

《太平圣惠方》

药物组成　马鬃_{烧为粉}30g　茯苓_{赤色}60g　牡蛎_{烧粉}30g　鳖甲_{酥炙黄}45g

制作方法　将上药共研为细末。

功效主治　滋阴潜阳，敛血止血。主治妇女漏下赤白，久不止成黑。

临床用法　1次6g，饭前温酒调服。

注意事项　忌食辛燥之品，忌劳累。

五灰散

《万病回春》

药物组成　莲蓬壳　黄绢　血余　百草霜　棕皮_{以上诸药共烧灰}　焦山栀　炒蒲黄　黑墨　血竭各等份

制作方法　上药共研为细末。

功效主治　清热凉血，收敛止血。主治妇女血崩。

临床用法　1次9g，清米汤送下。

注意事项　忌食辛辣刺激性食物。

五灵脂散

《杏苑生春》

药物组成　五灵脂_{炒令烟尽}

制作方法　研为细末。

功效主治　活血化瘀，止血治崩。主治血崩不止，昏不省人事。

临床用法　1次3g，温酒调服。治血崩不止，五灵脂6g炒热，加当归酒同煎；治产后有病，水酒、童便各50ml，煎至80ml，温服，亦名抽刀散；治失血及产后半产恶血攻心、昏迷不省及心腹绞痛欲死者，同炒蒲黄各等份，又名失笑散。

注意事项　忌风寒生冷。

乌金散

《经验良方》

药物组成　棕榈皮_{烧灰存性}30g　龙骨60g

制作方法　将上药共研为细末。

功效主治　收敛止血。主治妇女血崩不止。

临床用法　1次9g，饭前酒调服。

注意事项　大出血不止当采取综合治疗。

乌梅止崩散※

《常见病验方
研究参考资料》

药物组成 乌梅_{炒炭}12g 莲房_{炒黄}五个 茺蔚子_炒9g

制作方法 共研为细末。

功效主治 活血,调肝,止血。主治血崩。

临床用法 上药分为两次,早晚饭前服,黄酒送下。

注意事项 忌生冷食物。

牛角䚡散

《太平圣惠方》

药物组成 牛角䚡_{烧灰} 禹余粮_{醋淬} 阿胶_{捣碎炒令黄燥}各60g 龙骨续断各30g 当归_{微炒}1g 干姜_炮甘草_炙各15g 熟地黄45g

制作方法 将上药共研为细末。

功效主治 温里散寒,养血止血。主治妇女崩中下五色,或赤白不止,四肢虚困,腹中时痛。

临床用法 1次6g,不计时候用温酒调服。

注意事项 大出血不止当采取综合治疗。

化瘀止消散

《敷脐妙法治百病》

药物组成 当归 川芎 肉桂炙甘草各15g 蒲黄 乳香 没药 五灵脂各7.5g 赤芍3g 益母草10g 血竭_{研细}15g

制作方法 上药除血竭外共研为细末。

功效主治 祛瘀止血,活血调经。主治崩漏,淋沥不断,有瘀块,小腹疼痛拒按,腹中或有包块者。

临床用法 用时取药末20～30g,与血竭0.5g混匀,加入热酒调敷脐部,外用胶布固定,每日1次,至血止停药。

注意事项 忌生冷食物。

439

艾叶散

《太平圣惠方》

药物组成 艾叶_炒 阿胶_{炒令燥}赤石脂 龙骨各30g 砂仁 吴茱萸_{汤浸焙干炒}各15g 附子_{炮裂去皮脐}当归_焙 川芎 硫黄各0.9g 熟地黄_焙45g

制作方法 将上药共研为细末。

功效主治 温阳止血。主治妇

女漏下，淋沥不断，身体黄瘦，不思饮食。

临床用法 1次6g，米汤调服，不拘时。

注意事项 本品应密封贮藏。

龙骨散

《太平圣惠方》

药物组成 龙骨_{烧赤} 乌贼骨_{炙黄}各30g 白芍1g 干姜_炮15g

制作方法 将上药共研为细末。

功效主治 收敛止血。主治妇女漏下五色，连年不瘥。

临床用法 1次6g，饭前以赤糙米粥调服。

注意事项 忌劳累，宜调补。

龙骨散

《备急千金要方》

药物组成 龙骨 灶心土 赤石脂 牡蛎_烧 肉桂_{去粗皮} 乌贼骨_{去甲} 禹余粮_{煅醋淬}各30g

制作方法 将上药共研为细末。

功效主治 温阳敛血。主治妇女漏下不止，或少或多，甚或见常漏，身体虚弱消瘦，饮食减少，困怠无力。

临床用法 1次2g，1日3次，饭前温酒或米汤调服。

注意事项 血热崩漏忌用。

当归龙骨散 ※

《常见病验方研究参考资料》

药物组成 当归 龙骨_煅各30g 香附_炒6g 陈棕炭15g

制作方法 共研为细末。

功效主治 化瘀止痛，调肝止血。主治血崩。

临床用法 1次12g，空腹米汤送服。

注意事项 忌食生冷。

生干地黄散

《备急千金要方》

药物组成 生地黄 黄连 大黄 肉桂各15g 黄芩30g 蟅虫0.3g

制作方法 将上药共研为细末。

功效主治 清热泻火，活血祛瘀。主治妇女漏下黄色。

临床用法 1次2g，1日3次，饭前酒调服。

注意事项 脾胃虚寒者慎用。

代赭散

《太平圣惠方》

药物组成 代赭石_{烧醋淬} 赤石脂 当归_{微炒} 熟地黄各30g 附子_{炮去皮脐} 干姜_{炮裂}各1g 川芎 蒲黄各0.15g 鹿茸_{去毛酥炙微黄}60g

制作方法 将上药共研为细末。

功效主治 温阳益精，养血止血。主治妇女漏下日久，身体虚弱，倦怠乏力。

临床用法 1次6g，饭前温酒调服。

注意事项 热盛之人忌用。

代赭石散※

《常见病验方研究参考资料》

药物组成 代赭石_{火煅七次}15g

制作方法 研为细末。

功效主治 收敛，止血。主治血崩。

临床用法 1次1.5g，1日2次，开水冲服。

注意事项 忌食生冷。

白术散

《太平圣惠方》

药物组成 白术 艾叶_{微炙} 附子_{炮去皮} 阿胶_{捣碎炒令黄燥} 桂枝 白石脂 白矾 乌贼骨_{烧灰} 伏龙肝各30g 川芎1g 当归_{微炒}90g 吴茱萸_{汤浸焙干微炒}15g

制作方法 共研为细末。

功效主治 温阳敛血，行气止痛。主治妇女崩漏，脐腹冷痛，四肢不和，面无颜色。

临床用法 1次6g，饭前热酒调服。

注意事项 忌风寒生冷。

白芍药散

《太平圣惠方》

药物组成 白芍 牡蛎 熟地黄 乌贼骨_{炙黄} 肉桂 附子_{炮裂去皮脐} 黄芪 龙骨各30g 白术60g 血竭90g 柏子仁0.6g

制作方法 共研为细末。

功效主治 温阳益气，养血止血。主治妇女崩中下血不断，淋沥不止，身体消瘦。

临床用法 1次6g，饭前温酒调服。

注意事项 余邪未尽者忌用。

白芍药散

《太平圣惠方》

药物组成 白芍 牡蛎烧为粉 肉桂 乌贼骨各30g 熟地黄 龙骨各45g 白芷 干姜 黄芪各1g

制作方法 将上药共研为细末。

功效主治 益气摄血。主治妇女漏下五色不止，淋沥连年，黄瘦憔悴。

临床用法 1次6g，饭前温酒调服。

注意事项 忌劳累，宜调补。

442

立应散

《济阴纲目》

药物组成 香附生熟各半90g 棕皮烧存性30g

制作方法 共研为细末。

功效主治 祛瘀止血。主治妇女血崩，亦治肠风下血。

临床用法 1次15g，酒与童便各50ml，煎至70ml，温服不拘时。肠风不用童便。

注意事项 忌风寒生冷，调畅情志。

立效散

《兰室秘藏》

药物组成 当归 莲花心 白棉子 红花 白茅花各30g

制作方法 上药锉如豆大，白纸包裹用黄泥封好火煅存性，取出共研为细末。

功效主治 活血祛瘀，养血止血。主治妇女血崩不止。

临床用法 1次9g，温酒调服。

注意事项 忌风寒生冷，调畅情志。

立效散

《济阴纲目》

药物组成 炒香附90g 当归30g 赤芍药 高良姜 五灵脂各15g

制作方法 上药共研为细末。

功效主治 破瘀止血，温中止痛。主治妇女血崩，脐腹疼痛。

临床用法 1次9g，酒50ml、童便少许同煎服。

注意事项 忌风寒生冷，调畅情志。

立效散

《经验良方》

药物组成　蚕沙_{醋浸一宿焙干}　当归_{酒浸焙干}　血余_{焙焦}　乌龙尾_{生姜汁浸焙干}各30g　旧棕叶_{烧存性}60g

制作方法　将上药共研为细末。

功效主治　活血止血。主治妇女月经量突然增多，大出血不止，及赤白带下。

临床用法　1次6g，热酒调服。

注意事项　忌劳累，调畅情志。

必效散

《产乳备要》

药物组成　棕皮_烧　木贼_烧各60g　麝香_{另研}3g

制作方法　前2味共研为细末，与麝香末混匀。

功效主治　凉血止血。主治妇女崩漏不止，月经不调。

临床用法　1次6g，空腹酒送服。

注意事项　忌辛辣温燥。

地榆散

《太平圣惠方》

药物组成　地榆　灶心土　蒲黄　白芍药　白茯苓　柏叶_{微炒}　蟹爪_{微炒}　熟地黄　鹿角胶_{碎炒令黄}　漏芦各30g　川芎1g　当归0.3g　炮姜　肉桂　炙甘草各15g

制作方法　上药共研为粗末。

功效主治　温经，祛瘀，止血。主治妇女崩中，漏下不止。

临床用法　1次9g，加竹茹15g煎水服。

注意事项　忌风寒生冷。

443

地龙散

《圣济总录》

药物组成　地龙_炒　郁金　棕榈_{烧令存性}　侧柏叶　地黄_{绞汁}　血余_{泥裹烧过去泥}各等份

制作方法　上药除地黄外共研为细末。

功效主治　滋阴止血。主治妇女冲脉虚损，月经暴下兼带下。

临床用法　1次2g，温地黄汁酒调服，不拘时候。

注意事项　忌辛燥之品，忌劳累。

芍药散

《删繁方》

药物组成　白芍药_炒4g　龙骨　黄芪　白术_炒　干姜_炮　乌贼骨_{去甲酥炙}　附子_{炮去皮脐}　肉桂_{去粗皮}　牡蛎_烧　生地_{焙黄}各8g

制作方法　将上药共研为细末。

功效主治　益气摄血，散寒调经。主治妇女经血不止，兼五色不定。

临床用法　1次1.5g，温酒或米汤调服。

注意事项　忌风寒生冷。

百草霜散※

《本草纲目》

药物组成　百草霜

制作方法　研为细末。

功效主治　止血消食，解毒敛疮。主治妇人崩中带下，胎前产后诸疾，伤寒阳毒发狂，黄疸，疟痢，噎膈，咽喉口舌生疮。

临床用法　1次6~9g，温水送服。

注意事项　本品辛温，阴虚火旺之人忌用。

当归散

《儒门事亲》

药物组成　当归30g　煅龙骨60g　炒香附子9g　棕毛灰15g

制作方法　上药共研为细末。

功效主治　行气，温经，涩血。主治妇女血崩不止。

临床用法　1次12g，空腹米汤送服。

注意事项　忌生冷油腻之品。

当归散

《济阴纲目》

药物组成　当归　白芍药　干姜　棕榈各等份

制作方法　上药煅存性，共研为细末。

功效主治　温经，养血，止血。主治妇女血崩不止。

临床用法　1次12g，醋汤饭前送服。

注意事项　忌风寒生冷。

当归散

《普济方》

药物组成 当归 龙骨_{烧赤} 香附_炒各30g 棕榈皮_{烧灰}15g

制作方法 将上药共研为细末。

功效主治 活血止血。主治妇女血崩不止。

临床用法 1次12g，饭前酒调服。

注意事项 大出血不止当采取综合治疗。

当归散

《普济方》

药物组成 当归 白芍 香附_炒 棕榈皮各等份

制作方法 将上药共研为细末。

功效主治 疏肝行气，养血止血。主治肝郁血虚所致血崩。

临床用法 1次9g，饭前米汤调服。

注意事项 注意调畅情志。

当归散

《太平圣惠方》

药物组成 当归_{微炒} 禹余粮_{烧醋泽} 赤芍 血竭各30g 黄柏_{微炙}0.3g 熟地黄30g 地榆0.9g

制作方法 将上药共研为细末。

功效主治 养血活血，收敛止血。主治妇女漏下不止，脐腹疼痛。

临床用法 1次3g，饭前米汤调服。

注意事项 忌风寒生冷，调畅情志。

445

当归散

《太平圣惠方》

药物组成 当归_{醋微炙}60g 鹿角胶_{捣碎炒令黄燥} 木香 桂枝 川芎 干姜_炮 龙骨 续断 附子_{炮裂去皮脐}各30g

制作方法 将上药共研为细末。

功效主治 温经止痛，养血止血。主治妇女崩漏，脐腹以下疼痛不止。

临床用法 1次6g，饭前热酒调服。

注意事项 忌风寒生冷，孕妇及阴虚火旺之人忌用。

当归固崩散※

*《常见病验方
研究参考资料》*

药物组成 当归 30g 川芎 12g 汉三七 荆芥穗炭各 6g

制作方法 共研为细末。

功效主治 活血行气，散瘀止血。主治血崩。

临床用法 1 次 6g，1 日 2 次，黄酒冲服。

注意事项 忌食生冷。

血余散※

《本草纲目》

药物组成 头发 百草霜各等份

制作方法 前药烧存性，与百草霜共研为细末。

功效主治 收敛止血。主治妇人血崩不止。

临床用法 1 次 9g，1 日 3 次，温酒送服。

注意事项 忌食辛辣温燥之品。

血余散※

*《常见病验方
研究参考资料》*

药物组成 血余炭

制作方法 研为细末。

功效主治 散瘀，止血。主治崩漏。

临床用法 1 次 3～9g，酒送服。

注意事项 忌食生冷。

血竭百霜散※

*《常见病验方
研究参考资料》*

药物组成 血竭 3g 百草霜 3～6g

制作方法 共研为细末。

功效主治 散瘀，止血，定痛。主治血崩。

临床用法 温水一次冲服。

注意事项 忌食生冷。

伏龙肝散

《太平圣惠方》

药物组成 灶心土 赤石脂各 30g 熟地黄 艾叶微炒各60g 麦冬45g 当归 川芎 干姜各1g 肉桂 甘草各15g

制作方法 上药共研为粗末。

功效主治 温经养血止血治崩。主治崩漏因虚寒脉虚所致者。

临床用法 1次12g，大枣1枚煎水服。

注意事项 忌风寒生冷，调畅情志。

伏龙肝散

《太平圣惠方》

药物组成 灶心土 地榆 龙骨 当归微炒 白芍 熟地黄各30g 血竭15g 棕榈皮烧灰 禹余粮烧醋淬各60g

制作方法 将上药共研为细末。

功效主治 温中化瘀，养血止血。主治妇女崩中下血不止，绕脐刺痛，或时有心烦。

临床用法 1次6g，不拘时，温酒调服。

注意事项 热盛出血证忌用。

伏龙肝散

《太平圣惠方》

药物组成 灶心土 赤石脂 龙骨 牡蛎烧为粉 乌贼骨烧灰 禹余粮烧醋淬 桂枝 白术 牛角烧灰各30g

制作方法 将上药共研为细末。

功效主治 温中止血。主治妇女漏下，身体羸瘦，饮食减少，四肢无力。

临床用法 1次6g，饭前温酒调服。

注意事项 忌用于血热妄行出血者。

延胡黄芩散※

《常见病验方研究参考资料》

药物组成 延胡索9g 黄芩15g

制作方法 共研为细末。

功效主治 活血清热，行气止痛。主治血崩。

临床用法 加黑糖15g，分两

447

次开水冲服。

注意事项 忌食刺激性食物。

如神散

《太平圣惠方》

药物组成 炒香附子 炒赤芍药各等份

制作方法 上药共研为细末。

功效主治 祛瘀，调经止血。主治妇女血崩不止，赤白带下。

临床用法 入盐 1g，水煎，饭前温服。

注意事项 保持情志舒畅。

448

如圣散

《圣济总录》

药物组成 棕榈 乌梅肉 炮姜各 30g

制作方法 上药烧存性，共研为细末。

功效主治 收敛止血。主治血崩不止。

临床用法 1 次 1g，乌梅酒空腹送下。亦可去炮姜，用甘草_{半生半熟}45g 共研细末，1 次 6～9g，淡醋汤调下。

注意事项 大出血不止，急当采取综合治疗。

赤石脂散

《太平圣惠方》

药物组成 赤石脂 红景天 当归_{微炒} 龙骨各 30g 艾叶_{微炒} 干姜_炮各 0.9g 鹿茸_{去毛酥炙微黄} 阿胶_{捣碎炒黄爆}各 30g

制作方法 将上药共研为细末。

功效主治 温肾，养血，止血。主治妇女漏下不止，腹中冷痛。

临床用法 1 次 6g，饭前温酒调服。

注意事项 不宜久服。

赤石脂散

《圣济总录》

药物组成 赤石脂_{烧赤} 侧柏叶_{微炙} 乌贼骨_{烧灰}各 30g

制作方法 将上药共研为细末。

功效主治 收敛止血。主治妇女漏下，数年不瘥。

临床用法 1 次 3g，饭前米汤调服。

注意事项 邪气未尽者忌用。

牡蛎散

《太平圣惠方》

药物组成 牡蛎_{烧为粉} 熟地黄 龙骨 蒲黄 阿胶_{捣碎炒令黄燥} 干姜_{炮裂}各30g

制作方法 将上药共研为细末。

功效主治 滋阴养血，收敛止血。主治妇女崩漏不止，面色黄瘦，脐下冷痛。

临床用法 1次6g，饭前艾叶汤调服。

注意事项 忌风寒生冷、劳累。

龟甲散

《备急千金要方》

药物组成 龟板_{醋炙} 牡蛎_{烧研}各90g

制作方法 将上药共研为细末。

功效主治 滋阴涩血。主治妇女漏下，或赤白不止，以致气血亏耗之证。

临床用法 1次2g，1日3次，温酒或米汤调服。

注意事项 调情志，忌劳累。

阿胶散

《太平圣惠方》

药物组成 阿胶_{捣碎炒令黄燥} 诃子_{去核取皮}各30g 干姜_{炮裂} 附子_{炮裂去皮脐} 补骨脂_{微炒}各1g 密陀僧15g 棕榈_{烧灰}60g

制作方法 将上药共研为细末。

功效主治 温阳固脱，养血止血。主治妇女崩中下血，或下血块，腹中刺痛。

临床用法 1次6g，不拘时，热酒调服。

注意事项 本品不宜久服。

449

阿胶散

《圣济总录》

药物组成 阿胶_{炙燥} 侧柏叶_{焙干} 当归_{去芦头焙} 龙齿各15g 禹余粮_{醋淬}30g

制作方法 将上药共研细末。

功效主治 滋阴养血，收敛止血。主治妇女月经量过多，日久不止，兼带下不止。

临床用法 1次1.5g，1日2次，米汤调服。

注意事项 忌劳累，调畅情志。

阿胶固崩散※

《常见病验方
研究参考资料》

药物组成 阿胶 煅龙骨 赤石脂各9g

制作方法 共研为细末。

功效主治 滋阴补血，收敛止血。主治崩漏。

临床用法 1次6g，1日2~3次，温酒送下。

注意事项 忌食生冷。

五灵脂散※

《常见病验方
研究参考资料》

药物组成 炒五灵脂 香附醋延胡索各12g 焦乌贼骨4.5g

制作方法 共研为细末。

功效主治 活血行气，收敛止血。主治崩漏。

临床用法 1次9g，黄酒送下。

注意事项 忌食生冷。

陈棕炭散※

《常见病验方
研究参考资料》

药物组成 陈棕 败蒲扇 老刀豆壳各等份

制作方法 上药共煅存性，研为细末。

功效主治 收敛止血。主治血崩。

临床用法 1次6~9g，甜酒冲服。

注意事项 忌食生冷。

陈棕棉子散※

《常见病验方
研究参考资料》

药物组成 陈棕 棉花子等份

制作方法 上药共煅存性，研为细末。

功效主治 收敛止血。主治血崩。

临床用法 1次6~9g，黄酒送服。

注意事项 忌食刺激性食物。

陈棕龙骨散※

《常见病验方
研究参考资料》

药物组成 陈棕炭9g 煅龙骨6g

制作方法 共研为细末。

功效主治 收敛止血。主治血崩。

临床用法 米汤加酒饭前送服。

注意事项 忌食生冷。

茅花散

《普济方》

药物组成 白茅花10g 棕榈皮10g 嫩荷叶3张 甘草节60g

制作方法 上药共研为细末。

功效主治 凉血止血，止带收敛。主治妇女血崩不止，赤白带下。

临床用法 1次3g，空腹冷酒送下。

注意事项 大出血不止，急当采取综合治疗。

侧柏散

《太平圣惠方》

药物组成 侧柏叶_{微炒} 禹余粮_{烧醋淬}各60g 黄芪 地榆 赤芍 代赭石各30g 吴茱萸_{汤浸焙干微炒}15g 牛角_{烧灰}75g

制作方法 将上药共研为细末。

功效主治 益气暖肝，化瘀止血。主治妇女崩中下五色及下血，或月经不止。

临床用法 1次3g，饭前温酒调服。

注意事项 湿热内盛者忌用。

451

侧柏鸡冠散※

《常见病验方
研究参考资料》

药物组成 侧柏叶 鸡冠花各等份

制作方法 共烧灰存性，研为细末。

功效主治 清湿热，止崩血。主治崩漏。

临床用法 1次6g，1日3次，开水冲服。

注意事项 忌食辛辣。

金华散

《女科百问》

药物组成 延胡索 当归 瞿麦穗 葛根 牡丹皮各30g 石膏60g 肉桂_{另研} 威灵仙各1g 蒲黄15g

制作方法 上药共研为细末。

功效主治 清热凉血，止血治崩。主治血室有热，崩漏不止。

临床用法 1次6g，1日2次，水煎温服。

注意事项 脾胃素虚者不宜久服。

452

乳没二炭散※

《常见病验方
研究参考资料》

药物组成 乳香 没药各3g 蒲黄炭6g 炒五灵脂 血余炭各9g

制作方法 共研为细末，陈醋为丸。

功效主治 活血定痛，收敛止血。主治崩漏。

临床用法 1次9g，温水送服。

注意事项 忌食生冷。

备金散

《卫生宝鉴》

药物组成 炒香附子120g 当归尾36g 炒五灵脂30g

制作方法 上药共研为细末。

功效主治 祛瘀止血。主治妇女崩漏。

临床用法 1次15g，空腹醋汤调服。

注意事项 忌风寒生冷。

泽兰散

《圣济总录》

药物组成 泽兰叶_炙 人参花椒_{去目及闭口者炒出汗} 各30g 厚朴_{去粗皮生姜汁炙} 肉桂_{去粗皮} 细辛_{去苗叶} 芜荑_{微炒} 藁本_{去苗} 干姜_炮 当归_{切焙} 代赭石 山茱萸 防风_{去芦} 各15g 柏子仁_炒 川芎 牡蛎 熟地黄_焙 甘草_炙 龙骨各1g

制作方法 将上药共研细末。

功效主治 补虚益气，调经止血。主治妇女月经不止及带下不断，虚羸困倦。

临床用法 1次1.5g，温酒或米汤调服。本方亦可加白芷，去人参、龙骨。

注意事项 忌劳累，调畅情

志。

贯众螵蛸散 ※

《常见病验方
研究参考资料》

药物组成 贯众炭 30g 海螵蛸 9g

制作方法 共研为细末。

功效主治 收敛止血。主治崩漏。

临床用法 1 次 9g，酒送服，早晚各一次。

注意事项 忌食辛辣。

贯众止血散 ※

《常见病验方
研究参考资料》

药物组成 贯众烧灰存性

制作方法 研为细末。

功效主治 收敛止血。主治血崩。

临床用法 用红糖为引冲服。

注意事项 忌食生冷。

茯苓散

《圣济总录》

药物组成 茯苓去黑皮 木香 杜仲去粗皮炙 石菖蒲 熟地黄焙 柏子仁 秦艽去苗土 诃子去核 菟丝子酒浸 青皮去白焙 当归 赤石脂 五加皮 牛角灰 乌贼骨去甲 艾叶灰各 30g

制作方法 将上药共研为细末。

功效主治 温经利湿，收敛止血。主治妇女经量过多兼带下，日久不止，面黄体瘦，渐成虚劳，腰脚沉重，易流产。

临床用法 1 次 1.5g，温酒或糯米汤调服。若兼有喘，用鲤鱼糯米粥调服。

注意事项 忌风寒生冷，忌劳累。

柏黄散

《医学纲目》

药物组成 黄芩 36g 侧柏叶 蒲黄 灶心土各 30g

453

制作方法　上药共研为粗末。

功效主治　凉血止血。主治经血不止。

临床用法　1 次 15g，1 日 2 次，水煎服。

注意事项　脾胃素虚者不宜久服。

荆芥棉子散※

《常见病验方
研究参考资料》

药物组成　荆芥穗炭　棉花子炒各 15g

制作方法　共研为细末。

功效主治　收敛止血。主治血崩。

临床用法　上药分 3 次，开水冲服。

注意事项　忌食生冷。

功血散※

《全国中草药新医疗法
展览会资料选编》

药物组成　贯众炭 30g　乌贼骨 12g

制作方法　将上药共研为细末。

功效主治　清热解毒，收敛止血。主治功能性子宫出血。

临床用法　1 次 3g，1 日 3 次，水冲服。

注意事项　大出血不止，应采取综合治疗。

香矾散

《医学六要》

药物组成　香附子 30g　白矾末 6g

制作方法　香附子醋浸 12 小时，炒焦存性研末，与白矾末研匀。

功效主治　行气，温经，摄血。主治血崩。

临床用法　上药米汤冲服。可加入荷叶炒焦研末，疗效更佳。

注意事项　血热崩漏者忌服。

香附子散

《济阴纲目》

药物组成　香附子

制作方法　上药舂去毛，中断之，略炒，研为细末。

功效主治　益气调血。主治崩漏不止，亦治产后腹痛。

临床用法　1 次 6g，米汤调

454

服，能止血；破积，好酒调服；腹冷痛，姜汤调服；带下，艾汤入醋少许调服。

注意事项　忌风寒生冷，调畅情志。

香附二炭散※

《常见病验方
研究参考资料》

药物组成　血余炭　莲房炭香附_{炒焦}各等份

制作方法　共研为细末，以米醋泛丸。

功效主治　化瘀止血，行气止痛。主治血崩。

临床用法　1 次 9g，温酒送服。

注意事项　忌食生冷。

香附枯矾散※

《常见病验方
研究参考资料》

药物组成　香附9g　枯矾6g

制作方法　醋炒，共研为细末。

功效主治　疏肝理气，收敛止血。主治崩漏。

临床用法　1 次 5g，早晚空腹开水送服。

注意事项　忌食生冷。

香附归尾散※

《常见病验方
研究参考资料》

药物组成　香附 12g　当归尾 6g　五灵脂6g

制作方法　共研为细末。

功效主治　疏肝活血，散瘀止血。主治血崩。

临床用法　酒冲服。

注意事项　忌食生冷。

禹余粮散

《产乳备要》

药物组成　禹余粮_{醋淬}　灶心土　赤石脂　牡蛎　龙骨　乌贼骨肉桂_{去皮}　海浮石各等份

制作方法　将上药共研为细末。

功效主治　温中固摄，收敛止血。主治气血劳伤，冲任虚损，崩漏带下久不止，或下如豆汁，或成片如豚肝，或五色相杂，或赤白相兼，脐腹冷痛，面色萎黄，心悸，发热多汗，四肢困倦，饮食减少。

临床用法　1 次 9g，乌梅汤调服。若白多加牡蛎、龙骨、乌贼骨，赤多加赤石脂、禹余粮，黄多加灶心土、桂枝。随病加减，饭前服用。

注意事项 余邪未尽者忌用。

禹余粮散

《太平圣惠方》

药物组成 禹余粮_{烧醋浸}30g 赤石脂 甘草_炙各60g 川芎1g 白芍90g 附子_{炮裂去皮脐}30g 熟地黄3g 当归_{微炒}30g 龙骨60g 干姜_{炮裂} 桂枝各15g

制作方法 将上药共研为细末。

功效主治 温经养血，收敛止血。主治妇女崩中漏下不止，身体逐渐羸瘦，四肢烦痛。

临床用法 1次6g，饭前用米汤调服。

注意事项 体内有湿热者忌用。

禹余粮散

《太平圣惠方》

药物组成 禹余粮_{烧醋淬}30g 白矾_烧60g 桂枝90g 川芎 当归_{微炒} 乌贼骨_{烧灰}各30g 附子_{炮裂去皮脐}60g

制作方法 将上药共研为细末。

功效主治 温阳，止血。主治妇女崩漏久不止。

临床用法 1次6g，饭前热酒调服。

注意事项 忌风寒生冷，阴虚火旺者忌用。

胫棕散※

《本草纲目》

药物组成 羊胫骨1条 棕榈灰适量

制作方法 羊胫骨纸裹泥封令干，煅赤，研细末，入棕榈灰等份混匀。

功效主治 敛血止漏。主治月水不断。

临床用法 1次3g，温酒送服。

注意事项 忌风寒生冷，调畅情志。

扁豆花散※

《本草纲目》

药物组成 白扁豆花_{焙干}

制作方法 研为细末。

功效主治 固崩止带。主治崩中带下。

临床用法 1次6～9g，温开水调服。

注意事项 忌食辛辣生冷。

莲壳散

《儒门事亲》

药物组成 棕榈皮烧灰 莲房烧灰存性各15g 香附炒60g

制作方法 上药共研为细末。

功效主治 疏肝理气，化瘀止血。主治妇女血崩下血不止，瘀血腹痛。

临床用法 1次9～12g，饭前米汤调服。

注意事项 非气滞血瘀所致崩漏忌用。

莲壳棉子散※

《常见病验方
研究参考资料》

药物组成 陈莲蓬壳15g 棉花子9g

制作方法 上药烧灰存性，共研为细末。

功效主治 收敛止血。主治血崩。

临床用法 用米酒调服，1日2～3次。

注意事项 忌食生冷。

莲房地榆散※

《常见病验方
研究参考资料》

药物组成 莲房15g 地榆炭9g

制作方法 共研为细末。

功效主治 散瘀，止血，去湿。主治血崩。

临床用法 上药用乌梅炭30g，煎汤送服。

注意事项 忌食生冷之品。

凉血固崩散※

《本草纲目》

药物组成 荷叶烧15g 蒲黄黄芩各30g

制作方法 共研为细末。

功效主治 凉血散瘀，固崩止血。主治崩中下血。

临床用法 1次9g，空腹酒送服。

注意事项 忌食辛辣温燥之

457

品。

益智沙苑散

《敷脐妙法治百病》

药物组成　益智仁　沙苑子各
30g　艾叶 6g

制作方法　上药共研为细末。

功效主治　补肾助阳，固崩止
漏。主治崩漏，阴道出血，淋漓不
断，色淡质稀，腰膝酸软，畏寒肢
冷，舌淡苔白，脉沉细者。

临床用法　取药末，加醋调敷
脐部，胶布固定，每日 1 次。

注意事项　忌生冷食物。

益脾止漏散

《敷脐妙法治百病》

药物组成　党参　白术　黑炮
姜　乌贼骨各 15g　甘草 6g

制作方法　上药共研为细末。

功效主治　益气健脾，温经止
血。主治崩漏，阴道出血淋漓不
断，色淡质稀，面色苍白，气短乏
力，纳呆便溏，舌淡边有齿印，脉
细。

临床用法　取药末，加醋调敷

肚脐，胶布固定，每日 1 次。

注意事项　忌生冷食物。

桑耳散

《太平圣惠方》

药物组成　桑耳_{微炙}　熟地黄
各 60g　阿胶_{捣碎炒令黄燥}　茜根各 30g

制作方法　将上药共研为细
末。

功效主治　养血止血。主治妇
女崩中下血不止，逐渐虚弱黄瘦。

临床用法　1 次 6g，不计时
候，用粥饮调服。

注意事项　内有湿热者忌用。

桑耳散

《太平圣惠方》

药物组成　桑耳 30g　续断 1g
熟地黄_焙 30g　地榆 1g　龟板_{醋炙}
30g　阿胶_{炙黄燥}30g　侧柏叶_{微炙}　川
芎各 1g　赤石脂 30g　小蓟根 1g
鹿茸_{酒浸去毛炙}　牛角_{烧灰}各 30g　当
归_焙 1g　牡蛎 30g　艾叶_炒 1g　丹
参 30g　槲叶 30g

制作方法　将上药共研为细
末。

功效主治　滋阴养血，温经止
血。主治妇女赤白漏下，日久不
愈，淋漓不断。

临床用法 1 次 6g，温酒或米汤调服，不拘时。

注意事项 忌风寒生冷，忌劳累。

黄芩蒲侧散 ※

《常见病验方
研究参考资料》

药物组成 黄芩_{酒炒枯}12g 侧柏叶_{炒黄}15g 蒲黄9g

制作方法 共研为细末。

功效主治 活血祛瘀，收敛止血。主治血崩。

临床用法 用开水分两次冲服，隔数小时一次。

注意事项 忌食生冷。

鹿茸散

《太平圣惠方》

药 物 组 成 鹿茸_{酥炙黄} 鳖甲_{酥炙黄} 乌贼骨_{炙黄} 龙骨 续断 熟地黄 白芍 白石脂各30g 肉苁蓉_{酒浸一宿刮去粗皮炙干}45g

制作方法 将上药共研为细末。

功效主治 温阳益阴，养血止血。主治妇人崩中漏下不止，虚损羸瘦。

临床用法 1 次 6g，饭前米汤调服。

注意事项 体内有湿热者忌用。

鹿茸散

《备急千金要方》

药物组成 鹿茸_{酒浸炙去毛} 阿胶_{炙爆}各90g 乌贼骨_{去甲} 当归_焙各60g 蒲黄_{微炒}30g

制作方法 将上药共研为细末。

功效主治 温阳益血，收敛止血。主治妇女漏下不止。

临床用法 1 次 1.5g，温酒或米汤调服。

注意事项 阴虚崩漏忌用。

琥珀散

《云岐子保命集论类要》

药物组成 赤芍药 当归 香附子 干荷叶 血余 棕榈 乌纱帽（漆纱头巾）各等份

制作方法 上药煅成黑灰存性，共研为细末。

功效主治 养血涩血。主治暴崩不止。

临床用法 1 次 15g，空腹童便调服，30 分钟以后再服一次，血止即停。产后流血过多，加米

459

醋、京墨、麝香少许。

注意事项 崩漏血热妄行者忌服。

蒸饼散 ※

《本草纲目》

药物组成 蒸饼

制作方法 小麦面用酵母发酵，蒸熟，凉干，放陈，烤成焦黄，研为细末。

功效主治 温经止血。主治崩漏下血。

临床用法 1次6g，米汤送服。

注意事项 忌食辛辣之品。

棕榈散

《太平圣惠方》

药物组成 棕榈皮烧灰90g 紫参（红骨参）30g 麝香另研3g 灶心土60g

制作方法 将上药共研为细末，混匀。

功效主治 温中补虚，收敛止血。主治妇女崩中下血量多，气绝欲脱。

临床用法 1次9g，不拘时候，用热酒调服。

注意事项 大出血不止，当采

取综合治疗。

棉子百贯散 ※

《常见病验方研究参考资料》

药物组成 棉花子烧黑 贯众烧黑 百草霜各9g

制作方法 共研为细末。

功效主治 散瘀止血。主治血崩。

临床用法 1次6g，酒送服。

注意事项 忌食生冷。

紫金散

《杨氏家藏方》

药物组成 禹余粮煅醋淬7次 赤石脂煅各90g 川芎1g 龙骨煅90g 白芍 甘草各1g 附子 熟地黄 当归各30g 干姜炮 肉桂各15g

制作方法 将上药共研为细末。

功效主治 调冲养血，收敛止血。主治冲任虚损，月经量过多，崩漏带下，淋漓不断，腰腹重痛。

临床用法 1次6g，1日2次，饭前加入麝香少许，米汤调服。

注意事项 忌风寒生冷，调畅情志。

黑金散

《杨氏家藏方》

药物组成 鲤鱼皮 棕榈皮 黄牛角灰 补骨脂 血余各30g 乌贼骨 干姜 木贼 当归 熟地黄各15g

制作方法 上药锉碎混合均匀，入瓷罐内，盐泥，干后，用炭火煅至通红，待烟尽后，冷却取出研为细末。

功效主治 固气摄血。主治妇女血气虚损，崩漏不止，经候不调。

临床用法 1次9g，入麝香0.03g，空腹米汤送服。

注意事项 忌劳累过度。

慎火草散

《备急千金要方》

药物组成 景天 白石脂 禹余粮 鳖甲 干姜 细辛 当归 川芎 石斛 芍药 牡蛎各60g 黄连 蔷薇根 熟地黄各120g 艾叶炒 桂枝各30g

制作方法 将上药共研为细末。

功效主治 清热除湿，活血养血。主治妇女崩中漏下赤白青黑，腐臭难闻，面色黑而无泽，身体消瘦，月经不调，往来无常，小腹拘急，或若绞痛上连胸腹，两胁肿胀，气短，腰背痛连胁，不能直立，困懒嗜卧。

临床用法 1次1g，1日3次，饭前酒调服，可渐加至2g。若寒多者，加附子、花椒，热多者，加知母、黄芩，白多者，加干姜、白石脂，赤多者，加桂枝、代赭石。

注意事项 体内无湿热、瘀血者忌用。

慎火草散

《备急千金要方》

药物组成 景天300g 当归 鹿茸 阿胶各120g 龙骨15g

制作方法 将上药共研为细末。

功效主治 养血止血。主治妇女漏下。

临床用法 1次1g，1日3次，酒调服。

注意事项 大出血不止，当采取综合治疗。

蒲黄散

《普济方》

药物组成 补骨脂炒黄 蒲黄炒 石灰炒黄各等份

461

制作方法　将上药共研为细末。

功效主治　温阳止血。主治妇女血崩下血不止。

临床用法　1 次 9g，饭前用热酒调服。

注意事项　血热妄行出血者禁用。

蒲黄散

《深师方》

药物组成　蒲黄 250g　鹿茸当归各 60g

制作方法　将上药共研为细末。

功效主治　温阳益精，化瘀止血。主治妇女漏下不止。

临床用法　1 次 1g，1 日 3 次，温酒调服。若效果不显，可加至2g。

注意事项　阴虚崩漏者忌用。

蒲黄灵脂散※

《常见病验方
研究参考资料》

药物组成　蒲黄_{醋炒}　五灵脂_{醋炒}　芥穗炭各等份

制作方法　共研为细末。

功效主治　活血去瘀，收敛止血。主治血崩。

临床用法　1 次 6g，温开水送服。

注意事项　忌食生冷之物。

蒲扇散※

《本草纲目》

药物组成　蒲扇_{烧存性}

制作方法　研为细末。

功效主治　收敛止血。主治妇人血崩，月水不断。

临床用法　1 次 3g，1 日 3 次，温酒送服。

注意事项　调畅情志，忌劳累。

槐花散※

《常见病验方
研究参考资料》

药物组成　槐花 30g　百草霜15g

制作方法　共研细末。

功效主治　清热，凉血，止血。主治血崩。

临床用法　每服 6g，白开水送下。

注意事项　忌食生冷。

鳖甲散

《普济方》

药物组成 鳖甲_炙 桑耳_{金色者炙}各 75g 当归_焙 赤芍各 15g 吴茱萸_{汤洗焙干炒}45g 侧柏叶_熬 桑寄生 熟地黄_焙 乌贼骨_{去甲} 人参 禹余粮_{煅醋淬}各 60g

制作方法 将上药共研为细末。

功效主治 收敛止血，滋养阴血。主治妇女经血不止，五色不定。

临床用法 1 次 6g，饭前米汤调服。

注意事项 忌食辛燥之品，忌劳累。

鳖甲散

《普济方》

药物组成 鳖甲_炙 桑耳_炙 禹余粮_{煅醋淬}各 75g 白石脂 当归_焙 桑寄生 黄芪 熟地黄_焙各 60g 人参 狗脊_{去毛} 赤芍 厚朴_{去粗皮生姜汁制}各 45g 吴茱萸_{汤浸炒}30g 肉桂_{去粗皮}31g

制作方法 将上药共研为细末。

功效主治 益气养血，温经止痛。主治妇女经血日久不止，或赤白，或青黑，颜色不定。

临床用法 1 次 6g，饭前米汤调服。1 日 2 次。

注意事项 忌风寒生冷。

蔷薇根皮散

《太平圣惠方》

药物组成 蔷薇根皮30g 白薇 0.3g 龟板_{酥炙黄} 黄连_{去须微炒} 熟地黄 当归_{微炒} 石斛_{去根} 艾叶_{微炒}各 30g 景天 桂枝 干姜_{炮裂} 细辛 川芎 白芍各 15g 禹余粮_{烧醋淬} 牡蛎各 60g

制作方法 将上药共研为细末。

功效主治 清热除湿，活血养血。主治妇女崩中漏下，赤白青黑，腐臭不可闻，面黑，身体消瘦，月经失度，往来无常，小腹拘急或疼痛，不欲饮食。

临床用法 1 次 6g，饭前温酒调服。

注意事项 体内无湿热、瘀血者忌用。

缩砂散

《妇人大全良方》

药物组成 缩砂仁

制作方法　上药在新瓦上炒香，研为细末。

功效主治　温脾摄血。主治妇女脾虚失于统摄之血崩。

临床用法　1次9g，米汤送服。

注意事项　忌风寒生冷。

螵蛸散

《杨氏家藏方》

药物组成　乌贼骨_{烧存性}

制作方法　研为细末。

功效主治　止敛止血。主治妇女漏下，脐腹疼痛，经久不愈。

临床用法　1次6g，木贼汤调服，不拘时。

注意事项　有瘀血者禁用。

鳖甲散

《备急千金翼方》

药物组成　鳖甲_{酥炙微黄}1g　代赭石　云母各30g　鲤鱼鳞_{烧灰}15g　川芎30g　乌贼骨_{烧灰}　龙骨各0.3g　白术　肉桂_{去粗皮}各15g　灶心土　干姜_炮1g　刺猬皮_{炙微焦黄}　白垩各0.3g　白僵蚕_{微炒}0.15g

制作方法　将上药共研为细末。

功效主治　收涩止血。主治妇

女崩中，下五色不止，服诸药无效。

临床用法　1次1.5g，不拘时热酒调服。

注意事项　体内湿热盛者忌用。

霹雳散

《杨氏家藏方》

药物组成　香附_{去毛}180g　川乌_{炮去尖}　石灰_{油炒}各60g

制作方法　将上药共研为细末。

功效主治　温经止血，行气调经。主治妇女血崩不止。

临床用法　1次6g，饭前用酒调服。

注意事项　忌风寒生冷，调畅情志。

霹雳散

《济阴纲目》

药物组成　香附子9g　川芎　石灰_{油炒}各30g

制作方法　上药共研细末。

功效主治　祛瘀止血。主治妇女崩漏。

临床用法　1次3～4g，将秤砣烧红淬酒调服。

注意事项 忌风寒生冷，调畅情志。

麒麟竭散

《太平圣惠方》

药物组成 血竭 川芎 艾叶微炒 乌贼骨烧灰各30g 龙骨60g 禹余粮烧醋淬 灶心土各30g 阿胶捣碎炒令黄燥 熟地黄各45g

制作方法 将上药共研为细末。

功效主治 养血活血，温经止血。主治妇女崩中下血，五色恶物时下时止。

临床用法 1次3g，不拘时用稀粥调服。

注意事项 大出血不止，当采取综合治疗。

闭经

二黄散

《古今医鉴》

药物组成 大黄烧存性 生地黄各9g

制作方法 共研为细末。

功效主治 活血通经。主治少女经脉不通所致闭经。

临床用法 上药为1剂，空腹温酒调服。

注意事项 调畅情志，忌生冷。

三和散

《济阴纲目》

药物组成 当归 川芎 白芍药 熟地 大黄 朴硝 黄芩 栀子 连翘 薄荷 甘草各等份

制作方法 上药共研为粗末。

功效主治 补血调经，清热泻火。主治实热经闭。

临床用法 1次24g，煎水服。

注意事项 忌食辛辣刺激性食物。

465

土牛膝散

《奇效良方》

药物组成 川牛膝 当归尾各30g 炒桃仁 红花各15g

制作方法 上药共研为细末。

功效主治 行血调经。主治妇女经闭，五心烦热。

临床用法 1次6g，空腹温酒

送服。

注意事项 孕妇忌服。

山慈姑散※

《常见病验方
研究参考资料》

药物组成 山慈姑_{焙干}
制作方法 研为细末。
功效主治 消痰散结，化痰解
毒。主治痰湿阻滞所致闭经。
临床用法 1次4.5g，每晚睡
前，用黄酒或红花泡酒送服。
注意事项 忌食生冷。

山药鸡金散※

《常见病验方
研究参考资料》

药物组成 生山药90g 鸡内
金9g
制作方法 共研为细末。
功效主治 益气健脾，消食散
瘀。主治闭经，干血痨。
临床用法 1日2次，1次
6～9g，开水冲服。

注意事项 忌食生冷。

山楂鸡金散※

《常见病验方
研究参考资料》

药物组成 鸡内金 山楂各
9g
制作方法 共研为细末。
功效主治 活血散瘀，消食导
滞。主治闭经。
临床用法 1次6g，开水冲
服。
注意事项 本方宜久服。

玉烛散

《玉机微义》

药物组成 当归 川芎 白芍
地黄 大黄 芒硝 甘草各等
份
制作方法 上药共研为粗末。
功效主治 滋阴养血，逐瘀通
经。主治胃热伤津，血枯经闭。
临床用法 1次24g，水煎饭
前服。

注意事项　忌辛辣食物，调畅情志。

瓜君散

《本草纲目》

药物组成　甜瓜蔓_{阴干}15g　使君子 15g　甘草 18g

制作方法　共研为细末。

功效主治　通经。主治女人月经断绝。

临床用法　1 次 6g，酒调服。

注意事项　保持情志舒畅。

丝瓜络散※

《常见病验方
研究参考资料》

药物组成　丝瓜络_炒一团

制作方法　研为细末。

功效主治　除湿通络。主治闭经。

临床用法　1 次 9g，连服数日。

注意事项　忌食生冷。

当归散

《妇人大全良方》

药物组成　当归　穿山甲_{微炒}　蒲黄_炒各 15g　朱砂_{另研}3g　麝香（0.06g）

制作方法　上药共研细末。

功效主治　活血通经。主治闭经，脉络不通，经血不行。

临床用法　1 次 6g，饭前温酒调服。

注意事项　忌风寒生冷，调畅情志。

467

红花当归散

《太平惠民和剂局方》

药物组成　红花　当归　凌霄花　牛膝　苏木　甘草各 60g　赤芍药 270g　刘寄奴 150g　桂枝　白芷各 45g

制作方法　上药共研为细末。

功效主治　行气，活血，调经。主治妇女血瘀经闭，腹痛。

临床用法　1 次 9g，睡前热酒调服。瘀血久滞，浓煎红花酒送服。

注意事项　孕妇忌用。

鸡血藤散 ※

《常见病验方研究参考资料》

药物组成　鸡血藤

制作方法　研为细末。

功效主治　行血补血，舒筋活络。主治闭经。

临床用法　1 次 9g，温酒送下。

注意事项　忌食生冷。

柏松当归散 ※

《常见病验方研究参考资料》

药物组成　卷柏　瓦松_炒　当归_{酒炒}各 6g

制作方法　共研为细末。

功效主治　祛风除湿，活血止痛。主治闭经，腹痛。

临床用法　1 次 9g，空腹热酒送下。

注意事项　忌食生冷。

莪术散

《寿世保元》

药物组成　香附 90g　当归_{酒洗}

莪术_{醋煨}　延胡索　赤芍　枳壳_{麸炒}　熟地黄　青皮_{去瓤}　白术_{去芦}　黄芩各 30g　三棱_{醋煨}　小茴香_炒　砂仁　川芎各 24g　干漆_{炒尽烟}　红花各 15g　甘草 3g

制作方法　共研为细末。

功效主治　行气活血，逐瘀散结。主治妇女三十八、九岁月经不行，腹中疼痛有块，头晕眼花，不思饮食，或用于绝经过早，余血未尽，攻疼成疾。

临床用法　1 次 6g，空腹，酒调服。

注意事项　忌劳累过度。

桃奴散

《医学正传》

药物组成　炒碧桃干（桃奴）牡鼠粪　延胡索　肉桂　五灵脂炒香附　砂仁　桃仁各等份

制作方法　上药共研为细末。

功效主治　活血祛瘀，行气散结。主治瘀血阻滞，经脉不通所致女性月经不潮，或男性跌仆损伤。

临床用法　1 次 9g，温酒送服。

注意事项　孕妇忌用。

当归散※

《常见病验方
研究参考资料》

药物组成 全当归60g 红花6g 桑寄生30g

制作方法 共研为细末。

功效主治 补血活血，散瘀止痛。主治闭经，干血痨。

临床用法 1次6g，1日2次，黄酒送下。

注意事项 忌食生冷。

凌霄花散※

《常见病验方
研究参考资料》

药物组成 凌霄花炒24g

制作方法 研为细末。

功效主治 凉血去瘀。主治闭经。

临床用法 1次6g，饭前温酒送下。

注意事项 忌食生冷。

凌霄花散

《澹寮集验方》

药物组成 当归 赤芍药 凌霄花 刘寄奴 牡丹皮酒洗 延胡索 桂枝 白芷 酒浸红花各等份

制作方法 上药共研为粗末。

功效主治 破血行经。主治经闭，腹胀痛。

临床用法 1次12g，水100ml，酒50ml，煎服。

注意事项 孕妇忌服。

通经散

《中国脐疗大全》

药物组成 五灵脂 生蒲黄各30g 桃仁 大黄 生乳香 生没药各15g 麝香0.1g

制作方法 除麝香外，余药共研为细末，备用。

功效主治 活血祛瘀。主治闭经。

临床用法 先将麝香放脐内，再填药末，上置生姜或槐树皮一块，艾炷灸，1岁1壮，1~3日1次。

注意事项 忌生冷食物。

469

菖蒲散

《太平圣惠方》

药物组成 石菖蒲 炒当归各30g 秦艽0.6g 制吴茱萸15g

制作方法 上药共研为细末。

功效主治 温经利水，活血通经。主治妇女阴户肿痛，月经阻滞不通。

临床用法 1次9g，1日2～3次，空腹葱汤送服。

注意事项 忌风寒生冷，调畅情志。

470

排经散

《竹林寺女科》

药物组成 当归 莪术 延胡索 熟地黄 枳壳 青皮 白术 黄芩各3g 川芎 栀子炒 小茴香 砂仁各15g 干漆炒烟尽 红花各12g 香附童便制 炙甘草各6g

制作方法 共研为细末。

功效主治 温调血脉，理气散瘀。主治妇人三十八、九岁，经水断绝，腹中有块疼痛，头晕眼花，饮食不思。

临床用法 1次6g，1日1次，空腹温酒调服。

注意事项 调畅情志，忌风寒生冷。

绿矾散

《古今脐疗良方集解》

药物组成 绿矾15g

制作方法 研末备用。

功效主治 破血逐瘀。主治闭经，舌暗脉涩。

临床用法 炒热敷脐。

注意事项 忌生冷食物。

琥珀散

《济阴纲目》

药物组成 天台乌药60g 当归 莪术各30g

制作方法 上药共研为细末。

功效主治 行气，活血，通经。主治妇女胸膈迷闷，腹痛，闭经。

临床用法 1次6g，温酒调服。产后诸疾炒姜酒调服。

注意事项 忌生冷油腻。

琥珀散※

《常见病验方研究参考资料》

药物组成 琥珀3g 丹参30g
制作方法 将琥珀研为细末。
功效主治 镇惊安神，活血化瘀。主治经闭。
临床用法 丹参煎水送服药末。
注意事项 忌食生冷。

紫河车散※

《常见病验方
研究参考资料》

药物组成 紫河车1个
制作方法 上药洗净，瓦上焙干，研为细末。
功效主治 补精，养血，益气。主治气血不足所致闭经。
临床用法 1次9g，1日2次，黄酒调服。
注意事项 忌食生冷。

瑞金散

《妇人大全良方》

药物组成 片姜黄120g 当归 赤芍药 川芎 牡丹皮 莪术 延胡索 桂枝 红花各45g
制作方法 上药共研为粗末。
功效主治 破血行气，通经止痛。主治妇女血气不通所致闭经。
临床用法 1次6g，水100ml，

酒30ml，煎至80ml，饭前服。
注意事项 调畅情志，忌生冷。孕妇忌服。

鳖甲乌贼散※

《常见病验方
研究参考资料》

药物组成 鳖甲1个 乌贼骨1枚
制作方法 醋炙，共研为细末。
功效主治 滋阴潜阳，软坚散结。主治闭经。
临床用法 1次9g，每晚饭后热酒送下。
注意事项 忌食生冷。

471

痛经

丹参二香散※

《常见病验方
研究参考资料》

药物组成 丹参60g 香附醋酒盐三制30g 茴香炒15g
制作方法 共研为细末。
功效主治 活血化瘀，疏肝理

气，散寒止痛。主治痛经。

临床用法　1 次 9g，经前经后，早晚黄酒冲服。

注意事项　忌食生冷。

丹参延胡散※

*《常见病验方
研究参考资料》*

药物组成　丹参 30g　延胡索 15g

制作方法　共研为细末。

功效主治　活血化瘀，调经止痛。主治痛经。

临床用法　1 次 6g，温酒送服。

注意事项　忌食生冷。

乌砂二香散

《中医验方》

药物组成　乌药 10g　砂仁 5g　木香 10g　香附 10g　甘草 5g

制作方法　上药共研为末。

功效主治　疏肝调经，活血止痛。主治经期腹痛，遇寒则甚，经行不畅，乳房胸胁胀痛，脉弦。

临床用法　取药末加酒适量，调敷脐部。

注意事项　忌生冷食物。

当归散※

*《常见病验方
研究参考资料》*

药物组成　当归身　延胡索　没药　红花各等份

制作方法　共研为细末。

功效主治　活血化瘀，行气止痛。主治痛经。

临床用法　1 次 6g，1 日 2 次，酒送服。

注意事项　忌食生冷。

白芥子散

《内病外治》

药物组成　白芥子 15g　面粉 150g

制作方法　上药研末混匀，加水制成脐孔大小的小饼备用。

功效主治　温里，散寒，止痛。主治痛经，畏寒喜暖。

临床用法　用药饼热敷脐部，3～4 小时痛止，若无效可再敷。

注意事项　忌生冷食物。

当归延胡散※

*《常见病验方
研究参考资料》*

药物组成 全当归30g 延胡索30g

制作方法 上药酒浸一日，晒干，研为细末。

功效主治 补血，活血，行气，止痛。主治痛经。

临床用法 痛经时服9g，以后1次3g，连服一月余。

注意事项 忌食生冷。

延胡血余散※

《常见病验方研究参考资料》

药物组成 延胡索12g 血余炭6g

制作方法 共研为细末。

功效主治 活血，行气，止痛。主治痛经。

临床用法 1日2次，酒调服。

注意事项 忌食生冷。

红香散※

《常见病验方研究参考资料》

药物组成 红花15g 香附5g

制作方法 共研为细末。

功效主治 活血化瘀，疏肝理气，调经止痛。主治痛经。

临床用法 1次3g，早晚各一次，开水或陈酒冲服。

注意事项 忌食生冷。

芎归散

《古今脐疗良方集解》

药物组成 当归 川芎各等份

制作方法 上药共研为细末。

功效主治 活血，调经，止痛。主治痛经，及胎前、产后诸病。

临床用法 取药末适量，炒热熨脐部，热气透入，血下痛止。

注意事项 忌生冷食物。

473

芷香外敷散

《古今脐疗良方集解》

药物组成 香白芷40g 小茴香40g 当归50g 肉桂30g 细辛30g 红花40g 延胡索35g 益母草60g

制作方法 上药水煎两次，煎液浓缩成膏，混入溶于95%乙醇的乳香、没药液，烘干后研末，加樟脑末2g备用。

功效主治 活血调经，散寒止痛。主治寒凝血瘀所致痛经。

临床用法 1次9g，用黄酒调成糊状，敷脐部，胶布固定，药干后换药 1 次，一般连敷 3 ~ 6 次即可。

注意事项 忌生冷食物。

吴茱茴桂散

《生活百事通》

药物组成 肉桂 10g 吴茱萸 20g 茴香 20g

制作方法 上药共研为细末备用。

功效主治 温肾暖肝，散寒止痛。主治寒湿痛经。

临床用法 取药末，加适量白酒炒热（以不烫皮肤为度），趁热敷脐部，胶布固定，每月行经前敷 3 日即效。

474

注意事项 忌生冷、油腻食物。

牡丹散

《太平圣惠方》

药物组成 牡丹皮 大黄炒各 30g 赤茯苓 桃仁 当归 生地黄 桂枝 赤芍药 白术各 1g 石韦去毛 木香各 15g

制作方法 上药共研为粗末。

功效主治 养血活血，调经止痛。主治月经涩少，腹痛。

临床用法 1 次 9g，用水

500ml，生姜 3 片，煎至 200ml，空腹温服。

注意事项 忌风寒生冷。

灵脂痛经散

《中医外治法集要》

药物组成 白芷 8g 五灵脂 15g 炒蒲黄 10g 盐 5g

制作方法 上药共研为细末备用。

功效主治 活血祛瘀，散寒止痛。主治寒凝瘀阻所致痛经。

临床用法 1 次 3g，于月经前 5 ~ 7 天，纳脐内，上置生姜片，灸 2 ~ 3 壮，以腹内有热感为度，将药末用胶布固定，月经后停药。

注意事项 忌生冷食物。

乳没散

《穴位贴药与熨洗浸疗法》

药物组成 乳香 没药各等份

制作方法 上药共研为细末备用。

功效主治 活血行气，调经止痛。主治痛经。

临床用法 取药末适量，温水调敷脐部，胶布固定。

注意事项 忌生冷食物。

姜黄散

《专治妇人方》

药物组成 姜黄120g 炒白芍90g 当归 牡丹皮 延胡索各60g 川芎 莪术 桂枝 红花各30g

制作方法 共研为粗末。

功效主治 行气活血，祛瘀止痛。主治胞宫虚寒，月经不调，经行腹痛。

临床用法 1次6g，加水500ml、酒少许同煎，饭前服。

注意事项 忌生冷风寒，调畅情志。

调经止痛散

《古今脐疗良方集解》

药物组成 炮姜10g 山楂20g 延胡索6g

制作方法 上药共研为细末备用。

功效主治 温经活血，理气止痛。主治妇人宫寒，月经不调，痛经，腰酸怕冷。

临床用法 1次6g，用黄酒适量，调敷脐部，胶布固定，1日1次。

注意事项 忌生冷食物。

越痛散

《证治准绳》

药物组成 虎骨15g 当归芍药 白术各9g 茯苓 防风白芷 藁本 甘草各2.5g 续断附子各9g

制作方法 上药共研为细末。

功效主治 益气补血，温经止痛。主治妇人血气虚寒，经行腹痛。

临床用法 1次15g，用生姜5片，大枣3枚，煎汤冲服，不拘时。

注意事项 忌风寒生冷。

475

痛经散

《古今脐疗良方集解》

药物组成 白芷 五灵脂 青盐各6g

制作方法 上药共研为细末。

功效主治 化瘀通经，散寒止痛。主治经期腹痛，拒按，喜暖，肢冷。

临床用法 1次3g，填脐中，上盖姜片，用艾炷灸之，自觉腹内有温暖感为度，隔日1次。

注意事项 忌生冷食物。

痛经散

《古今脐疗良方集解》

药物组成　山楂　葛根　乳香　没药　穿山甲　川朴各 100g　白芍 150g　甘草　桂枝各 30g　细辛挥发油　鸡矢藤挥发油各适量

制作方法　上药除挥发油外，共研细末，加入细辛、鸡矢藤挥发油各 3g，冰片 6g，混匀备用。

功效主治　温经止痛，活血化瘀。主治经期腹痛，经血中夹有瘀块，舌质紫暗，脉沉涩。

临床用法　月经前 3～5 天，取药末 0.2～0.25g，用醋或姜汁酒调敷脐部，经后第三天去药。

476

注意事项　忌生冷食物。

痛经散

《古今脐疗良方集解》

药物组成　全当归　大川芎　制香附　赤芍　桃仁各 9g　延胡索　肉桂各 12g　生蒲黄 9g　琥珀末 1.5g

制作方法　上药共研为细末备用。

功效主治　活血行气，调经止痛。主治痛经。

临床用法　经前 1～2 天或行

经时取药末 3g，用 30% 酒精调敷脐部，胶布固定，每月 1～2 次，1 次敷 3～4 天。

注意事项　忌生冷食物。

痛经散

《古今脐疗良方集解》

药物组成　当归　吴茱萸　肉桂　细辛　乳香　没药各 50g　樟脑 3g

制作方法　先将前四味药水煎 2 次，煎液浓缩为糊状，混入（溶于 95% 乙醇的）适量的乳香、没药液，烘干后研末，加樟脑备用。

功效主治　活血调经，散寒止痛。主治痛经，经行不畅，经色紫暗或夹有血块。

临床用法　月经前 3 天取药末 5g，用黄酒调为糊状，外敷脐部，胶布固定，药干后换药 1 次。经后第 3 天取下，每月 1 次，连续使用，治愈为止。

注意事项　忌生冷食物。

温经行气散

《常见病验方研究参考资料》

药物组成　肉桂 3g　吴茱萸 6g　当归 9g　干姜 6g　艾叶 6g

延胡索 9g　沉香 3g　香附 6g　小茴香 6g　蒲黄 9g　五灵脂 9g

制作方法　上药共研为细末备用。

功效主治　活血行气，祛寒调经。主治胞宫寒冷，脉络瘀阻所致痛经。

临床用法　将药末装入布袋中，敷脐，另用热水袋热熨，1 日 3 次，1 次 30 分钟。

注意事项　忌生冷食物。

醋煮散

《女科万金方》

药物组成　三棱　莪术　香附　乌药　赤芍　甘草　肉桂各等份

制作方法　上药分别用醋炒，共研为细末。

功效主治　活血化瘀，行气止痛。主治经行少腹结痛，产后恶露不行。

临床用法　1 次 9g，空腹砂糖汤送服。

注意事项　调情志，忌生冷。

带下

二香散

《民间敷灸》

药物组成　丁香　广木香各 3g　吴茱萸 4.5g　肉桂 1.5g

制作方法　上药共研为细末备用。

功效主治　温化寒湿，调中止带。主治带下色白，量多清稀，便溏薄，舌淡苔薄，脉沉迟。

临床用法　取药末敷脐部，每 2 日 1 次。

注意事项　忌生冷食物。

万安散

《济阴纲目》

药物组成　炒小茴香　木香各 7.5g　黑牵牛子 30g

制作方法　上药共研为细末。

功效主治　温经行气，逐瘀止带。主治妇女赤白带下，或带下白如脂，或伴臭秽浊气。

临床用法　1 次 6g，临睡生姜汁调服。不尽，隔天再服相同剂量。当用白米粥补养胃气。

注意事项　忌食辛辣温燥之品。

三子止带散※

《常见病验方研究参考资料》

药物组成　韭菜子 30g　覆盆

子 15g　菟丝子 21g

制作方法　共研为细末，炼蜜为丸。

功效主治　温肾壮阳，固精摄带。主治白带量多质稀。

临床用法　1 次 9g，温水送服。

注意事项　忌房劳。

大圣万安散

《济阴纲目》

药物组成　白术　木香　胡椒各 7.5g　陈皮　黄芪　桑白皮　木通各 15g　炒白牵牛子 60g

制作方法　上药共研为细末。

功效主治　健脾益气，利水止带。主治妇女赤白带下，腹胀胸满，休息痢。

临床用法　1 次 6g，生姜 5 片煎水调药，临睡前服，服后再服姜汤或米粥。

注意事项　孕妇禁用。服药期间禁酒忌荤。

干姜白芍散※

《常见病验方
研究参考资料》

药物组成　干姜炒黑 1.5g　白芍酒炒 60g

制作方法　共研为细末。

功效主治　温中止痛，敛阴止带。用治赤白带下。

临床用法　1 次 3g，空腹米饮调服。

注意事项　忌食生冷。

玉仙散

《古今医鉴》

药物组成　炮姜　炒白芍　炒香附各 30g　生甘草 15g

制作方法　上药共研为细末。

功效主治　温经止带。主治赤白带下。

临床用法　1 次 9g，用水、白酒调服。宫寒甚者，加白芍酒炒 60g，炮姜 15g。

注意事项　忌风寒生冷。

龙骨散

《备急千金要方》

药物组成　龙骨 90g　黄柏　半夏　灶心土　桂枝　干姜各 60g　石韦　滑石各 30g　海螵蛸　代赭石各 120g　白僵蚕 10g

制作方法　将上药共研为细末。

功效主治　清热燥湿，收涩止带。主治白带赤带，月经不调，腹痛，梦多。

临床用法　1 次 2g，1 日 3 次，酒调服。白带多者，加乌贼骨、僵蚕各 60g；赤带者，加代赭石 150g。

注意事项　忌食辛辣、油腻之品。

龙骨散

《太平圣惠方》

药物组成　龙骨　桂枝各 30g　乌贼骨_{烧灰}　熟地黄各 45g　白芍 0.9g　当归_{锉微炒}30g　禹余粮_{烧醋淬7次}60g　吴茱萸_{汤浸7次焙干微炒}　干姜_{炮裂锉}各 15g

制作方法　将上药共研为细末。

功效主治　温经养血，收涩止带。主治妇女白带频下，腹部冷痛。

临床用法　1 次 3g，饭前用热酒调服。

注意事项　湿热带下忌用。

白芷散

《妇人大全良方》

药物组成　白芷 60g　煅海螵蛸 6g　煅胎发 5g

制作方法　上药共研为细末。

功效主治　燥湿止痒，收涩止带。主治赤白带下。

临床用法　1 次 6g，空腹温酒调下。

注意事项　保持外阴清洁。

白矾散 ※

《常见病验方研究参考资料》

药物组成　生白矾 9g　大黄 6g　车前子 15g

制作方法　共研为细末。

功效主治　利水渗湿，凉血止带。主治赤白带下。

临床用法　1 次 9g，黄酒送服。

注意事项　孕妇忌服。

加味益气止带散

《河南中医》

药物组成　党参 12g　炒白术 15g　干姜 10g　炙甘草 3g　炮附子片 10g　补骨脂 12g

制作方法　上药共研为细末。

功效主治　温脾肾，止带下。主治脾肾虚寒，带下清稀。

临床用法　取药末适量敷脐，胶布固定，5 天换药 1 次。

注意事项　忌生冷食物。

地榆散

《太平圣惠方》

药物组成 地榆60g

制作方法 研为粗末。

功效主治 凉血止血，收涩止带。主治五色带下，兼治呕吐下血。

临床用法 以醋水各半煎，饭前服。

注意事项 保持外阴清洁。

伏龙肝散

《太平圣惠方》

药物组成 棕榈_{烧存性} 灶心土_{炒令烟尽} 屋梁上悬尘_{炒令烟尽去火毒}各等份

制作方法 共研为细末，加入龙脑、麝香少许。

功效主治 温中散寒，收涩止带。主治脾虚日久，赤白带下，经久不愈。

临床用法 1次6g，1日1~2次，温酒或淡醋汤送下。

注意事项 湿热下注带下禁用。

芡实螵蛸散

《生活百事通》

药物组成 芡实30g 桑螵蛸30g 白芷20g

制作方法 共研为细末，米醋调成糊状备用。

功效主治 补肾固精，燥湿止带。主治带下量多稀薄。

临床用法 取药糊适量敷脐部，胶布固定，1日1次，连用5~7天。

注意事项 保持外阴清洁。

除湿止带散※

《常见病验方
研究参考资料》

药物组成 白芷30g 单叶红蜀葵根60g 白芍 枯矾各15g

制作方法 共研为细末。

功效主治 解毒除湿，收敛止带。主治湿热白带。

临床用法　1 次 6g，温开水送服。

注意事项　忌食生冷。

龟甲散

《太平圣惠方》

药物组成　龟板酥炙微黄　当归锉微炒　禹余粮烧醋淬7次　侧柏叶微炒　厚朴去粗皮姜汁炙令香熟　各 30g　人参去芦头　桑耳微炒　各 0.9g　狗脊去毛　吴茱萸汤浸7遍焙干微炒　白芍　桑寄生　桂枝各 15g　白石脂 60g

制作方法　将上药共研为细末。

功效主治　温肾益阴，收涩止带。主治妇女赤白带下，腰膝疼痛。

临床用法　1 次 6g，饭前用米汤调服。

注意事项　忌用于湿热内盛之人。

补益止带散

《古今脐疗良方集解》

药物组成　党参 10g　白术 10g　甘草 3g　炮姜 9g　炮附子 9g　补骨脂 10g

制作方法　上药共研为细末。

功效主治　补肾健脾，固冲止带。主治带下量多，绵绵不绝，如涕如唾，色白无臭，腰腹冷痛，纳少便溏，神疲倦怠，面色萎黄或苍白，舌淡苔白，脉缓弱。

临床用法　用米醋适量炒热敷脐部，冷后再炒再敷，每日 1～2 次，每次 30 分钟，7 天为一疗程。

注意事项　忌生冷食物。

阿胶散

《太平圣惠方》

药物组成　阿胶捣碎炒令黄燥　当归锉炒　赤芍药　熟地黄　牡蛎烧为粉　各 15g

制作方法　将上药共研为细末。

功效主治　养血止血。主治妇女赤带，腹中疼痛，四肢烦疼，不欲饮食，日渐羸瘦。

临床用法　1 次 6g，不拘时用米汤调服。

注意事项　非血虚带下忌用。

柏叶散

《圣济总录》

药物组成　侧柏叶炙黄60g　川芎　芍药　白芷　干姜炮　牡丹皮

481

各 30g 当归_焙 15g

制作方法 将上药共研为细末。

功效主治 凉血止血，化瘀止痛。主治妇女赤白带下，腹痛。

临床用法 1 次 1.5g，饭前温酒调服。

注意事项 忌食辛燥之品。

扁豆散※

《本草纲目》

药物组成 白扁豆
制作方法 研为细末。
功效主治 除湿止带。主治赤白带下。

临床用法 1 次 6g，米汤调服。

注意事项 保持外阴清洁。

益气止带散

《国医论坛》

药物组成 党参 12g 白术 12g 炙甘草 10g 干姜 6g
制作方法 共研为细末备用。
功效主治 益气健脾，温中化湿。主治脾虚带下。

临床用法 取药末敷脐部，胶布固定，三日换药一次。

注意事项 忌生冷食物。

海螵蛸散※

《常见病验方
研究参考资料》

药物组成 海螵蛸 15～30g 女贞子 15g
制作方法 共研为细末。
功效主治 补肾滋阴，固精止带。主治赤白带下。

临床用法 1 日 2 次，1 次 6～9g，空腹温开水冲服。

注意事项 忌食生冷。

桑耳散

《太平圣惠方》

药物组成 桑耳_炒 肉豆蔻_{去壳} 阿胶_{捣碎炙令黄燥} 熟地黄 当归_{锉微炒} 桔梗_{去芦头} 各 30g 白芍 黄芪各 60g 蒲黄 15g
制作方法 将上药共研为细末。

功效主治 滋阴养血，活血止带。主治妇女赤白带下。

临床用法 1 次 6g，饭前米汤调服。

注意事项 血热所致带下忌用。

482

龟甲散

《太平圣惠方》

药物组成 桑寄生 桑耳炙 当归锉炙 乌贼骨烧灰 侧柏叶各炙 30g 白芍 川芎各1g 龟板醋炙 45g 禹余粮煅醋淬7次60g 吴茱萸汤洗熔炒15g

制作方法 将上药共研为细末。

功效主治 滋补肝肾，温经止带。主治妇女赤白带下，日久不止，腰腿酸痛，面黄体瘦，四肢少力。

临床用法 1次6g，饭前温酒调服。

注意事项 忌劳累，调情志。

崩中散※

《本草纲目》

药物组成 猪毛烧存性

制作方法 研为细末。

功效主治 收涩止带。主治赤白带下。

临床用法 1次9g，用黑豆20g，酒100ml，同煎调服。

注意事项 忌食辛辣温燥之品。

清玉散

《寿世保元》

药物组成 当归酒洗 川芎 生地黄 牡丹皮 陈皮 黄连 升麻 甘草 半夏姜制 白茯苓 赤芍 苍术米泔水浸 香附 黄芩 柴胡各3g

制作方法 共研为粗末。

功效主治 清热泻火，燥湿止带。主治妇女赤白带下，口出恶气，或咽干，牙痛，耳鸣，遍身流注疼痛，发热憎寒或口吐酸水，心腹气痛，带下五色夹杂臭秽。

临床用法 加生姜2片，水煎服。

注意事项 忌辛辣、油腻之品。

清白散

《古今医鉴》

药物组成 当归 川芎 炒白芍 生地黄 黄柏盐炒 椿根皮酒炒 贝母各6g 炮姜 甘草各3g

制作方法 上药研为粗末。

功效主治 活血祛风，燥湿止带。主治妇女白带量多清稀。

临床用法 上药为一剂，加生姜3片，水煎服。

注意事项　保持外阴清洁。

解带散

《古今医鉴》

药物组成　当归身_{酒洗}4.5g
白芍药_{酒炒}　白术_炒各 3.6g　苍术
白茯苓　香附　陈皮_{去白}　牡丹
皮各 3g　川芎　延胡索各 2.4g
炙甘草 1.2g

制作方法　上药共研为粗末。

功效主治　清热燥湿，行气止
带。主治湿热白带，四肢倦怠，五
心烦热，胃中嘈杂。

临床用法　加生姜 3 片，水
煎，空腹服用。

注意事项　保持外阴清洁。

妊娠诸疾

二黄散

《济阴纲目》

药物组成　鸡子黄 1 枚　黄丹
3g

制作方法　将黄丹注入鸡子壳
内，同鸡子黄搅匀，以厚纸糊牢，
盐泥固定，火上煨干，去壳研为细
末。

功效主治　清热，解毒，止
泻。主治妊娠下利赤白，腹中绞
痛。

临床用法　1 次 3g，1 日 3 次，
米汤送服。

注意事项　忌食辛辣肥甘。

二黄散

《素问病机气宜保命集》

药物组成　生地黄　熟地黄各
等份

制作方法　上药共研为细末。

功效主治　滋阴，凉血，安
胎。主治妇女肝肾不足所致胎漏下
血。

临床用法　1 次 6g，1 日 2 次，
煎白术、枳壳汤调下。

注意事项　宜静养，忌劳累。

二香散

《妇人大全良方》

药物组成　香附子 30g　藿香
叶　甘草各 6g

制作方法　上药共研为细末。

功效主治　行气，调中，安
胎。主治胎动不安，呕吐酸水。

临床用法　1 次 6g，1 日 2～3
次，米汤送服。

注意事项 忌食生冷，忌劳累。

二妙散

《叶氏女科证治》

药物组成 熟地黄_炒 炮姜各6g

制作方法 共研细末。

功效主治 温中填精。主治中寒肾虚所致胎漏。

临床用法 1次12g，米汤调服。

注意事项 调畅情志，忌劳累。

七圣散

《普济方》

药物组成 当归 延胡索 香白芷 白矾 姜黄 没药 肉桂各等份

制作方法 上药共研为细末。

功效主治 行气止痛。主治临产前腰痛。

临床用法 1次9g，1日1~2次，热酒调服。临产前阵痛时服。

注意事项 服药时，注意观察腹内胎儿情况。

大腹皮散

《校正时贤胎前十八论治》

药物组成 赤茯苓9g 大腹皮 炒枳壳 炙甘草各3g

制作方法 上药共研为细末。

功效主治 行气通淋。主治妊娠后期小便不通，一身浮肿。

临床用法 1次3g，1日3次，浓煎葱白汤下。

注意事项 宜低盐饮食。

地黄散

《备急千金要方》

485

药物组成 干姜_炮60g 干地黄_焙120g

制作方法 共研为细末。

功效主治 安胎止血。主治妊娠胎漏下血。

临床用法 1次3g，1日3次，温酒送服。

注意事项 调情志，宜静养。

子淋散

《古今医鉴》

药物组成 麦冬_{去心} 赤茯苓

大腹皮　木通　甘草各3g

制作方法　将上药共研为细末。

功效主治　清热养阴，利水通淋。主治妊娠小便频数涩痛。

临床用法　加淡竹叶10片，水煎，空腹服。

注意事项　本方偏寒凉，不宜久服。

龙骨散

《广济方》

药物组成　龙骨　当归　地黄各8g　芍药　地榆　干姜　阿胶各6g　炒艾叶4g　蒲黄5g　焦牛角腮10g

制作方法　上药共研为细末。

功效主治　养血止血，温经暖宫。主治因损胎下，恶血不止。

临床用法　1次6g，1日3次，温水送服。

注意事项　忌风寒生冷、劳累过度。

白薇散

《圣济总录》

药物组成　白薇　白芍药各等份

制作方法　上药共研为细末。

486

功效主治　清热凉血，利尿通淋。主治妊娠小便不通。

临床用法　1次9g，1日3次，温水送服。

注意事项　忌劳累过度。

白僵蚕散

《太平圣惠方》

药物组成　炒白僵蚕　天麻　独活各30g　麻黄45g　犀角0.6g　炮白附子　姜半夏　炮天南星　藿香各15g　冰片_{另研}3g

制作方法　上药共研为细末，入研了冰片混匀。

功效主治　祛痰息风，醒神开窍。主治妊娠中风，口噤不开，痰涎壅盛，言语不利，四肢强直。

临床用法　1次3g，1日3次，生姜薄荷汤送服。

注意事项　本方寒凉，不宜久服。

白扁豆散

《医学正传》

药物组成　白扁豆_{生去皮}

制作方法　研为细末。

功效主治　调中和胃。主治妊娠误服有毒之品，呕吐不止。

临床用法　1次10g，米汤调

服。

注意事项 忌生冷，调情志。

冬葵子散

《古今医鉴》

药物组成 冬葵子 栀子炒 木通 滑石各 15g

制作方法 共研为细末。

功效主治 清热泻火，利水通淋。主治妊娠转胞，卒不得小便，小便频数而少。

临床用法 水 150ml，煎至 100ml，温服。

注意事项 本方寒冷，不宜久服。

达生散

《丹溪心法》

药物组成 当归酒洗 白术去油、芦炒 白芍酒炒各 3g 人参 陈皮 紫苏各 1.5g 大腹皮洗 9g 炙甘草 6g 砂仁 1.5g 枳壳麸炒 2.4g

制作方法 共研为粗末。

功效主治 利气，化湿，和血。于妊娠八、九月服，令胎易产，腹亦少痛。

临床用法 加葱 5 根，水煎服。

注意事项 服药时，注意观察产妇胎儿情况，以便采取应急措施。

当归散

《太平圣惠方》

药物组成 当归 丁香 川芎各 1g 青皮 吴茱萸各 15g

制作方法 上药共研为细末。

功效主治 温经养血。主治妊娠中恶，心腹刺痛。

临床用法 1 次 3g，1 日 3 次，温开水送服。

注意事项 忌生冷，调情志。

487

当归芍药散

《金匮要略》

药物组成 炒白芍 当归各 90g 茯苓 白术各 120g 泽泻 川芎各 90g

制作方法 上药共研为细末。

功效主治 行气，活血，止痛。主治妊娠腹中绞痛，产后崩中。

临床用法 1 次 1.5g，1 日 3 次，饭前温服。

注意事项 忌风寒生冷。

白术散

《全生指迷方》

药物组成 白术 30g 生姜皮 大腹皮 陈皮 茯苓皮各 15g

制作方法 共研为细末。

功效主治 健脾行气，利水消肿。主治妊娠五、六个月，遍身浮肿，腹胀喘促，气逆不安，小便不利。

临床用法 1 次 2g，1 日 2～3 次，米汤调服。脾虚明显者以四君子汤煎汤送服。

注意事项 宜低盐饮食，忌劳累。

488

安荣散

《济生方》

药物组成 麦冬 通草 滑石 人参 细辛各 6g 当归 灯心草 甘草各 15g

制作方法 上药共研为细末。

功效主治 利尿通淋。主治妊娠小便涩少。

临床用法 1 次 9g，1 日 3 次，麦冬煎汤送下。

注意事项 忌食辛辣，调畅情志。

安胎白术散

《奇效良方》

药物组成 白术 川芎各 30g 吴茱萸 15g 炙甘草 45g

制作方法 上药共研为细末。

功效主治 散寒暖肝，健脾安胎。主治妊娠宿有冷疾，胎痿不长，易堕。

临床用法 1 次 2g，1 日 3 次，饭前温酒送服。

注意事项 忌劳累。

阿胶散

《类证活人书》

药物组成 炙阿胶 炒白术 桑寄生 人参 白茯苓各等份

制作方法 上药共研为细末。

功效主治 益气，养血，安胎。主治妊娠呕吐，倦怠乏力。

临床用法 1 次 2g，1 日 3 次，米汤送下。

注意事项 忌食辛辣生冷。

补胎散

《敷脐妙法治百病》

药物组成 党参 白术 当归 枸杞子 白芍 黄芪各30g 甘草10g

制作方法 上药共研为细末。

功效主治 益气健脾,补血益精。主治妊娠5~6个月,胎儿虽存活,但腹形明显小于正常月份,面色萎黄或㿠白,头晕短气,疲倦懒言,舌淡,苔少,脉细弱无力。

临床用法 取药末加水调敷脐部,1日1次,直至病愈。

注意事项 忌生冷食物。

温中固胎散※

《常见病验方
研究参考资料》

药物组成 百草霜6g 棕炭3g 灶心土15g

制作方法 共研为细末。

功效主治 温中燥湿,止呕止血。主治胎动漏红。

临床用法 1次6g,1日2次。用白汤或童便送下。

注意事项 忌食生冷。

疗腰止痛散※

《济阴纲目》

药物组成 杜仲 五加皮 当归 芍药 川芎 草薢各等份

制作方法 上药共研为细末。

功效主治 养血益肾。主治触动胎元以致腰背疼痛。

临床用法 1次9g,1日3次,空腹温酒送服。

注意事项 忌劳累,调情志。

阿胶散

《济阴纲目》

489

药物组成 阿胶60g 生地黄汁200g

制作方法 阿胶用蛤粉炒成珠,再研为细末。

功效主治 养血止血。主治妇女妊娠突然下血。

临床用法 1次取药末20g,生地黄汁70g,清酒100ml混合后,温热饮用,1日1~3次。

注意事项 宜静养,忌劳累。

砂仁木香散※

《常见病验方
研究参考资料》

药物组成 砂仁 木香各等份

制作方法 共研为细末。

功效主治 行气宽中，健脾化湿。主治妊娠恶阻。

临床用法 1 日 3 次，1 次 0.9g，温开水送服。

注意事项 忌生冷食物。

无忧散

《济生方》

药物组成 当归 川芎 白芍 乳香 枳壳炒各9g 木香 甘草各4.5g 血余4.5g

制作方法 共研为细末。

490

功效主治 行气疏肝，活血消积。主治妇人嗜食肥甘厚味，饮食不节，喜怒无常；胞胎肥厚，行动艰难；小产瘀血疼痛，胎衣不下等。

临床用法 1 次6g，1 日2次，水煎，温服。

注意事项 妊娠八月以后可服。

独圣散

《卫生宝鉴》

药物组成 蔓荆子

制作方法 研为细末。

功效主治 凉血通淋。主治妊娠小便不通。

临床用法 1 次6g，1 日 3 次，饭前浓煎葱白汤调下。

注意事项 脾胃虚弱者慎服。

姜夏止呕散

《敷脐妙法治百病》

药物组成 丁香 15g 半夏 20g 白术 15g 党参 15g 生姜 30g

制作方法 将前四味药共研为细末，生姜煎浓汁调为糊状备用。

功效主治 燥湿和胃，健脾止呕。主治妊娠恶阻，呕恶厌食，或食后即吐，神疲思睡，四肢倦怠，畏寒怕冷，舌淡苔白，脉细。

临床用法 取药糊敷脐部，胶布固定，连敷 1~3 日。

注意事项 忌生冷食物。

消风散

《济生方》

药物组成 石膏 防风 菊花 羌活 川芎 荆芥 羚羊角 当归 白芷各30g 甘草15g 大豆卷30g

制作方法 将上药共研为细末。

功效主治 疏风泄火，解毒除

湿。主治孕妇胎气有伤，热毒上攻，头旋目昏，视物模糊，颔下肿核。

临床用法 1次12g，茶水调服。

注意事项 忌食辛燥之品。

益肾补胎散

《敷脐妙法治百病》

药物组成 杜仲 补骨脂各30g 菟丝子15g 枸杞子20g

制作方法 上药共研为细末。

功效主治 补肾养胎。主治妊娠4~6个月，胎儿不长，腹形明显小于正常月份，头晕耳鸣，腰膝酸软，舌淡苔白，脉沉细。

临床用法 取药末适量，以水调敷脐部，1日1次，直至病愈。

注意事项 忌生冷食物。

桑螵蛸散

《济生方》

药物组成 炙桑螵蛸120g

制作方法 研为细末。

功效主治 补肾助阳，固精缩尿。主治妊娠小便失禁。

临床用法 1次6g，1日3次，温水送服。

注意事项 忌劳累过度，调畅情志。

栀子薄荷散※

《常见病验方研究参考资料》

药物组成 黑栀子盐水炒120g 薄荷梗米酒洗60g

制作方法 共研为细末。

功效主治 清热利湿，凉血消肿。主治妊娠水肿。

临床用法 1次6g，1日1次，米汤送下。

注意事项 加强营养。

黍茎灰散※

491

《本草纲目》

药物组成 黍茎烧灰

制作方法 研为细末。

功效主治 温经止血，正胎引产。主治妊娠尿血，或胎儿横生难产。

临床用法 1次1.5g，用酒送服。

注意事项 忌食生冷辛辣。

缩砂散

《济生方》

药物组成 缩砂仁

制作方法 研极细末。

功效主治 和胃降逆，理气安胎。主治胃虚气逆、呕吐不食之早孕反应。

临床用法 1次6g，1日2~3次，姜汁调米汤送服。

注意事项 调畅情志，忌风寒生冷。

胎死不下

龙虎散

《竹林寺女科》

药物组成 龟板_{酥酥炙}30g 蛇蜕2条 蝉蜕_{瓦上焙干} 血余_{煅存性}10g 滑石6g

制作方法 共研为细末，密封收藏。

功效主治 破瘀下胎。主治死胎或难产。

临床用法 1次6g，1日3次，

陈酒或益母草煎汤送服。

注意事项 服药仍不下者，当采取综合治疗措施。

平胃散

《傅青主女科》

药物组成 苍术_{米泔水浸炒} 厚朴_{姜炒} 陈皮 炙甘草各6g

制作方法 上药共研为粗末。

功效主治 燥湿运脾，行气和胃。主治孕妇胎死腹中，舌质青黑。

临床用法 1次6g，1日1次，白酒或温水送服。

注意事项 服药无效当紧急施以手术治疗。

香桂散

《济生方》

药物组成 肉桂9g 麝香1.5g

制作方法 上药共研为细末。

功效主治 活血下胎。主治胎死腹中。

临床用法　1次1剂，与酒煎煮，和渣共服。

注意事项　服药无效者，应采取手术治疗。

活水无忧散

《女科万金方》

药物组成　益母草60g　枳壳30g　当归　急性子各12g　川芎　肉桂　陈艾各3g　白芍　苏叶　生地黄各6g　甘草2.4g　生鲤鱼1条

制作方法　共研为细末。

功效主治　行气破血，催生下胎。主治难产或胎死腹中，因妊娠期恣情内伤，或产前多食辛辣刺激之品，瘀血相搏，七情怒气所伤而致。

临床用法　上药分2次煎，1次用水300ml煎至200ml，加好醋10ml，同服乌金丸2粒。

注意事项　服后无效当立即施以手术治疗。

难产

高粱根散※

《本草纲目》

药物组成　高粱根_{重阳日取阴干}适量

制作方法　将上药烧存性，研为细末。

功效主治　正胎引产。主治胎儿横生难产。

临床用法　1次6g，用酒送服。

注意事项　忌过度紧张。

瘦胎散

《寿世保元》

药物组成　枳壳15g　香附_制9g　甘草_炒4.5g

制作方法　共研为细末。

功效主治　理气化痰。主治气实、多痰之难产。

临床用法　1次6g，1日2～3

493

次，空腹温水送服。

注意事项 服药无效，应采取综合治疗措施。

滑胎枳壳散

《普济本事方》

药物组成 枳壳 60g 炙甘草 30g

制作方法 上药共研为细末。

功效主治 顺气下胎。主治难产。

临床用法 1 次 2g，1 日 3 次，开水点服。

注意事项 服药无效，宜采取综合治疗。

催生散

《万病回春》

药物组成 白芷 滑石 灶心土 百草霜各 3g 甘草 1.5g

制作方法 上药共研为细末。

功效主治 催生，助产，止血。主治难产，胞衣不下。

临床用法 1 次 4~6g，1 日 3

次，芎归汤入少许童便、酒送服。

注意事项 用后无效者，宜采取综合治疗。

催生神柞散

《寿世保元》

药物组成 生柞木枝 10g 甘草 15g

制作方法 共研为细末。

功效主治 催生下胎。主治妇人难产，胎死腹中。

临床用法 将上药用凉水 150ml，密封煎至 100ml，1 日 3 次，1 次 100ml。

注意事项 必要时当施以手术。

催生如意散

《妇人大全良方》

药物组成 人参 乳香各 3g 朱砂 1.5g

制作方法 共研为细末。

功效主治 益气活血，止痛正胎。主治临产腰痛及胎位不正之难产。

临床用法 用鸡蛋清 1 枚调

药，生姜汁调开水，冷服。

注意事项 必要时当施以手术治疗。

神应黑散

《杜壬方》

药物组成 百草霜 白芷各等份

制作方法 上药共研为细末。

功效主治 顺胎助产。主治横生难产，亦治胎前产后虚损，崩漏。

临床用法 1次6g，1日2次，用童便、米醋和如膏，加温开水送服。

注意事项 用之无效，宜采取综合治疗。

产后诸疾

二灰散

《圣济总录》

药物组成 烧蔓荆子 烧皂角刺各等份

制作方法 上药共研为细末。

功效主治 通乳散结，活血消肿。主治产后乳汁不泄，结滞不消，肿胀疼痛。

临床用法 1次6g，1日3次。温酒调服。

注意事项 忌食辛燥之品。

二母散

《汤液本草》

药物组成 牡蛎 知母 贝母各等份

制作方法 共研为细末。

功效主治 软坚化痰，通经下乳。主治妇女乳汁不通，因于痰湿阻滞乳络者。

临床用法 1次9g，猪蹄汤调服。

注意事项 宜调畅情志。

495

丁香散

《太平圣惠方》

药物组成 丁香 白豆蔻各15g 伏龙肝30g

制作方法 上药共研细末。

功效主治 温胃降气。主治产后心烦，呃噫不止。

临床用法 1次3g，1日3次，温水调服。

注意事项 注意调畅情志。

半夏散 ※

《常见病验方
研究参考资料》

药物组成 半夏 皂角各 6g
丁香 4.5g

制作方法 共研为细末。

功效主治 燥湿化痰，通窍醒
脑。主治产后血晕。

临床用法 吹少许入鼻中，令
嚏。

注意事项 忌生冷。

七珍散

《产育宝庆集》

药物组成 人参 石菖蒲 川
芎 细辛 生地各 30g 朱砂 15g
防风 15g

制作方法 上药共研为细末。

功效主治 祛风开窍，养心宁
神。主治产后恶血停蓄于心，心气
闭塞而致舌强不语。

临床用法 1 日 1 次，1 次 3g，
薄荷汤送服。见痰气郁结，闭口不
语者，用水飞明矾 3g，煎沸汤送
服。

注意事项 神志不清者，当保
持呼吸道通畅。

496

人参散

《妇人大全良方》

药物组成 人参 麦冬各 24g
茯神 远志 独活 防风 生地
黄 炙甘草 天竺黄 朱砂 龙齿
各 12g 牛黄 白薇各 6g 冰片
麝香各 3g

制作方法 上药共研为细末。

功效主治 气阴双补，宁心安
神。主治产后气血虚弱，心慌惊
悸，谵语。

临床用法 1 次 6g，1 日 4 次，
薄荷酒送服。

注意事项 宜静养，忌劳累。

三圣散

《黄帝素问宣明论方》

药物组成 乌鱼骨 烧棉灰
血余灰各等份

制作方法 上药共研为细末。

功效主治 化瘀止血。主治产
后血痢不止。

临床用法 1 次 3g，1 日 3 次，
石榴皮煎汤送服。

注意事项 忌食辛燥之品。

下胞散

《古今脐疗良方集解》

药物组成 伏龙肝 50g 甘草 15g

制作方法 先将伏龙肝研末，醋调如糊状。

功效主治 温经止血，缓急止痛。主治妇人产后胞衣不下，腹痛，出血不止。

临床用法 取药糊敷脐部，服甘草汤。

注意事项 见大出血不止，当紧急施以手术治疗。

下乳天浆散

《外科正宗》

药物组成 川芎 当归 白芍 熟地黄 茯苓 天花粉 甘草 王不留行炒 麦冬 漏芦 穿山甲炒 通草各 3g

制作方法 共研为粗末，用猪前蹄一只，煮烂，取汁 1000ml，同药末煎至 500ml。

功效主治 养血活血，温经通乳。主治乳母元气虚弱，乳汁微少。

临床用法 1 日 2 次，饭后服。辅以热木梳梳理其乳房。

注意事项 忌劳累，调畅情志。

大调经散

《三因极—病证方论》

药物组成 炒大豆 45g 茯神 30g 琥珀 3g

制作方法 上药共研为细末。

功效主治 健脾益气，利水消肿。主治产后恶露未尽，自汗，肿满。

临床用法 1 次 6g，1 日 3 次，浓煎乌豆紫苏汤送服。

注意事项 宜静养，忌劳累。

地黄当归散※

《常见病验方
研究参考资料》

药物组成 干地黄 当归各 60g 生姜 15g

制作方法 共研为细末。

功效主治 温中散寒，养血活血。主治产后恶露不尽，小腹疼痛。

临床用法 1 次 6g，姜酒调服。

注意事项 忌食生冷。

山鞠散

《夏子益奇疾方》

药物组成　川芎　当归各500g

制作方法　上药共研为粗末后，取250g加水煎汁，另750g于房内烧烟。

功效主治　养血活血。主治妇人产后乳悬，即乳房变细长，垂过小腹，痛不可忍。

临床用法　上药汁频服，鼻吸烟。如未愈，用黄芪240g煎服；若仍未回缩，再用冷水磨蓖麻子一粒贴于百会穴，10分钟后洗去。

注意事项　阴虚火旺之人慎用。

山楂肉桂散※

《常见病验方
研究参考资料》

药物组成　山楂炭30g　肉桂6g

制作方法　共研为细末。

功效主治　补肾温阳，通脉止痛。主治产后腹痛。

临床用法　开水加红糖冲服。

注意事项　本方适用于因寒滞血瘀而致产后腹痛者。

498

川芎散

《济阴纲目》

药物组成　川芎　生地黄　白芍　枳壳各等份

制作方法　上药共研为细末。

功效主治　行气调血，缓急止痛。主治产后余血不尽，奔上冲心，烦闷腹痛。

临床用法　1次3g，1日2次，温水调服。

注意事项　宜静养，忌劳累。

延胡索散

《产经》

药物组成　当归　延胡索　赤芍　炒蒲黄　桂枝　乳香　没药各等份

制作方法　上药共研为细末。

功效主治　活血祛瘀，行气止痛。主治产后恶血攻刺腹痛。

临床用法　1次9g，1日3次，温酒调服。

注意事项　体虚之人慎用。

车前子散

《济阴纲目》

药物组成 车前子 黄芩 蒲黄 牡蛎 生地黄 芍药各45g

制作方法 上药共研为细末。

功效主治 凉血止血，利尿通便。主治产后大小便不利，下血。

临床用法 1次9g，1日3次，空腹米汤送服。

注意事项 脾胃虚寒者慎用。

通乳散※

《常见病验方
研究参考资料》

药物组成 天花粉炒黄18g

制作方法 研为细末。

功效主治 清热生津，消肿排脓。主治乳汁不通。

临床用法 1日2次，1次6g，以赤小豆煎汤调服。

注意事项 畅情志，忌抑郁。

止汗散

《傅青主女科》

药物组成 人参 当归各6g

熟地5g 麻黄根 黄连酒炒各1.5g 浮小麦30g 大枣1枚

制作方法 上药共研为细末。

功效主治 益气养血，退热止汗。主治产后盗汗。

临床用法 1次6g，1日2次，温水送服。

注意事项 外感多汗禁用。

仓公散

《全生指迷方》

药物组成 瓜蒂 藜芦 白矾 雄黄各等份

制作方法 上药共研为细末。

功效主治 豁痰祛邪。主治产后血厥，昏眩。

临床用法 1次0.1g，吹入鼻中取嚏。后可内服白薇汤等补血之剂。

注意事项 忌风寒生冷，忌劳累。

乌金散

《太平惠民和剂局方》

药物组成 血竭 男子乱发灰 松墨醋淬煅 百草霜 当归 肉桂 赤芍 延胡索 鲤鱼鳞烧存性各等份

制作方法 上药共研为细末。

499

功效主治 温经，调血，止痛。主治产后血虚神昏，眩晕，恶露不尽，腹中疞痛。

临床用法 1次6g，1日3次，空腹温酒送服。

注意事项 忌风寒生冷、劳累。

化瘀祛露散

《敷脐妙法治百病》

药物组成 附子 肉桂 母丁香各10g 五灵脂 蒲黄 茜草根各15g

制作方法 上药共研为细末。

功效主治 活血散瘀，止血止痛。主治恶露不绝，少腹冷痛，喜热熨，四肢厥冷，舌质紫黯或有瘀点，脉沉紧或沉涩。

临床用法 1次15~30g，加黄酒适量煮热，敷脐孔和子宫穴，胶布固定，每3天换药1次。

注意事项 忌生冷食物。

正脾散

《杨氏家藏方》

药物组成 莪术 香附 茴香 炙甘草 陈皮各等份

制作方法 上药共研为细末。

功效主治 温中行气，破瘀行

水。主治产后脾虚失运，通身浮肿。

临床用法 1次6g，1日3次，灯芯草、木通煎汤送服。

注意事项 忌风寒生冷。

石莲散

《妇人经验方》

药物组成 石莲子45g 茯苓30g 丁香15g

制作方法 上药共研为细末。

功效主治 健脾除湿，和中降逆。主治产后呕吐，头晕目眩。

临床用法 1次9g，1日1次，米汤送服。

注意事项 呕吐不止当适当补充液体，以维持体内电解质平衡。

四神散

《灵苑方》

药物组成 当归 川芎 炒赤芍各30g 炮姜15g

制作方法 上药共研为细末。

功效主治 活血祛瘀，温经止痛。主治产后瘀血不消，积聚不散，心腹切痛。

临床用法 1次6g，1日3次，温酒调服。

注意事项 本品偏温，血热而

500

有瘀滞者忌用。

四物补肝散

《审视瑶函》

药物组成　熟地黄60g　香附（酒制）　川芎　白芍（酒洗炒）　当归　夏枯草各24g　甘草2g

制作方法　将上药共研为细末。

功效主治　和血明目。主治妇人产后，午后至夜间目昏花不明。

临床用法　1次10g，1日3次，饭后温水送服。

注意事项　忌劳累过度。

失笑散

《近效方》

药物组成　五灵脂　蒲黄各等份

制作方法　上药共研为细末。

功效主治　活血祛瘀，散结止痛。主治产后胞衣不下，或恶露不行，或月经不调、少腹急痛等。

临床用法　1日1次，1次12g，热酒送服。

注意事项　服药无效，当积极施以手术治疗。

白薇散

《寿世保元》

药物组成　白薇3g　白芍（火煨）牡丹皮各4.5g　苍术（米泔水浸）　当归　熟地黄　川芎各9g　凌霄花3g

制作方法　共研为细末。

功效主治　养血收敛。主治女子生产后尚未满月，因取重物，膀胱坠下。

临床用法　加泽兰叶10片，水煎，空腹服。后用药熏洗，其物自上。

注意事项　熏洗药方：黄连　水杨柳根　鱼腥草各30g　金毛狗脊　五倍子24g　枯矾　茄藤各21g。水煎沸，熏至水温，于盆内浴洗。次日煎沸复洗。

501

白圣散

《素问病机气宜保命集》

药物组成　樟柳根90g　大戟75g　炒甘遂30g

制作方法　共研为细末。

功效主治　祛瘀逐饮。主治产后腹大坚满，喘不能卧。

临床用法　1次6～9g，1日2次，热汤送服。

注意事项 忌食生冷油腻。

加味佛手散

《寿世保元》

药物组成 当归 川芎 荆芥各9g

制作方法 共研为粗末。

功效主治 行气，活血，开窍。主治产后晕倒，不省人事，目昏耳鸣等。并治中风不省人事，口吐涎沫，手足抽搐。

临床用法 水煎，入童便，温服。

注意事项 宜静养，忌劳累。

502

麦蛎散

《傅青主女科》

药物组成 牡蛎_煅 小麦面_{炒黄}各等份

制作方法 上药共研为细末。

功效主治 益气敛汗。主治产后盗汗。

临床用法 1次3g，1日3次，温水调服。

注意事项 感冒后汗出禁用。

地黄散

《云歧子保命集论类要》

药物组成 炒生地黄 炒当归各30g 生姜炭15g

制作方法 上药共研为细末。

功效主治 养血调血，温经止痛。主治产后恶露不尽，腹中空痛。

临床用法 1次6g，1日3次，空腹姜酒调服。

注意事项 忌房事。

芎乌散

《医略六书》

药物组成 天台乌药 川芎各等份

制作方法 上药共研为细末。

功效主治 行气，活血，止痛。主治产后气滞头痛。

临床用法 1次9g，1日3次，热酒调服。

注意事项 阴虚之人忌用。

芎附散

《妇人大全良方》

药物组成　川芎30g　附片_{醋炙}10g

制作方法　共研为细末。

功效主治　行气血，温经脉。主治产后气虚头痛。

临床用法　1次6g，1日3次，清茶调服。

注意事项　阴虚之人忌用。

夺魂散

《产育保庆集》

药物组成　生姜汁90g　白面90g　大半夏15g

制作方法　姜汁和面，裹半夏为饼，煨熟至焦，再研为细末。

功效主治　祛痰和胃。主治产后虚肿满促，小便不利。

临床用法　1次3g，1日3次，温水送服。

注意事项　忌风寒生冷。

当归散

《金匮要略》

药物组成　当归　炒白芍药　川芎　炒黄芩各30g　白术15g

制作方法　上药共研为细末。

功效主治　活血养血，行气祛瘀。主治产后气血虚弱，恶露内停，憎寒发热。

临床用法　1次2g，1日3次，温童便调服。

注意事项　忌劳累。

503

当归蒲延散

《济阴纲目》

药物组成　当归8g　肉桂　炒芍药　血竭　炒蒲黄各6g　炒延胡索4g

制作方法　上药共研为细末。

功效主治　温经活血，通络止痛。主治产后血瘕作痛，月经不行。

临床用法　1次6g，1日3次，空腹酒送服。

注意事项　阴虚之人忌用。

当归益母散※

《常见病验方
研究参考资料》

药物组成　当归　益母草各
30g

制作方法　共研为细末。

功效主治　补血活血，调经止
痛。主治产后中风。

临床用法　1 日 2 次，1 次
15g，用黄酒、蜂蜜送服。

注意事项　避免受凉。

血竭没药散※

《常见病验方
研究参考资料》

药物组成　血竭 3g　没药 9g

制作方法　共研为细末。

功效主治　散瘀定痛。主治产
后腹痛。

临床用法　上药用黄酒冲服。

注意事项　忌生冷。

产乳七宝散

《济阴纲目》

药物组成　当归　川芎　人参
白茯苓　肉桂　羚羊角　朱砂各
6g　干姜 3g

制作方法　上药共研为细末。

功效主治　调养气血，镇惊安
神。主治初产后气血虚弱，心悸惊
狂。

临床用法　1 次 3g，1 日 3 次，
米汤送服。

注意事项　宜静养，忌劳累。

红蓝花散

《圣济总录》

药物组成　红花散炒　血余炭
京墨　血竭研　蒲黄炒各等份

制作方法　上药共研为细末。

功效主治　活血祛瘀，温经止
痛。主治堕胎后恶血不出，血逆神
昏。

临床用法　1 次 1.5g，1 日 3
次，用童便 20ml 送服。

注意事项　若突然大出血不
止，当立即采取综合治疗。

504

花粉散 ※

《幼幼集成》

药物组成 天花粉_{炒黄}60g

制作方法 研为细末。

功效主治 清胃，生津，通乳。主治产妇乳汁不通。

临床用法 1次6g，1日2次，红饭豆煎浓汤调服。

注意事项 忌食辛燥之品。

辰砂七珍散

《张氏医通》

药物组成 人参 石菖蒲各30g 川芎22.5g 细辛7.5g 防风12g 炙甘草10.5g 辰砂9g

制作方法 上药共研为细末。

功效主治 补气活血，通窍开音。主治产后血虚失音。

临床用法 1次9g，薄荷汤调服。

注意事项 宜静养，调情志。

皂角散 ※

《幼幼集成》

药物组成 皂角

制作方法 研为细末。

功效主治 升阳举陷。主治产后子宫脱垂。

临床用法 清油5斤煎熟，待温凉，令产妇坐浴，同时，用上药0.03g吹鼻取嚏。

注意事项 保持外阴清洁，以防感染。

没药散

《济阴纲目》

药物组成 没药 高良姜 延胡索 当归 炒干漆 桂心 牛膝 牡丹皮 干姜各等份

制作方法 上药共研为细末，醋煮面粉糊为丸。

功效主治 行气温经，破血逐瘀。主治产后瘀血内阻，心胸烦躁。

临床用法 1次3g，1日2次，煎神曲汤送服。

注意事项 宜静养，忌劳累。

补血止痛散

《中医验方》

药物组成 党参 当归 川芎各10g 甘草6g

制作方法 上药共研为细末。

功效主治 养血益气，活血止

痛。主治小产后腹痛，症见小腹隐痛，喜温按，小腹柔软无块，恶露量少色淡，头晕目眩，舌淡苔薄白，脉细弱。

临床用法　1次10g，1日1次，黄酒调成糊状敷脐部，胶布固定。

注意事项　忌生冷食物。

妙香散

《太平惠民和剂局方》

药物组成　山药　白茯苓　茯神　黄芪　远志各30g　人参　桔梗　甘草各15g　朱砂9g　麝香3g　木香7.5g

制作方法　上药共研为细末。

功效主治　健脾益气，宁心安神。主治产后心神失调，语言错乱。

临床用法　1次6g，1日3次，温酒送服。

注意事项　忌情志刺激。

青骨藤散※

《全国中草药新医疗法
展览会资料选编》

药物组成　青骨藤根250g
制作方法　将上药晒干研为细末。

功效主治　清热镇痛。主治产后宫缩痛及术后疼痛。

临床用法　1日1~3次，1次1~2g。

注意事项　本品镇痛疗效可维持5~20小时，因此，对急症、重症宜慎用。

虎杖散※

《本草纲目》

药物组成　虎杖根
制作方法　研为细末。
功效主治　活血定痛。主治产后瘀血腹痛及跌打损伤疼痛。

临床用法　1次6~9g，酒调服。

注意事项　气虚血弱者慎用。

抵圣散

《张氏医通》

药物组成　人参　半夏　赤芍泽兰叶　陈皮各3g　炙甘草0.3g

制作方法　上药共研为细末。
功效主治　补气活血，和胃止

呕。主治产后腹胁满闷，呕吐。

临床用法　1日3次，1次15g，水煎入姜汁同渣服。

注意事项　调情志，宜静养。

的奇散

《张氏方》

药物组成　荆芥穗_{烧存性}30g　麝香1g

制作方法　共研为细末。

功效主治　收敛止泻，化瘀通滞。主治产后泻痢，恶露不行。

临床用法　1次3g，1日1次，温水送服。

注意事项　宜静养，调情志。

金黄散

《博济方》

药物组成　延胡索30g　蒲黄15g　肉桂0.3g

制作方法　上药共研为细末。

功效主治　温经活血，行气止痛。主治产后恶血上攻，心腹作痛。

临床用法　1次3g，1日3次，乌梅汤放冷调服。

注意事项　忌风寒生冷。

金钥匙散

《济阴纲目》

药物组成　滑石　蒲黄各等份
制作方法　上药共研细末。
功效主治　利水祛瘀。主治产后大小便不通，腹胀。
临床用法　1次6g，1日3次，温水送服。
注意事项　忌情志紧张。

507

兔骨散※

《本草纲目》

药物组成　兔头骨_{烧存性}
制作方法　研为细末。
功效主治　清热解毒，收湿敛疮。主治妇人产后阴脱及痈疽恶疮。
临床用法　敷患处。
注意事项　注意清洁患部，以防感染。

参茸散

《敷脐妙法治百病》

药物组成 人参9g 鹿茸0.5g 百草霜9g

制作方法 将上药分别研为细末，备用。

功效主治 益气回阳，止血敛阴。主治产后血晕，症见头晕目眩，面色苍白，心悸，甚则不省人事，四肢厥冷，冷汗淋漓，舌淡无苔，脉微欲绝。

临床用法 先将鹿茸纳入脐中，再将人参、百草霜混匀，童便调成糊，敷贴鹿茸上，胶布固定。

注意事项 忌生冷食物。

附子散

《太平圣惠方》

药物组成 炮附片 肉桂 吴茱萸 丁香 当归 白术 人参 陈皮 炙甘草各15g

制作方法 上药共研为细末。

功效主治 温散寒血，扶正祛邪。主治产后霍乱吐泻，手足逆冷。

临床用法 1次6g，1日3次，温水调服。

注意事项 忌食生冷油腻。

附子散

《胎产心法》

药物组成 人参 白术各3g 当归6g 陈皮 炮姜 丁香 甘草各1.2g 附子1.5g

制作方法 上药共研为细末。

功效主治 温中散寒，行气降逆。主治产后霍乱吐泻，手足逆冷，但无包块疼痛。

临床用法 1日1次，1次6g，米汤送服。

注意事项 阴虚患者慎用。

荆芥散

《素问病机气宜保命集》

药物组成 荆芥39g 炒桃仁15g

制作方法 上药共研为细末。

功效主治 疏风调血。主治产后风虚血晕。

临床用法 1次9g，1日2次，煎水温服。微喘者，加杏仁、炙甘草各9g。

注意事项 忌风寒生冷，忌劳累。

茯神散

《何氏寄生论》

药物组成 茯神_{去皮}30g 生地黄45g 肉桂15g 人参 冰片_研 琥珀_研 赤芍 黄芪 牛膝_{去芦}各22.5g

制作方法 上药共研为粗末，入冰片、琥珀混匀。

功效主治 养心安神，益气凉血。主治产后血虚发热，心神恍惚，言语失度，睡卧不安。

临床用法 1次9g，水煎，温服。

注意事项 宜静养，忌劳累，调情志。

茯苓马鞭散※

《常见病验方
研究参考资料》

药物组成 茯苓 干马鞭草各30g

制作方法 共研为细末。

功效主治 清热利水，消肿破血。主治产后中风。

临床用法 1日2次，1次12g，温酒冲服。

注意事项 忌食生冷。

胡桃散

《医学六要》

药物组成 核桃仁3g 穿山甲3g

制作方法 上药共研为细末。

功效主治 活血，通经，下乳。主治妇人少乳及乳汁不行。

临床用法 1次6g，1日3次，黄酒调服。

注意事项 注意调畅情志。

枳实芍药散

《金匮要略》

药物组成 枳实_{炒黑} 芍药各等份

制作方法 上药共研为细末。

功效主治 养血柔肝，行气止痛。主治产后腹痛，烦满不得卧。

临床用法 1次1.5g，1日3次，麦粥送下。

注意事项 脾胃虚寒之人慎用。

神曲散※

《本草纲目》

药物组成　神曲微炒

制作方法　研为细末。

功效主治　回乳。用于妇女产后欲回乳。

临床用法　1次6g，1日2次，酒送服。

注意事项　脾胃阴虚之人不宜用。

510

养血宣肺散

《古今脐疗良方集解》

药物组成　荆芥穗　薄荷叶苏叶各10g　板蓝根　当归各15g

制作方法　上药共研为细末。

功效主治　清热解毒，补血解表。主治产后营血不足，感冒发热，咽喉肿痛，苔薄脉浮。

临床用法　1日1次，1次5g，敷脐部。

注意事项　忌辛辣燥食。

莴子散

《本草纲目》

药物组成　莴苣子炒黄20g

制作方法　研为细末。

功效主治　通乳。主治妇人乳汁不行。

临床用法　酒送服。

注意事项　调畅情志，忌辛辣温燥之品。

桃仁散※

《本草纲目》

药物组成　桃仁烧存性60g

制作方法　研为细末。

功效主治　活血消肿。主治产后阴肿。

临床用法　敷患部。

注意事项　保持外阴清洁。

血竭桃红散※

《常见病验方研究参考资料》

药物组成　血竭　当归　红花桃仁各等份

制作方法　共研为细末。

功效主治　破滞化瘀，活血止痛。主治产后日久，恶露不尽。

临床用法　1次3g，淡酒送下。

注意事项　忌食生冷。

涌泉散

《寿世保元》

药物组成　王不留行　白丁香　漏芦　天花粉　僵蚕　炮穿山甲各等份

制作方法　上药共研为细末。

功效主治　行气通络，下乳消痈。主治气脉壅塞，乳汁不通，乳胀，痈肿。

临床用法　1次12g，用猪蹄熬汤调服。

注意事项　体虚之人慎用。

涌泉散

《万病回春》

药物组成　穿山甲　白僵蚕肉豆蔻各12g　皂角15g　胡桃仁120g　炒芝麻250g

制作方法　上药共研为细末。

功效主治　温经，行滞，通乳。主治乳汁不通。

临床用法　1次10～20g，1日4次，温酒调服。

注意事项　注意调畅情志。

调经散

《产育保庆集》

药物组成　没药_{细研}　琥珀_{细研}　桂心　炒赤芍　当归　细辛　麝香各等份

制作方法　上药共研为细末，混匀。

功效主治　活血祛瘀，宁心开窍。主治产后血气虚损，瘀血内停所致神昏谵语。

临床用法　1次0.3g，1日3次，生姜汁温酒各半调服。

注意事项　宜静养，忌劳累。

511

益脾祛露散

《敷脐妙法治百病》

药物组成　黄芪　党参　白术各15g　升麻10g　龙骨10g　甘草6g

制作方法　上药共研为细末。

功效主治　益气摄血。主治产后恶露不绝，量多色淡，面色㿠白，神疲乏力，小腹空坠，食少便溏，舌淡苔白，脉细弱。

临床用法　1次15～30g，米醋调敷脐部，胶布固定，每日1次。

注意事项 忌生冷食物。

益母小蓟散 ※

《常见病验方
研究参考资料》

药物组成 益母草 小蓟各120g

制作方法 共研为细末。

功效主治 活血调经，凉血止血。主治产后血晕。

临床用法 1次9g，酒、童便送服。

注意事项 忌食生冷。

512

桑螵散

《傅青主女科》

药物组成 桑螵蛸25g 人参 黄芪 鹿茸 牡蛎 赤石脂各9g

制作方法 上药共研为细末。

功效主治 温阳益气，固精缩尿。主治产后小便频数，遗尿。

临床用法 1次6g，1日1次，饭前米汤送服。

注意事项 阴虚多火、膀胱有热所致小便频数者忌用。

桑螵蛸散

《妇人大全良方》

药物组成 炒桑螵蛸30g 鹿茸 黄芪各90g 煅牡蛎 人参 厚朴 赤石脂各60g

制作方法 上药共研为细末。

功效主治 益气固摄。主治产后阳气虚弱，小便频数及遗尿。

临床用法 1次6g，1日3次，空腹饮粥调服。

注意事项 忌劳累过度。

通脉散

《济阴纲目》

药物组成 当归 天花粉 木通 牡蛎 穿山甲各等份

制作方法 上药共研为细末。

功效主治 调气血，通乳汁。主治妇人乳少。

临床用法 1次9g，1日3次，用猪蹄汤加酒10ml调服。

注意事项 注意调畅情志。

硫黄散

《备急千金要方》

药物组成 硫黄 乌贼骨各15g 五味子4g

制作方法 上药共研为细末。

功效主治 温敛固涩。主治产后子宫脱垂。

临床用法 1次0.5g，1日3次，撒于患处。

注意事项 保持外阴清洁，防止感染。

黑神散

《妇人大全良方》

药物组成 熟地黄500g 陈生姜250g

制作方法 上药拌匀炒干，共研为细末。

功效主治 养血滋阴，温经止痛。主治产后血瘀血虚，腹部空痛。

临床用法 1次6g，1日3次，乌梅汤调服或酒送服。

注意事项 忌风寒生冷。

蛤粉芥穗散※

《常见病验方
研究参考资料》

药物组成 蛤粉炒焦 黑荆芥穗各30g

制作方法 共研为细末。

功效主治 清热化痰，疏风止痉。主治产后中风，发痉抽搐。

临床用法 1次6g，因风所致者，加防风、钩藤各3g，煎汤送下；因寒者用黄酒送下；因失血多者，加当归9g，煎汤送下。

舒筋散

《黄帝素问宣明论方》

药物组成 人参 川芎 桂枝 丁香各15g 木香 天麻酒浸焙各30g 井泉石120g

制作方法 上药共研为细末，取大豆150g洗净，用适量的酒煮至大豆变软，去豆取汁。

功效主治 益气通经，活血祛风。主治妇女产后血虚感受风热，手足抽搐，转筋。

临床用法 1次18g，和豆汁酒调服，用被盖取微汗。

注意事项 宜静养，忌劳累。

散寒祛露散※

《常见病验方
研究参考资料》

药物组成 辣椒子3g 红糖60g

制作方法 上药共炒，研为细末。

513

功效主治 散寒止痛。主治产后恶露不下，腹痛。

临床用法 热酒送服。

注意事项 忌食生冷。

滑石散

《备急千金要方》

药物组成 滑石150g 通草 车前子 冬葵子各120g

制作方法 上药共研为细末。

功效主治 清热利尿。主治产后热淋。

临床用法 1次1.5g，1日3次，温水送服。

注意事项 忌食辛燥之品，调畅情志。

滑石散

《济阴纲目》

药物组成 滑石 血余炭各等份

制作方法 上药共研为细末。

功效主治 清热利水，化瘀止血。主治产后小便出血。

临床用法 1次3g，1日3次，生地黄汁调服。

注意事项 忌食辛燥之品。

瑞莲散

《太平圣惠方》

药物组成 瑞莲（睡莲）棕榈 当归 桂枝各30g 槟榔6g 川芎 鲤鱼鳞各23g

制作方法 瑞莲、棕榈、鲤鱼鳞分别烧灰存性，与余药共研为细末。

功效主治 温经固气，止血。主治产后恶露崩漏，流血不止。

临床用法 1次9g，1日4次，煨生姜、酒调服。

注意事项 忌风寒、生冷、劳累。

磁商麝香散

《中医验方》

药物组成 磁石 商陆各5g 麝香0.1g

制作方法 上药共研为细末。

功效主治 利水通闭。主治产后尿闭不通。

临床用法 将上药分别敷脐

眼、关元穴，胶布固定。

注意事项 忌辛辣食物。

漏芦散

《太平惠民和剂局方》

药物组成 漏芦 75g　蛇蜕 10g　炒瓜蒌 10g

制作方法 上药共研为细末。

功效主治 清热解毒，消痈下乳。主治乳汁不通，胀痛成痈。

临床用法 1 次 6g，1 日 3 次，温水送服。

注意事项 忌食辛燥之品。

外阴疾患

大黄散

《太平圣惠方》

药物组成 大黄微炒　黄芩　黄芪炙各 30g　赤芍药　玄参　丹参　山茱萸　蛇床子各 15g

制作方法 上药共研为细末。

功效主治 益气活血，杀虫止痒。主治妇女阴痒。

临床用法 1 次 6g，1 日 2 ~ 3次，饭前温酒调服。

注意事项 调畅情志，保持局部清洁。

白矾散

《太平圣惠方》

药物组成 白矾 15g　生甘草 15g　大黄 0.3g

制作方法 上药共研为细末，水泛为丸。

功效主治 清热解毒，杀虫止痒。主治妇女阴道肿痛。

临床用法 1 次 1 ~ 3g，1 日 1次，纱布裹药放入阴道内。

注意事项 保持外阴清洁。

菖蒲散

《太平圣惠方》

药物组成 石菖蒲　当归各 30g　秦艽 0.6g　吴茱萸 15g

制作方法 共研为粗末。

515

功效主治　温经调血，化湿祛风。主治女子胞络气血空虚，风邪内侵，腠理郁闭不得泄越以致阴肿。

临床用法　1 次 9g，加葱白 10g，水煎，空腹服。

注意事项　忌房事。

铜绿散

《洁古家珍》

药物组成　五倍子 15g　白矾 3g　乳香 1.5g　轻粉 0.2g　铜绿 1g

制作方法　上药共研为细末。

功效主治　燥湿去腐，敛疮生肌。主治女子阴部湿疮。

临床用法　1 次 3g，1 日 1 次，撒于洗净的患部。

注意事项　保持外阴部清洁。

雄黄散

《古今录验》

药物组成　雄黄　川芎　当归　细辛　蜀椒　藜芦　朱砂各等份

制作方法　上药共研为细末。

功效主治　活血解毒，燥湿杀虫。主治妇女阴疮。

临床用法　1 次 1～2g，1 日 1 次，纱布裹药放入阴道内。

注意事项　保持外阴清洁。

雄黄锐散

《范汪方》

药物组成　雄黄 15g　青葙子　苦参　黄连各 90g　炒桃仁 45g

制作方法　共研为细末。

功效主治　清热解毒，除湿止痒。主治口眼生殖器综合征，下部瘙痒。

临床用法　将上药用生姜汁调涂于患部。

注意事项　保持患部清洁。

麝香杏仁散

《黄帝素问宣明论方》

药物组成　麝香 0.2g　烧杏仁 50g

制作方法　上药共研为细末。

功效主治　辟秽杀虫。主治妇女阴疮。

临床用法　1 次 1～3g，1 日 2 次，纱布裹药放入阴道中。

注意事项　保持外阴清洁。

宫颈糜烂

治糜散※

《全国中草药新医疗法
展览会资料选编》

药物组成　冰片(细研)21g　煅龙骨168g　桔梗　儿茶　白芷各63g　青皮　青黛　延胡索各210g　乌贼骨　血竭　黄柏各84g

制作方法　将上药共研为细末，消毒后再混入冰片备用。

功效主治　行气活血，燥湿敛疮。主治宫颈糜烂。

临床用法　先用1：1000高锰酸钾溶液冲洗宫颈，喷入药末约0.5g于宫颈糜烂处，2日1次，10次为1疗程。

注意事项　保持外阴清洁，重度糜烂者当局部施以激光、冷冻或电烙等物理治疗。

黄柏青黛散※

《全国中草药新医疗法
展览会资料选编》

药物组成　黄柏15g　青黛15g　冰片2g　雄黄3g　蜈蚣6g

制作方法　将上药共研为细末备用。

功效主治　清热燥湿，杀虫止痒。主治宫颈糜烂。

临床用法　外阴局部冲洗后，用窥阴器暴露宫颈，将上药喷于糜烂面，后用带线棉球堵塞阴道以防药末随阴道分泌物流出，第二天嘱患者自行将棉球取出。1周2次，8次为1疗程。本品可与蛇床硼砂散交替使用。

注意事项　重度糜烂者，局部当施以激光、冷冻或电烙等物理治疗。

蛇床硼砂散※

《全国中草药新医疗法
展览会资料选编》

药物组成　蛇床子15g　硼砂15g　川椒9g　白鲜皮9g　苍耳子9g　白矾6g

517

制作方法 将上药共研为细末。

功效主治 温中除湿，杀虫止痒。主治宫颈糜烂。

临床用法 外阴局部冲洗后，用窥阴器暴露宫颈，将药末喷于糜烂处，后用带线棉球堵塞阴道以防药末随阴道分泌物流出，第二天嘱患者自行将棉球取出。1周2次，8次为1疗程。本品可与黄柏青黛散交替使用。

注意事项 重度糜烂者当局部施以物理治疗。

子宫脱垂

518

木槿鸡冠散※

《常见病验方研究参考资料》

药物组成 木槿花根 白鸡冠花各9g

制作方法 共研为细末。

功效主治 清热利湿，凉血止血。主治子宫脱垂。

临床用法 1日2次，1次9g，甜酒送服。

注意事项 避免过度劳累。

五倍提宫散

《古今脐疗良方集解》

药物组成 五倍子12g 雄黄3g 麝香0.1g 蓖麻仁12g 胡椒3g

制作方法 上药共研为细末。

功效主治 收敛固脱。主治子宫下垂。

临床用法 上药用鸡蛋清或姜汁调和，外敷肚脐，胶布固定。

注意事项 忌生冷食物。

当归散

《济阴纲目》

药物组成 当归 黄芩各60g 牡蛎45g 炙猬皮30g 赤芍药15g

制作方法 上药共研为细末。

功效主治 清热解毒，收敛固涩。主治妇女子宫脱垂。

临床用法 1次6g，1日3次，温酒或开水送服均可。并可配合补中益气汤类内服。

注意事项 保持外阴部清洁，忌劳累。

当归散

《备急千金要方》

药物组成　当归　黄芩各60g　白芍30g　猬皮15g　煅牡蛎75g

制作方法　上药共研为细末。

功效主治　养血固脱。主治子宫脱垂。

临床用法　1次2g，1日3次。

注意事项　保持外阴清洁，防止感染。

鱼灰散※

《竹林寺女科》

药物组成　鲤鱼烧灰1条

制作方法　研为细末，调清油备用。

功效主治　升阳固胞。主治产后子宫脱垂。

临床用法　将上药涂搽于脱出的子宫及神阙、关元、子宫等穴上。配合艾灸百会、关元、三阴交等穴效果更佳。

注意事项　忌劳累，宜加强调补。

阴道炎

止痒灭菌散※

《全国中草药新医疗法
展览会资料选编》

药物组成　陈石灰700g　蟾蜍420g　韭菜360g　地骨皮　野地黄各30g　小叶茶（小叶远志）45g

制作方法　将蟾蜍放陈石灰中砸烂混匀，再依次放入其余诸药，砸匀阴干，研末过筛，贮存备用。

功效主治　清热燥湿，解毒止痒。主治霉菌性阴道炎。

临床用法　先用2000ml水煎桃树叶30g，再放入上药40~50g，趁热熏洗阴部，1日2~3次。可与桃叶止痒灭菌散交替使用。

注意事项　忌食辛辣、油腻。

炭母散※

《全国中草药新医疗法
展览会资料选编》

药物组成　火炭母100g

制作方法　将上药研为细末备用。

519

功效主治 清热解毒，燥湿止痒。主治霉菌性阴道炎。

临床用法 清洗患处后，喷药末，3 至 5 次为 1 疗程。

注意事项 保持外阴清洁。

洗搨散

《寿世保元》

药物组成 五倍子 蛇床子 苦参 白矾 花椒 葱各 6g

制作方法 上药共研为粗末。

功效主治 杀虫止痒。主治妇女阴道搔痒，如有虫行，痒不可忍。

520

临床用法 将猪肝切大片，以花椒、葱拌，猪油煎干，待冷，塞阴道中，稍候取出。再换 1 片，然后用上药煎汤熏洗阴部。

注意事项 忌房事。

将军散

《寿世保元》

药物组成 大黄_{微炒} 黄芩 黄芪_炙各 30g 赤芍 玄参 丹参 山茱萸_{去核} 蛇床子各 15g

制作方法 共研为细末。

功效主治 清热燥湿，杀虫止痒。主治女子阴道瘙痒及疼痛。

临床用法 1 次 6g，饭前温酒调服。

注意事项 保持患部清洁。

桃叶止痒灭菌散※

《全国中草药新医疗法 展览会资料选编》

药物组成 桃树叶 50g 止痒灭菌散 45g

制作方法 先将桃树叶砸烂，再放入止痒灭菌散，混匀后用纱布包裹备用。

功效主治 清热解毒，燥湿止痒。主治霉菌性阴道炎。

临床用法 将药包放入阴道内，次晨取出。可与止痒灭菌散交替使用。

注意事项 忌食辛辣、油腻。

蛤粉冰片雄黄散※

《全国中草药新医疗法 展览会资料选编》

药物组成 蛤粉 30g 冰片 3g 雄黄 6g

制作方法 将上药共研为细末。

功效主治 杀虫止痒。主治霉菌性阴道炎。

临床用法 冲洗患处后，用麻油或醋调药末涂搽患处。

注意事项 保持外阴清洁，忌交叉感染。

儿科·感冒

二香散

《医方大成》

药物组成 香薷 5g 扁豆_炒 厚朴_{姜汁拌炒} 黄连_{姜汁炒} 藿香 半夏_{姜汁炒} 陈皮 大腹皮 桔梗 紫苏 白茯苓_{去皮} 苍术_{米泔水浸} 白芷各 3g 甘草 1g

制作方法 共研为粗末。

功效主治 芳香化湿，理气宽中。主治小儿外感风寒暑湿，或内伤饮冷而见腹胀腹泻、恶心呕吐、胸闷、胃纳不佳等。

临床用法 加姜枣煎汤，顿服。

注意事项 忌风寒、生冷。

七宝散

《活幼心书》

药物组成 紫苏 香附各 90g 甘草 陈皮各 45g 桔梗 75g 川芎 白芷各 30g

制作方法 将上药共研为粗末。

功效主治 疏风散寒。主治外感风寒时气，头昏体热，咳嗽。

临床用法 1 次 6g，加生姜 1 片，同煎服。

注意事项 宜清淡饮食，以调理脾胃。

人参桔梗散

《圣济总录》

药物组成 人参 茯苓_{去黑皮} 桔梗_{微炒} 甘草_{炙锉}各等份

制作方法 将上药研细末。

功效主治 益气，健脾，宣肺。主治小儿外感，体痛身热，咳嗽痰多。

临床用法 1 次 1.5g，温水调服。

注意事项 忌风寒、生冷。

牛黄散

《太平圣惠方》

药物组成 牛黄_研 0.3g 郁金 15g 人参 3g

制作方法 将上药研为细末，混匀。

功效主治 清心安神，行气利膈。主治小儿风热，心胸烦闷。

临床用法 1日3~4次，1次1.5g，荆芥汤送服。

注意事项 宜静养，忌食辛辣温燥之品。

发表散

《寿世保元》

药物组成 葛根6g 川芎4.5g 黄芩6g 甘草2.4g

制作方法 共研为粗末。

功效主治 发表解肌。主治伤寒伤风，头痛发热，口渴，鼻流清涕。

临床用法 加生姜3片，葱白3根，水煎连渣热服，取汗。

注意事项 忌风寒、生冷。

加减败毒散

《寿世保元》

药物组成 防风 川芎各4.5g 荆芥 白芷 羌活 独活 前胡 赤芍各6g 升麻1.5g 葛根3g 牛蒡子9g 桔梗 薄荷 甘草 柴胡各2.4g

制作方法 共研为粗末。

功效主治 散寒解表。主治外感，咽喉不利，口干舌燥，壮热憎寒。

临床用法 1日1剂，加姜葱煎，连渣热服，取汗。

注意事项 忌风寒、生冷。

羌活散

《活幼心书》

药物组成 人参 羌活 赤茯苓 柴胡 前胡 川芎 独活 桔梗 枳壳 苍术 甘草各等份

制作方法 将上药共研为粗末。

功效主治 宣肺止咳，祛风除湿。主治伤风时气，头痛发热，身体烦疼，痰壅咳嗽，失音，鼻塞声重。

临床用法 1次6g，加姜5g，薄荷3g，同煎服。

注意事项 忌食辛辣刺激性食物。

青木香散

《太平圣惠方》

药物组成 青木香1.8g 白檀香0.9g

制作方法 将上药共研为细末。

功效主治 行气止痛，解热散寒。主治小儿外感，头痛，壮热。

临床用法 取上药适量，以水调涂于头顶。

522

注意事项 忌风寒、生冷。

菊花散

《普济方》

药物组成 菊花 防风 前胡各30g 细辛 肉桂各15g 甘草0.5g

制作方法 将上药共研为细末。

功效主治 祛风散寒。主治小儿风寒所致的鼻多浊涕。

临床用法 1次1.5g，乳后荆芥汤送服。

注意事项 忌风寒、生冷。

消风百解散

《太平惠民和剂局方》

药物组成 苍术 荆芥 麻黄白芷 陈皮各120g 甘草60g

制作方法 共研为粗末。

功效主治 祛风除湿，发汗解表。主治小儿外感所致头项强痛，壮热恶寒，身体疼痛，咳嗽上壅，涕唾稠黏，自汗恶风。

临床用法 1次6g，加姜葱煎汤连渣服。咳嗽，加乌梅，合升麻葛根汤同服。

注意事项 忌风寒、生冷。

惺惺散

《赤水玄珠》

药物组成 人参 白术去芦白茯苓去皮 炙甘草 桔梗 白芍炒细辛 麦芽各3g

制作方法 共研为粗末。

功效主治 益气健脾，祛风化痰。主治小儿伤风，咳嗽痰涎，鼻塞声重，发热。

临床用法 1次3g，1日3次，水煎温服。

注意事项 忌风寒、生冷。

523

咳嗽

一字散

《太平圣惠方》

药物组成 蛤蟆炙黄10g 葶苈子隔纸炒令紫色 五灵脂 杏仁汤浸去皮尖麸炒黄各3g

制作方法 将上药共研为细末。

功效主治 化痰开窍，肃肺平喘。主治小儿喘急，咳逆上气。

临床用法 1次0.5g，米粥调

服。

注意事项 忌风寒、生冷。

人参散

《古今医方集成》

药物组成 人参 天花粉各等份

制作方法 将上药共研为细末。

功效主治 益气，生津，止渴。主治小儿发热面赤，气喘咳嗽。

临床用法 1 次 1.5g，蜜水调服。

524

注意事项 宜静养，忌劳累。

大麻仁散

《太平圣惠方》

药物组成 犀角 麻仁 百合 杏仁汤浸去皮麸炒微黄 各 15g 牛黄 冰片研各 3g 槟榔 1g

制作方法 将上药共研为细末。

功效主治 清肝泻热，化痰止咳。主治小儿肺肝风热，心膈不利，咳嗽有痰。

临床用法 1 日 3 次，1 次 1.5g，生姜甘草汤送服。

注意事项 脾胃素虚者不宜久

服。

天竺止咳散

《敷脐妙法治百病》

药物组成 天竺黄 10g 雄黄 朱砂各 1g 天南星 10g 丁香 2g

制作方法 上药共研为细末。

功效主治 降逆定喘，解毒安神。主治咳嗽气喘，吐泡沫痰，喉间痰鸣，恶寒身冷，舌质淡，苔白，脉浮紧。

临床用法 取药末适量敷脐部，外用胶布固定，每日 1 次，10 日为 1 疗程。

注意事项 忌辛辣、油腻食物。

贝母散

《圣济总录》

药物组成 贝母去心 皂荚子炒黑 甘草炙锉各 15g 葶苈子炒 0.3g

制作方法 将上药共研为细末。

功效主治 祛痰，开窍，平喘。主治小儿感寒咳嗽，咳痰不爽。

临床用法 1 次 0.5g，饭后米汤调服。

注意事项　忌风寒、生冷。

延胡索散

《圣济总录》

药物组成　延胡索 15g　铅霜 0.3g

制作方法　将上药共研为细末。

功效主治　化痰止咳，行气活血。主治小儿咳嗽痰多。

临床用法　1 次 0.3g，涂于乳上，使小儿咂吃。

注意事项　本品有毒，慎勿过量。

麦煎散

《普济方》

药物组成　人参_{去芦}　茯苓　桔梗_{去芦}　杏仁_{不去皮}各 15g　白术　柴胡_{去芦}　桑白皮_{蜜炙}　麻黄_{去节}各 3g　知母　贝母_{去心}　葶苈子_炒　甘草各 9g

制作方法　上药共研为细末。

功效主治　泻肺平喘，化痰止咳。主治小儿四时伤寒，头痛发热，咳嗽气喘，痰涎壅盛。

临床用法　1 次 3g，睡前生姜葱白汤送服。秋冬加桂枝、半夏曲各 15g，喘促加马兜铃，里热甚加大黄，咳嗽不止则炼蜜为膏。

注意事项　忌风寒、生冷。

麦冬散

《太平圣惠方》

药物组成　麦冬_{去心焙}　杏仁_{汤浸去皮尖麸炒微黄}　款冬花　甘草_{炙微赤锉}　贝母_{煨微黄}各 0.3g　紫菀 15g

制作方法　将上药共研为细末。

功效主治　润肺，化痰，止咳。主治小儿咳嗽，声嘶不出。

临床用法　1 日 3～4 次，1 次 1.5g，以乳汁调服。

注意事项　忌食辛辣温燥之品。

金黄散

《圣济总录》

药物组成　郁金 30g　防风_{去叉}　皂荚　雌黄　芒硝_研各 15g　巴豆 20g

制作方法　将郁金、防风、皂荚、巴豆入 500ml 水中同煮，以水尽为度，仅取郁金，与芒硝、雌黄共研为细末。

功效主治　化痰，止咳，利咽。主治小儿咳嗽。

525

临床用法 1 次 0.5g,蝉蜕乌梅汤送服。

注意事项 脾胃素虚者忌用。

注唇散

《圣济总录》

药物组成 防风_{去叉} 半夏 皂荚各 10g 郁金 5g 滑石_碎 白僵蚕_炒各 3g

制作方法 将前 4 味药与水 300ml 同煮,以水尽为度,仅取防风切焙,与余药共研为细末。

功效主治 祛风,化痰,止咳。主治小儿涎嗽不止。

临床用法 1 次 0.5g,蜜调涂小儿唇上,令其咂吃。

注意事项 忌风寒、生冷。

牵牛散

《圣济总录》

药物组成 牵牛子_{炒半生半熟}60g 杏仁_{去皮炒} 甘草_炙 吴茱萸_{汤洗焙干炒} 陈皮_{去白焙}各 0.3g

制作方法 将上药共研为细末。

功效主治 行气化痰。主治小儿痰鸣咳嗽。

临床用法 1 日 3 次,1 次 0.5g,空腹沸水调服,以咯出痰涎为度。

注意事项 脾胃虚寒者慎用。

铁液散

《杨氏家藏方》

药物组成 铁粉 9g 芒硝 12g 蛤粉 30g

制作方法 将上药共研为细末。

功效主治 清热,化痰,镇惊。主治小儿肺经热甚,咳嗽痰多,睡卧不安。

临床用法 1 日 4 次,1 次 0.5g,饭后温葱汁调服。

注意事项 预防变证惊风发作。

麻杏甘葱散

《常见病验方研究参考资料》

药物组成 麻黄 杏仁 甘草各等份 葱白头 3 根

制作方法 前三药研为细末,加葱白头捣如糊状备用。

功效主治 宣肺散寒,止咳平喘。主治肺寒咳喘。

临床用法 取药糊敷脐部,胶布固定,半日取下,下午再敷,1 日 2 次。

注意事项 忌生冷、油腻食物。

清神散

《普济方》

药物组成 麻黄_{去节} 羌活 防风 荆芥 桔梗 甘草各 6g 川芎 茯苓各 15g 人参 9g

制作方法 将上药共研为细末。

功效主治 散寒疏风，健脾泻肺。主治小儿风寒咳嗽，呼吸急促，烦躁多啼，头目昏沉。

临床用法 1 次 6g，薄荷汤送服。

注意事项 忌风寒、生冷。

清宁散

《仁斋直指小儿方论》

药物组成 桑白皮_{蜜炒} 葶苈子_{微炒} 茯苓_{酒炒} 栀子 车前子_炒各等份 炙甘草半量

制作方法 共研为细末。

功效主治 清肺利水。主治小儿肺热咳嗽。

临床用法 1 次 1.5g，生姜、大枣煎汤调服。

注意事项 忌风寒、生冷。

甜葶苈散

《太平圣惠方》

药物组成 葶苈子_{隔纸炒令紫色} 贝母_{炒微黄}各 1 份 肉桂半份

制作方法 将上药共研为细末。

功效主治 化痰降气，泻肺平喘。主治小儿咳喘，气粗不得卧。

临床用法 1 次 1.5g，以米粥调服。

注意事项 忌风寒、生冷。

惺惺散

《傅氏活婴方》

药物组成 人参 白术 白茯苓 白芍 天花粉 桔梗 甘草各 15g 细辛 0.3g

制作方法 将上药共研为粗末。

功效主治 健脾益气，泻肺化痰。主治小儿咳嗽痰多，鼻塞声重。

临床用法 1 次 6g，薄荷、生姜少许，煎汤送服。

注意事项 忌风寒、生冷。

527

蝉壳散

《太平圣惠方》

药物组成 蝉蜕_{微炒}0.3g 桔梗_{去芦}15g 陈皮_{汤浸去白}0.2g 半夏 防己 甘草_炙各0.3g

制作方法 将上药共研为细末。

功效主治 疏风宣肺，行气化痰。主治小儿痰涎壅盛咳嗽，咽喉不利。

临床用法 1次0.5～1.5g，以生姜、粥饮调服。

注意事项 忌风寒、生冷。

528

藿香散

《小儿药证直诀》

药物组成 麦冬_{去心焙干} 半夏_炒 甘草各15g 藿香叶3g

制作方法 共研为细末。

功效主治 清热润肺，降逆化痰。主治小儿咳嗽剧烈，面赤口渴，呕吐痰涎。

临床用法 1次1.5g，水100ml，煎至70ml，食乳前温服。

注意事项 忌风寒、生冷。

发热

七宝散

《普济方》

药物组成 天麻_炙 白僵蚕 羌活各3g 麻黄_{去节} 全蝎 白附子各0.3g 麝香0.1g

制作方法 将上药共研为细末。

功效主治 平肝息风，疏散表邪。主治小儿伤寒伤风，周身壮热。

临床用法 1日3次，1次0.5～1.5g，生姜、薄荷蜜水调服。

注意事项 忌食辛燥之品。

人参生犀散

《奇效良方》

药物组成 犀角 地骨皮 麦冬 秦艽 枳壳 柴胡 桑白皮 赤芍 赤茯苓 人参 大黄 黄芪 鳖甲各等分

制作方法 将上药共研为粗末。

功效主治 滋阴清热，扶正祛邪。主治小儿骨蒸肌瘦，颊赤口干，日晡潮热盗汗，五心烦热，四肢困倦。

临床用法 1次6g，水煎服。

注意事项 宜清淡饮食。

三解牛黄散

《幼幼新书》

药物组成 僵蚕 全蝎 防风 白附子 桔梗 大黄 炙甘草 茯苓 黄芩 人参 郁金各等份

制作方法 将上药共研为细末。

功效主治 泻腑清热，扶正祛邪。主治实证发热及潮热。

临床用法 1次1.5~3g，薄荷蜜汤调下。

注意事项 高热患儿当预防惊风发作。

子芩散

《太平圣惠方》

药物组成 黄芩 升麻 栀子仁 大青叶 甘草_{炙微赤锉}各3g

制作方法 将上药共研为细末。

功效主治 清热泻火。主治小儿热病，肌肤壮热。

临床用法 1次1.5g，不拘时，温水调服。

注意事项 脾胃素虚者慎用。

天竺黄散

《普济方》

药物组成 天竺黄_研 钩藤 赤芍各0.3g 人参_{去芦头}30g 甘草_{炒微赤锉}15g 牛黄0.15g

制作方法 将上药研为细末，混匀。

功效主治 清心，化痰，安神。主治小儿壮热。

临床用法 1次1.5g，不拘时，蜜水调服。

注意事项 预防高热惊风。

天竺黄散

《太平圣惠方》

药物组成 天竺黄_研 黄连_{去须} 芒硝 栀子仁 葛根各15g 甘草_{炙微赤} 牛黄_研 款冬花 紫菀 土瓜根各0.3g 犀角1.5g

制作方法 将上药研为细末，混匀。

功效主治 清热化痰，生津止渴。主治小儿发热烦躁，口渴。

临床用法 1次1.5g，不拘时，以蜂蜜水调服。

注意事项 忌食辛辣温燥之品。

牛黄散

《太平圣惠方》

药物组成 牛黄_研0.3g 黄连_{去须} 赤茯苓各15g 犀角 铅霜 朱砂 芒硝各15g 麦冬_{去心焙}30g 升麻 黄芩各15g 冰片_研0.2g 甘草_{微炙锉}0.3g

制作方法 将上药共研为细末。

功效主治 清热泻火，安神镇惊。主治小儿心肺壅热，发热烦躁，鼻干无涕。

临床用法 1次1.5g，不拘时，蜜水调服。

注意事项 本品铅霜、朱砂有毒，慎用。

牛黄散

《太平圣惠方》

药物组成 牛黄15g 冰片3g 金箔_研50片 朱砂_{水飞}60g 珍珠 铅霜各0.3g 犀角 甘草 防风_{去芦} 黄芩各0.3g 寒水石15g

制作方法 将上药共研为细末。

功效主治 清热祛痰，镇心安神。主治小儿热扰心神，发热，神思恍惚，夜寐不安。

临床用法 1日3次，1次1.5g，蜜水调服。

注意事项 本品朱砂、铅霜有毒，不宜过量或持续服用。

火府散

《永类钤方》

药物组成 生地 木通各30g 黄芩 炙甘草各15g

制作方法 将上药共研为粗末。

功效主治 清热利尿。主治发热，面赤咬牙，唇口干燥，小便赤涩。

临床用法 1次6g，水煎温服。

注意事项 高热不退当预防惊风发作。

水牛角散

《太平圣惠方》

药物组成 水牛角_镑 钩藤 朱砂_研各0.3g 牛黄_研0.15g 麝香_研0.3g 麦冬_{去心焙}0.3g

制作方法 上药共研为细末。

功效主治 清热凉血，定惊安神。主治小儿壮热，惊啼。

临床用法 1次1.5g，不计时候，煎金银花汤调下。

注意事项 脾胃素虚者慎用。

龙胆散

《太平圣惠方》

药物组成 龙胆草_{去芦头} 升麻各15g 犀角 槟榔 大黄_{锉炒} 鳖甲_{醋炙令黄去裙}各0.3g

制作方法 将上药共研为细末。

功效主治 清热泻火,行气消积。主治小儿壮热,腹胀,不思乳食。

临床用法 1日3次,1次3g,水煎,温服。

注意事项 乳母忌食辛辣温燥之品。

龙胆散

《神巧万全方》

药物组成 龙胆草30g 铁粉60g

制作方法 将上药研为细末。

功效主治 清肝泻火,镇惊安神。主治小儿发热,狂躁不安。

临床用法 1次3g,不拘时,温水调服。

注意事项 预防惊风发作。

白术生犀散

《圣济总录》

药物组成 白术 桔梗_{微炒} 甘草_{炙锉} 芒硝各15g 犀角1.5g 麝香_研3g

制作方法 将上药研为细末。

功效主治 清热泻火,安神镇惊。主治小儿风热,发热神昏,谵语。

临床用法 1日3次,1次0.5g,蜜水调服。

注意事项 预防惊风发作。

地骨皮散

《小儿药证直诀》

药物组成 知母 炙甘草 半夏 银柴胡 人参 地骨皮 赤茯苓各等份

制作方法 上药共研为粗末。

功效主治 滋阴清热。主治虚热潮作,亦治伤寒壮热。

临床用法 1次6g,加姜10g,水煎服。

注意事项 宜清淡饮食。

531

当归散

《寿世保元》

药物组成 当归 9g　赤芍 6g
生地黄 9g　黄连 2g　红花 2.5g
石膏 6g

制作方法 共研为粗末。

功效主治 清热泻火，凉血透
疹。主治高热，热入血分，斑疹隐
隐。

临床用法 上药 1 剂，水煎
服。

注意事项 慎起居，避风寒。

朱麝散

《普济方》

药物组成 青黛　朱砂各
0.3g　麝香 0.15g　地龙_{微炒}3g

制作方法 将上药研为细末。

功效主治 清热安神，化痰通
络。主治小儿烦热，神昏，胸闷，
嗜睡。

临床用法 1 次 1.5g，不拘
时，温水调服。

注意事项 预防惊风发作。

防风散

《普济方》

药物组成 山药　白茯苓各
15g　白附子 1.5g　全蝎　人参
防风各 3g　甘草 6g

制作方法 将上药研为细末。

功效主治 益气健脾，祛风止
痉。主治小儿骨蒸，潮热，多啼。

临床用法 1 次 1.5～3g，钩
藤汤送服。

注意事项 忌食生冷油腻。

红轮散

《普济方》

药物组成 芒硝　寒水石_煅各
0.5g　麝香　樟脑各 1.5g　朱砂
60g　甘草_炙30g

制作方法 将上药研为细末。

功效主治 清热泻火，醒脑安
神。主治小儿高热，惊啼，或中暑
昏睡。

临床用法 1 次 0.3g，薄荷汤
送服。

注意事项　忌食辛辣温燥之品。

红龙散

《普济方》

药物组成　芒硝_{煅去火毒}0.3g 朱砂3g 全蝎_{微炒}10g 冰片1.5g

制作方法　药共研为细末。

功效主治　清热泻火，祛风镇惊。主治小儿壮热，惊风。

临床用法　1次0.5～1.5g，生地龙汁调服。

注意事项　神昏者当保持呼吸道通畅。

走马散

《仙入水鉴》

药物组成　大黄_{米醋炙}30g 地龙5g 芒硝0.3g

制作方法　将上药研匀，阴干，再研为细末。

功效主治　泄腑通络。主治小儿壮热不食，嗜睡。

临床用法　1次0.5g，生姜汁调服。

注意事项　脾胃素虚者慎用。

吹鼻散

《太平圣惠方》

药物组成　蚺蛇胆 硝石各0.3g 蟾酥0.1g

制作方法　将上药研为细末。

功效主治　清热泻火，祛痰开窍。主治小儿发热，鼻干。

临床用法　1次0.2g，吹鼻。

注意事项　本品蟾酥有毒，不宜久用。

阿胶散

《仁斋直指小儿方论》

药物组成　阿胶_炒7.5g 紫苏6g

制作方法　将上药研为细末。

功效主治　养阴清肺，行气宽中。主治小儿发热，痰多喘促，抽掣窜视。

临床用法　1次3g，乌梅汤送服。

注意事项 控制病情，预防惊风发作。

泻白散

《小儿药证直诀》

药物组成 桑白皮锉炒黄 地骨皮各30g 甘草炒 3g

制作方法 将上药研为细末。

功效主治 清泻肺热。主治小儿发热目黄，喘嗽。

临床用法 1次3~6g，饭后入粳米同煎服。

注意事项 忌风寒、生冷。

细辛散

《普济方》

药物组成 细辛 石膏 何首乌各0.3g 川乌 川芎 薄荷各15g 全蝎10g

制作方法 将上药研为细末。

功效主治 疏风清热，通络止痛。主治小儿外感壮热，头痛。

临床用法 1日3次，1次3g，薄荷汤调服。

注意事项 注意预防惊风发作。

真珠散

《幼幼新书》

药物组成 珍珠末 牛黄 冰片各3g 天花粉 茯神 朱砂水飞各15g 芒硝 寒水石各0.3g

制作方法 将上药研为细末，混匀。

功效主治 清心安神，化痰开窍。主治小儿热病发热，烦渴。

临床用法 1次1.5g，1日3次，蜜水调服。

注意事项 高热者，当预防惊风发作。

真珠散

《圣济总录》

药物组成 玄精石30g 石膏1g 冰片1.5g

制作方法 将上药研为细末。

功效主治 清热滋阴。主治小儿风热，身热不退。

临床用法 1日3次，1次0.5g，凉水调服。

注意事项 宜静养，补充体液。

胡黄连散

《普济方》

药物组成 胡黄连 栀子仁 牛黄_{细研} 甘草_{炙微赤锉}各 15g 黄芩_{细研}30g

制作方法 共研为细末，混匀。

功效主治 清热泻火，化痰安神。主治小儿壮热，胸闷。

临床用法 1 次 1.5g，不拘时，蜜水调服。

注意事项 脾胃素虚者慎用。

贴顶散

《太平圣惠方》

药物组成 龙胆草 地龙粪各 15g 黄柏 0.3g 芒硝 30g

制作方法 将上药研为细末。

功效主治 清热泻火。主治小儿高热。

临床用法 取上药适量，和猪胆汁外敷于小儿囟门上。

注意事项 脾胃虚寒者忌服。

追风毒锉散

《仁斋直指方论》

药物组成 大黄 郁李仁各 0.3g 槟榔 炒桑白皮各 15g 羌活 30g 防风 15g

制作方法 将上药研为粗末。

功效主治 疏风泻热。主治小儿外感，内外皆热。

临床用法 1 日 3 次，1 次 9g，入黑豆 30 粒，同煎服。

注意事项 脾胃素虚者慎用。

洗心散

535

《普济方》

药物组成 荆芥 防风 羌活 白芷 桔梗 麻黄 黄芩 赤芍 大黄 山栀 赤茯苓 川芎 山药 甘草各等份

制作方法 将上药研为细末。

功效主治 清热泻火，祛风解表。主治小儿变蒸潮热，烦躁多啼，口舌生疮，目赤肿痛。

临床用法 1 次 3g，灯芯麦冬汤送服。

注意事项 忌食辛辣刺激性食物。

生犀散

《小儿药证直诀》

药物组成 犀角6g 地骨皮 赤芍 柴胡根 葛根各30g 炙甘草15g

制作方法 上药共研为细末。

功效主治 凉血清心,和解退热。主治心经火盛,发热神昏。

临床用法 1次3g,水煎服。

注意事项 脾胃虚弱者不宜久服。

铅霜散

《太平圣惠方》

药物组成 铅霜 芒硝 人参_{去芦头} 茯神 郁金各15g 甘草_{炙微赤锉}0.3g

制作方法 将上药研为细末。

功效主治 清热祛痰,镇惊安神。主治小儿高热,神昏谵语。

临床用法 1次6g,1日3~4次,麦冬煎汤温服。

注意事项 预防惊风发作。

通顶散

《原机启微》

药物组成 薄荷 川芎各15g 茵陈 甘草各12g 芒硝9g

制作方法 将上药研为细末。

功效主治 疏风热,清头目。主治小儿发热,枕骨疼,喜闭目;或用于头风痛。

临床用法 取上药少许,吹鼻。

注意事项 持续高热当预防惊风发作。

黄芩散

《圣济总录》

药物组成 黄芩_{去黑心} 人参各等份

制作方法 将上药研细末。

功效主治 清心火,安心神。主治小儿心中烦热,惊啼。

临床用法 不拘时,1次0.5g,竹叶汤调服。

注意事项 忌食辛燥之品。

黄芪散

《太平圣惠方》

药物组成 黄芪 朱砂_{细研水飞}各15g 龙脑_{细研}3g 人参_{去芦} 升麻 大黄_{锉微炒} 炙甘草 天竺黄 牡蛎粉各0.3g

制作方法 将上药共研为细末。

功效主治 镇心安神，益气清热。主治小儿体热多汗，心烦，不欲饮食。

临床用法 1次1.5g，煎竹叶汤调服。

注意事项 忌食辛燥之品。

黄连散

《太平圣惠方》

药物组成 黄连_{去须} 升麻 黄芩 大黄_锉 麦冬 甘草_{炙锉}各15g 茯神1g 犀角15g

制作方法 将上药研为细末。

功效主治 清心安神。主治小儿心热烦渴，夜卧不安。

临床用法 1日3～4次，1次1.5g，以竹沥调服。

注意事项 脾胃素虚者不宜久服。

清神散

《普济方》

药物组成 人参 茯苓 防风 桔梗 羌活 麻黄 荆芥 甘草各3g 川芎1.5g

制作方法 将上药研为细末。

功效主治 疏风解表，益气健脾。主治小儿伤风身热，咳嗽气促，不思饮食。

临床用法 1日3次，1次3g，葱白、薄荷煎水送服。

注意事项 忌风寒、生冷。

537

绿霞散

《小儿卫生总微论方》

药物组成 柏叶6g 全蝎 郁金 白僵蚕_{炒去丝嘴} 雄黄各3g 天南星_{姜制煨}0.3g

制作方法 将上药研为细末。

功效主治 清热，化痰，镇惊。主治小儿风热，身体壮热，夜卧不安。

临床用法 1日3次，1次0.5g～1.5g，薄荷蜜汤送服。

注意事项 注意预防惊风发作。

忌用。

硝石散※

《常见病验方
研究参考资料》

药物组成　大蒜30g　芒硝60g　生石膏15g　寒水石15g　滑石15g

制作方法　上药共研为细末，以鸡蛋清调成糊备用。

功效主治　清热泻火，利水通便。主治高热，口干思饮，大便干结，小便黄赤。

临床用法　取药糊敷脐部，4小时后去药。

注意事项　忌辛辣食物。

黑散

《备急千金要方》

药物组成　麻黄　杏仁各15g　大黄7.5g

制作方法　将杏仁另研，后纳入麻黄、大黄研为细末，于容器中密闭30天。

功效主治　泻火解毒，发表宣肺。主治小儿变蒸发热，或时行温病。

临床用法　1次0.3~1g，乳汁调服。

注意事项　发热后大汗已出者

黑散※

《普济方》

药物组成　大黄15g　麻黄去根节　升麻　杏仁去皮尖　芍药　甘草各5g

制作方法　将上药文火炒黑，研为细末。

功效主治　解表，泄热。主治小儿伤寒发热。

临床用法　1日3次，1次1.5~3g，荆芥汤送服。

注意事项　发热后大汗已出者慎用。

寒水石散

《备急千金要方》

药物组成　寒水石碎　芒硝　滑石碎　石膏碎　赤石脂碎　青木香　大黄锉　黄芩去黑心　甘草　防风去芦　川芎　麻黄根各等份

制作方法　将上药研为细末，与蛤粉1升，共研匀。

功效主治　疏风清热，收敛止汗。主治小儿身热，汗出。

临床用法　取药散适量，粉扑于患儿身上，1日3次。

注意事项　高热者当预防惊风

发作。

犀角散

《普济方》

药物组成 犀角 茯苓 人参 山药 荆芥 防风 升麻 薄荷 羌活 桔梗 白芷 蝉蜕 黄芩 栀子 大黄 赤芍 山慈姑 川芎 茯神 甘草 莶蓝叶各3g

制作方法 将上药研为细末。

功效主治 疏风解表，清热解毒，益气健脾。主治小儿骨蒸潮热，烦躁多啼，惊悸，目赤肿痛。

临床用法 1次1.5g，薄荷汤送服。

注意事项 忌食辛辣温燥之品。

蝉花散

《普济方》

药物组成 蝉花 茯苓 人参 山药 防风 白附子 全蝎 天麻 朱砂 麝香 甘草各等份

制作方法 将上药研为细末。

功效主治 健脾益气，祛风化痰，镇心安神。主治小儿骨蒸潮热，风痰上扰，烦躁多啼。

临床用法 1次0.3g，金钱薄荷汤送服。

注意事项 注意预防患儿惊风发作。

呕吐

丁香散

《仁斋直指小儿方论》

药物组成 木香 干姜 茯苓 甘草焙各0.3g 木瓜 丁香各0.2g

制作方法 将上药研为细末。

功效主治 和胃止呕，温中化湿。主治小儿恶秽入腹所致呕吐。

临床用法 1次0.3g，温水调服。

注意事项 忌食生冷不洁饮食。

丁香散

《太平圣惠方》

药物组成 丁香 人参去芦 白茯苓 木香 葛根 炙甘草 枇杷叶拭去毛炙微黄各0.3g 麝香细研15g

制作方法 共研为细末，入麝香研匀。

功效主治 益气健脾，温中降

539

逆。主治小儿脾虚，呕吐不止。

临床用法　1 次 1.5g，以生姜汤调服。

注意事项　患儿呕吐不止当预防慢惊风发作。

丁香肉桂散※

《常见病验方
研究参考资料》

药物组成　丁香　肉桂各1.5g

制作方法　共研为细末。

功效主治　温中降逆。主治婴儿吐乳。

临床用法　1 次 1g，开水冲服。

注意事项　忌食生冷。

丁香陈皮散※

《常见病验方
研究参考资料》

药物组成　丁香 1.5g　广陈皮 3g

制作方法　共研为细末。

功效主治　降气调中。主治婴儿吐乳。

临床用法　上药用适量的奶水拌匀，入饭锅蒸熟，喂服，1 日 3 次。

注意事项　忌食生冷。

人参散

《普济方》

药物组成　人参 0.6g　丁香0.3g　藿香　炙甘草各 15g

制作方法　共研为细末。

功效主治　健脾益气，和胃降逆。主治小儿久吐，惊风。

临床用法　1 次 0.8g，量小儿大小加减，米汤送服。

注意事项　忌风冷、食积。

人参散

《圣济总录》

药物组成　人参 30g　朱砂研15g

制作方法　共研为细末。

功效主治　益气健脾，重镇降逆。主治小儿呕吐不止。

临床用法　1 次 1.5g，量小儿大小加减，米汤调服。

注意事项　内服不宜过量或持续服用，免致汞中毒。

540

量。

玉真散

《婴童宝鉴》

药物组成 白术 15g 半夏 5g
蜀椒_{去目汗}0.15g

制作方法 共研为细末。

功效主治 燥湿健脾，和胃降
逆。主治小儿吐乳。

临床用法 1 次 0.5g，温水送
服。

注意事项 服药后将患儿直立
并轻拍背部。

平胃散

《经济方》

药物组成 神曲 10g 炙甘草
3g 白术_{麸炒}4.5g

制作方法 共研为细末。

功效主治 健脾除湿，消食化
积。主治吐逆频作，手足心热，不
进乳食。

临床用法 1 次 1.5g，大枣米
粥汤送服。

注意事项 注意控制饮食摄入

白术散

《普济方》

药物组成 白术 人参 半夏
各 6g 茯苓 炙甘草 干姜各 3g

制作方法 共研为粗末。

功效主治 温中健脾。主治小
儿呕吐，脉迟细。

临床用法 1 次 6g，加姜枣同
煎服。

注意事项 忌食生冷油腻。

541

白术散

《朱氏集验方》

药物组成 白术 丁香 肉豆
蔻_{面煨} 陈皮 甘草各等份

制作方法 共研为细末。

功效主治 醒脾利气，温中降
逆。主治小儿胃寒呕吐，兼治冷
利。

临床用法 1 次 0.3g，1 日 3
次，温水调服。若见慢惊风，用冬
瓜子煎汤送服；若见水即吐，进药

不得，吐止，用大枣点药嚼服。

半夏散

《鸡峰普济方》

药物组成 半夏 30g 陈糯米 1g

制作方法 将上药共研为细末。

功效主治 和胃降逆。主治小儿胃虚呕吐，水谷不化。

临床用法 1 次 15g，姜枣汤送服。

注意事项 忌食生冷油腻。

观音散

《普济方》

药物组成 人参 白术 茯苓 陈皮 扁豆 莲肉 藿香叶 薏苡仁 丁香 甘草各等份

制作方法 共研为细末。

功效主治 健脾益气，化湿和胃。主治脾虚吐乳。

临床用法 1 次 3g，木瓜盐汤送服。

注意事项 服药后将患儿直立并轻拍背部。

麦冬散

《圣济总录》

药物组成 麦冬_{去心焙}30g 生石膏 15g 炙甘草 0.3g

制作方法 共研为细末。

功效主治 清热养阴，除烦止呕。主治小儿肺胃热盛，吐逆，烦渴。

临床用法 1 次 1.5g，量小儿大小加减，煎白茅根生姜汤调下。

注意事项 脾胃虚弱患儿慎用。

豆蔻散

《活幼口议》

药物组成 肉豆蔻 藿香叶 木香 丁香 白术 白茯苓 炙甘草各 3g

制作方法 共研为细末。

功效主治 温中降逆，化湿止呕。主治小儿胃寒呕吐，饮食之间，便作呕逆。

临床用法 1 次 4.5g，煎藿香大枣汤调服，生姜汤亦可。

注意事项 阴虚患儿慎用。

豆蔻散

《吉氏家传》

药物组成 肉豆蔻_{面裹煨} 草果_{炮去皮}各30g 缩砂仁_{去皮} 炙甘草 肉桂各3g 陈皮_{去白}1.5g

制作方法 共研为细末。

功效主治 温中化湿,降逆止呕。主治胃寒吐乳。

临床用法 1次1.5g,米汤调服。

注意事项 吐止当以调理脾胃之法收功。

异功散

《刘氏家传》

药物组成 人参 白术 茯苓 陈皮 肉豆蔻 木香 藿香叶 甘草各等份

制作方法 共研为细末。

功效主治 益气健脾,化湿和中。主治胃虚吐乳,或吐泻交作。

临床用法 1次1.5g,冬瓜仁煎汤送服。欲止吐住泻,陈皮米饮调下。

注意事项 忌生冷及乳食过量。

枇杷叶散

《圣济总录》

药物组成 枇杷叶_{炙去毛} 丁香各3g 白茅根 人参各0.3g

制作方法 共研为细末。

功效主治 温中降逆,益气和胃。主治小儿胃气虚寒,吐逆不止。

临床用法 1次0.5~1g,量小儿大小加减,煎马齿苋汤调服。

注意事项 忌生冷及乳食过量。

枇杷叶散

《普济方》

药物组成 枇杷叶_{去毛炙黄}30g 白茯苓 炙甘草 人参_{去芦头} 丁香各15g

制作方法 共研为细末。

功效主治 益气化痰,和胃降逆。主治小儿呕吐,口渴,痰多。

临床用法 1次1.5g,量小儿大小加减,紫菀汤送服。

注意事项 忌食肥甘生冷之品。

参香散

《幼科类萃》

药物组成 人参_{切片焙干} 沉香 丁香_研 藿香梗_焙 木香_{锉屑}各等份

制作方法 共研为细末。

功效主治 行气益胃。主治小儿胃虚作吐。

临床用法 1次6g，木瓜煎汤调服。

注意事项 忌食生冷油腻之品。

砂仁散

《普济方》

药物组成 砂仁0.3g 白豆蔻 橘红各3g 木香 神曲各0.3g 炒麦芽 炙甘草各3g

制作方法 共研为细末。

功效主治 消食化积，调中降逆。主治小儿乳食过饱，发为呕逆。

临床用法 1次1.5g，紫苏煎米汤调服。

注意事项 严格控制患儿乳食摄入量。

香枳散

《圣济总录》

药物组成 藿香10g 枳壳_{湿纸裹焙}10g 蚌粉5g

制作方法 将上药研为细末。

功效主治 行气化痰，化湿和胃。主治小儿胃虚哕逆呕吐，咳逆上气。

临床用法 1次0.5g，以蜂蜜米饮调服。

注意事项 忌风寒生冷。

保安散

*《常见病验方
研究参考资料》*

药物组成 白术 苍术 茯苓各15g 陈皮 吴茱萸各10g 丁香 泽泻各3g 白胡椒2g 草果5g

制作方法 上药共研为细末。

功效主治 健脾止泻，降逆止呕。主治小儿脾虚，湿浊内阻，吐泻不止。

临床用法 1次2~5g，水调敷脐部，胶布固定，每日1次。

注意事项 忌生冷、油腻食物。

脑香散

《经验良方》

药物组成 没药 3g 樟脑 0.9g

制作方法 上药共研为细末。

功效主治 除湿杀虫，消积止吐。主治小儿虫积或食积所致吐逆。

临床用法 将药末点于舌上。

注意事项 樟脑有毒，故每日用量应严格控制在 0.1～0.2g。

调中正胃散

《活幼口议》

药物组成 藿香叶 白术 人参 白茯苓 甘草炙 陈皮 山药 白扁豆 半夏曲 生姜炮各等份

制作方法 共研为细末。

功效主治 益气健脾，调中降逆。主治小儿中脘不和，吐逆烦闷，神困乏力，纳差，眠差。

临床用法 1 次 3g，取水 100ml，生姜 2 小片，大枣半个，煎二三沸服用。

注意事项 忌生冷及乳食过量。

菖蒲散

《普济方》

药物组成 石菖蒲 30g 丁香 人参去芦头 木香 檀香各 15g

制作方法 共研为细末。

功效主治 行气化湿，温中降逆。主治寒凝气滞所致呕吐清水，脘腹疼痛。

临床用法 1 次 1.5～3g，量小儿大小加减，加入生姜汁少许，用鲜开水调匀后服用。

注意事项 阴虚患儿慎用。

掌中散

《普济方》

药物组成 白豆蔻去壳 缩砂仁各 15g 甘草半生半炙 30g

制作方法 共研为细末。

功效主治 温中行气，化湿和胃。主治小儿食乳即吐，不能吮乳。

临床用法 1 次 3g，干掺患儿口中。

注意事项 胃热呕吐禁用。

545

温中散

《太平圣惠方》

药物组成　丁香　肉桂各 0.3g　诃子皮　人参_{去芦头}　草豆蔻_{去皮}各 15g　陈皮_{去白瓢汤浸焙}各 0.9g

制作方法　共研为细末。

功效主治　益气健脾，调中降逆。主治小儿呕吐，腹胁虚胀，不纳饮食。

临床用法　1 次 1.5g，量小儿大小加减，米汤送服。

注意事项　阴虚患儿慎用。

瑞莲散

《幼幼方》

药物组成　石莲肉（莲肉）30g　丁香　木香各 7.5g　人参　泽泻各 9g　诃子肉　肉豆蔻各 0.6g　炒紫苏子　白芷　陈皮各 15g

制作方法　共研为细末。

功效主治　健脾除湿，温中止呕。主治脾胃虚寒，呕吐不食。

临床用法　1 次 3g，姜枣汤送服。

注意事项　阴虚患儿慎用。

藿香散

《经济方》

药物组成　藿香 4.5g　丁香　人参　白术　茯苓　神曲　扁豆各 1.5g

制作方法　共研为细末。

功效主治　健脾除湿，和胃降逆。主治小儿吐逆，不进乳食。

临床用法　1 次 1.5g，量儿大小加减，米汤或陈皮煎米汤送服。

注意事项　服药后将患儿直立并轻拍背部。

藿香散

《普济方》

药物组成　藿香　丁香　代赭石　炙甘草各 15g

制作方法　共研为细末。

功效主治　温中和胃，降逆止呕。主治小儿呕吐不止。

临床用法　1 次 1.5g，量儿大小加减，温水送服。

注意事项　代赭石重坠，久服易伤脾胃。

藿香散

《普济方》

药物组成 藿香 白附子各等份

制作方法 共研为细末。

功效主治 息风止痉，祛痰止呕。主治小儿呕吐不止，惊风喘急。

临床用法 1次3g，米汤送服。

注意事项 吐止风定后当以调理脾胃之法收功。

藿香散

《普济方》

药物组成 神曲 藿香各15g 丁香_{见火}0.3g 肉豆蔻0.6g

制作方法 共研为细末。

功效主治 消食化积，定惊止吐。主治小儿吐逆惊风。

临床用法 1次1.5~3g，煎香楠汤调服。

注意事项 吐止风定后当以调理脾胃之法收功。

泄泻

人参散

《普济方》

药物组成 人参 木香_炮 白术 附子_炮 白茯苓各3g 山药0.3g 白豆蔻 炙甘草各1.5g

制作方法 共研为细末。

功效主治 温阳散寒，健脾除湿。主治小儿脏寒泄泻。

临床用法 1次1.5g，量儿大小加减，姜枣煎汤送服。

注意事项 阴虚患儿慎用。

三黄散

《古今脐疗良方集解》

药物组成 黄连 黄芩 黄柏各等份

制作方法 上药共研细末备用。

功效主治 燥湿止泻，泻火解毒。主治湿热泻痢，赤白相兼，肛门灼痛。

临床用法 1次5g，用大蒜液调药末敷脐，胶布固定，1日1~2次，3日为1疗程。

注意事项 忌辛辣燥食及油腻食物。

547

真方木香散

《是斋百一选方》

药物组成　木香　藿香叶　青皮_{去白}　甘松　丁香　香附子　益智仁各 15g　甘草　缩砂仁各 30g　姜黄 3g

制作方法　共研为细末。

功效主治　行气理脾，消积止泻。主治小儿脾胃虚弱，脘腹胀满，肠鸣泄泻，食积气滞，饮食不进。

临床用法　1 次 3g，饭前紫苏姜汤调服。

注意事项　阴虚患儿慎用。

548

车前丁桂散

《古今脐疗良方集解》

药物组成　车前子 3g　丁香 7g　肉桂 2g

制作方法　上药共研为细末。

功效主治　温肾，健脾，止泻。主治小儿形寒，消瘦纳呆，大便稀薄如水样，苔白滑，脉细弱。

临床用法　1 次 2g，敷脐部，每 2 日换药一次。

注意事项　忌生冷、油腻食物。

车前肉桂散

《古今脐疗良方集解》

药物组成　车前子　肉桂各等份

制作方法　上药共研为细末。

功效主治　温中散寒，渗湿止泻。主治寒湿腹泻，大便清稀如水样。

临床用法　取药末纳脐中，胶布固定。

注意事项　忌生冷、油腻食物。

止泻散

《古今脐疗良方集解》

药物组成　吴茱萸　公丁香各 30g　肉桂 15g　广木香　炒车前子　胡椒粉　五倍子各 10g

制作方法　共研为细末备用。

功效主治　温中止泻。主治脾胃虚寒所致腹泻腹痛。

临床用法　1 次 1.5～2g，用醋或酒调敷脐部，胶布固定，每日 1 次。

注意事项　忌风寒、生冷食物。脐部发炎或皮肤过敏者忌用。

止泻散

《古今脐疗良方集解》

药物组成 干姜 3g 白胡椒 5g 五倍子 2g 石榴皮 10g

制作方法 上药共研为细末。

功效主治 温中涩肠。主治小儿泄泻，大便稀薄，日久不愈，纳呆肢冷。

临床用法 取药末，温水调敷脐部，胶布固定，每日 1 次。

注意事项 忌生冷油腻食物。

龙骨散

《太平圣惠方》

药物组成 龙骨 黄连炒各 30g 当归 枳壳各 15g

制作方法 将上药共研为粗末。

功效主治 清热燥湿，行气止泻。主治小儿暴痢。

临床用法 1 次 3g，水煎服。

注意事项 忌食辛辣肥甘之品。

白头翁散

《古今脐疗良方集解》

药物组成 白头翁 15g 黄连 10g 白胡椒 6g

制作方法 上药共研为细末备用。

功效主治 解毒止痢。主治小儿泄痢，红白相兼，发热，腹胀，腹痛。

临床用法 1 次 2g，水调敷脐部，纱布固定，每日 1 次。

注意事项 忌辛辣燥食。

549

白术山药散※

《幼幼集成》

药物组成 白术土炒 山药酒炒 莲子肉蒸熟 砂仁酒炒各 30g

制作方法 上药共研为细末，用白砂糖 60g 和匀。

功效主治 健脾，除湿，止泻。主治脾虚久泻。

临床用法 1 次 3 ~ 6g，米汤调服。

注意事项 忌食生冷油腻之品。

加味天水散

《医学衷中参西录》

药物组成 生山药30g 滑石18g 粉甘草9g

制作方法 共研为细末。

功效主治 清解暑热，健脾除湿。主治暑日腹泻不止，肌肤灼热，心中躁烦，口渴，小便不利。

临床用法 1日3次，1次2g，量儿大小加减，饭前煎汤服。

注意事项 腹泻不止当补充液体，以维持体内电解质平衡。

550

加味四苓散

《寿世保元》

药物组成 白术4.5g 白茯苓_{去皮} 猪苓 泽泻 木通 黄芩各6g 白芍 栀子各9g 甘草2.5g

制作方法 共研为粗末。

功效主治 清热泻火，利水渗湿。主治湿热泻，泻下如热汤，痛泻交作。

临床用法 灯芯草10根，水煎，空腹温服。

注意事项 忌食辛辣温燥之品。

加减观音散

《医方大成》

药物组成 白扁豆 白术_炒 人参 白茯苓 干山药 黄芪_{蜜水炙} 甘草 神曲 麦芽 香附各等份

制作方法 共研为细末。

功效主治 行气健脾，消积化湿。主治小儿脾胃虚弱，食积腹泻。

临床用法 1次3g，饭前米汤调服。

注意事项 严格控制患儿饮食摄入量。

肉蔻散

《常见病验方
研究参考资料》

药物组成 肉豆蔻 车前子 诃子 木香各等份

制作方法 上药共研为细末备用。

功效主治 温中止泻。主治婴幼儿水泻，肠鸣，纳呆，苔白。

临床用法 1次取药末适量，

用姜汁调敷脐部，每次贴 4 小时，每日贴 2 次，间隔 2 小时。

注意事项 禁食 2～4 小时，忌风寒。脐部过敏者停药。

肉豆蔻散

《太平圣惠方》

药物组成 肉豆蔻_{去壳} 干姜_炮 厚朴_{去粗皮涂生姜汁炙} 朱砂_{细研} 龙骨 诃子_{煨用皮} 茅香花_锉 枳壳_{麸炒黄去皮}各 0.3g

制作方法 上药共研为细末。

功效主治 温中涩肠，行气止痛。主治小儿泻利不止，腹痛。

临床用法 1 次 1.5g，1 日 3～4 次，温浆水调服。

注意事项 忌生冷油腻。

吴萸丁椒散

《古今脐疗良方集解》

药物组成 吴萸子 30g 丁香 6g 胡椒 10g

制作方法 共研为细末备用。

功效主治 温脾止泻，散寒止痛。主治小儿脾胃虚寒，脘腹冷痛，泄泻便溏，不思饮食，舌淡苔白，脉细。

临床用法 1 日 1 次，1 次 1.5g，用凡士林调敷脐部。

注意事项 忌生冷油腻食物。

和安散

《仁斋直指小儿方论》

药物组成 木香 当归 川芎 北前胡 柴胡 青皮 苦桔梗 炙甘草 赤茯苓各等份

制作方法 共研为细末。

功效主治 行气和中，宣肺理脾。主治冷热不调，泄泻不止。

· **临床用法** 1 次 3g，水 100ml，生姜 2 片，大枣 2 枚，饭前煎服。

肠炎散

《中国中医独特疗法大全》

药物组成 朱砂 樟脑 松香 明矾各 6g

制作方法 上药共研为细末。

功效主治 止泻，辟秽。主治小儿肠炎腹泻。

临床用法 用醋调药末，敷脐。

注意事项 忌生冷、辛辣、油腻食物。

厚朴散

《太平圣惠方》

药物组成 厚朴去粗皮涂生姜汁炙至香熟 黄连去须微炒各15g 丁香 肉豆蔻去壳 当归锉微炒 木香 白术各0.3g 龙骨15g

制作方法 上药共研为细末。

功效主治 行气消胀，温中健脾。主治小儿肠胃风冷，泻利水谷，腹胁胀满，不欲饮食。

临床用法 1次1.5g，1日3次，饭前米汤调服。

注意事项 忌生冷。

552

香参散

《中国中医独特疗法大全》

药物组成 苦参 木香各10g

制作方法 上药研为细末备用。

功效主治 燥湿止泻。主治小儿急性肠炎，泻下赤白，腹痛，苔黄腻，脉数。

临床用法 取药末2g，水调敷脐部，胶布固定，每日1次。

注意事项 忌生冷、油腻食物。

香砂平胃散

《寿世保元》

药物组成 苍术 白术各4.5g 陈皮 半夏姜炒 香附炒 白芍各6g 厚朴姜炒 炙甘草各2.5g 砂仁3g 神曲炒9g 白茯苓去皮9g

制作方法 研粗末。

功效主治 理气宽中，燥湿止泻。主治泄泻，腹痛而泻，泻后痛减，因食积而致者。

临床用法 加生姜3片，煎汤温服。

注意事项 忌食生冷油腻，控制饮食摄入量。

秋季腹泻散

《中国中医独特疗法大全》

药物组成 肉桂9g 五倍子12g 冰片6g

制作方法 上药研末备用。

功效主治 温里止泻，辟秽止痛。主治小儿秋季腹泻，腹痛肠鸣，苔白脉沉。

临床用法 将药末敷脐部，胶布固定。

注意事项 忌生冷食物。

姜附散

《中国中医独特疗法大全》

药物组成 炮姜 30g 附子 15g

制作方法 研末备用。

功效主治 温中止泻。主治腹泻，泻下如水样，肢冷而白，苔白脉迟。

临床用法 取药末 2g 敷脐，炒葱、盐熨脐腹。

注意事项 忌生冷、油腻食物。

热泻散

《古今脐疗良方集解》

药物组成 黄连 10g 黄芩 15g 砂仁 罂粟壳各 6g 焦山楂 20g 五倍子 5g

制作方法 上药研末备用。

功效主治 清热燥湿，涩肠止泻。主治小儿腹泻，日久不愈。

临床用法 取药末适量，陈醋调敷脐部，胶布固定，24 小时后去药。

注意事项 忌辛辣、油腻食物。

消化散

《中医验方》

药物组成 吴茱萸 肉桂 木香各 5g 公丁香 地榆各 4g

制作方法 上药研为细末备用。

功效主治 燥湿止泻，温中止痛。主治小儿泄泻便溏，腹满冷痛，食欲不振，形寒肢冷。

临床用法 取药末敷脐部，48 小时后取下，一般连用 2～4 次。

注意事项 忌生冷、油腻食物。

益黄散

《兰室秘藏》

药物组成 黄芪 6g 人参 甘草_{半生半炙} 陈皮各 3g 白芍 2g 黄连 1g

制作方法 将上药共研为粗末。

功效主治 益气调中，祛风清热。主治胃中风热，腹泻。

临床用法 1 次 6g，水煎服。

注意事项 忌生冷、油腻之品。

健脾止泻散

《古今脐疗良方集解》

药物组成 肉桂 苍术各等份

制作方法 共研为细末备用。

功效主治 温中，燥湿，止泻。主治小儿腹泻，夹不消化食物，纳呆，苔白腻。

临床用法 1次2g，水调敷脐部，每日1次，并配合艾灸足三里，每日1次，每次20分钟。

注意事项 忌生冷、油腻食物。

椒藿丁桂散

《常见病验方
研究参考资料》

药物组成 白胡椒4g 肉桂丁香各2g 藿香3g

制作方法 共研为细末备用。

功效主治 温中止泻。主治寒湿泄泻。

临床用法 1次1～3g，敷脐，1日1次，胶布固定。

注意事项 忌生冷、油腻食物。

雄朱散

《幼幼新书》

药物组成 雄黄_{细研水飞}0.3g 乳香_{细研} 白矾_煨各3g

制作方法 上药共研为细末。

功效主治 温中活血，燥湿止泻。主治小儿肠胃虚冷，下利频频，日夜痛不可忍。

临床用法 1日3次，1次1.5g，视病情轻重加减，用陈米饮调服。

注意事项 忌生冷。

锅巴散※

《幼幼集成》

药物组成 锅巴_{研末} 莲子肉_{蒸晒研末} 白糖各120g

制作方法 共研为细末。

功效主治 补中健脾。主治脾虚久泻。

临床用法 1次6～9g，白汤调服，1日3次。

注意事项 忌食生冷油腻。

止泻散

《幼幼集成》

药物组成　车前子_{盐水炒}　茯苓_炒　山药_炒各60g　炙甘草18g

制作方法　共研为细末。

功效主治　除湿止泻。主治久泻不止。

临床用法　1次6～9g，用米汤或乌梅汤调服。

注意事项　忌食生冷油腻之品。

湿泻散

《古今脐疗良方集解》

药物组成　吴茱萸60g　苍术70g　白胡椒20g　肉桂30g　枯矾30g

制作方法　上药共研为细末。

功效主治　温中，化湿，止泻。主治寒湿腹泻。

临床用法　1次5～7g，陈醋调敷脐部，胶布固定，每日1次，连用5次为一疗程。

注意事项　忌生冷食物。

藿香散

《朱氏集验方》

药物组成　陈皮　藿香叶　厚朴_{姜制}　枳壳_{去瓤}　甘草各等份

制作方法　共研为细末。

功效主治　芳香醒脾，行气止痛。主治小儿脏腑不调作泻，乳食不消，腹泻蛋清样便，兼暴泻如水，腹痛微热，面唇青白。

临床用法　1次3g，陈米煎汤送服。

注意事项　泻止后当以调理脾胃之法收功。

555

痢疾

丁香散

《太平圣惠方》

药物组成　丁香　厚朴　黄连　当归　白术　诃子肉　灶心土各15g　木香0.3g　赤石脂30g

制作方法　将上药共研为细末。

功效主治　理气燥湿，温中止泻。主治小儿赤白久痢，胃虚不食，逐渐消瘦。

临床用法　1次1.5g，米汤调服。

注意事项 忌食生冷、油腻及不洁饮食。

丁香散

《圣济总录》

药物组成 丁香 诃黎勒皮 当归切焙各15g 龙骨烧 芦荟研各1g 麝香研 胡黄连各0.3g 肉豆蔻去壳3g

制作方法 上药共研为细末。

功效主治 行气调中，涩肠止痢。主治小儿疳痢久不愈。

临床用法 1次1.5g，1日2次，米汤送服。

556

注意事项 忌乳食过多及不洁饮食。

三骨散

《太平圣惠方》

药物组成 狗头骨 羊骨 鹿骨各30g

制作方法 上药烧灰，共研为细末。

功效主治 收涩止痢。主治小儿赤白痢。

临床用法 1次1.5g，米粥调服，不拘时服。

注意事项 忌食生冷油腻。

三圣散

《太平圣惠方》

药物组成 地榆微炙锉 诃子煨用皮各15g 厚朴去粗皮涂干姜汁炙1g

制作方法 上药共研为细末。

功效主治 调气止痛，涩肠止痢。主治小儿洞泄下痢，羸瘦，脐腹撮痛，日夜频作并烦渴，全不入食。

临床用法 1次1.5g，1日3～4次，用米粥调服。

注意事项 忌食生冷油腻之品。

干姜散

《圣济总录》

药物组成 干姜炮裂0.5g 黄连去须 人参 当归锉焙各1g 肉豆蔻去壳3g 厚朴去皮涂生姜汁5遍炙15g

制作方法 上药共研为细末。

功效主治 调中行气，燥湿止痢。主治小儿下痢脓血，腹痛肠鸣。

临床用法 1次1.5g，早晨、午后用粥饮调服。

注意事项 忌食辛燥之品。

天竺黄散

《太平圣惠方》

药物组成 天竺黄_研 黄连_{去须微炒} 栀子仁_锉 葛根_锉 樗树根皮_{炙黄} 龙骨各 15g 赤石脂 30g 甘草_{炙微赤锉} 牛黄_研 土瓜根 0.3g 犀角 0.3g

制作方法 上药共研为细末。

功效主治 清热生津,涩肠止痢。主治小儿泻痢,口渴不止,身体壮热。

临床用法 1 日 3～4 次,1 次 1.5g,热蜜水调服。

注意事项 忌食辛燥之品。

木香散

《太平圣惠方》

药物组成 木香 诃黎勒_{煨皮} 臭樗树皮_{炙焦} 木贼 黄连_{去须炒} 各 15g

制作方法 上药共研为细末。

功效主治 燥湿涩肠,理气止痛。主治小儿赤白痢,腹胁疼痛。

临床用法 1 日 3～4 次,1 次 1.5g,粥饮调服。

注意事项 忌食辛辣之品。

木香散

《太平圣惠方》

药物组成 木香 黄连_{去须微炒} 桃白皮_{微炙} 各 15g 白矾_{烧令汁尽}60g 麝香_{细研}3g

制作方法 上药共研为细末。

功效主治 理气宽中,健脾涩肠。主治小儿泻痢,经久不愈,脾胃气虚,饮食减少,腹胀无力。

临床用法 1 次 1.5g,不拘时间,粥饮送服。

注意事项 忌食生冷油腻。

木香黄连散

《圣济总录》

药物组成 木香 黄连_{去须}各 15g 诃黎勒_炮 肉豆蔻各 10g 炙甘草 15g

制作方法 上药共研为细末。

功效主治 清热除湿,行气调中。主治小儿赤白痢,腹内疼痛,烦闷。

临床用法 1 次 1.5g,米汤调服。

注意事项 忌不洁饮食。

五灵脂散

《圣济总录》

药物组成 五灵脂 天麻 龙骨各0.3g 麝香研 丁香 芦荟研各1.5g 熊胆研 胡黄连各3g

制作方法 上药共研为细末，混匀。

功效主治 调气活血，涩肠止痢。主治小儿宿挟疳气，因乳食不节，脾胃虚损，下痢日久。

临床用法 1次1g，陈米汤调服。

注意事项 忌食生冷油腻。

止痢散※

《敷脐妙法治百病》

药物组成 槐花6g 黄连 雄黄各6g 枳壳15g 黄柏80g 白头翁15g

制作方法 上药共研为细末。

功效主治 清热燥湿，凉血解毒。主治热毒痢疾，下痢赤多白少，口渴，烦躁不安，里急后重，肛门灼热，小便短赤，舌红苔黄而腻，脉洪数。

临床用法 1次3g，敷脐部。

注意事项 忌辛辣燥食。

玉脂散

《幼幼新书》

药物组成 白石脂 当归焙 丁香 白术各30g 草豆蔻去皮 厚朴姜汁制各15g

制作方法 共研为细末。

功效主治 温中行气，收涩止泻。主治小儿冷痢，大便色青，甚则有脓。

临床用法 1次1.5g，以粥饮调下，量儿大小增减。

注意事项 阴虚火旺或内有实热者禁用。

石榴皮散

《圣济总录》

药物组成 酸石榴皮微炒 干姜炮裂 黄连去须 诃子煨去核各等份

制作方法 上药共研为细末。

功效主治 温中燥湿，涩肠止痢。主治小儿脓血痢。

临床用法 1次1.5g，1日2次，米饮调服。

注意事项 痢疾初起、湿热内盛者忌用。

龙齿散

《圣济总录》

药物组成 龙齿 黄连_{去须}铅粉_炒 赤茯苓_{去黑皮}各15g 丁香 枳壳_{去瓤麸炒}各0.3g

制作方法 上药共研为细末。

功效主治 行气，健脾，涩肠。主治小儿疳痢，或口内生疮。

临床用法 1次0.5g，饭前用粥饮调服。

注意事项 本品铅粉有毒，不宜持续或过量服用。

龙骨散

《普济方》

药物组成 龙骨 甘草_{炙微赤锉} 使君子 黄芩 黄连_{去须微炒} 天花粉各15g

制作方法 上药共研为细末。

功效主治 清热生津，杀虫止痢。主治小儿痢疾，渴不止，身体壮热。

临床用法 1次1.5g，1日3~4次，粥饮调服。

注意事项 忌食辛燥之品。

龙骨散

《太平圣惠方》

药物组成 龙骨30g 黄连_{去须微炒} 地榆_{微炙锉} 黄芩 火炭母草 鼠尾花各9g 乌梅肉_{微炒}15g

制作方法 上药共研为细末。

功效主治 清热解毒，生津涩肠。主治小儿热痢，烦闷口干，不欲乳食。

临床用法 1次1.5g，1日3~4次，米汤调服。

注意事项 忌食辛燥、不洁之品。

559

白石脂散

《圣济总录》

药物组成 白石脂_{炒令赤} 血余炭各0.3g 甘草_{炙令赤}15g

制作方法 上药共研为细末。

功效主治 清热涩肠。主治小儿痢下脓血。

临床用法 1次0.5~1.5g，1日2次，米饮调服。

注意事项　忌食生冷油腻。

加味香连散

《中国中医独特疗法大全》

药物组成　黄连　木香各6g　吴茱萸3g

制作方法　上药共研为细末备用。

功效主治　燥湿止泻，理气止痛。主治赤白痢疾，泻下腹痛。

临床用法　取药末水调敷脐。

注意事项　忌辛辣、生冷、油腻食物。

地榆散

《太平圣惠方》

药物组成　地榆微炙锉　厚朴去粗皮涂生姜汁炙各1g　黄连去须微炒30g　阿胶捣碎炒黄色15g

制作方法　上药共研为细末。

功效主治　调中养血，涩肠止痢。主治小儿泻痢，日夜不止。

临床用法　1次1.5g，不拘时服，粥饮调服。

注意事项　忌不洁饮食。

地榆散

《太平圣惠方》

药物组成　地榆微炒锉　阿胶捣碎炒　黄连去须锉微炒1g　酸石榴皮锉微炒　当归锉微炒　黄芪锉　乌梅肉微炒各15g　龙骨烧赤　赤石脂烧赤各30g

制作方法　上药共研为细末。

功效主治　益气调血，收涩止痢。主治小儿赤白痢，烦渴寒热，腹痛，羸瘦，不欲饮食。

临床用法　1次1.5g，用米粥调服，不拘时。

注意事项　忌食生冷油腻。

当归散

《太平圣惠方》

药物组成　当归1.5g　阿胶捣炒黄　黄芩　龙骨各0.9g　人参去芦15g　甘草炙微黄锉0.3g

制作方法　上药共研为细末。

功效主治　益气涩肠，活血养血。主治小儿痢疾，经久不愈，腹痛羸瘦，不欲饮食。

临床用法　1日3～4次，1次1.5g，米粥调服。

注意事项 忌食生冷油腻。

羊胫灰散

《普济方》

药物组成 羊胫骨_{烧灰} 鹿角_{烧灰}各30g

制作方法 上药共研为细末，炼蜜为丸。

功效主治 温阳散寒，涩肠止痢。主治小儿洞泄下痢不愈，乳食渐少。

临床用法 1次0.6g，1日3～4次，温水送服，或酌情加减。

注意事项 忌生冷、不洁饮食。

如圣散

《太平圣惠方》

药物组成 鹿茸_{去毛涂醋炙微黄}厚朴_{去粗皮涂生姜汁炙}各15g 黄连_{去须微炒黄}1g

制作方法 上药共研为细末。

功效主治 行气健脾，温阳止痢。主治小儿洞泄下痢，经久不瘥，乳食减少。

临床用法 1日3～4次，1次1.5g，米粥送服。

注意事项 忌食生冷油腻之品。

赤石脂散

《圣济总录》

药物组成 赤石脂_研 龙骨_研 地榆 黄连_{去须}各30g 人参 厚朴_{去皮生姜汁涂5次炙}各1g 当归_焙 干姜_{炮裂}各15g。

制作方法 上药共研为细末。

功效主治 行气除湿，涩肠止痢。主治小儿下痢脓血，肠鸣腹痛，亦治赤白痢。

临床用法 1次0.5g，1日3次，米饮调服。或炼蜜为丸，1次1.5～2g，早晨、午后用乳汁调服。

注意事项 忌食辛燥、不洁饮食。

561

肉豆蔻散

《太平圣惠方》

药物组成 肉豆蔻_{去皮}1g 青皮_{汤浸去瓤焙} 当归_{微炒} 地榆 黄牛角腮_炒 厚朴_{去皮涂姜汁炒香} 黄连_炒各15g 炮姜0.3g

制作方法 上药共研为细末。

功效主治 行气调中，燥湿止痢。主治小儿久患赤白痢，腹内疼痛，不思饮食，渐至羸困。

临床用法 1次1.5g，1日3～4次，粥饮调服。

注意事项 忌生冷、不洁饮食。

肉豆蔻散

《圣济总录》

药物组成 肉豆蔻_{去壳}5g 当归_焙 密陀僧_研 诃子_{去核} 黄连_{去须} 枳壳_{去瓤麸炒} 各 0.3g 龙骨 0.15g 干姜_炮15g

制作方法 上药共研为细末。

功效主治 温中涩肠。主治小儿脓血痢。

临床用法 1 次 0.5g，空腹米汤调服。

注意事项 忌不洁饮食。

吴茱六一散

《古今脐疗良方集解》

药物组成 吴茱萸 6g 六一散 9g

制作方法 共研为细末备用。

功效主治 调中止痢。主治痢疾腹泻。

临床用法 取药末，水调敷脐部。

注意事项 忌生冷食物。

没石子散

《普济方》

药物组成 没石子_{微煨} 诃黎勒_{煨用皮}各 15g

制作方法 上药共研为细末。

功效主治 涩肠止痢。主治小儿洞泄下痢，羸困。

临床用法 1 次 1.5g，1 日 3～4次，粥饮调服。

注意事项 忌生冷、不洁饮食。

青黛散

《太平圣惠方》

药物组成 赤石脂 15g 青黛 蟾灰 铅粉_炒 黄连_{去须炒} 麝香_{细研}各 0.3g 诃子皮_煨30g

制作方法 上药共研为细末。

功效主治 清热燥湿，健脾涩肠。主治小儿疳痢，下部瘙痒。

临床用法 1 次 1.5g，1 日 3～4次，用乳汁调服。

注意事项 忌食生冷油腻。

青金散

《太平圣惠方》

药物组成　黄丹　白龙骨各 15g　白术　诃子各 0.3g　淀粉 60g　白矾灰 15g

制作方法　上药共研为细末，枣 500g 去核，揉和成团，入瓷罐内，烧至通红，取出研为细末。

功效主治　健脾涩肠，解毒止痢。主治小儿痢疾，经久不愈。

临床用法　1 次 1.5g，1 日 3～4次，粥饮调服。

注意事项　忌食生冷油腻。

金锁散

《幼幼新书》

药物组成　桂支去粗皮姜汁炙15g 黄连与吴茱萸同炒去吴茱萸0.3g

制作方法　上药共研为细末。

功效主治　调中止痢。主治小儿患赤白痢，经久不愈。

临床用法　2～3 岁者 1 次 1.5g，用紫苏木瓜汤送服，1 日 3

次。

注意事项　忌不洁饮食。

治痢散

《串雅内外编》

药物组成　母丁香 2g　木鳖子 1g　麝香 0.3g　肉桂 3g

制作方法　上药共研为细末。

功效主治　温里导滞。主治泻痢腹痛。

临床用法　1 次 1g，水调敷脐部，胶布固定。

注意事项　忌生冷食物。

夜明砂散

《普济方》

药物组成　夜明沙微炒　麝香研 朱砂研各 0.3g　干蛤蟆涂醋炙黄焦 龙骨各 15g　蜗牛炒微黄30 枚

制作方法　上药共研为细末。

功效主治　清热止痢，安神镇静。主治小儿痢疾，口渴不止，壮热腹痛。

临床用法　1 次 1.5g，1 日 3～4次，用粥饮调服。

注意事项　忌食辛燥之品。

563

诃黎勒散

《普济方》

药物组成 诃黎勒_{炮去核} 龙骨_研 赤石脂 密陀僧_煅 酸石榴皮_焙 麝香各0.3g

制作方法 上药共研为细末。

功效主治 涩肠止泻。主治小儿疳痢久不愈。

临床用法 1次1.5g，米饮调服，空腹时服。若脓血痢，用黄连汤调服，或酌情加减。

注意事项 忌生冷、不洁饮食。

诃黎勒散

《普济方》

药物组成 诃黎勒_{煨去核} 地榆_{去苗微炒} 酸石榴皮_{炙焦} 高良姜 赤石脂各15g 吴茱萸_{汤洗炒}0.5g 黄连_{去须}1g

制作方法 上药共研为细末，炼蜜为丸。

功效主治 涩肠止泻。主治小儿赤白痢，里急后重。

临床用法 1日2次，1次2g，早晨、午后用温米汤送服。

注意事项 湿热内盛患儿慎用。

诃黎勒散

《圣济总录》

药物组成 诃黎勒_{煨去核} 栀子_{去壳}各30g

制作方法 上药共研为细末。

功效主治 清热泻火，涩肠止痢。主治小儿赤痢，腹痛烦渴。

临床用法 1次0.5g，1日2次，米饮调服，早晨、午后各服1次。

注意事项 忌食辛燥、不洁之品。

诃黎勒散

《圣济总录》

药物组成 诃黎勒_{煨去核} 当归_{切焙} 赤石脂 密陀僧_研 枳壳_{去瓤麸炒} 龙骨 干姜_{炮裂} 厚朴_{去粗皮姜汁炙}各15g 肉豆蔻_{去壳}5g

制作方法 上药共研为细末。

功效主治 涩肠止痢，温中行气。主治小儿冷痢。

临床用法 1次0.5g，米汤调服，早晨、中午各服1次。

注意事项 忌生冷、不洁饮食。

564

附姜散※

《普济方》

药物组成 附子_{炮裂去皮} 干姜_{炮裂锉} 橡实 当归_{微炒锉}各15g 赤石脂30g

制作方法 上药共研为细末。

功效主治 温中涩肠。主治小儿泻痢不止。

临床用法 1次1.5g，粥饮调服，不拘时服，或酌情加减。

注意事项 湿热内盛患儿慎用。

附子散

《太平圣惠方》

药物组成 附子_{炮裂去脐}15g 龙骨_{细研} 赤石脂_{细研}各15g 密陀僧_{细研} 黄丹_{微炒} 乌贼鱼骨_{烧灰} 赤芍药 诃子_{煨用皮} 炭皮各0.3g 大枣_{烧灰}10g

制作方法 上药共研为细末。

功效主治 温中止痛，收涩止痢。主治小儿疳痢，多有白脓，腹内疼痛。

临床用法 1次1.5g，1日3～4次，粥饮调服，或酌情加减。

注意事项 湿热内盛患儿忌用。

草豆蔻散

《太平圣惠方》

药物组成 草豆蔻_{去皮} 酸石榴皮_{锉微炒黄} 黄芩_{炮裂锉}各0.9g 高良姜_锉 干姜_{炮裂锉}各0.3g 龙骨30g 当归_{锉微炒}15g

制作方法 上药共研为细末。

功效主治 温中行气，燥湿涩肠。主治小儿疳痢腹痛，不下乳食。

临床用法 用水100ml煎薤白500g至50ml，去渣，汤送药末3g，不拘时服，或酌情加减。

注意事项 湿热内盛患儿忌用。

胡黄连散

《太平圣惠方》

药物组成 胡黄连 母丁香 肉桂 木香各0.3g 犀角0.15g 肉豆蔻_{去壳} 当归_{锉微炒} 麝香_{细研}各0.3g

制作方法 上药研为细末。

功效主治 调和气血，理气止痛。主治小儿冷热不和，急暴下痢，腹内疼痛。

临床用法 1次1.5g，粥饮调服，1日3～4次，或视病情加减。

565

注意事项　忌不洁饮食。

厚朴散

《太平圣惠方》

药物组成　厚朴_{去粗皮涂生姜汁炙}人参　诃子_{煨用皮}　白术　黄连_{去须微炮}　地榆_{微炙锉}各0.3g　肉豆蔻_{去壳}5g　干姜_{炮制锉}　甘草_{炙微赤锉}各0.15g

制作方法　上药共研为细末。

功效主治　行气，调中，涩肠。主治小儿脾胃不和，腹胀泄痢，羸瘦食少。

临床用法　1次1.5g，1日3～4次，饭前用米汤调服，或视病情加减。

注意事项　忌生冷、不洁食物。

神捷散

《圣济总录》

药物组成　大枣4枚　栀子仁5g　干姜0.3g

制作方法　上药烧黑，共研为细末。

功效主治　调中止痢。主治小儿赤白痢。

临床用法　1次0.5g，1日3～4次，米饮调服或酌情加减。

注意事项　忌食生冷油腻。

桂皮散

《普济方》

药物组成　桂皮_炙30g　天花粉_锉　白茯苓_{去黑皮}各0.9g　人参15g

制作方法　上药共研为细末。

功效主治　健脾益气，生津止渴。主治小儿下痢，兼渴不止。

临床用法　1次1.5g，米饮调，徐徐吞服，或酌情加减。

注意事项　忌食辛燥之品。

桃皮散

《圣济总录》

药物组成　桃白皮_炙　黄柏_{去粗皮}各15g　黄连_{去须}　铅粉_{炒研}　赤茯苓_{去黑皮}各30g　丁香5g

制作方法　上药共研为细末。

功效主治　清热燥湿，健脾止痢。主治小儿疳痢赤白，并下部湿痒。

临床用法　1次0.5g，1日2次，米饮调服，或酌情加减。

注意事项　忌食生冷油腻。

黄连散

《太平圣惠方》

药物组成 黄连_{去须}30g 厚朴_{去粗皮涂生姜汁炙} 干姜_{炮裂} 木香 艾叶_炒 龙骨各15g 当归 黄牛角_{烧灰}各1g 乌梅肉_炒0.3g

制作方法 上药共研为细末。

功效主治 调中涩肠，行气止痛。主治小儿赤白痢，日久不愈，腹痛，虚羸，不欲饮食。

临床用法 1次1.5，1日3~4次，粥饮调服。

注意事项 忌生冷、不洁饮食。

黄连散

《圣济总录》

药物组成 黄连_{去须} 槟榔_锉

制作方法 上药分别研为细末。

功效主治 清热燥湿，行气止痢。主治小儿赤白痢。

临床用法 如患赤痢，黄连末6g，槟榔末3g和匀，米饮调服；如患白痢，用黄连末3g，槟榔末6g和匀，米饮调服。

注意事项 忌食辛燥之品。

黄丹散

《太平圣惠方》

药物组成 黄丹 莨菪子 黄明胶各15g 青州枣_{去核}30枚

制作方法 上药捣成团，烧至通红，放冷研为细末。

功效主治 益气，调中，止痢。主治小儿痢疾，经久不愈。

临床用法 1次1.5g，1日3~4次，米汤调服。

注意事项 忌食生冷油腻。

鹿茸散

《太平圣惠方》

药物组成 鹿茸 甘草_炙 诃子_煨各15g

制作方法 上药共研细末。

功效主治 温阳止痢。主治小儿赤白痢。

临床用法 1次1.5g，1日3次，饭前用米汤调服。

注意事项 忌食生冷油腻。

567

散剂分典

雄黄散

《太平圣惠方》

药物组成 雄黄 芦荟_{细研}
青黛_{细研} 朱砂_{研细} 当归_{去须微炒} 白
芷 黄柏_{微炙锉} 甘草_{微炙锉} 麝香
细辛 熊胆_{细研} 龙胆_{去芦头} 黄
连_{去须微炒}各 0.3g 蚱蝉 2g 干蛤
蟆_{涂醋炙令黄焦}30g

制作方法 上药研为细末。

功效主治 解毒调中，消积止
痢。主治小儿久痢不愈，羸瘦，壮
热，毛发干焦，不欲饮食。

临床用法 1 次 1.5g，1 日 3
~4 次，凉水调服。

注意事项 忌不洁饮食，严
格控制患儿饮食摄入量。

寒痢散

《中国中医独特疗法大全》

药物组成 肉桂 针砂 枯矾
各 10g

制作方法 上药共研为细末备
用。

功效主治 消积止泻，温里止

痛。主治痢疾腹痛，里急后重，四
肢不温，舌苔白腻，脉沉细。

临床用法 取药末适量水调后
敷脐，胶布固定。

注意事项 忌生冷油腻食物。

酸石榴皮散

《普济方》

药物组成 醋石榴皮_{锉碎炒令微焦}
30g 硫黄 0.3g

制作方法 上药研为细末。

功效主治 温中涩肠，杀虫止
痢。主治小儿冷痢，腹中疼痛

临床用法 1 次 1.5g，1 日 3
~4 次，米汤调服。

注意事项 泻痢初起忌用。

熊胆散

《太平圣惠方》

药物组成 熊胆 蚺蛇胆各
15g 马齿苋 30g 犀角_{镑屑}60g 黄
连_{去须}0.9g 没食子_煨3g

制作方法 上药研为细末。

功效主治 清热燥湿，解毒止
痢。主治小儿热痢壮热，不食乳，
食乳即吐。

临床用法 1次1g，1日2次，凉开水调服。

注意事项 忌食辛燥之品。

熊胆散

《太平圣惠方》

药物组成 熊胆0.3g 芦荟0.9g 黄连_{去须微炒}15g 没食子3g 干马齿苋30g

制作方法 上药共研为细末。

功效主治 清热止痢。主治小儿热痢，不欲食乳，身体壮热。

临床用法 1次1.5g，1日3~4次，粥饮调服。

注意事项 忌食辛燥、不洁饮食。

熊胆散

《圣济总录》

药物组成 熊胆_研 雄黄_研 青黛_研 朱砂_研各15g 甘草_炙 麝香_研 黄连_{去须} 黄柏_{去须皮}各30g 黄矾_{烧令枯} 细辛_{去苗叶} 莨菪子_炒各15g 芦荟_研 龙胆草 当归_焙 白矾_{烧令汁尽} 蝉蜕_炒 蛤蟆_{炙焦}各1g

制作方法 上药共研细末。

功效主治 清热解毒，消积止痢。主治小儿疳痢。

临床用法 6月以下者，1次0.3g；1~2岁者，1次0.5g；3~4岁者，1次1g。米饮调服，1日2次。

注意事项 忌乳食过多及不洁食物。

樗树根散

《太平圣惠方》

药物组成 臭樗根皮_{锉炒黄}0.3g 枳壳_{麸炒黄去瓤}15g 黄连_{去须} 芜荑_炒 赤芍药各0.15g

制作方法 上药共研为粗末。

功效主治 清热燥湿，行气和血。主治小儿脓血痢，里急后重。

临床用法 1次3g，用水50ml，加淡豆豉30粒，葱白50g，煎至30ml，去滓用汁送服，不拘时服，或酌情加减。

注意事项 忌食辛燥之品。

橡子散

《太平圣惠方》

药物组成 橡实_{微炒}60g 干柏叶_{微炒}15g

制作方法 上药研为细末。

功效主治 清热凉血，涩肠止痢。主治小儿泻痢，日夜不休。

临床用法 1次1.5g，水煮乌梅汁调服，不拘时服，或酌情加减。

注意事项 忌辛燥、不洁饮食。

霍乱

鳖甲散

《圣济总录》

药物组成 鳖甲_{醋炙} 诃黎勒 木香 赤茯苓_{去皮} 苍术_{米泔水浸焙} 牵牛子_炒各30g

制作方法 上药共研为细末。

功效主治 行气，燥湿，涩肠。主治小儿疳气，腹胀泻痢，小便赤涩。

临床用法 1次0.5g，1日2次，饭前温水送服，或酌情加减。

注意事项 忌食生冷油腻。

麝香散

《太平圣惠方》

药物组成 麝香3g 鹿角屑_{炒微焦} 血余炭各15g

制作方法 上药共研细末。

功效主治 清热凉血，化瘀止血。主治小儿血痢不止。

临床用法 1次1.5g，1日3~4次，粥饮调服，或视病情轻重加减。

注意事项 忌生冷、辛燥及硬物。

丁香散

《普济方》

药物组成 丁香 厚朴_{去皮涂生姜汁炙至熟} 当归_{锉微炒} 诃黎勒_{煨用皮} 白术_炒 伏龙肝各15g 木香0.3g 黄连_{去须锉微炒}15g

制作方法 上药共研细末。

功效主治 温中降逆，涩肠止泻。主治小儿中焦虚寒，呕吐，腹泻不止。

临床用法 1次1.5g，1日3~4次，粥调服，或酌情加减。

注意事项 注意保持患儿体内水电解质平衡。

丁香散

《幼幼新书》

药物组成 丁香9g 肉豆蔻1.5g 木香 藿香 肉桂各3g

制作方法 先研前3味，用醋面裹热灰煨，令面变为赤色，去面不用，与藿香、肉桂共研为细末。

功效主治 温中散寒，化湿行

气。主治小儿脾胃虚寒，不思饮食，呕吐腹泻。

临床用法 1次0.8g，用陈米煮汤调服。

注意事项 阴虚患儿慎用。

人参散

《普济方》

药物组成 人参去芦头 丁香肉桂各0.3g 白术 川芎各0.9g

制作方法 共研为细末。

功效主治 益气健脾，温中止痛。主治小儿霍乱，心腹冷痛，不欲饮食。

临床用法 1次1.5g，煮姜枣米汤送服，量小儿大小增减。

注意事项 阴虚火旺或内有实热者禁用。

人参白术散

《普济方》

药物组成 白术去芦 白茯苓去皮 人参去芦 木香 藿香叶 干葛锉各15g 滑石18g 炙甘草9g

制作方法 共研为细末。

功效主治 健脾生津，渗湿止泻。主治小儿呕吐泄泻，口干唇燥，烦渴引饮，小便赤涩。

临床用法 1次3~6g，百沸汤或生姜汤调服。

注意事项 本品有利尿作用，应注意保证液体摄入量。

人参异功散

《普济方》

药物组成 人参4.5g 白术15g 青橘皮 陈橘皮 茯苓 甘草各0.3g 豆蔻入诃子内3g

制作方法 共研为细末。

功效主治 温中健脾，行气化湿。主治小儿脾虚吐泻。

临床用法 1次3g，陈米煎汤调服。

注意事项 严格控制患儿乳食摄入量。

571

车前子散

《杨氏家藏方》

药物组成 白茯苓 木猪苓去皮 车前子 人参去芦头 藿香叶各等份

制作方法 共研为细末。

功效主治 化湿和中，利水消暑。主治小儿伏暑吐泻，烦渴引饮，小便不通。

临床用法 1次3g，煎灯芯汤服。

注意事项　忌食生冷油腻。

白术散

《普济方》

药物组成　人参　白术　茯苓　山药　炒扁豆　藿香　甘草各等份

制作方法　将上药研为细末。

功效主治　健脾益气，化湿和胃。主治小儿变蒸，呕吐，泄泻。

临床用法　1 次 3g，温水送服。

注意事项　忌食生冷油腻。

白术散

《医方大成》

药物组成　白术　肉豆蔻　甘草　丁香　青皮　茯苓各 15g

制作方法　共研为细末。

功效主治　健脾除湿，温中降逆。主治小儿脾胃虚弱，脘腹胀满，呕吐腹泻。

临床用法　1 次 3g，紫苏汤下。

注意事项　吐泻不止当补充液体，以维持体内电解质平衡。

地黄散

《幼幼新书》

药物组成　干地黄　厚朴去粗皮姜汁浸炒　人参　茯苓　干葛　藿香叶　黄芪蜜炙　白术麸炒各 0.3g　丁香　诃子炮取肉各 3g

制作方法　共研为细末。

功效主治　健脾益气，调中降逆。主治小儿脾胃气弱，霍乱吐泻，呕逆不食，烦躁迷闷。

临床用法　1 次 1.5～3g，用苍术与米煎汤调下。

注意事项　忌食辛辣、肥厚之品。

肉豆蔻散

《太平圣惠方》

药物组成　肉豆蔻　桂心各 0.3g　人参　炙甘草各 15g

制作方法　将上药共研为粗末。

功效主治　健脾温中。主治小儿霍乱，吐泻腹痛。

临床用法　1 次 3g，加姜同煎服。

注意事项　忌食生冷油腻。

肉豆蔻散

《太平圣惠方》

药物组成 肉豆蔻_{去壳}3g 丁香 0.15g 黄芪_锉15g 枇杷叶_{去毛炙微黄}0.15g 肉桂 人参 甘草 白茯苓各15g 陈橘皮0.3g

制作方法 共研为细末。

功效主治 调中降逆，益气健脾。主治小儿霍乱吐泻不止，乳食不下。

临床用法 1次1.5g，温开水调下，量儿大小加减。

注意事项 阴虚患儿慎用。

守胃散

《是斋百一选方》

药物组成 人参 白术 山药 茯苓 南星 扁豆 甘草 葛根 藿香 防风 天麻各15g 冬瓜子50g

制作方法 上药共研为粗末。

功效主治 健脾除湿，和解阴阳。主治阴阳不和，吐泻不止。

临床用法 1次6g，加姜6g，与水同煎温服。若泻不止，加沉香、白豆蔻。

注意事项 忌食生冷油腻之品。

观音散

《幼科释谜》

药物组成 莲肉 人参 神曲各9g 茯苓6g 炙甘草 木香 黄芪 扁豆 白术各3g

制作方法 上药共研为粗末。

功效主治 健脾益气。主治小儿外感内伤，呕逆吐泻，逐渐消瘦。

临床用法 1次6g，加枣3g，藿香5g，同水煎服。

注意事项 避风寒，忌生冷油腻食物。

573

杨氏醒脾散

《普济方》

药物组成 白术 人参 甘草 陈皮 白茯苓 全蝎各15g 半夏曲 木香各0.3g 白附子_炮12g 南星_炮3g 陈仓米30g

制作方法 共研为细末。

功效主治 健脾祛湿，息风化痰。主治吐泻不止，痰作惊风，脾困不食。

临床用法 1 次 3g，水 50ml，姜 2 片，大枣半个，煎汤，时时频服。

注意事项 惊风发作时当保持呼吸道通畅。

辰砂益原散

《奇效良方》

药物组成 滑石 180g 甘草 30g 辰砂 9g

制作方法 将上药共研为细末。

功效主治 安神定惊，清热利尿。主治小儿吐泻。

临床用法 1 次 3g，灯芯汤送下。

注意事项 不宜久服。

鸡舌香散

《普济方》

药物组成 公丁香（鸡舌香）高良姜 香附 乌药 肉桂各 6g 炙甘草 陈皮 藿香各 3g

制作方法 共研为细末。

功效主治 化湿行气，温中散寒。主治乳儿胃寒吐泻。

临床用法 1 次 3g，水煎后喂服。

注意事项 阴虚患儿慎用。

和中散

《阎氏小儿方论》

药物组成 人参 10g 白术 茯苓 葛根各 15g 炙甘草 藿香各 5g 白扁豆 15g 黄芪 30g

制作方法 将上药共研为粗末。

功效主治 健脾益气，燥湿和中。主治吐泻，烦渴，腹痛。

临床用法 1 次 9g，加姜枣同煎，温服。

注意事项 忌食生冷油腻之品。

金不换正气散

《外科理例》

药物组成 苍术_{米泔水浸} 半夏_{汤洗姜汁炒}各 6g 陈皮 4.5g 厚朴_{去皮姜汁炒} 甘草各 2.4g 藿香 9g

制作方法 共研为粗末。

功效主治 除湿宽满，和胃止

呕。主治小儿四时伤寒，瘟疫时气，山岚瘴气，症见寒热往来，呕吐，腹泻。

临床用法　1 日 1 剂，加姜枣煎服。

注意事项　忌生冷、不洁饮食。

实脾散

《普济方》

药物组成　人参　白术　茯苓　砂仁各 15g　丁香　木香_炮各 6g　麦芽　莲子　曲饼　陈皮_{去白}　山药　高良姜_{油炒}　青皮_{去白}　冬瓜仁各 15g　肉豆蔻_煨 5g　薏苡仁_{姜炒}　扁豆_{姜炒}　甘草_炙各 9g　香附子_{炒去毛}1g　陈米_炒10g

制作方法　将上药共研为细末。

功效主治　健脾益气，调中止痢。主治小儿脾胃虚冷，吐痢不止，不思乳食，及慢脾风。

临床用法　1 次 1.5g，枣汤或米汤和盐调服。

注意事项　忌食生冷油腻。

参苓散

《幼幼新书》

药物组成　人参　白茯苓　山

药　干葛　麦冬_{去心}　黑附子_{炮去皮脐}　桔梗_{去芦}　炙甘草各 15g　莲子心　木香各 3g　藿香 0.3g

制作方法　共研为细末。

功效主治　温中健脾，除湿行气。主治小儿脾胃虚弱，湿阻气滞，脘腹胀满，呕吐腹泻。

临床用法　1 次 3g，紫苏煎米汤调服。

注意事项　严格控制患儿乳食摄入量。

参苓白术散

《幼幼集成》

药物组成　人参_{切片焙干}　白术_{土炒}　茯苓_{乳蒸}　山药_炒各 45g　桔梗_焙　薏苡仁_炒　莲子肉_{去心}　炙甘草各 30g

制作方法　共研为细末。

功效主治　健脾除湿。主治脾虚不欲食，呕吐泻利。

临床用法　1 次 3 ~ 6g，姜、枣煎汤调服。

注意事项　忌食生冷油腻之品。

胃爱散

《幼幼新书》

药物组成　糯米 30g　甘草

藿香叶　紫苏叶各 0.3g　木瓜 0.9g　丁香 2.5g

制作方法　上药同炒焦黄为度，冷却后，研为细末。

功效主治　益气健脾，化湿和胃。主治小儿脾虚吐泻。

临床用法　1 次 1.5～3g，煎大枣汤调服。

注意事项　严格控制患儿饮食摄入量。

香薷散

《校注妇人良方》

576

药物组成　香薷 6g　茯苓　扁豆　厚朴姜制各 3g

制作方法　将上药共研为粗末。

功效主治　健脾，除湿，行气。主治外伤风寒暑邪、内伤食滞所致吐利，心腹痛，霍乱气逆，发热头痛，或转筋拘急，呕哕肢冷。

临床用法　1 次 6～9g，水煎，入酒 5ml，待冷服。

注意事项　忌风寒生冷油腻。

桃红散

《幼幼新书》

药物组成　人参洗锉去芦　藿香叶　红曲各 7.5g

制作方法　共研为细末。

功效主治　益气健脾，化湿和中。主治小儿脾胃虚弱，吐泻不止。

临床用法　1 次 0.5g，米汤送服，量儿大小加减。

注意事项　忌食生冷油腻。

钱氏益黄散

《小儿药证直诀》

药物组成　陈皮 30g　青皮　诃子肉　炙甘草各 15g　丁香 6g

制作方法　将上药共研为粗末。

功效主治　温中散寒。主治脾胃虚寒，呕吐腹泻。

临床用法　1 次 6g，水煎饭前服。

注意事项　忌食生冷油腻之品。

消风散

《普济方》

药物组成　人参　茯苓　甘草　紫苏叶　木瓜　泽泻　香薷　半夏曲　白扁豆炒　陈皮　乌梅肉　厚朴炒各 12g

制作方法　共研为细末。

功效主治　益气健脾，化湿和

胃。主治脾胃虚弱，吐泻不止，或见惊风。

临床用法 1次3g，姜枣汤调。

注意事项 吐泻不止，当注意补充液体，以维持体内电解质平衡。

菖蒲散

《普济方》

药物组成 石菖蒲 肉豆蔻_{去壳} 人参_{去芦头} 白茯苓各等份

制作方法 共研为细末。

功效主治 化湿和胃，收涩止泻。主治小儿霍乱吐泻不止，烦闷。

临床用法 1次1.5g，生姜汤调下，量儿大小加减。

注意事项 阴虚患儿慎用。

遂愈散

《普济方》

药物组成 滑石末 丁香各3g 藿香末1.5g

制作方法 共研为细末。

功效主治 利水渗湿，温中降逆。主治小儿霍乱吐泻不安，烦躁不得眠，腹胀，小便赤涩，烦渴。

临床用法 1次0.8g，生油调

下，量儿大小加减。

注意事项 忌食辛辣肥厚之品。

调气散

《仁斋直指小儿方论》

药物组成 木香 香附_{炒去毛} 人参 厚朴_{去粗皮姜汁炒} 橘皮 藿香 甘草各3g

制作方法 将上药研为粗末。

功效主治 行气调中，化湿和胃。主治小儿骨蒸吐泻，不思饮食。

临床用法 1次0.9g，入生姜3片，大枣1枚，水煎，温服。

注意事项 忌食生冷油腻。

淋证

三棱散

《幼科释谜》

药物组成 三棱_炮 莪术_炮 益智仁 炙甘草 神曲 麦芽 陈皮各1.5g

制作方法 将上药共研为细末。

577

功效主治 补脾，消食，化浊。主治小儿膏淋，久则成痔。

临床用法 1 次 0.3g，温开水送服。

注意事项 忌食肥甘厚味。

五淋散

《幼科释谜》

药物组成 赤茯苓 18g 当归 生甘草各 15g 赤芍 山栀各 6g

制作方法 上药共研为粗末。

功效主治 清热利湿。主治膀胱有热，小便淋漓难出，或尿血。

临床用法 1 次 6g，水煎服。

注意事项 阴虚火旺者忌服。

海金沙散

《幼幼集成》

药物组成 香附_{酒炒} 川芎_{酒炒} 茯苓_{酒炒}各 15g 海金沙 白滑石_{水飞}各 30g 枳壳_炒 泽泻_焙 石韦_焙 槟榔_炒各 7.5g

制作方法 共研为细末。

功效主治 清热利湿，行气止痛。主治小儿热淋。

临床用法 1 次 3g，1 日 3 次，淡盐汤调服。

注意事项 忌食辛燥之品。

寒水石散

《苏沈良方》

药物组成 寒水石 滑石各 90g 甘草 30g

制作方法 将上药研为细末。

功效主治 清暑利湿。主治小儿心火下移小肠，小便灼热，心烦不安。

临床用法 取上药适量，夏天以冷水调服，冬天以温水调服。

注意事项 阴虚火旺者忌用。

小便不通

万安散

《圣济总录》

药物组成 海金沙 滑石 千金子_炒各 15g 蝼蛄_{炒黑}7 枚

制作方法 上药共研为细末。

功效主治 利尿通淋。主治小儿小便不通。

临床用法 1 次 1.5g，1 日 1 次，饭前灯芯煎汤送服。

注意事项 避风寒，忌生冷。

玉浆散

《医方类聚》

药物组成　滑石 30g　炙甘草 6g

制作方法　上药共研为细末。

功效主治　清热利湿，缓急止痛。主治小儿小便不通，茎中淋痛，心躁烦渴。

临床用法　1 次 3g，灯芯汤调服。

注意事项　忌食辛燥之品。

冬葵子散

《圣济总录》

药物组成　冬葵子　滑石　海蛤　蒲黄各 15g

制作方法　上药共研为细末。

功效主治　补肺利尿。主治小儿小便不通，脐腹急痛。

临床用法　1 次 1.5g，葱白煎汤送服。

注意事项　避风寒，忌生冷。

五淋散

《普济方》

药物组成　山栀子_{去壳}　赤茯苓　赤芍　当归　黄芩　生甘草　灯芯草　淡竹叶　萆薢　车前子　木通　滑石　冬葵子各 15g

制作方法　上药共研为粗末。

功效主治　清热利尿。主治膀胱有热，小便不通。

临床用法　1 次 3g，加葱白，水煎服。

注意事项　脾胃素虚者不宜久服。

神通散

《寿世保元》

药物组成　儿茶 3g

制作方法　研为细末。

功效主治　泻火通淋。主治小儿膀胱火盛，小便不通。

临床用法　萹蓄煎汤送服。

注意事项　忌食辛辣温燥之品。

桑螵蛸散 ※

《理虚元鉴》

药物组成　桑螵蛸_焙10 枚

制作方法　将上药研为细末。

功效主治　补肾利尿。主治小儿肾虚，小便不通。

临床用法　1 次 3g，酒调服。

注意事项 宜加强后天调补。

捻头散

《小儿药证直诀》

药物组成 延胡索　川苦楝各等份

制作方法 上药共研为细末。

功效主治 行气止痛，缓急利尿。主治小便不通，脐腹胀痛。

临床用法 1次1.5～3g，1日3次，饭前捻头乳汤调服，若无捻头汤，可在汤中滴油数滴调服。

注意事项 避风寒，忌生冷。

栀子仁散

《幼科释谜》

药物组成 山栀子12g　白茅根　冬葵子各15g　炙甘草6g

制作方法 上药共研为粗末。

功效主治 利水通腑，引热下行。主治小便不通，脐腹胀闷，心神烦热。

临床用法 1次3g，水煎服。

注意事项 阴虚火旺者忌服。

便秘

木香散

《幼幼新书》

药物组成 木香3g　陈皮6g　巴豆去皮膜3g

制作方法 将陈皮巴豆同炒黄，只取巴豆与木香共研为细末。

功效主治 行气下积。主治小儿气积，腹胀，大便不通。

临床用法 1次1.5～2g，米汤送服。若吐泻，煎香附子汤送服。

注意事项 忌食生冷油腻。

木通散

《太平圣惠方》

药物组成 木通锉　甘草炙令赤　冬葵子各0.3g　川大黄锉微炒　滑石　牵牛子炒各15g

制作方法 上药共研为细末。

功效主治 清热利尿，通腑消胀。主治小儿大、小便不通，脐腹胀满喘急。

临床用法 1次1.5g，葱白灯芯煎汤调服。

注意事项 忌食辛燥之品，服药无效时当施以导尿术。

没药散

《仁斋小儿直指方论》

药物组成 没药　大黄　枳壳炒　桔梗各6g　木香　炙甘草各3g

制作方法 共研为粗末。

功效主治 宣肺泻热，通腑行气。主治小儿胃肠热毒，二便不通；或风热滞留上焦，胸膈高起，大便不通。

临床用法 1次6g，生姜3片，水煎服。

注意事项 避风寒，忌生冷。

金花散

《王氏方》

药物组成 郁李仁炒0.3g　生槟榔3g　甘草0.3g

制作方法 上药共研为细末。

功效主治 润肠通便，行气止痛。主治小儿大便不通，兼血痢。

临床用法 1次0.5～1.5g，砂糖温开水调服。

注意事项 忌食辛燥之品。

川白姜散

《仁斋直指方论》

药物组成 木香　陈皮　槟榔　肉桂　干姜　炙甘草各等份

制作方法 将上药研为细末。

功效主治 温中散寒，行气止痛。主治小儿胎寒腹痛。

临床用法 1次2～3g，温水送服。

注意事项 忌食生冷油腻。

581

木香散※

《普济方》

药物组成 木香　高良姜　白术　人参去芦各0.3g　厚朴去粗皮涂生姜汁炙15g

制作方法 将上药共研为细末。

功效主治 散寒止痛，益气健脾。主治小儿伤冷腹痛。

临床用法 1次1.5g，粥饮调服。

注意事项 忌食生冷油腻。

乌药散

《小儿药证直诀》

药物组成　香附　高良姜　赤芍　天台乌药各等份

制作方法　共研为细末。

功效主治　行气止痛，和胃降逆。主治小儿乳食冷热不调，心腹疼痛。

临床用法　1 次 3g，温水送服。

注意事项　痛消后当以健运脾胃之法收功。

白豆蔻散

《小儿药证直诀》

药物组成　白豆蔻　砂仁　青皮　陈皮　炙甘草　香附　莪术各等份

制作方法　将上药研为细末。

功效主治　温中散寒，行气止痛。主治小儿腹痛。

临床用法　1 日 3 次，1 次 3g，紫苏煎汤送服。

注意事项　避风寒，忌生冷。

芎归散

《仁斋直指小儿方论》

药物组成　肉桂　当归　川芎　香附各 0.5g　干姜　木香　炙甘草各 15g

制作方法　将上药研为细末。

功效主治　温里散寒，行气止痛。主治小儿胎寒腹痛，啼哭不止。

临床用法　1 日 3 次，1 次1.5g，温水送服。

注意事项　忌食生冷油腻。

当归散

《傅氏活婴方》

药物组成　当归　肉桂各 3g　甘草 1.5g　木香 6g　茯苓 9g

制作方法　将上药研为细末。

功效主治　散寒止痛，健脾调中。主治小儿胎寒腹痛，啼哭不止。

临床用法　1 次 1.5～3g，乳汁调服。

注意事项　乳母忌食生冷油腻。

朱砂散

《傅氏活婴方》

药物组成　朱砂　麝香　雄黄各等份

制作方法　上药共研为细末。

功效主治　重镇安神，止痛解毒。主治小儿腹痛狂啼。

临床用法　涂乳上，令吮之。

注意事项　不宜久服。

驱胀散

《常见病验方研究参考资料》

药物组成　麝香0.15g　芒硝1g

制作方法　共研为细末备用。

功效主治　攻结通便，散结止痛。主治新生儿腹胀腹痛，大便难行。

临床用法　将药末敷脐部，胶布固定，10小时后去药。

注意事项　忌生冷、辛辣食物。

使君子散※

《袖珍小儿方》

药物组成　使君子_{取肉微炒}

制作方法　研为细末。

功效主治　杀虫止痛。主治小儿虫积腹痛。

临床用法　1次6～10g，顿服。

注意事项　忌与热茶同服。

乳香灯花散※

《幼幼集成》

药物组成　乳香_{去油}3g　灯花7枚

制作方法　共研为细末。

功效主治　理气，通络，止痛。主治小儿腹痛。

临床用法　1次1.5g，1日3次，乳汁调服。

注意事项　注意饮食起居。

香连散

《太平圣惠方》

药物组成　木香　当归_{微炒}　干姜_炮各0.3g　黄连_{去须}　阿胶_{炒黄}

各 15g

制作方法　将上药研为细末。

功效主治　行气调血，和中止痢。主治小儿寒热不调，腹痛下痢。

临床用法　1 次 1.5g，不拘时，米粥调服。

注意事项　忌食生凉油腻。

姜黄散

《圣济总录》

药物组成　姜黄　槟榔_锉各等份

制作方法　将上药共研为细末。

功效主治　行气，温中，止痛。主治小儿腹痛。

临床用法　1 次 1.5g，温酒调服。

注意事项　忌食生冷油腻。

584

桂心散

《肘后救卒方》

药物组成　桂心　栀子仁各0.15g　当归_{锉炒}15g

制作方法　将上药共研细末。

功效主治　泻火除烦，调血止痛。主治小儿腹痛不止。

临床用法　1 次 1.5g，橘皮汤送服。

注意事项　忌食辛燥之品。

烧脾散

《医方大成》

药物组成　炮姜　厚朴　砂仁　神曲　麦芽　陈皮　炙甘草　草豆蔻仁　高良姜各 3g

制作方法　共研为细末，也可水泛为丸。

功效主治　温中消积。主治饮食过偏生冷，停积中热，脘腹冷痛。

临床用法　1 次 3g，1 日 3 次，温水调服。

注意事项　忌食生冷、硬物。

栀白散※

《幼幼集成》

药物组成　栀子仁 15g　白芷3g　附子 9g

制作方法　栀子仁、附子同炒枯，去附子，加白芷共研为细末。

功效主治　调寒热，畅脐气。主治小儿腹痛，肠鸣亢进。

临床用法　1 次 1.5g，1 日 3 次，小茴香汤调服。

注意事项　注意饮食起居。

虫证

蓬莪术散

《普济方》

药物组成　蓬莪术　人参　桂心　黄芩　生地黄　木香　甘草_{炙黄}各0.3g

制作方法　将上药共研细末。

功效主治　行气止痛，滋阴益气。主治小儿腹痛，歇作不定。

临床用法　1次1.5g，橘皮汤调服。

注意事项　忌食辛燥之品。

槟榔散

《太平圣惠方》

药物组成　槟榔　蓬莪术　木香各0.9g　当归_焙30g　吴茱萸_{洗焙}　阿魏_{面裏煨令面熟为度}各0.3g

制作方法　将上药共研细末。

功效主治　温里散寒，行气消积。主治小儿冷气脘腹痛，不欲饮食。

临床用法　1次1.5g，温酒调服。

注意事项　忌食生冷油腻。

干漆散

《圣济总录》

药物组成　干漆_{炒烟出}3g　使君子_{取肉}10g　楝根皮_{取皮厚者曝干去粗皮}30g　芜荑5g

制作方法　上药共研为细末。

功效主治　行气，杀虫，止痛。主治小儿虫积腹痛。

临床用法　1次1~3g，用砂糖热水调服，1日3次。

注意事项　对干漆过敏者忌用。

585

下虫槟榔散

《太平圣惠方》

药物组成　槟榔　苦楝根皮_锉　石榴枝皮_锉各15g　麝香_{细研}3g

制作方法　上药共研为细末。

功效主治　行气，杀虫，止痛。主治小儿蛔虫，攻冲脏腑作痛。

临床用法　1次1.5g，热茶调服，或酌情加减。

注意事项　脾虚患儿慎用。

万金散

《圣济总录》

药物组成　干漆炒烟出30g　雄黄60g

制作方法　上药共研为细末。

功效主治　杀虫止痛。主治小儿蛔虫蠕动，惊呼作痛。

临床用法　1次1.5g，加清油少许，调入温水中服。

注意事项　对干漆过敏者忌用。

586

千金散

《圣济总录》

药物组成　白槟榔锉3g　紫楝根锉　石榴根皮锉　鹤虱炒至烟出　芦荟研各15g

制作方法　上药共研为细末。

功效主治　行气杀虫。主治小儿虫积动心疼痛，面伏地卧，口吐清水痰涎。

临床用法　1次3g，晨起空腹时用热茶调服，或酌情加减。

注意事项　忌食油腻物。

木香散

《永类钤方》

药物组成　黑牵牛子半生半熟大腹皮各45g　槟榔　雷丸　铅粉醋炒　三棱煨　莪术煨　木香　大黄各30g

制作方法　将上药研为细末。

功效主治　行气止痛，消积杀虫。主治小儿虫积腹痛，惊风内动。

临床用法　1次9g，空腹蜂蜜水或砂糖水调服。

注意事项　本品牵牛子、雷丸、铅粉有毒，应少量慎用。

化虫散

《圣济总录》

药物组成　白丁香　雷丸各3g　槟榔锉5g

制作方法　上药共研为细末。

功效主治　行气，杀虫，止痛。主治小儿虫痛不可忍。

临床用法　1次1~1.5g，饭后用米汤调服。

注意事项　忌生冷、油腻。

化虫散

《补要袖珍小儿》

药物组成 雷丸 3g 使君子 15g 鹤虱 生大黄 甘草各 3g

制作方法 上药共研为细末。

功效主治 消积杀虫。主治小儿虫积。

临床用法 1 次 3g，肉汁调服。

注意事项 体虚患儿慎用。

圣惠金蟾散

《太平圣惠方》

药物组成 干蟾 1 枚 夜明砂 桃白皮 樗白皮 地榆 黄柏 诃子肉 芜荑 百合 人参 大黄 槟榔 黄连各 1g 铅粉 9g 丁香 4g

制作方法 将上药共研为细末。

功效主治 解毒杀虫，泄下通便。主治积疳虫，虫蚀背脊，烦渴下利，拍背如鼓鸣。

临床用法 1 次 1.5g，1 日 3 次，米汤送下。

注意事项 忌生冷、不洁饮食。

芜荑散

《太平圣惠方》

药物组成 白芜荑 45g 狼牙草 30g 白蔹 15g

制作方法 上药共研为细末。

功效主治 杀虫。主治小儿绦虫、蛔虫腹中蠕动，多吐清水。

临床用法 1 次 1.5g，用醋 50ml，空腹时调服。

注意事项 脾虚患儿慎用。

芜荑散

《证类本草》

587

药物组成 白芜荑 去扇秤 干漆各等份

制作方法 上药共研为细末。

功效主治 温胃杀虫。主治小儿胃寒虫动作痛，虫咬心痛，面青唇紫，口吐清水，不欲饮食。

临床用法 1 次 2~3g，米汤调服，发作时服。

注意事项 体虚患儿慎用。

芜荑散

《医方类聚》

药物组成 干漆_{炒烟尽}30g 雷丸 芜荑各15g

制作方法 上药共研为细末。

功效主治 杀虫止痛。主治小儿蛔虫病，脘腹疼痛。

临床用法 温酒调服。

注意事项 对干漆过敏者忌用。

青黛散

《太平圣惠方》

药物组成 青黛 鹤虱各0.3g 苦楝根_{炒微赤锉}30g 槟榔5g

制作方法 上药共研为细末。

功效主治 解毒杀虫。主治小儿绦虫病，连年不除，面青，体瘦少力。

临床用法 先食炖肉少许，再用米汤调服，1次1.5g，1日2~3次，或酌情加减。

注意事项 本品寒凉，不宜久服。

青葙子散

《太平圣惠方》

药物组成 青葙子 苦参_锉黄连_{去须} 扁竹 狼牙草各90g 雷丸 桃仁_{浸去皮尖果仁面炒微黄}各30g 雄黄_{细研}15g

制作方法 上药共研为细末。

功效主治 杀虫，止痛。主治小儿蛔虫病发作，腹痛，呕吐。

临床用法 1次1.5g，不拘时，用稀粥饮调服，或酌情加减。若肛门痒用棉花蘸药末少许涂之，1日2次。

注意事项 腹痛剧烈时暂不宜驱虫。

苦楝根散

《太平圣惠方》

药物组成 苦楝根 鹤虱 薏苡根_锉 槟榔各30g 糯米_{微炒}0.9g 牵牛子_{微炒}30g

制作方法 上药共研为细末。

功效主治 燥湿，行气，杀虫。主治小儿蛔虫病。

临床用法 1日3次，1次1.5g，米汤调服，或酌情加减。

注意事项 本品有小毒，不宜持续或过量使用。

使君散

《寿世保元》

药物组成 使君子_{去壳} 槟榔各3g 雄黄1.5g

制作方法 共研为细末。

功效主治 杀虫止痛，缓泻消积。主治小儿虫积腹痛，口吐清涎。

临床用法 1次3g，苦楝根皮煎汤调服。

注意事项 忌食生冷不洁饮食。

使君子散

《普济方》

药物组成 使君子_{炮去壳}20枚 芜荑_锉15g 槟榔3g

制作方法 上药共研为细末。

功效主治 行气，杀虫，止痛。主治小儿饮食不调，恣食肥腻，虫作腹痛，唇青白，呕吐涎沫，发作往来。

临床用法 1次3～6g，煮猪肉汤调服。

注意事项 腹痛剧烈时暂不宜使用。

使君子散

《圣济总录》

药物组成 使君子 芦荟_研 干楝皮 槟榔_锉 芜荑各90g 肉豆蔻_{去壳} 丁香 苦参各60g 轻粉3g

制作方法 上药共研为细末。

功效主治 行气，杀虫。主治小儿蛔虫病。

临床用法 1次1g，晨起空腹时用米汤调服。

注意事项 忌生冷、油腻食物。

香雷散

《幼幼新书》

药物组成 雷丸 鹤虱 苦楝根 淡芜荑各15g

制作方法 上药共研为细末，炼蜜为丸。

功效主治 杀虫止痛。主治小儿腹痛，啼叫不止。

临床用法 1次1g，饭前米泔水送服。

注意事项 腹痛剧烈时暂不宜使用。

追虫散

《万病回春》

药物组成　使君子_{去壳}6g　槟榔 3g

制作方法　共研为粗末。

功效主治　杀虫止痛，行气消积。主治小儿虫积腹痛，口出清涎。

临床用法　饭后水煎服。

注意事项　忌食生冷不洁饮食。

宣风散

《幼幼集成》

药物组成　槟榔　炙甘草各 15g　陈皮45g

制作方法　共研为细末。

功效主治　行气杀虫，调中和胃。主治小儿蛔虫，梦中咬牙。

临床用法　1次3~6g，1日3次，空腹蜜糖水调服。

注意事项　忌食生冷不洁饮食。

桃仁散

《太平圣惠方》

药物组成　桃仁_{汤浸去皮尖果仁面炒}木香　狗脊　白芜荑　狼牙草苦楝根皮_锉　鹤虱　槟榔各等份

制作方法　上药共研为细末。

功效主治　杀虫通便，行气止痛。主治小儿蛔虫病，心腹疼痛。

临床用法　1次1.5g，1日3~4次，用苦楝根汤调服。

注意事项　脾虚便溏患儿慎用。

桃白散

《证治准绳》

药物组成　桃木白皮　黄柏_{蜜炙}　黄连_{蜜炒}各30g　蛇蜕皮_{烧灰}15g　蜗牛_{烧灰}　铅粉　麝香各0.3g青州枣_{去核烧灰}200g

制作方法　上药共研为细末。

功效主治　清热燥湿，消积杀虫。主治小儿肠胃俱虚，腹内虫动，侵蚀下部。

临床用法　1次1g，乳食前粥饮送服。

注意事项　忌食生冷不洁饮食。

黄金散

《万病回春》

药物组成　干漆 30g　白芜荑　肉豆蔻各 15g　雄黄细研1g

制作方法　上药共研为细末。

功效主治　温中，杀虫，止痛。主治小儿吐利，腹内虫动。

临床用法　1 次 1.5g，饭前葱汤送服。

注意事项　对干漆过敏者忌用。

雄麝散

《幼幼新书》

药物组成　雄黄研　麝香研　羚羊角屑　赤芍药　败鼓皮炙令黄各 30g　马兜铃根　莽草鬼臼去毛各 15g

制作方法　上药共研为细末。

功效主治　解毒杀虫。主治虫毒。

临床用法　1 次 15g，饭前甘草汤调服。

注意事项　忌生冷不洁饮食。

雄麝散

《杨氏家藏方》

药物组成　干漆炒青烟出　使君子炮去壳各 9g　雄黄另研15g　麝香另研 3g

制作方法　上药研为细末，混匀。

功效主治　行气，杀虫，止痛。主治小儿虫证，心腹撮痛，口吐涎沫。

临床用法　1 次 1.5g，煎苦楝根汤送服。

注意事项　对干漆过敏者忌用。

591

雄黄锐散

《外台秘要》

药物组成　雄黄 15g　桃仁 45g　苦参　黄连　青葙子各 90g

制作方法　上药共研为细末，艾叶汁和匀，做如小指尖大小栓剂，棉裹。

功效主治　杀虫解毒。主治虫蚀肛门，瘙痒。

临床用法　1 日换 1 次，肛门栓塞。

注意事项　忌抓搔，以防交叉感染。

黑金散

《医方妙选》

药物组成 干漆 60g 肉桂 30g 草豆蔻 石榴根 雄黄_{水磨}各 15g

制作方法 将雄黄装入瓦器中烧存性，再与余药共研为细末。

功效主治 温中，健脾，杀虫。主治小儿虫积，烦躁。

临床用法 1 次 1.5g，加入少许麝香，于发作前煎米汤调服。

注意事项 忌生冷、油腻。

楝实散

《圣济总录》

药物组成 楝实 鸡粪各等份

制作方法 上药共研为细末。

功效主治 行气，杀虫，止痛。主治小儿虫痛。

临床用法 1 次 1.5g，冷水调服。

注意事项 忌生冷、油腻。

雷丸散

《圣济总录》

药物组成 雷丸 川芎各 30g

制作方法 上药共研为细末。

功效主治 杀虫，止痛。主治小儿虫证，腹中作痛。

临床用法 1 次 1.5g，1 日 3 次，米汤调服。

注意事项 忌生冷、油腻。

槟榔散

《普济方》

药物组成 槟榔_锉 5g 酸石榴皮_锉 苦楝根_锉 陈橘皮_{汤浸去白焙}各 0.3g

制作方法 上药共研为细末。

功效主治 行气燥湿，杀虫止痛。主治小儿虫痛频发，面青，呕吐冷痰，日渐消瘦。

临床用法 1 次 1.5g，饭前用米汤调服。

注意事项 忌生冷、油腻。

槟榔散

《太平圣惠方》

药物组成 槟榔 10g 猪牙皂角_烧 苦楝子各 10g

制作方法 上药共研为细末。

功效主治 行气杀虫。主治小儿绦虫，日久不愈。

临床用法 1 次 1.5g，空腹时煎苦楝根白皮汤调服。

注意事项 脾虚患儿慎用。

鹤虱散

《圣济总录》

药物组成 鹤虱_炒 苦楝根
牵牛子_炒各0.1g 槟榔_锉5g 使君
子_{去皮}15g

制作方法 上药共研为细末。

功效主治 去积杀虫。主治小
儿虫痛，面色萎黄，口吐清水。

临床用法 1次1.5g，米饮调
服。

注意事项 本品不宜久服。

麝香散

《太平圣惠方》

药物组成 麝香_研3g 萆薢_锉
苦楝根_锉各30g

制作方法 上药共研为细末，
用猪胆3枚取汁，与药末混匀，曝
干后，再研为细末。

功效主治 燥湿，杀虫，止
痛。主治小儿蛔虫病，脘腹疼痛，
或吐清水。

临床用法 1次1.5g，芜荑汤
调服，或酌情加减。

注意事项 本品应密封贮存。

积滞

人参散

《幼幼新书》

药物组成 人参 白茯苓 白
术 干葛 陈橘皮_{去瓤} 厚朴_{姜汁涂炙}
各等份

制作方法 共研为细末。

功效主治 益气健脾，调中降
逆。主治脾胃气虚，脘腹胀满，食
积不化，或吐或泻。

临床用法 1次1.5g，用开水
冲服，根据儿童年龄大小加减。

注意事项 严格控制患儿饮食
摄入量。

三白散

《三因极一病证方论》

药物组成 白牵牛_炒30g 白
术 桑白皮 陈皮 木通各15g

制作方法 上药共研为细末。

功效主治 清热利水，健脾消
积。主治小儿气结胃肠，腹胀，纳
呆。

临床用法 1次1.5g，姜汤送
服。

注意事项 脾胃素虚者不宜久服。

白术散

《杨氏家藏方》

药物组成 木香 0.3g 白术 青橘皮_{去白} 黑牵牛_{半生半炒} 桑白皮_生各 15g

制作方法 共研为细末。

功效主治 健脾化痰，行气消积。主治小儿脾肺不调，饮食无度，腹胀喘粗，头面手足虚浮。

临床用法 1 次 1.5g，温米汤调服，不拘时候。

594 **注意事项** 严格控制患儿饮食摄入量。

半夏散

《普济方》

药物组成 生半夏 0.9g 黄葵子 防风 远志 款冬花 桂心 前胡 干姜各 0.3g

制作方法 共研为细末。

功效主治 燥湿健脾，温中降逆。主治小儿摄食太多伤脾，不食吐逆。

临床用法 1 次 3g，空腹米汤送服。

朴硝陈皮散

《古今脐疗良方集解》

药物组成 朴硝 6g 陈皮 3g

制作方法 上药共研为细末。

功效主治 消积导滞，理气调中。主治食积停滞，恶心呕吐，腹痛便秘。

临床用法 取药末用水调为糊状，胶布固定，每日 1 次，连用 3 次为 1 疗程。

注意事项 忌生冷、油腻食物。

秫麦散

《幼幼集成》

药物组成 白酒秫 60g 麦芽 30g

制作方法 共研为细末。

功效主治 消食化积。主治食积，尤适于糯米所伤。

临床用法 1 次 6g，白开水调服。

注意事项 控制患儿饮食摄入量。

安胃和脾散

《普济方》

药物组成 净苍术_{用生姜60g 切片}一同捣烂炒黄色60g 厚朴_{去粗皮} 小枣儿_{去核焙干} 白术_{去芦} 白茯苓_{去皮} 广术_{煨锉} 青皮_{去白} 木香 藿香叶 泽泻 缩砂仁 槟榔 甘草_锉各15g 陈皮_{去白}30g

制作方法 共研为细末。

功效主治 燥湿健脾，行气止痛。主治小儿脾胃不和，脘腹痞满，不思饮食，二便不调，乏力嗜睡，饮食不化。

临床用法 1日2次，1次3～6g，生姜汤送服。

注意事项 忌生冷及乳食过量。

鸡肠散

《幼科释谜》

药物组成 鸡肠 鸡内金_{烧存性}各1个 牡蛎 茯苓 桑螵蛸_炙各15g 肉桂 龙骨各7.5g

制作方法 将上药共研为细末。

功效主治 消食化积，收涩止泻。主治食滞肠胃，纳呆，腹胀，或是泄泻。

临床用法 1次3g，酒调饭前服。

注意事项 忌食生冷油腻。

抵圣散

《太平圣惠方》

药物组成 蟾蜍_{涂醋炙微黄}1枚 蛴螬_{去翅足微炒} 麦芽_{微炒} 神曲_{炒微黄}各0.3g

制作方法 将上药研为细末。

功效主治 化食和胃，消除积滞。主治小儿食积日久，不纳食，赢瘦。

临床用法 1日3次，1次1.5g，粥饮调服。

注意事项 控制饮食摄入量。

京三棱散

《圣济总录》

药物组成 京三棱_{煨锉} 鳖甲_{醋炙去裙} 枳壳_{去瓤} 大腹子_锉 神曲_炒 麦芽_炒 蓬莪术_{煨锉} 厚朴_{去粗皮生姜汁炙} 诃黎勒皮_{半生半熟} 青橘皮_{去白焙}各0.3g

制作方法 将上药共研为细末。

功效主治 活血散结，行气消胀。主治小儿食积，纳呆，腹胀，赢瘦。

临床用法 1次1.5g,1日3次,饭前米汤调服。

注意事项 忌食生冷油腻。

茯苓散

《仁斋直指小儿方论》

药物组成 三棱煨 莪术煨 砂仁 赤茯苓各15g 青皮 陈皮 滑石 甘草各7.5g

制作方法 上药共研为细末。

功效主治 消食化积,清心除热。主治乳食伤脾,或心经伏热,纳呆,腹胀,小便白浊。

临床用法 1次3g,麦冬灯芯汤送服。

注意事项 素体脾虚者不宜久服。

茴香消鼓散

《穴敷疗法聚方镜》

药物组成 茴香60g 广木香18g 八角18g 吴茱萸36g

制作方法 上药共研为细末备用。

功效主治 温中理气,消结除满。主治小儿胃寒食滞,脘腹胀满。

临床用法 1次用9g,调敷脐部,胶布固定,并热熨约10分种。

注意事项 忌生冷、油腻食物。

香朴散

《博济方》

药物组成 厚朴去粗皮生姜汁炙30g 木香 麦芽炒 陈曲炒 青橘皮去白焙各0.3g 陈橘皮去白焙0.3g

制作方法 共研为细末。

功效主治 消食化积,行气散结。主治小儿脾胃气弱,乳食迟化成积腹胁刺痛,不思饮食,纳呆,或泄泻。

临床用法 1次1.5g,温水送服。

注意事项 久不思食当慎防慢脾风发作。

顺气消胀散

《常见病验方研究参考资料》

药物组成 玄明粉15g 小茴香3g

制作方法 上药共研为细末。

功效主治 消积除胀。主治新生儿腹胀痞满。

临床用法 用纱布包药末敷脐部,12小时后去药。

注意事项 忌生冷、油腻食物。

健脾散

《证治准绳》

药物组成 茯苓 人参各30g 厚朴90g 甘草60g 苍术120g 陈皮150g 草果60g

制作方法 将上药共研为粗末。

功效主治 燥湿健脾和胃。主治脾胃不和，纳呆，腹胀。

临床用法 1次3g，加姜枣同煎，温服。

注意事项 忌生冷油腻之品。

益黄散

《小儿药证直诀》

药物组成 陈皮30g 青皮 诃子 甘草各15g 公丁香6g

制作方法 上药共研为细末。

功效主治 行气消积，温中和胃。主治小儿胃寒食积，腹胀腹痛。

临床用法 1日3次，1次3~6g。

注意事项 忌食生冷、油腻。

化积散※

《全国中草药新医疗法展览会资料选编》

药物组成 高粱米第二遍糠200g

制作方法 将上药放锅上炒至褐色有香味为止，除掉上面多余的壳，研为细末。

功效主治 消食化积，收敛止泻。主治小儿食积，腹泻。

临床用法 1日3~4次，1次2~3g，温水冲服。

注意事项 忌生冷油腻食物。

597

疳积散

《全国中草药新医疗法展览会资料选编》

药物组成 六神曲9g 山楂9g 云苓9g 陈皮9g 麦芽9g 泽泻9g 白术9g 清半夏5g 藿香5g 苍术5g 甘草5g 厚朴5g

制作方法 将上药共研为细末。

功效主治 健脾运胃，消食化积。主治腹胀厌食，便溏。

临床用法 6个月内，1日2次，1次0.5g；周岁以内，1日3次，1次0.5g；2岁以内，1日2

次，1次1g。温水冲服。

注意事项　忌生冷油腻食物。

凉膈散

《幼科释谜》

药物组成　大黄　芒硝　炙甘草各30g　连翘60g　栀子　黄芩　薄荷各15g

制作方法　上药共研为粗末。

功效主治　通腑泄热。主治小儿脏腑积热，口喝，腹胀，便秘。

临床用法　1次6g，加竹叶6g，蜂蜜10g，同煎温服。

注意事项　忌食辛辣肥甘厚味之品。

消积散

《常见病验方研究参考资料》

药物组成　木香6g　鸡内金　陈皮各3g

制作方法　上药共研为细末备用。

功效主治　消食除胀。主治食积腹胀。

临床用法　药末敷脐部，每日1次。

注意事项　忌生冷、油腻食物。

消食散

《古今脐疗良方集解》

药物组成　山楂　玄明粉各10g　肉桂　厚朴各6g　鸡内金9g　莱菔子15g

制作方法　上药共研为细末。

功效主治　消食除胀，温中止痛。主治小儿食积停滞，腹胀便秘，嗳腐，苔厚腻，脉滑。

临床用法　1次3g，水调敷脐部，胶布固定，每日1次。

注意事项　忌生冷、油腻食物。

消积除胀散

《中国中医独特疗法大全》

药物组成　川朴　大黄　黄芩各6g　玉米　山楂　麦芽　神曲各10g　葛根　柴胡　番泻叶各3g

制作方法　上药共研为细末。

功效主治　通便导滞，消积除胀。主治小儿食积便秘，腹胀腹痛。

临床用法　取药末适量加凡士林调敷脐部，胶布固定，1日1次，8～10小时取下，洗净搽干脐部。

注意事项　严格控制患儿饮食

摄入量。

温里通滞散※

《全国中草药新医疗法
展览会资料选编》

药物组成　川椒仁 10g

制作方法　研为细末备用。

功效主治　温中健脾。主治小儿胃寒气滞，纳呆，腹胀。

临床用法　将药末填满患儿肚脐，再贴上暖脐膏药，并以宽布带固定 24 小时，如未好转，再换贴1 次。

注意事项　忌生冷油腻食物。

蓬莪茂散

《圣济总录》

药物组成　蓬莪术_{炮炒}15g　阿魏_{水化开浸蓬莪术1宿炒干}3g

制作方法　将上药共研细末。

功效主治　活血攻积。主治小儿脾胃气弱，乳食不化，或见胁下包块。

临床用法　1 次 1.5g，紫苏米饮调服。

注意事项　忌食生冷、硬物。

蓬莪茂散

《幼幼新书》

药物组成　莪术　青橘皮　益智仁各 15g　木香 0.3g　糯米 30g

制作方法　将上药共研为细末。

功效主治　破气活血，养胃行气。主治小儿饮食积滞，气积腹痛。

临床用法　1 次 3～4g，1 日 4次，用米汤调服。

注意事项　控制患儿饮食摄入量。

睡惊散

《幼幼新书》

药物组成　郁金_{同巴豆14粒炒热去巴豆}15g　朱砂 1.5g　麝香　乳香各 1g　陈皮_{去白}60g

制作方法　将上药共研细末。

功效主治　镇心安神，化食消积。主治小儿饮食积滞，烦躁不安。

临床用法　1 次 1～1.5g，薄荷汤送服。

注意事项　控制饮食摄入量。

槟榔散

《幼幼新书》

药物组成 甘草炮 木香各 0.3g 槟榔10g 青橘皮去白15g 陈米100g 青皮10g。

制作方法 陈米、青皮与巴豆 同炒去巴豆,与余药共研细末。

功效主治 行气消积,健脾和 胃。主治小儿食积疳气,症见纳 呆、腹胀便秘。

临床用法 1 次 1.5~2g,葱 汤调服,以利为度。

注意事项 控制患儿饮食摄入 量。

槟姜消食散

《古今脐疗良方集解》

药物组成 槟榔9g 高良姜 3g

制作方法 上药共研为细末备 用。

功效主治 消食和中。主治小 儿食积,腹胀腹痛,食欲不振。

临床用法 取药末敷脐部,胶 布固定。

注意事项 忌生冷食物。

疳积

人参散

《太平圣惠方》

药物组成 人参去芦 黄芪 柴胡去苗 茯苓 鳖甲涂醋炙去裙 木 香各15g 诃子0.9g 白术0.3g 桃仁汤浸去皮尖麸炒微黄 甘草炙各0.3g

制作方法 将上药共研为细 末。

功效主治 清热,益气健脾。 主治小儿疳积寒热往来,食少羸 瘦。

临床用法 不拘时,1 次 1.5g,米粥送服。

注意事项 忌食生冷不洁饮 食。

干漆散

《圣济总录》

药物组成 干漆炒烟出3g 使君 子取肉10g 个 芜荑5g 楝树皮30g

制作方法 将上药共研为细 末。

功效主治 消积杀虫。主治小 儿蛔疳。

临床用法 1 日 3 次,1 次

1.5~3g，砂糖水送服。

注意事项 忌食生冷不洁饮食。

万安散

《圣济总录》

药物组成 蛤蟆 蛇蜕皮 蝉壳各0.3g 麝香1.5g

制作方法 上药共研为细末。

功效主治 健脾消积，杀虫止痛。主治小儿疳积，虫动心痛。

临床用法 1次0.5g，温水送服。

注意事项 忌食生冷不洁食物。

止渴神效散

《幼幼新书》

药物组成 白芷 葛根 京墨 黄丹半生半炒各60g

制作方法 将上药共研为细末。

功效主治 滋阴利水。主治小儿因吐利气虚致津液亏损而生疳证，烦渴饮水不止，面肿脚浮，腹大颈细，尿白，不欲饮食。

临床用法 1次1.5g，温开水调服。

注意事项 宜加强营养，调理脾胃。

丹粉散

《普济方》

药物组成 黄连微炒 胡黄连炒微黄 诃黎勒煨用皮各30g 酸石榴皮锉微炒0.9g 大枣去皮烧为灰20枚

制作方法 上药共研为细末。

功效主治 燥湿止痢，健脾消食。主治疳痢久不愈，羸瘦。

临床用法 1次1.5g，1日3~4次，煎糖米粥饮调服，或酌情加减。

注意事项 忌生冷不洁饮食。

601

甘遂槟榔散

《普济方》

药物组成 甘遂 青皮去白 陈皮去白 槟榔生用各3g

制作方法 将上药共研为细末。

功效主治 行气消积，利水退肿。主治小儿疳积，水肿。

临床用法 1次3g，柴苏木瓜汤送服。

注意事项 体虚患儿慎用。

龙骨散

《普济方》

药物组成 龙骨 铅粉_炒 白矾_{烧令汁尽}各0.3g 黄连_{去须}15g

制作方法 上药研为细末。

功效主治 清热燥湿，涩肠止泻。主治小儿疳痢，日夜不止，消瘦，面黄发焦，啼叫不止。

临床用法 1次1.5g，1日3次，空腹米饮调服，或酌情加减。

注意事项 忌食生冷油腻。

玄梅散

《普济方》

药物组成 延胡索 乌梅各3g

制作方法 将上药研为粗末。

功效主治 行气，安蛔，止痛。主治小儿虫疳，腹中疼痛。

临床用法 1次3g，甘草水煎服。

注意事项 忌食生冷不洁饮食。

玄椒散※

《常见病验方研究参考资料》

药物组成 玄明粉3g 胡椒粉0.5g

制作方法 上药共研为细末备用。

功效主治 消积止痛。主治疳积腹痛。

临床用法 取药末放脐中，胶布固定，1日1次。

注意事项 忌生冷、油腻食物。

异香散

《普济方》

药物组成 三棱 莪术 青皮 陈皮 半夏曲 藿香 苦楝根 益智仁 枳壳_煨 香附子_炒 砂仁各1.5g 丁香6g 甘草_炙1g

制作方法 将上药共研为细末。

功效主治 行气消积，健脾和中。主治小儿疳积，头面手足浮肿。

临床用法 1次1.5g，姜枣煎汤送服。

注意事项 忌生冷不洁饮食。

吹鼻散

《太平圣惠方》

药物组成　棘针　瓜蒂各等份
制作方法　将上药研为细末。
功效主治　豁痰消积。主治小儿疳积。
临床用法　1日2次，1次0.5g，吹鼻。
注意事项　症状缓解后当调理以治本。

吹鼻散

《太平圣惠方》

药物组成　蛤蟆灰　甘草　蜗牛壳各0.3g　地榆　麝香　冰片　诃黎勒各1.5g　青黛　人粪灰各3g　蚺蛇0.2g
制作方法　将上药研为细末。
功效主治　清热解毒，化食消积。主治小儿疳积、疮疥及喉闭。
临床用法　取药末适量，吹入鼻中。
注意事项　忌辛辣及不易消化食物。

皂金红枣散※

《常见病验方
研究参考资料》

药物组成　皂矾12g　鸡内金焙干6g　红枣去核十枚
制作方法　共研为极细末。
功效主治　消食导滞，健脾除湿。主治小儿疳积。
临床用法　1次1.5g，早晚用白开水送下。
注意事项　节制饮食。

沉香散

《普济方》

药物组成　沉香锉　丁香　酸石榴皮各6g　木香　肉豆蔻去壳　诃黎勒炮去核　没石子　缩砂仁各9g　使君子去皮15g
制作方法　上药共研为细末，炼蜜调匀成膏。
功效主治　健脾理气，涩肠止痢。主治小儿疳痢，黄瘦焦枯，壮热胀满。
临床用法　1次3g，米汤送服。
注意事项　忌食辛燥之品。

鸡内金散※

《常见病验方
研究参考资料》

药物组成　鸡内金 3g　山楂
神曲　谷麦芽各 9g
制作方法　共研为细末。
功效主治　健脾消食。主治小
儿疳积。
临床用法　1 次 3～4.5g，1
日 3 次，开水冲服。
注意事项　节制饮食。

青黛散

《颅囟经》

药物组成　青黛 3g　细辛 15g
瓜蒂 1.5g　麝香研 0.5g　地
龙微炒　芦荟研　黄连去须各 1.5g
制作方法　上药共研为细末。
功效主治　豁痰消积。主治小
儿疳积。
临床用法　取上药适量，吹入
鼻中，取嚏为度。
注意事项　症状缓解后当辨证
调理以收功。

604

青黛散

《太平圣惠方》

药物组成　青黛研　雄黄　朱
砂研细水飞　戎盐研　明矾煅　熏陆香
各 30g　麝香　蚺蛇胆　细辛
黄连去须　绿矾烧令通赤　绿盐　黄柏
苦参锉　肉桂　杏仁汤浸去皮尖炒
干姜炮制　藜芦去芦头各 0.3g　莨菪
子水煮焙干炒令黑黄　附子炮裂去皮尖　熊
胆研　胆矾各 0.3g　蛤蟆涂醋炙微焦 1
枚　黄矾烧令通赤 0.3g
制作方法　将上药研为细末。
功效主治　清热消积，调中和
胃。主治小儿疳积，腹部胀满，身
体羸瘦，目口鼻生疮，身热泻痢。
临床用法　1 日 3 次，1 次
1.5g，井水调服。兼口疳者，以蒜
1.5g，和药末少许调涂；鼻内有
疮，用蒜 0.5g，研和散少许，纳
入鼻中。
注意事项　忌食辛燥之品。

青黛散

《太平圣惠方》

药物组成　青黛细研　雄黄研
朱砂细研　附子炮裂去皮脐　藜芦去芦头
胡黄连研　细辛研　麝香细研　白

矾灰_研 黄矾_研 天仙子_{曝干炒微焦}各 0.3g

制作方法 上药共研为细末，混匀。

功效主治 温中清肠，杀虫止痒。主治小儿疳痢，脊痛如锯，眼口鼻痒，自咬指甲，头发干焦，下部急痛。

临床用法 1次1.5g，用米粥饮送服，早晚各1次，或酌情加减。

注意事项 忌食生冷油腻。

青黛散

《普济方》

药物组成 青黛_{细研}30g 麝香_{细研} 雄黄_{细研} 朱砂_{细研} 蚺蛇胆 黄柏_{涂蜜微炙} 苦参 桂心 杏仁_{汤浸去皮尖果仁麸炒微黄} 莨菪子_{水淘去浮者水煮令芽出候干烧令黄黑色}各15g 细辛 藜芦_{去芦头}各0.3g。

制作方法 上药共研为细末。

功效主治 温中健脾，涩肠止痢。主治小儿疳痢久不愈，日渐羸瘦。

临床用法 1次1.5g，甘草水调服，1日3次。

注意事项 忌生冷不洁饮食。

使君子散※

《普济方》

药物组成 使君子_蒸15g 诃子_{面裹煨去核用皮}30g 白芜荑 草薢 川芎 槟榔 肉豆蔻 木香各 0.3g

制作方法 上药共研为细末。

功效主治 调气健脾，杀虫止痢。主治小儿疳痢，所下多黄沫白涕，发稀面黄，腹大肌瘦。

临床用法 1次4.5g，空腹米汤调服，或酌情加减。

注意事项 忌食生冷油腻。

605

使君子散※

《常见病验方
研究参考资料》

药物组成 使君子 槟榔各 15g 苦楝_{二层皮}30g

制作方法 共研为细末。

功效主治 杀虫，消积。主治小儿疳积。

临床用法 1次3g，开水冲白糖调服。

注意事项 节制饮食。

定命通顶散

《太平圣惠方》

药物组成 滑石 0.3g 蟾酥_{杏仁大} 胭脂 0.3g

制作方法 将上药研为细末。

功效主治 清热泻火,解毒消积。主治小儿疳积,神志烦闷,消瘦困顿。

临床用法 1 次 0.5g,吹入鼻中,取嚏为度。

注意事项 蟾酥有毒,当严格控制使用剂量。

泻脑散

《太平圣惠方》

药物组成 谷精草_{烧灰} 细辛 芦荟 瓜蒂各 0.3g

制作方法 将上药研为细末。

功效主治 消积杀虫。主治小儿疳积,鼻塞胸闷。

临床用法 1 次 0.5g,吹入鼻内。

注意事项 忌生冷不洁饮食。

枳壳散

《全婴方》

药物组成 枳壳 30g

制作方法 上药与巴豆 21 粒同炒黄,去巴豆,研为细末,或水泛为丸。

功效主治 行气消积,攻下逐水。主治小儿疳积,腹胀喘急。

临床用法 1 次 1.5g,砂糖汤或桑白皮汤送服。

注意事项 症状缓解后当以调理脾胃之法收功。

牵牛子散※

《常见病验方
研究参考资料》

药物组成 牵牛子 马槟榔各 30g 雄黄 9g

制作方法 共研为细末。

功效主治 逐水消积,杀虫解毒。主治小儿疳积。

临床用法 1 次 3 ~ 6g,温开水送下。

注意事项 体虚患儿慎用。

神圣散

《普济方》

药物组成 干蛤蟆 1 枚　独头蒜_{捣研}1 枚　川椒_{去目}15g　麝香_{细研}3g　朱砂 6g　龙脑 1.5g　芦荟 0.3g　雄黄_{细研}6g

制作方法 先将蒜、椒入蛤蟆腹中，用大麦面作饼烧令焦黄色，研为细末，再与余药共研为细末。

功效主治 清热行气。主治小儿疳痫，腹大口干，四肢羸瘦，下痢不止。

临床用法 1 次 1.5g，1 日 3～4 次，粥饮调服，或酌情加减之。

注意事项 忌食生冷油腻。

益黄散

《小儿药证直诀》

药物组成 陈皮 30g　青皮 15g　诃子 15g　炙甘草 15g　丁香 6g

制作方法 共研为细末。

功效主治 补脾调气，温中止痛。主治小儿脾胃虚弱，或吐或泻，久致脾疳，腹大身瘦，腹部冷痛，久患冷泻。

临床用法 1 次 6g，取水200ml，生姜 2 片，煎汤空腹服用。

注意事项 忌生冷及乳食过量。

消积散※

《常见病验方
研究参考资料》

药物组成 朴硝 30g

制作方法 研为细末，用纸包放布袋内备用。

功效主治 泻热，软坚。主治小儿疳积腹大。

临床用法 将药袋缚于脐部，胶布固定，每日 1 次。

注意事项 忌内服使用。

消疳祛虫散

《中医外治法》

药物组成 杏仁　甜酒曲各10g　芒硝　栀子仁各 6g　使君子肉 15g

制作方法 共研为细末备用。

功效主治 消疳杀虫。主治疳积虫证。

临床用法 晚上用浓茶水调药末，敷脐，胶布固定，次晨除去，连敷 3 次。

注意事项 忌生冷及腥味食物。

通顶散

《太平圣惠方》

药物组成 黄连_{去须} 明矾_{煅研} 藜芦_{去芦头} 丁香 蛤蟆_{烧灰} 麝香_研 熊胆各3g 赤小豆200g

制作方法 将上药研为细末。

功效主治 清热豁痰，降气消积。主治小儿疳积。

临床用法 取上药适量吹鼻。

注意事项 症状缓解后当辨证调理以收功。

通气散

《圣济总录》

药物组成 青橘皮_{汤浸去白焙} 木香 槟榔各0.3g

制作方法 上药细锉，与巴豆30粒同炒，令色赤为度，去巴豆，共研为细末。

功效主治 行气止痛，调中攻积。主治小儿疳积，脘腹胀痛，食积不化。

临床用法 1次1.5g，紫苏木瓜汤调下，根据患儿年龄大小加减。

注意事项 阴虚火旺及内热素盛之患儿慎用。

通脑散

《普济方》

药物组成 蚺蛇_研 犀角 谷精草各0.3g

制作方法 将上药研为细末，混匀。

功效主治 祛风杀虫，清肝明目。主治小儿疳积，头发结如穗，目睛生膜，鼻头生疮。

临床用法 1日2~3次，先取药末0.5g，吹鼻，次以新汲水送服1.5g。

注意事项 忌食辛辣及不易消化食物。

通顶定命散

《太平圣惠方》

药物组成 芦荟_研 瓜蒂 鹅不食草 皂角各0.3g 麝香_研3g

制作方法 将上药研为细末。

功效主治 消积滞，通鼻窍。主治小儿疳积，脑热鼻塞。

临床用法 取药散适量，吹鼻。

注意事项 忌风冷。

黄芩散

《普济方》

药物组成　黄芩　大黄　甘草_炙　麦冬_{去心}　芒硝各15g　石膏15g　桂心7g

制作方法　共研为粗末。

功效主治　清热软坚，润肠消食。主治小儿腹大短气，热有进退，饮食不安，完谷不化。

临床用法　上药以水1000ml，煎至300ml，根据患儿年龄大小分3～5次服用。

注意事项　严格控制患儿饮食摄入量。

黄连散

《普济方》

药物组成　黄连_{去须微炒}　胡黄连　朱砂_{研细}　麝香_{细研}0.15g　蜗牛_{微炒}　诃黎勒_{煨用皮}　没石子_研　使君子_研　肉豆蔻_{去壳}　铅粉_{炒微黄}3g　黄丹_{微炒}　龙骨_研各0.3g　牛黄_研　铅霜_研各3g

制作方法　上药共研为细末。

功效主治　消积健脾，燥湿止痢。主治小儿疳痢，经久不愈，羸瘦。

临床用法　1次1.5g，粥饮调

服，或酌情加减。

注意事项　本品有毒，当严格控制使用剂量。

疳积散※

《全婴方》

药物组成　豆蔻　母丁香　宣黄连　胡黄连各等份

制作方法　上药共研为细末。

功效主治　行气健脾，清解退热。主治小儿疳积黄瘦，发热。

临床用法　空腹用米汤调服。

注意事项　忌食生冷不洁饮食。

609

楝实散

《杨氏家藏方》

药物组成　川楝子_{去核微炒}　甘草各15g　天花粉30g

制作方法　将上药研为细末。

功效主治　行气止痛，生津止渴。主治小儿疳积，腹中空痛，口渴。

临床用法　1次6g，紫苏煎汤调服。

注意事项　忌食生冷不洁饮食。

导滞消积散※

《常见病验方
研究参考资料》

药物组成 炒楂肉60g 广木
香12g 尖槟榔6g

制作方法 共研为细末，用赤
砂糖拌匀。

功效主治 消食导滞，杀虫消
积。主治小儿疳积。

临床用法 1次9g，温开水送
服。

注意事项 节制饮食。

蜗牛散

《太平圣惠方》

药物组成 蜗牛20枚 蛇蜕
皮 臭黄 夜明砂各0.3g 天仙
子_{水淘去浮者} 干蝎各15g

制作方法 上药入瓷瓶内，用
泥封瓶口，烧至药熟，候冷取出，
共研为细末。

功效主治 杀虫消疳。主治小
儿疳痢不愈，肌体黄瘦，嗜吃泥
土。

临床用法 1次1.5g，1日
3～4次，粥饮调服，或酌情加减。

注意事项 忌食生冷不洁饮
食。

缩砂散

《圣济总录》

药物组成 缩砂仁 木香 丁
香各30g 轻粉0.3g 牵牛_{半熟半生}
30g

制作方法 共研为细末。

功效主治 芳香醒脾，消食化
积。主治小儿疳积，腹脘胀满，手
足渐细，精神不振，不欲乳食。

临床用法 1次3～5g，温酒
调下。

注意事项 体弱患儿慎用。

鳖甲散

《傅氏活婴书》

药物组成 鳖甲_{盐酒浸炙} 肉苁
蓉_{酒浸洗焙} 陈皮 青皮 三棱 莪
术 神曲 麦芽 白茯苓 半夏
秦艽 北柴胡 香附 甘草各等份

制作方法 共研为粗末。

功效主治 软坚散结，破气消
积。主治小儿疳积腹坚，体热瘦
弱。

临床用法 1次3g，生姜枣子
煎服。

注意事项 体弱患儿慎用。

鳖甲散

《普济方》

药物组成　甘草_炙　鳖甲_炙　柴胡　茯神　茯苓各 1.8g　诃黎勒皮 3g　槟榔　陈皮各 0.9g　生姜　当归各 1.2g　知母 1.5g　大黄 2.4g

制作方法　共研为粗末。

功效主治　泻下软坚，行气消积。主治小儿腹胀，渐瘦不食，四肢烦热不调。

临床用法　将上药以水 1000ml，煎至 500ml，分 3~4 次服用。

注意事项　见腹泻则病愈。

麝香散

《普济方》

药物组成　麝香_研 0.3g　夜明砂 30g

制作方法　上药研为细末，混匀。

功效主治　散血，消积，止痛。主治小儿疳积，腹痛。

临床用法　1 次 1.5g，葱白汤调服。

注意事项　中病即止，理以调理脾胃以收功。

惊风

一字散

《卫生总微》

药物组成　南星_{微炮}15g　蝉蜕_{微炒}　全蝎　僵蚕　荞麦面各 0.3g　酸石榴壳 12g

制作方法　先将前 4 味药共研为细末，再加入荞麦面、酸石榴壳，用盐泥封固，置灶中用文火烧，以泥干为度，待冷却后，取出共研为细末。

功效主治　息风止痉。主治惊风。

临床用法　1 次 0.3g，用酒送服。

注意事项　神昏者当保持呼吸道通畅。

二黄牵牛散 ※

《常见病验方研究参考资料》

药物组成　天竺黄 6g　雄黄牵牛末各 3g

制作方法　共研为细末，面糊

611

为丸。

功效主治 清热化痰，清心开窍。主治小儿惊风。

临床用法 1次3g，薄荷汤送下。

注意事项 中病即止，然后辨证调理以收功。

丁桂姜连散※

《常见病验方
研究参考资料》

药物组成 肉桂 丁香 干姜 黄连各3g

制作方法 共研为细末。

功效主治 清热燥湿，温中散寒。主治小儿慢惊风。

临床用法 1次1.8g，开水冲服。

注意事项 忌食生冷。

八仙散

《医方大成》

药物组成 天麻 白附子 白花蛇肉 防风 半夏曲 南星 全蝎 冬瓜仁各0.75g 川乌0.3g

制作方法 将上药共研为粗末。

功效主治 燥湿化痰，息风止痉。主治慢惊虚风。

临床用法 1次3g，加姜、枣、薄荷同煎服。

注意事项 神昏者当保持呼吸道通畅。

人参羌活散

《幼科释谜》

药物组成 人参 羌活 独活 柴胡 川芎 茯苓 甘草各30g 前胡 桔梗 天麻 地骨皮各15g 枳壳36g 生姜5g 薄荷3g 大枣1.5g

制作方法 上药共研为粗末。

功效主治 疏风清热，扶正解毒。主治急惊风初期，痘疹未发。

临床用法 1次3g，加姜、薄荷、大枣同煎。

注意事项 忌辛燥，避风寒。

九龙控心散

《普济方》

药物组成 蜈蚣酒炙1条 乳香别研 荆芥穗炒 明矾煅各3g 天竺黄7.5g 茶叶 雄黄别研 甘草炙6g 绿豆半生半炒10g

制作方法 上药共研为细末。

功效主治 祛痰开窍，通络止痉。主治小儿天吊惊风，痰塞经络，头项强硬。

临床用法 1次1.5~3g，人参薄荷汤调服。

注意事项 神昏者当保持呼吸道通畅。

三解散

《普济方》

药物组成 白附子_炮 防风_{去芦} 黄芩 桔梗_{去芦} 人参_{去芦} 细辛_{去叶土} 赤芍 郁金_{皂角水煮}各9g 全蝎_{薄荷汁炙} 厚朴_{姜制} 砂仁 曲饼 半夏曲_{姜制}各15g 天南星_炮 甘草各6g

制作方法 上药共研为细末。

功效主治 息风定惊，清热化痰，行气消积。主治小儿惊风夹食，痰热壅盛。

临床用法 取上药适量，金银箔薄荷汤下。

注意事项 神昏者当保持呼吸道通畅。

干蝎散

《圣济总录》

药物组成 全蝎_炒 枫香脂_研各0.3g 白芥子30g 阿魏_研3g 白僵蚕_炒10g

制作方法 将上药研细末。

功效主治 息风止痉，通络止痛。主治小小儿搐搦善惊。

临床用法 1次0.9g，不拘时，薄荷煎汤送服。

注意事项 惊风发作时当保持呼吸道通畅。

大豆散

《医心方》

药物组成 大豆_{炒令焦} 干姜_{炮裂去皮脐} 蜀椒_{去目并闭口者炒出汗}各60g

制作方法 共研为细末。

功效主治 健脾温经，通络止痛。主治惊风，背急反张，身不着席，口噤不开。

临床用法 1日4次，1次1.5g，温酒调下服，汗出即瘥。

注意事项 惊风发作时当保持呼吸道通畅。

大黄散

《幼幼新书》

药物组成 大黄 芍药各等份

制作方法 将上药研为细末。

功效主治 清热泻火。主治小儿惊风。

临床用法 取上药适量，用猪胆汁调匀，贴于囟上。

注意事项 忌食辛燥之品。

大效疏风散

《活幼口议》

药物组成　大黄9g　槟榔
陈皮_{去白}各6g　牵牛子_{半熟半生}0.3g
芒硝3g

制作方法　将上药研为细末。

功效主治　清热泻火，通腑开
窍。主治小儿惊风痰热，神志昏
愦，关窍闭塞。

临床用法　1次0.5～1g，不
拘时，以蜂蜜和薄荷汤调服。

注意事项　神昏者当保持呼吸
道通畅。

614

千金散

《杨氏家藏方》

药物组成　白花蛇头_{焙干}1枚
麻黄_{焙黄色}5g

制作方法　将上药共研为细
末。

功效主治　祛风镇惊。主治小
儿急慢惊风。

临床用法　1次0.3g，不拘
时，温水送服。

注意事项　表虚汗多者忌用。

小红绵散

《普济方》

药物组成　天麻　人参　全蝎
麻黄　白附子　荆芥　朱砂　麝
香　茯苓　甘草　红花各等份

制作方法　将上药研为粗末。

功效主治　健脾祛痰，安神镇
惊。主治小儿惊风，惊悸，泄泻。

临床用法　1次1.5g，入薄荷
同煎，温服。

注意事项　忌食生冷油腻。

天麻散

《卫生宝鉴》

药物组成　半夏21g　天麻
7.5g　炙甘草　茯苓　白术各9g
生姜9g

制作方法　将上药用水100ml
煮干，焙为细末。

功效主治　健脾除湿，镇肝息
风。主治急慢惊风，及大人中风涎
盛，半身不遂。

临床用法　1次4.5g，姜枣汤
送服。

注意事项　神昏者当保持呼吸
道通畅。

天麻散

《普济方》

药物组成 青黛 天麻 白附子各15g 甘草 川芎 白芷各3g

制作方法 将上药研为细末。

功效主治 祛痰息风，清热解毒。主治小儿惊痫，潮热头痛及疮痘。

临床用法 1次1.5g，薄荷汤送服。

注意事项 忌食辛辣温燥之品。

天竹黄散

《圣济总录》

药物组成 天竺黄 蝉蜕 白僵蚕炒 栀子仁 炙甘草 郁金各等份

制作方法 将上药研为细末。

功效主治 清热化痰，祛风镇惊。主治小儿惊风。

临床用法 1日3次，1次3g，温水调服。

注意事项 神昏者当保持呼吸道通畅。

天竹黄散

《太平圣惠方》

药物组成 犀角 天竺黄研各3g 胡黄连 天麻各6g 蝉蜕炒3g 牛黄研1.5g

制作方法 将上药研为细末。

功效主治 清热化痰，息风止痉。主治小儿胎风惊热，手足强急。

临床用法 不拘时，1次0.3g，井水送服。

注意事项 乳母忌食辛辣温燥之品。

天竹黄散

《杨氏家藏方》

药物组成 天竺黄 蝉蜕 栀子仁微炒 甘草微炒 郁金 白僵蚕炒去嘴 龙齿各等份

制作方法 将上药研为细末。

功效主治 清化热痰，镇惊安神。主治小儿心经蕴热，急惊搐搦，神志恍惚。

临床用法 1次1.5g，薄荷汤调服。

注意事项 神昏者当保持呼吸道通畅。

天竹黄散

《活幼心书》

药物组成 天竺黄 郁金 茯神 甘草各15g 硼砂 芒硝 白芷 川芎 僵蚕 枳壳各7.5g 朱砂6g 麝香0.3g 蝉蜕5g

制作方法 上药共研为细末。

功效主治 清热，息风，镇惊。主治上焦风热，口鼻生疮，目赤肿，咽膈不利，涎壅气滞，惊搐烦闷，神思昏迷。

临床用法 1次1.5~3g，薄荷汤送下。

注意事项 神昏者注意保持呼吸道通畅。

木通散

《经验良方》

药物组成 栀子 大黄_煨 木通 茯苓 苦草各3g 羌活6g

制作方法 将上药研为细末。

功效主治 清肝泻热。主治小儿心肝热盛惊风。

临床用法 1次0.5g，1日3次，紫苏煎汤送服。

注意事项 忌食辛辣温燥之品。

木通散

《仁斋直指小儿方论》

药物组成 羌活3g 山栀6g 大黄_煨 木通 赤苓 甘草各3g 紫苏叶0.6g

制作方法 上药共研为粗末。

功效主治 清心导赤，祛风定惊。主治肝心有热，惊悸，时作抽搐。

临床用法 1次3g，水煎服。

注意事项 脾虚慢惊风忌用。

中分散

《圣济总录》

药物组成 螳螂1只 蜥蜴赤足蜈蚣各1条

制作方法 上药各从正中线分开，分左右研末，混匀。

功效主治 息风定惊。主治惊风抽搐。

临床用法 1次1g，吹鼻。

注意事项 神昏者当保持呼吸道通畅。

616

牛黄散

《太平圣惠方》

药物组成 牛黄 0.3g 芒硝_研 铁粉 龙齿各 0.9g

制作方法 将上药分别研为细末，混匀。

功效主治 清热平肝，镇惊安神。主治小儿惊风。

临床用法 1 日 3 次，1 次 1.5g，温水调服。

注意事项 神昏者当保持呼吸道通畅。

牛黄散

《太平圣惠方》

药物组成 牛黄 朱砂各 0.3g 天竺黄 15g 铅霜 15g 人参 15g 芒硝 30g

制作方法 将上药分别研为细末，混匀。

功效主治 清热化痰，安神镇惊。主治小儿胎风惊热，痰涎壅盛，身体强直。

临床用法 1 次 0.5g，薄荷汤送服。

注意事项 本品朱砂、铅霜有毒，慎勿过量。

牛黄散

《太平圣惠方》

药物组成 牛黄_研 0.15g 人参 朱砂_{研水飞} 甘草_炙 郁金 大黄_{微炒} 胡黄连各 15g 珍珠 0.3g

制作方法 将上药研为细末。

功效主治 镇惊安神，清热生津。主治小儿胎风惊热，搐搦，烦渴。

临床用法 不拘时，1 次 1.5g，蜂蜜调水送服。

注意事项 神昏者当保持呼吸道通畅。

牛黄散

《小儿卫生总微论方》

药物组成 牛黄 15g 天竺黄 朱砂 麝香 钩藤钩 蝎梢_{去毒}各 0.3g

制作方法 上药共研为细末。

功效主治 清热宁心，息风止痉。主治惊风。

临床用法 1 次 0.3g，温开水送服。

注意事项 脾虚慢惊风忌用。

牛黄散

《幼幼新书》

药物组成 牛黄 朱砂 蜗牛肉 全蝎 天麻 白附子 乳香 炒僵蚕各 0.3g 麝香 0.3g 螳螂翅 1.5g 冰片 3g

制作方法 上药共研为细末。

功效主治 清热解毒，息风止痉。主治小儿高热惊风。

临床用法 1 次 3g，1 日 3 次，口服或外用乳香汤调敷。

注意事项 惊风发作时当保持呼吸道通畅。

长寿散

《普济方》

药物组成 天麻蜜炙 甘草炒 半夏泡洗 蝎梢炒 人参 白扁豆炒 糯米炒 薏苡仁各 1.5g 木香 1g

制作方法 共研为细末。

功效主治 健脾除湿，息风定惊。主治小儿脾胃虚弱所致慢惊风。

临床用法 1 次 6g，水 200ml，生姜 3 片，大枣 1 枚，煎至 100ml，温服。

注意事项 惊风发作时当保持呼吸道通畅。

分肢散

《黄帝素问宣明论方》

药物组成 巴豆霜 芒硝各 15g 大黄 30g

制作方法 先研大黄为末，后入巴豆霜、芒硝，共研为细末。

功效主治 祛痰利窍，通腑泻热。主治小儿惊风，口眼㖞斜。

临床用法 1 次 1.5g，热茶送服。

注意事项 神昏者当保持呼吸道通畅。

乌蝎散

《医学入门》

药物组成 白术 茯苓 人参 川乌 南星 甘草 全蝎各等分

制作方法 上药共研为粗末。

功效主治 健脾益气，镇惊息风。主治慢惊风，吐泻不止。

临床用法 1 次 3g，加姜 3 片，大枣 2 枚，同煎服。

注意事项 忌食生冷油腻之品。

醒脾散

《杨氏家藏方》

药物组成 人参_{去芦头} 扁豆_炒 白术 白附子_炮 天麻 酸枣仁_{生用}各等份

制作方法 将上药研为细末。

功效主治 健脾益气，化痰息风。主治小儿脾虚，内生虚风，不进乳食。

临床用法 1次1.5g，饭后煎大枣汤调服。

注意事项 忌食生冷油腻。

水仙散

《杨氏家藏方》

药物组成 蝌蚪 瓜蒂各1.5g 踯躅花 鹅不食草各9g 蝎梢_{去毒微炒}15g 蜈蚣_{炙焦}1条 冰片_{别研} 麝香_{别研}各0.2g

制作方法 将上药研为细末。

功效主治 祛痰通络，息风开窍。主治小儿急慢惊风，神昏不省。

临床用法 1次0.3g，吹鼻，得嚏为度。

注意事项 惊风发作时当保持呼吸道通畅。

玉珍散

《永乐大典》

药物组成 滑石_{白者佳} 石膏_煅各15g 甘草_炙 白附子 白僵蚕_{直者去丝炒}各0.3g 蚌粉_{水淘去砂石}适量

制作方法 共研为细末，入冰片、麝香各少许，混匀。

功效主治 清热解毒，息风定惊。主治小儿乳食不消，腮肿舌青，躁渴腹泻，惊热惊疳。

临床用法 婴孩1次0.5g，2~3岁者1.5g，5~7岁者3g，麦冬煎水调下。如口渴腹泻，乌梅汤调下；惊疳，灯芯汤调下。

注意事项 惊风发作时当保持呼吸道通畅。

玉柱杖散

《御药院方》

药物组成 全蝎5g 薄荷10g 麻黄5g 白术15g

制作方法 取两片薄荷叶裹1枚全蝎，以麻黄外缚，炒至焦黑，后入白术，以生姜汁浸透焙干，研为细末。

功效主治 祛风止痉。主治小儿急慢惊风。

619

临床用法 不拘时，1 次 1.5g，丁香柿蒂汤调服。

注意事项 忌风寒生冷。

龙齿散

《本事方释义》

药物组成 龙齿 蝉蜕 钩藤 羌活 茯苓 人参各等份

制作方法 将上药研为粗末。

功效主治 镇惊安神。主治小儿惊风，夜啼。

临床用法 1 次 3g，水煎，温服。

注意事项 忌食辛燥之品。

620

龙齿散

《太平圣惠方》

药物组成 龙齿 麦冬_{去心焙}各 15g 赤芍 升麻 大黄_{微炒} 甘草_炙各 0.3g

制作方法 将上药研为粗末。

功效主治 养阴清热，镇惊安神。主治小儿惊啼，烦热，卧寐不安。

临床用法 1 次 3g，水煎服。

注意事项 忌食辛燥之品。

龙骨散

《普济方》

药物组成 白龙骨 0.3g 牛黄_{细研}0.15g 葛根 0.3g

制作方法 上药共研为细末。

功效主治 清热解毒，镇惊安神。主治小儿高热，身体抽搐。

临床用法 1 次 0.5g，1 日 3～4次，温开水调下。

注意事项 抽搐昏迷者应当保持呼吸道通畅。

龙砂绿蛋散

《穴敷疗法聚方镜》

药物组成 生龙骨 绿豆各 5g 朱砂 2g

制作方法 共研为细末，鸡蛋清调匀备用。

功效主治 清热定惊。主治小儿夜惊。

临床用法 取药糊敷脐部、百会、涌泉穴，24 小时后取下。

注意事项 忌辛辣燥食。

代赭石散

《圣济总录》

药物组成　代赭石

制作方法　水飞为末。

功效主治　重镇潜阳。主治肝热惊风。

临床用法　1 次 1.5g，冬瓜仁煎汤调服。

注意事项　忌食辛燥之品。

加味大醒脾散

《寿世保元》

药物组成　人参　白术_{去芦炒}白茯苓_{去皮}各 4.5g　橘红 1.5g　丁香　天南星_炮　全蝎_{去毒炒}0.9g　天麻3g　白附子_煨0.9g　山药_炒莲子_{去壳}各 3g　木香　石菖蒲　肉豆蔻　砂仁各 1.5g　甘草 0.9g

制作方法　共研为粗末。

功效主治　益气健脾，豁痰开窍。主治小儿脾虚慢惊风，虚风内动，昏迷不醒。

临床用法　水煎，灌服。

注意事项　神昏者当保持呼吸道通畅。

加味和中散

《寿世保元》

药物组成　人参　白术_{去芦}各3g　白茯苓_{去皮}　陈皮　全蝎_炒各1.5g　半夏　天麻各2.1g　细辛

薄荷各 0.9g　甘草 0.6g

制作方法　共研为粗末。

功效主治　益气健脾，化痰息风。主治小儿脾胃虚弱，目偏喜开，痰滞咽喉，口鼻气冷，面青，涎流口角，手足徐徐抽搐等慢惊风。

临床用法　加姜、枣水煎，母子俱服。

注意事项　忌食生冷油腻。

圣惠全蝎散※

《普济方》

药物组成　全蝎_{微炒}　白胶香各0.3g　白芥子10g　阿魏_研0.15g　621
白僵蚕_炒10g

制作方法　将上药共研细末。

功效主治　祛风止痉，通络止痛。主治小儿易惊搐搦。

临床用法　不拘时，1 次 0.3g，以薄荷酒送服。

注意事项　惊风发作时当保持呼吸道通畅。

芎蝎散

《小儿病源方论》

药物组成　川芎　荜茇各30g　蝎梢 3g　细辛_{去芦苗}6g　半夏_{姜制}6g

制作方法 将上药研为细末。

功效主治 祛风化痰，温经通络。主治小儿脑髓风所致的囟颅开解，皮肉筋脉拘急，青筋暴露或腹中肠鸣，呕吐痰涎，慢惊抽搐。

临床用法 1日3次，1次0.5g，开水调服。

注意事项 蝎梢、细辛、半夏有毒，慎用。

夺命散

《普济方》

药物组成 白附子 天南星 全蝎用薄荷叶包生姜汁蘸过3次炙 麻黄去节 防风去芦 黑附子炮 半夏汤洗7次 天麻各3g 朱砂另研3g 麝香1.5g

制作方法 将上药共研为细末。

功效主治 祛风镇惊，化痰息风。主治急惊风，中风。

临床用法 1次1.5～5g，生姜汁薄荷水化，加酒1、2滴服。急惊加朱砂、腻粉少许，不加酒。

注意事项 本品宜密封保存。

夺命散

《普济方》

药物组成 礞石 芒硝各30g

制作方法 将上药放入沙窝子中，以盐泥封固，炭火煅，待硝尽为灰，药如金色，取出研细末，煎膏薄糊为丸。

功效主治 消痰，镇惊。主治小儿急慢惊风，风痰壅塞喉间的危急症。

临床用法 1次0.2g。急惊风，薄荷汤浓煎，入蜂蜜少许调服；慢惊风，南木香煎汤调服，另加青川白丸3粒，生姜汁调服。

注意事项 注意保持患儿呼吸道通畅。

夺命散

《保生集》

药物组成 蜈蚣去足生用1条 瓜蒂 藜芦 葱白去须各0.3g

制作方法 将上药研为细末。

功效主治 祛痰开窍，息风止痉。主治小儿痰盛惊风。

临床用法 发作时，取上药0.3g，吹入鼻中。

注意事项 神昏者当保持呼吸道通畅。

夺命散

《幼幼新书》

药物组成 铜青 朱砂各6g

622

轻粉 1.5g　麝香 0.03g　蝎尾_{去刺}
14 个

制作方法　共研为细末。

功效主治　息风镇痉。主治脐风，客忤卒死，撮口，舌木喉痹，疰腮风壅吐涎。

临床用法　1 次 1.5g，以薄荷汤调服。

注意事项　神昏者当保持呼吸道通畅。

吐风散

《寿世保元》

药物组成　全蝎_炒 3g　瓜蒂_炒
10g　赤小豆 30g

制作方法　共研为细末，水泛为丸，每丸 1g。

功效主治　清热息风，涌吐祛痰。主治小儿急慢惊风，发热口噤，不省人事，手心伏热，痰涎咳嗽，上壅喘急。

临床用法　按小儿岁数定量，每岁 1 丸，温米汤调服，未吐，再服。

注意事项　惊风发作时当保持呼吸道通畅。

朱砂散

《傅氏活婴方》

药物组成　朱砂　天竺黄　牛黄　铅霜　麝香　铁粉　甘草各等份

制作方法　将上药研为细末。

功效主治　清热化痰，安神镇惊。主治小儿胎风，搐搦惊悸，两目直视。

临床用法　取上药适量，薄荷汤调服。

注意事项　铅霜有毒，慎用勿过量。

朱麝散

《仁斋直指小儿方论》

药物组成　人参　朱砂各 0.15g　胆南星　天竺黄　芒硝　铁粉各 0.15g　麝香少许

制作方法　将上药研为细末。

功效主治　清热化痰，镇惊安神。主治小儿胎风，痰热壅盛。

临床用法　1 次 0.3g，生姜薄荷汤调服。

注意事项　乳母忌食辛辣温燥之品。

全蝎散

《永类钤方》

药物组成　全蝎_{薄荷叶包炙} 30g
僵蚕_{炒去丝嘴薄荷叶包炙} 15g　制南星 30g

623

生姜30g 薄荷60g

制作方法 将上药捣作饼，晒干，共研为细末。

功效主治 息风止痉，豁痰开窍。主治小儿惊风。

临床用法 急惊风不用南星，加煨大黄30g；慢惊风不用大黄，加炮白附子9g，防风、天麻、炙甘草、水飞朱砂、川芎各15g，共研为细末。1岁儿童服0.3g，2岁儿童服1.5g，薄荷汤下。身热伴抽搐，煎火府散调下；慢惊风吐泻伴抽搐，用生姜汤送下；急惊风伴抽搐，煎火府散加大黄汤送下。

注意事项 惊风发作时当保持呼吸道通畅。

624

全蝎观音散

《幼科释谜》

药物组成 人参3g 莲肉神曲各0.9g 茯苓0.45g 白术 黄芪 木香 扁豆 甘草0.6g 羌活 防风 天麻 全蝎各0.3g

制作方法 上药共研为细末。

功效主治 健脾除湿，镇惊息风。主治吐泻所致的慢惊风。

临床用法 1次3g，温开水送服。

注意事项 忌食生冷油腻。

全蝎息风散

《虫类药的应用》

药物组成 全蝎5g 蜈蚣2条 壁虎2条 飞朱砂 樟脑各3g

制作方法 共研为细末。

功效主治 开窍定惊。主治惊风。

临床用法 上药加蜜调敷囟门及脐部，胶布固定，每日1次。

注意事项 忌辛辣、油腻食物。

全蝎僵蚕散※

《常见病验方
研究参考资料》

药物组成 全蝎 僵蚕各1个

制作方法 上药以火焙干，加朱砂3g，共研为细末。

功效主治 息风镇痉，祛风攻毒。主治小儿惊风。

临床用法 1次0.3～0.6g，温水送服。

注意事项 此用量适用于周岁以内患儿。超过周岁者，应加倍服。

全竭天麻散※

《常见病验方
研究参考资料》

药物组成 全蝎 5g 僵蚕 1.5g 天麻 3g

制作方法 上药同焙，共研为细末。

功效主治 化痰散结，息风镇痉。用于小儿惊风。

临床用法 开水送服。

注意事项 慎防惊恐。

全竭黄连散※

《常见病验方
研究参考资料》

药物组成 全蝎 僵蚕各 1 个 黄连 0.3g

制作方法 共研为细末。

功效主治 清热解毒，息风。主治小儿惊风。

临床用法 1 次 0.5g，温水送服。

注意事项 慎防惊恐。

全蝎止痉散※

《常见病验方
研究参考资料》

药物组成 全蝎 5g 天竺黄 1.5g 栀子 4.5g

制作方法 共研为细末。

功效主治 清热化痰，息风止痉。主治急惊风。

临床用法 1 次 0.5 ~ 1g，开水冲服。如有呕吐，加竹沥汁少许冲服。

注意事项 忌辛辣燥食。

延寿散

《全婴方》

药物组成 母丁香 5g 朱砂 1.5g 五灵脂 4.5g 黄芪 4.5g

制作方法 将上药研为细末。

功效主治 益气活血，镇心安神。主治小儿惊风。

临床用法 1 次 1.5g，米汤调服。

注意事项 阴虚患儿慎用。

延龄散

《太平圣惠方》

药物组成 钩藤 30g 芒硝 15g 甘草炙 0.5g

制作方法 将上药研为细末。

功效主治 镇惊平肝，清热泻火。主治小儿高热惊风。

临床用法 1 日 3 ~ 4 次，1 次 1.5g，温水送服。

625

注意事项 神昏者当保持呼吸道通畅。

安神散

《活幼心书》

药物组成 人参 茯苓 半夏 陈皮 枳实 炙甘草各15g

制作方法 上药共研为粗末。

功效主治 扶正祛邪，安神定惊。主治吐泻后，心虚烦闷，触物易惊，气郁生涎，睡不得宁。

临床用法 1次6g，加姜、枣、竹茹同煎服。若热渴者，加麦冬。

注意事项 饮食宜清淡，宜静养。

安神散

《普济方》

药物组成 人参 白术 茯苓 荆芥穗各3g 朱砂 天麻 茯神各1.5g 全蝎10g 甘草6g

制作方法 将上药研为细末。

功效主治 安神定惊，益气健脾。主治小儿惊啼不止。

临床用法 1次1.5g，荆芥汤送服。

注意事项 忌食生冷油腻之品。

安神散

《圣济总录》

药物组成 朱砂 铁粉各15g 白茯苓去黑皮3g

制作方法 将上药分别研为细末，混匀。

功效主治 祛痰镇惊。主治小儿惊风。

临床用法 1次1.5g，梨汁或磨刀水调下。

注意事项 保持呼吸道流畅，以防窒息。

汤氏钩藤散

《幼科释谜》

药物组成 人参 犀角各1.5g 全蝎 天麻各0.6g 甘草0.3g 钩藤3g

制作方法 上药共研为粗末。

功效主治 清热息风。主治小儿惊风。

临床用法 1次1.5g，水煎服。

注意事项 脾虚慢惊风者忌用。

红没乌梅散 ※

《常见病验方
研究参考资料》

药物组成 红花 没药 乌
梅_{煅存性}各等份

制作方法 共研为细末。

功效主治 活血化瘀，涩肠止
泻。用于急慢惊风，伴有久泻。

临床用法 1次0.3g，温水送
下。

注意事项 忌食生冷。

弄舌散

《永乐大典》

药物组成 蛇蜕_炙0.3g 牛黄
朱砂各3g 麝香0.3g

制作方法 将上药研为细末。

功效主治 祛风定惊，安神醒
脑。主治小儿惊风弄舌。

临床用法 1次0.3g，薄荷汤
调服。

注意事项 脾胃虚弱者慎用。

豆卷散

《小儿药证直诀》

药物组成 贯众 板蓝根 大
豆黄卷 炙甘草各30g

制作方法 将上药研为细末。

功效主治 清热利湿，健脾祛
风。主治小儿慢惊风。

临床用法 不拘时，1次
1.5g，温水送服。

注意事项 忌食生冷油腻。

芦荟散

《圣济总录》

药物组成 芦荟_研 龙骨 雄
黄_研 麝香_研各0.15g 胡黄连 青
黛_研 木香 丁香 牛黄_研 天竺
黄 熊胆_研 全蝎_炒 轻粉_研 朱
砂_研 犀角 附子_{炮去皮脐} 人参
沉香各0.3g

制作方法 将上药研为细末，
混匀。

功效主治 清肝息风，化痰开
窍。主治小儿慢惊风，壮热，痰
盛。

临床用法 1次1.5g，薄荷汤
送服。

注意事项 神昏者当保持呼吸
道通畅。

羌活散

《太平圣惠方》

药物组成 羌活 川芎 防风

627

当归_{炙干焙}各1g 天麻0.9g 麻黄_{去根节水煎掠去沫焙干}各15g 甘草_炙0.9g 白附子0.3g

制作方法 上药研为细末。

功效主治 疏风散寒，养血平肝。主治小儿惊风，筋脉拘急，手足抽搐。

临床用法 1日3次。1~2岁，1次1.5g，乳汁调服；3~4岁，1次2g，温水调服。

注意事项 忌食辛辣温燥之品。

直指银白散

《幼科释谜》

药物组成 莲肉 扁豆 茯苓各1g 人参 白附子 天麻 全蝎 木香 藿香 炙甘草各0.15g 炒陈米9g 生姜3g 冬瓜子6g

制作方法 上药共研为粗末。

功效主治 健脾益气，息风止痉。主治呕吐呈慢惊风者。

临床用法 1次6g，与生姜、冬瓜子同煎。

注意事项 惊风发作时当保持呼吸道通畅。

郁金散

《普济方》

药物组成 郁金 龙胆草 白

附子_焙各15g 蝉蜕5g 大黄_炒全蝎_炒 炙甘草各0.3g

制作方法 将上药研为细末。

功效主治 行气化痰，清热定惊。主治小儿风热，胸膈烦闷，目涩口渴，时作抽搐。

临床用法 1次0.5~1.5g，饭前薄荷汤调服。

注意事项 脾胃虚寒患儿慎用。

金箔散

《太平圣惠方》

药物组成 金箔 银箔各50片 牛黄15g 铁粉_{研细}60g 龙齿 麦冬 茯神各45g 人参_{去芦头} 琥珀 犀角屑 酸枣仁_{微炒}各30g 防风_{去芦头} 玉竹 玄参 露蜂房_{炙微黄}各0.9g

制作方法 先将后12味药捣细，然后加入金箔、银箔、牛黄共研为细末。

功效主治 清热疏风，镇惊安神。主治惊风，手足震颤，精神恍惚。

临床用法 1次3g，以薄荷酒调下。

注意事项 忌情志刺激。

628

乳香散

《永乐大典》

药物组成 甘遂 乳香各3g

制作方法 将上药研为细末。

功效主治 逐水化痰，行气开窍。主治小儿惊风，痰涎极盛，闭阻机窍。

临床用法 1次0.3~1.5g，童便送服。

注意事项 神昏者当保持呼吸道通畅。

定搐散

《仁斋直指方论》

药物组成 蜈蚣_{酒浸炙}1条 麻黄_{去节} 天南星_炮 白附子 白僵蚕_炒 羌活 代赭石_{醋淬7次} 蝎梢 姜黄各3g 麝香1.5g 朱砂3g

制作方法 将上药研为细末。

功效主治 祛风止痉，清热通络。主治小儿急惊风，抽搐。

临床用法 1次0.5g，不拘时，荆芥紫苏煎汤调服。

注意事项 神昏者当保持呼吸道通畅。

定命散

《婴童百问》

药物组成 蝉蜕_{去口足} 全蝎_{去毒}各5g 轻粉_{另研}0.3g

制作方法 上药共研为细末，混匀。

功效主治 息风开窍。主治小儿惊风，口噤不开。

临床用法 1次1g，水煎服。

注意事项 慎防患儿自伤舌体。

定风散※

《本草纲目》

药物组成 鹳屎_炒1.5g 牛黄麝香各1.5g 炒全蝎3g

制作方法 共研为细末。

功效主治 祛风定惊，宁心开窍。主治小儿惊风，目睛上视，角弓反张。

临床用法 1次1.5g，新汲水送服。

注意事项 神昏者当保持呼吸道通畅。

南星散

《仁斋直指小儿方论》

药物组成　南星24~27g　琥珀　全蝎各3g

制作方法　先掘地坑深尺许，用醋200ml，洒于坑中，即投南星，然后用炭2.5kg，烧通红密盖其上，继用盆覆，待其冷却后取出南星，研为末，入琥珀、全蝎共研为细末。

功效主治　祛风豁痰，息风镇惊。主治慢惊风。

临床用法　1次0.6g，生姜防风汤送服。

注意事项　惊风神昏者当保持呼吸道通畅。

630

茴香散

《幼幼新书》

药物组成　小茴_炒　芸苔子各1.5g　田螺壳6g　甘草_炙3g　川楝子_{用肉}0.3g

制作方法　将上药研细末。

功效主治　行气，消积，散寒止痛。主治小儿惊风。

临床用法　1次1.5g，沉香或木香汤送服。

注意事项　高热惊风忌用。

轻粉散

《普济方》

药物组成　天南星_锥　半夏　滑石各3g　巴豆霜0.5g　轻粉1.5g

制作方法　将上药研为细末，面糊为丸。

功效主治　清热，祛痰，镇惊。主治小儿壮热惊风。

临床用法　1次0.3~0.7g，葱汤送服。

注意事项　本品有毒，慎勿过量。

追风散

《圣济总录》

药物组成　全蝎_{去土头尾爪}15g　附子_{炮炒去皮脐}　乌头_{生去皮脐}　白附子_生　天南星_生　半夏_{生姜汁浸1宿切焙}各0.3g　朱砂_研4.5g　麝香_研　龙脑_研各1.5g

制作方法　先将前6味药共研为细末，然后入余药和匀。

功效主治　祛风化痰，镇心安神。主治惊风。

临床用法　1日2~3次，1次0.2g，葱白酒调下。

注意事项　本品宜密封贮藏。

本品有毒，非重症患儿勿用。

追风散

《传信适用方》

药物组成　全蝎5g　母丁香2g　瓜蒂15g　赤小豆25g

制作方法　将上药研为细末。

功效主治　息风止痉，涌吐风痰。主治小儿惊风，角弓反张，及慢脾风。

临床用法　1次0.5g，米汤灌服，以吐出风痰为度。

注意事项　保持患儿呼吸道通畅。

急风散

《幼幼新书》

药物组成　蛇蜕微炒　钩藤　蝎梢　朱砂水飞各0.3g　麝香　牛黄研细各1.5g

制作方法　将上药研为细末。

功效主治　祛风止痉，醒脑开窍。主治小儿胎热，撮口。

临床用法　1次0.3g，取竹沥少许，和乳汁调服。

注意事项　乳母忌食辛燥之品。

急风散

《圣济总录》

制作方法　附子炮裂去皮脐　天南星炮各10g　乌头炮裂去皮脐30g　藿香去梗　防风去叉　白芷各15g　干蝎全者去土炒　白附子炮各0.3g

制作方法　共研为细末。

功效主治　温经散寒，息风止痉。主治惊风，身如角弓反张。

临床用法　1次1.5g，用豆淋酒调下，服2次，未愈再服。

注意事项　阴虚患儿慎用。

钩藤散

《寿世保元》

药物组成　钩藤　人参　犀角镑屑各15g　全蝎　天麻各6g　炙甘草4.5g

制作方法　共研为细末。

功效主治　泄热息风。主治小儿惊风，目睛上视，潮热。

临床用法　1日3次，1次5g，水煎，温服。

注意事项　忌食辛辣燥食。

631

钩藤散

《太平圣惠方》

药物组成 钩藤 龙胆草 犀角 茯神 黄芩 炙甘草各等份

制作方法 将上药研为细末。

功效主治 清肝泻火，安神定惊。主治小儿惊啼，高热烦躁。

临床用法 1次0.3g，水煎，温服。

注意事项 阴虚火旺患儿慎用。

632

蚤休散※

《常见病验方研究参考资料》

药物组成 蚤休3g

制作方法 研为细末。

功效主治 清热解毒，息风定惊。主治小儿惊风。

临床用法 用凉开水冲服。

注意事项 慎防惊恐。

真珠散

《普济方》

药物组成 珍珠15g 金箔研细50片 没石子10g 犀角 羚羊角 天竺黄研 胡黄连 甘草炙微赤 大黄锉微炒 当归微炒 朱砂研 雄黄研 麝香研各0.5g

制作方法 将上药研为细末，混匀。

功效主治 清心安神，豁痰消积。主治小儿惊疳。

临床用法 1日3次，1次1.5g，茵陈蒿汤送服。

注意事项 忌食生冷不洁饮食。

真珠散

《医方大成》

药物组成 真珠末1g 海螵蛸 滑石各3g 茯苓 人参 白附子各60g 甘草1.5g 全蝎1.5g 冰片另研 麝香另研各1.5g 生珠另研3g 金银箔各0.6g

制作方法 上药共研为细末。

功效主治 镇心定惊，豁痰开

窍。主治痰热惊风，心神不宁，怔忡，睡卧惊跳，五心烦热。

临床用法 1日1次，1次1.5g，煎灯芯麦冬汤入蜜调服。

注意事项 昏迷者当保持呼吸道通畅。

桂菖散

《玉机微义》

药物组成 肉桂_{去皮}30g 石菖蒲0.3g

制作方法 将上药研为细末。

功效主治 温经开窍。主治小儿急惊风所致的失音不语。

临床用法 不拘时，1次3g，猪胆汁调服。

注意事项 阴虚火旺患儿忌用。

桃花散

《圣济总录》

药物组成 麻黄_{去根节} 天南星_炮 白附子_炮 附子_{炮裂去皮脐} 乌头_{炮裂去皮脐} 朱砂_研 麝香_研 全蝎_{去土生用}各30g

制作方法 上药共研为细末。

功效主治 祛风，豁痰，镇惊。主治惊风。

临床用法 1次0.2~1.5g，

薄荷温酒调下，或用薄荷蜜水调下。

注意事项 保持呼吸道通畅以防窒息。

桃花散

《普济方》

药物组成 羌活 防风各15g 白术9g 茯苓4.5g 蝉蜕 甘草 朱砂各3g

制作方法 共研为细末。

功效主治 祛风定惊，健脾除湿。主治惊风，吐泻。

临床用法 1次4.5g，荆芥汤调服。

注意事项 忌食生冷油腻。

633

哭风散

《医方大成》

药物组成 蜈蚣_炙1条 全蝎5g 白僵蚕炒3g 瞿麦 半夏各1.5g

制作方法 将上药研为细末。

功效主治 息风止痉，燥湿化痰。主治小儿为水湿风寒外袭所致的噤风。

临床用法 1次0.5~1g，薄荷汤送服。

注意事项 神昏者当保持呼吸

道通畅。

铁粉散

《幼幼新书》

药物组成　铁粉 15g　珍珠　郁金　胡黄连　牛黄各 0.3g

制作方法　将上药分别研为细末，混匀。

功效主治　清肝息风，化痰安神。主治小儿惊风，兼面赤口干，大便不利。

临床用法　1 次 0.1g，调蜜汤温服。

注意事项　脾胃虚寒者不宜服用。

铁粉散

《太平圣惠方》

药物组成　铁粉　天竺黄各 30g　铅霜　朱砂各 30g

制作方法　上药共研为细末。

功效主治　清热化痰，镇惊安神。主治惊风，心神不安。

临床用法　1 次 1.5g，竹沥调下。

注意事项　忌情志刺激。

探生散

《全婴方》

药物组成　没药　雄黄各 3g　乳香 1.5g　麝香 0.3g

制作方法　将上药研为细末。

功效主治　行气活血，醒脑开窍。主治小儿急慢惊风。

临床用法　1 次 0.5g 吹鼻。

注意事项　眼泪、鼻涕俱出者可治。

控痰散

《太平圣惠方》

药物组成　蝎尾 3g　甘草 2g　铜绿 0.5g　轻粉 0.3g　麝香 0.1g

制作方法　将上药研为细末。

功效主治　息风止痉，祛痰开窍。主治小儿噤口风和撮脐风。

临床用法　1 次 0.5～1.5g，加入猪胆汁调匀，滴入小儿口中。

注意事项　惊风发作时当保持呼吸道通畅。

蛇黄散

《普济方》

药物组成　蛇含石_{捣碎研}　犀角　人参　茯苓　防风　细辛　蚱蝉_{去足翅炙}　全蝎_{醋拌微炒}　朱砂_研　母丁香　山茱萸_{微炒}　牛黄_研　甘草_炙各等份

制作方法　将上药研为细末。

功效主治　清热息风，安神定惊。主治小儿风热惊啼。

临床用法　1~2岁，1次0.3g；3~4岁，1次0.5g。竹沥调服。

注意事项　忌食辛辣温燥之品。

银箔散

《卫生家宝方》

药物组成　白术　山药　人参　黄芪　扁豆_{微炒黄}各30g　白附子1.5g　茯苓45g　白僵蚕_炒　木香_煨　升麻_{焙干}　甘草_炙各0.3g　糯米_{炒黄}　天麻_{麸炒黄}　藿香_{生用}各15g

制作方法　将上药研为细末。

功效主治　健脾益气，化痰息风。主治小儿惊风。

临床用法　1次1.5g，米汤调服。若为慢惊搐搦，以麝香汤调

服；若外感夹惊发搐，以薄荷葱白汤调服；若疳气腹急，口渴，以百合汤调服；若下利赤白，不思乳食，以生姜、大枣、陈米煎汤送服；若暴泻，以紫苏木瓜汤调服；若吐泻，以藿香汤调服。

注意事项　忌食生冷油腻。

银白散

《普济方》

药物组成　白术_锉　黄芪_{微炙}　人参　山药　白僵蚕_{微炙}各30g　茯苓45g　升麻　木香　甘草　糯米　藿香各15g　铁粉1g　麝香3g　朱砂_研　天竺黄_研　青黛　蛇黄　使君子　黄连_{去须}　熊胆各0.3g

制作方法　将上药研为细末，混匀，以米饭和丸。

功效主治　健脾益气，宁心安神。主治小儿惊疳。

临床用法　1日2~3次，1次0.3~0.5g，粥饮送服。

注意事项　忌食生冷不洁饮食。

惊风散

《民间敷灸》

药物组成　薄荷5g　牛黄5g　羚羊角15g　黄连5g　白芍5g

635

青蒿 5g　石菖蒲 20g　地龙 20g
防风 10g

制作方法　上药共研为细末。

功效主治　清热解毒，息风定惊。主治小儿急惊风，高热神昏，两目上视，四肢抽搐，颈项强直，脉数或指纹青紫。

临床用法　1 次 3g，用凡士林或香油调成糊状，贴于百会、囟会、神阙、涌泉穴，胶布固定，1日 1 次。

注意事项　小儿囟门未闭者，禁用囟会穴。

琥珀散

《幼科释谜》

药物组成　朱砂 5g　琥珀牛黄　僵蚕　胆南星　白附子　全蝎　代赭石　天麻　枳壳　乳香各 3g

制作方法　上药共研为细末。

功效主治　镇肝息风，行气祛痰。主治急慢惊风，流涎昏冒，目睛直视，抽搐，腹痛。

临床用法　1 次 0.3～0.6g，温开水调下。

注意事项　惊风发作时当保持呼吸道通畅。

琥珀散

《幼幼新书》

药物组成　琥珀　珍珠末　朱砂末　天麻　黑附子　酸枣仁　藿香　天南星姜汁炙黄各等份　全蝎 14个

制作方法　共研为细末。

功效主治　息风止痉，豁痰安神。主治小儿惊风。

临床用法　不拘时，1 次 0.5～1.5g，金钱薄荷汤调服。

注意事项　神昏者当保持呼吸道通畅。

雄黄散

《卫生家宝方》

药物组成　雄黄研细 3g　地龙焙干 1.5g

制作方法　将上药研为细末。

功效主治　清肝息风，化痰通络。主治小儿惊风搐搦，痰浊扰心。

临床用法　1 日 2 次，1 次 1.5g，薄荷酒调服。

注意事项　神昏者当保持呼吸道通畅。

雄黄散

《活幼新书》

药物组成　雄黄 7.5g　白药去黑皮　川乌头炮去皮脐　草乌头炮去皮脐　天麻　川芎各 15g

制作方法　上药共研为细末。

功效主治　燥湿祛痰，镇肝息风。主治暴中急慢惊风，齁喘，痰涎满口。

临床用法　1 次 0.9～3g，视病情而定，姜汁调茶清下。如汗出，姜葱薄荷汤送服。

注意事项　痰涎满口者当保持呼吸道通畅。

蛤粉木香散※

《常见病验方
研究参考资料》

药物组成　海蛤粉 9g　广木香 3g

制作方法　共研为细末。

功效主治　清热化痰，行气止痛。主治小儿惊风。

临床用法　1 日 2 次，1 次 1.2g，黄酒送下。

注意事项　忌食生冷。

寒水散

《医方类聚》

药物组成　青黛 3g　黑大豆去皮　黄柏各 9g　芒硝　黄连各 6g

制作方法　将上药研为细末。

功效主治　清热解毒，凉血消肿。主治小儿肝热风动，目睛斜视。

临床用法　不拘时，1 次 3g，和蜜少许，调成膏状，贴于太阳穴上。

注意事项　中病即止，善后调理以收功。

637

寒水石散

《苏沈良方》

药物组成　寒水石　滑石各 90g　甘草 30g

制作方法　将上药研为细末。

功效主治　泄热定惊。主治小儿惊风。

临床用法　1 次 0.5～3g，夏天冷水调服，冬天温水调服。

注意事项　脾胃虚寒者慎用。

惺惺散

《卫生总微》

药物组成 天麻 全蝎各1.5g 糯米_{微炒} 白扁豆_炒 人参_{微炒} 茯苓_{微炒} 木香_炮 山药_{炮焙} 甘草_炙各3g

制作方法 共研为细末。

功效主治 健脾除湿，息风定惊。主治小儿久泻脾困，不思食乳，发为脾风。

临床用法 婴儿1次0.3g，2～3岁患儿1次0.8g，水煎服。

注意事项 惊风发作时当保持呼吸道通畅。

缓风散

《全婴方》

药物组成 自然铜 蜈蚣 全蝎 地龙 僵蚕各等份

制作方法 将上药分别研为细末，取竹管1个，钻49孔，先放入一半自然铜，次入蜈蚣、全蝎、地龙、僵蚕各一层，最后将另一半自然铜覆于其上，以油纸封闭，皂角水煮百十沸，焙干研为细末。

功效主治 息风止痉，通络活血。主治小儿风痰留滞，气血不通所致急慢惊风。

638

临床用法 1次1.5g，麝香酒调服。

注意事项 本品有毒，慎勿过量。

犀角散

《太平圣惠方》

药物组成 犀角 独活 麻黄_{去根节} 白附子_{炮裂} 全蝎_{微炒} 牛黄_{研细}各0.3g 天麻15g 天南星_炮15g 麝香_{研细}各0.15g

制作方法 将上药研为细末。

功效主治 祛风止痉，豁痰开窍。主治小儿惊风口噤，腰背强硬，抽搐。

临床用法 不拘时，1次3g，薄荷酒适量调服。

注意事项 保持患儿呼吸道通畅。

犀角散

《太平圣惠方》

药物组成 犀角 茯神 人参_{去芦} 天竺黄_研 朱砂_研 升麻 麦冬_{去心} 葛根 黄芩 黄芪 羚羊角 赤芍 甘草_炙各0.3g 柴胡_{去苗} 龙齿各15g

制作方法 将上药研为细末。

功效主治 清热祛风，养阴安

神。主治小儿心热善惊。

临床用法 1日3次，1次1.5g，温水调服。

注意事项 忌风寒生冷。

蓖麻散

《普济方》

药物组成 蓖麻子_{去皮别研}10g 雀瓮_{去壳}10g 全蝎15g 石榴15g 天南星_锉 半夏 白附子各0.5g

制作方法 将石榴去子，纳入蓖麻子、雀瓮、全蝎，外以泥封固，烧令熟，取出药物研细，入余药共研为细末。

功效主治 息风止痉，化痰通络。主治小儿惊风，手足搐搦。

临床用法 1日1~2次，1次0.3g，酒送服。

注意事项 蓖麻子、全蝎、天南星、白附子、半夏有毒，慎用。

搐鼻散

《幼幼新书》

药物组成 瓜蒂3g 细辛1.5g

制作方法 将上药研为细末。

功效主治 温经通络，豁痰开窍。主治小儿慢脾风。

临床用法 1次0.2g，吹入鼻中取嚏。

注意事项 风止后当健脾调理以收功。

解痉散 ※

《中医验方》

药物组成 全蝎6g 蜈蚣1条 蝉蜕头5g

制作方法 上药共研为细末。

功效主治 息风止痉，泄热定惊。主治小儿高热，惊痫抽搐。

临床用法 取药末放脐内，胶布固定，并热熨。

注意事项 忌辛辣燥食。

蝉蝎散

《仁斋直指小儿方论》

药物组成 全蝎6g 蝉蜕10g 南星5g 炙甘草7.5g

制作方法 上药共研为粗末。

功效主治 镇惊息风。主治慢惊风。

临床用法 1次3~6g，加生姜3片、大枣2枚，同煎服。

注意事项 惊风神昏者当保持呼吸道通畅。

639

蝉蜕定惊散 ※

《常见病验方
研究参考资料》

药物组成 蝉蜕去头足3g 朱砂
0.6g 薄荷叶2.4g

制作方法 共研为细末。

功效主治 疏风清热，镇心安
神。主治急惊风。

临床用法 1次2次，1次
1.5g，温水送下。

注意事项 朱砂有毒，勿过量
使用。

撮风散

《仁斋直指小儿方论》

药物组成 蜈蚣炙半条 钩藤
0.3g 朱砂 僵蚕 全蝎各3g
麝香0.03g

制作方法 上药共研为细末。

功效主治 息风止痉，祛痰开
窍。主治小儿惊风，撮口，吮乳不
得，舌强唇青，手足抽搐。

临床用法 1次1g，竹沥汁调

服。

注意事项 惊风发作时当保持
呼吸道通畅。

撩痰散

《普济方》

药物组成 川乌尖生 附子
尖生 天南星尖生 半夏生 蝎梢
各3g

制作方法 将上药研为细末。

功效主治 祛痰息风。主治痰
盛惊风。

临床用法 以鹅毛点醋蘸药，
探喉引吐痰涎。

注意事项 神昏者宜保持呼吸
道通畅。

蝎附散

《仁斋直指小儿方论》

药物组成 炮附子6g 炮南
星 炮白附子 木香各3g 全蝎
1.5g

制作方法 上药共研为粗末。

功效主治 温阳化痰，息风止

痉。主治慢脾风。

临床用法 1次3g，加生姜2片，同煎服。

注意事项 忌食生冷油腻。

蝎蜈蚕蝉散

《古今脐疗良方集解》

药物组成 全蝎5g 蜈蚣1条 僵蚕3g 蝉蜕头6g

制作方法 上药共研为细末。

功效主治 息风止痉。主治慢惊风，抽搐较甚。

临床用法 取药末放脐中，胶布固定，并热熨。

注意事项 忌辛辣燥食。

僵蚕散※

《幼幼集成》

药物组成 僵蚕去嘴略炒10g

制作方法 研为细末。

功效主治 息风止痉，祛风化痰。主治小儿撮口噤风，面黄，气喘，声不得出。

临床用法 1次0.5~3g，蜜

调，滴入小儿口中。

注意事项 神昏者当保持呼吸道通畅。

僵蚕散

《普济方》

药物组成 白僵蚕微炒 全蝎微炒各1.5g 天仙子微炒金黄0.3g

制作方法 将上药研为细末。

功效主治 息风定惊，通络止痛。主治小儿急惊风，搐搦。

临床用法 温酒1次顿服。

注意事项 天仙子有大毒，内服宜慎用。

醒脾散

《幼科释谜》

药物组成 白术 人参 甘草 全蝎 橘红 茯苓各15g 半夏 木香各0.3g 白附子炮6g 南星炮3g 莲子肉3g

制作方法 上药共研为粗末。

功效主治 健脾化痰，息风止痉。主治脾胃虚弱所致惊风，昏困。

临床用法 1次3g，加姜枣同煎，渐服。

注意事项 不可顿服，若顿服必吐。

麝龙散

《中国中医独特疗法大全》

药物组成 地龙5g 麝香0.15g

制作方法 上药研为细末备用。

功效主治 开窍醒神，定惊止痉。主治小儿高热，神昏谵语，四肢抽搐，舌红，脉滑数。

临床用法 取药末敷脐部，外用胶布固定。

注意事项 忌辛辣燥食。

麝香散

《太平圣惠方》

药物组成 麝香 牛黄_{细研}各15g 黄连30g 附子_{炮裂去黑脐}15g 雄黄_{细研}15g 丹砂_{细研水飞} 桂心15g 乌贼骨15g 巴豆_{去皮心另研如膏}10g 蜈蚣_{炙焦}3g

制作方法 上药共研为细末，炼蜜为丸。

功效主治 清热解毒，活血通络。主治小儿发热，乳食不消，惊风抽搐，吐舌并吐逆。

临床用法 新生儿1日1~2g；一岁到三岁，酌情加减。用乳汁或米汤送服。

注意事项 本品有小毒，不宜久服。

麝香定惊散

《古今脐疗良方集解》

药物组成 冰片0.65g 全蝎3g 僵蚕6g 麝香1.5g

制作方法 除麝香外，余药共研为细末备用。

功效主治 开窍醒神，平肝息风。主治惊风，症见发热不高，四肢不温，不能安眠，或昏迷不醒，醒则时时啼哭，或手足抽搐。

临床用法 先将麝香放脐，再将药末撒脐上，胶布固定，24小时后去药，并洗净肚脐。

注意事项 忌辛辣燥食。

痫证

二砂散

《圣济总录》

药物组成 夜明砂 3g 朱砂 3g 轻粉_研 1.5g 蝎梢_炒 5g

制作方法 将上药研为细末。

功效主治 清肝息风，祛痰安神。主治小儿惊痫。

临床用法 1 次 1g，童便和酒调服。

注意事项 本品有毒，慎勿过量。

天竺黄散

《圣济总录》

药物组成 天竺黄_研 牛黄_研 知母_{锉焙} 钩藤_{锉焙} 芍药 犀角_{微炙} 龙胆草 柴胡 防风 升麻 人参各 15g 桔梗 大黄_炒 栀子 玄参各 30g 晚蚕蛾_炒 茯苓_{去皮锉} 蛜蟝_{去足微炙} 龙骨_{别研} 槟榔_{纸内煨炙焙锉}各 1g

制作方法 将上药研为细末。

功效主治 清肝息风，化痰止痉。主治小儿风痫身热，夜卧善惊，筋脉抽掣。

临床用法 1 日 3～4 次，1 次 1.5g，米汤或竹沥调服。

注意事项 脾胃虚弱者不宜久服。

太一散

《仁斋直指小儿方论》

药物组成 雀瓮_{去壳微炒锉} 天南星 白附子_{微炮} 天麻 防风 茯苓各 6g 全蝎 朱砂各 3g 麝香 0.3g

制作方法 上药共研为细末。

功效主治 祛风化痰，安神定惊。主治小儿胎惊。

临床用法 1 次 1.5g，乳汁调服。

注意事项 神昏者当保持呼吸道通畅。

牛黄散

《傅氏活婴方》

药物组成 天麻 牛黄 犀角 蝉蜕 甘草 天竺黄 胡黄连各等份

制作方法 将上药研为细末。

功效主治 平肝息风，清热化痰。主治小儿手足搐搦，口眼㖞斜。

临床用法 1 次 0.3g，薄荷汤送服。

注意事项 神昏者当保持呼吸道通畅。

牛黄散

《太平圣惠方》

药物组成 牛黄 0.9g 朱

643

砂_{细研} 木香 白僵蚕_{微炒} 乳香各 0.3g 全蝎_{微炒}5g 羌活 15g

制作方法 将上药研为细末。

功效主治 祛风止痉，行气通络。主治小儿风痫时发，筋脉拘急，身热心烦。

临床用法 不拘时，1 次 1.5g，以温竹沥调服。

注意事项 注意看护，以防患儿自伤舌体或窒息。

牛黄散

《圣济总录》

药物组成 牛黄_研 朱砂_研 白蔹 露蜂房_{微炒} 杏仁_{汤浸去皮尖面炒} 各 0.3g 肉桂_{去皮}15g

制作方法 将上药研为细末。

功效主治 祛风止痉，化痰开窍。主治小儿痫疾，手足动摇，目睛上视，口吐涎沫，壮热善惊。

临床用法 1 日 4~5 次，1 次 0.3g，乳汁调服。

注意事项 注意对患儿的看护。

归魂散

《普济方》

药物组成 蝎梢_炒 4.5g 蜈

蚣_炙半条 水银 冰片 麝香各 0.3g 白花蛇_{酒浸炙黄取肉}3g 川乌_炙 25g 天南星_{姜制}1.5g

制作方法 将上药研为细末。

功效主治 息风止痉，化痰通络。主治小儿惊痫，头项强直，角弓反张。

临床用法 1 次 0.3~1.5g，金钱薄荷汤调服。

注意事项 加强对患儿的看护。

夺魂散

《永类钤方》

药物组成 白僵蚕_{去丝炒令黄}15g 白附子_炮 蛇含石_{烧醋淬7~8次} 天南星_{生姜汁浸一宿} 各 0.5g 生金 生银 茯苓 牛黄 乌梢蛇头_{酒浸} 天麻各 3g 冰片 0.3g 半夏_{姜汁浸一宿} 6g 蜈蚣_{酒浸炙令焦}1 条

制作方法 将上药研为细末，蒸枣肉为丸，并以朱砂为衣。

功效主治 祛风化痰，安神定痫。主治小儿痫疾发作。

临床用法 1 次 1~2g，金钱薄荷汤送服。

注意事项 本品有毒，慎勿过量。

全蝎散

《汤氏宝书》

药物组成　全蝎3g　朱砂麝香各0.3g

制作方法　取新鲜薄荷叶裹住全蝎，再以麻线缠绕，放于火上炙干，研为细末，后加入朱砂、麝香共研匀。

功效主治　息风止痉，安神醒脑。主治小儿胎惊。

临床用法　1次0.5～1g，麦冬汤送服。

注意事项　发作时当保持呼吸道通畅。

全蝎散

《仁斋直指小儿方论》

药物组成　全蝎焙3g　琥珀朱砂各0.3g

制作方法　上药共研为细末。

功效主治　息风止痉，安神定痫。主治小儿胎痫。

临床用法　1次0.3g，麦冬汤送服。

注意事项　神昏者当保持呼吸道通畅。

安神散

《圣济总录》

药物组成　蝎梢炒4.5g　蜈蚣研1条　轻粉0.3g　乌头尖生用2.5g　天南星姜制焙干1.5g　麝香冰片研各2g

制作方法　将上药研为细末。

功效主治　息风止痉，化痰醒脑。主治小儿惊痫。

临床用法　1次0.3g，金银花薄荷汤调服。

注意事项　注意看护，保障患儿安全。

645

青芝散

《御药院方》

药物组成　青黛9g　蓝实90g　白芝麻生用270g

制作方法　将上药研为细末。

功效主治　清热镇惊，补肝益肾。主治小儿痫疾。

临床用法　1日2次，1次9g，饭后温水送服。

注意事项　注意后天调补。

星朱散

《仁斋直指小儿方论》

药物组成　制天南星_{湿纸炮香熟}30g　朱砂6g

制作方法　将上药研为细末。

功效主治　祛风利痰，镇静安神。主治小儿痫疾。

临床用法　1次0.5g，防风汤送服。

注意事项　脾胃虚弱者不宜久服。

排关散

《圣济总录》

药物组成　天南星_炮

制作方法　将上药研为细末。

功效主治　祛风止痉，化痰通络。主治小儿痫疾，瘥后不能言。

临床用法　1次0.5~1g，猪胆汁调服。

注意事项　慎起居，避风寒。

救急稀涎散

《证类本草》

药物组成　皂角　明矾各30g

制作方法　将上药研为细末。

功效主治　祛逐风痰。主治风痰上壅胸膈，惊痫，神志昏闷。

临床用法　1次0.5~1.5g，温水调服，微吐为度。

注意事项　注意看护，保证安全。

紫石英散

《太平圣惠方》

药物组成　紫石英　石膏_{研细水飞}　滑石　白石脂　寒水石各30g　大黄_{微炒}　朱砂_{研细水飞}　甘草_{炙微赤}　犀角各15g　龙齿_研60g　牡蛎0.3g

制作方法　将上药研为细末。

功效主治　清热泻火，镇心安神。主治小儿热痫，四肢抽掣。

临床用法　1次1.5g，薄荷汤调服。

注意事项　脾胃虚弱者不宜久服。

蓝叶散

《太平圣惠方》

药物组成 蓝叶 人参_{去芦头}
知母各 15g 钩藤 0.9g 升麻 0.6g
葛根 0.9g 黄芩 犀角 射干
各 0.3g 玄参 0.9g

制作方法 将上药研为细末。

功效主治 清热息风，养阴生
津。主治小儿痫疾欲发，身热胸
闷，精神昏愦，大便秘涩。

临床用法 1 日 3 次，1 次
1.5g，竹沥调服。

注意事项 忌食辛辣温燥之
品。

露蜂房散

《幼幼新书》

药物组成 露蜂房_{洗净焙干} 石
菖蒲各 30g 肉桂 远志 人
参_{去芦头}各 15g 朱砂_{别研} 牛黄_{别研}
杏仁_{汤洗麸炒去皮尖别研}各 0.3g

制作方法 将上药研为细末。

功效主治 祛风镇惊，醒脑开
窍。主治小儿痫疾，手足抽掣，口
吐涎沫。

临床用法 1 次 1.5g，麝香同
调服。

注意事项 注意看护，保证患

儿安全。

甘遂散

《太平圣惠方》

药物组成 甘遂_{煨令微黄}0.3g
大黄_{锉炒}0.3g 牵牛子_炒 15g 葶苈
子_炒 槟榔_炒各 0.3g

制作方法 将上药研为细末。

功效主治 攻下逐水，泻肺平
喘。主治小儿水肿，二便难，喘促
不得卧。

临床用法 1 次 3g，开水冲
服，以利为度。

注意事项 忌风寒生冷。

647

加味五苓散

《普济方》

药物组成 猪苓 茯苓 白术
泽泻各 30g 木香 沉香 槟榔
各 9g 白豆蔻 3g 砂仁 5g

制作方法 将上药研为细末。

功效主治 利水渗湿，行气温
中。主治小儿肿满，小便不利。

临床用法 1 日 3 次，1 次
1.5g，木通灯芯汤调服。

注意事项 忌食生冷油腻。

桑白皮散

《普济方》

药物组成 桑白皮_炒 射干 茯苓 黄芩 木通 泽漆 泽泻 防己各15g

制作方法 将上药研为细末。

功效主治 清热利湿，泻肺平喘。主治小儿全身水肿，喘促，小便不利。

临床用法 1日3~4次，1次1.5g，赤小豆汤调服。

注意事项 体虚患儿慎用。

648

葶苈散

《普济方》

药物组成 葶苈子_炒 防己 甘遂 大戟各等份

制作方法 将上药研为细末。

功效主治 泻肺平喘，逐水消肿。主治小儿喘息气粗，水肿。

临床用法 1日3次，1次3g，桑白皮汤送服。

注意事项 忌风寒生冷。

痘疮

九味神功散

《寿世保元》

药物组成 黄芪 人参 白芍 紫草 红花 生地黄 牛蒡子各6g 前胡 甘草各4.5g

制作方法 共研为细末。

功效主治 益气清热，凉血解毒。主治小儿痘疹，毒出太盛，血红一片，密布全身，或7日以前，兼有吐泻、失血等。

临床用法 1日1剂，分2次煎服。

注意事项 慎起居，避风寒。

敛疮散※

《本草纲目》

药物组成 黑大豆

制作方法 上药焙干后研为细末。

功效主治 收湿敛疮，清热解毒。主治痘疮湿烂。

临床用法 用药末敷患处。

注意事项 忌食辛辣燥食。

马鸣散

《张氏医通》

药物组成 人中白_煅3g 僵蚕 五倍子_{半生半煅} 白矾_{生枯各半} 硼砂_{生煅各半}各1.5g

制作方法 上药共研为极细末。

功效主治 清热解毒。主治口舌生疮，痘后疳烂。

临床用法 先以盐水清洗患处，继以鹅翎蘸药末吹入患处。

注意事项 忌抓搔。

无比散

《普济方》

药物组成 朱砂30g 牛黄 麝香 冰片 轻粉各0.3g

制作方法 上药共研为细末。

功效主治 清热解毒。主治小儿疹疮透出不快及黑疮子所致一切恶候。

临床用法 1次0.03g，乳汁或新汲水调服。

注意事项 忌风寒生冷。

木香散

《太平圣惠方》

药物组成 木香0.3g 炙甘草 前胡 陈皮 肉桂 半夏_{姜炒} 赤茯苓_{去皮} 大腹皮 诃子_{煨去壳} 人参 公丁香各0.3g

制作方法 共研为粗末。

功效主治 益气健脾，和胃化痰。主治卫表虚弱痘疹灰白黑陷，呕吐白沫。

临床用法 1次3g，加生姜3片，水煎温服。呕吐甚者，加白豆蔻，去壳。

注意事项 忌风寒生冷。

649

内托散

《寿世保元》

药物组成 人参 黄芪 当归各6g 川芎 防风 桔梗 厚朴_{姜汁炒} 白芷 甘草各3g 木香 肉桂各1g

制作方法 共研为细末。

功效主治 益气养血，托毒外出。主治痘疮，血气虚损或风邪秽毒冲触，疮毒内陷，伏而不出，或出而参差不齐。

临床用法 1次6g，加炒穿山甲1.5g，研细末调服。

注意事项 慎起居，避风寒。

化毒散

《寿世保元》

药物组成 紫草茸　升麻　炙甘草各15g

制作方法 共研为细末。

功效主治 清热凉血，疏风透疹。主治小儿痘疹疮毒已出或欲出，浑身壮热不思食。

临床用法 1次6g，加糯米20g，同煎服。

注意事项 忌风寒生冷。体质壮实者用之。

650

四圣散

《寿世保元》

药物组成 珍珠_{铁器上烤微黄研}豌豆_{烧灰存性}50g　血余_{烧灰}100g

制作方法 共研为细末，用胭脂调膏。

功效主治 解毒透疹。主治痘疮长大呈紫黑色者。

临床用法 将小儿安置在温暖处，避风寒秽气，用针尖刺破疮口，纳药入内，若余疮皆起，但挑破出黑血，或挑开吸去、挤去黑血。

注意事项 治疗过程中注意无菌操作，以防感染。

生肌散

《片玉痘疹》

药物组成 白芷　赤石脂　白及各3g　龙骨1.5g　浙贝母6g

制作方法 共研为极细末。

功效主治 解毒燥湿，排脓生肌。主治痘痈溃后，久不敛口。

临床用法 敷患处。

注意事项 忌抓搔，以免遗留斑痕。

圣功散

《普济方》

药物组成 防风　苍术_{米泔水浸}荆芥穗　陈皮_{去白}甘草_炙川芎厚朴_{姜制}牛蒡子_炒人参　川白芷　缩砂仁　柴胡　紫草　黄芩黄芪_{盐炙}赤芍　当归_{酒浸}蝉蜕枳壳_煨木通　赤茯苓_{去皮}桔梗肉桂_{去皮}木香各等份

制作方法 上药晒干研为细末。

功效主治 清热解毒，健脾益气，活血敛疮。主治痘疮已出未收。

临床用法 1日3~4次，1次3~5g，温米泔水调服。

注意事项 忌抓搔疮面。

加味四圣散

《世医得效方》

药物组成　紫草茸　人参　蝉蜕　黄芪　木通　甘草　川芎　木香各等分

制作方法　上药共研为粗末。

功效主治　益气养阴，疏风止痒。主治痘疮已出，热渴引饮或作痒。

临床用法　1次6g，水煎温服，不拘时服。

注意事项　忌抓搔。

托里散

《幼科类萃》

药物组成　人参_{去须}60g　川芎30g　防风30g　苦桔梗_{去头尾}30g　川白芷30g　甘草_生30g　当归_{酒浸}60g　黄芪_{盐水蒸炙}60g　厚朴_{姜汁浸一夜晒}30g　肉桂_{去皮取末}30g

制作方法　上药共研为细末。

功效主治　活血调气，调胃补虚，托毒排脓。主治小儿痘疮毒根在里，气血虚弱，风邪秽毒冲触使疮毒内陷，伏而不出或出不爽快。

临床用法　1日3次，1次1.5g，木香紫草汤调下。

注意事项　忌食辛辣燥食物。

地骨皮散

《普济方》

药物组成　地骨皮15g　麻黄_{去节}　人参0.3g　大黄_{湿纸裹煨干}　知母　羌活　甜葶苈_{隔纸炒}0.3g　甘草_炙　滑石各0.15g

制作方法　上药共研为细末。

功效主治　清肺泄热，祛风解表。主治小儿水痘斑毒状如蚊咬。

临床用法　1次1.5g，入小麦1~2g，同煎服。

注意事项　忌食辛辣燥热食物。

651

冲和散

《圣济总录》

药物组成　白药子　甘草_炙各0.3g　雄黄_{醋淬}3g

制作方法　上药共研为细末。

功效主治　清热润燥，泻火解毒。主治小儿斑毒痘疮，热退烦躁。

临床用法　1次1.5g，或酌情加减，蜜汤调服。

注意事项　忌风寒生冷。

异功散

《寿世保元》

药物组成 当归_{酒洗} 肉豆蔻_{煨去油} 陈皮 白术_{去芦炒} 白茯苓_{去皮} 附子_{面包煨去皮脐} 半夏_{姜汁炒}各3g 人参1.5g 丁香6g 厚朴 肉桂 木香各2.4g

制作方法 共研为粗末。

功效主治 益气养血，温中散寒。主治痘疮，寒战咬牙，疮塌泄泻。

临床用法 加生姜3片，大枣3枚，水煎温服。泄泻甚者，加煨诃子肉。

注意事项 忌风寒生冷。

麦饯散

《外科正宗》

药物组成 小麦_{炒橘黄色}1.2kg 硫黄120g 白砒30g 烟胶250g 川椒90g 明矾_{生枯者}各60g

制作方法 上药共研为细末。

功效主治 祛风拔毒，收湿止痒。主治小儿痘风作痒，叠叠成片，甚则顽麻不知痛。

临床用法 葱汤洗患处，将药末用麻油调搽，纱布扎盖，3日1换。

注意事项 忌抓搔。

补元散

《审视瑶函》

药物组成 夜明砂30g 蛤粉15g

制作方法 上药共研为细末。

功效主治 益肝明目。主治真元不足，痘后近视。

临床用法 1次6g，撒入50g猪肝内，用线扎紧，以浓米泔水煮熟取出备用，早晚食用，并以原汤送服。

注意事项 忌用服过度。

快斑散

《普济方》

药物组成 紫草 蝉蜕_{去足} 人参 白芍各0.3g 木通3g 甘草_炙1.5g

制作方法 上药共研为细末。

功效主治 解毒透疹。主治痘疮透出不快。

临床用法 1日3次，1次6g，温开水调服。

注意事项 忌风寒生冷。

驱毒散

《普济方》

药物组成 白花蛇_{酒浸一夜炙黄去骨为末} 麝香 0.3g

制作方法 共研为细末。

功效主治 活血解毒。主治小儿痘疮透出不快。

临床用法 1 次 0.03g，每大三岁加服 0.03g，酒或蝉蜕汤调服。

注意事项 忌风寒生冷。

金华散

《张氏医通》

药物组成 黄连 黄芩 黄柏 大黄 黄丹各等份 轻粉减半 麝香 0.03g

制作方法 上药共研为细末。

功效主治 清热解毒，活血疗疮。主治痘后肥疮。

临床用法 疮面湿者，药末撒于疮上；疮面干燥者，猪油调敷于上。

注意事项 外用药勿内服。

金不换散

《外科传薪集》

药物组成 西瓜霜 18g 青黛 19.5g 人中白_煅 15g 川黄柏 硼砂 9g 芒硝 4.5g 大梅片 1.5g

制作方法 共研为细末。

功效主治 清热燥湿，解毒生肌。主治痘疮所致牙疳、乳蛾、喉间溃烂。

临床用法 用药末吹患部。

注意事项 忌辛辣、温燥之品。

全生保安散

《寿世保元》

药物组成 麻黄 羌活 防风 升麻 北黄芪 黄柏_{酒浸} 连翘 吴茱萸各 1.5g 川芎 藁本 葛根 苍术 黄芩_{酒浸} 茯苓 柴胡 甘草 当归 黄连各 0.9g 红花 细辛 苏木 白术 陈皮各 0.6g

制作方法 共研为细末。

功效主治 益卫固表，解毒除湿。用于小儿未出痘疹者，服之预防，解胎毒免生痘疮。

临床用法 立春、立夏、立秋、立冬之日，水煎，夜露 12 小

时，次早温服。一年之内，依此服
4 剂，永不出痘。

注意事项 忌风寒，慎起居。

玳瑁散

《普济方》

药物组成 生玳瑁 犀角各等
份

制作方法 上药共研为细末，
以水 40ml 搅匀。

功效主治 清热解毒，凉血活
血。主治小儿痘疮已出或未出。

临床用法 1 日 4～5 次，1 次
5ml，微温服。

注意事项 忌食辛辣燥食。

珍珠人牙散

《张氏医通》

药物组成 人牙煅 15g 珍珠
3g 血竭 1.5g

制作方法 上药共研为细末。

功效主治 解毒活血，清心开
窍。主治痘疮毒伏心肾，黑陷神
昏。

临床用法 1 次 1.2～1.5g，
酒浆调服。

注意事项 忌食辛燥之品。

独圣散

《张氏医通》

药物组成 牛蒡子 僵蚕炒研
紫草茸各等份

制作方法 上药共研为粗末。

功效主治 疏散痘毒。主治痘
疮毒盛伏陷。

临床用法 水煎去渣温服，1
日 3 次。

注意事项 忌抓搔。

宣风散

《张氏医通》

药物组成 槟榔 10g 橘皮
青皮 甘草各 6g 牵牛头末 12g

制作方法 上药共研为细末。

功效主治 泻下解毒。主治痘
毒乘肾，腹胀黑陷。

临床用法 3 岁小儿 1 次 1g，
蜜水调服。

注意事项 忌抓搔，以防感
染。

宣风散

《小儿药证直诀》

药物组成 槟榔 10g 陈皮 甘草各 15g 牵牛_{半生半炒}120g

制作方法 上药共研为极细末。

功效主治 行气消胀，逐水消肿。主治小儿疮痘盛出，身热，烦渴，腹胀气喘，大小便不利，面赤闷乱及浮肿。

临床用法 1 次 1.5g，蜜汤调下，中病即止。

注意事项 身体素虚者慎用。

举陷散 ※

《本草纲目》

药物组成 犬齿 15g 人齿 15g

制作方法 烧存性，共研为细末。

功效主治 升阳举陷，解毒疗疮。主治痘疮倒陷。

临床用法 1 次 3~6g，温水送服。

注意事项 避风寒生冷。

蚕茧散

《幼幼集成》

药物组成 蚕茧

制作方法 加入白矾捶碎，炭火煅至矾汁尽，研为细末。

功效主治 燥湿祛腐生肌。主治痘疮破烂，水不能干，触之出血。

临床用法 敷药末于疮上，1日 1 次。

注意事项 保持患处清洁，忌抓搔。

消风散

《普济方》

药物组成 人参 川芎 白茯苓_{去皮} 羌活 僵蚕_炒 藿香 荆芥穗 防风 甘草_炙 蝉蜕 厚朴_制 陈皮各 6g

制作方法 上药共研为细末。

功效主治 益气解表，祛风胜湿。主治痘疮或发或未发，忽面青暴吼，为风邪所伤。

临床用法 1 日 3~4 次，1 次 3g，荆芥汤下或紫草生葱汤调服。

注意事项 忌食辛辣生冷食物。

655

通神散

《普济方》

药物组成 雄黄_{研水飞} 麝香各1.5g

制作方法 上药共研为细末。

功效主治 解毒活血，化瘀散结。主治小儿疮痘蓄伏黑陷。

临床用法 一岁以内小儿分作3次，温酒调服。

注意事项 忌发汗、攻下。

清解散

《审视瑶函》

药物组成 谷精草30g 石决明_煅24g 白菊花21g 绿豆壳18g

制作方法 将上药研为细末。

功效主治 清肝明目。主治痘后近视。

临床用法 1次6g，入去蒂核柿饼1个，米泔水200ml共煎，空腹食柿饼，并进原汤。

注意事项 忌食辛燥之品。

清金散

《寿世保元》

药物组成 陈皮 半夏_{姜制} 贝母 天花粉 麦冬_{去心} 桔梗 栀子_炒 黄芩 生甘草各等分

制作方法 共研为细末。

功效主治 清热，生津，泻肺。主治小儿痘疮余毒未尽，入于脾肺，症见咳嗽少痰、咽干口渴等。

临床用法 1次3g，饭后水煎服。

注意事项 忌抓搔，以防感染。

韶粉散

《小儿痘疹方论》

药物组成 韶粉30g 轻粉3g 猪油适量

制作方法 上药共研为细末，炼油为膏。

功效主治 清热解毒，软坚退瘢。主治小儿疮痘后痂虽脱落，其色紫黯，凹凸不平。

临床用法 用药膏适量涂患处。

注意事项 本品有毒，不宜久用。

虚损

山羊角散

《医方大成》

药物组成　熟地黄　白茯苓　山羊角　酸枣仁_炒　虎胫骨_{酒炙}　肉桂　防风　甘草各等份

制作方法　上药共研为细末。

功效主治　滋阴养血，祛风清热。主治小儿项软，面红唇白。

临床用法　1日3次，1次3～5g，温酒或盐汤调服。

注意事项　加强营养，增强体质。

五加皮散

《普济方》

药物组成　五加皮

制作方法　研为细末。

功效主治　滋补肝肾，强筋健骨。主治小儿禀赋不足，体力虚怯，腰脊脚膝筋骨痿软，三岁不能行走。

临床用法　1日3次，1次3g，稀粥入酒少许调服。

注意事项　本方五加皮宜用南五加皮。

五加皮散

《傅氏活婴方》

药物组成　当归6g　甘草1.5g　五加皮　白茯苓各9g　木香3g

制作方法　将上药研为细末。

功效主治　强健筋骨，健脾养血。主治小儿胎寒身软。

临床用法　1次1.5g，枣汤或冬瓜仁汤送服。

注意事项　忌风寒生冷。

五加皮散

《仁斋直指小儿方论》

药物组成　真五加皮0.3g　牛膝　酸木瓜干各等份

制作方法　上药共研为细末。

功效主治　舒筋活络，强筋健骨。主治小儿十二岁不能行走者。

657

临床用法 1 日 2 次，1 次 1.5g，稀粥入酒两滴调服。

注意事项 宜综合检查，以明确诊断。

生筋散

《幼幼新书》

药物组成 木鳖子 3 个 蓖麻子_{去壳}30 个

制作方法 共研为细末，唾沫调药。

功效主治 强筋壮骨。主治小儿筋散无力，脊柱痿软。

临床用法 按摩颈部至热，涂药。

注意事项 加强后天补养。

生地黄散

《太平圣惠方》

药物组成 生地黄_焙60g 乌鸡骨_{醋炙黄}30g

制作方法 将上药研为细末。

功效主治 清热泻火，滋阴养血。主治小儿脏腑积热，气血不足所致的囟陷。

临床用法 不拘时，1 次 2g，米粥送服。

注意事项 注意加强后天饮食调补，忌食辛辣温燥之品。

白及散

《太平圣惠方》

药物组成 白及 柏子仁 防风_{去苗} 细辛_{去叶}各 0.3g

制作方法 将上药研为细末。

功效主治 收敛囟门。主治小儿肾气不足所致囟门不合。

临床用法 1 日 2 次，以乳汁调涂于小儿颅骨上。

注意事项 同时配合内服补肾益精药。

半夏散※

《本草纲目》

药物组成 半夏

制作方法 上药研为细末。

功效主治 温经散寒，升阳举陷。主治小儿因冷所致囟陷。

临床用法 用水调涂足心。

注意事项 阴亏燥咳、血证、热痰之人忌用或慎用。

芎黄散

《普济方》

药物组成 川芎 生地黄 当归 山药 白芍各 30g 沉香 15g 甘草 9g

制作方法 将上药研为细末。

功效主治 补益肾气。主治小儿禀气不足，齿久不生。

临床用法 1 日 3 次，1 次 3g，盐汤调服。

注意事项 注意后天调补，加强补钙。

芎劳散

《寿世保元》

药物组成 川芎 山药 白芍炒 当归 炙甘草各 7.5g

制作方法 共研为细末。

功效主治 益气养血，填精补髓。主治小儿肾阴肝血亏虚，齿久不生。

临床用法 1 次 6g，1 日 3 次，饭后温水调服，并用药末搽牙龈。

注意事项 加强后天调养。

抑肝扶脾散

《寿世保元》

药物组成 人参 1.5g 白术 陈皮 青皮 僵蚕炒 神曲炒 1.8g 茯苓 龙胆草酒洗 白芥子炒 山楂各 2.4g 柴胡 胡黄连 甘草各 0.9g 黄连姜炒 3g

制作方法 共研为粗末。

功效主治 健脾益气，开胃消食，清热泻肝。主治小儿痞积日久不消，元气虚弱，脾胃亏损，肌肉消瘦，腹大青筋暴露，肚腹胀满，口渴发热。

临床用法 加生姜 3 片，大枣 1 枚，水煎温服。

注意事项 忌食生冷油腻，控制饮食摄入量。

补脾散

《寿世保元》

药物组成 人参去芦 白术各 3g 白芍酒炒 茯苓各 2.4g 陈皮 川芎各 1.8g 黄芪蜜炒 当归酒炒 甘草炙各 1.2g

制作方法 共研为细末。

功效主治 益气补血，养心健

659

脾。主治小儿脾虚弄舌，微露即收。

临床用法 1次9g，1日2次，生姜煎服。

注意事项 加强后天饮食调养。

阿胶散

《普济方》

药物组成 阿胶_{麸炒}45g 马兜铃_焙15g 牛蒡子_炒7.5g 杏仁_{去皮尖}10g 糯米30g

制作方法 将上药研为细末。

功效主治 补益肺气。主治小儿肺脏怯弱，口唇淡白，易感风寒。

临床用法 饭后服，1次3～6g，水煎温服。

注意事项 忌风寒生冷。

附子散

《傅氏活婴方》

药物组成 附子 白及 百合 川乌 天南星 柏子仁 五加皮_{皆生用}各等份

制作方法 将上药研为细末。

功效主治 温经散寒，强筋健骨，养心安神。主治小儿胎寒兼风，头项软弱，及中风所致的四肢

厥冷，口角流涎，口眼㖞斜，角弓反张。

临床用法 1次0.5～1g，钩藤汤送服。

注意事项 附子、天南星，川乌有毒，慎用。

杨氏鸡肠散

《仁斋直指方论》

药物组成 鸡肠_{男用雌女用雄炙干} 鸡内金各1具 牡蛎粉 白茯苓各1.5g 辣桂_{不见火} 龙骨各0.75g 桑螵蛸_{微炒}15g

制作方法 将鸡肠、鸡内金烧存性，与余药共研为细末。

功效主治 补肾利尿。主治小儿夜间遗尿，或小便不禁。

临床用法 1次3g，1日1次，空腹酒调服。

注意事项 忌风寒生冷，加强调补。

封囟散

《普济方》

药物组成 蛇蜕_{烧灰}30g 防风 白及 大黄_{湿纸裹炮存性}各15g 青黛15g

制作方法 将上药研为细末。

功效主治 清热、祛风。主治

小儿肾经虚热所致的解颅，囟陷不平。

临床用法 取上药适量，和猪胆汁、醋、面糊，贴囟上。

注意事项 加强患儿后天调补。

封囟散

《圣济总录》

药物组成 柏子仁_炒细辛_{去苗叶} 防风_{去叉} 白及各30g 草乌头_炮15g

制作方法 将上药研为细末。

功效主治 温肾祛寒。主治小儿解颅。

临床用法 取上药适量，乳汁调涂于囟门未封处。

注意事项 草乌头有毒，慎用。

益智散

《幼幼集成》

药物组成 益智仁_{盐水炒}15g 茯苓_{酒炒}15g 补骨脂_{盐水炒}9g

制作方法 共研为细末。

功效主治 温肾化气，固精缩尿。主治小儿遗尿。

临床用法 1次3g，1日3次，盐汤调服。

注意事项 忌情志紧张。

调元散

《活幼心书》

药物组成 山药15g 人参 白茯苓_{去皮} 白茯神_{去皮} 白术_{去芦}各7.5g 石菖蒲6g 炙甘草9g 白芍 熟地黄 当归各7.5g 川芎9g 黄芪_{蜜炙}7.5g

制作方法 共研为粗末。

功效主治 益气培元，健脾养心。主治小儿禀赋薄弱，元气不足，囟开颅解，腹大面肿，肌肉消瘦，语迟行迟，神色昏愦，牙齿生迟等。

临床用法 加姜、枣水煎，不拘时，母子同服。

注意事项 加强后天调养。

调元散

《幼幼集成》

药物组成 人参 白术 茯苓 橘红 当归 枸杞 炙甘草6g 陈粳米1kg

制作方法 上药共研为细末。

功效主治 补中益气。主治胎元虚怯易发慢惊风。

临床用法 1次6~9g，龙眼煎汤调服。

661

注意事项　忌食生冷油腻。

银白散

《古今医方集成》

药物组成　升麻　知母　甘草　白扁豆　山药　人参　茯苓_{去皮}　白术各等份

制作方法　上药共研为细末。

功效主治　益气，健脾，燥湿。主治小儿脾胃虚弱所致慢惊风、疳积、不思饮食、泄泻等。

临床用法　1次3g，米汤调服。

注意事项　忌生冷、硬物。

醒睡散

《普济方》

药物组成　白僵蚕6g　威灵仙9g　大戟3g

制作方法　共研为细末。

功效主治　祛痰通络。主治小儿病后多睡。

临床用法　1次1.5g，清茶调下。

注意事项　中病即止，调理脾胃以收功。

熨顶散

《普济方》

药物组成　半夏　川乌　川芎　肉桂　细辛　百合　白及　柏子仁　朗黎树根_焙各等份

制作方法　将上药研为细末。

功效主治　滋阴益阳，活血通络。主治小儿手足痿软，头顶软弱无力。

临床用法　上药入煨大蒜和酒，捣成饼子，贴于头上，频频烫熨。

注意事项　宜综合检查，明确诊断。

鼻衄

玉屑散

《圣济总录》

药物组成　寒水石_研　马牙硝_研各0.3g　荷叶_{水煮7次焙}各30g　贝母_{去心}　知母各0.45g

制作方法　上药共研为细末。

功效主治　清热滋阴，凉血止血。主治小儿中热积惊，鼻衄。

临床用法 1次1.5g，1日3次，饭后蜜水调服。

注意事项 忌食辛燥之品。

石粉散

《普济方》

药物组成 寒水石_煅 牡蛎_煅各等份

制作方法 上药共研为细末。

功效主治 清热除烦，收敛固涩。主治小儿衄血，日夜不止，头痛心烦。

临床用法 1次1.5g，冷水调服，连服2次。

注意事项 忌食辛燥之品。

吹鼻散

《幼幼集成》

药物组成 栀子_炒 乱油发_{烧存性}各等份

制作方法 共研为极细末。

功效主治 清热泻火，收敛止血。主治小儿鼻衄。

临床用法 1次0.05g，吹鼻。

注意事项 虚寒性出血忌用。

桂心散

《太平圣惠方》

药物组成 肉桂 血余炭各0.3g 干姜_炮0.15g

制作方法 将上药研为细末。

功效主治 温经止血。主治小儿鼻衄。

临床用法 不拘时，1次1.5g，冷水调服。

注意事项 忌风寒生冷。

栀子仁散

《太平圣惠方》

药物组成 栀子仁30g 槐花_{微炒}15g

制作方法 将上药研为细末。

功效主治 清热凉血。主治小儿鼻衄。

临床用法 不拘时，1次1.5g，温水调服。

注意事项 忌食辛燥之品。

663

流涎

止涎散

《中国医学大辞典》

药物组成 胆南星10g 吴茱萸20g

制作方法 上药共研为细末。

功效主治 化湿止涎。主治小儿口角流涎，大便溏薄，小便清长。

临床用法 1次1g，蜜调敷脐部，每日1次，5次为一疗程。

注意事项 忌生冷、油腻食物。

牛蒡子散

《太平圣惠方》

药物组成 牛蒡子 山栀 甘草 芒硝 郁金各15g 枳壳0.3g 冰片另研1.5g

制作方法 上药研为细末，入冰片同研匀。

功效主治 清热解毒，开郁化痰。主治小儿脾壅多涎。

临床用法 1次1.5g，薄荷煎汤调服。

注意事项 忌食辛辣肥甘厚味之品。

铅霜散

《普济方》

药物组成 铅霜 牛黄 半夏姜制 冰片焙干各0.2g 白附子炮 芒硝 防风去叉 朱砂 天竺黄 犀角 细辛去苗叶 黄芩去黑心 甘草炙锉各0.5g

制作方法 将上药研为细末。

功效主治 祛痰，利窍。主治小儿脾风多涎，胸膈痞闷，不思乳食，神昏嗜睡。

临床用法 不拘时，1次0.3g，生姜蜜煎，水送服。

注意事项 铅霜有毒，慎勿过量。

黄柏皮散

《普济方》

药物组成 黄柏皮 枯矾 朴硝各等份

制作方法 上药共研为细末。

功效主治 清热，燥湿，止痒。主治小儿口角流涎，浸渍两颊之证。

临床用法 1次3g，1日3次，内服、外敷均可。

注意事项 忌食生冷、油腻之品。

小儿麻痹症

透惊散

《杨氏家藏方》

药物组成 天麻_{酒浸—宿焙干} 白附子_炮 牛膝_{酒浸—宿} 木鳖子_{去壳另研} 当归_{酒浸—宿焙干} 羌活_{去芦头} 各 15g 地龙_{微炒}1g 乳香_{别研} 没药_{别研}各 6g 朱砂_{别研}3g

制作方法 将上药研为细末，炼蜜为丸。

功效主治 活血，祛痰，通络。主治小儿筋脉拘挛不舒，手足瘫软无力，偏废不举。

临床用法 1 次 1g，饭后薄荷汤送服。

注意事项 恢复期当加强功能锻炼。

消痹散※

《全国中草药新医疗法展览会资料选编》

药物组成 老鸦花藤 吸风草 芦子叶 五除叶 粗糠炭各 15g 胡椒 5g

制作方法 将上药研为细末，用适量酒混匀。

功效主治 通经活络。主治小儿麻痹证。

临床用法 将上药装入纱布小袋内，包敷环跳穴，重者可包敷患肢关节，两天换药 1 次。

注意事项 忌风寒、生冷。

夜啼

万金散

《普济方》

药物组成 沉香 丁香 人参 五味子 当归各 30g 白术 赤芍各 15g 肉桂 0.3g

制作方法 将上药共研为细末。

功效主治 温里散寒，益气养血。主治小儿脏寒，禀气怯弱，多夜啼。

临床用法 1 次 3g，水煎，滴入小儿口中。

注意事项 忌食生冷油腻。

牛蒡砂珠散

《古方脐疗良方集解》

药物组成　牛蒡子 50g　珍珠粉 2g　朱砂 3g

制作方法　上药共研为细末。

功效主治　清热定惊。主治小儿夜啼，时作惊惕。

临床用法　每次取 1g 药末填脐，胶布固定。

注意事项　忌辛辣燥食。

六神散

《幼科释谜》

药物组成　茯苓　扁豆　人参　白术　山药　炙甘草各等分

制作方法　将上药共研为细末。

功效主治　健脾益气，温中止痛。主治小儿腹冷痛，夜啼。

临床用法　1 次 3g，姜枣煎服。

注意事项　忌食生冷油腻。

龙齿散

《傅氏活婴方》

药物组成　石膏　人参　龙齿

朱砂　麝香　甘草各等份

制作方法　上药共研为细末。

功效主治　清热益气，镇静安神。主治小儿夜啼惊悸。

临床用法　1 日 3 次，1 次 0.1～0.3g，金银薄荷汤点服。

注意事项　脾胃素虚者慎用。

白玉散

《普济方》

药物组成　玉屑 7.5g　寒水石 15g

制作方法　将上药研为细末。

功效主治　清热泻火。主治小儿夜啼。

临床用法　取药末适量，以米醋或井水调涂于小儿胸部。

注意事项　乳母忌食辛燥之散剂品。

芍药散

《普济方》

药物组成　赤芍　肉桂　川芎　黄芩　山药各 15g

制作方法　将上药研为细末。

功效主治　调中止痛。主治小儿夜啼，胸膈胀满，气逆，呕吐腹痛。

临床用法　1 日 3～5 次。小儿

1～3月，1次0.5g；6～12月，1次1.5g。以粥送服。

注意事项 忌食生冷油腻。

伏龙肝散

《普济方》

药物组成 伏龙肝 朱砂 山药各15g 麝香0.3g

制作方法 上药共研为细末，或炼蜜为丸。

功效主治 补脾温中，安神开窍。主治小儿夜间惊啼不止。

临床用法 1日3～5g，薄荷汤调服，丸剂灯芯汤调服。

注意事项 不宜久服。

安神散

《寿世保元》

药物组成 人参 黄连姜汁炒各4.5g 甘草1.5g

制作方法 共研为粗末。

功效主治 清心火，益心气。主治小儿心气虚而心经有热，夜啼不止。

临床用法 加竹叶20片，生姜1片，水煎服。

注意事项 乳母忌食辛辣温燥之品。

牡蛎散

《普济方》

药物组成 牡蛎烧研 灶心土 苍术锉炒 甘草锉炒各等份 麝香0.5g

制作方法 将上药研为细末。

功效主治 燥湿健脾。主治小儿夜啼，胸腹胀满。

临床用法 1日3次，1次0.3g，竹茹汤调服。

注意事项 忌食生冷油腻。

夜啼散※

《中国中医独特疗法大全》

药物组成 朱砂 琥珀各20g 吴茱萸10g

制作方法 上药共研为细末。

功效主治 安神定惊。主治小儿夜啼。

临床用法 取药末适量，水调敷脐部，胶布固定，1～2日换药1次，7次为1疗程。

注意事项 忌辛辣食物。

柏子仁散

《普济方》

667

药物组成 柏子仁 30g

制作方法 将上药研为细末。

功效主治 养心安神。主治小儿夜啼。

临床用法 1 日 3 次。小儿 1～2 岁，1 次 0.3g；3～4 岁，1 次 1.5g。米粥送服。

注意事项 忌惊吓。

柏子仁散

《傅氏活婴方》

药物组成 柏子仁 白茯苓 甘草各等份

制作方法 上药共研为细末。

功效主治 养心安神，益气健脾。主治小儿夜啼不止。

临床用法 1 日 3g，麝香汤调服。

注意事项 当预防惊风发作。

钩藤散

《张氏医通》

药物组成 钩藤 茯神 茯苓 川芎 木香 白芍 当归各 3g 炙甘草 1.5g

制作方法 上药共研为细末。

功效主治 平肝息风，安神定惊。主治小儿夜啼。

临床用法 1 次 1.5～3g，入姜枣煎服。

注意事项 乳母忌食辛燥。

莲心散

《圣济总录》

药物组成 莲子心 15g 人耳塞 15g 乳香_{别研}0.3g 人参 15g 灯花 0.5g 朱砂 0.3g

制作方法 将上药研为细末。

功效主治 清心除烦，镇静安神。主治小儿夜啼，惊热。

临床用法 不拘时，1 次 0.5g，薄荷汤调服。

注意事项 预防惊风发作。

镇静散

《古今脐疗良方集解》

药物组成 丁香 1.5g 钩藤 3g 蝉蜕 2g

制作方法 上药共研为细末。

功效主治 息风，定惊，止痉。主治小儿夜啼，惊惕不安。

临床用法 取药末加水调敷脐部，胶布固定。

注意事项 忌辛辣食物。

脐风

天浆子散

《太平圣惠方》

药物组成　雀瓮 9g　血余炭 1.5g　蜈蚣烧灰 2 寸　羚羊角烧灰 3g　麝香 0.5g

制作方法　将上药研为细末。

功效主治　息风止痉，清热解毒。主治小儿脐风。

临床用法　小儿初生，断脐后，取适量药散外敷。

注意事项　本病属急证，宜采取综合治疗措施。

乌槐散

《太平圣惠方》

药物组成　乌驴乳　槐枝各 30g

制作方法　将槐枝放入火中煨，待津液出，取出拭去灰，放于乳汁中。

功效主治　利窍通络，兼以祛风。主治小儿脐风撮口。

临床应用　每次以槐枝点乳适量于小儿口内。

注意事项　应注意对脐带损伤处的处理。

乌蛇散

《圣济总录》

药物组成　乌梢蛇酒浸去骨 15g　麝香研 0.3g

制作方法　将上药研为细末。

功效主治　祛风通络，醒脑开窍。主治小儿脐风撮口。

临床用法　1 次 1.5g，荆芥汤送服。

注意事项　神昏者宜保持呼吸道通畅。

丹溪金乌散

《幼科释谜》

药物组成　蜈蚣酒浸炙 半条　川乌尖 3g　麝香 0.3g

制作方法　上药共研为细末。

功效主治　息风止痉。主治脐风。

临床用法　1 次 0.3g，金银花汤送服。

注意事项　神昏者当预防患儿咬伤舌体。

白龙散

《普济方》

药物组成 雀瓮_{有虫者}3g 白僵蚕_炒5g 轻粉 0.1g

制作方法 将上药研为细末。

功效主治 息风止痉。主治小儿脐风。

临床用法 1 次 0.3～0.5g，薄荷汁调服。

注意事项 神昏者当保持呼吸道通畅。

辰砂僵蚕散

《幼幼集成》

药物组成 朱砂_{水飞}5g 僵蚕_{炒脆}3g 天竺黄 1.5g 珍珠 0.9g 麝香 0.9g

制作方法 上药共研为细末。

功效主治 祛风化痰，镇静止痉。主治新生儿脐风，噤口。

临床用法 1 次 0.3g，蜜调，滴入患儿口中。

注意事项 本病属危证，宜采取综合治疗措施。

张涣金黄散

《幼科释谜》

药物组成 黄连 7.5g 铅粉 龙骨_煅各 3g

制作方法 上药分别研细，再合研为末。

功效主治 清热解毒，潜阳息风。主治脐疮不愈，风气传于经络，变为脐风。

临床用法 1 次 1g，敷脐中，时时换用。

注意事项 应尽早采取综合治疗措施。

宣风散

《本草纲目》

药物组成 全蝎_{去头尾酒涂炙}15g 麝香 0.3g

制作方法 上药分别研为细末，混匀。

功效主治 息风止痉，开窍通络。主治断脐后外伤风湿，唇青口撮，多啼不乳，口出白沫。

临床用法 1 次 1.5～2g，金银花汤或麦冬汤调服。

注意事项 脐风发作时当保持呼吸道通畅。

调气益黄散

《东医宝鉴》

药物组成 蜈蚣_{酒炙}1 条 蝎梢 僵蚕各 3g 瞿麦 1.5g

制作方法 上药共研为细末。

功效主治 息风止痉。主治脐风，噤口，撮口。

临床用法 1 次 0.5g，吹鼻中取嚏；啼哭者，用薄荷汤调药末 0.5g 服之。

注意事项 神昏者，当注意预防患儿咬伤舌体。

葱僵散※

《幼幼集成》

药物组成 生葱_{捣烂取汁}2 根 僵蚕_{炒去丝}3g

制作方法 僵蚕研为极细末，用葱汁调匀。

功效主治 息风止痉。主治小儿脐风撮口。

临床用法 以药膏涂母乳头，让儿吸吮，或直接涂于患儿口内。

注意事项 惊风发作时当保持呼吸道通畅。

蝉蜕散

《傅氏活婴方》

药物组成 蝉蜕 蛇蜕 朱砂 麝香 冰片各等份

制作方法 将上药研为细末。

功效主治 芳香开窍，祛风通络。主治小儿脐风撮口。

临床用法 取药散适量涂于小儿唇上。

注意事项 神昏者当保持呼吸道通畅。

撮风散

《仁斋直指方论》

药物组成 蜈蚣_炙半条 钩藤 麝香各 0.3g 朱砂 白僵蚕_焙 蝎梢各 3g

制作方法 将上药研为细末。

功效主治 息风止痉，醒脑开窍。主治小儿脐风撮口。

临床用法 1 次 0.5g，竹沥调服。

注意事项 神昏者当保持呼吸道通畅。

撮风散

《普济方》

药物组成 蜈蚣_炙半条 白僵蚕 6g 钩藤 天麻_炮 半夏_{姜制} 天南星_{姜制} 川乌_炮 荆芥穗各 3g 朱砂 3g 麝香 0.5g

制作方法 将上药研为细末。取药末适量，纳入乳汁或竹沥中搅匀。取 5 寸长度的槐枝 10 根，火煨，待津液出，去灰。

功效主治 祛风止痉，化痰开窍。主治小儿脐风撮口。

临床用法 用槐枝蘸取药液，滴入小儿口内。

注意事项 神昏者当保持呼吸道通畅。

蝎梢散

《世医得效方》

药物组成 蝎梢 20g 白僵蚕_{姜汁炒}30g 麝香 樟脑各 0.3g

制作方法 将蝎梢用薄荷叶外包，用线扎紧，炒，令薄荷叶干酥为度，与余药共研细末。

功效主治 息风止痉，芳香开窍。主治小儿脐风撮口。

临床用法 1 次 0.3g，以紫雄鸡肝 3 片煎汤送服。

注意事项 神昏者当保持呼吸道通畅。

麝香散

《医方类聚》

药物组成 蜈蚣_{酒炙}半条 麝香 0.3g 川乌 20g

制作方法 将上药研为细末。

功效主治 祛风通络，散寒止痛。主治小儿脐风撮口。

临床用法 每次 0.2g，以金银薄荷汤调服。

注意事项 本病属急症，宜采取综合措施治疗。

胎毒

牛黄竹沥散

《圣济总录》

药物组成 牛黄 0.3g 竹沥 50ml

制作方法 将牛黄研为细末。

功效主治 清心，化痰，利窍。主治小儿胎毒风热，撮口发噤，或心热发惊。

临床用法 1 次取牛黄 0.1g，竹沥调服。

注意事项 神昏者当保持呼吸

道通畅。

乌雄散

《普济方》

药物组成 乌桕根晒干3g 雄黄0.3g

制作方法 共研为细末。

功效主治 解毒，敛疮。主治小儿胎风疮。

临床用法 取上药适量，菜籽油调涂。

注意事项 乳母忌食辛燥之品。

四圣散

《活幼心书》

药物组成 灯芯草 黄连 秦皮 木贼 大枣各15g

制作方法 上药用物击破，共研为细末。

功效主治 清热解毒。主治胎受热毒，出生时两目不开。

临床用法 1次6g，水煎服。

注意事项 乳母忌食辛辣。

生地黄散

《审视瑶函》

药物组成 生地 赤芍 川芎

甘草 当归 天花粉各等份

制作方法 上药共研为细末。

功效主治 清热解毒，凉血活血。主治小儿初生，眼睑不开。

临床用法 灯芯草煎汤调服。

注意事项 乳母忌食辛燥之品。

圣惠当归散

《幼科释谜》

药物组成 当归 麻黄各15g 羌活 酸枣仁 杜仲炒 人参桂心各7.5g

制作方法 上药共研为粗末。

功效主治 祛风散寒，温阳补肾。主治孕妇脏腑有积冷，为风邪所束，婴儿出生后肾气不足，气血未荣所形成的脚指蜷缩不展。

临床用法 1次3g，水100ml，加姜少许，煎至50ml，乳前分成数次服。

注意事项 乳母忌食生冷油腻。

松豉散

《经验良方》

药物组成 松树皮炒 淡豆豉炒9g 轻粉1.5g

制作方法 将上药研为细末。

673

功效主治 祛风胜湿，蚀腐敛疮。主治小儿胎风疮。

临床用法 取上药适量，菜籽油调涂。

注意事项 乳母忌食辛燥之品。

当归散

《太平圣惠方》

药物组成 当归_炒 黄芪_{蜜炙} 肉桂 黄芩 细辛 龙骨_{细研} 赤芍各15g

制作方法 共研为细末。

功效主治 益气养血，温经散寒。主治孕妇受寒，小儿出生后又感外邪，症见面色青白，四肢厥冷，大便青黑，口冷腹痛。

临床用法 1次1g，1日3次，乳汁调服。

注意事项 乳母忌食生冷油腻之品。

吹鼻散

《寿世保元》

药物组成 乳香 没药各1.5g 雄黄0.9g 芒硝3g 盐丹_{水飞}0.3g

制作方法 共研为细末。

功效主治 活血消肿，泻火解毒。主治小儿上焦火盛，两眼肿痛。

临床用法 1次0.03g，吹入两鼻孔。

注意事项 乳母忌食辛辣温燥之品。

茱萸散

《世医得效方》

药物组成 硫黄 吴茱萸各15g

制作方法 上药共研为细末。

功效主治 散寒，行气，止痛。主治小儿胎寒肾缩。

临床用法 1次0.3g，乳汁调服，并以蒜泥薄敷于腹部，蛇床子外熏。

注意事项 忌风寒生冷。

紫炉散

《验方新编》

药物组成 炉甘石_煅30g 黄柏_{以猪胆汁涂炙7次} 绿豆各21g 紫甘蔗皮_{烧灰存性} 儿茶 赤石脂_煅各15g 冰片1.5g 麻油60g 鸡蛋黄1个

制作方法 用麻油煎鸡蛋黄，煎黑冷透1日，与余药共研为细末。

功效主治 解毒止痛。主治小儿胎毒肉赤无皮，或脓血淋漓，及胎中受父母杨梅疮毒者，或妇女感染梅疮。

临床用法 用油调药末敷患处，1次10g。若毒势重者，加珍珠2g，牛黄1g。

注意事项 隔离治疗，预防感染。

紫雪散

《外科正宗》

药物组成 升麻 寒水石 石膏 犀角 羚羊角各30g 玄参60g 沉香 木香各15g 甘草24g

制作方法 上药用水1000ml，煎取药汁500ml，复煎沸，投净朴硝102g微火浸煎，水气将尽倾入碗内，下朱砂、冰片各6g，金箔100张，研细和匀，碗置水内，候冷凝成膏。

功效主治 清热解毒，凉血息风。主治小儿赤游丹毒，甚者毒气入里，肚腹膨胀，气急不食乳。

临床用法 大人1次3g，小儿0.6g，十岁者1.5g，徐徐咽之，或用淡竹叶、灯芯汤送服。

注意事项 忌食辛辣温燥之品。

蜗牛散

《太平圣惠方》

药物组成 蜗牛_{去壳研细}20g 莳萝_研0.15g

制作方法 将上药研为细末。

功效主治 清热解毒，健脾开胃。主治小儿胎热撮口。

临床用法 取上药末适量，乳汁调涂于小儿口唇。

注意事项 乳母忌食辛燥之品。

麝香散

《太平圣惠方》

药物组成 麝香_研0.3g 朱砂_研0.3g 蛇蜕_{微炒}10g

制作方法 将上药研为细末。

功效主治 醒脑安神，祛风通络。主治新生儿胎热撮口。

临床用法 1次0.3g，以津唾调涂于唇上。

注意事项 乳母忌食辛燥之品。

675

不乳

大蜘蛛散 ※

《幼幼集成》

药物组成 大蜘蛛_{去足炙焦}1枚

制作方法 研为细末，加猪乳10ml和匀。

功效主治 息风开窍。主治新生儿十日内口噤不乳。

临床用法 1次0.05g，乳汁调，时时滴入口中。

注意事项 本品有毒，不宜久服。

诃子散

《普济方》

药物组成 诃子皮 肉桂 干姜_{炮裂锉} 甘草_{炙微赤锉} 京三棱_{微根锉} 人参_{去芦头} 陈橘皮_{炙微赤锉}各0.3g 厚朴_{去粗皮涂生姜汁炙}各1.5g

制作方法 共研为细末。

功效主治 温中健脾，化积行气。主治小儿脾胃不和，时时腹胁虚胀，不欲乳食。

临床用法 1次0.8g，枣汤调服，根据小儿年龄大小加减。

注意事项 忌食生冷油腻，控制饮食摄入量。

饿虎散

《普济方》

药物组成 人参3g 白豆蔻0.1g 白僵蚕10g 高良姜 甘草_炙各6g

制作方法 将上药研为细末。

功效主治 健脾益气，行气调中。主治小儿伤寒瘥后，不思饮食。

临床用法 1次3g，1日3次，木瓜汤送服。

注意事项 忌食生冷油腻。

调中散

《普济方》

药物组成 白术 茯苓 甘草 藿香叶 苹果子各0.3g 丁香6g

制作方法 共研为细末。

功效主治 温中化湿，调中降逆。主治小儿脾为湿困，不进乳食，或吐或泻，或惊风、潮热，或喘后汗出。

临床用法 1次3g，紫苏煎米汤送服。

注意事项 阴虚患儿慎用。

疮疡

健脾消食散

《常见病民间传统外治法》

药物组成 生山楂 9g 陈皮 6g 白术 6g

制作方法 上药共研为细末。

功效主治 健脾消食。主治小儿脾虚厌食。

临床用法 取药末敷脐部，1日 2 次，连用3～5日。

注意事项 忌生冷食物。

蝉蝎散 ※

《幼幼集成》

药物组成 蝉蜕 全蝎去尾毒洗去盐各 10g 轻粉 1g

制作方法 前二味药炒干，研为细末，加入轻粉，混匀。

功效主治 祛风解痉。主治初生口噤不吸乳。

临床用法 1 次 0.3g，乳汁调灌。

注意事项 严格控制服用剂量，以防中毒。

二黄散

《普济方》

药物组成 硫黄 铅丹炒 白芷各等份

制作方法 将上药研为细末。

功效主治 解毒止痒，收敛生肌。主治小儿鼻疳疮，黄水淋漓不尽。

临床用法 1 次 0.03g，吹入鼻内。

注意事项 硫黄、铅丹有毒，慎用。

大黄散

《太平圣惠方》

药物组成 川大黄锉炒 甘草炙 黄芩 枳壳麸炒黄各 15g

制作方法 上药共研为细末。

功效主治 清热解毒，泻下攻积。主治小儿疮疡，大便壅滞。

临床用法 1 次 1.5～3g，不拘时，新汲水调服。

注意事项 脾胃素虚者不宜久服。

677

大黄散

《太平圣惠方》

药物组成 生大黄 15g 郁金 15g 黄柏 15g 轻粉 15g 猪牙皂荚 15g

制作方法 上药共研为细末。

功效主治 清热解毒，燥湿止痒。主治小儿皮肤游走性红肿。

临床用法 1 次 3g，1 日 2 次，用生油调敷。若湿热较轻者可去黄柏，加芍药。

注意事项 忌食辛辣、油腻之品。

千金消毒散

《寿世保元》

药物组成 连翘 6g 当归 黄芩 皂角刺 赤芍 天花粉 牡蛎 防风 大黄 芒硝 麻黄各 3g 金银花 4.5g

制作方法 共研为细末。

功效主治 清热泻火，解毒排脓。主治小儿恶疮肿痛，丹瘤瘰疬，疔肿鱼口，发背痈疽初起，症见疼痛烦渴，拘急恶寒，四肢沉重，恍惚闷乱，肌肤壮热，坐卧不安，大便秘结，小便赤涩。

临床用法 加酒水各 100ml，煎服。

注意事项 忌食辛辣温燥之品。

马苋散

《小儿卫生总微论方》

药物组成 马齿苋 乌蛇肉酒浸24小时焙干各 30g 蒺藜 头棘针 乱发 绯帛各 15g

制作方法 乱发、绯帛烧灰，与余药共研为细末。

功效主治 清热解毒，凉血消肿。主治小儿诸疮，久瘘不愈。

临床用法 1 次 6g，1 日 1 次，用白酒调敷。

注意事项 保持患处清洁，以防感染。

木香散

《普济方》

药物组成 木香 粉葛 檀香 朴硝各 30g 赤小豆 20g 升麻 白及 白矾烧灰 15g

制作方法 上药共研为细末。

功效主治 清热解毒，除腐生肌。主治小儿热毒疮疡。

临床用法 1 次取药末适量，用麦糊调为膏状，贴胁部或腋下。

注意事项 保护疮面，切忌抓

搔。

化斑散

《幼幼新书》

药物组成 石膏_{火煅} 知母_{切片焙干}各等份

制作方法 上药共研为细末。

功效主治 清热泻火。主治小儿斑疮。

临床用法 1次0.03g，温开水调服，或调涂唇上。

注意事项 忌食辛辣燥食。

水解散

《外台秘要方》

药物组成 麻黄_{去节}120g 大黄90g 黄芩90g 肉桂60g 炙甘草60g 白芍60g

制作方法 将上药研为细末。

功效主治 清热消肿，凉血祛风。主治小儿天行时气疮疡，身体壮热，头疼烦渴。

临床用法 不拘时，1次3g，汗出为度。

注意事项 忌食辛燥之品。

甘草散

《太平圣惠方》

药物组成 生甘草0.9g 赤芍药0.9g 黄芩0.9g 白蔹0.9g 黄连15g 黄柏15g

制作方法 上药共研为细末。

功效主治 清热燥湿，活血解毒。主治恶疮。

临床用法 1日2次，蜜和外敷。

注意事项 忌食辛辣燥食。

龙脑散

《小儿卫生总微论方》

药物组成 龙脑0.3g 黄柏15g 白面60g 腊面茶30g

制作方法 上药共研为细末。

功效主治 清热燥湿，凉血止痒。主治小儿夏日痱疮。

临床用法 1次9g，1日4次，浴后扑敷。亦可加入赤石脂粉15g，疗效更佳。

注意事项 保持患处干燥。

白矾散

《医方类聚》

药物组成 白矾 蛇床子各30g 黄连15g

制作方法 上药共研为细末。

功效主治 清热解毒，燥湿杀虫。主治小儿脾经湿热，口角生疮。

临床用法 1次6g，1日3次，水调外敷。

注意事项 忌辛辣、油腻之品。

680

乌蛇散

《太平圣惠方》

药物组成 乌蛇肉 蒺藜子 马齿苋各0.9g 曲头棘针15g 乱发_{烧灰}15g 绯帛_{烧灰}15g 雄黄0.3g

制作方法 上药共研为细末。

功效主治 清热解毒，祛风止痒。主治小儿疮瘘不愈。

临床用法 1次6g，1日1次，用酒调药放入疮孔中。

注意事项 忌生辛燥之品。

立效散

《普济方》

药物组成 枯白矾30g 黄丹30g 白胶香30g

制作方法 上药共研细末。

功效主治 清热燥湿，杀虫止痒。主治小儿疮流黏汁。

临床用法 1次3g，1日3次。先煎葱白、荆芥汤洗患处，拭干，再用麻油调搽药末。

注意事项 保持患处清洁，以防感染。

兰香散

《小儿药证直诀》

药物组成 轻粉0.3g 铜绿1.5g 兰香叶_{烧灰}6g

制作方法 将上药研为细末。

功效主治 活血解毒，蚀疮去腐。主治小儿疳疮，鼻下赤烂。

临床用法 取药末适量，贴敷患处。

注意事项　忌食辛燥之品。

百合散※

《本草纲目》

药物组成　百合花_{曝干}

药物组成　百合花曝干

制作方法　研为细末。

功效主治　收湿敛疮。主治小儿天疱湿疮。

临床用法　1次1~3g，菜籽油调涂。

注意事项　忌抓搔患部，以防疮面扩散。

百草盐花散

《普济方》

药物组成　百草霜　盐花　寒食面各15g　黄柏　乳香各0.3g

制作方法　共研为细末，醋和为膏。

功效主治　解毒散疖。主治小儿软疖。

临床用法　将药膏适量涂于患处。

注意事项　忌食辛辣燥食。

加味二黄散※

《陕西中医验方选编》

药物组成　松香6g　硫黄6g　黄柏6g　轻粉6g　炉甘石_煅6g　铅粉_煅6g

制作方法　共研为细末备用。

功效主治　解毒消肿，祛腐生肌。主治小儿头上风火疮及癣疮。

临床用法　取药末适量，猪油调敷患处，每2日1次。

注意事项　忌辛辣燥食。

芜荑散

《普济方》

药物组成　芜荑90g　葶苈子30g　白矾30g　吴茱萸15g

制作方法　上药共研为细末。

功效主治　杀虫疗疮，燥湿止痒。主治小儿头面身体生疮。

临床用法　1次6g，1日2次，生油调敷。

注意事项　忌食辛辣。

芦荟散

《太平圣惠方》

药物组成　芦荟0.3g　黄柏

0.3g　青黛 0.15g　雄黄 0.15g

制作方法　将上药研为细末。

功效主治　清热解毒，杀虫疗疮。主治小儿鼻疳。

临床用法　1 日 3 次，取上药适量敷于疮上。

注意事项　忌食辛燥之品。

淡豆豉盐散

《普济方》

药物组成　淡豆豉　盐各 15g 生葱白 10g

制作方法　共研为糊状。

功效主治　清热解毒，消肿散疳。主治小儿软疖。

临床用法　将药糊适量涂于患处。

注意事项　忌食辛辣燥食物。

赤小豆散

《太平圣惠方》

药物组成　赤小豆 30g　白蔹露蜂房 30g　蛇蜕皮 20g

制作方法　上药共研为细末。

功效主治　祛风杀虫，攻毒利水。主治小儿瘘疮，溃烂成脓，项强头痛，四肢寒热。

临床用法　1 次 3g，1 日 3 次，饭前温酒调下。

青金散

《圣济总录》

药物组成　铜绿　明矾_生各等份

制作方法　将上药研为细末。

功效主治　拔毒生肌，祛腐敛疮。主治小儿鼻疳。

临床用法　取上药适量外敷。

注意事项　忌食辛燥之品。

鱼肚散

《卫生家宝方》

药物组成　密陀僧　铅丹各 30g

制作方法　取鲫鱼 1 条，去肚腹，入上药于鱼肚内，用湿纸外裹，黄泥密封，文火烧 1 日，取出研为细末。

功效主治　拔毒祛腐，收湿敛疮。主治小儿疳疮。

临床用法　先以米泔水洗疮，取药末适量外敷。

注意事项　忌食辛燥之品。

夜明砂散

《太平圣惠方》

药物组成　夜明砂 30g　白僵蚕 15g　乳香 15g　腊面茶 15g

制作方法　上药共研为细末。

功效主治　解毒除湿，活血通络。主治小儿久瘘疮。

临床用法　1 次 6g，1 日 2 次，外敷。

注意事项　忌食辛燥之品。

荆术散

《永类钤方》

药物组成　荆芥　赤芍各 30g　苍术_{锉炙微黄}60g　甘草_炙 15g

制作方法　将上药研为细末。

功效主治　疏风除湿。主治小儿疮疹。

临床用法　1 日 2~3 次，1 次 2~6g，生姜葱白汤调服。

注意事项　忌抓搔患部，以防感染。

枳壳散

《太平圣惠方》

药物组成　枳壳　炙甘草　黄连各 15g

制作方法　上药共研为细末。

功效主治　清热解毒，行气散邪。主治小儿热疮。

临床用法　1 次 1.5g，1 日 3 次，蜂蜜水送服。

注意事项　脾胃素虚者慎用。

香矾散

《普济方》

药物组成　明矾_{烧灰}30g　蛇床子 3g　麝香_研 3g

制作方法　将上药研为细末。

功效主治　清热解毒，除湿敛疮。主治小儿耳疮。

临床用法　不拘时，1 次 0.3g，敷于疮上。

注意事项　忌抓搔患部，以防感染。

香瓣散

《普济方》

药物组成　荆芥45g　小枣20g　羚羝羊须30g　枯矾7.5g

制作方法　羊须烧灰存性，余3味研细末，再入轻粉4.5g，调研匀。

功效主治　祛风，燥湿，止痒。主治小儿浸淫疮。

临床用法　1次2g，1日2次，麻油调搽。

注意事项　忌食辛燥之品。

684

救生散

《普济方》

药物组成　猪血　马牙硝各30g　硼砂　朱砂　牛黄　脑麝各3g

制作方法　上药共研为细末。

功效主治　托毒排脓，解毒开窍。主治小儿疮疹脓疱，恶候危困，陷下黑色。

临床用法　1次3g，新汲水调服。

注意事项　服药以大便下恶物为度，无效再服。

黄芪散

《活幼口议》

药物组成　黄芪蜜炙　牛黄　人参　天麻　全蝎炙　杏仁炙　茯苓　当归　熟地　生地各等份

制作方法　将上药研为细末。

功效主治　补肾益气，解毒活血。主治小儿阴茎溃烂。

临床用法　1次1.5g，天冬或麦冬汤送服。

注意事项　忌食辛燥之品。

黄柏散

《太平圣惠方》

药物组成　黄柏60g　水银15g　苦参90g　黄连30g

制作方法　上药共研为细末。

功效主治　清热燥湿，解毒敛

疮。主治小儿湿毒热疮生于头面身体者。

临床用法 1次6g，1日3次，用猪油调敷。

注意事项 忌抓搔疮面，防止感染。

黄柏散

《普济方》

药物组成 黄柏蜜炙 郁金各30g 陈皮 人参 葛根各15g

制作方法 上药共研为细末。

功效主治 解毒消肿。主治小儿疮痈肿毒。

临床用法 1日3次，1次3g，用温开水送服。

注意事项 勿挤压患部，忌食辛辣燥食。

黄连散

《卫生宝鉴》

药物组成 黄连 大黄 黄芩 百药煎各等份 轻粉0.1g 密

陀僧0.3g

制作方法 将上药共研为细末。

功效主治 清热解毒，生肌敛疮。主治小儿额面生疮。

临床用法 不拘时，取上药适量，和油蜜外涂。

注意事项 轻粉有毒，慎用。

控心散

《痘治理辨》

药物组成 全蝎6g 雄黄 麻黄去节各0.3g

制作方法 上药共研为细末。

功效主治 解毒散结，活血通络。主治小儿斑疮。

临床用法 1次3g，用芫荽以酒煎汤令温调服。

注意事项 本品有毒，不宜久服。

685

品。

清解散 ※

《普济方》

药物组成　粉葛 15g　白龙脑 3g

制作方法　上药共研为细末。

功效主治　清解暑热，清凉止痒。主治小儿痱疮。

临床用法　1 次 10g，1 日 4 次，扑敷。

注意事项　保持患处清洁干燥。

清热消毒散

《外科枢要》

药物组成　连翘　栀子_炒　黄连_炒　当归各 3g　川芎　芍药　生地黄各 4.5g　金银花 6g　甘草 3g

制作方法　共研为粗末。

功效主治　清热解毒，化瘀消肿。主治痈疽阳证，肿痛发热，口渴。

临床用法　水煎服。

注意事项　忌食辛辣温燥之

鹿角屑散

《普济方》

药物组成　鹿角屑_{烧灰}60g　白及 30g　粗理黄石 90g

制作方法　上药共研为细末。

功效主治　清热解毒，去腐生肌。主治小儿痈疽肿硬。

临床用法　取适量，用醋调为膏状，涂于患处。

注意事项　脓未成者勿切开。

葛粉散

《太平圣惠方》

药物组成　葛粉 90g　生甘草 30g　炒石灰 30g

制作方法　上药共研为细末。

功效主治　清热燥湿。主治小儿夏日痱疮及热疮。

临床用法　1 次 6~9g，1 日 4 次，扑敷。

注意事项　保持患处干燥。

雄黄散

《太平圣惠方》

药物组成　雄黄 0.9g　白矾　莽草各 15g　井盐 0.3g

制作方法　上药共研为细末。

功效主治　燥湿敛疮，杀虫止痒。主治小儿身体生疮，皮肤赤痛瘙痒。

临床用法　1 次 6g，1 日 3 次，生油调敷。

注意事项　忌抓搔疮面，以防感染。

硝石散

《普济方》

药物组成　硝石　檀香　大黄　白及各 15g　甜葶苈　白芍　莽草各 0.3g

制作方法　共研为细末，冷水调为稀糊状。

功效主治　行气活血，解毒消肿。主治小儿疮疖初生而见局部轻微赤肿。

临床用法　将药糊适量涂于患处，1 日 3 次。

注意事项　忌食辛辣燥食。

黑豆散

《太平圣惠方》

药物组成　黑豆 60g　大麻仁 60g

制作方法　上药共研为细末，放入竹筒内，将竹筒插入热灰火中，用铜器接住，有汁出来时，取出药，烘干。

功效主治　清热解毒，消肿疗疮。主治小儿头面身体生疮。

临床用法　1 次 9g，1 日 3 次，外敷。

注意事项　忌食辛燥、油腻之品。

滑石散

《普济方》

药物组成　滑石末 90g　白矾灰 30g　枣叶 120g

制作方法　上药共研为细末。

功效主治　清解暑热，祛湿止痒。主治小儿体热痱疮。

临床用法　1 次 10g，1 日 4 次，扑敷。

注意事项　保持患处干燥。

解毒散※

《普济方》

药物组成 黄连 草乌 黄柏皮各等份 轻粉 0.3g

制作方法 黄连研末，水调糊涂于碗内，用艾叶熏灼碗外壁，水分蒸干后取下药末，草乌烧存性，与余药共研为细末。

功效主治 燥湿解毒，杀虫疗疮。主治小儿湿热疮毒，手足全身烂痛。

临床用法 1 次 3g，1 日 3 次，麻油调敷。

注意事项 忌抓搔，以防感染。

槟榔散

《活幼口议》

药物组成 木香 槟榔 人参黄连 炙甘草各等份

制作方法 将上药研为细末。

功效主治 清热解毒，行气消积。主治小儿阴囊烂肿。

临床用法 1 日 3 次，1 次 3g，开水调服。

注意事项 忌食辛燥之品。

螺壳散

《太平圣惠方》

药物组成 螺壳 30g 乱发_{烧灰}龙胆末 铅粉各 15g

制作方法 上药共研为细末。

功效主治 凉血散瘀，解毒止痒。主治小儿热疮痒痛。

临床用法 1 次 6g，1 日 2 次，清油调敷。

注意事项 严禁内服。

麝香散

《太平圣惠方》

药物组成 麝香_研 胆矾 莽草各 0.3g 天仙子_{生用} 人粪灰 15g雄黄_研 0.15g 地龙 0.3g

制作方法 将上药研为细末。

功效主治 解毒祛腐，消肿止痛。主治小儿鼻疳。

临床用法 1 日 3 次，取药末适量，涂于疮上。

注意事项 忌食辛燥之品。

头疮

生肌散

《普济方》

药物组成 明矾_{水飞} 白胶香_{别研} 铅粉各30g 轻粉3g

制作方法 将上药研为细末。

功效主治 清热凉血，敛湿疗疮。主治小儿头疮。

临床用法 取上药适量，麻油调涂。

注意事项 忌食辛燥之品。

伏龙肝散

《杨氏家藏方》

药物组成 鲫鱼_{如手大者}1条 头发6g 灶心土3g 巴豆_{去壳}1枚

制作方法 将头发、灶心土、巴豆三味放于鱼腹中，再取甘草塞鱼口内，烧灰，研为细末。

功效主治 温经活血，除湿敛疮。主治小儿头疮经久不愈。

临床用法 取上药适量，和油外涂。

注意事项 忌风寒生冷。

胡粉散

《太平圣惠方》

药物组成 铅粉 黄连_{去须}30g 糯米1.5g 赤小豆10g 吴茱萸0.15g 水银30g

制作方法 将上药研为细末。

功效主治 清热解毒，排脓生肌。主治小儿头疮及疳疮软疖。

临床用法 取上药适量，麻油调涂。

注意事项 水银、铅粉有毒，慎用。

绛豉散※

《本草纲目》

药物组成 绛矾30g 淡淡豆豉30g 腻粉_{炒黑}6g

制作方法 共研为细末。

功效主治 解毒疗疮。主治小儿头疮。

临床用法 水煎，洗净患部后，外敷。

注意事项 外用药，切勿内服。

黄连散

《太平圣惠方》

药物组成 黄连_{去须}150g 水

银 60g　乌贼骨_{烧灰}60g　白蔹 45g

制作方法　将上药研为细末。

功效主治　清热解毒，敛疮生肌。主治小儿头疮，脓水淋漓，久不收口。

临床用法　先以桃叶煎汤外洗，揩干，取上药适量外敷。

注意事项　水银有毒，切勿内服。

湿疹

吴茱萸散※

《普济方》

药物组成　吴茱萸 15g　川大黄 30g　腻粉 0.3g　麝香 0.3g　龙胆 30g

制作方法　上药共研为细末。

功效主治　清热解毒，燥湿敛疮。主治小儿湿毒热疮生于身体头面者。

临床用法　1 次 6g，1 日 2 次，用生油调敷。

注意事项　忌抓搔疮面，以防感染。

附子散

《太平圣惠方》

药物组成　附子　雄黄　白矾 0.3g　吴茱萸 0.15g　米粉 20g

制作方法　上药共研为细末。

功效主治　燥湿敛疮。主治小儿湿癣。

临床用法　1 日 3 次，扑敷患处。

注意事项　注意清洁，预防感染。

苦瓠散

《普济方》

药物组成　苦瓠 60g　蛇蜕皮 15g　炙露蜂房 15g

制作方法　上药共研为细末。

功效主治　利水消肿，祛风止痒。主治小儿浸淫疮。

临床用法　1 日 1 次，1 次 5g，用生油调敷。

注意事项　忌食辛辣刺激性食物。

染。

金华散

《小儿药证直诀》

药物组成　黄柏　黄连各15g
黄丹30g　轻粉3g　麝香0.03g

制作方法　上药共研为细末。

功效主治　清热燥湿，敛疮生肌。主治小儿干、湿疮癣，疳疮等。

临床用法　1次3g，1日3次，猪油或菜油调敷。

注意事项　忌抓搔，预防感染。

秫米散

《太平圣惠方》

药物组成　秫米　竹条各等份

制作方法　上药烧成灰，研为细末。

功效主治　清热凉血，解毒消肿。主治小儿湿毒热疮。

临床用法　1次6g，1日3次，水调服。

注意事项　忌抓搔，预防感染。

黄连散

《太平圣惠方》

药物组成　黄连30g　蛇床子60g　黄柏60g　铅粉15g

制作方法　上药共研为细末。

功效主治　清热燥湿，解毒泻火。主治小儿热毒湿疮。

临床用法　1次6g，1日1次，头身用生菜油调敷，面部用猪油调敷。

注意事项　忌食辛辣刺激性食物。

691

风疹瘾疹

二圣散

《幼幼新书》

药物组成　铅粉　苦参各等分

制作方法　上药共研为细末。

功效主治　清热燥湿，解毒止痒。主治小儿瘾疹，肌肉青黑。

临床用法　1次3g，温酒调服，兼涂患处。

注意事项　忌风寒生冷。

人齿散

《圣济总录》

药物组成 人齿_{烧灰存性}6g 麝香 0.15g

制作方法 上药共研为细末。

功效主治 解毒透疹，活血开窍。主治小儿疮疹倒靥，出不快。

临床用法 1 日 3 次，1 次 1~2g，温酒调服。

注意事项 人齿用小儿齿尤佳。

五参散

《普济方》

药物组成 人参 紫参 白附子_{焙裂}各 0.6g 栝蒌根 天麻各15g 玄参_锉30g 丹参 0.9g 沙参_锉30g

制作方法 上药共研为细末。

功效主治 清肺养阴，祛风透疹。主治小儿肺热，瘙痒瘾疹。

临床用法 1 岁以内婴儿，1 次0.3~0.5g，乳汁调服；2~3岁 1 次 1.5g，金钱草、薄荷煎汤调服。每日午饭后服 1 次。

注意事项 忌风寒生冷。

牛蒡子散

《普济方》

药物组成 牛蒡子_炒15g 紫草 0.3g

制作方法 上药共研为细末。

功效主治 透疹疏风，清热解毒。主治疹疮倒靥不出。

临床用法 1 次 3g，麝香少许温酒调下。

注意事项 忌风寒生冷。

玉诀酒调散

《普济方》

药物组成 牛蒡子_炒15g 紫草 麻黄_{去节}各 1.5g 麝香 0.03g 臭椿子_{去皮}3g

制作方法 上药共研为细末。

功效主治 发汗解表，解毒透疹。主治疮疹透出不畅。

临床用法 1 次 1.5g，温酒调服。

注意事项 忌风寒生冷。

如圣散

《普济方》

药物组成 赤芍药

制作方法 研为细末。

功效主治 清热凉血，活血祛瘀。主治小儿斑疮不快，倒靥黑凹者。

临床用法 1次1.5g，不拘时，煎葡萄酒冷后调服或米汤调服。

注意事项 忌风寒生冷。

周天散

《普济方》

药物组成 蝉蜕15g 地龙_{去土}30g

制作方法 上药研为细末。

功效主治 解毒透疹，疏风通络。主治疮疹黑陷，项强目直，腹胀喘急，发搐、及一切恶候。

临床用法 1次1.5~3g，1日2次，研乳香汤调服。

注意事项 忌风寒生冷。

威灵仙散

《普济方》

药物组成 威灵仙_{研末炒}3g 冰片0.3g

制作方法 上药共研为细末。

功效主治 祛风通络，开窍辟秽。主治疮疹黑陷。

临床用法 1次0.3g，温水调服。

注意事项 治疗时取下疮痂为宜。

救生散

《医方类聚》

药物组成 蒲黄30g 麝香0.03g

制作方法 上药共研为细末。

功效主治 活血化瘀，醒脑开窍。主治小儿斑疹透出不快，倒陷欲死者。

临床用法 1次0.03~1.5g，入薄荷汁5滴，温酒调下。

注意事项 忌风寒生冷。

693

紫背荷僵蚕散

《普济方》

药物组成 紫背荷叶 直僵蚕_{炒去丝} 牛蒡子_炒各等份

制作方法 上药共研为细末。

功效主治 解毒透疹，祛风散结。主治小儿风邪所伤疮疹不出。

临床用法 1日3~4次，1次3g，研胡荽汁和酒调服或米汤调服。

注意事项 忌风寒生冷。

滑石散

《普济方》

药物组成　滑石　炙甘草各15g

制作方法　上药共研为细末。

功效主治　清热解暑，益气透疹。主治小儿疮疹不出。

临床用法　1次1.5g，鸡蛋清、酒少许调服或灯芯汤调服。

注意事项　忌风寒生冷。

惺惺散

《类证活人书》

药物组成　茯苓　细辛　桔梗　花粉　人参　炙甘草　白术　川芎各等份

制作方法　上药共研为粗末。

功效主治　益气疏风。主治风热及伤寒时气，疮疹发热。

临床用法　1次6g，与生姜、薄荷同煎服。

注意事项　忌风寒生冷。

蓝根散

《阎氏小儿方论》

药物组成　板蓝根30g　甘草锉炒0.9g

制作方法　上药共研为细末。

功效主治　清热解毒。主治小儿疮疹出不快及倒靥。

临床用法　1日3次，1次1.5～3g，取雄鸡冠血90g，点滴温酒少许，饭后调服。

注意事项　脾胃素虚者慎用。

麻疹

龙脑散

《圣济总录》

药物组成　龙脑（冰片）牛黄　丹砂　地龙去土　麝香各3g　木猴梨焙30g　乳香　雄黄研　鲮鲤甲各烧灰3g　紫草15g　甘草生锉60g

制作方法　上药共研为细末，用猪血拌匀，入竹筒内，用油纸封裹，线缠定，埋于深坑内调稀猪粪浸27日取出。

功效主治　清热解毒，活血通络。主治小儿出疹不透，旋出旋没。

临床用法　1次3～5g，冰片水化下。

注意事项　忌风寒生冷。

发毒散

《普济方》

药物组成 地龙 防风各等份 甘草30g

制作方法 上药研为细末。

功效主治 祛风透疹，清热通络。主治小儿麻疹迟出。

临床用法 1次0.3g，不拘时，酒水各少许调服。

注意事项 忌风寒生冷。

柽叶散

《证治准绳》

药物组成 柽叶30g

制作方法 研为细末。

功效主治 清热，解毒，透疹。主治小儿麻疹属风热者。

临床用法 1次3~6g，茅根煎汤送下。

注意事项 避风寒，忌食辛燥化火之品。

神验散

《圣济总录》

药物组成 鲮鲤甲_{火炮黄色}15g

地龙_{去土炒}15g 紫草12g

制作方法 上药研为细末。

功效主治 清热解毒，活血透疹。主治小儿麻疹色黑及透出不畅。

临床用法 1次1.5g，温酒调下，再用衣服盖上令红色出。

注意事项 忌风寒生冷。

紫草散

《小儿药证直诀》

药物组成 钩藤 紫草茸各等份

制作方法 上药共研为细末。

功效主治 清热解毒，疏风透疹。主治小儿麻疹。

临床用法 1次1.5~3g，不拘时，温酒调服。

注意事项 忌风寒生冷。

脐疮

二豆散

《赤水立珠》

药物组成 红饭豆 淡淡豆豉 天南星 鲜白蔹各15g

制作方法　上药共研为细末。

功效主治　清热利湿，解毒敛疮。主治小儿脐疮肿突。

临床用法　用芭蕉汁与药末调匀，敷脐四周。每日一次，1次6g。

注意事项　忌抓搔，以防感染。

三灰散

《圣济总录》

药物组成　蛤蟆　明矾　皂荚子各0.3g

制作方法　将上药烧存性，共研为细末。

功效主治　清热解毒，燥湿消肿。主治小儿脐疮湿烂，日久不愈。

临床用法　取药末适量外敷。

注意事项　乳母忌食辛燥之品。

三妙散

《医宗金鉴》

药物组成　苍术　黄柏　槟榔各等份

制作方法　上药共研为细末。

功效主治　清热燥湿。主治脐中痒而流黄水浸淫。

临床用法　取药末适量，干搓脐部。

注意事项　忌辛辣食物。

车前炉甘散※

《常见病验方研究参考资料》

药物组成　车前子微炒　炉甘石粉3g

制作方法　共研为细末。

功效主治　清热利湿，收湿敛疮。主治小儿脐疮。

临床用法　取药末撒脐上。

注意事项　保持患部清洁、干燥。

止血散※

《中医外治法》

药物组成　地榆15g　小蓟　三七各20g　盐草30g

制作方法　共研为细末备用。

功效主治　止血消肿。主治脐肿出血。

临床用法　取药末适量敷脐部，纱布固定。

注意事项　忌辛辣燥食。

乌贼胭脂散※

《幼幼集成》

药物组成 乌贼骨 胭脂各等份

制作方法 上药共研为细末。

功效主治 收敛止血，收湿敛疮。主治小儿脐疮出血、流脓。

临床用法 先用油润疮，再搽药末。

注意事项 忌抓搔，以防感染。

甘草散

《外台秘要》

药物组成 炙甘草 炒蝼蛄各1g

制作方法 上药共研为细末。

功效主治 解毒敛疮。主治脐疮。

临床用法 取药末敷脐部。

注意事项 忌辛辣燥食。

龙矾散

《杂病源流犀烛》

药物组成 龙骨 枯矾各60g

制作方法 上药共研细末备用。

功效主治 收湿敛疮。主治小儿脐中湿润不干，甚则糜烂，脓水溢出。

临床用法 取药末适量敷脐，纱布包扎，隔日换药1次。

注意事项 忌辛辣燥食。患处当保持清洁。

龙骨散

《幼幼集成》

药物组成 龙骨煅 黄连 明矾各3g 轻粉1.5g

制作方法 上药共研为细末。

功效主治 清热解毒，燥湿杀虫。主治脐疮。

临床用法 将药末撒于疮面。

注意事项 忌抓搔，以防感染。

龙骨柏矾散※

《常见病验方研究参考资料》

药物组成 龙骨1.5g 黄柏枯矾各6g

制作方法 共研为细末。

功效主治 清热燥湿，生肌敛疮。主治婴儿脐中流水。

临床用法　取药末撒于脐上。

注意事项　保持患部清洁、干燥。

归麝散

《本草纲目》

药物组成　当归30g　麝香1g

制作方法　上药研为细末备用。

功效主治　养血消肿，活血解毒。主治脐疮湿烂、疼痛。

临床用法　取药末适量敷脐部，纱布固定。

注意事项　忌生冷、油腻食物。

白石脂散

《备急千金要方》

药物组成　白石脂30g

制作方法　将上药研为细末。

功效主治　清热，收湿，敛疮。主治小儿脐疮，脐部红赤、湿肿，出水不止。

临床用法　1日3次，取药散适量外敷。

注意事项　忌食辛燥之品。

朴消散

《幼科释谜》

药物组成　大黄　牡蛎各15g朴硝6g　田螺15g

制作方法　将上药共研为细末。田螺洗净水浸1夜。

功效主治　清热利湿，平胬散结。主治湿热内侵所致脐疮，或痛或不痛。

临床用法　1次3~6g，用田螺水调涂。

注意事项　忌用力过度。

当归散

《圣济总录》

药物组成　当归切焙15g　甘草炙锉0.3g　铅丹研0.15g

制作方法　将上药研为细末。

功效主治　收敛生肌，解毒活血。主治小儿脐疮流水。

临床用法　取药末适量外敷。

注意事项　本品有毒，切勿内服。

收湿消肿散

《本草纲目》

药物组成 白石脂30g 伏龙肝60g 枯矾10g 煅龙骨15g 海螵蛸 陈壁土各30g 杏仁 车脂 猪颊车髓各10g

制作方法 先将前6味药共研为末，与后3味同捣备用。

功效主治 收湿消肿。主治脐部肿痛。

临床用法 取药敷于脐部。

注意事项 忌辛辣燥食。

赤石脂散

《古今脐疗良方集解》

药物组成 赤石脂 枯矾各5g

制作方法 上药共研为细末备用。

功效主治 收湿敛疮。主治脐湿、脐疮肿痛。

临床用法 每天用药末1g，撒脐中，外用纱布包扎。

注意事项 忌辛辣油腻食物。

牡蛎散

《圣济总录》

药物组成 牡蛎1枚 蛤蟆1枚

制作方法 将上药烧灰，研为细末。

功效主治 收敛生肌，清热消肿。主治小儿脐疮湿肿。

临床用法 取上药适量外敷。

注意事项 忌食辛燥之品。

松矾散

《古今脐疗良方集解》

药物组成 松香6g 白矾1g

制作方法 上药共研为细末，备用。

功效主治 燥湿排脓。主治小儿脐炎糜烂流脓水者。

临床用法 取药末少许，猪油调敷脐部，每日2次。

注意事项 忌辛辣食物。

矾龙散

《寿世保元》

药物组成 枯矾 龙骨煅各

1.5g

制作方法 共研为细末。

功效主治 收湿敛疮。主治小儿断脐时，外伤于风，而致脐疮。

临床用法 取药末少许，撒脐上。

注意事项 忌抓搔，以防感染。

金黄散

《古今脐疗良方集解》

药物组成 黄连 金银花 煅龙骨各10g

制作方法 上药共研为细末，备用。

功效主治 收湿敛疮，清热解毒。主治脐疮红肿，甚至糜烂，脓水流溢。

临床用法 取药末适量敷脐部，纱布包扎，每日1次。

注意事项 忌辛辣燥食。

封脐散

《普济方》

药物组成 甑带灰 干姜灰 红棉灰 血余炭 天南星 白蔹 当归 赤小豆 五倍子各3g 血竭 龙骨 赤石脂煅 乌贼骨 百草霜 胭脂各1.5g

制作方法 将上药研为细末。

功效主治 解毒收湿，活血消肿。主治小儿脐疮湿烂。

临床用法 取上药适量外用。渗液多，用干粉撒患处；渗液少，加适量菜籽油外敷。

注意事项 保持患处清洁干燥。

封脐散

《医方妙选》

药物组成 当归15g 雀瓮3个 血余炭3g 麝香别研0.3g

制作方法 将上药研为细末，混匀。

功效主治 活血止痛，生肌收口。主治小儿脐疮久不收口。

临床用法 取药末适量外敷。

注意事项 保持患处清洁，防止感染。

胡粉散

《普济方》

药物组成 铅粉 干姜烧灰 白石脂烧各3g

制作方法 将上药研为细末。

功效主治 生肌敛疮。主治小儿脐疮湿肿，日久不愈。

临床用法 不拘时，1次

0.3~1.5g，外敷。

注意事项 忌抓搔，以防感染。

枯矾散

《普济方》

药物组成 明矾 煅龙骨各等份

制作方法 将上药研为细末。

功效主治 收湿敛疮。主治小儿脐疮湿烂。

临床用法 取上药适量外敷。

注意事项 忌食辛燥之品。

柏墨散

《外台秘要》

药物组成 炒黄柏30g 釜底墨1.5g

制作方法 上药共研为细末备用。

功效主治 清热燥湿，敛疮收湿。主治小儿脐湿出水，日久不愈。

临床用法 取药末敷脐部，纱布固定。

注意事项 忌辛辣燥食。

香矾散

《太平圣惠方》

药物组成 明矾15g 龙骨铅丹各3g 麝香_研0.3g

制作方法 将上药研为细末。

功效主治 解毒除湿，收敛生肌。主治小儿脐湿流脓。

临床用法 取药散适量外敷。

注意事项 忌抓搔，以防感染。

701

神灰散

《圣济总录》

药物组成 牡鼠粪7枚 干姜0.15g 瓶带30g 故绯绵0.15g 铅粉_{炒微金色}0.3g 白石脂0.15g

制作方法 将上药烧灰，加麝香少许，研为细末。

功效主治 化瘀止血，消肿止痛。主治小儿脐疮，脐肿痛欲落。

临床用法 取药末适量外敷。

注意事项 忌食辛燥之品。

脐疮散 ※

《民间敷灸》

药物组成　黄柏 10g　白石脂　枯矾各 3g　百草霜 1g

制作方法　上药研末备用。

功效主治　收湿敛疮。主治小儿脐湿流水，甚至糜烂流脓。

临床用法　取适量药末敷脐部。

注意事项　忌辛辣、鱼腥食物。

702

柏墨散

《太平圣惠方》

药物组成　黄柏　釜下墨　血余炭各 0.3g

制作方法　将上药共研细末。

功效主治　清热燥湿，凉血止血。主治小儿脐疮出血及其他血证。

临床用法　将药末撒敷于出血处。

注意事项　预防脐风发作。

桑螵蛸散

《外科证治全书》

药物组成　桑螵蛸　人中白各等份

制作方法　上药煅后，共研为细末备用。

功效主治　解毒敛疮。主治脐疮红肿，脓水渗出。

临床用法　用药末敷患处。

注意事项　忌辛辣燥食。

黄龙乌贼散

《中医验方》

药物组成　黄连　煅龙骨各 2份　乌贼骨粉 1 份

制作方法　上药共研细末备用。

功效主治　清热解毒，收湿敛疮。主治小儿脐疮，红肿糜烂，甚至溢脓，久治不愈。

临床用法　取药末敷脐部，纱布固定。

注意事项　忌辛辣燥食。

枯矾二灰散※

《古今脐疗良方集解》

药物组成 棕灰 枯矾 艾灰各适量

制作方法 共研为细末备用。

功效主治 收湿止血。主治脐湿、脐疮出血。

临床用法 取药末敷脐部。

注意事项 忌辛辣、油腻食物。

蛤蟆矾灰散

《古今脐疗良方集解》

药物组成 干蛤蟆1只 白矾0.3g

制作方法 上药烧灰共研为细末备用。

功效主治 解毒疗疮,收湿生肌。主治脐疮日久,溢水绵绵,久不愈合。

临床用法 取少量药末敷脐部,纱布固定。

注意事项 忌辛辣、油腻食物。

物。

蛤蟆牡蛎散

《本草纲目》

药物组成 蛤蟆1只 牡蛎30g

制作方法 上药煅后,研为细末。

功效主治 敛疮生肌。主治脐疮日久,溢水绵绵,久不愈合。

临床用法 取药末适量敷脐,纱布固定。

注意事项 忌辛辣燥食。

螵蛸散

《太平圣惠方》

药物组成 胭脂 乌贼骨各等份

制作方法 将上药研为细末。

功效主治 收湿敛疮,化瘀止血。主治小儿脐疮出脓血。

临床用法 取药末适量,和油调涂。

注意事项 忌食辛燥之品。

阴部肿痛

三黄散※

《朱氏集验方》

药物组成 大黄 黄芩 黄连 黄柏各等份

制作方法 上药同烧研为细末。

功效主治 清热泻火，燥湿解毒。主治小儿阴茎急剧肿大、疼痛。

临床用法 用雄猪胆汁调药，敷于患处。

注意事项 忌食辛燥之品。

三白散

《三因极一病证方论》

药物组成 白牵牛60g 桑白皮 白术 木通_{去节} 陈皮_{去白}各15g

制作方法 上药共研为细末。

功效主治 清热除湿，行气散结。主治膀胱蕴热，风湿相乘，阴囊肿胀，大小便不利。

临床用法 1次6g，空腹用姜汤时送服。

注意事项 忌食辛燥之品。

立消散

《杨氏家藏方》

药物组成 赤芍药 赤小豆 枳壳_{麸炒去瓤}各等份

制作方法 上药共研为细末。

功效主治 凉血活血，解毒消肿。主治小儿阴茎肿胀疼痛。

临床用法 浓煎柏枝汤调药，敷于患处。若药干，则用柏枝汤调之使湿润。

注意事项 保持外阴清洁。

豆黄散※

《太平圣惠方》

药物组成 赤小豆30g 川大黄_{锉生用}15g

制作方法 上药共研为细末。

功效主治 清热解毒，利湿消肿，主治小儿阴茎肿痛。

临床用法 用蛋清调药，敷于患处，药干则更换。

注意事项 忌食辛燥之品。

远志散

《普济方》

药物组成　远志　五味子　蛇床子各等份

制作方法　上药共研为细末。

功效主治　燥湿止痒，解毒消肿。主治小儿阴茎中疼痛。

临床用法　1次15g，1日1次，水调敷。

注意事项　保持外阴清洁。

吴茱散※

《陕西中医验方选编》

药物组成　吴茱萸60g　槟榔小茴香各30g

制作方法　上药共研为细末，醋调为丸备用。

功效主治　理气散寒，消肿止痛。主治小儿阴茎肿痛难忍。

临床用法　1次6g，1日1次，黄酒送服。

注意事项　忌挤压患部。

牡丹散

《济生方》

药物组成　防风　牡丹皮各等份

制作方法　上药共研为细末。

功效主治　活血消肿，祛风止痛。主治小儿阴囊肿痛、偏坠。

临床用法　1次6g，用温酒或盐汤送服。

注意事项　忌挤压患部。

金铃散

《杨氏家藏方》

药物组成　金铃子取肉微炒30g　马兰花炒黄　茴香炒黄　莳萝各15g

制作方法　上药共研为细末。

功效主治　活血消肿，行气止痛。主治小儿睾丸偏肿，时时作痛。

临床用法　1次3g，空腹时煎木瓜汤调服。

注意事项　忌风寒生冷。

705

茴香散

《杨氏家藏方》

药物组成　香附子用去壳巴豆27粒同炒焦去巴豆　茴香炒各30g

制作方法　上药共研为细末。

功效主治　散寒止痛，行气消肿。主治小儿阴囊肿大，肠闷作痛。

临床用法　1次1.5g，煎紫苏汤调服。3岁以上者，1次3g，于食前服。

注意事项　忌风寒生冷。

胡黄连散

《幼幼新书》

药物组成 胡黄连 铅粉各15g 白矾灰 0.3g

制作方法 上药共研为细末。

功效主治 清热解毒，燥湿敛疮。主治小儿阴茎肿痛、生疮。

临床用法 1次3~6g，1日1次，生油调敷。

注意事项 预防感染后疤痕的形成。

海蛤散

《古今医方集成》

药物组成 海蛤 茱香子_炒各1g 薏苡仁 苍术 槟榔_{面裹煨}各15g

制作方法 上药共研为细末。

功效主治 行气，燥湿，散结。主治小儿气滞筋脉所致阴肿。

临床用法 1次1.5g，或酌情加减，饭前用温酒调服。

注意事项 忌情志刺激。

漆燕散

《普济方》

药物组成 漆燕1枚 千金子_{去皮}0.3g

制作方法 上药共研为细末。

功效主治 行气活血，消肿止痛。主治小儿睾丸气结肿大，或偏肿疼痛。

临床用法 1次1.5g，米汤调服。

注意事项 忌食辛燥之品。

眼疾

车前子散

《审视瑶函》

药物组成 密蒙花 羌活 车前子_炒 甘草_炒 白蒺藜 黄芩_炒 草决明 菊花 龙胆草_{洗净炒}各等份

制作方法 上诸共研细末。

功效主治 清肝泻热，疏风明目。主治小儿肝经积热上攻，目赤肿痛，眼中生翳，羞明多眵。

临床用法 饭后温开水送服，

706

1 次 6g。

注意事项 忌食辛燥之品。

牛黄散

《普济方》

药物组成 肉桂　郁金各 30g
芒硝 120g　甘草生用 15g　牛黄
3g

制作方法 将上药研为细末。

功效主治 泻火解毒。主治小
儿上焦壅热，眼睑赤痛。

临床用法 1 日 3 次，1 次 3g，
温水调服。

注意事项 忌食辛燥之品。

仙灵脾散

《幼幼新书》

药物组成 淫羊藿　威灵仙各
等份

制作方法 上药研为细末。

功效主治 祛风除湿。主治小
儿斑疮入眼。

临床用法 1 日 2~3 次，1 次
3g，饭后米汤调服。

注意事项 忌食辛辣燥食。

仙灵脾散

《太平圣惠方》

药物组成 淫羊藿根　蚕沙各
15g　射干　甘草_炙各 0.3g

制作方法 将上药研为细末。

功效主治 补肾明目。主治小
儿雀目。

临床用法 每次用羊肝 1 具，
切开，入药 6g，以线缠紧。再取
黑豆 100g，米泔水 500ml，煮熟取
出，分 2 次服用。

注意事项 忌用眼过度。

地黄散

《小儿药证直诀》

药物组成 生地黄　熟地黄_切
当归_{去芦头切焙}　防风_{去芦头焙}　羌
活_焙　犀角　蝉蜕_{去土并头足}　木贼
谷精草　白蒺藜　沙苑子各 3g
玄参 1.5g　甘草_{锉炒}，4.5g

制作方法 将上药研为细末。

功效主治 疏风散热，清肝明
目。主治小儿心肝壅热所致目赤肿
痛及目生赤膜或白膜。

临床用法 1 日 4 次，1 次
3~4.5g，羊肝煎汤调服。

注意事项 忌食辛燥之品。

决明散

《普济方》

药物组成 决明子 赤芍 炙甘草各0.3g 天花粉15g

制作方法 上药共研为细末。

功效主治 清热活血，明目退翳。主治小儿疮痘入眼。

临床用法 1次1.5g，1日3次，饭后蜜水调服。或酌情加减。

注意事项 忌食辛辣刺激性食物，切忌揉眼。

导赤散

《小儿药证直诀》

药物组成 生地黄 木通各30g 甘草 黄芩各15g

制作方法 将上药研为粗末。

功效主治 清心泻火。主治小儿目赤肿痛，小便赤涩。

临床用法 1日3次，1次3g，灯芯、淡竹叶同煎，温服。

注意事项 忌食辛燥之品。

吹鼻散

《太平圣惠方》

药物组成 熊胆 黄柏各0.3g 丁香 蛤蟆炙黄 皂荚各15g 麝香研3g

制作方法 将上药研为细末。

功效主治 清热解毒，燥湿止痒。主治小儿目睛红肿赤烂，发热，鼻痒。

临床用法 1次0.5g，吹入鼻中。

注意事项 忌食辛燥之品。

羌菊散

《全婴方》

药物组成 羌活 防风 栀子各0.3g 菊花 刺蒺藜 甘草各15g

制作方法 将上药研为细末。

功效主治 疏风散热，清肝明目。主治小儿肝脏实热所致眼生翳膜，红肿疼痛。

临床用法 1日3次，1次1.5g或3g，饭后蜂蜜调汤送服。

注意事项 忌食辛燥之品。

羌蝉散

《普济方》

药物组成 羌活 蝉蜕 防风 蛇蜕 菊花 谷精草 木贼 甘草 栀子 白蒺藜 大黄 黄连 沙苑蒺藜各15g

708

制作方法 上药共研为细末。

功效主治 泻火解毒，疏风退翳。主治小儿疮疹后毒气不散生翳障，并治目睛暴赤疼痛、生翳、遮障、羞明。

临床用法 1 日 2 ~ 3 次，1 次 1.5 ~ 3g，温开水或米泔水调服。

注意事项 忌食辛辣刺激性食物，忌用手揉眼。

拨明散

《普济方》

药物组成 桑螵蛸 30g 麝香 0.15g

制作方法 将桑螵蛸研为细末，再入麝香研匀。

功效主治 补益肝肾，明目开窍。主治小儿疮痘入眼生翳。

临床用法 1 次 1.5g，1 日 2 ~ 3 次，饭后米泔水调服。

注意事项 忌食辛辣燥食。

净心散

《普济方》

药物组成 蛇蜕烧灰15g 甘草锉7.5g 皂角烧灰30g

制作方法 上药共研为细末。

功效主治 祛风退翳，清热解毒。主治痘疮出尽入眼。

临床用法 1 日 2 ~ 3 次，1 次 1.5 ~ 3g，温开水调服。

注意事项 忌食辛辣刺激性食物，切忌揉眼。

夜明砂散

《太平圣惠方》

药物组成 夜明砂微炒15g 细辛 羌活各 0.3g 钟乳石捣细水飞15g

制作方法 将上药研为粗末。

功效主治 清热明目。主治小儿雀目。

临床用法 1 日 2 次，1 次 3g，取白羊子肝半具，水煎，米熟去肝，冷服。

注意事项 忌辛燥之品。

夜明砂散

《太平圣惠方》

药物组成 夜明砂微炒30g 天竺黄 犀角 羚羊角 白僵蚕微炙 菊花 车前子各15g 川芎30g

制作方法 将上药研为细末。

功效主治 清肝明目。主治小儿眼疳。

临床用法 1 次 1.5g，温水调服。

注意事项 忌食辛辣温燥之品。

恶实散

《圣济总录》

药物组成 牛蒡子（恶实）木通锉 刺蒺藜炒各30g

制作方法 将上药研为细末。

功效主治 祛风清热，清肝明目。主治小儿风翳及风疮。

临床用法 1日3次，1次1.5g，以水和羊肝捣汁服用。

注意事项 忌食辛燥之品。

珊瑚散

《太平圣惠方》

药物组成 珊瑚15g

制作方法 将上药研为细末。

功效主治 明目去翳。主治小儿目翳初起。

临床用法 1日2次，1次0.03g，点眼。

注意事项 若有不适反应，急当停药。

泉石散

《普济方》

药物组成 井泉石研末水飞 蝉壳 蛇皮 甘草炙各30g

制作方法 共研为细末。

功效主治 疏风清热，明目退翳。主治小儿风热攻眼，及斑疮入眼。

临床用法 1次1.5~3g，1日2~3次，蜜水调服。

注意事项 忌食辛辣温燥之品。

泉石散

《普济方》

药物组成 甘泉石 大黄 栀子仁 石决明 菊花 甘草各等份

制作方法 将上药研为细末。

功效主治 清肝明目。主治小儿肝热雀目。

临床用法 1日3次，1次1.5g，狗肝汤送服。

注意事项 忌食辛燥之品。

姜石散

《太平圣惠方》

药物组成 姜石（钟乳石）

桑耳研 淡淡豆豉各 30g

制作方法 用米泔水浸姜石 7 日，捣细水飞，与余药共研细末。

功效主治 清肝明目。主治小儿眼疳，畏光赤烂，泪多疼痛。

临床用法 1 日 3 次，1 次 3g，以猪肝或羊肝煎水送服。

注意事项 忌揉搓，以防损伤角膜。

退云散

《审视瑶函》

药物组成 红珊瑚 珍珠 朱砂 硼砂各等份

制作方法 上药均生用，共研极细末。

功效主治 清热解毒，明目退翳。主治痘后余毒攻目而见云翳遮睛。

临床用法 1 次 0.03g，1 日 2 次，点眼。

注意事项 如有不适反应，急当停药。

桦皮散

《幼幼新书》

药物组成 桦皮 头发 蛇皮各 15g

制作方法 上药锉细，净器内

点火烧之，待烟尽研细为末。

功效主治 清热化瘀，明目退翳。主治小儿疮斑入眼及里黑睛。

临床用法 1 次 1.5g，1 日 5 次，煎黑豆汤入酒三滴调服。

注意事项 忌揉搓，防止损伤角膜。

通明散

《古今医鉴》

药物组成 当归 川芎 芍药 生地黄 防风 葛根 菊花 蝉蜕 天花粉 谷精草焙各等分

制作方法 共研为细末。

功效主治 凉血解毒，明目退翳。主治痘后余毒，目生翳障。

临床用法 1 日 3 次，1 次 5g，水煎服。目睛红肿，加黄连、栀子；翳膜厚，加木贼。

注意事项 忌食辛辣燥食。

通窍散

《审视瑶函》

药物组成 朱砂 9g 珍珠 琥珀各 6g 麝香 3g 玛瑙 4.5g 冰片 1.5g

制作方法 上药共研为极细末。

功效主治 泻火解毒，明目去翳。主治痘后目生星翳。

711

临床用法　1次0.5g，吹耳。若翳在右目，吹左耳；翳在左目，吹右耳。

注意事项　忌揉搓，以防损伤角膜。

通顶石南散

《幼幼新书》

药物组成　石南叶30g　藜芦1g　瓜蒂15g

制作方法　将上药研为细末。

功效主治　祛痰通络。主治小儿目偏视通睛。

临床用法　1日2次，1次3g，和粳米少许调服。

注意事项　忌用眼过度。

黄芩散

《幼幼新书》

药物组成　黄芩　栀子　黄丹各等份

制作方法　上药共研为细末。

功效主治　泻火解毒。主治小儿疮疹入眼。

临床用法　用牛蒡子叶杵汁，调匀药末涂在囟门。

注意事项　黄丹有毒，不宜久用。

黄连散

《普济方》

药物组成　杏仁　黄连　黄柏当归　赤芍各等份

制作方法　将上药以乳汁浸泡1夜，晒干研为极细末。

功效主治　清热燥湿，活血解毒。主治小儿胎热，眼睛红肿溃烂。

临床用法　1次0.3g，不拘时，以生地黄汁适量调匀，滴于眼中。

注意事项　忌辛辣、香燥之品。

银白散

《普济方》

药物组成　天花粉　连翘　白芍子　白附子　甘草各等份

制作方法　将上药研为细末。

功效主治　清热止痛，解毒凉血。主治小儿肝经热盛，目赤肿痛。

临床用法　不拘时，1次1.5g，麦冬蜜水调服。

注意事项　忌食辛燥之品。

移花散

《外科传薪集》

药物组成 铅丹 轻粉 猪牙皂各3g 大梅片1.5g

制作方法 共研为细末。

功效主治 解毒杀虫,收敛生肌。主治小儿痘出眼中。

临床用法 用药末吹耳。左眼疾吹右耳,右眼疾吹左耳。

注意事项 忌抓搔,以防留下斑痕。

清神散

《太平圣惠方》

药物组成 牛蒡子_{微炒} 木通_锉 晚蚕沙各等份

制作方法 将上药研为细末。

功效主治 疏风清热,除湿敛疮。主治小儿眼疳。

临床用法 1日3次,1次1.5g,温水调服。

注意事项 忌食辛辣温燥之品。

旋复花散

《太平圣惠方》

药物组成 旋复花 桑白皮 羚羊角 赤芍 玄参各等份 甘草_{炙锉} 黄连各半分

制作方法 将上药研为粗末。

功效主治 清肝解毒,凉血退翳。主治小儿赤膜,上漫黑睛。

临床用法 1日3~4次,1次3g,入竹叶5g,水煎,温服。

注意事项 忌食辛燥之品。

羚羊角散

《太平圣惠方》

药物组成 羚羊角 犀角 赤芍各1g 黄连_{去须} 芒硝 朱砂各0.5g 升麻 牛黄_研 天竺黄_研 川芎 当归_{锉微炒} 甘草_{炙锉}各15g

制作方法 将上药研为细末。

功效主治 清肝明目,凉血解毒。主治小儿目赤肿痛。

临床用法 1日3次,1次3g,竹叶煎汤送服。

注意事项 忌食辛燥之品。

羚羊角散

《太平圣惠方》

药物组成 羚羊角45g 犀角 密蒙花各30g 冰片_研 牛黄_研各0.3g 天竺黄_研 甘草_{炙微赤} 朱砂_研各15g 防风 人参 沙

713

参_{各去芦} 赤芍 菊花 细辛 酸枣仁_{微炒} 蔓荆子 蕤仁_{汤浸去皮} 玄参各90g

制作方法 将上药研为细末。

功效主治 疏风散热，清肝明目。主治小儿风邪所伤所致瞳仁不正。

临床用法 1日3次，1次6g，饭后竹沥汤调服。

注意事项 忌食辛燥之品。

搜胃散

《幼幼新书》

714

药物组成 大黄 桔梗 玄参防风 车前子 细辛 芒硝 黄芩各60g

制作方法 将上药研为粗末。

功效主治 清胃泻热。主治小儿眼睑生赘，赤涩疼痛。

临床用法 1次3g，水煎，饭后温服。

注意事项 忌食辛燥之品。

犀角散

《太平圣惠方》

药物组成 犀角 羚羊角 防风_{去芦头} 玄参 黄芩 黄芪_锉各0.3g 柴胡_{去苗} 大黄_{微炒} 芒硝各15g

制作方法 将上药研为细末。

功效主治 清热泻火，凉血解毒。主治小儿目赤肿痛，睑缘生疮及畏光流泪。

临床用法 1日3~4次，1次3g，水煎，温服。

注意事项 忌食辛燥之品。

蒲黄散

《杨氏家藏方》

药物组成 蒲黄0.5g 黄连白及各15g 黄柏_{去粗皮}6g 赤小豆30g

制作方法 将上药研为细末。

功效主治 清热解毒，凉血退翳。主治小儿肝热上攻所致眼生翳膜。

临床用法 1日1次，1次3g，以井水调为膏状，外贴于囟门上。

注意事项 忌辛辣、油腻。

煞风散

《眼科龙木论》

药物组成 防风 冰片 牡蛎各60g 白芷 五味子 细辛各30g

制作方法 将上药研为细末。

功效主治 祛风止痒，明目退翳。主治小儿肝风入眼，疳眼外障。

临床用法 1日3次，1次3g，饭前米汤送服。

注意事项 忌揉搓，以防损伤角膜。

蝉蜕散

《小儿药证直诀》

药物组成 猪悬蹄甲_{烧存性}60g 蝉蜕30g 山羊角细末0.3g

制作方法 上药共研为细末。

功效主治 息风退翳，清热解毒。主治斑疮入眼。

临床用法 1岁以内1次1.5g；3岁以上，1次3~6g。1日3~4次，饭后温开水调服。

注意事项 忌食辛辣刺激性食物，切忌揉眼。

耳疾

龙骨散

《仁斋直指小儿方论》

药物组成 龙骨 白矾_煅各9g 铅丹_炒6g 胭脂胚3g 麝香0.15g

制作方法 上药共研为细末。

功效主治 燥湿收湿，排脓敛疮。主治小儿聤耳、流脓。

临床用法 先以棉签拭干耳内脓液，吹入少许药末。

注意事项 忌食辛燥之品。

红白散

《普济方》

药物组成 明矾_{熬令汁枯} 胭脂各3g 麝香0.5g

制作方法 将上药研为细末。

功效主治 清热除湿，开窍聪耳。主治小儿耳聋及聤耳出脓。

临床用法 1日2~3次，1次1.5g，以棉球揩去脓水，吹药入耳内。

注意事项 勿令水湿进入外耳道。

红蓝花散

《证治准绳》

药物组成 红花_洗 黄柏各30g 乌贼骨 黄芩 雄黄_研各15g 麝香_研0.3g

制作方法 将上药研为细末。

功效主治 清热除湿，活血祛瘀。主治小儿聤耳，久病不瘥。

临床用法 1日2次，纱布包

715

裹，塞耳中。

注意事项　勿令水湿进入外耳道。

矾脂散

《圣济总录》

药物组成　明矾_{熬令汁枯}　松香　木香　花胭脂各 0.3g

制作方法　将上药研为细末。

功效主治　清热解毒，燥湿排脓。主治小儿聤耳，脓水淋漓不止。

临床用法　揩去脓后，撒入耳中。

注意事项　勿令水湿进入外耳道。

716

通鸣散

《幼幼新书》

药物组成　石菖蒲　远志各 30g　柴胡　麦冬　防风各 15g　细辛　葶苈子　磁石各 0.3g　杏仁 10g

制作方法　上药共研为细末。

功效主治　祛风豁痰，聪耳开窍。主治小儿耳聋、耳鸣。

临床用法　1 次 1.5g，1 日 2 次，葱白煎汤调服。

注意事项　脾胃虚弱者不宜久服。

黄柏散

《幼幼集成》

药物组成　黄柏　白矾　海螵蛸　滑石　龙骨各等分

制作方法　上药共研为细末。

功效主治　清热燥湿。主治小儿耳前后生疮，浸淫不愈。

临床用法　疮面渗液用干药末搽，疮干用猪油调搽。

注意事项　忌食辛燥之品。

菖乌散

《幼幼新书》

药物组成　石菖蒲　炮乌头各 1.2g

制作方法　将上药共研为细末。

功效主治　解毒开窍。主治小儿耳鸣，日夜不止。

临床用法　1 次 0.4g，1 日 2 次，纱布包裹纳耳内。

注意事项　忌食辛燥之品。

菖附散

《幼科释谜》

药物组成 炮附子 石菖蒲各等份

制作方法 上药共研为细末。

功效主治 解毒开窍。主治小儿耳内疼痛。

临床用法 1次0.5g,纱布包裹塞耳内。

注意事项 忌辛燥之品。

蛇蜕散

《幼幼集成》

药物组成 蛇蜕烧灰存性10g

制作方法 研为细末。

功效主治 疏风解郁,散火止痛。主治耳痛,或出血水。

临床用法 有血水者,先拭干,吹药末少许入耳中。

注意事项 忌食辛燥之品。

雄黄散

《太平圣惠方》

药物组成 雄黄研细15g 黄芩曾青各0.3g

制作方法 将上药分别研细为末,混匀。

功效主治 清热解毒,除湿杀虫。主治小儿聤耳及恶疮息肉。

临床用法 1日2次,1次2g,纱布外裹,塞于耳中。

注意事项 勿令水湿进入外耳道。

翠云散

《外科传薪集》

药物组成 熟石膏15g 牛黄铜绿各3g

制作方法 共研为细末。

功效主治 清热解毒,排脓生肌。主治小儿耳中漏脓。

临床用法 用葱管1根(约20cm长),置菜油中,然后蘸药末置耳中,1日2次。

注意事项 忌食辛燥、油腻之品。

口齿病

人黄散※

《幼幼集成》

717

药物组成 人中白_煅 黄柏_{蜜炙焦}各等份 冰片少许

制作方法 上药共研为细末。

功效主治 清热解毒，除湿止痛。主治小儿口疳破烂。

临床用法 用盐茶漱口后，搽药末。

注意事项 忌食辛燥之品。

人参散

《普济方》

药物组成 人参 白术 甘草各30g 白茯苓_{去黑皮} 桃花 白药子各60g 白芷15g

制作方法 将上药研为细末。

功效主治 清热解毒，消肿止痛。主治小儿脾虚湿滞所致舌体肿胀，转动不灵。

临床用法 不拘时，取上药适量，和薄荷汁调涂舌上。

注意事项 火毒上攻所致舌体肿胀忌用。

大黄甘草散※

《常见病验方
研究参考资料》

药物组成 大黄 甘草各3g
制作方法 共研为细末。
功效主治 清热泻火，凉血止

痛。用于小儿鹅口疮。

临床用法 取药末吹口内。

注意事项 忌食辛辣之品。

大圣夺命玉雪无忧散

《幼幼新书》

药物组成 玄参 贯众 茯苓_{去皮} 砂仁 甘草_炙 山豆根 黄连_{去须} 荆芥穗 滑石各30g 硼砂6g 寒水石60g

制作方法 将滑石、硼砂、寒水石三味别研，余药共研细末，混匀。

功效主治 清热解毒，凉血消肿。主治小儿咽喉塞滞，心腹胀满及口疮等。

临床用法 不拘时，1次1.5g，水调服。

注意事项 忌食辛燥之品。

马齿苋散

《太平圣惠方》

药物组成 马齿苋 没石子 麻黄_{去根节}各15g 麝香_研3g 兰香根_{烧灰}6g

制作方法 将上药研为细末。

功效主治 清热解毒，活血敛疮。主治小儿口齿疳。

临床用法 1日4次，1次

1.5g，贴于疮上。

注意事项 忌食辛燥之品。

天南星散

《圣济总录》

药物组成 天南星1枚 雄黄3g 麝香0.3g

制作方法 取天南星，于其中心剜一小坑，入雄黄，面裹煨，取出候冷，入麝香，研为细末。

功效主治 通络止痛，解毒杀虫。主治小儿走马疳。

临床用法 取上药适量外涂。

注意事项 忌食辛燥之品。

牛黄散

《圣济总录》

药物组成 牛黄0.15g 代赭石90g 麝香研1.5g 玄参0.9g 白术15g 厚朴去粗皮生姜汁炙 木香 犀角各0.9g 升麻 大黄锉炒各30g 射干 甘草炙各15g

制作方法 将上药研细末。

功效主治 清热解毒，消肿利咽。主治小儿咽喉、项部肿痛。

临床用法 1~2岁，1日1次，1次1.5g，空腹以人乳汁5ml调服；3岁以上，1日2次，1次3g，以枣汤或米汤调服。

注意事项 忌食辛燥之品。

牛黄散

《普济方》

药物组成 牛黄 冰片 朱砂各0.3g 铅霜15g 玄精石30g

制作方法 将上药研为细末。

功效主治 清热解毒，消肿止痛。主治小儿颊、牙龈肿甚疼痛。

临床用法 先以针刺破出血，后以盐汤洗净，拭干，1次1.5g，涂于患处。

注意事项 铅霜有毒，慎用。

牛黄散

《古今医鉴》

药物组成 牛黄 冰片 硼砂各0.3g 朱砂研0.6g 雄黄 青黛各0.6g 芒硝0.45g 黄连 黄柏各2.4g

制作方法 共研为细末。

功效主治 清热泻火，解毒疗疮。主治小儿热毒所致鹅口疮、口疮、重腭不能吮乳及咽喉肿塞。

临床用法 视面积大小，1次取少许，吹入口内。

注意事项 注意保持患儿口腔清洁。

719

牛蒡散

《普济方》

药物组成 防风 牛蒡子_炒 荆芥 甘草各等份

制作方法 将上药研为粗末。

功效主治 疏风清热，解毒消肿。主治小儿变蒸，口舌生疮。

临床用法 取上药适量，水煎服。

注意事项 忌食辛辣温燥之品。

升麻散

《太平圣惠方》

药物组成 升麻 黄芩 藁本 甘草各 0.3g 生地黄 0.6g 五倍子 0.3g 皂荚 诃子 夏枯草各 15g

制作方法 将皂荚、诃子、夏枯草三味烧灰，与余药同研细末。

功效主治 清热解毒，收敛生肌。主治小儿口疮。

临床用法 睡前取上药适量外敷。

注意事项 忌食辛燥之品。

乌鱼散

《幼幼新书》

药物组成 乌贼骨_{烧灰}30g 蛴螬 蒲黄_研15g 明矾_研0.3g

制作方法 将上药研为细末。

功效主治 清热解毒，消肿止痛。主治小儿口舌生疮，舌体肿大。

临床用法 不拘时，1 次 1.5g，和鸡子黄适量，调涂舌上。

注意事项 蛴螬有毒，慎用。

乌神散

《杨氏家藏方》

药物组成 鲫鱼 1 条 大枣_{去核}20g 胆矾 龙骨_{别研}各 3g 冰片_{别研} 麝香_{别研}各 1.5g

制作方法 将鲫鱼去肠肚，入胆矾，枣肉于鱼腹内，以纸裹于外，炭火煅，青烟出为度，入余药共研为细末。

功效主治 活血止痛，解毒祛腐。主治小儿牙疳，牙龈肿痛，及牙退后久不生长。

临床用法 1 日 3 次，先用温水漱口，后取药末少许外涂。

注意事项 忌食辛燥之品。

失笑散

《普济方》

药物组成 延胡索　白僵蚕各9g　黄连3g　轻粉_炒6g　麝香_炒0.3g　铅霜　硼砂　黄柏各1.5g

制作方法 将上药研为细末。

功效主治 清热解毒，活血止痛。主治小儿口疮及唇裂出血。

临床用法 不拘时，1次0.2g，外涂于口疮上。

注意事项 轻粉、铅霜有毒，慎用。

兰香散

《小儿药证直诀》

药物组成 轻粉　兰香子各3g　密陀僧_{醋淬}15g

制作方法 将上药研为细末。

功效主治 祛腐活血，解毒敛疮。主治小儿走马疳。

临床用法 取上药适量外涂。

注意事项 忌食辛燥之品。

立效散

《杨氏家藏方》

药物组成 芦荟_{别研}　明矾_烧大枣_{焙干}　芜荑_{微炙}　甘草_炙各3g朱砂　麝香　乳香_{别研}各1.5g

制作方法 将上药研为细末。

功效主治 清热，杀虫，敛疮。主治小儿口疳，齿龈溃烂。

临床用法 取药散适量，外贴。

注意事项 忌食辛燥之品。

必效散

《济生拔萃方》

药物组成 明矾　大黄各等份

制作方法 将上药研为细末。

功效主治 清热解毒，燥湿生肌。主治小儿口疮糜烂。

临床用法 取上药适量，睡前外涂。

注意事项 保持口腔清洁。

夺命散

《幼幼新书》

药物组成 芒硝　明矾　天南星各15g

制作方法 将上药研为粗末。

功效主治 清热解毒，化痰开窍。主治小儿喉痹。

临床用法 不拘时，1次9g，水煎服。

注意事项 忌食辛燥之品。

地骨皮散

《普济方》

药物组成 地骨皮 麦芽各30g 青皮 0.5g 皂角 15g

制作方法 将上药炒黄,研为细末。

功效主治 清热凉血,消肿止痛。主治小儿牙龈肿痛,溃烂生疮。

临床用法 1 日 3 次,先以盐汤漱口,后取上药适量外搽。

注意事项 保持口腔清洁。

地骨皮散

《活幼口议》

药物组成 生地 15g 地骨皮 细辛各 0.3g 五倍子炙焦6g

制作方法 将上药研为细末。

功效主治 清热,凉血,止血。主治小儿肾疳,牙龈腐臭,常出鲜血。

临床用法 取上药适量外涂。

注意事项 忌食辛燥之品。

朱矾散

《幼幼集成》

药物组成 朱砂 6g 白矾 3g

制作方法 共研为细末。

功效主治 清热解毒,燥湿敛疮。主治小儿鹅口疮。

临床用法 用茶洗口疮,敷药少许。

注意事项 忌食辛燥之品。

阴阳散

《痘疹全书》

药物组成 黄连 6g 炮姜 3g

制作方法 同炒,研为细末。

功效主治 调和阴阳。主治痘后赤口疮。

临床用法 用茶洗净败血,敷药末。

注意事项 忌食辛燥之品。

牡蛎散

《圣济总录》

药物组成 炙甘草 30g 牡蛎90g

制作方法 将牡蛎火煅,以纸

裹，埋于土中，七日后取出，与甘草研细末。

功效主治 解毒敛疮。主治小儿口疮。

临床用法 不拘时，取上药适量，外敷、内服皆可。

注意事项 忌食辛燥之品。

角蒿升麻散

《圣济总录》

药物组成 角蒿 细辛 升麻 地骨皮 麻黄_{去根节焙} 牛膝各等份

制作方法 将上药研为细末。

功效主治 清热解毒，活血去瘀。主治小儿口疮溃烂，脓血不止。

临床用法 取药末适量涂敷。

注意事项 忌食辛燥之品。

张涣保命散

《幼科释谜》

药物组成 白矾 朱砂各7.5g 朴硝15g

制作方法 上药共研极细末。

功效主治 清热解毒，收涩疮口。主治婴儿胎毒所致鹅口疮。

临床用法 1次3～5g，先将小儿舌拭净，药末水调后涂于舌上。

注意事项 保持口腔清洁。

青金散

《济生方》

药物组成 五倍子120g 青黛12g

制作方法 将上药研为细末。

功效主治 清热解毒，收敛生肌。主治小儿鹅口疮，状如木耳。或用于痔疮。

临床用法 取上药适量，油调涂。

注意事项 忌食辛燥之品，保持口腔清洁。

金花散

《朱氏集验方》

药物组成 雄黄 芒硝 郁金 瓜蒌 葛根 甘草各等份

制作方法 将上药研为细末。

功效主治 清热解毒。主治小儿口疮。

临床用法 不拘时，1次0.3g，薄荷水调服。

注意事项 忌食辛燥之品。

723

泻黄散

《小儿药证直诀》

药物组成　藿香21　栀子3g　石膏15g　防风切焙120g　甘草90g

制作方法　将上药研为细末。

功效主治　泻脾胃伏火。主治小儿脾热，口疮口臭，烦渴易饥，口燥唇干，舌红脉数。

临床用法　1日3次，1次3~6g，水煎服。

注意事项　忌辛燥之品。

724

泻心散

《普济方》

药物组成　黄连　草乌　干姜各等份

制作方法　将上药研为细末。

功效主治　温经散寒，解毒敛疮。主治小儿口疮。

临床用法　1日1次，临卧服，1次0.3g，温水调服。

注意事项　草乌有大毒，慎

服。

珍珠散

《外科证治全生集》

药物组成　雄精　硼砂　黄连　儿茶　人中白　冰片　薄荷　黄柏各3g　珍珠1.5g

制作方法　上药共研为细末。

功效主治　清热解毒。主治口疮，牙龈红肿，实火喉痛。

临床用法　1次0.3~0.6g，吹入口腔内。

注意事项　本品宜密封收藏。

祛疳散※

《幼幼集成》

药物组成　胡黄连1.5g　胆矾　孩儿茶各4.5g

制作方法　上药共研为细末。

功效主治　清热解毒。主治牙疳溃烂，口疮。

临床用法　搽患处，1日1次。

注意事项　忌食辛燥之品。

保命散

《普济方》

药物组成 明矾_{烧灰} 朱砂_{水飞}各0.3g 芒硝_研15g

制作方法 将上药研为细末。

功效主治 清热解毒。主治小儿鹅口疮。

临床用法 先揩掉舌上白屑，取药末0.5g，入水搅匀取汁，调涂舌上。

注意事项 忌食辛燥不洁之品。

获命散

《普济方》

药物组成 蟾蜍_{烧存性} 白龙骨_研 雄黄 麝香 胆矾 芦荟_研各等份

制作方法 将上药研为细末。

功效主治 解毒祛腐，收湿敛疮。主治小儿急疳，唇齿臭烂。

临床用法 取上药适量，敷于疮上。

注意事项 忌食辛燥之品。

柴胡清肝散

《明医杂着》

药物组成 柴胡 黄芩_炒 生地黄各3g 黄连 当归 牡丹皮各3g 栀子2.1g 川芎1.8g 升麻2.4g 甘草1g

制作方法 共研为粗末。

功效主治 清肝泻火。主治小儿肝经郁火，风热传脾，口唇肿裂。

临床用法 水煎，饭后频服。如脾胃虚弱，去黄芩、黄连，加白术、茯苓。

注意事项 忌食辛燥之品。

黄柏散

《太平圣惠方》

药物组成 黄柏_炙30g 青黛15g 麝香3g

制作方法 将上药研为细末。

功效主治 清热解毒。主治小儿口疳，齿龈溃烂。

临床用法 1日3~4次，取药末适量外涂。

注意事项 忌食辛燥之品。

黄连散

《圣济总录》

药物组成 黄连_{去须} 黄药子 芒硝各30g 白矾_烧0.3g 冰片_研3g

制作方法 将上药研为细末。

功效主治 清热解毒，凉血止血。主治小儿漏疳，牙龈出血不止。

临床用法 1次1.5g，贴敷于患处。

注意事项 忌食辛燥之品。

铜青散

《世医得效方》

药物组成 白芷15g 芒硝3g 铜绿0.3g 麝香0.3g

制作方法 将上药研为细末。

功效主治 排脓，祛腐，蚀疮。主治小儿走马疳。

临床用法 取药末适量涂于齿上。

注意事项 忌食辛燥之品。

726

黑散

《普济方》

药物组成 藁本_{去苗} 升麻 皂荚_{烧灰}各15g 石膏30g

制作方法 将上药研为细末。

功效主治 清热排脓。主治小儿漏疳宣露。

临床用法 取上药适量外涂。

注意事项 忌食辛燥之品。

硼砂散

《普济方》

药物组成 硼砂 豆粉 朱砂各等份

制作方法 将上药研为细末。

功效主治 清热解毒。主治小儿变蒸，口舌生疮。

临床用法 取药末适量，涂于小儿口内。

注意事项 本品有小毒，切勿过量。

硼砂石膏散※

《常见病验方
研究参考资料》

药物组成 硼砂 生石膏各等

份

制作方法 共研极细末。

功效主治 清热解毒，收湿敛疮。主治小儿鹅口疮。

临床用法 用白开水洗净口腔，取药末搽患处。

注意事项 搽药后半小时内勿给患儿吸乳。

蒲黄乌贼散※

《常见病验方
研究参考资料》

药物组成 蒲黄　乌贼骨各等份

制作方法 共研极细末。

功效主治 活血散瘀，收湿敛疮。主治鹅口疮。

临床用法 用硼酸水洗净口腔，将药末吹患处。

注意事项 忌食辛辣。

魁蛤灰散※

《本草纲目》

药物组成 魁蛤1个

制作方法 上药连壳带肉烧存性，研为细末。

功效主治 蚀腐托毒。主治小儿走马牙疳。

临床用法 敷患处。

注意事项 忌食辛燥之品。

碧玉通神散

《普济方》

药物组成 黄柏_{蜜炙}15g　青黛0.3g　樟脑0.1g

制作方法 将上药研为细末。

功效主治 清热解毒，凉血消肿。主治小儿口疮。

临床用法 1次0.5g，睡前涂于小儿口中。

注意事项 樟脑有毒，慎用。

熊胆散

727

《太平圣惠方》

药物组成 熊胆_研　莨菪子葶苈子_{微炙}　蛤蟆_{烧灰}　人粪灰　明矾_烧　麝香　雄黄_研　芦荟_研　硫黄_研各等份

制作方法 将上药研为细末，混匀。

功效主治 清热解毒，杀虫疗疮。主治小儿急疳，虫伤脏腑，齿断作疮赤烂。

临床用法 取上药适量，涂于患处。

注意事项 忌食辛燥之品。

麒麟竭散

《圣济总录》

药物组成 血竭 梧桐皮 明矾各 15g 铅丹 0.3g

制作方法 将上药研为细末。

功效主治 解毒敛疮,蚀疮去腐。主治小儿口齿疳。

临床用法 取药末适量外涂。

注意事项 忌食辛燥之品。

隐睾

硫茱散※

《幼幼集成》

药物组成 硫黄 吴茱萸各 18g

制作方法 上两药共研为极细末。

功效主治 温阳散寒。主治初生儿阳缩(隐睾)。

临床用法 捣取葱汁,调药末敷脐腹,再用蛇床子烧烟熏。

注意事项 加强后天调补。

遗尿

山药桑螵散※

*《常见病验方
研究参考资料》*

药物组成 山药 桑螵蛸各等份

制作方法 共研为细末。

功效主治 补肾助阳,健脾止遗。主治小儿遗尿。

临床用法 1次3~6g,1日2次,开水冲服。

注意事项 忌食生冷。

四子缩尿散

《古今脐疗良方集解》

药物组成 覆盆子 金樱子菟丝子 五味 仙茅 山萸肉补骨脂 桑螵蛸各 60g 丁香 肉桂各 30g

制作方法 上药研末备用。

功效主治 湿肾助阳,固精缩尿。主治小儿遗尿,肢冷不温,形体消瘦,舌淡脉沉细。

临床用法 1次 1g,填脐,每3天换药 1次。

注意事项 忌生冷食物。

枯矾牡蛎散 ※

《常见病验方
研究参考资料》

药物组成 枯矾 15g 牡蛎 60g

制作方法 共研为细末。

功效主治 燥湿止泻，收敛固涩。主治小儿遗尿。

临床用法 1 次 6g，1 日 2 次，温酒送服。

注意事项 忌食生冷。

补肾缩泉散 ※

《常见病验方
研究参考资料》

药物组成 炒补骨脂 9～30g 炒菟丝子 15g

制作方法 共研为细末。

功效主治 补肾缩泉。主治小儿遗尿。

临床用法 1 次 1.5g，每晚临睡前 1～2 小时开水送服。

注意事项 忌食生冷。

益智仁散 ※

《常见病验方
研究参考资料》

药物组成 益智仁_{醋炒}9g

制作方法 研为细末。

功效主治 暖肾，缩尿。主治小儿遗尿。

临床用法 1 次 3g，用红酒送服。

注意事项 忌食生冷。

桑螵蛸散 ※

729

《常见病验方
研究参考资料》

药物组成 桑螵蛸_{煅灰存性}10 个

制作方法 研为细末。

功效主治 补肾助阳，固涩缩尿。主治小儿遗尿。

临床用法 1 次 3～9g，用砂糖汤调服。

注意事项 忌食生冷。

桑螵益智散 ※

《常见病验方
研究参考资料》

药物组成 桑螵蛸 60g 益智

仁 30g

制作方法 共研为细末。

功效主治 补肾壮阳，固涩缩尿。主治小儿遗尿。

临床用法 1 次 9g，1 日 2 次，砂糖调服。

注意事项 忌食生冷。

桑螵覆盆散※

《常见病验方研究参考资料》

药物组成 桑螵蛸 60g 覆盆子 30g

制作方法 上药加酒同炒至深黄色，研为细末。

功效主治 补肾助阳，固涩缩尿。主治小儿遗尿。

临床用法 1 次 3g，每日上下午各服 1 次。

注意事项 忌食生冷。

遗尿散

《常见病验方研究参考资料》

药物组成 丁香 肉桂 五倍子 五味子 补骨脂各 30g

制作方法 上药共研为细末备用。

功效主治 温肾壮阳，收敛固涩。主治小儿肾虚遗尿。

临床用法 取药末，加适量白酒调敷脐部，每晚 1 次。

注意事项 忌生冷食物。

遗尿散

《中国中医独特疗法大全》

药物组成 麻黄 3g 益智仁肉桂各 1.5g

制作方法 上药共研为细末。

功效主治 温肾助阳，固精止遗。主治小儿遗尿，尿频，舌淡苔白，脉沉细。

临床用法 1 次 3g，醋调敷脐部，36 小时后取下，间隔6～12小时再用上药敷脐，连敷 3 次，然后每隔 1 周敷脐 1 次，连续 2 次巩固疗效。

注意事项 忌生冷食物。

缩尿散

《中国中医独特疗法大全》

药物组成 五倍子 5g 五味子 2.5g 菟丝子 7.5g

制作方法 上药共研为细末。

功效主治 固精缩尿。主治小

儿遗尿。

临床用法 取药末适量，醋调敷脐，次晨取下。

注意事项 忌生冷食物。

外科·疮痈

二黄散

《圣济总录》

药物组成 大黄_锉 黄连_{去须} 山栀子 连翘 白及 青黛各30g

制作方法 共研为细末。

功效主治 清热解毒，排脓生肌。主治疮疡脓成未破。

临床用法 贴于疮上。

注意事项 忌食辛燥、油腻。

二合消毒散

《寿世保元》

药物组成 文蛤_{捶碎炒黑色为末}108g 轻粉_研9g 黄柏_{去皮蜜炙为末}60g 寒水石_{煅为末}30g

制作方法 上药共研为细末，混匀，用新汲凉水、蜂蜜各一半调和成不稀不稠糊状物。

功效主治 清热解毒，消肿排脓。主治疮痈肿毒。

临床用法 疮毒未破，将肿处遍敷，用纱布覆于上，干则以水浸湿，早晚更换，夏季中午时亦更换一次；疮已破，将药敷于周围欣肿处，脓头处用神异膏贴之，1日3次。

注意事项 忌食辛辣刺激性食物。

十宣散

《普济方》

药物组成 木香 人参 当归 川芎 赤芍药 桔梗 白芷 陈皮 大腹皮 黄芪 甘草各等分

制作方法 上药共研为细末。

功效主治 益气活血，行气消肿。主治冷瘤痈毒，肿起难消。

临床用法 1次3g，1日3次，苏叶煎汤服。

注意事项 忌食辛辣刺激性食物。

十奇内补排脓散

《德生堂方》

药物组成 黄芪 当归 人参各60g 川芎 白芷 桔梗 防风

731

厚朴　甘草　官桂　金银花各30g　木香15g　天花粉30g

制作方法　共研为细末。

功效主治　益气托毒，排脓疗疮。主治痈疽发背，未成脓可散，已成者可排脓外达。

临床用法　1次9g，酒调服。

注意事项　本品宜密封贮藏。

七圣散

《杨氏家藏方》

药物组成　黄芩_{去黑心}30g　大黄0.3g　滑石120g

制作方法　共研为细末。

功效主治　清热解毒，利湿消肿。主治疮疡热毒赤肿，痛不可忍。

临床用法　1次6g，冷水调涂患处，勿令干。

注意事项　忌食辛燥之品。

七圣散

《普济方》

药物组成　当归　炙黄芪　贝母各15g　甘草　枳壳12g　白芷18g　乳香9g

制作方法　共研为细末。

功效主治　行气活血，散结止

痛。主治肿疡，红肿痛甚者。

临床用法　上药取水1000ml，与皂角刺15g同煎，取汁500ml，分3次口服。

注意事项　忌食辛辣之品。

七厘散

《遵生八笺》

药物组成　雄黄3g　滑石9g　巴豆_{去油}　杏仁_{去皮尖油}各9g　轻粉3.6g

制作方法　将上药研为细末，轻粉与人乳和丸，用面包裹轻粉放锅中，甘草水蒸8~10分钟，取出去面，与余药混匀，水泛为丸。

功效主治　泻火解毒，拔脓去腐。主治五痈。

临床用法　1次0.2~0.3g，空腹姜汤送服。

注意事项　忌辛辣、油腻之品。

三生散

《寿世保元》

药物组成　露蜂房　蛇蜕　血余_{洗净}各30g

制作方法　上药烧灰存性，共研为细末。

功效主治　收口敛疮，解毒止

痛。主治疮疡，疼痛剧烈，不辨肉色，漫肿光亮，及疮口不收。

临床用法　1次5g，酒调服。

注意事项　忌辛辣、肥腻之品。

三圣散

《普济方》

药物组成　淄丹60g　白矾_{水飞}60g

制作方法　上药共研为细末。

功效主治　清热燥湿，解毒消肿。主治一切疮肿。

临床用法　掺于疮上。

注意事项　忌抓搔患部，以防感染。

三黄二香散

《温病条辨》

药物组成　黄连　黄柏　生大黄各30g　乳香　没药各15g

制作方法　共研为极细末。

功效主治　清热解毒，活血排脓。主治温毒疮痛，顶已成脓者。

临床用法　用茶水调药外敷，干后用香油浸湿。

注意事项　忌食辛燥之品。

大麦散※

《本草纲目》

药物组成　青大麦适量

制作方法　将上药炒爆花，研为细末。

功效主治　解毒生肌。主治肿毒已破。

临床用法　用药末敷患处，干后揭去又敷，数次即愈。

注意事项　忌食辛辣肥腻之品。

大黄散

733

《圣济总录》

药物组成　大黄_锉60g　天花粉　甘草_{生锉}　马牙硝_研各30g

制作方法　将上药共研为细末。

功效主治　清热解毒，消肿散结。主治热毒风肿，遍身生疮。

临床用法　1次6g，饭后温开水调下。

注意事项　忌食辛燥油腻之品。

大全内消散

《普济方》

药物组成 穿山甲 90g 当归 15g 生甘草 9g

制作方法 共研为细末。

功效主治 内消解毒。主治痈疽恶毒。

临床用法 1 次 9g，温酒送服。

注意事项 阳热内盛之人慎用。

大内塞排脓散

《普济方》

药物组成 山茱萸 五味子 茯苓 干姜各 0.3g 甘草 石斛 人参各 1.5g 桂心 芍药各 0.9g 巴戟天 麦冬 干地黄 肉苁蓉 远志各 2.4g 当归 石韦 川芎各 1.2g 附子 0.6g 地胆 菟丝子各 0.9g

制作方法 共研为细末。

功效主治 滋阴益肾，行气活血。主治发背痈肿，痊愈多年后复发。

临床用法 1 次 3g，1 日 4 次，酒送服。

注意事项 外感及疮毒内盛者

忌用。

山莲散

《外科证治全生集》

药物组成 大活鲫鱼 1 条 山羊粪 200g 麝香 3g

制作方法 将鲫鱼破腹去肠杂，以山羊粪塞满鱼腹，置瓦上慢火焙干存性，加入麝香共研极细末。

功效主治 去腐生肌。主治疮毒溃烂不堪。

临床用法 1 次 10～100g，撒于疮面上。

注意事项 保持疮面清洁。

川芎散

《太平圣惠方》

药物组成 川芎 生大黄 白蔹 芍药 黄连_{去须} 槐皮_锉 龙骨_煅各 15g

制作方法 共研为细末。

功效主治 清热解毒，燥湿敛疮。主治热疮多脓。

临床用法 1 日 3～5 次，涂于疮上。

注意事项 忌食辛燥之品。

穿山甲散

《黄帝素问宣明论方》

药物组成 穿山甲 木鳖子 乌龙角各等份

制作方法 上药烧灰存性，共研为细末。

功效主治 行气，活血，消肿。主治疮疡肿痛，或脓已成未破。

临床用法 1 次 3g，饭前热酒调服。

注意事项 服后半日可见疮破面出脓血。木鳖子有毒，本品不宜过量或持续服用。

托毒散※

《陕西中医验方选编》

药物组成 广黄丹 4.5g 明雄 4.5g 铜绿 6g 松香 6g 轻粉 6g 官粉 6g 川椒 6g

制作方法 共研为细末备用。

功效主治 解毒，消肿，止痛。主治小腿湿毒，红肿，疼痛。

临床用法 取药末，猪油调敷患处，七日换药一次。

注意事项 忌辛辣燥食。

千金托里散

《儒门事亲》

药物组成 黄芪 45g 厚朴 60g 川芎 30g 防风 桔梗各 30g 白芷 30g 连翘 36g 芍药 官桂 甘草各 30g 人参 15g 木香 9g 没药 9g 乳香 10.5g 当归 15g

制作方法 共研为细末。

功效主治 益气托毒，活血消肿。主治疮肿，发背，疔疮。

临床用法 1 次 9g，酒 200ml，煎二三沸，和滓温服。

注意事项 忌食辛辣温燥之品。

千金内托散

《医林绳墨大全》

药物组成 当归 3g 连翘 3.6g 赤芍药 白芷 川芎 羌活各 3g 黄连 1.5g 甘草 1.5g 皂角刺 桔梗 穿山甲 煅各 3g 人参 肉桂各 2.1g

制作方法 上药共研为细末。

功效主治 益气养血，托里排脓。主治痈疽疮肿久不化脓溃破，因气血虚不能托脓外出者。

临床用法 将上药取水

200ml、酒 50ml 同煎，分 2 次服之。

注意事项 方中人参、肉桂，去之无效。

广圣散

《普济方》

药物组成 苍术_{海米水浸4小时}480g 川乌_炮240g 草乌_炮120g 全蝎 60g 地龙 60g 天麻 90g 细辛 90g 川芎 150g 白芷 150g

制作方法 共研为细末。

功效主治 解毒消肿，散结止痛。主治疮痈肿毒。

临床用法 1 次 3g，温酒调服。

注意事项 本品宜密封收藏。

广济飞黄散

《普济方》

药物组成 雌黄 白矾石 磁石 雄黄 曾青 丹砂各 30g

制作方法 上药共研为细末。

功效主治 解毒杀虫。主治恶疮痒痛。

临床用法 将药末涂疮上。

注意事项 忌食辛燥、肥腻之品。

飞丹散

《景岳全书》

药物组成 飞丹 人中黄_{白更妙} 轻粉 水粉各等份

制作方法 上药共研为细末。

功效主治 解毒，敛疮，生肌。主治寒湿风湿侵袭，脚腿生疮。

临床用法 疮湿烂者用药末外敷；若干陷者，以猪骨髓或猪油调敷。

注意事项 保持患处清洁，防止感染。

飞天蜈蚣散 ※

《全国中草药新医疗法展览会资料选编》

药物组成 飞天蜈蚣（西南菁草）150g

制作方法 将上药洗净、晒干，研为细末。

功效主治 清热解毒。主治急性乳腺炎、急性陷窝性扁桃体炎。

临床用法 1 日 3 次，1 次 1g，开水冲服。

注意事项 忌食辛辣、油腻。

木香槟榔散

《鲍氏方》

药物组成 黄连_{去须}15g 艾叶 木香 槟榔各4.5g

制作方法 上药共研为细末，和麻油炼药为膏。

功效主治 清热解毒，燥湿敛疮。主治疮疖湿烂，久治不愈，及脚气湿疮尤效。

临床用法 茶叶煎汤清洗疮口后，拭干上药，纱布覆盖，2~3次即可。

注意事项 保持疮面清洁，防止感染。

五龙散

《外科传薪集》

药物组成 生南星30g 生半夏 全当归 生大黄各15g 陈小粉_{炒黑}600g

制作方法 共研为细末。

功效主治 清热解毒，化痰散结。主治痈疽，疔毒，瘰疬初起。

临床用法 将药末调敷于患处。火盛者以芙蓉汁调，寒重者用姜汁调。

注意事项 忌食辛燥、肥腻之品。

止痛生肌散

《太平圣惠方》

药物组成 石膏_煅0.3g 牡蛎_煅15g 滑石0.3g

制作方法 共研为细末。

功效主治 消肿止痛，收敛生肌。主治疮痈疼痛。

临床用法 清洗疮面，然后掺之，再用纱布包扎至肌肉生成。

注意事项 忌食辛燥之品。

贝齿散

737

《太平圣惠方》

药物组成 贝齿 黄芪_锉 当归 赤芍 生地黄 黄连_{去须} 川升麻 桂心各1g 犀角屑0.5g 甘草15g

制作方法 共研为细末。

功效主治 解毒排脓。主治发背溃后，流脓不止。

临床用法 1次6g，温水送服。

注意事项 保持疮口清洁，防止感染。

内消散

《普济方》

药物组成 朴硝 香树 木鳖子 橘红各等份

制作方法 共研为细末。

功效主治 理气燥湿，消肿定痛。主治颈部赤肿疼痛。

临床用法 用蜜水调敷患处。

注意事项 调畅情志，忌劳累。

内消散

《外科正宗》

药物组成 金银花 知母 贝母 天花粉 白及 半夏 穿山甲 皂角刺 乳香各 3g

制作方法 上药共研为粗末，以水酒各 100ml，煎取 150ml，药渣捣烂加秋芙蓉叶细末 30 克，白蜜 5 匙和为膏。

功效主治 清热解毒，消肿溃坚。主治痈疽，发背，疔疮，乳病百种，无名肿毒，一切歹疮。

临床用法 将药膏调敷疮面，并口服药液 1 剂，重者再服 1 剂。

注意事项 忌食辛燥之品。

内消散

《太平圣惠方》

药物组成 赤小豆_{炒令热}30g 人参_{去芦头}30g 生甘草_锉30g 瞿麦 30g 白蔹 30g 当归_{锉微炒} 黄芩 防风_{去芦头} 黄芪_锉 沉香 川升麻 各 30g

制作方法 共研为细末。

功效主治 解毒散结，通络止痛。主治痈肿，硬结疼痛。

临床用法 1 次 6g，温水调服。

注意事项 忌挤压患处。

内塞散

《太平圣惠方》

药物组成 防风_{去叉} 白茯苓_{去黑皮} 白芷 桔梗_{炒锉为末} 远志_{去心} 炙甘草 人参 川芎 当归_{焙干} 黄芪_{炒锉末} 各 30g 肉桂_{去粗皮}15g 附子_{去皮}3g 厚朴_{去粗皮生姜炙}1g 赤小豆_{酒浸}60g

制作方法 共研为细末。

功效主治 活血祛风，扶正托毒。主治疮热退后，脓血不止，疼痛。

临床用法 1 次 6g，1 日 3 次，酒送服。

注意事项 疮疡初起，红肿甚者忌用。

内托散

《普济方》

药物组成 菟丝子 牛蒡子 破故纸 朴硝 川大黄各15g

制作方法 共研为细末。

功效主治 益气扶正，通便泻毒。主治诸般疮疾。

临床用法 1次21g，温水送服。疮在上宜饭前服，在下宜饭后服。

注意事项 忌食辛辣温燥之品。

内托散

《普济方》

药物组成 金银花90g 牡蛎9g 甘草6g 穿山甲炙6g 朴硝1.5g

制作方法 共研为细末。

功效主治 解毒散结，托毒排脓。主治疮疡久不溃破者。

临床用法 1次15g，酒煎温服。

注意事项 忌辛燥、油腻之品。

内托散

《普济方》

药物组成 黄芪 当归 川芎 白茯苓 芍药 白芷 甘草 人参 厚朴去粗皮生姜汁锉 桂心各等份

制作方法 共研为细末。

功效主治 托里排毒，活血消肿。主治痈疽、发背等疮痈肿毒，未成脓可促其消散，已成脓促其溃破，已溃者促其收敛。

临床用法 1次9~15g，温酒送服。

注意事项 忌辛辣、油腻之品。

内托黄芪散

《医方类聚》

药物组成 黄芪 连翘 葛根 甘草各等份

制作方法 上药共研为细末。

功效主治 清热祛风，托毒消肿。主治疮痈肿痛。

临床用法 1次9g，水150ml，煎后去滓，食前温服。

注意事项 忌食辛燥之品。

内托黄芪散

《外科正宗》

药物组成 川芎 当归 陈皮 白术 黄芪 白芍 穿山甲 角针各3g 槟榔1g

制作方法 共研为粗末。

功效主治 益气托毒，活血排脓。主治疮毒已成，皮肤色红光亮，已欲作脓。

临床用法 上药以水200ml，煎至150ml，饭前服。

注意事项 忌食辛辣温燥之品。

内托生肌散

《医学衷中参西录》

药物组成 生黄芪120g 甘草 生杭芍各60g 生明乳香 生明没药各45g 天花粉90g 丹参45g

制作方法 上药共研为细末。

功效主治 益气养血，活血生肌。主治瘰疬疮疡破后，气血亏损，不能化脓生肌，久不愈合。

临床用法 1次9克，1日3次，温水送服。或作汤剂，花粉改用144克，1剂分作8次煎服。

注意事项 保持疮口清洁，防止感染。

内固清心散

《外科正宗》

药物组成 茯苓 辰砂 人参 芒硝 白豆蔻 甘草 乳香 明雄黄 冰片各3g 真豆粉60g

制作方法 上药共研为细末。

功效主治 解毒活血，消肿止痛。主治痈疽，发背，疔疮，热甚燷痛，烦躁饮冷。

临床用法 1次4.5g，蜜汤调服，不拘时候。

注意事项 忌食辛燥之品。

日用应酬围药散

《疡科心得集》

药物组成 生南星240g 生半夏 当归 大黄各120g 陈小粉（炒黑研）3000g

制作方法 研细末。

功效主治 化痰通络，消肿散结。主治各种疮疡未破皮者。

临床用法 火盛者用芙蓉叶汁调敷四周，寒盛用葱头汁调敷四周。

注意事项 忌食辛燥之品。

化毒散

《圣济总录》

药物组成　白矾灰_研　铅丹_研　密陀僧_研　木鳖子仁各30g

制作方法　上药煅后稍冷，共研为细末。

功效主治　解毒蚀疮。主治发背疮痈。

临床用法　油调涂患处。

注意事项　忌食辛燥之品。

牛齿散

《圣济总录》

药物组成　牛齿90g　鸡蛋壳60g

制作方法　共研为细末。

功效主治　拔毒敛疮。主治恶疮不收口。

临床用法　入轻粉少许，生油调和，涂于疮上。

注意事项　保持疮口清洁，防止感染。

牛牙散

《中国医学大辞典》

药物组成　牛牙9g

制作方法　将牙烧红，醋浸烧3次，浸3次，研为细末。

功效主治　除湿解毒。主治痈毒大疮初起及秃头疮、脚丫破烂。

临床用法　1次9g，冲入酒中饮之，并盖被取大汗。若治秃头疮并脚丫烂多年者，用麻油调敷。

注意事项　疮色白者忌用。

牛角散

《外科正宗》

药物组成　牛角尖_{烧灰}　水龙骨　松香　轻粉各等份

制作方法　共研为细末。

功效主治　清热解毒，凉血通络。主治足背高肿突起，支脚难行，久则破裂，脓水相流。

临床用法　将药末用牛骨髓调匀，涂搽患处，虚弱者，兼服十全大补汤。

注意事项　抬高下肢，以促进患部愈合。

升麻散

《太平圣惠方》

药物组成　升麻　玄参　知母　赤茯苓　漏芦　枳壳　菝葜　甘草_炙各30g　赤芍1g　黄连45g

制作方法　上药共研为细末。

741

功效主治 解毒消肿。主治皮肤生疮，肢节疼痛。

临床用法 1次6g，不计时候，温水调服。

注意事项 脾胃虚弱者慎用。

乌梅散

《圣济总录》

药物组成 乌梅 皂荚子各等份

制作方法 上药烧灰存性，共研为细末。

功效主治 解毒燥湿，消肿止痛。主治疮疡，湿毒肿痛。

临床用法 掺于疮上。

注意事项 忌食辛燥之品。

乌蛇散

《圣济总录》

药物组成 乌梢蛇用酒调灰涂后去皮骨60g 羌活去芦头 白鲜皮 苦参 枳壳去皮麸炒 蒺藜子炒去角 人参 黄芩去黑心 山茱萸 漏芦 牡蛎煅 附子炮裂去皮脐 白僵蚕 玄参 秦艽去苗土 炙甘草锉细 防风去叉 菊花捣烂各30g

制作方法 共研为细末。

功效主治 祛风止痒，行气疗疮。主治疮疡瘙痒。

临床用法 1次15g，空腹时，温酒送服。

注意事项 忌辛燥、鱼蟹。

乌金散

《传信适用方》

药物组成 鲫鱼1条 柏叶12g 轻粉0.3g

制作方法 去鱼肠，柏叶研细入鱼腹，纸裹数层，黄泥包，煅存性，冷后研为细末，与轻粉混匀。

功效主治 解毒消肿。主治疮疡肿毒。

临床用法 疮干用麻油调敷，疮湿则干用。

注意事项 忌抓搔患部，以防感染。

丹砂散

《圣济总录》

药物组成 丹砂0.3g 麝香1.5g 陈石灰 铅丹各0.3g 猪骨50g

制作方法 共研为细末。

功效主治 平胬止痛。主治冷疮疼痛，有赘肉。

临床用法 1次3g，掺于疮上。

注意事项 忌风寒生冷。

742

水黄散

《普济方》

药物组成 犀角屑 草乌去皮尖 大黄 白及 白蔹 麝香 朴硝各等份

制作方法 共研为细末，蜜醋调匀，薄摊于纱布上。

功效主治 清热解毒，消肿敛疮。主治疮疡溃散，肿毒不消。

临床用法 贴于患处，稍干则揭下再添。

注意事项 保持疮面清洁。

水解散

《外台秘要方》

药物组成 麻黄去节30g 黄芩0.9g 芍药0.6g 肉桂心0.3g

制作方法 共研为细末。

功效主治 解肌发汗，解毒疗疮。主治生疮疼痛。

临床用法 1次12g，1日1次，温水调服，覆衣取汗。

注意事项 忌海藻、菘菜。

双解复生散

《外科正宗》

药物组成 荆芥 防风 川芎 白芍 黄芪 麻黄 甘草各1.5g 薄荷 山栀 当归 连翘 滑石 金银花 羌活 人参 白术各2.5g 大黄 芒硝各6g

制作方法 共研为粗末。

功效主治 发表攻里，泻热解毒。主治痈疽，发背，诸般肿毒，初起憎寒发热，四肢拘急，内热口干，大小便不畅。

临床用法 上药取水500ml，表证甚者，加生姜3片，葱头2茎煎取150ml；里证甚者，临服加生蜜3匙和服。

注意事项 忌食辛辣温燥之品。

引脓散

《外科精义》

药物组成 麝香0.06g 狼毒 钩藤根 白丁香 无心草各15g

制作方法 共研为细末。

功效主治 引脓疗疮。主治恶疮多年不愈者。

临床用法 干掺疮上。

注意事项 忌风寒生冷。

龙珠散※

《陕西中医验方选编》

药物组成 轻粉 滑石 枯矾

龙骨　象皮各 4.5g　海螵蛸凤凰衣各 3g　珍珠 1g

制作方法　上药共研为细末。

功效主治　祛腐生肌。主治疮久不收口。

临床用法　取药末，油调敷患处，每日 1 次。

注意事项　忌辛辣燥食。

龙骨散

《圣济总录》

药物组成　龙骨　乌贼鱼骨_{去甲}　胡椒各 15g　铅丹_{炒紫色}3g

制作方法　研细末。

功效主治　止痒定痛，收敛解毒。主治发际疮，初生如黄米大，或痒或痛。

临床用法　先用盐汤洗后贴，1 日 3～5 次。

注意事项　忌抓搔挤压患部。

龙麝追毒散

《普济方》

药物组成　龙脑 9g　轻粉　粉霜　雄黄各 1.5g　乳香　没药各 0.5g　血竭 1.5g　硫黄 0.5g　麝香 0.3g　巴豆_{去皮心}9g

制作方法　共研为细末，面糊和为丸。

功效主治　拔毒疗疮。主治疮毒未出尽，破而不痛者。

临床用法　1 次 0.3～0.6g，纳药入疮中。

注意事项　保持疮口清洁，防止感染。

平肌散

《活法机要》

药物组成　黄丹 7.5g　乳香_研　黄连 7.5g　轻粉 3g　密陀僧　花蕊石_{2味同煅赤色}　白龙骨各 30g

制作方法　共研为细末。

功效主治　平肌敛疮。主治痈疽久不敛口。

临床用法　干掺患处。

注意事项　忌风寒生冷。

归麝脐带散

《本草纲目》

药物组成　当归 30g　麝香 1.5g　脐带灰 5g

制作方法　上药研末备用。

功效主治　补养，强壮，消肿。主治久病体虚，脐部肿者。

临床用法　取药末敷脐部。

注意事项　忌生冷食物。

744

甲刺天蝎散※

《常见病验方
研究参考资料》

药物组成 甲珠 皂刺 天花粉 全蝎各9g

制作方法 共研为细末。

功效主治 软坚散结，消肿排脓。主治发背。

临床用法 1次6g，酒送下。

注意事项 忌食辛辣之品。

四虎散

《外科正宗》

药物组成 南星 草乌 半夏 狼毒各等份

制作方法 上药共研为细末，与猪脑同捣。

功效主治 温散寒毒，化痰软坚。主治痈疽肿硬，厚如牛领子皮，不作脓腐者。

临床用法 上药遍敷疮上，留正顶出气。

注意事项 外用药，切忌内服。

四黄散※

《陕西中医验方选编》

药物组成 大黄 黄连 藤黄 雄黄各9g 蜗牛20个

制作方法 共研为细末，用蛋清调成糊状备用。

功效主治 清热解毒，消肿止痛。主治疮痈初起红肿。

临床用法 取药糊敷患处。

注意事项 忌辛辣燥食。疮痈忌挤压。

四黄散

《疡科心得集》

药物组成 大黄 黄柏 黄芩 槟榔 松香 厚朴各30g 黄连15g 熟石膏90g 寒水石60g

制作方法 共研为细末。

功效主治 泻火解毒，除湿止痛。主治白疮、痛疮、湿疮、烫火等。

临床用法 香油调敷患处。

注意事项 忌食辛燥之品。

生肌散

《串雅内外编》

药物组成 龙骨 血竭 红粉霜 乳香 没药 乌贼骨 赤石脂各0.3g 生石膏0.6g

制作方法 上药共研极细末。

功效主治 解毒生肌。主治痈

疽肿毒，腐肉成脓。

临床用法 以药末敷患处。

注意事项 若要去腐肉，每30g 配入0.9～1.5g 粉霜；治下疳，每30g 配入0.3～0.6g 红粉霜。

注意事项 忌食辛燥之品。

生肌散

《外科正宗》

药物组成 乳香 没药各30g 海螵蛸15g 黄丹_{水飞}30g 赤石脂_煅60g 龙骨_煅12g 血竭6g 熊胆12g 轻粉6g 冰片3g 麝香3g 珍珠_{另研}6g

制作方法 共研为极细末。

功效主治 活血生肌。主治一切疮疡久不收口。

临床用法 1 日 3 次，药末撒于伤处。

注意事项 忌食辛燥之品。

生犀散

《杨氏家藏方》

药物组成 大黄_{湿纸裹煨令熟} 山栀子_{微炒}各15g 甘草_炙 当归_{去芦头} 连翘 防风_{去芦头}各30g 犀角_镑7.5g

制作方法 将上药共研为细末。

功效主治 清热解毒，凉血散结。主治风热攻冲，遍体生疮。

临床用法 1 日 3 次，1 次 6g，饭后温酒调服。

注意事项 忌食辛燥之品。

白芷散

《普济方》

药物组成 小黑大豆 香白芷各等份

制作方法 共研为细末。

功效主治 解毒消肿。主治肿毒、暑毒、水毒手背肿。

临床用法 水调敷肿处。

注意事项 忌抓搔破皮，防止感染。

白黄散 ※

《陕西中医验方选编》

药物组成 雄黄15g 白矾木鳖 白及各15g

制作方法 上药共研为细末。

功效主治 清热解毒，消肿止痛。主治痈疽红肿、疼痛。

临床用法 取药末适量，水调敷患处。

注意事项 忌辛辣燥食。

白蔹散

《太平圣惠方》

药物组成　白蔹　川大黄　赤石脂　赤芍药　芥草　黄芩　黄连_{去须}　吴茱萸各 30g

制作方法　共研为细末。

功效主治　清热解毒，凉血散结。主治疮肿硬结疼痛，四肢烦热，拘急，及痈疽不愈。

临床用法　将上药用蛋清和成糊状，涂于布上敷患处。

注意事项　忌食辛辣肥腻之品。

白粉散

《小儿药证直诀》

药物组成　乌贼骨 0.9g　白及 0.9g　轻粉 0.3g

制作方法　上药共研为细末。

功效主治　收湿敛疮。主治诸疮疽。

临床用法　盐水清洗患部后，撒药末于患处。

注意事项　忌抓搔。

瓜蒂散

《内外科百病验方大全》

药物组成　老南瓜蒂 1 个

制作方法　将上药烧成炭，研为细末。

功效主治　解毒散结。主治痈疽大毒，及一切无名恶症及乳岩。

临床用法　将上药用麻油调敷患处；乳岩每次服瓜蒂炭 1 个。

注意事项　忌食辛辣刺激性食物。

冬瓜皮散※

《本草纲目》

药物组成　冬瓜皮_{阴干}60g

制作方法　研为细末。

功效主治　清热解毒，消肿止痛。主治疮疡肿痛。

临床用法　涂患处。

注意事项　忌食辛燥之品。

冬瓜叶散※

《本草纲目》

药物组成　冬瓜叶_{焙干}60g

制作方法　研为细末。

747

功效主治　消肿解毒。主治多年恶疮。

临床用法　视疮大小取量，敷患处。

注意事项　忌抓搔，以防感染。

代刀散

《外科证治全生集》

药物组成　皂角刺　生黄芪各30g　生甘草　乳香各15g

制作方法　将上药共研为细末。

功效主治　托里透脓。主治疮毒已成脓，肿胀疼痛。

临床用法　1次9g，白酒送服。

注意事项　忌挤压患处。

748

立消散

《赤水玄珠》

药物组成　全蝎炒　核桃去壳肉只用隔膜炒各等份

制作方法　上药共研为细末。

功效主治　活血消肿，解毒排脓。主治疮毒痈肿。

临床用法　1次9g，1日2次，连服3日，空腹温酒调服。

注意事项　忌食辛辣温燥之品。

玄参散

《太平圣惠方》

药物组成　玄参30g　犀角屑30g　芒硝30g　黄芪30g　沉香　木香各30g　羚羊角屑60g　大黄60g　甘草1g

制作方法　共研为细末。

功效主治　凉血息风，活血泻热。主治渴利烦热，发为痈疽发背，焮肿疼痛。

临床用法　1次6g，不拘时候，温水调服。

注意事项　忌食辛辣温燥之品。

加味十奇散

《普济方》

药物组成　当归酒浸　桂心　人参　川芎　香白芷　防风去芦　桔梗　厚朴去粗皮　姜汁炒　甘草3g　乳香另研　没药另研　各等份

制作方法　上药研为细末，混匀。

功效主治　托毒排脓，祛瘀消肿。主治痈疽已成，气血衰弱，久不出头者。

临床用法　1次6g，1日3次，酒送服。

注意事项　忌按压患处。

加味两地散※

《陕西中医验方选编》

药物组成 赤石脂 白芷 蜂房 地龙 地骨皮 冰片各等份

制作方法 上药共研为细末。

功效主治 清热解毒，凉血止痛。主治背部疮痈红肿、疼痛。

临床用法 取药末，鸡蛋清调敷患处。

注意事项 忌辛辣燥食。

加味白矾散※

《陕西中医验方选编》

药物组成 藜芦 蛇床子 黄丹 硫黄 白矾 赤石脂 五倍子 黄柏各4.5g 轻粉1.5g

制作方法 共研细末备用。

功效主治 解毒消疮，祛腐生肌。主治头上诸疮。

临床用法 取药末敷患处，每日1次。

注意事项 忌辛辣燥食。新鲜伤口禁用。

加味千金内托散

《寿世保元》

药物组成 黄芪盐水炒 人参 当归酒洗 川芎 白芍酒炒 白芷 防风 厚朴姜炒 桔梗 肉桂 瓜蒌仁去壳 金银花 甘草节各等份

制作方法 共研为细末。

功效主治 清热解毒，托里排脓。主治气血凝滞，壅结成毒而成痈疽疮疖五六日间，将溃或已溃者。

临床用法 1次30g，1日3次，水煎，入好酒50ml，去渣温服。

注意事项 忌食辛辣温燥之品。

皮硝蒲黄散※

《常见病验方研究参考资料》

药物组成 皮硝9g 生蒲黄6g

制作方法 共研为细末。

功效主治 泻火软坚，消肿化毒。用于热疖。

临床用法 取药末敷患处。

注意事项 忌食辛辣温燥之品。

百合散

《圣济总录》

药物组成 百合 黄柏各 30g 白及 1g 蓖麻子仁 60g

制作方法 共研为细末，用朴硝水和为饼。

功效主治 滋阴清热，解毒止痛。主治颐颏疮。

临床用法 贴于疮上，1 日 3 ~ 5次以上。

注意事项 忌食辛燥之品。

麦饭石围散

《遵生八笺》

药物组成 麦饭石铁器盛 500g置大火中煅红取出，醋淬，如法10次 60g 白蔹去皮洗净 30g 鹿角灰 120g

制作方法 上药共研为细末，陈米醋入砂锅内调匀如稠酱，文残火熬，用槐枝不停搅至药起鱼眼泡，勿令尘污入，装瓶封口入井水三五日出火气。

功效主治 拔毒去腐，生肌敛疮。主治痈疮后期疮口不敛，脓水淋沥不净，瘙痒。

临床用法 先以猪蹄汤洗净疮处，取药膏涂患处，留一头，以出毒气。腐肉脓水去净，方可贴以神异膏。

注意事项 敛疮不宜过早，免留余毒。

地苦胆散※

《全国中草药新医疗法展览会资料选编》

药物组成 地苦胆 200g

制作方法 将上药研为细末备用。

功效主治 清热解毒。主治乳腺炎、阑尾炎、疔疮、腮腺炎等各种炎症。

临床用法 水调外敷。内服 1 日 3 次，1 次6 ~ 9g，可以治疗急慢性扁桃体炎、口腔炎、急性菌痢等。

注意事项 忌辛辣油腻。地苦胆为金果榄或苦地胆的异名。

托里消毒散

《外科正宗》

药物组成 人参 川芎 白芍 黄芪 当归 白术 茯苓 金银花各 3g 白芷 甘草 皂角刺 桔梗各 1.5g

制作方法 共研为粗末。

功效主治 托毒溃脓，去腐生肌。主治痈疽已成不得内消者。

临床用法 上药以水 200ml，煎取 100ml，饭后服。脾胃虚弱者去白芷倍人参。

注意事项 忌食辛辣温燥之品。

托里玄参散

《外科精义》

药物组成 玄参 人参 炙甘草 甘菊花各等份

制作方法 共研为细末。

功效主治 托里排毒，养阴生津。主治痈疽毒久不出，津伤烦渴。

临床用法 1次6g，绿豆汤送服。

注意事项 忌辛燥之品。

当归散

《素问病机气宜保命集》

药物组成 当归 黄芪 栝蒌 木香 黄连各等份

制作方法 上药共研为细末。

功效主治 益气和血，行气止痛。主治疮已破或未破，焮热肿痛不可忍。

临床用法 1次10g，水煎服，大便秘结加大黄9g，不拘时。

注意事项 忌食辛燥之品。

当归内消散

《普济方》

药物组成 白僵蚕 白芷 贝母 桔梗 百草煎 甘草各等份

制作方法 共研为细末。

功效主治 解毒散结，行气消肿。主治疮疡肿毒久不愈。

临床用法 1次6g，茶水送服。

注意事项 忌食辛燥、油腻之品。

当归消毒散

《普济方》

药物组成 荆芥 牛蒡子 甘草 防风 当归 赤芍各等份

制作方法 共研为细末。

功效主治 疏风解毒，活血散肿。主治痈肿初发。

临床用法 1次15g，水400ml，煎至200ml服食。

注意事项 避风邪，忌辛燥。

肉苁蓉散

《太平圣惠方》

药物组成 干姜炮15g 巴戟

天_{去心}30g　菟丝子_{酒浸}1g　肉苁蓉_{汤浸}30g　远志_{去心}　人参各30g　炙甘草　麦冬_{去心}各30g　石韦_{去毛}　白芍　桂心　川芎各30g　熟地黄60g　山茱萸　当归_切各30g　五味子30g　附子_{炮去皮脐}15g　白茯苓_{去黑皮}45g

制作方法　共研为细末。

功效主治　补虚排脓。主治痈疽经久不愈，脓血过多。

临床用法　1次6g，荆芥汤送服。

注意事项　保持伤口清洁，防止感染。

全蝎散

《普济方》

药物组成　全蝎3g　白僵蚕10g　蝉蜕1g

制作方法　上药共研为细末，生姜汁调。

功效主治　化痰祛风，消肿止痛。主治外风入疮口，肿痛。

临床用法　涂疮上。

注意事项　忌抓搔患部，以防感染。

冰霜散

《活法机要》

药物组成　煅牡蛎　朴硝　寒水石　青黛各30g　轻粉3g

制作方法　共研为细末。

功效主治　清热解毒，止痛敛疮。主治火烧、漆疮、热毒皮肤破损，疼痛剧烈。

临床用法　先用水调，再用油调，敷疮上。

注意事项　忌食辛燥之品。

迅风扫簳散

《冷庐医话》

药物组成　穿山甲15g　蜈蚣7条　蝉蜕　雄黄各15g　全蝎斑蝥各10g　僵蚕6g　乳香　没药各7.5g　麝香3g　冰片3g　五倍子45g

制作方法　上药共研为细末。

功效主治　蚀疮，活血。主治发背、痈疽，以及疮疖等。

临床用法　将药末掺于疮上，以膏药外敷。

注意事项　本品宜密封贮藏。

阴铁箍散

《疡科心得集》

药物组成　细辛　川乌　草乌官桂各240g　白芥子　生半夏生南星120g　川椒90g　降香末300g　陈小粉_{炒黑研}300g

制作方法 共研为极细末。

功效主治 温经散寒，除湿止痛。主治外科阴证疮疡。

临床用法 用葱头汁调敷四周。

注意事项 忌风寒生冷。

收疮散

《景岳全书》

药物组成 滑石_{水飞}30g 赤石脂_{水飞}15g 粉甘草 10g

制作方法 共研为细末。

功效主治 收湿，敛疮，生肌。主治湿烂诸疮，及疮毒久不收口。

临床用法 湿疮者干掺，干疮者以麻油调敷。痒甚者加枯矾 3g，松香 6g，先用水银9～12g研匀后，和前药混匀敷之，以杀虫。

注意事项 疮痈初起忌用。

如冰散

《普济方》

药物组成 地榆炭 虎杖 白芷各等份

制作方法 共研为细末。

功效主治 清热凉血，解毒消肿。主治一切肿毒。

临床用法 水调涂患处。

注意事项 忌食辛燥之品。

如冰散

《杨氏家藏方》

药物组成 朴硝_{另研}150g 蛤粉 寒水石各 90g 白芷 30g 樟脑_{另研}3g

制作方法 研为细末，混匀。

功效主治 泻热解毒，消肿止痛。主治风邪热毒，壅滞肌肤，红赤热痛。

临床用法 水调令稠稀适中，薄涂于患处，勿令药干。

注意事项 忌食辛燥之品。

753

如圣散

《杂类名方》

药物组成 甘草 30g 皂角_{烧灰存性}9g

制作方法 共研为细末。

功效主治 拔毒疗疮。主治恶疮，背疽，脑疽，吹乳，跌打损伤。

临床用法 1 次 9g，热酒送服。

注意事项 忌辛燥、油腻之品。

如圣散

《华氏中藏经》

药物组成 赤小豆1L 川乌头30g 草乌头30g 乳香15g 芸苔子30g

制作方法 共研为细末，每1次用3g，入白面3g。

功效主治 解毒消肿，温经通络。主治疮痛皮色不变，漫肿，或闪肋折伤。

临床用法 疮肿用水调稀，煮沸，温涂患处；伤折用醋调为膏。

注意事项 忌挤压患处。

如意金黄散

《外科正宗》

药物组成 天花粉5kg 黄柏大黄 姜黄各2.5kg 白芷480g 紫厚朴 陈皮 甘草 苍术 天南星各1kg

制作方法 上药切片晒极干，共研为细末，瓷器收贮，勿令透气。

功效主治 清热解毒，燥湿化痰。主治诸般顽恶肿毒。

临床用法 疮红肿痛，发热未成脓者，茶汤同蜜调敷；微热微肿者及大疮已成欲作脓，葱汤同蜜调敷；漫肿无头，皮色不变，湿痰流注，附骨痈疽，鹤膝风等俱用葱酒煎调敷；风热恶毒所生，皮肤红热，形状游走者，蜜水调敷；汤泼火烧，麻油调敷。

注意事项 忌食辛燥之品。

发脑内消散

《普济方》

药物组成 硝石研60g 木通锉 紫檀香 甜葶苈炒 白蔹莽草各30g 大黄90g

制作方法 共研为细末。

功效主治 行气散结，泻热止痛。主治头面疮疡红肿疼痛。

临床用法 浆水调，涂肿处。

注意事项 忌食辛燥之品。

红花散

《华佗方》

药物组成 龙骨30g 乳香30g 粉霜1.5g 铅粉6g 轻粉炒1.5g 麝香0.3g 黄丹炒至粉红冰片3g 红花30g

制作方法 共研为细末。

功效主治 解毒蚀疮，活血生肌。主治疮疡久不溃破，新肉不易生者。

临床用法 温水洗净疮口，用

麻油涂疮，而后将药末掺于疮上，用膏药外敷，1日3~4次。

注意事项 外用药切勿内服。

红粉散

《圣济总录》

药物组成 密陀僧_煅 龙骨各15g 铅粉6g 铅丹_{炒紫色}3g

制作方法 共研为细末。

功效主治 解毒燥湿。主治粉铃疮绕项，赤烂多汁。

临床用法 去脓汁后，用生油调涂，白天3次，夜间1次。

注意事项 本品有毒，严禁内服。

红内消散

《仁斋直指方论》

药物组成 红何首乌15g 远志_{水浸取肉姜汁焙} 赤茯苓 川芎 桔梗 苦参 赤小豆 赤芍 蔓荆子 威灵仙各9g 生甘草15g

制作方法 共研为细末。

功效主治 清热利尿，活血消肿。主治痈疽外发。

临床用法 1次6g，麦冬煎汤送服。

注意事项 忌食辛辣温燥之品。

麦石散※

《陕西中医验方选编》

药物组成 小麦花30g 象皮1.5g 冰片0.6g 煅龙骨3g 寒水石 赤石脂各1g

制作方法 共研细末。

功效主治 收涩敛疮。主治对口疮久不愈。

临床用法 取药末适量敷患处。

注意事项 忌辛辣、油腻食物。

755

豆连散

《圣济总录》

药物组成 赤小豆 黄连_{去须}各等份

制作方法 共研为细末。

功效主治 清热解毒，燥湿敛疮。主治下注疮。

临床用法 温水洗疮，用猪胆汁调药末为膏涂于疮上，1日3次。

注意事项 忌食辛燥之品。

散剂分典

寿星散

《医统》

药物组成　天南星500g
制作方法　上药研为细末。
功效主治　消肿止痛，解毒排脓。主治恶疮、背疮，或痛不可忍，或不知痒痛。
临床用法　上药末适量掺患处。
注意事项　忌食辛燥之品。

赤豆散

《内外科百病验方大全》

药物组成　赤小豆10g　野苎麻根15g
制作方法　共研为细末。
功效主治　清热解毒。主治一切疮毒。
临床用法　1次6g，用鸡蛋清调敷患处，1日1次。
注意事项　忌食辛辣肥甘厚味。

赤小豆散

《太平圣惠方》

药物组成　赤小豆　糯米各

90g　松脂15g　炙黄柏15g　白矾灰15g　莴苣子60g　黄丹微炒　密陀僧各15g
制作方法　共研为细末。
功效主治　清热利湿，解毒消肿。主治热疮肿痛。
临床用法　用生油调匀，涂于疮上，1日2～3次。
注意事项　忌食辛燥之品。

赤石脂散

《太平圣惠方》

药物组成　赤石脂研为末　黄柏去粗皮锉腊茶研末各15g　白面60g　龙脑0.15g　蜡面茶15g
制作方法　共研为细末。
功效主治　止痛生肌。主治疖子溃破，成疮。
临床用法　掺于疮上。
注意事项　保持疮面清洁，防止感染。

芦荟散

《太平圣惠方》

药物组成　芦荟　甘草各15g
制作方法　共研为细末。
功效主治　除湿解毒。主治诸疮毒水淋漓不尽，及坐板疮。
临床用法　1次10～15g，先

清洗疮口，然后将药末敷上。

注意事项　保持疮面清洁。

芸苔散

《太平圣惠方》

药物组成　芸苔　黄芪微　川大黄各 30g　羊桃根　硝石　半夏　白蔹　莽草各 1g　丁香　木香　没药　白芷　赤芍各 15g

制作方法　共研为细末。

功效主治　祛风毒，消肿痛。主治痈疽红肿热痛。

临床用法　醋调涂患处。

注意事项　忌食辛燥之品。

芙蓉散

《普济良方》

药物组成　芙蓉叶　蜂蜜各等份

制作方法　将芙蓉叶研为细末。

功效主治　清热解毒。主治一切痈疮疔疖热毒。

临床用法　用蜂蜜调药末敷患处，留疮头不敷。

注意事项　疮色白者勿用。

芙黄二母散

《普济方》

药物组成　知母　贝母　黄柏皮　芙蓉叶各等份

制作方法　上药共研为细末，蜜调。

功效主治　解毒软坚，消肿止痛。主治疮痈肿毒。

临床用法　敷于疮上。

注意事项　忌抓搔患部，以防感染。

芭蕉叶散※

《本草纲目》

药物组成　芭蕉叶 250g

制作方法　研为细末。

功效主治　解毒消肿。主治肿毒初发。

临床用法　和生姜汁涂患处。

注意事项　忌食辛辣之品。

护心散

《本草纲目》

药物组成　绿豆粉 30g　乳香　灯芯各 15g

制作方法　上药共研为细末。

功效主治　清热解毒，下气消肿。主治毒气冲心，恶心欲呕，痈疽肿毒。

临床用法　1次3g，1日3次，生甘草30g浓煎汤调服。

注意事项　忌食辛辣温燥之品。

护心散

《外科正宗》

药物组成　真豆粉120g　乳香30g　朱砂6g

制作方法　上药共研极细末。

功效主治　解毒散结，和胃除烦。主治疮毒内攻，口干烦躁，恶心呕吐。

临床用法　1次6g，1日2次，甘草汤调服。

注意事项　忌食辛燥之品。

连翘散

《世医得效方》

药物组成　连翘　归尾　羌活　独活　防风　赤芍　赤小豆各15g　大黄　木香　辛夷　慈姑　薄荷　红内消　杜白芷　升麻　甘草　忍冬草各9g

制作方法　共研为细末。

功效主治　疏风清热，解毒，散结。主治风热疮毒。

临床用法　酒调服，不拘时，薄荷汤亦可。如潮热不退加黄芩、栀子仁各9g，朴硝12g；喘加人参；烦呕，加甘草15g，豆粉30g；止血用毛铁甲为末敷。

注意事项　忌食辛燥、油腻之品。

连翘散

《太平圣惠方》

药物组成　连翘　川升麻　独活　木通锉　木香　沉香各30g　桑寄生　丁香各15g　川大黄切碎微炒60g

制作方法　共研为细末。

功效主治　行气散结，解毒消肿。主治颈项肉肿硬结，焮热疼痛。

临床用法　1次6g，1日3次，米汤送服。

注意事项　本品宜密封收藏。

吹消散

《串雅内外编》

药物组成　乳香　麝香　蟾酥　朱砂　孩儿茶　没药各等份

制作方法　将上药共研为细

758

末。

功效主治 解毒消肿，活血止痛。主治疮痈肿毒，硬结不散，疼痛难忍。

临床用法 1次0.3g，掺于伤湿止痛膏或胶布上，贴患处。

注意事项 疮口溃破者不宜用伤湿止痛膏或胶布敷贴。

牡丹散

《仁斋直指方论》

药物组成 人参 牡丹皮 白茯苓 天麻 黄芪 木香 当归 川芎 桃仁去皮炒 肉桂各1g 白芷 薏苡仁 甘草炙各0.6g

制作方法 共研为细末。

功效主治 调气行血，消痈止痛。主治肠痈冷证，腹濡痛，时时利脓。

临床用法 1次9g，水煎服。

注意事项 忌食辛辣、油腻之品。

佛手散

《医方类聚》

药物组成 炒黄丹6g 炒豆粉60g

制作方法 上药共研为细末。

功效主治 解毒止痒，收敛生肌。主治湿痱疮癣。

临床用法 1次3g，1日2次，用植物油调敷。

注意事项 黄丹在使用前当于铁锅中炒干，并过筛成细粉。

乳香散

《普济方》

药物组成 乳香6g 甘草3g 皂角刺6g

制作方法 共研为细末。

功效主治 活血解毒，消肿定痛。主治恶疮疼痛不可忍者。

临床用法 1次6g，酒煎，温服。

注意事项 忌食辛辣温燥之品。

乳香拔毒散

《普济方》

药物组成 黄柏去粗皮 黄芩去肉各60g 地骨皮30g 乳香另研9g 没药另研9g

制作方法 上药研为细末，混匀。

功效主治 清热解毒，活血消肿。主治痈肿疮疖。

临床用法 水调为膏涂患处。

注意事项 忌食辛燥之品。

乳香消毒散

《卫生宝鉴》

药物组成 大黄_烧 黄芪 牛蒡子_炒 金银花各 150g 牡蛎_煅 150g 甘草_炙90g 没药 乳香 瓜蒌各 15g

制作方法 共研为粗末。

功效主治 解毒祛瘀,消肿散结。主治恶疮久不溃烂。

临床用法 1 日 3 次,水煎服。

注意事项 脾虚便溏之人慎用。

怀干散

《圣济总录》

药物组成 密陀僧 0.3g 黄柏_{蜜炙}15g

制作方法 共研为细末。

功效主治 拔毒疗疮。主治恶疮恶毒。

临床用法 先用葱汤淋洗疮口,干后敷药。

注意事项 本品有毒,不宜持续或过量使用。

羌活散

《普济方》

药物组成 羌活 30g 麝香 3g 穿山甲_{醋炒}15g 龙骨_煅15g

制作方法 上药共研为细末。

功效主治 托毒排脓。主治背部痈疽。

临床用法 1 日 3 次,1 次 3g,煎麻黄、薄荷酒送服。

注意事项 忌辛辣肥厚食品。

羌活散

《奇效良方》

药物组成 羌活_{去芦头} 防风_{去叉} 川芎 荆芥穗 麻黄_{去根节} 甘草_炙 木通 牛蒡子_炒各等份

制作方法 将上药共研为细末。

功效主治 祛风散结,通络消肿。主治风邪上攻,头面生疮。

临床用法 1 日 3 次,1 次 6g,茶水送下。

注意事项 忌食辛燥之品。

没药散

《普济方》

药物组成　没药 6g　黄丹 3g 赤敛 3g　麝香 6g　白敛 3g

制作方法　共研为细末。

功效主治　散瘀止痛。主治疮疡疼痛不止。

临床用法　掺于疮上。

注意事项　忌食辛燥之品。

没药散

《洁古家珍》

药物组成　密陀僧　没药　乳香各 30g　干胭脂 45g　轻粉 15g 龙脑另研 0.3g

制作方法　上药共研为细末，入龙脑混匀。

功效主治　活血化瘀，敛疮止痒。主治杖疮。

临床用法　1 次 3g，1 日 2 次，烧葱与生羊骨髓，同研如泥，敷疮。

注意事项　本品有毒，不宜长期使用。

青露散

《瑞竹堂经验方》

药物组成　白及　白敛　白薇　白芷　白鲜皮　朴硝　青黛　黄柏　大黄　天花粉　芙蓉　老松树皮各等份

制作方法　共研为细末。

功效主治　清热解毒，箍围敛疮。主治背疽久不消散。

临床用法　用生姜汁调涂于痈疽四周，留顶不敷。

注意事项　忌食辛燥之品。

青金散

《普济方》

药物组成　青黛 30g　寒水石煅 30g

制作方法　共研为细末。

功效主治　清热泻火，解毒疗疮。主治热毒，脓窝疮。

临床用法　香油调搽。

注意事项　忌食辛燥之品。

苦瓜散

《太平圣惠方》

药物组成　苦瓜 30g　蜂房蛇蜕各 15g　大豆 15g　梁上尘 30g

制作方法　共研为细末。

功效主治　解毒，燥湿，疗疮。主治浸淫疮分布于一身表里。

临床用法　1 日 3 次，水调敷于疮部。

注意事项　忌抓搔以防疮面扩散。

苦参散

《圣济总录》

药物组成 苦参　白花蛇_{酒浸去皮骨炙}　蒺藜子_{炒去角}　白芷各30g

制作方法 共研为细末。

功效主治 祛风燥湿，解毒止痒。主治湿热下注毒疮。

临床用法 1 次 4.5g，不效，加至 7.5g，酒调服。

注意事项 忌食辛辣温燥之品。

762

苦参散

《普济方》

药物组成 苦参　蓝叶　威灵仙　蔓荆实_{去皮}　何首乌　荆芥穗　胡麻子　乌药_锉　天麻各等份

制作方法 共研为细末。

功效主治 清热解毒，养血祛风。主治风火上攻，眉额生疮。

临床用法 1 次 6g，饭后温酒调服，日三服，夜二服。

注意事项 忌食鱼虾等发物。

拔毒散

《普济方》

药物组成 天花粉　软锰矿　黄柏　黄芩　大黄　木鳖子_{去壳}　牡蛎各等份

制作方法 共研为细末

功效主治 拔毒消肿，去瘀止痛。主治疮疡肿痛。

临床用法 醋调敷。

注意事项 忌食辛燥之品。

郁金散

《太平圣惠方》

药物组成 郁金　葶苈　川芒硝　生川大黄各 15g　赤小豆 30g　伏龙肝 60g

制作方法 共研为细末。

功效主治 清热解毒，消肿散结。主治头面皮肿，游走不定，赤热疼痛。

临床用法 用蛋清及蜂蜜调涂于肿处，干即换药。

注意事项 忌食辛燥之品。

金花散

《御药院方》

药物组成 川大黄 黄柏 郁金 黄连 黄芩各30g 甘草 朴硝 寒水石各15g 白及 白蔹各6g 糯米粉90g

制作方法 共研为细末。

功效主治 清热解毒，消肿止痛。主治疮疡，红肿热痛。

临床用法 用蜜水调稀，涂于疮肿四周。

注意事项 忌食辛燥之品。

金黄散

《普济方》

药物组成 天花粉 黄柏 寒水石 黄芩 何首乌各等份

制作方法 共研为细末。

功效主治 清热解毒，消肿止痛。主治疮疡肿毒，焮热疼痛。

临床用法 用凉水调敷患处。

注意事项 忌食辛燥之品。

金黄散

《御药院方》

药物组成 乳香10g 轻粉3g 白龙骨45g 瓦粉75g 滑石60g 黄柏6g 寒水石60g

制作方法 上药共研为细末。

功效主治 止痒定痛。主治疮疡痒痛甚者。

临床用法 用药末少许，干掺患处，或用麻油调涂。

注意事项 忌食辛燥之品。

金黄散

《外科传薪集》

药物组成 天花粉30g 黄柏150g 姜黄 大黄 白芷各15g 紫川朴 陈皮 甘草 苍术 天南星各60g

制作方法 上药晒干共研为细末，以瓷器收贮。

功效主治 清热解毒，化痰消肿。主治痈疽发背，疔疮，湿痰流注，漆疮火丹，风热天疱，肌肤赤肿，干湿脚气，妇女乳痈及小儿丹毒。

临床用法 茶汤同蜜水调敷。

注意事项 忌食辛燥、肥腻之品。

定痛没药散

《普济方》

763

药物组成 乳香 没药 当归 川芎 地黄 细辛 羌活各 3g 蛤粉 30g 黄丹 7.5g 蒲黄 9g

制作方法 上药共研为细末。

功效主治 行气活血，消肿止痛。主治气滞血瘀之疮痈肿痛。

临床用法 1 次 6g，1 日 2 次，外敷。

注意事项 脓未成者忌切开取脓。

降痈散

《景岳全书》

药物组成 薄荷 野菊花连根叶各 10g 土贝母 5g 茅根 10g

制作方法 干者研为细末，鲜者捣烂，同贝母研匀，另将茅根煎浓汤去渣，调和药末成膏。

功效主治 清热解毒，消肿止痛。主治痈疽诸毒，脓未成或已成者。

临床用法 将药膏趁热敷患处，煎茅根热汤时时润于药上，敷药半日即换。

注意事项 勿使敷于患处药膏冷却。

茧灰散※

《本草纲目》

药物组成 蚕茧烧存性 90g

制作方法 研为细末。

功效主治 解毒疗疮，固崩止血。主治痈肿无头，疳疮，及血淋血崩。

临床用法 1 次 3～6g，酒调服。

注意事项 忌食辛辣温燥之品。

胡麻散

《圣济总录》

药物组成 胡麻炒香熟 枳壳去瓤麸炒各 60g 防风去叉 蔓荆实 威灵仙去土 苦参 何首乌米泔水浸透去黑皮切麸炒干 川芎 荆芥穗 炙甘草各 30g 薄荷用叶 75g

制作方法 将上药共研为细末。

功效主治 祛风解毒，通络止痒，主治脾肺风毒，皮肤瘙痒，手足生疮，及遍身晶痦气吞酸。，发赤黑靥面，肌热疼痛。

临床用法 1 次 6g，温酒调服。

注意事项 忌食辛燥之品。

柏皮散

《杨氏家藏方》

药物组成 赤小豆 天南星生用 黄柏各 30g 代赭石 0.3g

制作方法　共研为细末。

功效主治　清热解毒，消肿止痛。主治一切风热毒气，赤肿疼痛。

临床用法　水调涂患处。

注意事项　外用药切勿内服。

轻黄散

《杨氏家藏方》

药物组成　龙骨 6g　黄丹 3g　轻粉 3g　白矾 0.3g

制作方法　先将白矾研为细末，置入田螺壳中，煅至白色为度，取出同龙骨、黄丹共研为细末，再入轻粉调匀。

功效主治　疏风清热，解毒燥湿。主治风热恶疮。

临床用法　先用温韭汁洗净疮口，用纱布搽干后，将药末干贴疮上。

注意事项　忌食辛燥之品。

香胡散※

《陕西中医验方选编》

药物组成　麝香 0.6g　胡椒 30g　蜂蜜 60g

制作方法　将前二味药共研为细末，与蜂蜜混匀备用。

功效主治　温阳，活血，敛疮。主治对口疮久不愈。

临床用法　敷两足心，每日 1 次。

注意事项　忌生冷食物。

复元通气散

《太平惠民和剂局方》

药物组成　茴香炒　穿山甲蛤粉炒去粉各 60g　延胡索去皮　白牵牛炒　甘草炒　陈皮去皮各 30g

制作方法　上药共研为细末。

功效主治　活血行气，消肿止痛。主治气滞不行而成疮疖。可治闪挫肋伤，气滞不散；痈疽初起红肿，或脓已成未溃；小肠气、肾疝、便毒、腰疼、气滞、膝腿生疮；妇人吹乳、乳痈。

临床用法　1 次 3g，酒送服。不饮酒者，木香煎汤送服。病位在上宜饭后服，病位在下宜饭前服。

注意事项　忌食辛辣之品。

独胜散

《普济方》

药物组成　川芎 15g

制作方法　研为细末。

功效主治　行气活血，消肿止痛。主治腿上赤肿疼痛，渐次下移。

765

临床用法 捣萝卜汁 50ml 调服。

注意事项 忌食辛燥之品。

追毒散

《御药院方》

药物组成 五灵脂 川乌炮 白干姜各 30g 井盐 全蝎各 15g 钩藤 90g 无心草 60g

制作方法 共研为细末。

功效主治 解毒排脓。主治痈疽。

临床用法 1 次 0.6g，用蜂蜜调涂患处。

注意事项 忌食辛燥之品。

766

追毒乌金散

《普济方》

药物组成 巴豆 15g 寒食面 30g

制作方法 用水和面做成饼子，将巴豆包定，不能漏气，用文武火烧成深黑色，研为细末。

功效主治 蚀疮排脓。主治疮内恶肉。

临床用法 干贴疮上。

注意事项 本品有毒，切勿内服。

追脓散

《圣济总录》

药物组成 鼠妇焙干 30g 小麦 15g 麝香研 1.5g

制作方法 共研为细末。

功效主治 排脓，消肿，止痛。主治痈肿疔毒。

临床用法 1 次 0.06g，纳疮内。

注意事项 忌食辛燥之品。

疮药槟榔散

《普济方》

药物组成 槟榔 海桐皮 藜芦 石菖蒲 鸡肠草 蛇床子 茵气吞酸。

茹各 60g 百部 剪草 贯仲 山栀子 何首乌各 30g

制作方法 上药共研为极细末。

功效主治 清热解毒，祛风利湿。主治疮肿。

临床用法 香油调搽疮上，次入雄黄、白胶香为妙。

注意事项 忌食辛燥之品。

疮药消风散

《普济方》

药物组成 葱白 10 根 猪油_{去膜} 白矾 轻粉 水银各等份

制作方法 将后三味药共研为细末，和葱白、猪油捣为膏。

功效主治 祛风杀虫，消肿止痛。主治疮痈痒痛，红肿。

临床用法 敷于疮上。

注意事项 忌食辛燥之品。

宣毒散

《外科精要》

药物组成 露蜂房_{炒微焦}90g 南星 赤小豆各 30g 小米 30g 生草乌 30g 生白矾 1.5g

制作方法 共研为细末。

功效主治 宣毒消肿。主治诸疮疡初发。

临床用法 醋调涂患处。

注意事项 忌食辛燥之品。

穿山甲散

《仁斋直指方论》

药物组成 蜂房 30g 蛇蜕

穿山甲 油发烧存性各 0.3g

制作方法 共研为细末。

功效主治 托毒排脓，消痈止痛。主治内发痈疽。

临床用法 1 次 6g，加入乳香末 1.5g，温酒送服。

注意事项 忌食辛燥、油腻之品。

活调傅散

《普济方》

药物组成 乳香 没药 白芷 白蔹 南星 赤小豆 天花粉 芙蓉叶 黄连 贝母 寒水石 地榆 黄蜀葵叶 白及 百合各等份

制作方法 共研为细末。

功效主治 解毒散结，凉血止痛。主治痈疽发背肿硬热痛。

临床用法 调敷患处。

注意事项 忌食辛燥之品。

将军散

《古今医鉴》

药物组成 大黄_煨 贝母 白芷 甘草节各 30g

制作方法 共研为细末。

功效主治 解毒排脓。主治会阴部痈肿疮疡，初发甚痒，状如松子，40 日后，红肿如松，失治则破溃，大小便皆从此出。

767

临床用法 1次6g,空腹,酒调服。

注意事项 保持外阴清洁,防止感染。

神异散

《养老奉亲》

药物组成 金银花 天花粉 木鳖子各3g 甘草1g 连翘 黄芩各2.4g 栀子2g 穿山甲_炙6g 木香1.5g 皂角刺 大黄各9g

制作方法 共研为细末。

功效主治 清热解毒,消肿溃脓。主治骑马痈及肛周脓肿。

临床用法 1日1剂,空腹,水酒煎服。

注意事项 忌食辛辣温燥之品。

神授五公散

《万氏家抄方》

药物组成 五倍子10g 蜈蚣_{去头足}5g

制作方法 将五倍子凿一孔,入蜈蚣,湿纸包煅存性,研为细末。

功效主治 解毒敛疮。主治瘘孔及各种疮口久不收敛,亦可用于痔疮。

临床用法 葱汤洗疮,掺药末,用膏药贴患处,1日1次。

注意事项 忌食辛燥之品。

桃花散

《普济方》

药物组成 寒水石_煅240g 龙骨 虎骨 乌鱼骨各30g 白蔹 白石脂 赤石脂各15g 黄丹10g 白及15g

制作方法 共研为细末。

功效主治 清热除湿,敛疮止痒。主治疮肿痒痛。

临床用法 1次3g,酒送服。

注意事项 本品寒凉,不宜久服。

桃红散

《御药院方》

药物组成 铅粉75g 乳香45g 龙骨 乌贼骨_{去皮微炙黄色} 白石脂各45g 黄丹_{微炒}6g 寒水石_煅210g

制作方法 共研为细末。

功效主治 生肌敛疮。主治痈疽新肉不生,疮口久不敛。

临床用法 干掺患处。

注意事项 忌风寒生冷。

768

真君妙贴散

《外科正宗》

药物组成 明净硫黄_{为末}5kg 荞面 白面各2.5kg

制作方法 上药共用清水拌，干湿得宜，置木箱内晒成面片，单纸包裹，风中阴干收用。

功效主治 温散寒毒。主治痈疽、肿毒，顽硬大恶歹疮，走散不作脓者。

临床用法 取干面片研极细，新汲水调敷；如皮破血流，湿烂疼苦，麻油调搽；天疱、火丹、肺风、酒刺，染布清汁调搽并效。

注意事项 忌食辛燥之品。

破心散

《太平圣惠方》

药物组成 淡豆豉_{炒至烟尽}60g 黄连_{去须}45g 赤小豆45g 杏仁_{浸去皮研细}30g 铅粉30g

制作方法 将前3味研为细末，入铅粉、杏仁调匀。

功效主治 清热解毒，祛风消肿。主治风毒，赤肿疼痛。

临床用法 醋和涂于疮上。

注意事项 忌食辛燥之品。

蚬壳灰散※

《本草纲目》

药物组成 蚬壳_{烧存性}30g

制作方法 研为细末。

功效主治 收湿敛疮。主治湿疮。

临床用法 涂患处。

注意事项 忌抓搔以防感染。

海桐皮散

《圣济总录》

药物组成 海桐皮 草乌头_{锉碎盐炒} 地龙_炒 刺蒺藜_炒各30g

制作方法 上药共研为细末。

功效主治 祛风止痒，排脓止痛。主治湿脚气及肾风下注，满脚生疮，痒痛脓水出。

临床用法 1次6g，临卧时空腹冷酒送服。

注意事项 忌食白面、鱼虾等发物。

特异万灵散

《仁斋直指方论》

药物组成 软石膏_{烧通红碗覆在泥}

769

地上一夜　大白南星　赤小豆　草乌连皮尖各 15g　乳香研细 6g

制作方法　上药共研为细末。

功效主治　清热解毒，消肿散结。主治痈疽，发背，肿毒。

临床用法　将药末用蜜水调成膏状，从外向内涂抹，留最高处勿敷，1 日 1 次。

注意事项　若疮已破，切忌药入疮口。

秘方净肌散

《普济方》

药物组成　雄黄　北芩　大黄　海螵蛸　生硫黄　黄柏　剪草黄连　蛇床子　五倍子各 15g

制作方法　共研为细末。

功效主治　清热解毒，杀虫止痒。主治疮痒诸证。

临床用法　香油调敷于疮上。

注意事项　忌抓搔患部，以防感染。

铅丹散

《圣济总录》

药物组成　铅丹　蛤粉各等份

制作方法　上药炒至变色，共研为细末。

功效主治　解毒消肿，生肌敛疮。主治疮痈肿溃不愈。

临床用法　掺于疮上。

注意事项　忌食辛燥之品。

铁箍散

《外科传薪集》

药物组成　陈小粉 120g

制作方法　炒黑至烟出，共研为细末，用好醋调如薄浆样。

功效主治　解毒杀虫，消肿止痛。主治红白肿毒，无脓则散，有脓则溃，使肿毒不致蔓延。

临床用法　将药末撒于疮毒处。

注意事项　忌食辛燥之品。

铁箍散

《本草纲目》

药物组成　铁丝草灰醋拌晒干60g　贝母 150g　白芷 60g

制作方法　共研为细末。

功效主治　消肿散结，解毒疗疮。主治痈疽疔肿。

临床用法　用凉水或麻油调贴疮上。

注意事项　忌食辛辣温燥之品。

770

消毒散

《太平圣惠方》

药物组成　天南星　郁金　木鳖子　草乌头　赤小豆　朴硝_{研细}各等份并生用

制作方法　共研为细末。

功效主治　消肿散结，解毒止痛。主治一切肿毒及痈肿疼痛。

临床用法　若疮肿为红色，则用冷水调敷于疮肿四周；若不红，则用温淡醋调敷。

注意事项　忌食辛燥之品。

消毒散

《圣济总录》

药物组成　藜芦　大黄_锉　黄连　黄柏　当归　甘草各30g

制作方法　共研为粗末。

功效主治　清热解毒，排脓消肿。主治疮痈肿甚。

临床用法　用水10L，煎至5L，去滓，淋洗患处。

注意事项　忌食辛燥之品。

消毒散

《石室秘录》

药物组成　大黄　芙蓉叶_{晒干为末}　五倍子各30g　麝香　冰片各1g　藤黄　白矾各9g

制作方法　上药共研为细末，用米醋调成糊状。

功效主治　清热解毒，通络散结。主治痈疽疖毒及初生多骨疽。

临床用法　于患处四周，中留一空穴，以鹅翎蘸醋不时扫之。

注意事项　忌食辛燥、油腻之品。

消石散

《普济方》

药物组成　消石0.9g　紫檀香　大黄_生各15g　甜葶苈　莽草　白芍0.3g　白蔹15g

制作方法　共研为细末。

功效主治　散热毒，止疼痛。主治疮疖初生，硬肿疼痛。

临床用法　水调涂患处。

注意事项 忌食辛燥之品。

消赤散

《家藏经验方》

药物组成 黄丹~生~3g 草乌7.5g 牡蛎~火煅~12g 蛤粉~生~24g

制作方法 共研为细末。

功效主治 解毒散结，消肿敛疮。主治肌肤赤肿作痛。

临床用法 1次9g，水调敷患处。

注意事项 忌食辛辣温燥之品。

消肿散

《杨氏家藏方》

药物组成 郁金 葶苈子 大黄 黄芩各15g 芒硝~另研~ 赤小豆各50g 灶心土60g

制作方法 共研为细末，用蛋清合蜂蜜少许，调令稀稠适中。

功效主治 清热解毒，消肿止痛。主治风热毒气上攻头面，赤肿疼痛。

临床用法 调涂患处。

注意事项 忌食辛燥之品。

消毒犀角散

《普济方》

药物组成 防风15g 荆芥60g 甘草30g 牛蒡子120g

制作方法 共研为细末。

功效主治 祛风解毒，消肿止痒。主治一切疮疖，眼目、口舌、咽喉、脸、腮肿痛；小儿疮疹、丹毒。

临床用法 1次6g，1日3次，水200ml，煎至100ml，饭后服。

注意事项 忌食辛燥之品。

骊龙散

《疮疡经验全书》

药物组成 珍珠2.4g 牛粪~12月生用,余月烧存性~ 铁锈各30g

制作方法 上药共研为细末。

功效主治 解毒敛疮。主治发背痈疽，破与不破之间。

临床用法 将药末与猪脑髓、醋调匀，敷于患处。

注意事项 忌食辛辣、肥腻之品。

黄芩散

《普济方》

药物组成 黄芩 麻黄_{去节} 白及 漏芦 白薇 枳壳_{麸炒}·升麻 白芍 川当归 川牛膝 甘草各60g 大黄150g

制作方法 共研为粗末。

功效主治 清热解毒，活血消肿。主治痈疽，发背，丹疹赤肿，恶肉，时行热毒，其色红赤。

临床用法 1次12g，取水300ml，煎至200ml，空腹热服。

注意事项 忌食辛燥之品。

黄芪散

《普济方》

药物组成 黄芪 枳实各30g 白蒺藜 赤小豆各60g 甘草15g

制作方法 上药共研为细末。

功效主治 扶正祛风，行气止痛。主治膝胫肿，按之没指，时时痛痒，渐生疮疡。

临床用法 1次6g，米饮调服。

注意事项 忌食辛燥之品。

黄芪散

《太平圣惠方》

药物组成 黄芪45g 黄芩 黄连_{去须} 川芎 白芷 赤芍药 当归各30g

制作方法 共研为细末。

功效主治 清热燥湿，益气托毒，活血消肿。主治肉肿硬结，焮热疼痛。

临床用法 用蛋清调如泥，涂肿处。

注意事项 忌食辛燥之品。

黄柏散

《儒门事亲》

药物组成 黄柏 白及 白敛各等份 黄丹3g

制作方法 共研为细末。

773

功效主治　清热利湿，解毒敛疮。主治蜂窠、缠腰等疮。

临床用法　凉水调涂。

注意事项　忌食辛燥之品。

黄柏散

《圣济总录》

药物组成　黄柏_{蜜炙}　白垩　芜荑_{研末}各 0.3g　轻粉_研 6g　杏仁_{去皮尖}10g

制作方法　共研为细末。

功效主治　解毒燥湿。主治下注生疮。

临床用法　先用盐水洗，待干，掺药末于疮上。

注意事项　忌食辛燥之品。

黄柏散

《太平圣惠方》

药物组成　黄柏_{微炒}　黄丹_{炒至紫色}　密陀僧各 0.3g　白狗粪_{烧灰}　轻粉15g　麝香0.06g　血竭9g

制作方法　共研为细末。

功效主治　清热解毒，燥湿止痛。主治恶疮疼痛。

临床用法　先用甘草汤洗疮口，再用唾液调涂药末于疮上。

注意事项　忌食辛燥之品。

黄连散

《太平圣惠方》

药物组成　黄连_{去须}　铅粉　密陀僧　白芷　白蔹各 15g

制作方法　共研为细末。

功效主治　祛风解毒，清热排脓。主治风毒所致疮疡，臭秽不可近。

临床用法　先用盐汤洗疮，后用生油调药，涂于疮上，1 日 2 次以上。

注意事项　忌食辛燥之品。

黄连散

《太平圣惠方》

药物组成　黄连　生大黄　白蔹　马牙　黄柏_锉各30g　青盐　血竭各 15g　赤小豆_炒 15g　杏仁_{去皮尖研}30g

制作方法　共研为细末。

功效主治 清热解毒，消肿止痛。主治石痈硬结发热，疮色紫赤，疼痛不已。

临床用法 蜜调涂。

注意事项 忌食辛燥之品。

黄连散

《圣济总录》

药物组成 黄连_{去须} 赤小豆 马蹄_{烧灰} 大黄 楸叶等份

制作方法 共研为细末。

功效主治 清热解毒，消肿止痛。主治痔疮疼痛不可忍。

临床用法 1次1.5g，生麻油调涂患处。

注意事项 忌食辛燥之品。

黄连轻粉散

《医方大成》

药物组成 黄连_{生用} 轻粉 海螵蛸_生 韶粉_煅 蛤粉_生 橄榄核_{烧灰} 黄柏皮各15g

制作方法 上药共研为细末。

功效主治 清热解毒，消肿除湿。主治疮肿湿侵。

临床用法 敷于疮上。

注意事项 忌抓搔患部，以防感染。

硇砂散

《普济方》

药物组成 雄黄_研 硫黄_研 矾石_研 硇砂_研各30g 巴豆_{去皮不出油}20个 附子_{去皮脐生用}15g

制作方法 共研为细末，用醋和丸，每丸40g。

功效主治 解毒蚀疮，杀虫止痒。主治马汗入疮，痛痒不止。

临床用法 每丸平分，用醋调匀，贴于患处。

注意事项 本品有毒，不宜过量或持续使用。

775

排毒散

《痘疹心法》

药物组成 大黄_{酒蒸}30g 白芷25g 沉香_{另研} 木香各7.5g 穿山甲_炮9g 归尾1.5g

制作方法 上药共研为细末。

功效主治 解毒散结，活血消痈。主治痘后余毒发痈，多食便秘。

临床用法 1次6~9g，忍冬花煎汤调服，1日3次。

注意事项 忌食辛燥之品。

排脓散

《普济方》

药物组成 防风 白芷 人参 细辛 川芎 淫羊藿 甘草各15g 羌活6g

制作方法 共研为细末。

功效主治 托里排脓，活血止痛。主治痈肿脓出不畅。

临床用法 1次6g，酒调服。

注意事项 保持伤口清洁，防止感染。

排脓散

《广济方》

药物组成 黄芪3g 青小豆0.3g 川芎 芍药 白蔹 瓜蒌 炙甘草各0.9g

制作方法 共研为细末。

功效主治 托里排脓，解毒散结。主治痈疽脓成不破。

临床用法 1次3g，1日3次，酒送服。

注意事项 忌食生冷、海鲜。

排脓生肌散

《太平圣惠方》

药物组成 当归锉微炒 黄芪锉各15g 人参去芦头30g 川芎15g 厚朴去皮生姜汁炙30g 防风去芦头15g 白芷15g 桔梗去芦头15g 炙甘草15g

制作方法 共研为细末。

功效主治 排脓生肌。主治痈疽发背，流脓不止。

临床用法 1次6g，1日3~4次，木香汤送服。

注意事项 保持伤口清洁，防止感染。

排脓内塞散

《范汪方》

药物组成 防风 茯苓 白芷 桔梗 远志 甘草 人参 川芎 当归 黄芪各30g 桂心0.6g 附子6g 赤小豆酒浸 厚朴各60g

制作方法 共研为细末。

功效主治 益气养阴，解毒排脓。主治大疮热退，脓血不止，内虚疼痛。

临床用法 1次6g，1日4次，温酒或米汤送服。

注意事项 注意保护伤口，勿令感染。

排脓内补铁屑散

《普济方》

药物组成 当归 人参 细辛 炙甘草 肉苁蓉 黄芪 桂心 防风 黄芩 铁屑 川芎 芍药各等份

制作方法 研细为末。

功效主治 内补排脓。主治痈疽发背。

临床用法 1次3g，1日3次，开水冲服。

注意事项 忌食辛燥之品。

救苦散

《普济方》

药物组成 朱砂3g 红娘子2个 斑蝥6个 雄黄3g 没药3g 金脚信3g 南乳香1.5g 海马1对 轻粉3g 冰片3g 密陀僧_{另研}6g 蜈蚣1对 麝香1.5g 水蛭3g 黄连3g

制作方法 共研为细末。

功效主治 清热解毒，破瘀蚀疮。主治恶疮，红肿疼痛。

临床用法 将密陀僧粉与其他药末合蒸为饼，乳汁和为丸，置于疮内。

注意事项 本品有毒，严禁内服。

野菊花散※

《全国中草药新医疗法
展览会资料选编》

药物组成 野菊花100g

制作方法 将上药晒干，研为细末，水泛为丸，每丸重3g。

功效主治 清热解毒。主治痈肿，黄水疮，扁桃体炎，腮腺炎。

临床用法 1日2~3次，1次3~6g，温开水化服。

注意事项 忌食辛辣、油腻之品。

777

蛇床子散

《外科传薪集》

药物组成 蛇床子 川黄柏各1kg 生石膏2kg

制作方法 共研为细末。

功效主治 清热燥湿，杀虫止痒。主治湿毒疮，疥疮。

临床用法 湿毒疮，用小青油调；疥疮，用麻油调。

注意事项 忌食辛燥油腻之

品。疥疮患者当避免交叉感染。

蛇床子散

《外科正宗》

药物组成　蛇床子　大枫子肉
松香　明矾各 30g　铅丹　大黄
各 15g　轻粉 9g

制作方法　共研为细末。

功效主治　收湿止痒，解毒杀
虫。主治脓窠疮。

临床用法　麻油调搽，湿烂者
干掺之。

注意事项　外用药切勿内服。

蛇床子散

《圣济总录》

药物组成　蛇床子　干地黄各
15g　苦参洗　生大黄　木通锉　白
芷洗　黄连去须各 30g　狼牙 15g

制作方法　共研为细末。

功效主治　清热解毒，燥湿止
痒。主治热疮痒痛。

临床用法　用猪油调药末后，
敷于疮上。

注意事项　忌食辛燥之品及鱼
虾等发物。

移毒消肿散

《青囊秘传》

药物组成　紫槿皮炒 150g　赤
芍炒　香白芷晒燥　石菖蒲晒各 30g
独活炒 45g

制作方法　上药共研为细末。

功效主治　解毒消肿，活血止
痛。主治疮毒生于骨际及膝上。

临床用法　上药以好酒和葱
白，浓汁煎取调搽患处，不必留
顶，1 日 1 次，以消为度。

注意事项　忌食辛燥之品。

银黄附子散

《普济方》

药物组成　黄连　黄柏　附子
雄黄　水银另置　藜芦各 30g　胡
椒粉 60g

制作方法　上药共研为细末，
用 500g 猪油调匀，容器密闭，蒸
熟，即用水银调匀，密闭贮藏于阴
凉处。

功效主治　清热解毒，散寒止
痛。主治恶肿疮、头疮、百杂疮。

临床用法　盐汤洗净后，搽
药。

注意事项　忌抓搔患部，以防
感染。

敛毒散

《仁斋直指方论》

药物组成 南星 赤小豆 白及各等份

制作方法 共研为细末。

功效主治 解毒散结。主治痈疽毒气扩散。

临床用法 水调敷于四周。

注意事项 忌食辛燥之品。

敛疮止痛生肌散

《寿世保元》

药物组成 铅粉煅黄 黄柏各3g 黄连 乳香 没药 孩儿茶各1.5g

制作方法 共研为细末。

功效主治 生肌敛疮，活血解毒。主治痈疽发背及下疳疮，见黄水热泡。

临床用法 将药末掺疮上。

注意事项 忌辛辣、肥厚之品。

猪肾散※

《本草纲目》

药物组成 猪腰子1对

制作方法 研为细末。

功效主治 解毒疗疮。主治痈疽发背初起者。

临床用法 1次6g，1日3次，酒送服，并涂患处。

注意事项 忌食辛辣温燥之品。

清凉散

《太平圣惠方》

药物组成 黄连去须 槟榔枳壳 黄芩 贝母 赤小豆炒熟各等份

制作方法 共研为细末。

功效主治 清热解毒，利湿消肿。主治毒邪攻身，赤热肿痛。

临床用法 先用葱白煎汤洗疮，拭干，用生油调涂，1日3次。

注意事项 忌食辛燥之品。

清神散

《外科正宗》

药物组成 甘草节15g 绿豆粉30g 朱砂9g 冰片1.5g 牛黄0.9g

制作方法 共研细末。

功效主治 解毒清心，除烦和胃。主治脱疽、疗疮、发背毒积甚者，腠理发越不尽，多致烦躁闷

779

乱，睡则谵语，呕吐不食者。

临床用法 1 次 3g，淡竹叶、灯芯汤调服。

注意事项 忌食辛辣温燥之品。

清心散

《仁斋直指方论》

药物组成 远志裂 赤茯苓 赤芍 生地黄 麦冬去心 知母 甘草各等份

制作方法 共研为细末。

功效主治 凉血清心，化瘀消肿。主治痈疽有热。

临床用法 1 次 9g，姜枣煎汤送服，小便赤热加灯芯、木通。

注意事项 忌辛燥、油腻之品。

绿云散

《圣济总录》

药物组成 柏叶 芙蓉花各等份

制作方法 阴干，研为细末。

功效主治 清热燥湿，散肿止痛。主治炙疮疼痛。

临床用法 水调涂于患处。

注意事项 忌食辛燥之品。

葵花散

《普济方》

药物组成 郁金 黄连 黄柏 栀子仁 葵花各等份

制作方法 研为细末，冷水调成膏。

功效主治 清热解毒，利湿敛疮。主治疮痈。

临床用法 贴疮痛处。

注意事项 忌食辛燥之品。

椒姜散

《普济方》

药物组成 蜀椒 干姜 黄芩 人参 6g 桂心 0.3g 赤小豆 15g 白敛 甘草 附子 防风各 30g 川芎 60g

制作方法 共研为细末。

功效主治 解毒散结，活血消肿。主治痈疽发背。

临床用法 1 次 3g，1 日 5 次，酒送服。

注意事项 忌食辛燥、油腻之品。

搜脓散

《瑞竹堂经验方》

药物组成　川芎 30g　白芷 30g　白芍 9g　轻粉 9g

制作方法　共研为细末。

功效主治　排脓疗疮。主治痈疽久不愈，脓不自出。

临床用法　掺疮上。

注意事项　忌挤压患部。

紫葛散

《太平圣惠方》

药物组成　紫葛锉 90g　川大黄 90g　白蔹 90g　玄参 90g　黄芩 60g　升麻 90g　榆白皮锉 60g　木通 60g　赤小豆 100g　黄连 90g

制作方法　共研为细末。

功效主治　清热泻火，消肿止痛。主治痈肿及发背，赤肿热痛剧烈。

临床用法　水调如糊涂患处。

注意事项　忌食辛燥之品。

紫金散

《普济方》

药物组成　白矾 30g　黄丹 30g　硇砂 9g

制作方法　共研为细末。

功效主治　追毒去腐。主治疮疡毒邪内陷，腐肉不脱。

临床用法　贴于疮上。

注意事项　可适当配合内服托里排毒药物。

猬皮散

《备急千金要方》

药物组成　刺猬皮　蜂房各 1 具　地榆　附子　桂心　当归　续断各 1.5g　干姜　蜀椒　藁本各 1.2g　厚朴 1.8g

制作方法　共研为细末。

功效主治　托里排毒，收敛止血。主治痈疽脓血内漏。

临床用法　1 次 3g，1 日 3 次，空腹酒送服。

注意事项　忌食辛辣、香燥之

品。

敷药合掌散

《澹寮集验方》

药物组成 槟榔 10g 硫黄 15g 腻粉 1.5g

制作方法 上药共研为细末。

功效主治 解毒杀虫。主治身疮，百药不效。

临床用法 1 次 3g，睡前在手心内油调，卧时涂于外肾。

注意事项 外用药切勿内服。

黑虎散

《外科传薪集》

药物组成 麝香 梅片各 1.5g 公母丁香各6g 蜈蚣7条 大全蝎7个 穿山甲7片 大蜘蛛以瓦焙7个 或加硇砂1g

制作方法 共研为细末，用瓷器收贮。

功效主治 活血通络，解毒消肿。主治疮痈肿痛。

临床用法 将药末敷于患部。

注意事项 忌食辛燥、油腻。

愈风散

《普济方》

药物组成 菊花去枝梗 乌头炮 炙乌蛇 地骨皮 川芎 桔梗 苦参各90g 草乌炮 60g

制作方法 共研为粗末。

功效主治 祛风散寒，清暑利湿。主治风寒暑湿诸疮。

临床用法 1 次 90g，用酒 500ml，浸七日，温服 50ml，1 日 3 次。

注意事项 忌鱼虾等发物。

腻粉散

《御药院方》

药物组成 腻粉（轻粉）6g 藜芦15g 狼毒9g

制作方法 共研为细末。

功效主治 祛风止痒，杀虫定痛。主治风邪浸淫，发作痒痛诸疮。

临床用法 干掺患处。

注意事项　忌抓搔，以防感染。

解毒雄黄散

《外科正宗》

药物组成　雄黄120g　硫黄240g

制作方法　共研为细末。

功效主治　祛风除湿，解毒清热。主治血风疮。

临床用法　柏油调搽，纱布盖之，3日1次。

注意事项　外用药切勿内服。

解毒内托散

《景岳全书》

药物组成　黄芪　当归　防风　荆芥　连翘　赤芍　木通各等份　甘草减半　银花倍用

制作方法　共研为粗末。

功效主治　托里解毒，清热消痈。主治痘后发痈。

临床用法　水煎，入醇酒少许，温服。

注意事项　忌食辛燥之品。

溃脓散

《普济方》

药物组成　白矾　盐各等份

制作方法　上药慢火炒，去其内水分，干后，共研为细末。

功效主治　溃疮解毒，祛腐生肌。主治疮疡不易溃破，腐肉难脱，新肉不生。

临床用法　贴于疮上。

注意事项　忌食辛燥之品。

新增不二散

《验方新编》

药物组成　蜈蚣24g　雄黄12g

制作方法　将上药共研为细末。

功效主治　拔毒去腐。主治手足患蛇头疮。

临床用法　1次3～5g，用雄猪胆汁调敷患处。

注意事项　忌食辛燥之品。

碧云散

《外科正宗》

药物组成　鹅不食草　川芎各

30g 青黛 3g

制作方法 共研为细末。

功效主治 解毒,清热,止痛。主治头顶疮疡肿痛。

临床用法 令患者口含凉水,以药末吹鼻内,取嚏为效。

注意事项 忌食辛燥之品。

槟连散

《济生拔萃方》

药物组成 木香 槟榔 黄连各 15g 白芷 9g

制作方法 共研为细末。

功效主治 活血行气,生肌止痛。主治疮疡久治无效者。

临床用法 干贴疮上。

注意事项 忌风寒生冷。

槟榔散

《太平圣惠方》

药物组成 槟榔 15g 甘草郁金 木香 黄连各 15g 麝香0.3g 砒霜 0.1g

制作方法 将前 6 味药共研为细末。

功效主治 蚀疮去腐,行气止痛。主治冷疮久不愈。

临床用法 先用砒霜少许涂于疮上,再将药末用生油调匀后,外敷 1 日 2 次。

注意事项 砒霜有剧毒,勿过量。

撮毒散

《普济方》

药物组成 槟榔 山栀子 白龙 白及 白蔹 白芥子 五灵脂木鳖子各等份

制作方法 上药共研为细末。

功效主治 清热活血,消肿止痛。主治疮痈硬肿,因毒物咬伤或烧烫伤等。

临床用法 疮破则干贴,疮未破用水调末,敷于疮上。

注意事项 忌食辛燥之品。

风解毒散

《仁斋直指方论》

药物组成 白芷 细辛 蒺藜炒去刺麻黄去节 槟榔 归须 生熟地川芎 赤芍 川独活 牵牛微炒取仁 苍术炒 桑白皮炒 枳壳甘草炙各等份

制作方法 共研为细末。

功效主治 清热解毒,活血祛

风，除湿止痒。主治恶疮烘热瘙痒及妇人血风，遍身红斑圆点，发疹，溃烂痒痛。

临床用法　1次9g，入黑豆20g，紫苏5片，姜5片，同煎服。如大便秘，加生大黄少许。

注意事项　忌食辛辣温燥之品。

漏芦散

《太平圣惠方》

药物组成　漏芦30g　羌活60g　川升麻30g　木通炒30g　枳壳麸炒至微黄去瓤60g　赤芍30g　炙甘草30g　川朴硝60g　防风去芦头60g

制作方法　共研为细末。

功效主治　疏风清热，软坚消肿。主治风热疮疡，皮肤红肿。

临床用法　1次10g，用水300ml，煎至150ml，取汁，温服。

注意事项　忌辛辣温燥之品。

缩毒金粉散

《普济方》

药物组成　郁金15g　白芷30g　天花粉30g　甘草15g　川芎30g　葛根30g

制作方法　共研为细末。

功效主治　行气活血，解毒消肿。主治疮疡肿毒不消。

临床用法　1次6g，茶水送服。

注意事项　忌食辛燥之品。

燕泥散

《内外科百病验方大全》

药物组成　燕子窝1个

制作方法　研细为末。

功效主治　清热解毒。主治热疮恶毒肿痛，及小儿胎毒。

临床用法　1次20g，用麻油调敷患处。疮色赤者，加黄柏末调敷；小儿胎毒，先用米汤洗净再敷。

注意事项　皮色不变，及先白后红者勿用。

樟脑散※

《陕西中医验方选编》

药物组成　樟脑30g　广丹3g　银朱7.5g　轻粉3g　檀香3g　枯矾3g　真铜绿3g　乳香3g　冰片15g

制作方法　上药共研细末备用。

功效主治　托里透脓，祛腐生肌。主治鼠疮。

临床用法　取药末，不论何种

膏药，将药掺其上贴患处。如疮已溃破，用此药捻成药线贯入疮口内。

注意事项　忌辛辣、油腻食物。

薏苡仁散

《备急千金要方》

药物组成　薏苡仁　桂心　干姜　白蔹　当归　肉苁蓉各30g

制作方法　共研为细末。

功效主治　托里排脓，消肿生肌。主治痈疽久不溃，新肉不生。

临床用法　1次3g，1日5次，温酒送服。

注意事项　忌辛燥之品。

鲮鲤甲散

《圣济总录》

药物组成　鲮鲤_{去爪甲炙}480g　桂心0.9g　当归0.6g

制作方法　共研为细末。

功效主治　温阳活血，消肿止痛。主治发背、乳痈。

临床用法　1次3g，1日3次，酒送服。

注意事项　忌食生葱。

疑水石散

《圣济总录》

药物组成　凝水石　黄柏　黄芪_锉　黄连_{去须}　大黄　石膏　栀子仁　白蔹各30g

制作方法　共研为细末。

功效主治　清热解毒，消肿散结。主治痈疽硬结脓未成。

临床用法　水调敷患处。

注意事项　忌食辛燥之品。

霜茄梅片散※

《常见病验方
研究参考资料》

药物组成　经霜小茄子1个　冰片0.3g

制作方法　上药共研为细末备用。

功效主治　清热解毒，收湿敛疮。主治乳头皲裂，溃烂疼痛。

临床用法　取适量药末掺患处，1日2次。

注意事项　忌食辛辣刺激之品。

墨蒜散

《普济方》

药物组成　大蒜　鼠屎　京墨

786

各等份

制作方法 共研为细末。

功效主治 清热解毒。主治疮着白痂复发。

临床用法 敷于疮上，1日3次。

注意事项 忌抓搔患部，以免疮疡复发。

螵蛸散

《景岳全书》

药物组成 海螵蛸 人中白或人中黄（硇砂亦可）各等份

制作方法 上药共研为细末。

功效主治 清热，解毒，敛疮。主治湿热疮疡破溃，毒水淋漓。

临床用法 先以百草浓煎汤熏洗患部，再以药末掺之。若疮干者，以麻油或熟猪油或蜜水调敷之；若肿而痛者加冰片少许；若湿疮流脓水者加密陀僧等份，或煅制炉甘石更佳。

注意事项 保持患处清洁，防止感染。

瞿麦散

《备急千金要方》

药物组成 瞿麦30g 芍药

当归 麦冬去心 桂心 川芎 白薇 赤小豆 黄芪各60g

制作方法 共研为细末。

功效主治 解毒排脓，清热利尿。主治痈疽，小便不利。

临床用法 1次3g，1日3次，温酒送服。

注意事项 忌辛燥、肥腻之品。

覆煎散

《普济方》

药物组成 归尾3g 归身6g 防风梢3g 防风身3g 苏木1.5g 黄柏6g 甘草9g 全蝎3g 陈皮3g 羌活3g 人参3g 黄芩3g 防己2g 连翘1g 藁本3g 黄芪6g 桔梗6g 泽泻3g 知母3g 生地黄3g 芍药3g

制作方法 共研为粗末。

功效主治 益气托毒，排脓散肿。主治痈疽、肿毒、疖毒脓成未溃。

临床用法 取水50ml，煎至350ml，加入少许酒，分3次温服。

注意事项 忌食辛燥、油腻之品。

蟾酥散※

《陕西中医验方选编》

787

药物组成　蟾酥 3g　蜈蚣 3g
明雄 9g　冰片 1.5g

制作方法　上药共研为细末。

功效主治　解毒消肿。主治无名肿毒初起，红肿、疼痛。

临床用法　取药末，鸡蛋清调敷患处。

注意事项　忌辛辣燥食。忌挤压患处。

麒麟竭散

《太平圣惠方》

药物组成　麒麟竭（血竭）黄连去须各 0.3g　诃子　槟榔各 3g

制作方法　共研为细末。

功效主治　祛风解毒，排脓生肌。主治脚上生疮疼痛，脓水不止。

临床用法　薄贴疮上。

注意事项　忌食辛燥之品。

蠋毒散

《仁斋直指方论》

药物组成　天南星 30g　贝母 0.9g　白芷　赤小豆各 15g　雄黄研 6g　僵蚕焙干 15g

制作方法　共研为细末。

功效主治　解毒消肿，祛风排

脓。主治痈疽肿毒。

临床用法　醋调敷患处。

注意事项　忌食辛燥之品。

麝香轻粉散

《普济方》

药物组成　轻粉　麝香各 1.5g　乳香　没药　白矾各 30g

制作方法　共研为细末。

功效主治　清热解毒，活血蚀疮。主治血痔疮，阴蚀痔疮，耳痔疮。

临床用法　贴疮上。

注意事项　忌抓搔患部，以防感染。

阴疽

木香散

《普济方》

药物组成　木香　乳香各 0.3g　母丁香 0.6g　麝香 0.1g

制作方法　共研为细末。

功效主治　行气活血，消肿止痛。主治头顶、胁间冷疮多年不愈。

临床用法 用蛋清调和后，置于锅内蒸，熟后服用，午后、临卧前各 1 次。

注意事项 忌生冷。

回阳散

《外科传薪集》

药物组成 干姜煨 赤芍炒 草乌炒各 90g 南星 白芷各 30g 肉桂 15g

制作方法 共研为细末。

功效主治 温经活络，消肿止痛。主治痈疽阴疮，皮色不变，漫肿无头，坚硬疼痛；或风痹脚气，手足麻木，筋骨不舒，寒热流注，鹤膝风。

临床用法 将药末以热酒调敷于患部。

注意事项 避风寒。

芜荑散

《普济方》

药物组成 芜荑 藜芦各 30g 姜黄 青矾 雄黄各 0.3g 苦参 沙参各 1g 附子 3g

制作方法 共研为细末。

功效主治 温阳益气，解毒杀虫。主治顽疮久不瘥。

临床用法 先用蓝汁洗疮去痂，细末敷上。

注意事项 不宜内服。

黄冰散 ※

《陕西中医验方选编》

药物组成 大黄 黄芩 黄柏 黄连各 9g 蜂房 30g 头发烧灰 3g 轻粉 铅粉 铜绿各 1.5g 冰片 1g

制作方法 共研为细末备用。

功效主治 清热解毒，祛腐生肌。主治脑疽、疮痈溃烂，年久不愈。

临床用法 取适量药末，蜜调敷患处。

注意事项 忌辛辣燥食。新鲜疮口不宜使用。

蛤蟆散

《验方新编》

药物组成 硫黄 9g 胡椒 6g 蛤蟆 1 个

制作方法 硫黄、胡椒共研为细末，调匀，将药末纳入蛤蟆口内，用线将口捆紧，外用黄泥包裹，入炭火中烧之，待泥团红透，取出，用碗盖住，冷后去泥，将蛤蟆研为细末。

功效主治 敛口，生肌。主治

789

阴疽鼠疬、杨梅结毒，及一切无名肿毒恶疮，久不收口。

临床用法 1次3g，麻油调，用干净鸭毛蘸敷患处。

注意事项 火毒疮疡痈肿疼痛者忌用。

硫黄散

《普济方》

药物组成 硫黄研 马齿苋研 茴气吞酸。

茹末 丹砂研 各15g 麝香研 3g 雄黄研 雌黄研 白矾研各15g

制作方法 上药末混匀，共研为细末。

功效主治 蚀疮，解毒。主治痈疽疮肉不脱。

临床用法 涂疮上，1日2～3次。

注意事项 忌食辛燥之品。

愈合散※

《本草纲目》

药物组成 鼠皮烧存性60g

制作方法 研为细末。

功效主治 敛疮生肌。主治痈疽疮口不愈合。

临床用法 敷患处。

注意事项 注意患部保暖，可

促进愈合。

疔疮

一捻金散

《普济方》

药物组成 蒲公英取汁 盐泥 生猪2脑各等份

制作方法 将后2味药研为细末后，用蒲公英汁和为饼。

功效主治 解毒蚀疮。主治疔疮恶疮不出。

临床用法 将患部割破上药，并用膏药外贴。

注意事项 忌挤压患部，以防疮毒走黄。

马石散※

《本草纲目》

药物组成 马齿苋0.6g 石灰0.9g 鸡子白6g

制作方法 将前2药研为细末，鸡子白调匀。

功效主治 清热解毒，散血消肿。主治疔疮肿毒。

临床用法 敷患处。

790

注意事项 忌食辛燥之品，忌挤压患部。

天疔散

《普济方》

药物组成 雄黄 30g 香白芷 6g 山丹花蕊 6g 牛蒡根去皮 皂角刺 苍耳菜 牛蒡子各 15g

制作方法 将上药共研为细末。

功效主治 解毒蚀疮。主治疔疮及恶疮。

临床用法 用醋调后，涂于疮上。如疔疮有黑痂者，用胡桃油浸后再涂。

注意事项 忌挤压患部。

化疔内消散

《外科正宗》

药物组成 皂刺 金银花 贝母 知母 花粉 穿山甲 白及 乳香 赤芍 半夏 甘草 蚤休各 3g

制作方法 共研为粗末。

功效主治 清热解毒，活血化瘀，消肿止痛。主治疔疮初起。

临床用法 水酒煎药，顿服。

注意事项 忌食辛辣温燥之品。

内托连翘散

《普济方》

药物组成 连翘 30g 甘草 45g 大黄 21g 薄荷 21g 黄芩 15g 朴硝 60g 白芷 赤芍 生地各 30g 黄栀 21g

制作方法 研为粗末。

功效主治 清热解毒，凉血散结。主治疔疮出时，皮色不变，不疼痛，身发寒热。

临床用法 1 次 30g，水 300ml，灯芯、竹叶各 10g，煎至 150ml，温服。

注意事项 忌食辛辣温燥之品。

四圣旋丁散

《外科精义》

药物组成 巴豆仁 1.5g 白僵蚕 轻粉 硇砂各 6g

制作方法 将上药共研为细末。

功效主治 攻毒消肿。主治疔疮生于四肢，病势轻微者。

临床用法 用醋调药涂疮，外用纱布包裹。

注意事项 忌挤压患部，以防疔疮走黄。

791

夺命返魂散

《太平圣惠方》

药物组成 大黄 连翘 山栀各7.5g 巴豆 杏仁 牵牛子 砒石15g 大蒜去心烧为末5个 苦丁香3g

制作方法 共研为细末。

功效主治 清热泻火，解毒去腐。主治疔疮发寒热，昏闷不语，不思饮食。

临床用法 重者1次3g，轻者1次1.5g，用新汲水送服。如食后即吐，不可治。

注意事项 忌食辛辣温燥之品。

苍耳散

《圣济总录》

药物组成 苍耳子25g 露蜂房30g 棘针20g 绯帛5寸 乱发15g 青蒿15g 丹砂研0.3g

制作方法 将前6味锉碎烧灰，研为细末，再入丹砂调匀。

功效主治 解毒疗疮。主治疔疮愈而复发者。

临床用法 1次6g，温酒送服。

注意事项 忌挤压患部，以防疮毒走黄。

束毒金箍散

《外科正宗》

药物组成 郁金 白及 白蔹白芷 大黄各120g 黄柏60g 轻粉15g 绿豆粉30g

制作方法 共研为细末。

功效主治 清热解毒，消肿止痛。主治疔疮针刺后，余毒走散作肿。

临床用法 酸米汤调箍四边，夏热甚者，蜜水调。

注意事项 忌食辛燥之品。

护心散

《李嗣立外科方》

药物组成 绿豆30g 乳香15g 灯芯9g

制作方法 将上药共研为细末。

功效主治 清热解毒，活血化瘀。主治疔疮及大痈大毒，神昏呕吐。

临床用法 1次3g，用甘草30g煎水送服。

注意事项 忌抓搔疮面，预防疔疮走黄。

青金散

《太平圣惠方》

药物组成 寒水石6g 枯矾 铜绿 轻粉 人中白炒各6g 麝香0.3g 蟾酥0.6g

制作方法 将上药共研为细末。

功效主治 清热解毒，蚀疮止痛。主治疔疮。

临床用法 用针将疔疮四周刺破后上药。

注意事项 忌食辛燥之品，忌挤压患部。

拔毒散

《杨氏家藏方》

药物组成 铅白霜 胆矾 粉霜 硇砂 朱砂研各3g 蜈蚣炙1条

制作方法 共研为细末。

功效主治 拔毒去腐，软坚止痛。主治疔疮毒气，硬如结石，痛不可忍。

临床用法 针挑破后，置入药末0.06g，外用醋面粘贴。

注意事项 本品有毒，不宜长期使用。

珍珠散

《张氏医通》

药物组成 珍珠生研 绿豆生研 豌豆烧存性 发灰各等份

制作方法 上药研为细末，混匀。

功效主治 解毒疗疮。主治痘疔。

临床用法 针挑破疔，胭脂调药末外敷。

注意事项 勿抓搔患处，以防感染。

香黄散※

《陕西中医验方选编》

药物组成 大黄60g 藤黄60g 云矾6g 蟾酥15g 麝香3g 乳香6g 没药6g 蜗牛适量

制作方法 上药共研细末，将蜗牛捣烂与药末调成糊状。

功效主治 清热解毒，消肿止痛。主治痈疽疔毒初起。

临床用法 涂敷患处，干后再涂。

注意事项 忌辛辣燥食。

类圣散

《寿世保元》

药物组成 川乌 草乌 苍术 细辛 白芷 薄荷 防风 甘草各 15g

制作方法 共研为细末，蛋清调成糊状。

功效主治 祛风燥湿，消肿溃坚。主治疔疮，恶毒肿痛。

临床用法 涂患处，留疮顶不涂。

注意事项 疮面破溃者严禁将药物掺入。

铁粉散

《普济方》

药物组成 多年生铁炒 90g 黄丹 15g 麝香 0.6g 轻粉 3g 松脂 3g 道人头微炒存性 30g 硇砂 10.5g 雄黄 9g 蟾酥 3g

制作方法 将上药研为细末。

功效主治 拔毒蚀疮。主治疔疮多年医治无效者。

临床用法 用针将疔疮四周刺破，用油调药末，置于疮内，外用纱布包裹。

注意事项 忌挤压患部，以防疔疮走黄。

透骨散

《普济方》

药物组成 蟾酥 1.5g 八角去壳 6g 硇砂 轻粉各 3g 麝香 0.3g 巴豆去皮 3g

制作方法 先将巴豆研为泥，后下余药，研细末，用纱布裹。

功效主治 解毒蚀疮。主治疔肿恶疮。

临床用法 用针将疔疮四周挑破后贴药。

注意事项 忌挤压患部，以防疔疮走黄。

黄连羌活散

《普济方》

药物组成 黄连 羌活 白僵蚕 青皮 独脚菜 防风 赤芍 独活 蝉蜕 细辛 甘草各等份

制作方法 共研为细末。

功效主治 解毒祛风，行气活血。主治疔疮。

临床用法 1 次 15g，入泽兰叶少许、姜 30g，捣烂，热酒送服。再用白梅、苍耳子研烂，贴疮上，拔去根脚。

注意事项 忌抓搔挤压，以防疔疮走黄。

794

感染。

雄黄散

《外科正宗》

药物组成 雄黄 6g 蟾酥_{微焙} 0.6g 冰片 0.3g 轻粉 1.5g

制作方法 共研为细末。

功效主治 清热解毒，消肿定痛。主治蛇头疔，初起红肿发热，疼痛彻心者。

临床用法 新汲水调涂，纱布外敷，1 日 3 次。

注意事项 忌挤压以防疔疮走黄。

新增八宝黑虎散

《验方新编》

药物组成 冰片 麝香各 0.3g 水银 铅粉 百草霜各 3g 明雄 1.5g 轻粉 1.8g

制作方法 先将水银、铅粉放铜勺内用火炼好，研末，然后将百草霜用勺另炒，待烟尽为度。最后将各药合研为极细末，收瓷瓶内，封严。

功效主治 清热解毒，敛疮消肿。主治疔疮及无名肿毒。

临床用法 1 次 0.3g，置膏药上贴患处。

注意事项 忌抓搔，以免破溃

蜂蛇散 ※

《普济方》

药物组成 露蜂房 蛇蜕各 1 具

制作方法 放于器皿中，用黄泥封固后，火煅存性，共研为细末。

功效主治 解毒定痛。主治疔疮病势危笃，腹中剧痛。

临床用法 1 次 3g，空腹，用酒送服。

注意事项 忌按压腹部。

795

缩毒散

《普济方》

药物组成 白芷 60g 山栀子 75g

制作方法 共研为细末。

功效主治 行气止痛，泻火解毒。主治疔疮红肿热痛。

临床用法 1 次 6g，酒调服。

注意事项 忌挤压抓搔，以防疔疮走黄。

僵蝉散※

《普济方》

药物组成　蝉蜕　僵蚕各等份
制作方法　共研为细末。
功效主治　解毒散结。主治疗疮根深而坚硬者。
临床用法　先用酸醋涂四周，留置一会后，待根出后拔去，再用上药涂疮上。
注意事项　忌挤压患部，以防疮毒走黄。

796

附骨疽

干姜蜣螂散※

《常见病验方
研究参考资料》

药物组成　蜣螂 3g　干姜 1.5g
制作方法　共研为细末。
功效主治　解毒疗疮，散寒止

痛。用于骨髓炎。
临床用法　取药末吹疮孔内。
注意事项　忌食生冷。

内消小豆散

《圣济总录》

药物组成　赤小豆 30g　糯米 60g
制作方法　共研为细末。
功效主治　泻火解毒。主治附骨疽内陷。
临床用法　水调为糊，涂患处。
注意事项　忌食辛燥之品。

五宝散

《医宗金鉴》

药物组成　钟乳石 12g　琥珀　珍珠　朱砂各 6g　冰片 3g
制作方法　上药分别研极细，复称准量共一处研数百转，瓷罐密封收贮。
功效主治　解毒，敛疮，生肌。主治结毒筋骨疼痛，腐烂口臭者。

临床用法 1次6g，加飞罗面24g，再研和匀。用土茯苓500克，水1000ml，煎至500ml，滤清分作5次，1日服完。

注意事项 清除疮面腐肉后，再服上药。

牛黄散

《太平圣惠方》

药物组成 牛黄研细 麝香研细 木香 丁香 香子 乳香研细 朱砂研细 雄黄 黄柏锉 苦参锉 轻粉各0.3g

制作方法 共研为细末。

功效主治 拔毒蚀疮。主治附骨疽。

临床用法 1次0.06g，置疮内。

注意事项 注意清腐彻底，以免复发。

龙丹梅石散※

《常见病验方研究参考资料》

药物组成 龙骨 广丹 寒水石各30g 梅片9g

制作方法 共研为细末。

功效主治 解毒杀虫，祛腐敛疮。主治骨结核，皮肉溃烂，面积较大者。

临床用法 常规消毒患处后，取药末掺疮上。

注意事项 如久不收口，再加黄连研末掺疮上。

生肌散

《外科正宗》

药物组成 石膏 轻粉 赤石脂各30g 黄丹飞6g 龙骨 血竭 乳香 冰片各9g

制作方法 共研为细末。

功效主治 清热解毒，敛疮生肌。主治附骨疽，腐骨脱出，肌肉腐烂。

临床用法 先用当归、甘草、白芷各3克，煎汤洗净患处，用药末干掺，纱布外敷，2日1洗1换。

注意事项 忌劳累，宜静养。

姜黄散

《普济方》

药物组成 雄黄 干姜各15g

制作方法 共研为细末。

功效主治 解毒止痒，温经止痛。主治附骨疽，痛痒不止。

797

临床用法 调敷患处。

注意事项 若有坏死组织当先剔除而后用药。

蛇蜕蜂余散 ※

*《常见病验方
研究参考资料》*

药物组成 蛇蜕_{去头尾焙黄}1条 露蜂房_{去内衣、子}1个 血余炭9g

制作方法 共研为细末。

功效主治 解毒杀虫，除湿敛疮。主治骨髓炎。

临床用法 1次1.2g，1日2次，黄酒送下。

注意事项 忌食辛辣之品。

798

瘰疬

三妙散

《济世奇方》

药物组成 夏枯草 金银花 蒲公英各15g

制作方法 上药共研为细末。

功效主治 解毒散结，消肿排脓。主治瘰疬痰核，遍布颈项。

临床用法 水酒各半煎后连渣

服。

注意事项 相对隔离治疗。

土芷散 ※

*《常见病验方
研究参考资料》*

药物组成 土贝母 白芷各15g

制作方法 共研为细末。

功效主治 软坚化痰，消肿排脓。主治瘰疬。

临床用法 1次9g，糖调陈酒送服。

注意事项 忌食辛辣之品。

不二散

《圣济总录》

药物组成 牡蛎_煅30g 刺猬皮_炒9g

制作方法 共研为细末。

功效主治 软坚散结，消肿定痛。主治瘰疬。

临床用法 1次6g，温酒调服。

注意事项 忌挤压患部。

五香散

《太平圣惠方》

药物组成 沉香 木香 熏陆香各30g 麝香_{研细}0.3g 丁香 羚羊角屑 黄芩 赤芍 玄参 当归 犀角 甘草 地骨皮各1g 连翘 升麻 麦冬_{去心} 大黄_{微炒} 黄芪_锉各30g

制作方法 共研为细末。

功效主治 宣热毒，散结肿。主治颈项瘰疬痰核。

临床用法 1次9g，水200ml，加芦根30g，生姜0.15g，煎为100ml，去滓温服。

注意事项 忌挤压患部。

化腐生肌散

《医学衷中参西录》

药物组成 炉甘石_煅18g 乳香 没药 硼砂各9g 明雄黄6g 硇砂0.6g 冰片0.9g

制作方法 共研为细末，收瓶中勿令透气。

功效主治 祛瘀解毒，敛疮生肌。主治瘰疬已溃烂。

临床用法 1日3~4次，搽患处。平时收口不速者，可加珍珠0.3g，煅研细搀入。

注意事项 用药时先去疮面腐肉。

甲珠皂刺散 ※

《常见病验方
研究参考资料》

药物组成 山甲珠30g 皂角刺120g

制作方法 共研为细末，混匀备用。

功效主治 软坚散结，消肿排脓。主治瘰疬初起。

临床用法 1次15g，每晚黄酒送下。

注意事项 忌烟、酒。

玄贝白牡散 ※

《常见病验方
研究参考资料》

药物组成 玄参 浙贝 白及 牡蛎各等份

制作方法 共研为细末。

功效主治 凉血解毒，软坚散结，生肌敛疮。用于瘰疬已溃或未溃。

临床用法 1次6g，1日3次。

注意事项 忌食辛辣刺激性食物。

必效散

《外科精义》

药物组成 硼砂 7.5g 轻粉 3g 麝香 1.5g 巴豆_{去皮心}3g 槟榔 3g 斑蝥_{去头足糯米炒热去米}40 个

制作方法 上药共研极细末，取鸡蛋清 2 枚调药，仍入壳内，湿纸数重糊口，入饭甑蒸熟，取出晒干研末。

功效主治 软坚散结，收湿敛疮。主治瘰疬，硬结不消，或已溃破。

临床用法 1 次 1.5g，晨起生姜酒炒，取汁调服。

注意事项 体虚者忌服。

加减五苓散

《普济方》

药物组成 沉香 檀香 生熟地黄 升麻 葛根 芍药 黄芪 黄芩 羚羊角 犀角 连翘 甘草 防风各等份

制作方法 共研为细末。

功效主治 行气消瘿，清热解毒。主治项上瘿瘤及漏疮。

临床用法 1 次 9g，水煎服。

注意事项 忌挤压患部。

冰蛳散

《外科正宗》

药物组成 大田螺_{取内线穿晒干}5 枚 白砒_{面裹煨熟}3.6g 冰片 0.3g 硇砂 0.6g

制作方法 用晒干螺肉切片，同煨熟，白砒研为细末，加冰片再研，瓷罐密收。

功效主治 软坚散结，清热消瘰。主治瘰疬日久，坚核不消者。

临床用法 用小艾炷灸瘰疬起疱，以小针挑破，将上药 0.03~0.06g 用蜂蜜调成饼，贴灸顶上。

注意事项 忌食辛燥之品，忌劳累。

皂刺散

《太平圣惠方》

药物组成 皂刺 240g 牛蒡子 240g

制作方法 共研为细末。

功效主治 破结消肿。主治瘰疬。

临床用法 1 次 9g，空腹温水调服。

注意事项 忌挤压患部。

皂荚刺散

《仙拈集》

药物组成　皂荚刺500g

制作方法　将上药置盆中烧，候火盛时，取牛蒡子9～15g撒于火中，与皂荚刺烧成灰为度，待冷，将灰研为细末。

功效主治　拔毒消肿，排脓消瘰。主治小儿瘰疬肿硬。

临床用法　1日3次，1次3g，用井水调服。

注意事项　忌食辛辣刺激性食物。

鸡鸣散

《圣济总录》

药物组成　牵牛子30g　铅粉3g　熟大黄研末6g　朴硝9g（炼成粉）

制作方法　共研为细末。

功效主治　清热泻火，软坚散结。主治瘰疬但热不寒，烦闷疼痛。

临床用法　1次9g，甘草汤送服。

注意事项　忌挤压患处。

空青商陆散

《千金方衍义》

药物组成　空青　猬脑各0.9g　猬肝30g　川芎0.15g　独活　黄芩　妇人蓐草　商陆　斑蝥　干姜　地胆　当归　茴香　鳖甲　矾石各0.3g　川椒3g

制作方法　共研为细末。

功效主治　行气疏肝，解毒消肿。主治瘰发颈项，无头漫肿，急躁易怒。

临床用法　1次3g，1日2次，酒送服。

注意事项　忌挤压患部。

801

昆布散

《太平圣惠方》

药物组成　昆布　海藻　枳壳　何首乌　荆芥子各30g　牛蒡子微炒　甘草微炒　大黄锉微炒各15g　白蔹仁微炒至黄色30g　连翘　防风去芦　玄参　牵牛子微炒各15g

制作方法　共研为细末。

功效主治　祛风解毒，祛痰散结。主治瘰疬结肿。

临床用法　1次3g，饭前葱汤送服。

注意事项　忌挤压患处。

消解散

《东医宝鉴·杂病篇》

药物组成 天南星 连翘 苏子 蔓荆子 赤芍 半夏姜炒 陈皮 独活 前胡 木通 白芥子 防风 桔梗 甘草 柴胡 白附子 黄连 枳实 莪术各等分

制作方法 共研为粗末。

功效主治 化痰散结，清肺利咽。主治咽喉结核成块，大如核桃，肿硬疼痛，两腋下及颈项下俱有，肿硬，头不能转。

临床用法 将上药加生姜、灯芯草煎服。

注意事项 忌辛辣食品，忌挤压患处。

海藻散

《太平圣惠方》

药物组成 海藻洗去咸味 海带 海蛤 昆布去咸味 木香各15g 金箔 30 片 羊靥炙 10g 猪靥炙 10g

制作方法 共研为细末。

功效主治 软坚散结，行气消肿。主治小儿瘿气肿结渐大。

临床用法 1 日3~4次，1 次1.5g，酒调服。

注意事项 忌食辛辣刺激性食物。

续断散

《仁斋直指方论》

药物组成 楤藤子去积麻炙 当归 川芎 川续断 黄芪微炙 胡芦巴煅 紫荆皮 生地黄 牡蛎粉各15g 木香 辣桂各9g 炙甘草6g

制作方法 共研为细末。

功效主治 活血脉，益肾气，续筋脉。主治瘰疬诸瘘。

临床用法 1 次 6g，空腹温酒送服。

注意事项 忌挤压患部。

紫葳散

《圣济总录》

药物组成 凌霄花 海藻洗去咸，焙 瞿麦 煅牡蛎 炙甘草各30g

制作方法 共研为细末。

功效主治 清热化痰，软坚散结。主治瘰疬肿大。

临床用法 1 次 4.5g，饭后温水送服，1 日 3 次。

注意事项 忌挤压患部。

曾青散

《备急千金要方》

药物组成　曾青　附子　矾石　白苏子各15g　栝蒌根　露蜂房　当归　防风　川芎　黄芪　黄芩　狸骨　甘草各60g　细辛　干姜各30g　斑蝥　芫青各15g

制作方法　共研为细末。

功效主治　驱毒散结。主治瘰疬。

临床用法　1次3g，温酒送服。

注意事项　忌挤压患部。

榆白皮散

《太平圣惠方》

药物组成　榆白皮_锉　槐白皮_锉　赤小豆　大麦面　桑白皮_锉　朴硝　皂荚_{去黑皮酥炙微黄}各30g

制作方法　共研为细末，蛋清调和为膏。

功效主治　清热泻火，解毒散结。主治瘰疬红肿疼痛。

临床用法　将药膏涂纱布上，贴于患处。

注意事项　忌食辛辣油腻之品。

麝香散

《太平圣惠方》

药物组成　麝香_研0.3g　鸽粪_{炒三次}30g

制作方法　上药共研为细末。

功效主治　散血结，消瘰疬。主治小儿瘰疬。

临床用法　1日3次，1次1.5g，用温开水调服。

注意事项　忌食辛辣刺激性食物。

臁疮

三圣散

《儒门事亲》

药物组成　葱白480g　马齿苋480g　石灰480g

制作方法　湿研为团，晒干研为细末。

功效主治　解毒疗疮。主治臁疮、疔疮、背疽等恶疮。

临床用法　贴于疮上。

注意事项　忌抓搔，以防感染。

四生散

《苏沈良方》

药物组成 白附子 黄芪 羌活 沙苑蒺藜各60g

制作方法 共研为细末。

功效主治 益气固表，除湿祛风。主治臁疮、癣疥疮瘙痒。

临床用法 1次9g，猪肾剖开，纳药于内，湿纸包裹后煨熟，细辛煎汤送服；风癣者，酒送服。

注意事项 挤抓搔，以防疮毒扩散。

石竭冰乳散※

《常见病验方
研究参考资料》

药物组成 煅石膏 血竭 乳香 轻粉 冰片各30g

制作方法 共研为细末。

功效主治 解毒杀虫，活血止痛，消肿生肌。主治臁疮。

临床用法 取药末掺患处。

注意事项 忌食辛辣之品。

白棘散※

《本草纲目》

药物组成 白棘叶晒脆60g

制作方法 研为细末。

功效主治 清热解毒，疗疮生肌。主治胫部臁疮。

临床用法 麻油调和，涂搽患处。

注意事项 保持患处清洁，防止感染。

奇妙栀子散

《普济方》

药物组成 山栀筛罗为细末,火烧成灰1.5g 轻粉0.3g 乳香1.5g

制作方法 共研为细末。

功效主治 清热敛湿，活血解毒。主治内外臁疮经年不愈。

临床用法 先用葱白、花椒煎汤洗疮，反复几次至脓水尽去，再用沸水待温后清洗，干后，用香油调为膏敷于疮上。

注意事项 忌抓搔患部，以防

疮面扩散。

解毒散※

《陕西中医验方选编》

药物组成 枯矾 6g 石膏 3g 黄连 6g 青黛 9g 冰片 9g 五倍子 6g

制作方法 上药共研为细末。

功效主治 清热解毒，收敛生肌。主治臁疮日久不愈。

临床用法 取药末敷患处，1日1次。

注意事项 忌辛辣燥食。

生肌散※

《陕西中医验方选编》

药物组成 轻粉 9g 黄丹 30g 海螵蛸 9g 没药 9g 乳香 9g 寒水石 9g 琥珀 9g 冰片 3g

制作方法 上药共研为细末备用。

功效主治 祛腐生肌，解毒敛疮。主治臁疮久不愈者。

临床用法 取药末少许贴患处，用纱布外包。

注意事项 忌辛辣燥食。

敛疮散※

《常见病验方研究参考资料》

药物组成 干蚯蚓 百草霜 熟石膏各等份

制作方法 共研为细末。

功效主治 除湿通络，收敛生肌。用于臁疮兼皮炎。

临床用法 取药末撒患处。

注意事项 忌食辛辣。

黄白散

《古今医鉴》

药物组成 黄柏去皮30g 轻粉 9g

制作方法 共研为细末。

功效主治 清热燥湿，提脓去腐。主治湿毒所致臁疮，疮水淋漓，或遍体热疮。

临床用法 疮面湿者，药末干掺；热毒者，猪胆汁调涂。

注意事项 忌食辛辣温燥之品。

蛀屑散※

《本草纲目》

药物组成 枯竹蛀屑 黄柏各等份

制作方法 共研为细末。

功效主治 清热除湿，解毒疗疮。主治湿痒臁疮。

临床用法 先以葱、椒、茶汤洗净患部，涂之，1日1次。

注意事项 忌抓搔患部以防毒扩散。

槟榔散

《圣济总录》

药物组成 槟榔锉15g 干猪粪烧灰存性15g 龙骨0.3g 轻粉6g

制作方法 将前3味药研为细末，入腻粉调匀。

功效主治 解毒疗疮。主治里外臁疮，经年不愈，亦治脚胫上成疮。

临床用法 先用盐汤洗疮，再用生油调药末为膏，贴于疮上，3日1次。

注意事项 忌抓搔患部，以防疮面扩散。

黄水疮

木髓散※

《本草纲目》

药物组成 木槿子30g 猪骨髓30g

制作方法 木槿子烧存性，研为细末，加猪骨髓研匀。

功效主治 解毒杀虫，收湿敛疮。主治黄水脓疮。

临床用法 涂搽患处。

注意事项 保持患处清洁，防止感染。

生肌散※

《陕西中医验方选编》

药物组成 硫黄 雄黄 胡椒 土鳖 芒硝各6g 轻粉3g

制作方法 上药共研为细末。

功效主治 温阳散寒，祛腐生肌。主治黄水疮。

临床用法 取药末，香油调敷患处。

注意事项 忌生冷食物。

加味二黄散※

《陕西中医验方选编》

药物组成 蛤粉15g 青黛4.5g 煅石膏4.5g 轻粉7.5g 黄柏7.5g 黄连4.5g

制作方法 上药共研为细末。

功效主治 清热解毒，收湿敛疮。主治黄水疮日久不愈。

临床用法 取药末，加香油调敷患处。

注意事项 忌辛辣燥食。

收湿敛疮散※

《常见病验方研究参考资料》

药物组成 乌贼骨 枯明矾 黄柏各等份

制作方法 共研为细末。

功效主治 清热燥湿，解毒敛疮。用治黄水疮。

临床用法 取药末掺患处。

注意事项 患部忌搔抓。

败蹄散

《圣济总录》

药物组成 驴蹄削烧灰20g 铅粉熬0.3g 麝香研0.1g

制作方法 共研为细末，以醋煮，和成膏。

功效主治 解毒，敛疮，定痛。主治脊背生疮，色赤，出黄水不止。

临床用法 涂于疮上，已破干掺。

注意事项 本品严禁内服。

香黄散

《验方新编》

药物组成 松香60g 黄丹30g 无名异 铅粉各3g 轻粉0.9g

制作方法 先将松香研细，入葱管内用线扎定，水煮融化研去葱末，入余药共研为细末。

功效主治 解毒敛疮，去瘀止痛。主治头面黄水疮及秃头疮。

临床用法 1次1~3g，用麻油调敷患处。

注意事项 本品严禁内服。

追风散

《普济方》

药物组成 炭灰120g 猪胆200g 蛤粉60g

制作方法 将炭灰铺于纸上，猪胆汁倾倒于灰上，放置一夜。若未干，烘干，再入蛤粉混匀。

功效主治 祛风除湿，解毒消肿。主治疮疡，流黄汁不止。

临床用法 掺于疮上。

注意事项 保持疮面清洁，防止感染。

807

蛤粉散

《外科正宗》

药物组成 蛤粉 石膏煅各30g 轻粉 黄柏生研各15g

制作方法 共研为细末。

功效主治 清热解毒，收湿止痒。主治黄水疮。

临床用法 凉水调搽，冬月麻油调亦好。

注意事项 忌抓搔，以免疮面扩散。

滑石丹矾散※

《常见病验方
研究参考资料》

药物组成 滑石 黄丹 枯矾各等份

制作方法 共研为细末。

功效主治 利水渗湿，祛腐生肌。主治黄水疮。

临床用法 取药末撒患处。

注意事项 患处忌搔抓。

解毒生肌散※

《常见病验方
研究参考资料》

药物组成 黄丹 铅粉 松香

枯矾各30g

制作方法 共研为细末。

功效主治 解毒燥湿，祛腐生肌。主治黄水疮。

临床用法 先用甘草、防风煎水洗患处，疮干用凡士林调敷，疮湿用干药末撒。

注意事项 忌辛辣燥食。

漏芦散

《太平圣惠方》

药物组成 漏芦 当归微炒 黄柏 黄连 麝香各0.3g 五倍子烧令烟尽30g 轻粉6g

制作方法 上药共研为细末。

功效主治 清热解毒，燥湿敛疮。主治小儿赤疮湿痒，黄水不止。

临床用法 1次6~9g，1日1次，先用盐水外洗疮处，拭干，用生油调药末外敷。

注意事项 忌抓搔，防止感染。

解毒排脓散※

《常见病验方
研究参考资料》

药物组成 绿豆 天花粉各30g 生甘草9g

制作方法 共研为细末。

功效主治　清热解毒，消肿排脓。主治天疱疮。

临床用法　1 次 9g，蜂蜜和凉开水送服。

注意事项　忌食辛辣之品。

天疱疮

天疮散

《外科传薪集》

药物组成　滑石 30g　甘草 15g　明矾 9g　绿豆粉 15g

制作方法　共研为细末。

功效主治　清热利湿，解毒疗疮。主治天疱疮。

临床用法　将药末干掺患处。

注意事项　忌食辛燥、肥腻之品。

石珍散

《外科正宗》

药物组成　石膏煅　轻粉各 30g　青黛　黄柏各 9g

制作方法　共研为细末。

功效主治　泻火解毒，收湿定痛。主治天疱疮，日久作烂，疼痛

不已，脓水淋沥者。

临床用法　甘草汤洗患处，干掺此药，其疼即止。

注意事项　忌食辛燥之品，忌抓搔疮面。

龙甲冰片散※

《常见病验方
研究参考资料》

药物组成　龙骨　鳖甲灰各 30g　冰片 3g

制作方法　共研为细末。

功效主治　解毒杀虫，收湿敛疮。主治天疱疮。

临床用法　取药末掺患处。

注意事项　患部忌搔抓。

809

平疮散

《外科传薪集》

药物组成　寒水石 60g　铅丹 30g　轻粉　川椒各 3g　硫黄　黄柏　牛烟胶各 15g　明矾 21g　人中黄 6g

制作方法　共研为细末。

功效主治　解毒疗疮，杀虫止痒。主治脓疱疮。

临床用法　将药末以板猪油、鸡脚大黄根同打烂，涂搽患处。

注意事项 忌抓搔，以防疮面扩散。

刺叶散※

《本草纲目》

药物组成 郭公刺叶适量
制作方法 研为细末。
功效主治 收湿敛疮。主治天疱疮。
临床用法 油调敷患处。
注意事项 忌抓搔患部，以防疮面扩散。

810

胡粉散

《外科正宗》

药物组成 胡粉（铅粉）30g
轻粉 石膏₍煅₎ 蛤粉各9g
制作方法 共研为极细末。
功效主治 清热解毒，消肿定痛。主治天疱疮，红肿发热，皮肤疼痛。
临床用法 用针挑破大疱，干掺此药；或用丝瓜叶捣汁调搽。
注意事项 忌食辛燥之品。

乳痈

大黄散

《太平圣惠方》

药物组成 大黄 当归₍微炒₎ 赤芍 松香 川芎 防风₍去苗₎ 黄连₍去须₎ 莽草 栀子 轻粉各30g 乳香15g
制作方法 将上药共研为细末。
功效主治 活血解毒，散结消肿。主治乳痈，肿硬如石不消。
临床用法 用鸡蛋清和蜜将药末调匀，涂于纱布上，贴于患处，干则更换。
注意事项 注意情志调理。

白芷散※

《常见病验方
研究参考资料》

药物组成 白芷适量
制作方法 研为细末。
功效主治 祛风燥湿，止痛，排脓。主治急性乳腺炎
临床用法 1次3g，黄酒送服，1日3次。

注意事项 忌食辛辣之品。

白芷贝母散※

《常见病验方
研究参考资料》

药物组成 白芷　贝母各等份
制作方法 共研为细末。
功效主治 祛风除湿，消肿排脓。主治急性乳腺炎。
临床用法 1 日 3 次，1 次 9g，开水冲服。
注意事项 忌食辛辣之品。

地丁散※

《常见病验方
研究参考资料》

药物组成 紫花地丁_{去皮}30g
制作方法 研为细末备用。
功效主治 清热解毒，消痈散结。主治急性乳腺炎。
临床用法 1 日 3 次，1 次 10g，黄酒冲服。
注意事项 忌食辛辣之品。

地龙花生散※

《常见病验方
研究参考资料》

药物组成 炒地龙 6g　生花

生仁 60g
制作方法 共研为细末。
功效主治 除湿通络，软坚散结。主治急性乳腺炎。
临床用法 1 次 10g，酒送服。
注意事项 忌食辛辣之品。

全蝎散※

《常见病验方
研究参考资料》

药物组成 全蝎 6g　蜈蚣 1条　核桃 1 枚
制作方法 将核桃一开二半，一半去仁，将余药纳入捆住，放火上烧，冒尽青烟为度，研末备用。
功效主治 活血通络，软坚散结。主治乳痈初起。
临床用法 1 次 3g，开水冲服。
注意事项 忌食刺激性食物。

811

龟板散※

《常见病验方
研究参考资料》

药物组成 龟板_{煅存性}1 枚
制作方法 研为细末。
功效主治 滋阴，软坚，散结。主治急性乳腺炎。
临床用法 热酒冲服。

注意事项 忌食辛辣之品。

青皮散※

《常见病验方
研究参考资料》

药物组成 小青皮 30g
制作方法 研为细末。
功效主治 疏肝破气，散结化滞。主治急性乳腺炎。
临床用法 1 日 3 次，1 次 5g，陈酒送服。
注意事项 畅情志，忌抑郁。

乳脐散

《常见病验方
研究参考资料》

药物组成 蒲公英 木香 当归 白芷 薄荷 栀子各 30g 地丁 瓜蒌 黄芪 郁金各 18g 麝香 4g
制作方法 上药共研为细末备用。
功效主治 活血理气，解毒散结。主治妇女乳腺增生。
临床用法 1 次 0.4g，敷脐部，每 3 日换药一次，8 次为 1 疗程，一般治 3 个疗程。
注意事项 忌生冷、辛辣食物。

乳没蛇蜕散※

《常见病验方
研究参考资料》

药物组成 乳香 没药 蛇蜕各 9g
制作方法 共研为细末。
功效主治 活血止痛，解毒消肿。主治急性乳腺炎。
临床用法 1 次 9g，与鸡子黄 1 枚同冲服。
注意事项 忌食辛辣之品。

香附散※

《常见病验方
研究参考资料》

药物组成 香附 18g 蒲公英 45g
制作方法 香附研末备用。
功效主治 行气止痛，消痈散结。主治急性乳腺炎。
临床用法 蒲公英煎汤，送香附末服下。
注意事项 忌食辛辣之品。

香附莲房散※

《常见病验方
研究参考资料》

药物组成　制香附 150g　莲房_{炙炭}5 个

制作方法　共研为细末。

功效主治　消瘀，行气止痛。主治急性乳腺炎。

临床用法　1 次 9g，陈酒或温开水送服。

注意事项　忌油腻、刺激食物。

蚤休浙贝散※

《常见病验方
研究参考资料》

药物组成　蚤休　浙贝各等份

制作方法　共研为细末。

功效主治　清热解毒，软坚散结。主治急性乳腺炎。

临床用法　1 次 6～9g，黄酒、开水各半送服，1 日 2～3 次。覆被少睡取微汗。

注意事项　忌食辛辣燥食。

消痈散※

《常见病验方
研究参考资料》

药物组成　露蜂房_{炙灰存性}

制作方法　研为细末。

功效主治　祛风，攻毒，散结。主治乳痈初起。

临床用法　1 次 1.5g，每隔 4 小时 1 次。

注意事项　本品对于乳痈尚未化脓者有效。

通草散※

《宁强县秘验单方汇集》

药物组成　通草根 15g　蒲公英 12g　芙蓉花叶 9g

制作方法　共研为细末。

功效主治　清热，消肿散结。主治乳腺炎。

临床用法　用甜酒或黄酒冲服。

注意事项　忌食辛辣之品。

813

解毒生肌散※

《常见病验方
研究参考资料》

药物组成　黄柏　炉甘石　轻粉各等份

制作方法　共研为细末。

功效主治　清热解毒，祛腐生肌。主治乳痈已溃。

临床用法　洗净患处后撒此药末，用纱布扎盖。

注意事项　忌食辛辣之品。

通络软坚散 ※

*《常见病验方
研究参考资料》*

药物组成　鹿角霜　丝瓜络_{煅存性}各9g

制作方法　共研为细末。

功效主治　除湿通络，软坚散结。主治急性乳腺炎。

临床用法　1次3g，用酒冲服。

注意事项　忌食辛辣之品。

解毒软坚散 ※

*《常见病验方
研究参考资料》*

药物组成　鹿角霜15g　煅牡蛎　炙鳖甲各6g　青黛1.5g

制作方法　共研为细末。

功效主治　解毒活血，软坚消肿。主治急性乳腺炎。

临床用法　1次9g，温水送下。

注意事项　忌食辛辣之品。

慈姑散 ※

*《常见病验方
研究参考资料》*

药物组成　山慈姑3g

制作方法　研为细末。

功效主治　消痰散结，化痰解毒。主治急性乳腺炎。

临床用法　1日1次，1次3g，温开水送服。

注意事项　畅情志，忌抑郁。

贝母散

《普济方》

药物组成　贝母　金银花各60g

制作方法　上药共研为细末。

功效主治　清热解毒，消肿散结。主治乳痈。

临床用法　1次9g，饭后酒调服。

注意事项　忌食辛燥之品，保持情志舒畅。

814

立效散

《寿世保元》

药物组成　白芷　贝母各6g

制作方法　共研为细末。

功效主治　解毒排脓。主治内外乳痈，乳汁不通，酿腐生脓。

临床用法　1次6g，酒调服。若乳汁不通，加漏芦，酒煎调服。

注意事项　调畅情志，忌食辛辣温燥之品。

当归散

《太平圣惠方》

药物组成　当归90g　芍药60g　人参30g　枳壳_{麸炒}　黄芪_炒　刺蒺藜_{去角}各60g　附子_{去皮脐}　鸡骨　薏苡仁　肉桂_{去粗皮}各30g

制作方法　将上药共研为细末。

功效主治　益气活血，消肿散结。主治乳痈，坚硬如石，肿痛。

临床用法　1次6g，1日3次，温酒调服。

注意事项　忌食辛燥、油腻之品。

回脉散

《青囊秘传》

药物组成　大黄9g　白芷2.4g　乳香　没药　木香　穿山甲　蛤粉_炒各1.5g

制作方法　上药共研为细末。

功效主治　清热逐瘀，消肿散结。主治乳痈初起未溃。

临床用法　1日3次，1次6g，人参6g煎汤调服。

注意事项　忌食辛辣肥甘之品。

皂角散

《全生指迷方》

药物组成　皂角_烧　蛤粉各等份

制作方法　上药共研为细末。

功效主治　消痈散结。主治乳房结硬疼痛，乳汁不通。

临床用法　1次6g，1日2次，

815

热酒调服。

注意事项 忌食辛辣温燥之品。

龟蜈全虫散※

《常见病验方
研究参考资料》

药物组成 龟甲 1g 蜈蚣 1条 全虫 3g

制作方法 将上药焙黄后共研为细末。

功效主治 祛风解毒，化瘀散结。主治乳痈红肿，已溃或未溃。

临床用法 取药末一次服，黄酒送下。

注意事项 蜈蚣、全虫有毒，使用时当注意毒性反应。

金黄散

《妇人大全良方》

药物组成 大黄 甘草各 30g

制作方法 上药共研为细末。

功效主治 清热解毒，活血消痈。主治乳痈，疼痛难忍。

临床用法 用酒熬膏置冷后摊纱布上，外敷。

注意事项 忌食辛辣肥腻之品。

夜阴散

《济阴纲目》

药物组成 蜘蛛 1g 红枣_{去核} 10g

制作方法 将上药烤熟，共研为细末。

功效主治 消痈散结。主治乳痈。

临床用法 1 次 1g，1 日 3 次，温酒送服。

注意事项 调畅情志，忌劳累。

复元通气散

《秘传外科方》

药物组成 木香 茴香 青皮 穿山甲_{炙酥} 陈皮 白芷 甘草 漏芦 贝母_{去皮,姜制} 各等份

制作方法 上药共研为细末。

816

功效主治 行气通络，化痰消痈。主治妇人乳痈及一切肿毒。

临床用法 1次9g，1日3次，酒送服。

注意事项 忌食辛辣温燥之品。

独胜散

《证类本草》

药物组成 白丁香适量

制作方法 研为细末。

功效主治 行气散结。主治妇人乳痈。

临床用法 1次6g，1日3次，酒调服。

注意事项 调畅情志。

神效瓜蒌散

《寿世保元》

药物组成 瓜蒌_捣20g 当归_{酒洗} 甘草各15g 乳香 没药_{俱另研}各3g

制作方法 上药共研为粗末，分为2剂。

功效主治 化瘀排脓。主治乳劳乳痈，脓已成或未成，及瘰疬疮毒等。

临床用法 上药以酒200ml，

同煎至150ml，分3次饮服，并将药渣敷于患处。

注意事项 忌食辛辣温燥之品。

神效瓜蒌散

《寿世保元》

药物组成 瓜蒌_{纸包火煨捣烂}5g 白芷 天花粉各4.5g 玄参 当归 连翘各6g 升麻1.5g 桔梗 柴胡 青皮 穿山甲_炒 知母 木通各3g 川芎2.4g 木鳖子1g 延胡索0.6g

制作方法 共研为粗末。

功效主治 化瘀排脓，清热解毒。主治妇女乳房肿胀作痛，欲成痈脓。

临床用法 水煎，温服。

注意事项 调畅情志，忌食辛辣温燥之品。

铁箍散

《寿世保元》

药物组成 白及 白蔹 白芷 赤芍各等份

制作方法 共研为细末。

功效主治 束毒排脓。主治妇女乳痈疼痛。

临床用法 蜜调糊状，敷疮周

817

围。

注意事项　忌食辛辣、油腻。

排脓散

《备急千金要方》

药物组成　肉苁蓉_{微炙}　铁精　桂枝　细辛_{去苗}　黄芩_{去黑心}　人参　防己　干姜　川芎　芍药　当归各1g　甘草1.5g

制作方法　将上药共研为细末。

功效主治　益气，排脓，生肌。主治乳痈，脓流不止，新肉不生。

临床用法　1次2g，1日4次，酒调服。

注意事项　乳痈初起忌用。

鹿角散

《外科正宗》

药物组成　鹿角尖3寸

制作方法　上药用炭火煅稍红存性，研为细末。

功效主治　消肿止痛。主治乳痈新起。

临床用法　1次9g，饭后热酒调服。

注意事项　忌食辛辣温燥之品。

蛛灰散 ※

《本草纲目》

药物组成　蜘蛛_{面裹烧存性}1枚

制作方法　研为细末。

功效主治　通络止痛。主治乳痈疼痛。

临床用法　酒送服。

注意事项　忌食辛辣温燥之品。

蔓荆实散

《圣济总录》

药物组成　蔓荆子_炒　甘草_{生熟}各30g

制作方法　共研为细末。

功效主治　清热止痛。主治乳痈疼痛。

临床用法　1次6g，1日2次，温酒调服。

注意事项　忌食辛燥之品。

橘香散

《太平圣惠方》

药物组成　陈皮_{汤浸,去白,晒,面炒黄}30g　麝香0.3g

制作方法 上药共研为细末。

功效主治 消痈散结。主治妇人乳痈及小儿乳吹。

临床用法 1次6g，1日3次，酒调服，盖被汗出病愈。

注意事项 忌食辛燥之品。

鲮鲤甲散

《圣济总录》

药物组成 穿山甲_{烧灰}30g 栝蒌_{烧灰}10g

制作方法 将上药共研为细末。

功效主治 清热散结，消肿溃痈。主治乳痈疼痛难忍，乳房有硬结等。

临床用法 1次6g，1日3次，饭前葱酒调服。

注意事项 忌食辛燥之品。

肠痈

马鞭草散※

《常见病验方
研究参考资料》

药物组成 马鞭草适量

制作方法 研为细末。

功效主治 利水，消肿，破血。主治阑尾炎。

临床用法 1次9g，甜酒和开水送服。

注意事项 孕妇忌服。

祛瘀排脓散※

《常见病验方
研究参考资料》

药物组成 甜瓜子60g 全当归30g 蛇蜕3g

制作方法 共研为细末备用。

功效主治 散结排脓，活血祛瘀。主治阑尾炎。

临床用法 1次12g，1日3次。

注意事项 忌食辛辣厚味。

疝气

二茴散※

《陕西中西验方选编》

药物组成 大茴香6g 小茴香6g 橘核9g 青盐3g 通大海6g

819

制作方法　上药共研为细末。

功效主治　理气，散寒，止痛。主治疝气及腿肿，少腹胀痛。

临床用法　1次6g，早晚各服1次。

注意事项　忌生冷、油腻食物。

二核萸茴散

《理瀹骈文》

药物组成　吴茱萸　小茴香　橘核　荔枝核　川楝子　地肤子　青皮　延胡索　香附　五灵脂　黑牵牛　没药　丁香　木香　全蝎　苍术各3g

制作方法　共研为细末。

功效主治　温阳散寒，理气散结。主治寒疝及寒性包块。

临床用法　酒调敷患处。

注意事项　忌风寒生冷。

八香散※

《常见病验方研究参考资料》

药物组成　八角茴香炒焦10g

制作方法　共研为细末。

功效主治　温阳，散寒，理气。主治疝气疼痛。

临床用法　1次3~9g，1日

2~3次，黄酒冲服。

注意事项　注意保暖。

干漆散

《太平圣惠方》

药物组成　干漆　木香醋炒　芫花　赤芍药　桂心　当归　川芎　琥珀另研各15g　大黄炒60g　牛膝23g　桃仁30g　麝香7.5g

制作方法　共研为细末，混匀。

功效主治　行气，活血，散结。主治妇女疝气包块，经久不消。

临床用法　1次3g，1日2~4次，温酒送服。

注意事项　忌风寒生冷，注意调畅情志。

大黄散

《幼幼新书》

药物组成　川大黄微炒　鳖甲醋炙30g　麝香研细　木香各0.3g　京三棱微煨　槟榔　甘草炙各15g

制作方法　共研为细末。

功效主治　泻热通腑，行气散结。主治小儿疝气，疼痛难忍，不欲饮食。

临床用法　1次1.5g，1日

820

3~4次，粥饭送服。

注意事项 忌过度用力。

川楝吴萸散

《古今脐疗良方集解》

药物组成 川楝子 吴茱萸各6g

制作方法 上药共研为细末。

功效主治 散寒止痛。主治疝气疼痛，少腹不温，舌淡，脉弦。

临床用法 取药末敷脐部，并热熨患部。

注意事项 忌生冷食物。

川楝小茴散※

《常见病验方
研究参考资料》

药物组成 川楝子9g 小茴香9g

制作方法 上药焙黄，共研为细末。

功效主治 疏肝理气，散寒止痛。主治疝气。

临床用法 1次3g，1日3次，黄酒送下。

注意事项 忌食生冷食品。

小茴桃仁散※

《常见病验方
研究参考资料》

药物组成 小茴香炒 桃仁各9g

制作方法 共研为细末。

功效主治 破血行瘀，散寒止痛。主治疝气。

临床用法 1次3g，黄酒冲服。

注意事项 孕妇忌用。

木贼散※

《仁斋直指方论》

药物组成 木贼细锉微炒适量

制作方法 研为细末。

功效主治 理气止痛。主治小肠疝气。

临床用法 1次6g，开水点服，或热酒送服。

注意事项 忌用力过度。

木香散

《太平圣惠方》

药物组成 木香 白蒺

821

散剂分典

藜 微炒去刺　地肤子　昆布 洗去咸味　枳壳 麸炒黄去瓤　槐米各 1g　狐阴 用醋炙焦黄 1具

制作方法　上药共研为细末。

功效主治　行气活血，消肿散结。主治小儿阴囊肿胀。

临床用法　1次 1.5g，1日2次，或酌情加减，粥饮调服。

注意事项　忌过度用力。

木通散

《圣济总录》

药物组成　木通 锉　胆矾 研各 0.3g

制作方法　上药共研为细末。

功效主治　清热利湿。主治小儿癥气吞酸。疝发作疼痛。

临床用法　1次 1.5g，米汤调服。

注意事项　寒湿内盛患儿忌用。

五苓散

《仁术便览》

药物组成　泽泻　桂心　猪苓 去皮　赤茯苓 去皮　白术 去芦各 15g

制作方法　上药共研为细末。

功效主治　温阳利水。主治阴

肿不消，肿大刺痛。

临床用法　1次 6g，用木通、葱白、茴香、食盐煎汤调服，小便利则为效。

注意事项　忌过度用力。

匀气散

《幼科释谜》

药物组成　桔梗 3g　陈皮 3g　砂仁　茴香各 1.5g　炮姜 7.5g　炙甘草 1.2g

制作方法　将上药共研为细末。

功效主治　温阳理气，散寒止痛。主治诸疝腹痛，气滞不和。

临床用法　1次 1.5～3g，温开水送服或盐汤送服。

注意事项　忌风寒生冷。

凤凰散 ※

《陕西中医验方选编》

药物组成　凤凰衣　丝瓜　橘核各 120g

制作方法　上药共炒，研为细末备用。

功效主治　理气通络。主治疝气，坠胀疼痛。

临床用法　1次 9g，用小茴香煎汤加酒送服

注意事项 忌生冷食物。

四圣散

《医方类聚》

药物组成 小茴香_炒 穿山甲_炒 全蝎_炒 南木香各30g

制作方法 共研为细末。

功效主治 温经止痛，理气散结。主治疝气，阴囊肿胀疼痛。

临床用法 1次6g，酒调送服。

注意事项 忌用力过度。

白蒺藜散

《太平圣惠方》

药物组成 白蒺藜_{微炒去刺} 香豉_{微炒}各15g 鼠妇 蜜虫_{微炙} 川大黄_{锉微炒} 桂心 细辛各0.3g

制作方法 上药共研为细。

功效主治 活血化瘀，主治小儿阴肿不消。

临床用法 1次1.5g，1日2次，温酒调服，或酌情加减。

注意事项 体虚患儿慎用。

立甦散

《朱氏集验方》

药物组成 鼠妇_{去毒}5g 马兰花_{水浸1宿}6g 木香3g 没药 胡椒_{为末}各1.5g

制作方法 上药共研为细末。

功效主治 行气活血，解毒散结。主治小肠疝气。

临床用法 兰香酒调服。

注意事项 忌过度用力。

823

立效散

《张氏医通》

药物组成 山桂肉_{醋浸炒}30g 川楝子_{酒煨} 茴香_{盐水炒} 枳实_炒 苍术_炒 香附_{醋炒} 山栀_{姜汁炒} 青皮_{醋炒}各18g 吴茱萸9g

制作方法 上药共研为粗末。

功效主治 消食化积，行气止痛。主治疝气因食积作痛者。

临床用法 1次15g，入生姜3片，水煎去渣温服。

注意事项 忌食辛燥之品。

加味三香散※

《陕西中医验方选编》

药物组成 广木香9g 橘核12g 荔枝核12g 桑螵蛸9g 大茴香6g 小茴香9g 甘草3g 金铃子9g 青盐3g

制作方法 上药共研为细末备用。

功效主治 疏肝理气，通络消疝。主治疝气。

临床用法 1次9g，1日1次，黄酒送服。

注意事项 忌生冷食物。

824

加减香苓散

《万病回春》

药物组成 枳壳麸炒 陈皮 香附 苍术 麻黄 香薷 猪苓 泽泻 木通 滑石 车前子 三棱 莪术 川楝子 延胡索 甘草各10g

制作方法 共研为粗末。

功效主治 理气散结，清暑化湿。主治夏月暑气入于膀胱成疝气，肿痛难忍，伴见憎寒壮热。

临床用法 上药加姜、葱煎服。

注意事项 忌过度用力。

加味通心散

《张氏医通》

药物组成 瞿麦30g 木通 栀子仁酒炒 黄芩 连翘 甘草梢 川楝子 车前子各15g 肉桂9g

制作方法 上药共研为粗末。

功效主治 清热利湿，利尿通淋。主治小肠疝痛，小便不通。

临床用法 1次15g，加灯芯6g，竹叶6g，水煎去渣温服。

注意事项 忌食辛燥之品。

丝瓜散※

《常见病验方
研究参考资料》

药物组成 老丝瓜焙干1条

制作方法 研为细末。

功效主治 通络止痛。用于疝气疼痛。

临床用法 1次3~9g，1日2~3次，用温开水或黄酒送服。

注意事项 忌食生冷之物。

地肤子散※

《圣济总录》

药物组成　地肤子_{炒香}60g

制作方法　研为细末。

功效主治　利小便，清湿热。主治疝气。

临床用法　1次6g，酒送服。

注意事项　忌食肥甘厚味之品。

当归散

《幼科释谜》

药物组成　牵牛_{微炒取仁}　桂枝各15g　当归　大黄　桃仁各7.5g　全蝎4.5g

制作方法　将上药共研为粗末。

功效主治　活血通经，润肠通便。主治小儿癫气吞酸。疝。

临床用法　1次9g，加蜜1匙，水煎饭前服，以利为度。

注意事项　大便时不宜用力过度。

全蝎麝香散※

《本草纲目》

药物组成　全蝎_焙　麝香

制作方法　共研为细末。

功效主治　理气止痛。主治小肠疝气。

临床用法　1次用蝎末3g，麝香0.03g，温酒送服。

注意事项　忌用力过度。

止痛散※

《常见病验方
研究参考资料》

药物组成　延胡索　小茴香　芝麻各等份

制作方法　共研为细末。

功效主治　活血行气，散寒止痛。主治疝气。

临床用法　1次6g，酒送服。

注意事项　忌食生冷。

延胡索散※

《常见病验方
研究参考资料》

药物组成　延胡索　荔枝核　青皮各30g　桔梗9g

制作方法　共研为细末。

功效主治　活血行气，通络止痛。主治疝气疼痛。

临床用法　上药分9次服，1日服3次。

注意事项　忌食生冷。

杉子散※

《本草纲目》

药物组成 杉子_{烧存性}适量

制作方法 研为细末。

功效主治 理气止痛。主治疝气疼痛。

临床用法 1次1g，酒送服。

注意事项 忌用力过度。

五灵脂散※

*《常见病验方
研究参考资料》*

药物组成 五灵脂30g 川军9g 胡芦巴子15g 小茴香9g

制作方法 共研为细末。

功效主治 活血祛瘀，行气止痛。主治疝气疼痛。

临床用法 1次6g，1日2次，温开水送下，早晚空腹服。

注意事项 忌食生冷。

疝痛散※

*《常见病验方
研究参考资料》*

药物组成 陈皮 木香各9g

硫黄2.5g 荔枝核9g

制作方法 共研为细末。

功效主治 温肾壮阳，理气，止痛。主治疝气疼痛。

临床用法 1次2g，1日2次，黄酒冲服。

注意事项 忌食生冷。

金铃散

《世医得效方》

药物组成 金铃子_{炒去核}30g 缩砂仁_{去壳}22.5g 荜澄茄 木香各15g

制作方法 上药共研为细末。

功效主治 行气，调血，止痛。主治疝气作痛，脚冷唇干，额上多汗，阴囊偏大。

临床用法 3～6岁，1次3g；6岁以上，1次6g，盐汤或酒送服。

注意事项 忌用力啼哭，以免增加腹内压。

金铃子散※

《陕西中医验方选编》

药物组成 金铃子60g 茯苓60g 大茴香30g

制作方法 上药共研为细末备用。

功效主治　理气止痛。主治疝气。

临床用法　1次15g，用淡醋汤冲服，每晚1次。

注意事项　忌生冷食物。

疝回散※

《常见病验方
研究参考资料》

药物组成　橘核　陈香橼　小茴香　胡芦巴各9g

制作方法　共研为细末。

功效主治　理气散寒，回疝止痛。主治疝气疼痛。

临床用法　1次9g，清晨陈酒送下，加入小青皮煎服亦可。

注意事项　忌食生冷。

疝痛散※

《穴位贴药疗法》

药物组成　白附子3g　川楝子30g　广木香15g　吴茱萸20g　小茴香15g　桂枝15g

制作方法　上药共研为细末。

功效主治　疏肝理气，祛寒止痛。主治寒凝气滞，肝脉不利所致的疝痛。

临床用法　1次15g，用黄酒调敷神阙穴，胶布固定，1～2日一换。

注意事项　忌生冷食物。

茴香散

《朱氏集验方》

药物组成　京三棱_炮　茴香_炒　甘草　没药各等份

制作方法　上药共研为细末。

功效主治　活血化瘀，行气止痛。主治小儿吊疝，成人膀胱疝气疼痛。

临床用法　煎钩藤汤或葱汤调服。

注意事项　忌用力过度。

827

茴香散

《全婴方》

药物组成　茴香_炒　川楝子_{去核}　牵牛　巴戟天各3g

制作方法　上药共研为细末，糊丸。

功效主治　温中理气。主治小儿㿗疝，气冲坠痛，阴核肿大。

临床用法　1次1.5～3g，灯芯汤或米汤送服，视小儿大小增减剂量。

注意事项　症状缓解后当以治本调理收功。

荔枝散

《景岳全书》

药物组成 荔枝核_{炮微焦} 大茴香_炒各等份

制作方法 共研为细末。

功效主治 行气，散寒，止痛。主治疝气痛极。

临床用法 1次6~9g，用酒调服。如寒甚者，加制吴茱萸减半用之。

注意事项 忌风寒生冷。

荔核散※

《常见病验方
研究参考资料》

药物组成 荔枝核_{焙干}15g

制作方法 研为细末备用。

功效主治 散寒，理气，止痛。主治疝气。

临床用法 空腹白汤调服。

注意事项 忌食生冷之品。

荔核散※

《陕西中医验方选编》

药物组成 荔枝核49g 陈皮

27g 硫黄12g

制作方法 上药共研为细末，用盐面共糊为丸备用。

功效主治 理气散寒，行气止痛。主治疝气。

临床用法 1次6g，1日2次，黄酒送下。

注意事项 忌过度用力。

荔核大茴散※

《常见病验方
研究参考资料》

药物组成 荔核_炒 大茴香各60g

制作方法 共研为细末。

功效主治 散寒，理气，止痛。主治疝气。

临床用法 1次9g，晨服黄酒送下。

注意事项 忌食生冷之品。

荔核良附散※

《常见病验方
研究参考资料》

药物组成 荔枝核 高良姜各18g 香附9g

制作方法 共研为细末。

功效主治 温中散寒，行气止痛。主治小儿疝气。

临床用法 1 次 9g，温水送服。

注意事项 忌食生冷。

宣毒散

《普济方》

药物组成 大黄 30g 牡蛎_炒 30g

制作方法 共研为细末。

功效主治 活血消肿。主治血疝肿毒。

临床用法 1 次 9g，酒 200ml，煎至 100ml，和渣温服。

注意事项 以利为度，不宜久服。

桂心散

《备急千金要方》

药物组成 桂心 30g 地肤子 75g 白术 30g

制作方法 上药共研为细末。

功效主治 温经益气，通络止痛。主治小儿阴疝肿硬。

临床用法 1 次 1.5g，1 日 3 次，温酒调服，或酌情加减。

注意事项 忌过度用力。

脐疝散 ※

《常见病验方
研究参考资料》

药物组成 猪牙皂 2g 雄黄 细辛 吴茱萸 乳香 没药 冰片各 1.5g 地龙 1 条

制作方法 上药共研为细末。

功效主治 暖肝祛寒，活血止痛。主治脐疝腹痛，喜温，苔白，舌边有瘀斑，脉弦紧。

临床用法 1 次 3g，水调敷脐部，胶布固定，每日换药 1 次，5 日为一疗程。

注意事项 忌生冷食物。

829

理气止痛散 ※

《常见病验方
研究参考资料》

药物组成 胡芦巴 橘核各 9g 荔枝核 1.5g

制作方法 共研为细末。

功效主治 理气，散寒，止痛。主治疝气疼痛。

临床用法 1 次 2g，黄酒送服。

注意事项 忌食生冷。

理气止痛散※

《常见病验方
研究参考资料》

药物组成　大茴香_{盐炒}　枳壳
各30g　没药15g

制作方法　共研为细末。

功效主治　温中散寒，行气止
痛。主治疝气。

临床用法　1次6g，酒调服。

注意事项　忌食生冷。

散寒消疝散※

《陕西中医验方选编》

药物组成　葫芦1个　巴戟天
6g　丁香树皮0.6g

制作方法　剖开葫芦，将二药
纳入，在热灰中煨存性，研为细末
备用。

功效主治　温散寒邪，理气消
疝。主治疝气。

临床用法　1次0.9g，用薄荷
汤冲服，1日2次。

注意事项　忌生冷食物。

韭子二香散※

《常见病验方
研究参考资料》

药物组成　小茴香_{盐炒}　陈韭
菜子_炒各30g　老木香6g

制作方法　共研为细末。

功效主治　温肾祛寒，行气止
痛。主治疝气疼痛。

临床用法　1次9g，用温热黄
酒送下。

注意事项　忌食生冷。

黑散

《证治准绳·幼科》

药物组成　黄连　黄芩　大黄
黄柏各6g

制作方法　将上药同烧存性，
研为细末。

功效主治　清热解毒。主治小
儿狐疝。

临床用法　将上药末用雄猪胆
汁、蜂蜜调敷患处。

注意事项　忌食辛辣温燥之

品。

温肾散※

《常见病验方
研究参考资料》

药物组成　胡芦巴　小茴香各
等份

制作方法　共研为细末。

功效主治　温阳，散寒止痛。
主治阳虚寒疝。

临床用法　1 次 6g，温水送
下。

注意事项　忌食生冷之品。

寒疝散

《中医外治法集要》

药物组成　小茴香 50g　青木
香　广木香　吴茱萸各 30g　大葱
250g

制作方法　将前 4 味药烘干，
研为细末，和大葱共捣为泥备用。

功效主治　理气散寒，温经止
痛。主治寒疝腹痛。

临床用法　取药泥敷神阙穴，
并热熨，一次30～60分钟。

注意事项　忌生冷食物。

楝子散※

《常见病验方
研究参考资料》

药物组成　川楝子 30g　茴香
木香各 15g　破故纸 9g

制作方法　共研为细末。

功效主治　温肾祛寒，理气止
痛。主治疝气疼痛。

临床用法　1 次 9g，黄酒送
下。

注意事项　忌食生冷。

槐子青盐散※

《常见病验方
研究参考资料》

药物组成　槐子 60g　青盐
12g

制作方法　将上药炒黄，共研
为细末。

功效主治　温中，散寒，止
痛。主治疝气。

临床用法　1次9g，晨起黄酒送服。

注意事项　忌食生冷之品。

樱桃核散※

《常见病验方
研究参考资料》

药物组成　樱桃核_{陈醋炒}60g
制作方法　研为细末。
功效主治　理气止痛。主治疝气。

临床用法　1次15g，温水送服。

注意事项　忌食生冷之品。

832

橘核散※

《常见病验方
研究参考资料》

药物组成　橘核_{炒去皮}60g
制作方法　研为细末。
功效主治　理气止痛。主治疝气。

临床用法　1日3次，1次9g，黄酒冲服。

注意事项　忌食生冷之物。

香橼止痛散※

《常见病验方
研究参考资料》

药物组成　陈香橼　葫芦子　小茴香各30g
制作方法　上药置瓦上共焙干上，研为细末。
功效主治　温肾祛寒，理气止痛。主治疝气。

临床用法　1次6g，1日2次，黄酒送服。

注意事项　忌食生冷之品。

睾丸肿痛

三白散

《三因极—病证方论》

药物组成　白牵牛60g　桑白皮　白术　木通　陈皮各15g
制作方法　上药共研为细末。
功效主治　清热泻火，利湿消肿。主治阴囊肿胀，大小便不通。

临床用法　1次6g，1日3次，饭前姜汤调服。

注意事项　内裤宜宽松，防止

挤压。

三核定痛散※

《本草纲目》

药物组成　橄榄核　荔枝核　山楂核各等份

制作方法　上药烧存性，研为细末。

功效主治　消肿散结。主治阴囊肿痛。

临床用法　1次6g，空腹茴香汤调服。

注意事项　忌挤压患部，减少房事。

木香楝子散

《简易方》

药物组成　川楝子21g　川萆薢15g　石菖蒲$_{盐水炒}$30g　青木香30g　荔枝核$_{烧存性}$12g　茴香$_{炒}$18g

制作方法　上药共研为细末。

功效主治　清热利湿，通络止痛。主治睾丸偏坠，久治不效属湿热者。

临床用法　1次6g，入麝香少许，空腹盐汤送服。

注意事项　忌挤压患部，禁房事。

荔青散※

《本草纲目》

药物组成　荔枝核　青橘皮　茴香各等份

制作方法　将上药炒黄，共研为细末。

功效主治　理气止痛，消肿散结。主治阴囊肿。

临床用法　1次6g，1日3次，酒调送服。

注意事项　忌挤压患部，减少房事。

荔核散※

《本草纲目》

药物组成　荔枝核$_{烧存性}$60g

制作方法　研细末。

功效主治　理气散结，消肿止痛。主治阴囊肿痛。

临床用法　1次6g，1日2次，酒送服。

注意事项　忌挤压患部，减少房事。

香橘散

《张氏医通》

833

药物组成 茴香_{盐水炒}15g 茯气吞酸。

香_{盐水炒} 橘核 山楂肉_炒各30g

制作方法 上药共研为细末。

功效主治 行气通络，散寒止痛。主治睾丸偏坠肿痛。

临床用法 1次9～12g，空腹温酒调服。

注意事项 忌挤压患部，禁房事。

解毒定痛散 ※

《本草纲目》

834

药物组成 绿豆粉 蚯蚓粪各等份

制作方法 上药研为细末。

功效主治 清热解毒，疗疮生肌。主治睾丸生疮肿痛。

临床用法 调涂患处。

注意事项 忌食辛辣温燥之品。

阴疮

天雄散

《普济方》

药物组成 天雄末10g 轻粉3g 麝香3g

制作方法 上药共研为细末。

功效主治 消肿散结，敛疮止痛。主治阴疮肿痛。

临床用法 1次6g，1日1次，水调敷。

注意事项 忌抓搔，以防感染或留瘢痕。

甘石散

《普济方》

药物组成 橡实_{烧灰存性}6g 密陀僧 炉甘石各4.5g 轻粉3g 龙骨1.5g 麝香0.1g

制作方法 共研为细末。

功效主治 攻毒杀虫，消肿敛疮。主治下疳疮。

临床用法 1次3g，1日1次。先用荆芥、杜仲、川椒煎汤洗浴，后贴药。

注意事项 本品不宜内服。

玉粉散

《施圆端效方》

药物组成 煅寒水石 密陀僧 滑石各15g 轻粉 麝香各0.3g

制作方法 上药共研为细末。

功效主治 清热解毒，敛疮消

肿。主治阴疮疼痛不止。

临床用法 1次6g，1日1次，外敷水调。

注意事项 忌抓搔以防感染。

夹盐散

《普济方》

药物组成 鼓丁草根（鱼眼草）30g　大麦130g　盐3g

制作方法 上药共研为细末。

功效主治 清热解毒。主治阴疮、恶疮。

临床用法 1次6g，1日3次，拌匀外敷。

注意事项 忌抓搔，以防感染留下瘢痕。

全形散

《遵生八笺》

药物组成 番木鳖子煅成灰0.3g　冰片0.06g

制作方法 上药共研为细末。

功效主治 清热解毒，消肿定痛。主治下疳疮。

临床用法 1日1次，用上药搽患处。

注意事项 忌长期使用，以防蓄积性中毒。

牡蛎散

《普济方》

药物组成 枯矾120g　炒黄丹60g　牡蛎粉60g

制作方法 上药共研为细末。

功效主治 燥湿解毒，止痒敛疮。主治下焦湿热，阴囊潮湿生疮，亦可治汗腋、汗脚。

临床用法 1次6g，1日1次，睡前搽搓于患处。

注意事项 忌抓搔，以防感染。

青黄散

《遵生八笺》

药物组成 血竭　雄黄各3g　铜青　胆矾各0.5g

制作方法 上药共研为细末。

功效主治 收湿敛疮，杀虫止痒。主治下疳疮。

临床用法 将药末撒于患处，视疮面大小定药量。

注意事项 保持疮面清洁。

乳香散

《儒门事亲》

835

药物组成 乳香 没药 轻粉
黄丹 龙骨 乌贼骨 黄芩 铜
绿各 30g 黄连 13g 麝香 0.1g

制作方法 上药共研为细末。

功效主治 活血消肿，敛疮生
肌。主治下疳疮。

临床用法 1 次 3g，1 日 1 次，
外敷。

注意事项 孕妇慎用。

乳香龙骨散

《仁斋直指方论》

药物组成 龙骨 3g 生石膏
五倍子各 3g 白及 乳香 黄
丹各 0.15g 麝香 0.1g

836

制作方法 上药共研为细末。

功效主治 清热解毒，敛疮消
肿。主治阴部湿疮。

临床用法 1 次 5g，1 日 3 次。
先用苦参、大腹皮、苏梗煎汤温洗
患处，再扑敷上药。

注意事项 忌抓搔，以防感染
留下瘢痕。

兔头散

《圣济总录》

药物组成 腊月兔头_{烧过}1 个
代赭石 30g 地黄叶_{烧灰}15g 虎头
骨_{炙至赤黑色}60g 川贝_烧15g 苏子

15g 蛤蟆_{烧灰}1 个

制作方法 研为细末，用棉裹
如枣核大。

功效主治 清热解毒，燥湿敛
疮止痒。

临床用法 空腹，用井水调
服。

注意事项 保持外阴清洁。

阿胶散

《太平圣惠方》

药物组成 炒干阿胶 0.6g
炙黄柏 15g 炒当归 15g 槟榔 15g
木香 15g 龙骨 15g 炒槐子 30g

制作方法 上药共研为细末。

功效主治 清热燥湿，解毒杀
虫。主治虫蚀下部疼痛，或时时下
痢。

临床用法 1 日 3 次，1 次 6g，
煎黄芪汤于饭前送服。

注意事项 忌食辛辣刺激性食
物。

珍珠散

《外科正宗》

药物组成 青黛 1.5g 珍
珠_{入豆腐内煮数遍研极细}3g 真轻粉 30g

制作方法 共研为细末，贮罐
中。

功效主治 解毒吸湿，生肌敛疮。主治下疳皮损腐烂，痛极难忍，及新肉已成不能生皮。

临床用法 凡下疳初起皮损，搽之即愈；腐烂疼痛者，甘草汤洗净，猪脊髓调搽；如疮不生皮者，用药末干掺。又妇人阴蚀疮或新嫁内伤痛甚者，用此搽极效。

注意事项 忌房事，保持局部清洁。

胡连散

《普济方》

药物组成 铅粉9g 黄连9g 五倍子9g

制作方法 上药共研为细末。

功效主治 清热燥湿，解毒敛疮。主治阴疮肿痛。

临床用法 1次6g，1日1次。先用甘草汤净洗，再扑敷上药。

注意事项 忌抓搔，以防感染留下瘢痕。

柏蛤散

《医学入门》

药物组成 黄柏 蛤粉各等份

制作方法 上药共研为细末。

功效主治 清热燥湿。主治湿热下注的阴疮。

临床用法 1次3g，1日1次，掺于阴部患处。

注意事项 保持外阴清洁。

轻黄散

《普济方》

药物组成 大黄_{烧灰存性}9g 黄柏_{烧灰存性}6g 轻粉0.3g 久年壁土3g

制作方法 共研为细末。

功效主治 清热解毒，燥湿止痒。主治男性阴茎生疮。

临床用法 1次6g，1日3次，掺于患处。

注意事项 禁房事。

黄龙散

《施圆端效方》

药物组成 黄柏 龙骨 赤石脂各30g

制作方法 上药共研为细末

功效主治 燥湿敛疮。主治阴疮。

临床用法 1次3g，1日3次，酒调敷。

注意事项 忌抓搔，以防感染

837

留下瘢痕。

黄连散

《中医皮肤病学简编》

药物组成　黄连　黄柏各 15g
轻粉 6g　枯矾　黄丹各 3g　冰
片 2g

制作方法　共研为细末。

功效主治　燥湿攻毒，敛疮止
痒。主治下部疳疮湿痒。

临床用法　1 次 3g，1 日 3 次，
用葱白煎汤洗后敷药。

注意事项　不宜久用。

黄粉散

《普济方》

药物组成　五倍子　黄柏　滑
石　轻粉各等份

制作方法　上药共研为细末。

功效主治　清热除湿，杀虫敛
疮。主治阴囊生疮，黄水流注。

临床用法　1 次 3g，1 日 4 次，
外敷。

注意事项　忌房事，以防交叉
感染。

敛疮生肌散 ※

《常见病验方
研究参考资料》

药物组成　孩儿茶　焦内金各
3g　轻粉 1.5g　冰片 0.9g

制作方法　共研为细末。

功效主治　解毒杀虫，收湿敛
疮。用于外阴溃疡，久不敛口。

临床用法　取药末干掺患处。

注意事项　保持患部清洁。

银杏散

《外科正宗》

药物组成　杏仁去皮尖　轻粉
水银铅制　雄黄各 3g

制作方法　上药各研细末，混
匀，1 次 1.5 克，枣肉一枚和丸，
用纱布包裹，留一棉条拈线在外。

功效主治　杀虫止痒。主治阴
疮。

临床用法　先用苦参、威灵
仙、蛇床子、当归尾、狼毒各
15g，鹤虱草 30g 煎汤洗，再置上
药枣于阴中，留线在外，若小便，
取出再入，1 日 1 次。

注意事项　保持局部清洁，禁
房事。

银青散

《古方汇精》

药物组成　白螺壳 30g　冰片 21g　橄榄核（煅存性）　寒水石各 6g

制作方法　将上药共研为细末。

功效主治　清热解毒，收湿敛疮。主治男子阴茎头生疮腐烂疼痛，女子外阴生疮湿烂，肿痛发痒。

临床用法　1 次 6g，干处用麻油调搽，湿处干掺患处。

注意事项　本品宜密封贮藏。

麻黄根散※

《普济方》

药物组成　麻黄根　石硫黄各 60g　米粉 200g

制作方法　上药共研为细末。

功效主治　燥湿止痒。主治肾劳热，阴囊生疮。

临床用法　1 次 6g，1 日 4 次，外敷。

注意事项　忌抓搔破皮，以防感染留下瘢痕。

博金散

《外科精义》

药物组成　麝香　乳香各 1.5g　黄丹　轻粉各 3g　白垩 6g　密陀僧 15g　白矾 15g

制作方法　共研为细末。

功效主治　活血祛瘀，止痒镇痛。主治下疳蚀疮。

临床用法　1 次 1g，1 日 1 次。先用槐枝、葱白、盐、甘草煎汤局部淋洗，后将药末撒于患处。

注意事项　不宜久用，以防慢性中毒。

839

紫金散

《遵生八笺》

药物组成　粪碱（煅）　血竭各 3g　茄子皮（烧灰）2g

制作方法　上药共研为细末。

功效主治　生肌敛疮，燥湿杀虫。主治下疳疮。

临床用法　用药末掺患处。

注意事项　保持疮面清洁。

雄黄散

《备急千金要方》

药物组成 雄黄 青葙子各60g 苦参90g 矾石 雌黄 藜芦 铁衣各30g 麝香15g

制作方法 共研为细末，醋糊为丸。

功效主治 杀虫解毒。主治疳虫蚀下部生疮，脓血杂下，身面浮肿。

临床用法 1次3g，1日2次，用竹管送入肛肠中。

注意事项 本品有毒，不可过量或持续使用。

雄黄散

《普济方》

药物组成 醋雄黄15g 青箱子 黄连 苦参各90g 炒桃仁45g

制作方法 上药研为细末。

功效主治 清热燥湿，解毒消疮。主治下部生疮，肛门疼痛。

临床用法 1次6g，1日3次，于饭前稀粥调服。

注意事项 忌食辛辣刺激性食物。

雄黄藜芦散

《外科正宗》

药物组成 雄黄 轻粉 鳖头焙黄各3g 藜芦研细6g 冰片0.6g

制作方法 上药分别研为细末，混匀，瓷罐收贮。

功效主治 收敛解毒。主治阴疮。

临床用法 先用芎归汤（方药：川芎 当归 白芷 甘草 胆草等份，1次15克）煎洗，随后搽药，早晚各1次。

注意事项 保持局部清洁，忌房事。

螵蛸散

《普济方》

药物组成 牡蛎粉15g 桑螵蛸灰 米粉 铅粉 血竭 密陀僧各0.3g

制作方法 上药共研为细末。

功效主治 温阳敛疮。主治虚劳，阴湿生疮。

临床用法 1次2g，1日3次，外敷。

注意事项 忌房事。

螺蛳灰散※

《本草纲目》

药物组成 螺蛳烧存性30g

制作方法 研为细末。

功效主治 清热解毒，敛湿疗

疮。主治阴茎头生疮。

临床用法 敷患处。

注意事项 忌食辛燥之品及鱼虾等发物。

麝香散

《外台秘要》

药物组成 麝香 雄黄 朱砂 羚羊角屑 青箱子 黄连 贝齿 升麻 炒桃仁各0.3g

制作方法 上药共研为细末。

功效主治 清热解毒，消疮除烦。主治伤寒心中烦躁，下部生疮疼痛。

临床用法 1日3次，1次6g，于饭前煎大麦粥送服。

注意事项 忌食辛辣刺激性食物。

疮后溃疡

五倍子散

《圣济总录》

药物组成 五倍子 大黄 黄柏各30g。

制作方法 共研为细末。

功效主治 解毒消肿，收湿敛疮。主治疮疖肿毒，湿疮溃疡。

临床用法 1日3~5次，调涂患处。

注意事项 忌食辛燥之品。

乌贼鱼骨散

《太平圣惠方》

药物组成 乌贼骨烧30g 槟榔15g 黄连 诃子皮各0.3g 白龙骨 赤石脂各4.5g 麝香3g

制作方法 共研为细末。

功效主治 清热解毒，敛疮生肌。主治冷疮间发疼痛，脓水淋沥。

临床用法 先用温盐水洗疮，干后，将药末敷于疮上，1日2次。

注意事项 忌风寒生冷。

生肌散

《石室秘录》

药物组成 人参3g 三七根9g 轻粉1.5g 血竭9g 象皮3g 乳香去油 没药 广木香各3g 千年石灰9g 冰片0.9g 孩儿茶6g

制作方法 上药各研极细末，混匀。

功效主治 益气活血，止痛生

841

肌。主治疮疡溃破不收，皮肤破损，或割瘤后敷用以生皮等。

临床用法　1 次 15g，敷患处。

注意事项　保持患部清洁。

生肌散

《冯氏锦囊·外科》

药物组成　珍珠_生研_ 0.6g　白蜡 3g　儿茶 0.9　瓜儿竭 1.5　乳香_烘_ 1.5　没药_烘_ 1.5g　象皮_烘_ 3g　轻粉 1.2g　铅粉 1.5g　冰片 0.6g

制作方法　共研为极细末。

功效主治　活血祛瘀，收敛生肌。主治疮疡溃后收口迟缓。

临床用法　先用猪蹄汤或浓茶洗净疮口，取少许药末掺于疮口，外以纱布包扎。

注意事项　忌食辛燥之品。

生肌散

《活幼口议》

药物组成　黄连　黄柏　甘草　五倍子　地骨皮各等份

制作方法　上药共研为细末。

功效主治　收湿敛疮，止血生肌。主治痱疮不敛，脓血杂流。

临床用法　将药末掺于疮面。

注意事项　忌抓搔。

生肌定痛散

《外科大成》

药物组成　生石膏 30g　朱砂 9g　硼砂 15g　冰片 0.6g

制作方法　将生石膏研细末，用甘草汤飞七次，再与其他药共研为细末。

功效主治　清热解毒，去腐消肿。主治疮口溃烂，红肿热痛，有腐肉者。

临床用法　将药末撒于患处。

注意事项　忌食辛燥之品。

花蕊石散

《卫生家宝方》

药物组成　花蕊石_煅_ 45g　黄柏皮 15g　黄连 30g　轻粉 3g

制作方法　将前 3 味药研为细末后，再入轻粉调匀。

功效主治　清热解毒，燥湿敛疮。主治恶疮穿溃，经久不愈及痈疽溃烂，脓久不干。

临床用法　温盐水洗净疮口，用纱布搽干后，用唾液调药涂于疮上。

注意事项　忌风寒生冷。

针毒散

《普济方》

药物组成 雄黄1.5g 乳香0.6g 麝香0.06g

制作方法 共研为细末。

功效主治 蚀疮生肌。主治疮疡溃后，腐肉不脱。

临床用法 1次0.3g，贴于疮上，外用膏药封贴。

注意事项 保持患处清洁，以防感染。

金絮散※

《本草纲目》

药物组成 鸡内金 棉絮各等份

制作方法 上药焙黄，共研为细末。

功效主治 化腐生肌。主治发背已溃。

临床用法 搽患处。

注意事项 忌风寒生冷。

珍珠散

《疡科心得集》

药物组成 珍珠生研9g 炉甘石煅30g 石膏童便浸49日煅研45g

制作方法 共研为极细末。

功效主治 清热止痛，敛湿生肌。主治疮疡溃后疼痛，收口迟缓。

临床用法 取药末少许掺于疮口，外以纱布扎盖。

注意事项 忌食辛燥之品。

843

活血生肌散※

《陕西中医验方选编》

药物组成 没药 乳香 龙骨各6g 儿茶 象皮 白及各9g 花蕊石3g

制作方法 上药共研为细末。

功效主治 活血生肌。主治疮疡溃后久不愈。

临床用法 取药末敷患处，每日1次。

注意事项 忌生冷食物。

追毒散

《杨氏家藏方》

药物组成 甘草 砂糖 糯米粉各等份

制作方法 共研为细末。

功效主治 燥湿生肌。主治恶疮淋漓，新肉不生。

临床用法 洗净疮口后，将药末干掺于疮上。

注意事项 忌风寒生冷。

神效生肌散

《救伤秘旨》

药物组成 木香 轻粉各3g 铅丹 枯矾各1.5g

制作方法 共研为细末，以腊月猪胆汁和匀，仍装入胆囊内，悬挂100天，阴干，再研为细末。

功效主治 去瘀行气，搜脓生肌。主治疮痈脓腐难去，新肉难生。

临床用法 将药末敷于患处。

注意事项 忌食辛燥之品。

神妙生肌散

《疡科心得集》

药物组成 赤石脂 儿茶 海螵蛸 血竭 黑铅各3g 硼砂 乳香 没药各6g 轻粉0.9g

制作方法 先将黑铅加水银3g同煎化，再将余药研细入铅汞内，研极细末。

功效主治 活血逐瘀，去腐生肌。主治疮痈溃后，余腐未尽，而久不收口者。

临床用法 取末适量掺于疮口。

注意事项 本品有毒，不宜长期过量使用。

铁箍散

《外科传薪集》

药物组成 铜丝 白及各15g 明矾12g 胆矾9g 五倍子微妙30g 轻粉 郁金各6g 麝香0.9g

制作方法 共研为细末，用陈米醋400ml，勺内慢火热至50ml，候起金色为度，待温，同药末搅匀为膏。

功效主治 活血解毒，生肌敛疮。主治发背，将溃未溃时，根脚走散。

临床用法 临用时，将药膏加热，涂患处，外用纱布扎盖。

注意事项 忌食辛燥之品。

瘘疮

陷脉散

《三因极－病证方论》

药物组成 干姜炮 琥珀研 大黄 附子炮去皮各30g 丹参9g 硫黄研 白石英 钟乳粉研 乌贼骨研各30g

制作方法 共研为细末。

功效主治 温里托毒，化瘀敛疮。主治漏疮溃破，久不收口，睡卧不安，体痛。

临床用法 猪油调和，敷患处。

注意事项 热毒内盛者忌用。

栀子散

《太平圣惠方》

药物组成 栀子仁 川大黄 黄连去须 白及 牡蛎 白蔹 木通 川升麻 黄芩各30g

制作方法 共研为细末。

功效主治 泻热散肿，敛湿疗疮。主治疮痈溃破。

临床用法 蛋清调涂患处。

注意事项 忌食辛燥之品。

密陀僧散

《太平圣惠方》

药物组成 密陀僧 雄黄 雌黄 铅粉各15g 轻粉9g 生甘草30g 柳枝60g

制作方法 将前5味共研为细末，柳枝、生甘草捣烂，用水2000ml，煎沸后去滓。

功效主治 清热解毒，去腐生肌。主治热毒恶疮溃烂，久不生肌。

临床用法 用药液淋洗疮口后，再用药末渗于疮上。

注意事项 忌食辛燥之品。

雄黄散

《普济方》

药物组成 雄黄2g 兰茹矾石各1g

制作方法 共研为细末。

功效主治 解毒去腐。主治疮疡腐肉不脱。

临床用法 纳药于疮中，1日2次。

845

注意事项 保持疮面清洁，防止感染。

雄麝散

《青囊秘传》

药物组成 麝香 巴豆霜各9g 雄黄15g

制作方法 共研为细末，密封收藏。

功效主治 活血散结，化腐生肌。主治一切痈疽发背，初溃时用。

临床用法 取药末掺患部。

注意事项 忌食辛燥之品。

敷疮如圣散

《普济方》

药物组成 全蝎15g 紫荆皮30g 明矾24g 白及30g 斑蝥去翅6g

制作方法 共研为细末。

功效主治 祛风杀虫，解毒利湿。主治腿脚破裂，肉皮溃烂，脚底穿心。

临床用法 用葱盐汤洗疮口，水调药末敷患处，干则水润，疮落即愈。

注意事项 本品腐蚀性强，忌用于正常皮肤。

蜂蛇散 ※

《医学入门》

药物组成 蜂房 蛇蜕各等份

制作方法 上药烧灰存性，加干北瓜蒂1个，共研为细末备用。

功效主治 祛风攻毒，杀虫敛疮。主治背生疮疡，溃烂难长。

临床用法 取药末撒患处，1日1次。

注意事项 忌食辛辣之品。

螵蛸散

《景岳全书》

药物组成 海螵蛸 人中白煅各30g

制作方法 共研为细末。

功效主治 清热解毒，收湿敛疮。主治疮痈破溃，久不愈合。

临床用法 将药末掺于患处。

注意事项 保持患处清洁，防止感染。

乌金散

《外科精义》

药物组成 麝香 蟾酥各
0.1g 粉霜 硇砂 轻粉各 3g
铜绿 砒霜 白干姜 草乌头 天
南星 硫黄各 15g

制作方法 上药共研为细末。

功效主治 祛风杀虫,攻毒去
腐。主治痔瘘恶疮。

临床用法 1 次 0.1g,1 日 1
次。拈药纸捻送入瘘中,或浸汤蒸
饼,塞入瘘中。

注意事项 本品有剧毒,当根
据瘘疮深度严格控制剂量。

冰片散※

《普济方》

药物组成 冰片 麝香各
1.5g 轻粉 3g

制作方法 上药共研为细末。

功效主治 消肿止痛,攻毒杀
虫。主治经久不愈的痔瘘疮。

临床用法 1 次 1g,1 日 1 次,
掺于患处。

注意事项 孕妇忌用。

陀僧散

《普济方》

药物组成 乳香 没药另研
龙骨 铜绿 枯矾 赤石脂 铅丹
密陀僧 乌贼骨 麝香各等份

制作方法 上药共研为细末。

功效主治 活血消肿,敛疮生
肌。主治痔瘘疮。

临床用法 1 次 3g,1 日 2 次,
敷贴。

注意事项 孕妇忌用。

神助散

《圣济总录》

药物组成 槟榔 黄连去须各
等份

制作方法 共研为细末。

功效主治 燥湿疗疮。主治瘘
疮久不愈。

临床用法 将药末干掺患处。

注意事项 保持患处清洁,防
止感染。

847

斑蝥散※

《本草纲目》

药物组成 斑蝥 10g 巴豆 5g
黄犬背上毛 15g 朱砂 1.5g

制作方法 斑蝥用醋浸半日,
晒干,铜器炒熟研细末,巴豆、黄
犬毛炒研细末,入朱砂末混匀。

功效主治 杀虫疗疮。主治瘘
疮有虫。

临床用法 1 次 1.5g,米醋
调,顿服。

注意事项　本品有毒，慎用。

瘰疮散※

《普济方》

药物组成　麝香9g　白及15g
胭脂3g　煅石膏15g　炙黄柏
15g　木鳖子30g，炒黄丹30g
制作方法　共研为细末。
功效主治　清热凉血，消肿敛
疮。主治疳瘰疮。
临床用法　1次5g，1日2次，
外敷。
注意事项　不宜久用，以防慢
性中毒。

848

截疳散

《治法机要》

药物组成　白及　白蔹　黄丹
密陀僧各30g　黄连15g　轻粉
3g　冰片　麝香各1.5g
制作方法　上药共研为细末。
功效主治　拔毒祛腐。主治年
深疳瘰疮。
临床用法　将适量药末撒在疮
面，或将药捻插入疮中敷贴，1日
1次。
注意事项　本品有毒，当根据
疳瘰疮深度严格控制用药量。

截疳散

《外科精要》

药物组成　黄连_{去须}15g　白蔹
白及　黄丹各30g　轻粉3g　冰
片　麝香各1.5g　密陀僧30g
制作方法　共研为细末。
功效主治　蚀腐生肌，收湿敛
疮。主治久瘰不愈。
临床用法　干掺患处，外贴膏
药。
注意事项　保持患处清洁，防
止感染。

解毒生肌散※

《全国中草药新医疗法
展览会资料选编》

药物组成　黄柏30g　石膏
30g　红升丹6g　枯矾12g
制作方法　将上药共研为细
末。
功效主治　清热解毒。主治脓
疱疮。
临床用法　用香油或食用油调
敷患处，用量酌减，连用5～7日。
注意事项　保持患处清洁。

肠梗阻

肠通散

《腧穴敷药疗法》

药物组成 麝香 0.3g 生姜紫苏各 120g 大葱 500g 陈醋 250ml

制作方法 生姜、紫苏研为细末，和大葱共捣，陈醋炒热备用。

功效主治 活血消积，温中行滞。主治肠梗阻。

临床用法 先将麝香纳入神阙穴，再用余药敷神阙及阿是穴，外贴胶布。

注意事项 忌生冷食物。

桂香散

《中国中医独特疗法大全》

药物组成 肉桂 公丁香 广木香各 1.5g 麝香 0.9g

制作方法 共研为细末备用。

功效主治 理气除胀，温里止痛。主治小儿麻痹性肠梗阻。

临床用法 取药末敷脐中，纱布固定，并热熨脐部。

注意事项 忌生冷食物。

消阻散※

《民间敷灸》

药物组成 苍术 50g 白芷 50g 细辛 50g 牙皂 50g 丁香 10g 肉桂 10g

制作方法 上药共研为细末。

功效主治 温里止痛。主治小儿中毒性肠麻痹，症见二便不通，腹痛拒按，舌淡白，脉沉紧。

临床用法 取药末敷脐中，胶布固定，并热熨之，12 小时取下。

注意事项 忌生冷食物。

通气散

《中医验方》

药物组成 莱菔子 60g 石菖蒲 60g 鲜橘叶 100g 葱白 30g

制作方法 将莱菔子研末，其他三味捣烂备用。

功效主治 宣通腑气，破气消胀。主治肠梗阻，腹胀疼痛，大便不通。

临床用法 上药放入锅内，加适量白酒炒热，装纱布袋内，热熨脐部，反复多次，直至肛门排气为止。

注意事项 忌生冷、油腻食物。

849

通肠消胀散

《古今脐疗良方集解》

药物组成　苍术　白芷　细辛　牙皂各50g　丁香　肉桂各10g　葱白泥1撮

制作方法　上药研为细末，与葱白泥混匀。

功效主治　温中祛寒，行气除胀。主治寒湿阻滞所致的肠梗阻。

临床用法　取药敷脐部，胶布固定。

注意事项　忌生冷食物。

温中祛寒散

《古今脐疗良方集解》

药物组成　小茴香75g　吴茱萸　干姜　公丁香各60g　肉桂　生硫黄各30g　荜茇25g　山栀20g

制作方法　共研为细末。

功效主治　温中散寒，除胀止痛。主治寒客肠胃所致的肠梗阻。

临床用法　取药末适量敷脐。

注意事项　忌生冷、油腻食物。

破伤风

大乌犀散

《圣济总录》

药物组成　犀角镑　羚羊角镑　龙脑研　麝香研　雄黄研　熊胆研　牛黄研　乳香研　阿魏研　朱砂研　全蝎酒炒　猪牙皂荚醋炙去皮子　乌头去皮脐炮裂　附子炮裂去皮脐　白附子炮　干姜炮各1g　天麻　升麻　独活去芦头　狗脊去粗皮生姜汁炙　黄芪炙锉　细辛去苗叶　秦艽去苗土　川芎　杜仲去粗皮切焙　当归切焙　厚朴去粗皮生姜汁制　藁本去苗土水淘去浮者炒　莨菪浮去浮者炒　白鲜皮锉　麻黄去根节先煎掠去沫焙　蜀椒去目炒出汗　天南星炮各30g

制作方法　上药共研为细末，入另药研混匀。

功效主治　祛风止痉，化痰开窍。主治破伤风。

临床用法　1次2～4g，豆淋酒调服。

注意事项　防止患者病发时咬伤舌体。

小追风散

《医方类聚》

药物组成　防风9g　明雄黄　草乌_{生去皮}　蝎尾_{去毒}　蝉蜕各3g　乌蛇_{酒浸}6g

制作方法　将上药共研为细末。

功效主治　祛风通络。主治破伤风，口眼项强，时发抽搐。

临床用法　1次0.3～0.5g，1日3次，饭前温酒调服。

注意事项　防止患者病发时咬伤舌体。

天麻散

《太平圣惠方》

药物组成　天麻　轻粉　全蝎_{微炒}　硇砂_{生用去皮脐}　防风_{去头芦}　细辛　川乌头　羌活各15g　蝉蜕_{微炒}0.3g

制作方法　将上药共研为细末。

功效主治　祛风解毒，除湿通络。主治破伤风，牙关紧闭，腰背强直，四肢拘急。

临床用法　1次1.5g，1日3次，豆淋酒调服。

注意事项　本品有毒，慎用。

天南星散

《杨氏家藏方》

药物组成　蜈蚣_{去头足炒黄}1条　天南星_{生用}　防风_{生用}　草乌_{去皮尖生用}各等份

制作方法　将上药共研为细末。

功效主治　祛风，通络，解痉。主治破伤风，口不能语，四肢强硬。

临床用法　1次3g，1日3次，热酒调服。

注意事项　阴虚之人忌用。

851

天南星散

《普济方》

药物组成　天南星　雄黄　乌头尖各等份

制作方法　将上药共研为细末。

功效主治　祛风，除痰，解痉。主治破伤风。

临床用法　视创面大小定量，干掺患处。

注意事项　本病属急症，应采取综合治疗措施。

太白散

《杨氏家藏方》

药物组成 附子_{炮去皮脐} 草乌_{炮去皮脐} 天南星_炮 藿香_{去土} 人参 当归各60g 水银 麝香_{另研}各3g 锡_{结作砂子}4.5g

制作方法 将上药共研为细末，混匀。

功效主治 祛风解痉，益气活血，回阳通窍。主治破伤风欲死者。

临床用法 1次1.5g，1日3次，温酒调服。

注意事项 忌冷水。

玉真散

《外科正宗》

药物组成 南星 防风 白芷 天麻 羌活 白附子各等份

制作方法 共研为细末。

功效主治 祛风化痰，解痉止痛。主治破伤风，牙关紧闭，口撮唇紧，身体强直，角弓反张。

临床用法 1次3g，用热酒或童便调服；外用适量，敷患处。

注意事项 牙关紧闭者，当防止患者咬伤舌体。

牛黄散

《圣济总录》

药物组成 牛黄_研 全蝎_{酒炒} 麝香_研 雄黄_研各1g 白附子_炮105g 天南星_炮30g 乌蛇_{酒浸去皮骨炙} 蔓荆子_{去尖} 当归_{切焙}各30g 白僵蚕_炒 天麻 防风_{去芦} 半夏_{汤洗7遍与生姜30g捣焙}各45g 丁香 丹砂_研 犀角_镑 羌活_{去芦} 羚羊角_镑 槟榔_生各15g 麻黄_{去根节先煎掠去沫焙干} 附子_{炮裂去皮脐}各33g

制作方法 上药共研细末，入另研药同研匀。

功效主治 祛风止痉，通络解毒。主治破伤风。

临床用法 1次1~3g，温酒调服。若角弓反张，牙关紧闭，以豆淋酒调服，衣盖取汗为度。

注意事项 病发时当保持呼吸道通畅。

乌梢散

《卫生宝鉴》

药物组成 蝎梢7.5g 麻黄_{去节}30g 高良姜 草乌头 黑附子_{炮去皮} 白附子 天麻 川芎各15g 乌梢蛇_{酒浸3夜去骨炙黄色}18g

制作方法 将上药共研为细末。

功效主治 搜风通络，解毒止痉。主治破伤风。

临床用法 1次3g，1日3～5次，热酒调服。

注意事项 防止患者病发时咬伤舌体。

乌头散

《普济方》

药物组成 草乌头_生用去头芦_ 白矾_生用_ 蜀椒_去目生用_各0.3g

制作方法 将上药共研为细末。

功效主治 祛风除痰，温中解毒。主治破伤风，发热头痛，恶心烦闷。

临床用法 视疮口大小而定量，以津唾调涂患处。

注意事项 本病属急症，应采取综合治疗措施。

地榆防风散

《何氏济生论》

药物组成 地榆 防风 地丁 马齿苋各等份

制作方法 将上药共研为细末。

功效主治 和解祛风，清热解毒。主治破伤风，邪在半表半里，头微汗，身无汗。

临床用法 1次9g，米饮送服。

注意事项 避风寒邪气。

朱砂散

《太平圣惠方》

药物组成 朱砂_细研_ 雄黄_细研_ 天南星_炮裂_ 白附子_炮裂_ 母丁香 藿香 桂心 白花蛇_酒浸去皮骨炙令微黄_ 防风_去头芦_ 蝉蜕 川芎 蔓荆子 天麻 白僵蚕_微炒_ 麻黄_去根节_ 川乌头_炮裂去脐_各30g 麝香_细研_15g

制作方法 将上药共研细末，混匀。

功效主治 祛风通络，除痰解痉。主治破伤风，口噤，四肢抽掣。

临床用法 1次3g，1日3次，温酒调服。

注意事项 阴虚之人慎用。

全蝎散 ※

《医学入门》

853

药物组成　全蝎_{炒黄}6g

制作方法　研为细末。

功效主治　息风镇痉，祛风攻毒。主治破伤风。

临床用法　黄酒烧开，浸药顿服，取汗。

注意事项　慎避风邪。

防风散

《太平圣惠方》

药物组成　防风_{去头芦}　麻黄_{去根节}　川乌头_{炮裂去皮脐}　肉桂_{去皱皮}　羌活　细辛　当归各30g　干姜_{炮裂锉}　全蝎_{微炒}各15g

制作方法　将上药共研为细末。

功效主治　祛风燥湿，温阳通络。主治破伤风，筋脉拘急疼痛。

临床用法　1次3g，1日3次，温酒调服。

注意事项　忌风寒生冷。

防风南星散

《常见病验方 研究参考资料》

药物组成　防风　南星各等份

制作方法　共研为细末。

功效主治　燥湿化痰，祛风止痉。主治破伤风。

临床用法　1次3g温酒调服，重者1次6g童便调灌，并以此药渣外敷。

注意事项　孕妇忌服。

赤箭散

《太平圣惠方》

药物组成　天麻　天南星_炮　当归_{切焙}　白僵蚕_炒　川芎　白附子_炮　麻黄_{去根节}　乌头_{炮裂去皮脐}　羌活_{去头芦}　桂枝_{去粗皮}各30g　蝉蜕_{去土}　全蝎_{去土炒}各15g　朱砂_研　乌蛇肉_{酒炙}　轻粉_研各0.9g　麝香_研0.3g

制作方法　上药共研为细末。

功效主治　祛风解痉，解毒化痰。主治破伤风，身体强直，牙关紧闭，目睛直视。

临床用法　1次1～2g，1日3次，温酒调服。

注意事项　防止患者病发时咬伤舌体。

苏木散※

《常见病验方 研究参考资料》

药物组成　苏木9g

制作方法　研为细末。

功效主治　行血祛瘀，消肿止痛。主治破伤风。

临床用法 温酒调顿服。
注意事项 孕妇忌服。

走马散

《普济方》

药物组成 天麻 天南星_炮 半夏_{汤浸7遍与生姜30g同捣焙干} 白附子_炮 附子_{炮裂去皮脐} 各 15g 丹砂_研 雄黄_研 牛黄_研 麝香_研 犀角_镑 各 0.3g 轻粉_研 0.9g

制作方法 上药共研为细末。
功效主治 祛风解痉，通络解毒。主治破伤风，牙关紧闭，口眼㖞斜，身体或硬或软，或小儿惊风。

临床用法 1 次 0.5~1g，豆淋酒调服；若汗不出再服 0.5g，继进生姜稀粥。

注意事项 儿童当严格控制服药剂量。

羌活散

《太平圣惠方》

药物组成 羌活 天麻 防风_{去头芦} 白附子_{炮裂} 藁本 麻黄_{去根节} 白芷 白僵蚕_{微炒} 天南星_{炮裂} 川芎 细辛 附子_{炮裂去皮脐} 桂心 当归_{锉微炒} 全蝎_{微炒} 各 30g 乌蛇_{酒浸去皮骨炙令微黄} 60g 桑螵

蛸_{微炒} 晚蚕沙各 15g

制作方法 将上药共研为细末。

功效主治 祛风化痰，通络解痉。主治破伤风，身体拘急，手足搐搦，牙关紧急。

临床用法 1 次 3g，1 日 3 次，温酒调服。

注意事项 阴虚之人慎用。

阿胶散

《太平圣惠方》

药物组成 阿胶_{捣碎炒令黄燥} 白附子_{炮裂} 桂心 羌活各 0.9g 当归 天麻各 30g

制作方法 上药共研为细末。
功效主治 祛风化痰，养血活血，解痉通络。主治破伤风，角弓反张。

临床用法 1 次 6g，温酒调服，频服出汗为效。

注意事项 病发时当保持呼吸道通畅。

附子散

《太平圣惠方》

药物组成 附子_{炮裂去皮脐} 川乌头_{炮裂去皮脐} 全蝎_{微炒} 天麻 天南

855

星_{炮裂} 白附子_{炮裂} 防风_{去芦头} 白僵蚕_{微炒} 枳壳 麻黄_{去根节} 藿香各30g 乌蛇_{酒浸去皮骨炙令微黄}90g

制作方法 将上药共研为细末。

功效主治 温阳祛风，通络解痉。主治破伤风，身体强直，筋脉拘急，口眼㖞斜。

临床用法 1次3g，1日3次，温酒调服。

注意事项 防止患者咬伤舌体。

如圣散

《太平圣惠方》

药物组成 苍术_{米泔水浸炒} 白芷 细辛 川芎 大川乌_炮 白术_炮各75g 防风 天麻 全蝎_{去毒} 麻黄各15g 草乌_炮45g

制作方法 将上药共研为细末。

功效主治 祛风燥湿，通络解痉。主治破伤风，身体强直，筋脉拘急。

临床用法 1次3g，1日3次，温酒调服。

注意事项 防止患者病发时咬伤舌体。

金乌散

《圣济总录》

药物组成 乌鸦_{去嘴足毛翅}1只 狐肝90g 天麻 白附子_炮 天南星_炮 白僵蚕_炒 乌蛇_{酒浸去皮骨炙} 藿香叶 桑螵蛸各30g

制作方法 将前2味药同入罐子内，蚯蚓泥固济，烧烟尽，捣为末，入余药共研为细末。

功效主治 祛风解痉，化痰通络。主治破伤风，牙关紧闭，四肢强硬，饮食不下。

临床用法 1次1～2g，1日5次，温酒调服。

注意事项 牙关紧闭者当防自伤舌体。

乳香散

《圣济总录》

药物组成 乳香_{炒软候冷研} 乌蛇_{酒浸去皮骨炙} 全蝎_{酒炒} 天麻 赤茯苓_{去黑皮} 蛇含石_{煅醋淬} 白附子_炮 白芥子_炒 白僵蚕_炒 白及 半夏_{汤洗7遍与生姜15g同捣焙干} 白蔹各15g

制作方法 将上药共研为细末。

功效主治 祛风解痉，活血祛痰。主治破伤风。

临床用法 1次0.5~2g，1日3次，生姜温酒调服；小儿用薄荷汤调服。

注意事项 防止患者病发时咬伤舌体。

指甲散※

《本草纲目》

药物组成 手足十指甲 香油适量

制作方法 指甲用香油炒，研为细末。

功效主治 解毒祛风，息风止痉。主治破伤风。

临床用法 热酒调，呷服之。

注意事项 牙关紧闭者，当防自伤舌体。

追风散

《普济方》

药物组成 附子_{生用} 白附子_{去尖} 乌头_{去尖} 天南星 半夏_{汤洗7遍去滑姜制}各15g 全蝎_炒 轻粉各0.3g

制作方法 上药共研为细末，入轻粉同研匀。

功效主治 祛风解痉，化痰开窍。主治破伤风，牙关紧闭，失音不语，口吐涎沫，喉中作声。

临床用法 1次0.3~0.75g，1日3次，豆淋酒调服，疮口用药末干掺，纱布扎裹。

注意事项 病发时当保持呼吸道通畅。

急风一字散

《普济方》

药物组成 雄黄 白附子 川乌头各7.5g 天南星 川芎 白芷各15g 全蝎4.5g 朱砂3g 麝香0.5g

制作方法 将上药共研为细末。

功效主治 祛痰解痉，通络开窍。主治破伤风。

临床用法 1次0.5~1g，温酒调服。

注意事项 忌食辛燥之品。

独活散

《太平圣惠方》

药物组成 独活 附子_{炮裂去皮脐} 川芎 麻黄_{去根节} 桂心 天麻各30g 白僵蚕_{微炒} 防风_{去头芦} 当归 赤芍药 细辛各0.9g 全蝎_{微炒}15g

制作方法 将上药共研为细末。

857

功效主治 温阳活血，祛风通络。主治破伤风，四肢不利，口中沫出，及中风。

临床用法 1次3g，1日3次，温酒调服。

注意事项 防止患者病发时咬伤舌体。

莽草散

《圣济总录》

药物组成 莽草汤洗过炙75g 石斛去根 天麻 麻黄去根节先煎掠去沫焙各60g 萆薢 柏子仁生用 石龙芮 泽泻 牛膝酒浸切焙 芍药 防风去芦 山茱萸 菟丝子酒浸另捣 白术 细辛去苗叶 川芎各0.9g 牛黄研 松脂各15g 附子炮裂去皮脐 杜仲去粗皮炙 羌活去头芦 乌蛇酒浸去皮骨炙各30g 桂枝去粗皮45g

制作方法 上药共研为细末，入另研药同研混匀。

功效主治 温阳解毒，搜风通络。主治破伤风或中风。

临床用法 1次1~2g，1日3次，温酒调服。若中风脚手甲青者，酒调服6~7.5g。

注意事项 阴虚及体内热盛之人忌用。

息风散 ※

《常见病验方研究参考资料》

药物组成 蝉蜕30g 朱砂1.5g

制作方法 共研为细末。

功效主治 清热解毒，息风止痉。主治破伤风。

临床用法 1次15g，酒冲服。

注意事项 孕妇忌服。

清解散 ※

《常见病验方研究参考资料》

药物组成 大黄0.9g 甘草朱砂各0.3g 黄连0.6g

制作方法 共研为细末。

功效主治 清热解毒，镇心安神。主治破伤风。

临床用法 上药分两次，温开水送服。

注意事项 孕妇忌服。

羚羊角散

《圣济总录》

858

药物组成 羚羊角镑 石斛去根 川芎 知母焙 山茱萸 薏苡仁 白芷 曲棘针生用 炙甘草 芍药 紫菀 天雄炮裂去皮脐 防风去芦 牛膝酒浸切焙 枳壳去瓤麸炒 蔓荆子去皮 石南叶醋微炒焙 杏仁汤浸去皮尖炒 龙骨 麻黄去根节煎掠去沫焙 黄芩去黑心 防己 白术 草薢 干蔓菁花炒 赤茯苓去黑皮 葛根 羌活去头芦 苍耳心炒 车前子 桑白皮 菊花未开者 酸枣仁炒 当归切焙 藁本去苗土 秦艽去苗土 细辛去苗叶 丹参 乌蛇酒浸去皮骨炙各1g 陈皮汤浸去白焙15g

制作方法 将上药共研为细末。

功效主治 祛风止痉，解毒通络。主治外伤或狗咬所致破伤风。

临床用法 1次2～4g，1日3次，温酒调服。

注意事项 伤口当严格消毒处理。

麻皮散※

《全国中草药新医疗法展览会资料选编》

药物组成 大麻皮烧存性200g

制作方法 将上药研为细末。

功效主治 解痉息风。主治破伤风。

临床用法 1日2～3次，1次

50g，加入适量黄酒（或白酒），另以开水冲服。服后盖被使患者出汗。

注意事项 服药期间忌腥冷食物。

雄黄散

《素问病机气宜保命集》

药物组成 南星9g 半夏天麻各15g 雄黄7.5g

制作方法 将上药共研为细末。

功效主治 祛风化痰，通络解痉。主治破伤风。

临床用法 1次3g，酒调服。若口中有涎，加大黄。

注意事项 孕妇慎用。

雄黄散

《素问病机气宜保命集》

药物组成 草乌头去皮 防风雄黄另研各等份

制作方法 将上药共研为细末。

功效主治 温阳祛风。主治破伤风牙关紧闭。

临床用法 1次0.3g，热酒调服。

注意事项 防止患者自伤舌

859

体。

等。

蜈蚣散

《儒门事亲》

药物组成 蜈蚣头 乌头尖 附子底 蝎梢各等份

制作方法 将上药共研为细末。

功效主治 祛风解痉。主治破伤风,角弓反张,四肢抽搐不止。

临床用法 1次1.5～3g,热酒调服;若牙关紧闭,撬开灌之,继将药末贴疮上。

注意事项 本品剧毒,只可于病情危重时急用,不宜久服。

860

蝉蜕散※

《全国中草药新医疗法展览会资料选编》

药物组成 蝉蜕100g

制作方法 将上药洗净,研为细末。

功效主治 清热息风。主治破伤风。

临床用法 1日3次,1次10～15g,黄酒60g冲服,小儿酌减。

注意事项 根据病情需要,可使用镇静剂、抗菌素、气管切开

蝉蜕散※

《常见病验方研究参考资料》

药物组成 蝉蜕15g

制作方法 上药炒黄研末备用。

功效主治 息风止痉。主治破伤风。

临床用法 用黄酒二两冲服,1日1次。

注意事项 慎避风邪。

解毒通络马散※

《常见病验方研究参考资料》

药物组成 乳香 没药 麻黄 炙马钱子各15g

制作方法 共研为细末。

功效主治 行气活血,解毒通络。主治破伤风。

临床用法 用白酒调敷患处。

注意事项 马钱子有毒,慎用。

解毒止痛散※

《常见病验方研究参考资料》

药物组成 天南星_{姜汁炒} 防风 白芷 僵蚕各等份

制作方法 共研为细末。

功效主治 燥湿化痰，解毒散结，息风止痉。主治破伤风。

临床用法 1次9g，陈酒送下。

注意事项 孕妇忌服。

镇风散

《外科正宗》

药物组成 鳔胶_焙 铅粉_{焙黄} 皂矾_{炒红色}各30g 朱砂_{另研}9g

制作方法 共研为细末。

功效主治 祛风解痉。主治破伤风诸药不效者。

临床用法 1次6g，热酒调服。

注意事项 牙关紧闭者，当防自咬舌。

避风散※

《常见病验方研究参考资料》

药物组成 白附子300g 防风 羌活各30g 南星_{姜汁制} 全蝎 钩藤 天麻各90g

制作方法 共研为细末。

功效主治 疏风化痰，镇肝潜阳。用于预防破伤风。

临床用法 1次6g，开水冲服，1日3次。

注意事项 忌食辛辣及刺激性食物。

螵蛸一字散

《施圆端效方》

药物组成 草乌_{去皮脐生用} 麻黄_{去根节} 雄黄 明鳔_{炮存性} 白附子 防风各6g 桑螵蛸3g

制作方法 将上药共研为细末。

功效主治 温经通络，祛风解痉。主治破伤风。

临床用法 1次0.3~0.5g，1日2次，饭后温酒调服。

注意事项 防止患者病发时咬伤舌体。

麝香散

《圣济总录》

药物组成 麝香_研 全蝎各0.3g

制作方法 将上药共研为细末。

功效主治 祛风通络，清热解痉。主治破伤风。

临床用法 视患处大小定量，

敷患处。

注意事项 本病属急症，应采取综合治疗措施。

烧烫伤

七珍散

《医方类聚》

药物组成 木鳖_{去油} 大黄 黄连 黄芩 黄柏 郁金各60g 栀子仁9g

制作方法 共研为细末。

功效主治 泻火解毒，凉血止痛。主治烫伤疼痛剧烈。

临床用法 油调涂于疮上。

注意事项 忌食辛燥之品。

九一烫伤散※

《常见病验方
研究参考资料》

药物组成 细辛3g 黄柏27g

制作方法 上药共研细末备用。

功效主治 清热，燥湿，止痛。主治烫伤疼痛。

临床用法 取药掺患处，1日2~3次。

注意事项 保持患处干燥。

三星草散※

《全国中草药新医疗法
展览会资料选编》

药物组成 三星草250g 凤尾草250g 骑马桑250g 爆格蚤叶250g 冰片20g

制作方法 将前4味药洗净、切碎，放入铁锅内用武火炒焦存性，凉后碾细过筛，再与研细的冰片混匀，装瓶备用。

功效主治 解毒清热。主治各种烧伤，对烧伤伴感染也有较好疗效。

临床用法 将药末用清油调成稀糊状，每日涂创面1~4次，好转后减少涂药次数。创面有渗出或感染，直接用药末干掺。

注意事项 防止创面感染。忌海鲜、辛辣之品。

大黄散※

《全国中草药新医疗法
展览会资料选编》

药物组成 大黄2.5kg 陈石灰3.5kg

制作方法 先把石灰炒活，再放入大黄，炒至石灰变桃红色、大黄变黑灰色时，筛出石灰，将大黄晾凉，研细备用。

功效主治 清热解毒，收湿敛疮。主治各种烧伤。

临床用法 将药末撒在创面。若有水疱应刺破；若仅为红肿，将药末调麻油或桐油外涂。

注意事项 热天暴露患处，冷天注意保暖。

大黄寒水散

《施圆端效方》

药物组成 大黄 30g 生寒水石 15g

制作方法 共研为细末。

功效主治 清热解毒，活血生肌。主治烧烫伤。

临床用法 清油调和，薄涂于烧烫伤处。

注意事项 忌抓搔患部，以防感染。

四黄散

《卫生家宝方》

药物组成 大黄 黄连 黄柏黄芩 白及各等份

制作方法 共研为细末，水调成膏。

功效主治 泻火解毒，消肿止

痛。主治烧烫伤，热肿疼痛。

临床用法 涂于疮上。

注意事项 忌食辛燥之品。

四石散※

《全国中草药新医疗法
展览会资料选编》

药物组成 寒水石 150g 炉甘石 150g 赤石脂 150g 生石膏 150g 梅片 6g

制作方法 将上药共研为细末，装瓶备用。

功效主治 清热解毒，敛疮止痛。主治各种烧伤。

临床用法 先用 1% 碱水清创，将上药加适量香油调成糊状，轻涂在伤面上，不必包扎（臂、背等处可在涂药后贴一层油纸以防沾污衣物），每天早晚用碱水洗去陈旧药物再涂，直至愈合。治疗期间可服牛黄解毒丸，1 日 1～2 丸。

注意事项 防止创面感染。

冰解散※

《全国中草药新医疗法
展览会资料选编》

药物组成 红药子 500g 冰片 15g

制作方法 将上药分别研为细

863

末，混匀备用。

功效主治　清热解毒，收湿敛疮。主治各种烧伤。

临床用法　将药末用麻油调涂患处。一般用药后不必包扎。

注意事项　保持创面干燥，防止感染。

赤石脂散

《医方大成》

药物组成　赤石脂　寒水石　大黄各等份

制作方法　共研为细末。

功效主治　泻火解毒，敛疮止痛。主治烧烫伤，赤烂热痛。

临床用法　用新汲水调之，涂疮上。

注意事项　忌食辛燥之品。

青树散※

《全国中草药新医疗法
展览会资料选编》

药物组成　小青树根皮或叶500g

制作方法　将上药洗净、晒干，研为细末。

功效主治　清热解毒。主治各种烧伤。

临床用法　外用。将药末用菜

籽油调涂，1日1～2次。

注意事项　防止创面感染。

苦参散

《圣济总录》

药物组成　苦参适量

制作方法　研为细末。

功效主治　清热燥湿。主治烧烫伤。

临床用法　水调涂于患处。

注意事项　忌抓搔患部，以防感染。

虎杖散※

《全国中草药新医疗法
展览会资料选编》

药物组成　虎杖根100g

制作方法　上药研为细末。

功效主治　清热解毒，抗炎消肿。主治烧烫伤，用于轻症患者。

临床用法　用食油调敷患处，配合虎杖液内服。

注意事项　防止创面感染。

松树皮散※

《全国中草药新医疗法
展览会资料选编》

864

药物组成 老松树皮 500g

制作方法 将上药烧成炭，研为细末，过筛装瓶备用。

功效主治 清热解毒。主治各种烧伤。

临床用法 清创后，患处有渗出液或化脓者干掺药末，无渗出液者用香油将药末调成糊外敷。

注意事项 防止创面感染。

保生救苦散

《兰室秘藏》

药物组成 生寒水石适量

制作方法 研为细末。

功效主治 清热解毒，敛疮止血。主治烧烫伤，诸疮血不止，或狗咬伤疼痛剧烈。

临床用法 干掺患处或麻油调涂。

注意事项 忌抓搔患部，以防感染。

神须散

《圣济总录》

药物组成 赤石脂适量

制作方法 研为细末。

功效主治 敛疮生肌。主治烧烫伤及热毒疮疥。

临床用法 生油或蛋清调和，涂患处，疮湿则用药末干掺之。

注意事项 忌食辛燥之品。

珠宝散

《疡科心得集》

药物组成 珍珠 甘草 人中黄各 0.9g 犀黄 冰片 0.3g 铅粉 1.5g 熟石膏 3g 大黄 寒水石 9g

制作方法 上药共研极细末。

功效主治 清热解毒，泻火止痛。主治火烫灼伤，腐烂不堪者。

临床用法 以药末少许，鸡蛋清调敷患处；若湿烂无皮者，干掺。

注意事项 忌食辛燥之品。

865

桃花散

《外科传薪集》

药物组成 熟石膏 120g 铅丹 12g

制作方法 共研为细末。

功效主治 收敛生肌，解毒止痒。主治烫伤。

临床用法 用菜油将药末调敷于患处。

注意事项 保持患处清洁，防止感染。

消毒散

《外科精义》

药物组成 滑石480g 黄柏60g 乳香15g 轻粉9g 黄丹30g

制作方法 共研为细末。

功效主治 清热燥湿，解毒散肿。主治烫伤、臁疮、风湿及疥癣。

临床用法 油调涂于疮上。

注意事项 保持患处清洁，防止感染。

866

凉解散※

《陕西中医验方选编》

药物组成 绿豆粉60g 朱砂3g 乳香9g 甘草3g

制作方法 上药共研为细末，备用。

功效主治 生津止渴，镇静安神。主治烧伤后，口干烦躁，恶心呕吐。

临床用法 1次6~9g，1日3次，温水送服。

注意事项 忌辛辣燥食。

黄柏散

《世医得效方》

药物组成 鸡蛋壳 黄柏皮 朴硝 大黄 寒水石各等份

制作方法 共研为细末。

功效主治 清热解毒，祛湿敛疮。主治烧烫伤。

临床用法 水调涂。

注意事项 忌食辛燥之品。

黄金散

《普济方》

药物组成 白及120g 黄柏60g

制作方法 上药共研为细末。

功效主治 清热凉血，解毒燥湿。主治小儿重度烫伤。

临床用法 1次6g，1日3次，菜籽油调敷兔毛盖之。

注意事项 病情严重者，当采取综合治疗。

敛疮四黄散※

《全国中草药新医疗法
展览会资料选编》

药物组成 生大黄60g 川连15g 黄柏9g 黄芩9g 生牡蛎6g 龙骨6g 白芷6g 冰片2g 樟脑15g

制作方法 将前7味药共研为末，后2味药另研，再混研匀。

功效主治 清热解毒，活血敛疮。主治各种烧伤。

临床用法 将药末用麻油或清油调敷患处。

注意事项 预防创面感染。

黑神散

《圣济总录》

药物组成 麦粉适量

制作方法 炒至焦黑，纸包置地上去火毒，冷后研为细末。

功效主治 泻热止痛。主治烧烫伤，疼痛剧烈。

临床用法 水调涂患处。

注意事项 忌抓搔患部，以防感染。

蛤蜊散

《证类本草》

药物组成 蛤蜊壳炙至焦黄色适量

制作方法 研为细末。

功效主治 解热散毒，消肿生肌。主治烧烫伤。

临床用法 用生油或蜜水调，伤后立即敷于患处。

注意事项 忌抓搔患部，以防感染。

解毒凉血散※

《普济方》

药物组成 百草霜 黄丹 茶末 蛤粉各等份

制作方法 上药共研细末。

功效主治 解毒，凉血，燥湿。主治烫伤。

临床用法 1次6g，1日2次，清水调敷。

注意事项 黄丹有毒，不宜过量或长期使用。

冻伤

生附散

《医方大成》

药物组成 生附子

制作方法 上药研为细末。

功效主治 温阳散寒。主治冻疮。

临床用法 1次3g，1日1次，

水调敷。

注意事项 注意防寒保暖。

白蔹散

《普济方》

药物组成 黄柏 白蔹各15g
制作方法 上药共研为细末。
功效主治 清热解毒，敛疮生肌。主治冻疮已溃破者。
临床用法 1次3~6g，1日1次，清油调敷。
注意事项 注意防寒保暖。

附子散

《圣济总录》

药物组成 附子6g 炮姜60g
制作方法 上药共研为细末。
功效主治 温阳散寒。主治冻疮。
临床用法 1次6g，1日2次，猪油调敷。
注意事项 注意防寒保暖。

虫兽伤

牙皂三生散※

*《常见病验方
研究参考资料》*

药物组成 生南星 生半夏 生白及 猪牙皂各等份
制作方法 共研为细末。
功效主治 燥湿化痰，消肿散结，收敛生肌。主治毒蛇咬伤。
临床用法 用酒调药末，由上至下搽患处。
注意事项 禁内服。

龙骨文蛤散

*《全国中草药新医疗法
展览会资料选编》*

药物组成 鸡内金 龙骨 白芷 文蛤各10g 冰片1g
制作方法 将上药共研为细末。
功效主治 解毒清热。主治毒蛇咬伤。
临床用法 用适量药末掺于患处。
注意事项 忌食生冷食物。

抑毒散※

*《常见病验方
研究参考资料》*

药物组成 吴茱萸 细辛 白芷 丁香各3g 雄黄1.2g

制作方法 共研为细末。

功效主治 解毒消肿，行气止痛。主治狂犬咬伤。

临床用法 用白酒二两冲服。

注意事项 孕妇忌服。

灵圣散

《永乐大典》

药物组成 生天南星_锉 防风各等份

制作方法 上药共研为细末。

功效主治 散结，消肿，止痛。主治狂犬咬伤。

临床用法 1次3g，1日3次。先用葱白、槐枝煎汤清洗创面，取药末贴疮口。

注意事项 当紧急注射狂犬病疫苗。

驱毒散Ⅰ号※

《全国中草药新医疗法
展览会资料选编》

药物组成 当归15g 白术生地 川芎 桑寄生 茯苓 桂枝 白芍 白花蛇各12g 海马 碎蛇 血竭 细辛各9g 天麻3g

制作方法 在炒药锅内垫一层厚纸，除血竭外上药置锅内微火烤焦，共研为细末。

功效主治 活血养血，通络祛瘀。防治毒蛇咬伤。

临床用法 1次2g，用酒冲服，酒量以醉为度。若已被毒蛇咬伤换用驱毒散Ⅱ号。

注意事项 孕妇忌用。

驱毒散Ⅱ号※

《全国中草药新医疗法
展览会资料选编》

药物组成 当归15g 白术生地 川芎 桑寄生 茯苓 桂枝 白芍 白花蛇各12g 海马 碎蛇 血竭 细辛各9g 蜈蚣30g 全虫12g 黄芩 天麻各3g

制作方法 在炒药锅内垫一层厚纸，除血竭外上药置锅内微火烤焦，共研为细末。

功效主治 养血活血，行气化瘀。主治毒蛇咬伤。

临床用法 1日1次，1次3g，连服3日。同时，将药末涂肿胀处，已破者用清油、未破者用酒调涂。

注意事项 孕妇忌用。

青风藤散Ⅰ号※

《常见病验方
研究参考资料》

869

药物组成 青风藤 30g

制作方法 研为细末。

功效主治 祛风湿,通经络,利水。用治狂犬咬伤。

临床用法 黄酒冲服,分三次服,三日服完。

注意事项 忌食鱼、虾、豆类。

青风藤散Ⅱ号※

《常见病验方
研究参考资料》

药物组成 青风藤炒黄 棒麻炒黑各 9g

制作方法 共研为细末。

功效主治 利水,消肿,解毒。主治狂犬咬伤。

临床用法 黄酒冲服,取汗。

注意事项 孕妇忌服。

金黄散※

《陕西中医验方选编》

药物组成 金凤仙花 雄黄 蜈蚣各等份

制作方法 上药共研为细末。

功效主治 解毒止痛。主治蛇咬伤。

临床用法 取药末搽患处。

注意事项 忌辛辣燥食。

870

宣毒散※

《本草纲目》

药物组成 桂心 瓜蒌各 60g

制作方法 共研为细末。

功效主治 解毒疗伤。主治诸毒蛇伤。

临床用法 敷患处。

注意事项 敷药同时应采取综合治疗措施

追毒散※

《常见病验方
研究参考资料》

药物组成 雄黄 0.6g 紫背天葵 18g 地胆 0.06g 甘草 24g

制作方法 共研为细末。

功效主治 解毒,散结,消肿。主治狂犬咬伤。

临床用法 取药末敷伤处。

注意事项 当紧急注射狂犬病疫苗。

白芷祛毒散※

《常见病验方
研究参考资料》

药物组成 白芷 30g 细辛
雄黄各 3g

制作方法 共研为细末。

功效主治 解毒杀虫，消肿止
痛。主治毒蛇咬伤。

临床用法 1 次 4.5g，开水冲
服。

注意事项 孕妇慎服。

祛瘀毒散※

《全国中草药新医疗法
展览会资料选编》

药物组成 琴叶榕 150g

制作方法 将上药洗净、晒
干，研为细末备用。

功效主治 化瘀解毒。主治毒
蛇咬伤。

临床用法 1 日 3g，开水冲
服。可与木香雄黄片、三黄木香
丸、铁苋散交替使用。

注意事项 治疗期间忌辛辣燥
食。

蚤休散※

《常见病验方
研究参考资料》

药物组成 雄黄 4.5g 山豆
根 9g 蚤休 15g 白芷 12g 北细
辛 4.5g

制作方法 共研为细末。

功效主治 清热解毒，消肿止
痛。主治毒蛇咬伤。

临床用法 取药末，酒浸后搽
患处。

注意事项 内服慎用。

铁苋散※

《全国中草药新医疗法
展览会资料选编》

药物组成 铁苋 9g 紫薇叶
9g 雄黄 2g

制作方法 将上药共研为细
末。

功效主治 解毒清热。主治毒
蛇咬伤。

临床用法 取药末适量用麻油
调匀，敷伤口。

注意事项 全身症状明显者，
当采取综合治疗措施。

蛇毒散※

《全国中草药新医疗法
展览会资料选编》

药物组成 白薇 徐长卿 白
头翁各 1.5g 细辛 八角莲 睫
毛秋海棠 雄黄连 掌裂秋海棠各
1g 千金藤 0.5g

制作方法 将上药共研为细

871

末。

功效主治 解毒清热。用于预防毒蛇咬伤。

临床用法 成人1次15g，妇女、儿童酌减。冬初春末，每7~10日服1次。服时另取鸡冠血3滴，青布灰（1寸×3寸）为引子，用白酒或温水送服。

注意事项 妇女月经期、孕妇及幼童禁服。

蛇不见散※

《全国中草药新医疗法展览会资料选编》

872　**药物组成** 蛇不见（蛇莓）3g　前胡3g　青木香3g　粉防己3g　紫荆皮3g　七叶一枝花3g

制作方法 将上药共研为细末。

功效主治 解毒清热。主治毒蛇咬伤。

临床用法 1日3次，1次6g，开水冲服。肿胀加三白草根3g；眼镜蛇咬伤加三叶青根1株；银环蛇咬伤加杜衡34支；皮肤发紫取七叶一枝花、虎杖、紫金皮等研末，用醋或开水调敷伤口周围。

注意事项 全身症状明显者当采取综合治疗措施。

雄黄散

《普济方》

药物组成 雄黄　生半夏　川乌尖　干姜各等份

制作方法 上药共研为细末。

功效主治 解毒疗伤。主治蛇、蝎、蜈蚣咬伤。

临床用法 1次3g，1日3次，醋调敷。

注意事项 忌食辛燥之品。

雄矾散※

《普济方》

药物组成 雄黄0.6g　枯矾6g

制作方法 共研为细末。

功效主治 解毒疗伤。主治狂犬咬伤。

临床用法 取药末敷伤处。

注意事项 当紧急注射狂犬病疫苗。

解毒缓急散※

《常见病验方研究参考资料》

药物组成 甘草 3g 杏仁 4g 黄柏 30g 细辛 1.5g

制作方法 共研为细末。

功效主治 清热解毒，缓急止痛。主治狂犬咬伤。

临床用法 用冷开水调敷伤处。

注意事项 忌食鱼、兔肉。

凉血追毒散※

《常见病验方研究参考资料》

药物组成 （初开的）紫荆花晒干适量

制作方法 研为细末。

功效主治 清热，凉血，解毒。主治狂犬咬伤。

临床用法 1 次 15～30g，开水或烧酒送服。

注意事项 当紧急注射狂犬病疫苗。

蝼蛄散※

《常见病验方研究参考资料》

药物组成 土狗子（蝼蛄）用瓦焙酥适量

制作方法 研为细末。

功效主治 利水消肿。主治狂犬咬伤。

临床用法 1 日 2 次，用酒冲服。

注意事项 孕妇慎服。

蝎螫散※

《普济方》

药物组成 生白矾 川乌 生半夏 生干姜 黄丹各等份

制作方法 上药共研为细末。

功效主治 祛毒散肿。主治蝎螫肿痛。

临床用法 1 次 6g，1 日 2 次，醋调外敷。

注意事项 体弱之人及孕妇忌用。

蝎螫南星散

《普济方》

药物组成 荜茇 10.5g 生半夏 7.5g 生南星 4.5g 生白矾 3g 雄黄 6g

制作方法 上药共研为细末。

功效主治 解毒散结。主治蝎螫及蜈蚣所伤。

临床用法 1 次 3g，1 日 3 次，

873

米醋调敷。

注意事项 忌食辛燥之品。

狂犬病

追风如圣散

《外科正宗》

药物组成 细辛 防风 川乌 薄荷 草乌 川芎 白芷 苍术 各30g 雄黄12g

制作方法 共研为细末。

功效主治 拔毒祛风。主治狂犬病。

临床用法 温酒调敷伤处，以纱布盖扎，早晚换药1次。

注意事项 避光，增养。

救生散

《外科正宗》

药物组成 生斑蝥去头翅足7个 铅粉3g

制作方法 共研为细末。

功效主治 解毒破血。主治狂犬病。

临床用法 上药空腹用温黄酒调服。

注意事项 本病属急症，应采取综合治疗措施。

狐臭漏腋

五香散

《外科正宗》

药物组成 沉香 檀香 木香 零陵香各9g 麝香0.9g

制作方法 共研为细末。

功效主治 芳香除臭。主治狐臭。

临床用法 1次0.15g，蜂蜜调搽两腋下，3日1次，或用药末6克，绢袋盛贮挂于腋下。

注意事项 保持情志舒畅。

石灰散

《备急千金要方》

药物组成 石灰500g 沉香 丁香 熏陆香 青木香60g 陈皮 阳起石各90g 矾石120g

制作方法 上药共研为细末，装入布袋。

功效主治 燥湿杀虫，解毒除臭。主治狐臭。

临床用法 用纱布搽腋下令痛，挟布袋。

注意事项 孕妇忌用。

石胆散

《杨氏家藏方》

药物组成 胆矾 密陀僧 轻粉各等份

制作方法 上药共研为细末。

功效主治 燥湿，杀虫。主治狐臭。

临床用法 取适量，唾液调，搽于腋下。

注意事项 本品有毒，切勿内服。

蜘蛛散

《三因极—病证方论》

药物组成 大蜘蛛1个 黄泥 赤石脂 盐各3g 轻粉0.3g

制作方法 黄泥与赤石脂共研极细，加入盐、蜘蛛，用炭烧令通红，待冷后研为细末，加轻粉。

功效主治 泌除臭秽。主治狐臭熏人。

临床用法 用醋调成膏状，睡前敷于腋下，次晨当泻下黑汁臭秽。

注意事项 不宜久用。

断指再植

内撒药

《全国中草药新医疗法
展览会资料选编》

药物组成 轻粉20g 升药20g 炉甘石20g 水银20g 煅龙骨20g 煅石膏20g 冰片10g 枯矾10g

制作方法 将上药共研为细末。

功效主治 去腐生肌。主治断指。

临床用法 清创后撒药末敷于断面，复位，再配合外敷药包扎，固定。夏天每1~2日、冬天3~5日换药1次。

注意事项 断指不用酒精消毒，不接触盐水和油类。注意防止创面感染。

再生散 ※

《全国中草药新医疗法
展览会资料选编》

药物组成 生姜60g 松树上

蚁窝 60g　冬青树 24g　冬青树寄生 36g　冰片 15g

制作方法　前四味药去净杂质后炒成焦炭，待凉研细，筛过。取适量过筛的药末与梅片混匀，再和全部药粉混匀，密封消毒后备用。

功效主治　活血生肌。主治断指。

临床用法　外科常规清创后，把断指准确复位，用四条消毒过的小树枝和细线固定，在伤口周围撒药末，外包消毒敷料。一般 1 周后第 2 次换药。

注意事项　每天应检查断指指尖 1~2 次，如发现坏死征兆应及时处理。

876

赘 肉

代刀散

《外科传薪集》

药物组成　金顶砒 1.5g　樟脑 3g　螺蛳肉 晒干 60g　轻粉 9g　巴豆仁 去油 15g

制作方法　共研为细末。

功效主治　蚀赘生肌。主治肌肤生赘肉。

临床用法　将药末用麻油调涂于患处。

注意事项　防止赘肉脱落后大出血。

蚀恶肉散

《太平圣惠方》

药物组成　硫黄　马齿苋　白矾 烧令汁尽　菌气吞酸。茹　丹参各 15g

制作方法　共研为细末。

功效主治　清热活血，蚀疮去赘。主治体生赘肉，久不愈。

临床用法　涂赘肉上。

注意事项　防止赘肉脱落时大出血不止。

皮肤科·癣

二黄松矾散※

《常见病验方
研究参考资料》

药物组成　黄柏 15g　黄丹 30g　嫩松香 21g　生矾 6g

制作方法　上药共研为细末备用。

功效主治　祛风除湿，杀虫止痒。主治顽固性足癣。

临床用法 先涂麻油再搽药末，1日2～3次。

注意事项 保持患部清洁、干燥。

八宝散

《普济方》

药物组成 藿香 补骨脂 大腹皮 槟榔 雄黄 轻粉 硫黄 明矾各30g

制作方法 上药共研为细末。

功效主治 祛风止痒，解毒杀虫。主治顽癣，经久不愈。

临床用法 1次3～10g，1日5～6次，麻油调搽患处。

注意事项 禁内服。

八宝散

《普济方》

药物组成 藿香 补骨脂 大腹皮 槟榔 雄黄 轻粉 硫黄 枯白矾各30g

制作方法 共研为细末。

功效主治 祛风拔毒。主治风癣久不愈。

临床用法 麻油调涂，痒则搽之。

注意事项 忌食辛燥之品及鱼虾等发物。

乌蛇散

《圣济总录》

药物组成 乌蛇1条 黑豆250g

制作方法 将乌蛇用酒浸去皮骨，炙后研为细末炒黑豆，再用无灰酒浸，去滓取豆，研为细末。

功效主治 祛风除湿，解毒敛疮。主治疬疡风（花斑癣），状似白癜。

临床用法 1次9g，1日2次，饭前酒调服。

注意事项 忌食辛辣、香燥之品。

877

乌蛇散

《太平圣惠方》

药物组成 白蛇_{酒浸去皮骨} 苦参 白鲜皮 黄芩_{去黑心} 木通_锉各60g 秦艽_{去苗土} 川芎各75g 肉桂_{去粗皮} 羌活_{去芦头} 人参 山栀子 枳壳_{去瓤麸炒} 丹参 玄参 沙参 犀角_镑各30g 升麻 防风_{去叉} 蒺藜子_{炒去角}各36g

制作方法 上药共研为细末。

功效主治 清热解毒，祛风除湿，益气活血。主治疬风（花斑癣），头面斑驳。

散剂分典

临床用法 1次9g，临卧时温酒调服。

注意事项 忌辛燥、油腻之品。

文蛤散

《外科正宗》

药物组成 文蛤120g 川椒60g 轻粉15g

制作方法 先将文蛤打成细块，锅内炒黄，次下川椒同炒，黑色烟起为度，入罐内封口存性，次日入轻粉，研为细末，瓷罐收贮。

功效主治 收湿敛疮，解毒止痒。主治奶癣。

临床用法 香油调搽。

注意事项 孕妇忌辛燥之品。

截癣散※

《陕西中医验方选编》

药物组成 雄黄 硫黄 铅粉 密陀僧 甘遂各3g 冰片1.5g

制作方法 共研为细末备用。

功效主治 杀虫止癣。主治各种癣疾。

临床用法 用生姜蘸药末搽患处。

注意事项 忌辛辣食物。

足癣散※

《常见病验方
研究参考资料》

药物组成 煅石膏30g 黄丹12g

制作方法 上药共研为细末。

功效主治 解毒止痒，收敛生肌。主治足癣。

临床用法 将上药用麻油调匀搽患处，1日2～3次。

注意事项 保持患部清洁干燥。

圣金散

《普济方》

药物组成 石膏30g 黄芩30g

制作方法 上药共研为细末。

功效主治 凉血解毒。主治小儿疳癣。

临床用法 1次6g，1日3次，菜籽油调敷。

注意事项 预防接触传染。

羊蹄散

《卫生宝鉴》

药物组成 羊蹄根 120g 白矾 15g

制作方法 上药共研为细末。

功效主治 凉血止血，杀虫疗癣。主治小儿顽癣。

临床用法 1 次 3g，1 日 3 次，水调外敷。

注意事项 忌食辛辣刺激性食物。

红砒白芷散※

《常见病验方
研究参考资料》

药物组成 红砒 3g 白芷 9g
制作方法 上药共研为细末。
功效主治 消肿排脓，蚀疮去腐。主治顽固性手癣。

临床用法 将上药用麻油调匀，取适量涂患处，1 日 3 次。

注意事项 切勿入口。

芦甘散※

《陕西中医验方选编》

药物组成 芦荟 12g 甘草 1.2g

制作方法 上药共研为细末。

功效主治 止痒祛癣。主治牛皮癣。

临床用法 取药末贴患处，每日 1 次。

注意事项 忌辛辣燥食。

皂荚散

《普济方》

药物组成 皂荚 30g 黄芩 0.6g 朱砂 0.3g 麝香 0.3g 炒黄丹 0.6g 槟榔 0.3g 干姜 0.3g 白及 1.5g

制作方法 皂荚、干姜烧灰，同余药共研细末。

功效主治 清热解毒，除湿止痒。主治小儿白秃疮。

临床用法 1 次 6g，1 日 2 次，浓醋调敷。

879

注意事项　忌抓搔，以防感染。

附子散

《圣济总录》

药物组成　附子30g　硫黄15g　苍耳苗20g

制作方法　上药共研为细末。

功效主治　温阳祛风，杀虫止痒。主治疬疡风，身体斑驳。

临床用法　布搽干患处，用少许醋调药末，外涂患处，每日3～5次。

注意事项　不可内服。

阿魏化痞散

《外科正宗》

药物组成　川芎　当归　白术　赤茯苓　红花　阿魏　鳖甲尖醋炙研各3g　大黄酒炒24g　荞麦面微炒30g

制作方法　上药共研细末。

功效主治　养血活血，祛风除癣。主治皮癣。

880

临床用法　每服9g，空腹酒调服，3日后腹痛，便出脓血为验。

注意事项　忌食辛辣温燥之品。

青金散

《田氏保婴集》

药物组成　白胶香60g　蛤粉15g　青黛7.5g

制作方法　上药共研细末。

功效主治　清热解毒，凉血散肿。主治小儿湿癣、浸淫疮。

临床用法　1次3～6g，1日3次，干撒疮上。

注意事项　预防接触性传染。

苦参散※

《陕西中医验方选编》

药物组成　苦参　大黄　石决明各0.6g　蛇床子　枯矾　樟脑各1.2g　大枫子　硫黄各0.9g

制作方法　上药共研为细末备用。

功效主治 清热燥湿，杀虫止痒。主治脚癣。

临床用法 取药末适量撒患处。

注意事项 忌辛辣、油腻食物。

枫香散

《御药院方》

药物组成 枫香脂 大黄 轻粉各等份

制作方法 共研为细末。

功效主治 祛风，解毒，止痒。主治诸风毒疮，发痒，起白屑。

临床用法 生油调糊，搽患处。

注意事项 忌抓搔，防止感染。

追疮散

《外科传薪集》

药物组成 大黄 石膏 黄柏 蛇床子各15g 硫黄2g 明矾6g

椒目0.6g 樟冰2.4g 金炉底0.9g

制作方法 共研为细末。

功效主治 清热解毒，杀虫止痒。主治一切疮癣疥癞。

临床用法 将药末用桐油调搽于患部。

注意事项 忌抓搔，以防疮面扩散。

金乌散

《外科传薪集》

药物组成 皂荚炭30g 枯白矾3g

制作方法 共研为细末。

功效主治 解毒杀虫，燥湿止痒。主治头耳眉癣、燕窝疮。

临床用法 将药末用香油调敷于患处。

注意事项 忌抓搔，以防感染。

湿癣散 ※

《陕西中医验方选编》

药物组成 轻粉 硫黄 乳香

没药各等份

制作方法 上药共研为细末。

功效主治 燥湿止痒。主治脚癣，肢缝湿痒。

临床用法 取药末撒患部湿痒之处。

注意事项 忌辛辣燥食。

截癣散 ※

《常见病验方研究参考资料》

药物组成 金毛狗脊 千年健 阿魏 甘遂各等份

制作方法 共为细末。

功效主治 祛风除湿，解毒杀虫。主治牛皮癣。

临床用法 将鲜姜切片，蘸药末，涂搽患处，1日数次。

注意事项 治病期间不宜饮酒和吃刺激性物。

枯矾散

《外科正宗》

药物组成 枯明矾15g 石

882

膏煅 轻粉 铅丹各9g

制作方法 共研为细末。

功效主治 收湿敛疮，杀虫止痒。主治妇人脚缝作痒。

临床用法 温汤洗脚，搽药即愈。

注意事项 保持患处干燥。

枯矾散 ※

《常见病验方研究参考资料》

药物组成 枯矾3g 黄丹1.5g 樟脑3g

制作方法 共研为细末。

功效主治 除湿杀虫，止痒止痛。主治脚癣。

临床用法 取药末撒患处。

注意事项 忌食辛辣之品。

柽树散

《德生堂方》

药物组成 柽树皮120g 白蒺藜60g 白矾30g 雄黄30g 白及45g

制作方法　共研为细末。

功效主治　祛风胜湿，止痒定痛。主治干湿癣发于面部、发际或手足，搔抓则痛，经久不愈。

临床用法　凉水调药末，涂患处，3～4次即愈。

注意事项　忌抓搔，以防感染。

独活散

《圣济总录》

药物组成　独活15g　附子炮去皮脐30g

制作方法　共研为细末。

功效主治　祛风解毒。主治癣疾。

临床用法　酒调如糊，先用皂荚煎汤淋癣疮处，拭干，涂药，1日2次。

注意事项　忌食鱼虾等发物。

绛玉散

《卫生宝鉴》

药物组成　黄丹60g　炒绿豆粉90g

制作方法　上药共研为细末。

功效主治　解毒止痒，燥湿敛疮。主治小儿头、身疖癣，湿疮。

临床用法　1次3g，1日3次，菜籽油调敷。

注意事项　预防接触性传染。

桃红散

《普济方》

药物组成　煅明矾　黄丹各60g　嫩松香120g

制作方法　上药共研为细末。

功效主治　燥湿止痒，收敛生肌。主治小儿奶癣疮。

临床用法　1次3～6g，1日3次，烛油调敷。

注意事项　忌食辛辣刺激性食物。

狼杷草散※

《本草纲目》

药物组成　狼把草烘干

制作方法　研为细末。

功效主治　收湿止痒。主治积

883

年体癣，天阴即痒，搔出黄水者。

临床用法　将细末撒于患处。

注意事项　本品有轻度降压和加速心率作用，故低血压、心动过速之人慎用。

祛湿散

《卫生宝鉴》

药物组成　蚕沙 120g　薄荷 15g

制作方法　共研为细末。

功效主治　祛湿疗癣。主治干湿癣。

临床用法　湿癣干撒，干癣油调涂。

注意事项　忌食鱼虾等发物。

凌霄花散

《杨氏家藏方》

药物组成　凌霄花　白矾_{另研}各 0.3g　雄黄_{另研}1.5g　天南星　羊蹄根_{焙干}15g　黄连_{去须}6g

制作方法　共研为细末。

功效主治　祛风、除湿、清热。主治风湿夹热，皮肤生癣，经久不愈。

临床用法　抓破，用生姜汁调涂。

注意事项　忌食鱼虾等发物。

884

桑螵蛸散

《圣济总录》

药物组成　桑螵蛸 10g　轻粉 3g　麝香 1.5g

制作方法　上药共研为细末。

功效主治　解毒杀虫。主治小儿各种疮癣。

临床用法　1 次 3～5g，1 日 3～4 次，生油调敷。

注意事项　预防接触传染。

黄白散

《普济方》

药物组成　黄柏皮　黄连　煅白矾　白蛇皮各等份　麝香_{另研}　腊茶_{另研}各 0.3g

制作方法　上药共研为细末，混匀。

功效主治　清热燥湿，祛风止痒。主治风热湿毒，手、足生癣。

临床用法　1 次 6g，1 日 3 次，唾津调敷。

注意事项　注意卫生习惯，防止传染。

排风散

《遵生八笺》

药物组成 丹参 1.5g 人参 防风 天雄(炮) 羌活 秦艽 山茱萸各 9g 沙参 6g 虎骨(酥炙) 山药各 15g 天麻 18g

制作方法 上药共研为细末，亦可水泛为丸。

功效主治 除湿，祛风，止痒。主治皮肤疮癣疥癞，气满咳嗽，涕唾稠黏，鼻塞不闻香臭，鼻生息肉，唾吐脓血及皮肤燥痒等。

临床用法 1 次 9g，饭前米汤调服。

注意事项 忌食辛燥，油腻之品。

蛇床散※

《常见病验方
研究参考资料》

药物组成 蛇床子 6g 海螵蛸 15g 枯矾 3g

制作方法 共研为细末。

功效主治 解毒杀虫，收湿敛疮。主治脚癣。

临床用法 取药末撒患处。

注意事项 应注意经常保持足部的清洁干燥。

雄黄散

《太平圣惠方》

药物组成 雄黄 麝香各 3g

制作方法 上药共研为细末。

功效主治 燥湿杀虫。主治小儿干、湿癣。

临床用法 1 次 3g，1 日 2 次，穿山甲煎油调敷。

注意事项 忌食辛辣刺激性食物。

雄黄散※

885

《太平圣惠方》

药物组成 雄黄 硫黄 白矾各 30g 猪脂 50g

制作方法 除猪脂外，余药共研为细末，加入猪脂调匀。

功效主治 燥湿止痒，破瘀散结。主治疬疡风（花斑癣），面额颈项突生斑驳。

临床用法 外涂疮上，每日 2次。

注意事项 不可内服。

头癣

生发墙衣散

《太平圣惠方》

药物组成 墙衣 50g，铁精 10g 合欢木灰 20g 水萍末 30g

制作方法 墙衣曝干捣为末，再与余药共研，用生油少许和如膏。

功效主治 清热解毒，祛风杀虫。主治头癣脱发，成片斑状。

临床用法 涂发不生处，1 日 2 次。

注意事项 忌用脑过度。

886

白及川椒散※

《常见病验方
研究参考资料》

药物组成 白及 川椒各 15g

制作方法 共研为细末。

功效主治 温阳杀虫，生肌敛疮。主治头癣。

临床用法 取药末涂患部。

注意事项 忌食辛辣之品。

百部散

《杨氏家藏方》

药物组成 金毛狗脊去毛 黑狗脊 炒蛇床子 马兜铃根各 30g 硫黄 秦艽 百部各 15g

制作方法 共研为细末。

功效主治 祛风，杀虫，燥湿。主治白秃疮，瘙痒、起白屑。

临床用法 用生麻油调涂疮上。

注意事项 忌食辛辣鱼虾类食物。

决效散

《外科精义》

药物组成 贯仲 90g 白芷 30g

制作方法 共研为细末。

功效主治 清热解毒，祛风止痒。主治白秃疮初起，瘙痒、起白屑。

临床用法 油调涂。

注意事项 忌食辛燥鱼虾类食物。

芦荟散※

《太平圣惠方》

药物组成 芦荟 15g 炙甘草 15g

制作方法 共为细末。

功效主治 泻下，清肝，杀虫。用治头癣。

临床用法 用热水将患处洗净，敷药粉于患处，连涂数次。

注意事项 忌辣椒、蒜等刺激物。

明矾松香散※

《全国中草药新医疗法
展览会资料选编》

药物组成 明矾火煅枯研细过筛 750g 嫩松香 150g 鲜板油 250g

制作方法 将松香研为细末后包入板油内，用松明柴（即带有红赤色油的松柴）点燃板油，使松香板油熔化滴下，冷却后加入枯矾，调匀备用。

功效主治 燥湿杀虫。主治头癣。

临床用法 将上药涂于患处使结痂，隔日将痂揭去再涂，其间不用水洗，须连续治疗 3 至 4 次。

注意事项 忌食鱼、虾、蟹、酒、羊肉等。

治癣七攻散

《遵生八笺》

药物组成 木鳖子 0.3g 水银 轻粉 白生矾 花椒各 1.5g 人言 0.15g

制作方法 上药共研为细末，用猪油调匀备用。

功效主治 燥湿，杀虫，止痒。主治头癣，瘙痒。

临床用法 以猪油药膏搽患处，1 日 1 次。

注意事项 忌抓搔，以防感染。

蜂房明矾散※

《全国中草药新医疗法
展览会资料选编》

药物组成 蜂房 250g 蜈蚣 10g 明矾 50g

制作方法 将明矾研为细末，放入蜂房孔中，连同蜈蚣置瓦片上文火烤焦，共研为细末备用。

功效主治 解毒杀虫。主治头癣。

临床用法 用麻油调匀外搽，1 日 2 次，直至痊愈。

887

注意事项 忌辛辣、油腻。

藜芦散

《普济方》

药物组成 贯仲 30g 藜芦 6g
漏芦 9g

制作方法 共研为细末。

功效主治 清热解毒，杀虫止
痒。主治白秃疮。

临床用法 先洗净头，候干，
麻油调涂。

注意事项 忌食辛燥鱼虾类食
物。

888 **丹毒**

三黄散

《普济方》

药物组成 大黄 黄连 黄柏
各等份

制作方法 上药共研为细末。

功效主治 清热解毒。主治丹
毒肿痛。

临床用法 1 次 3~6g，1 日 1
次，临睡前以猪胆汁调涂患处，留
顶不敷。

注意事项 切忌抓搔，预防感
染。

土黄散

《普济方》

药物组成 土硝 30g 大黄 3g

制作方法 上药分别研末，混
匀。

功效主治 活血祛瘀，泻下清
热。主治赤流丹毒。

临床用法 1 次 3g，1 日 3 次，
新鲜水调敷。敷前可先用三棱针刺
破患处皮肤，以便脓血流出，然后
敷药。

注意事项 忌抓搔，以防丹毒
走黄。

大黄散

《普济方》

药物组成 大黄 槟榔 芒硝
黄连 赤小豆各 15g

制作方法 共研为细末，蜜水
调为糊状。

功效主治 导热下行，解毒消
肿。主治小儿丹毒肿痛。

临床用法 1 次将药糊适量涂
患处，1 日 3 次。

注意事项 忌食辛辣刺激性食
物。

大黄散※

《陕西中医验方选编》

药物组成 大黄 寒水石各30g 青黛15g

制作方法 上药共研为细末备用。

功效主治 清热,解毒,消肿。主治丹毒红肿。

临床用法 取药末,水调敷患处。

注意事项 忌辛辣、鱼腥食物。

大黄硝石散

《普济方》

药物组成 芒硝 大黄 绿豆各15g

制作方法 共研为细末,车前根汁水调为糊状。

功效主治 清热解毒,凉血消肿。主治小儿身上毒肿,局部皮肤红灼。

临床用法 将药糊适量涂于患处。

注意事项 忌用手抓搔,防止感染。

牛黄散

《医方类聚》

药物组成 郁金 炙甘草 桔梗 天花粉 葛粉各等份

制作方法 上药共研为细末。

功效主治 清热活血,托毒排脓。主治丹毒。

临床用法 1日3次,1次服3g,薄荷汤入蜜调服。

注意事项 忌食辛辣刺激性食物。

甘草散

《圣济总录》

药物组成 炙甘草0.3g 黑芝麻250g

制作方法 上药先取黑芝麻去皮,研细,绞取汁,与甘草研末混匀。

功效主治 清热解毒,缓急止

痛。主治丹毒，预防毒邪内侵。

临床用法　1 次 0.4g，1 日 1 次，温水送服。

注意事项　忌食辛辣刺激性食物。

白玉散

《小儿药证直诀》

药物组成　白玉 7.5g　寒水石 15g

制作方法　上药共研为细末。

功效主治　清热泻火，解毒凉血。主治赤游丹毒。

临床用法　1 次 1g，1 日 1 次，米醋调敷患处。若外有破处，只用水调即可。

注意事项　忌食辛辣刺激性食物。

戎盐散

《幼科释谜》

药物组成　戎盐 30g　附子雄黄各 15g

制作方法　上药共研为细末。

功效主治　温阳散寒，扶正祛邪。主治丹毒。

临床用法　1 次 3g，用雄鸡血调涂患处。

注意事项　忌抓搔疮面，以免破溃感染。

当归散

《普济方》

药物组成　赤芍药　紫草　甘草 6g　当归　地黄　麻黄 3g　羌活　桂皮各 3g

制作方法　上药共研为细末。

功效主治　凉血活血，祛风除湿。主治各种风丹火毒。

临床用法　1 次 3g，1 日 3 次，薄荷叶煎汤送服。

注意事项　忌食辛辣刺激性食物。

竹叶散

《普济方》

药物组成　青竹叶_{烧灰}60g　灶心土 30g

890

制作方法 上药共研为细末。

功效主治 清热利水，凉血透邪。主治野火丹，发斑如梅子。

临床用法 1次1.5g，1日3~4次，鸡蛋清调敷。

注意事项 忌食辛辣燥食物。

赤豆散

《普济方》

药物组成 赤小豆 灶心黄土各3g

制作方法 上药共研为细末。

功效主治 利水解毒，收敛疮口。主治丹毒发于外阴及双下肢内侧。

临床用法 1次3g，1日3次，以鸡蛋清调敷患处。

注意事项 忌食辛辣刺激性食物。

拔毒散

《幼幼新书》

药物组成 川朴硝30g 栀子仁15g

制作方法 上药共研为细末。

功效主治 清热，泻火，解毒。主治双胁及腋下丹毒。

临床用法 1次1.5g，1日1次，醋调敷患处。

注意事项 忌食辛辣刺激性食物。

拔毒散

《普济方》

药物组成 石膏90g 甘草黄芩各30g 寒水石210g

制作方法 上药共研为细末。

功效主治 清热泻火，解毒消肿。主治丹毒，肉色变异，或在四肢，或在胸背，游走不定，焮热疼痛。

临床用法 1次3~6g，用水或芭蕉汁调匀频服或涂患处。

注意事项 忌食辛辣刺激性食物。

金花散

《刘涓子鬼遗方》

药物组成 郁金 黄芩 甘草

891

山栀　大黄　糯米　黄连各30g

制作方法　上药共研为细末，炼蜜为丸。

功效主治　清热泻火，凉血活血。主治一切丹毒。

临床用法　1次3～6g，冷水调匀涂患处。

注意事项　忌食辛辣刺激性食物。

疗丹散※

《普济方》

药物组成　茺蔚子　蛇衔草护火草各60g

制作方法　上药共研为细末。

功效主治　活血通络，燥湿解毒。主治黑丹。

临床用法　1次3g，1日1次，用鸡蛋清调敷。

注意事项　忌食辛辣刺激性食物。

独效散

《永乐大典》

药物组成　柏枝　白矾各等份

制作方法　上药分别研为细末。

功效主治　清热泻火，凉血解毒。主治小儿各种丹毒。

临床用法　柏枝1次3～9g，涂于患处，白矾研末水调为汁，1次约2～5ml，1日4～6次频刷患处。

注意事项　忌食辛辣刺激性食物。

姜矾散

《永乐大典》

药物组成　生姜150g　白矾75g

制作方法　生姜切成片，白矾研末，二味混匀，共研细末。

功效主治　清热祛风，解毒止痒。主治火丹及风疹红肿。

临床用法　1次2g，1日3～4次，姜汁调药，鹅毛蘸药敷患处。

注意事项　忌食辛辣刺激性食物。

莽草散

《幼幼新书》

药物组成　莽草　寒水石　硝石各15g

制作方法　上药共研为细末。

功效主治　舒筋活络，清热凉血。主治足背丹毒。

临床用法　1 次 3g，1 日 1 次，用新鲜水调敷患处。亦可配合内服，1 次 1.5g，1 日 3 次。

注意事项　忌食辛辣刺激性食物。

铅霜散

《太平圣惠方》

药物组成　铅霜 15g　绿豆粉 15g

制作方法　上药共研为细末。

功效主治　解毒止痒，收敛生肌。主治火丹。

临床用法　1 次 1g，1 日 1 次，以芸苔菜汁调敷。

注意事项　忌汗、吐、下。

黄柏散

《普济方》

药物组成　赤芍药　白药子　小黄柏皮　白芷梢　青黛各等份

制作方法　上药共研为细末。

功效主治　清热凉血，解毒消肿。主治丹毒赤肿。

临床用法　1 次 3g，1 日 3 次。未破，以藕节、地黄研汁，调敷肿处；溃烂，干撒药末。

注意事项　忌食辛辣。

黄皮散

《永乐大典》

药物组成　黄皮　山栀各等份

制作方法　上药共研为细末。

功效主治　清热解毒。主治遍身火丹，及赤游丹。

临床用法　1 次 3g，1 日 3~4 次，雪水调敷患处。

注意事项　忌食辛辣刺激性食物。

蓖麻散

《普济方》

药物组成　蓖麻子 15g

制作方法　去皮，研为细末。

功效主治　清热解毒。主治小儿丹毒。

临床用法　1 次 3g，1 日 3 次，水调敷。

注意事项　忌食辛辣刺激性食物。

麻黄散

《圣济总录》

药物组成　麻黄去根节　升麻各

15g 硝石研30g

制作方法 上药共研为细末。

功效主治 祛风解表，透疹消丹。主治小儿丹毒入腹及下阴，百药无效。

临床用法 1日3次，1次0.8~1g。

注意事项 忌风寒生冷。

硝石散

《普济方》

药物组成 硝石15g 寒水石3g 赤小豆100g

制作方法 上药共研为细末。

功效主治 清热解毒，利水消肿。主治小儿萤火丹。

临床用法 1次1.5g，1日2次，用冷水或猪脂调敷患处。

注意事项 忌食辛辣刺激性食物。

硝石散

《普济方》

药物组成 硝石30g 乳香0.3g

制作方法 上药共研为细末。

功效主治 清热散结，活血止痛。主治各种丹毒。

临床用法 1次3g，1日3~4

次，鸡蛋清调敷患处。

注意事项 忌食辛辣刺激性食物。

慎火草散

《太平圣惠方》

药物组成 慎火草 紫葛 硝石各15g

制作方法 上药共研为细末。

功效主治 清热凉血解毒。主治丹毒。

临床用法 1次3g，1日1次，冷水调敷，干后再涂。

注意事项 忌食辛辣刺激性食物。

湿疹

七宝散

《御药院方》

药物组成 黄芪 当归 防风 荆芥穗 地骨皮 木通各60g 白矾30g

制作方法 共研为细末。

功效主治 祛风解毒，利水渗湿。主治热汗浸渍成疮，瘙痒疼痛。

临床用法 取药末 30g，水 500ml，煎沸去渣，稍冷，用热药汁淋洗患处。

注意事项 避暑热。

三粉柏石散※

《陕西中医验方选编》

药物组成 绿豆粉 30g 轻粉 黄柏各 9g 花粉 滑石各 15g

制作方法 上药共研为细末备用。

功效主治 燥湿，解毒，止痒。主治皮肤湿疹。

临床用法 疮面湿者干撒，干者用麻油调敷。

注意事项 忌辛辣食物。

三粉散※

《常见病验方研究参考资料》

药物组成 松花粉 蛤粉各 9g 大黄粉 3g

制作方法 共研为细末。

功效主治 清热燥湿，收湿敛疮。主治慢性湿疹。

临床用法 取药末撒患处。

注意事项 忌搔抓。

五味松芷散※

《常见病验方研究参考资料》

药物组成 五味子炒去油以黑为度 松香去油各 30g 白芷 60g

制作方法 共研为细末。

功效主治 祛风除湿，收湿敛疮。主治湿疹。

临床用法 取药末撒患处。

注意事项 忌搔抓。

解毒敛疮散※

《常见病验方研究参考资料》

药物组成 黄丹 30g 煅甘石 9g 硼砂 6g 轻粉 0.6g

制作方法 共研为细末。

功效主治 解毒杀虫，收湿敛疮。主治湿疹、脓肿、疮毒。

临床用法 干撒药末于患部。

注意事项 忌搔抓。

895

六一黄柏散※

《常见病验方
研究参考资料》

药物组成　滑石　甘草　黄柏
各等份
制作方法　共研为细末。
功效主治　清热利湿敛疮。主
治湿疹。
临床用法　洗净患处，将药末
撒上，1日1次。
注意事项　患处忌搔抓。

祛湿散※

《陕西中医验方选编》

药物组成　乌贼骨3g　生蒲
黄9g　枯矾15g　滑石60g
制作方法　上药共研为细末备
用。
功效主治　燥湿止痒。主治阴
囊湿疹，瘙痒。
临床用法　洗净患部，将药末
撒上。
注意事项　忌辛辣食物。

赤小豆散

《圣济总录》

药物组成　赤小豆炒干后冲醋于内
150g　人参　炙甘草　瞿麦　白蔹
当归切焙干　　黄芩去黑心　　猪
苓去叉黑心各15g　防风去叉15g　薏苡
仁　升麻各0.9g
制作方法　共研为细末。
功效主治　清热解毒，祛风渗
湿。主治湿疹，疮面或干或湿。
临床用法　1次9g，1日3次，
空腹米汤送服。
注意事项　保持患处清洁，防
止感染。

吴萸乌贼散※

《全国中草药新医疗法
展览会资料选编》

药物组成　炒吴茱萸30g　乌
贼骨21g　硫黄6g
制作方法　将上药研为细末。
功效主治　杀虫止痒。主治湿
疹。
临床用法　患处渗出液多者干
撒药末，无渗出液者用蓖麻油或猪
板油化开调上药涂抹，隔日1次，
上药后用纱布包扎。
注意事项　忌辛辣、油腻。

牡蛎散

《医方类聚》

药物组成 牡蛎粉 蛇床子 川乌 菟丝子 高良姜各 15g

制作方法 上药共研为细末。

功效主治 温阳除湿，敛疮止痒。主治男女湿疹，阴汗湿冷，阴部湿痒。

临床用法 1 次9g，1 日 1 次，酒醋调敷。

注意事项 湿热之体禁用。

青黛二石散 ※

《常见病验方研究参考资料》

药物组成 青黛 15g 飞炉甘石 滑石各 30g

制作方法 共研为细末。

功效主治 清热解毒，收湿敛疮。主治湿疹、漆疮肿痒。

临床用法 取药末撒患处。

注意事项 忌搔抓。

金黄散

《外科精义》

药物组成 黄连 大黄 黄芪 黄芩 黄柏 郁金各 30g 龙脑另研1.5g 甘草 15g

制作方法 共研为细末。

功效主治 清热燥湿，解毒消肿。主治湿疹疮毒，丹毒肿胀。

临床用法 水或蜜调稀后，涂疮上。

注意事项 忌食辛燥、油腻。

炉甘石散 ※

《常见病验方研究参考资料》

药物组成 炉甘石 9g 蛤粉 3g 芦荟 6g 梅片 3g

制作方法 共研为细末。

功效主治 解毒杀虫，收湿敛疮。主治湿疹。

临床用法 取药末干撒患处。

注意事项 忌搔抓。

897

海桐皮散

《普济方》

药物组成 黄连 全蝎 硫黄 花椒 大腹皮 樟脑 海桐皮 白芷 轻粉 黄皮果 蛇床子 枯矾 榆树皮 斑蝥 松皮 剪草各等份

制作方法 上药共研为细末。

功效主治 清热除湿，杀虫止痒。主治阴囊湿痒，或见疹子。

临床用法 1 次5g，1 日 1 次，蜡油调敷。

注意事项 保持外阴清洁。

黄矾散※

《全国中草药新医疗法
展览会资料选编》

药物组成 硫黄 枯矾各90g
煅石膏500g 青黛30g 冰片2g

制作方法 将上药共研为细末，瓷瓶收贮备用。

功效主治 解毒清热，杀虫止痒。主治湿疹。

临床用法 用菜籽油调药末涂搽患处，1日2次，3日为1疗程。

注意事项 忌辛辣、油腻。

898

蛇床子散

《太平圣惠方》

药物组成 蛇床子 附子 雄黄 吴茱萸 白矾 苦参各0.3g

制作方法 上药共研为细末。

功效主治 燥湿，解毒，止痒。主治小儿湿疹。

临床用法 1次2g，1日1次，扑敷患处。

注意事项 忌抓搔，以防感染。

密陀僧散

《外科正宗》

药物组成 禹余粮 密陀僧各3g 轻粉1.5g 硫黄 雄黄 蛇床子各6g

制作方法 共研为细末。

功效主治 清热解毒，敛湿止痒。主治汗斑湿疹。

临床用法 醋调搽患处。

注意事项 本品有毒，切勿内服。

敛疮散※

《常见病验方
研究参考资料》

药物组成 金炉底60g 煅石膏 枯矾各6g 轻粉3g

制作方法 共研为细末。

功效主治 解毒杀虫，燥湿敛疮。主治慢性湿疹。

临床用法 取药末外敷患处。

注意事项 忌搔抓。

椒粉散

《兰室秘藏》

药物组成 麻黄子 斑蝥各3g 黑狗脊1.5g 猪苓 当归梢 红花各1g 轻粉0.3g 蛇床子1.5g 川椒0.9g 肉桂0.6g

制作方法 上药共研为细末。

功效主治 温阳除湿，杀虫止痒。主治前阴及睾丸湿冷、瘙痒之证。

临床用法 1次5g，1日1次，扑敷。

注意事项 湿热瘙痒禁用。

湿疹散

《全国中草药新医疗法
展览会资料选编》

药物组成 老红高粱*炒炭存性*50g 乳香30g 没药各30g 冰片3g

制作方法 共研为细末备用。

功效主治 清热利湿，活血敛疮。主治湿疹。

临床用法 用花椒油（将香油煎热，放少量花椒炸糊后捞出，待油凉后即成）调和药末涂于患处，1日1次，连用3日。

注意事项 忌辛辣、油腻。

湿疹康散※

《全国中草药新医疗法
展览会资料选编》

药物组成 白勒（三叶五加）50g 水杨梅50g 三角泡50g

制作方法 将上药研为细末。

功效主治 解毒燥湿。主治湿疹。

临床用法 用湿疹洗剂外洗患处后，撒药末，1日2次。

注意事项 忌辛辣，油腻。

皮疹

899

土砂散

《普济方》

药物组成 土砂 当归各等份

制作方法 上药共研为细末。

功效主治 和血祛风，消肿止痒。主治小儿风疹时隐时现，肿痒。

临床用法 1次3g，调白酒外涂患处。

注意事项 若肿痒者，忌与生姜及盐同研。

小朱散

《苏沈良方》

药物组成 成块赤土有沙石者不用当归切焙各等份

制作方法 上药共研为细末。

功效主治 温中散寒，养血活血。主治风疹久不瘥，发作前，可见心腹痛，痰哕麻痹，筋脉不仁。

临床用法 1次6g，冷酒调下。

注意事项 忌食生冷、油腻。

止痒散

《古今脐疗良方集解》

药物组成 红花 桃仁 杏仁 生栀子各15g 冰片5g

制作方法 上药共研为细末。

功效主治 清热解毒，活血通便。主治荨麻疹瘙痒难忍，大便秘结。

临床用法 1日1次，1次1g，用凡士林调敷脐部，敷2～10次为一疗程。

注意事项 忌辛辣香燥之品。

乌头散

《圣济总录》

药物组成 乌头炮 桔梗炮 细辛 白术各30g 铅丹45g

制作方法 上药共研为细末。

功效主治 宣肺，祛风，通络。主治风疹瘙痒。

临床用法 外涂患处，每日2～3次。

注意事项 本品有毒，不可内服。

乌蛇散

《太平圣惠方》

药物组成 乌蛇酒浸去皮炙微黄60g 天麻0.6g 麻黄去根节0.6g 秦艽去苗0.9g 牛蒡子微炒0.9g 藁本0.9g 白僵蚕微炒0.6g 羌活 白鲜皮 桂心 甘草炙微赤锉 枳壳麸炒微黄去瓤 蔓荆子 川芎 当归 蒲黄各15g

制作方法 上药共研为细末。

功效主治 祛风除湿，养血活血。主治遍身生疹，瘙痒。

临床用法 1次6g，温酒调服。

注意事项 忌食辛辣之品。

地骨皮散

《杨氏家藏方》

药物组成 地骨皮 105g 生地黄 60g

制作方法 上药共研为细末。

功效主治 清热，凉血，化痰。主治风热客于皮肤，血脉凝滞，身体头面斑疹隐隐，瘙痒不止。

临床用法 1 日 3 次，1 次 6g，饭后温酒调服。

注意事项 慎避风邪。

芎劳散

《圣济总录》

药物组成 川芎 白芷 麻黄各 60g 藿香 30g 米粉 90g

制作方法 将上药共研为极细末。

功效主治 宣肺祛风，活血止痛。主治风疹痒痛难忍。

临床用法 药末外撒患处，每日2~3次。

注意事项 忌腥味发物。

沙参散

《太平圣惠方》

药物组成 沙参去苗 白蒺藜微炒去刺 枳壳麸炒微黄 丹参各 0.9g 白附子炮裂 白鲜皮 天麻 犀角屑 川大黄锉碎微炒各 15g

制作方法 上药共研为细末。

功效主治 祛风止痒，清热燥湿。主治皮肤生晶瘩，搔之痒痛。

临床用法 1 次 3g，温酒调服。

注意事项 忌抓搔。

表解散

《普济方》

药物组成 白附子 防风 川芎 全蝎 麻黄去节 荆芥 红花 当归 蝉蜕 薄荷 羌活 茯苓 甘草 升麻各 0.3g 朱砂另研 1.5g 麝香 0.03g

制作方法 上药共研为细末。

功效主治 祛风解表，解毒透疹。主治天行水疹，腥臊未出，潮热，麻子等证。

临床用法 1 日 3 次，1 次 1.5g，金银花薄荷汤调下。

注意事项 忌汗、吐、下三法。

卷柏散

《太平圣惠方》

药物组成　卷柏　枳壳_{麸炒微黄去瓤}　羌活　五加皮　麻黄_{去根节}各30g　犀角屑　天竺黄　赤箭　藁本　桑耳　防风　川芎　黄芪_锉各15g　乌蛇_{酒浸去皮骨炙令黄}60g

制作方法　上药共研为细末。

功效主治　祛风活血，清热除湿，益气通络。主治皮疹，或风热生毒疮。

临床用法　1日3次，1次6g，饭前薄荷汤调下。

注意事项　忌辛辣、油腻及海鲜。

荆芥散

《太平圣惠方》

药物组成　荆芥　赤茯苓　苦参_锉各30g　牛蒡子_{微炒}　黄芩各1g　蔓荆子　天麻　人参_{去芦}　防风_{去叉}　独活　枳壳_{麸炒黄去瓤}各15g　乌蛇肉_{酒浸微炒}60g

制作方法　上药共研为细末。

功效主治　疏风清热，除湿止痒。主治遍身生湿疹，瘙痒。

临床用法　1次6g，温酒调服。

注意事项　忌食辛燥之品。

荆芥散

《圣济总录》

药物组成　荆芥穗　麻黄_{去根节汤浸煮掠去沫焙干}　羌活_{去芦}　独活_{去芦}各等份

制作方法　上药共研为细末。

功效主治　祛风，除湿，止痒。主治风疹瘙痒，搔之成疮。

临床用法　1日4次，1次6g，饭后及临卧时，腊茶或温酒调下。

注意事项　风热之症忌用。

胡麻散

《仁斋直指方论》

药物组成　胡麻子360g　苦参　荆芥穗　何首乌各240g　威灵仙　防风　石菖蒲　牛蒡子_炒　菊花　蔓荆子　蒺藜_{炒去刺}　炙甘草各180g

制作方法　上药共研为细末。

功效主治　清热除湿，祛风止痒。主治气血风热，瘾疹瘙痒。

临床用法　1日3次，1次6g，饭后薄荷汤或茶清送服。

注意事项　忌抓搔。

茵陈蒿散

《圣济总录》

药物组成　茵陈蒿 30g　荷叶 15g

制作方法　上药共研为细末。

功效主治　疏风清热，除湿止痒。主治风疹瘙痒，皮肤肿痒。

临床用法　1 日 3 次，1 次 3g，饭后蜜水调下。

注意事项　忌抓搔。

荷叶散

《普济方》

药物组成　荷叶 霜后贴水背紫者 白僵蚕 直者炙去丝 各等份

制作方法　共研为细末。

功效主治　清热解毒，祛风散结。主治疮疹已出而复，其势危重，诸药不效者。

临床用法　1 次 3g，小儿减半，1 日 3 次，研胡荽汁和酒送服，米汤亦可。

注意事项　忌风寒生冷。

清肌散

《普济方》

药物组成　黑狗脊　甘草　荆芥各等份

制作方法　上药共研为细末。

功效主治　益精搜风。主治瘾疹暴发，出而暴没，或周身酸痛。

临床用法　1 次 6～10g，冷水调，去渣服。

注意事项　慎避风邪。

紫葳散

《圣济总录》

药物组成　紫葳 去心瓦上焙干 30g 附子 炮裂去皮脐 15g

制作方法　上药共研为细末。

功效主治　祛风止痒。主治风疹瘙痒。

临床用法　1 日 2 次，1 次 3g，冷蜜酒调下。

注意事项　慎避风邪。

紫草散

《普济方》

药物组成　红花子　紫草茸各

30g 麻黄_{去根节} 川升麻各15g

制作方法 上药共研为细末。

功效主治 凉血活血，解表透疹。主治疮疹已出，色不红润，身热喘急，神志昏困。

临床用法 1日3次，1次1.5g，煎薄荷汤入酒1滴同调服。

注意事项 忌食辛辣刺激性食物。

犀角散

《太平圣惠方》

药物组成 犀角屑 川升麻 防风_{去叉} 玄参 白鲜皮 景天花 白蒺藜_{微炒去刺} 人参_{去芦} 沙参_{去芦}各30g 牛黄_{细研}0.3g 甘草_{炙微赤锉} 马牙硝各15g

制作方法 上药共研为细末，入牛黄共研匀。

功效主治 疏风清热，解毒凉血。主治风疹瘙痒，心胸烦闷。

临床用法 1日3次，1次6g，竹叶汤调下。

注意事项 忌食辛燥之品。

雷丸散（丹参散）

《太平圣惠方》

药物组成 雷丸 人参 苦参 牛膝_{酒浸切焙} 白附子_炮 防风_{去叉}

904

各30g 白花蛇_{浸去皮骨炙} 甘草_{炙锉}各60g 丹参45g

制作方法 上药共研为细末。

功效主治 祛风，除湿，通络。主治风疹肌肤疼痛，赤肿瘙痒，随搔生疮。

临床用法 1日3次，1次1g，饭前温酒调下。

注意事项 忌食辛燥之品。

蔓荆实散

《圣济总录》

药物组成 蔓荆实 何首乌各60g 羌活_{去芦} 威灵仙_{去土} 荆芥穗 防风_{去叉}各30g 苦参0.3g

制作方法 上药共研为细末。

功效主治 祛风除湿，养血通络。主治风疹瘙痒，手足麻木。

临床用法 1日3次，1次6g，温酒调下。

注意事项 慎避风邪。

皮肤瘙痒

天麻散

《圣济总录》

药物组成 天麻 防风_{去叉} 羌活_{去芦} 甘菊花 杏仁_{去皮尖炒令黄}各

60g 甘草_{炙锉}30g

制作方法 上药共研为细末。

功效主治 祛风除湿，通络止痒。主治热毒风，遍体瘾疹瘙痒，或皮肤麻木，肢节疼痛，大肠不利。

临床用法 1日1次，1次9g，空腹蜜酒调下。

注意事项 忌抓搔。

天麻散

《太平圣惠方》

药物组成 天麻 防风_{去芦} 白僵蚕_{微炒} 凌霄花_{微炒} 蹢躅_{微炒}各15g 枳壳_{麸炒微黄去瓤} 芫蔚子各0.9g 白蒺藜_{微炒去刺}30g。

制作方法 上药共研为细末。

功效主治 祛风通络，行气止痒。主治身体瘙痒，或生疮肿。

临床用法 1日3次，1次9g，饭前荆芥汤调下。

注意事项 慎避风邪。

五白散

《圣济总录》

药物组成 白附子_炮 白僵蚕_炒 白蒺藜 白鲜皮各30g 白花蛇_{酒浸去皮骨炙}90g

制作方法 上药共研为细末。

功效主治 祛风止痒，通络化痰。主治皮肤瘙痒，昼夜不止。

临床用法 1日2次，1次9g，温酒调下。

注意事项 忌食辛辣、油腻及海鲜。

乌蛇散

《太平圣惠方》

药物组成 乌蛇_{酒浸去皮骨微炙}60g 玄参 秦艽_{去苗} 赤箭各30g 全蝎_{微炒} 麻黄_{去根节} 猪牙皂荚_{炙黄} 枳壳_{麸炒微黄去瓤}各15g

制作方法 上药共研为细末。

功效主治 祛风清热，通络行气。主治风热客于皮肤，遍身瘙痒。

临床用法 1日3次，1次6g，温酒调下。

注意事项 忌抓搔。

乌蛇散

《太平圣惠方》

药物组成 乌蛇_{酒浸去皮骨醋拌炒黄}60g 独活 蛇床子 桂心 防风_{去芦头} 白蒺藜_{微炒去刺} 当归 藁本 细辛 路路通 凌霄花 牛蒡子_{微炒} 枳壳_{麸炒微黄} 莽草各0.9g 全蝎_{微炒}15g

905

制作方法　将上药共研为细末。

功效主治　祛风止痒。主治肌肤瘙痒。

临床用法　1次3g，温酒调服。

注意事项　忌食辛燥之品。

牛蒡子散

《张氏医通》

药物组成　牛蒡子45g 连翘 防风 荆芥 枳壳 桔梗 蔓荆子 白蒺藜 当归 蝉蜕 厚朴各30g

制作方法　上药共研为粗末。

功效主治　疏风，清热，止痒。主治面部瘙痒不已。

临床用法　1次12g，加生姜1片，葱白1茎，水煎先熏后服。

注意事项　忌食辛燥、鱼、蟹。

何首乌散

《普济方》

药物组成　何首乌 防风去芦头 白蒺藜微炒去刺 枳壳麸炒 天麻 胡麻 白僵蚕微炒 茺蔚子 蔓荆子各15g。

制作方法　将上药研为细末。

功效主治　滋阴止痒。主治皮肤瘙痒，心烦闷乱。

临床用法　1次9g，茵陈汤调服。

注意事项　忌食辛燥之品。

皂角刺散

《普济方》

药物组成　皂角刺炙微黄 草乌头炮裂去皮脐各30g 茵芋 秦艽 蛇床子 天麻 独活 白蒺藜微炒去刺 景天花 麻黄去根节 莽草微炙 槐子仁微炒 羊踯躅酒拌微炒 路路通 枳壳麸炒微黄去瓤各0.9g 白花蛇酒浸去骨炙黄60g 麝香细研0.6g。

制作方法　将上药研为细末。

功效主治　祛风止痒。主治皮肤瘙痒。

临床用法　1次3g，荆芥酒调服。

注意事项　羊踯躅有毒，慎用。

苦参散

《太平圣惠方》

药物组成　苦参 苍耳苗 蔓荆子 牡荆子 白蒺藜微炒去刺 玄参 胡麻子 晚蚕沙 蛇床子 天麻各30g 晚蚕蛾 乳香各15g

906

制作方法 将上药研为细末。

功效主治 祛风除湿，清热滋阴，活血止痒。主治遍身瘙痒不止。

临床用法 1次6g，紫笋茶调服。

注意事项 忌食辛燥鱼虾等物。

胡麻散

《太平惠民和剂局方》

药物组成 胡麻360g 荆芥苦参各240g 何首乌_{洗焙}300g 炙甘草 威灵仙各180g

制作方法 上药共研为细末。

功效主治 清热除湿，祛风止痒。主治肺脾风毒，攻冲遍身皮肤瘙痒，或疥疮、风疹，搔之成疮，面上游风如虫行，紫癜白癜顽麻，或攻注脚膝生疮。

临床用法 1次6g，薄荷茶或调酒蜜汤送服。服药后，洗涤，得汗出即可。

注意事项 忌抓搔。

枳壳散

《圣济总录》

药物组成 枳壳_{去瓤麸炒}60g 苦参 蒺藜子_{炒去角} 蔓荆实各30g

制作方法 上药共研为细末。

功效主治 祛风除湿，行气止痒。主治风毒，皮肤瘙痒、麻痹。

临床用法 1日3次，1次6g，温酒调下。

注意事项 忌食辛燥之品。

威灵仙散

《圣济总录》

药物组成 威灵仙_{去土} 防风_{去叉} 羌活_{去芦} 甘草_炙各30g 紫参15g 荆芥穗0.3g

制作方法 上药共研为细末。

功效主治 祛风除湿，凉血止痒。主治肺脾风毒，皮肤瘙痒，或生疮癣。

临床用法 1日3次，1次6g，蜜汤调下。

注意事项 忌食辛燥、海鲜。

祛风止痒散

《古今脐疗良方集解》

药物组成 地肤子 红花 僵蚕 蝉衣各9g

制作方法 上药共研为细末。

功效主治 祛风，活血，止痒。主治皮肤瘙痒。

907

临床用法　1次1~2g，水调敷脐部，胶布固定

注意事项　忌生冷、腥味食物。

桦皮散

《太平惠民和剂局方》

药物组成　桦皮120g　荆芥穗60g　枳壳炒120g　杏仁另研60g　甘草炙15g　亚麻90g

制作方法　上药共研为细末。

功效主治　疏风清肺，除湿止痒。主治肺壅热毒，遍身瘙痒。

临床用法　1次12~15g，饭后温酒或米汤送服。

注意事项　忌食辛燥之品。

银杏无忧散

《外科正宗》

药物组成　水银铅制　杏仁捣膏　轻粉　雄黄　狼毒　芦荟各3g　麝香0.3g

制作方法　除水银、杏仁膏，余药共研细末，入上2味共研匀。

功效主治　解毒，杀虫，止痒。主治阴虱为患，皮肤瘙痒。

临床用法　先用土石菖蒲煎汤洗之，再用针挑去虱孔，随用津唾调搽患处。

注意事项　忌交叉感染。

景天花散

《圣济总录》

药物组成　景天花（慎火草）慢火焙干3g　红曲楝15g　朴硝9g

制作方法　上药共研为细末。

功效主治　祛风解毒，通腑泄热。主治脾肺风毒，遍身发晶瘖，瘙痒烦躁。

临床用法　1次6g，1日1次，饭后临卧时温水调服。

注意事项　忌食辛燥之品。

犀角防风散

《圣济总录》

药物组成　犀角镑　防风去叉　藁本去苗土　蒺藜子炒　枳壳去瓤麸炒各30g　羌活去芦　丹参　甘草炙各15g

制作方法　上药共研为细末。

功效主治　祛风清热，行气除湿。主治皮肤瘙痒，或生晶瘖，赤肿疼痛。

临床用法　1次6g，温酒或荆芥茶送服。

注意事项　忌抓搔。

慈姑散

《本草纲目》

药物组成 慈姑叶 蚌粉各等份

制作方法 将慈姑叶研为细末,加蚌粉研匀。

功效主治 祛风止痒。主治肌肤瘙痒。

临床用法 涂患处。

注意事项 忌食辛燥之品及鱼虾等发物。

藁本散

《圣济总录》

药物组成 藁本_{去苗土} 白花蛇_{酒浸去皮骨炙} 人参各 0.9g 枳壳_{去瓤麸炒} 防风_{去叉} 威灵仙各 15g 防己 0.3g 蒺藜子_炒 0.9g

制作方法 将上药研为细末。

功效主治 祛风除湿,调气止痒。主治遍身瘙痒如虫行。

临床用法 1 次 3g,1 日 3 次,饭后温酒或荆芥汤调服。

注意事项 忌食辛燥鱼虾等食物。

白癜风

乌蛇散

《太平圣惠方》

药物组成 乌蛇酒_{浸去皮骨炙} 90g 白僵蚕_炒 胡麻子 独活_{去芦} 天麻各 60g 防风_{去芦} 15g 乌头_{炮裂去皮脐} 天南星_炮 0.3g 细辛_{去苗叶} 桂枝_{去粗皮} 枳实_{麸炒去瓤} 蝉蜕_{去土} 白附子_炮各 15g

制作方法 将上药共研细末。

功效主治 搜风通络,燥湿化痰。主治白癜风,身体麻木。

临床用法 1 次 2~4g,1 日 3 次,温酒调服。

注意事项 阴虚之人忌用。

909

白蔹散

《太平圣惠方》

药物组成 白蔹 天雄_{炮裂去脐}各 90g 商陆 羊踯躅_{酒拌炒令干}各 30g 黄芩 干姜_{炮裂锉}各 60g

制作方法 将上药共研细末。

功效主治 温阳,祛风,活血。主治白癜风,遍身斑点瘙痒。

临床用法 1 次 6g,1 日 3 次,

饭前温酒调服。

注意事项 调情志，忌劳累。

苦参散

《太平圣惠方》

药物组成 苦参 乌蛇_{酒浸去皮}骨各 90g 露蜂房_{微炙} 松脂 附子_{炮裂去皮脐} 栀子仁 木兰皮各 60g

制作方法 将上药共研细末。

功效主治 祛风通络，温阳燥湿。主治肺脏久积风毒，皮肤生白癜。

临床用法 1 次 2~4g，1 日 3 次，温酒调服。

注意事项 忌食辛辣、生冷等。

910

胡硫散

《本草纲目》

药物组成 青胡桃皮 1 枚 硫黄 20g

制作方法 共研为细末。

功效主治 祛风杀虫。主治白癜风。

临床用法 撒患处。

注意事项 调畅情志，忌劳累。

蛇黄散 ※

《陕西中医验方选编》

药物组成 密陀僧 蛇床子 明雄黄 硫黄各等份

制作方法 上药共研细末备用。

功效主治 祛腐生肌，解毒杀虫。主治白癜风。

临床用法 取药末适量，加生姜汁调敷患处。

注意事项 忌辛辣燥食。

紫癜风

雌雄四黄散

《外科正宗》

药物组成 石黄（禹余粮） 雄黄 硫黄 白附子 雌黄 川槿皮各等份

制作方法 共研为细末。

功效主治 疏风，杀虫，止痒。主治紫白癜风，皮肤作痒，日渐增大。

临床用法 紫癜风用醋调，以槿皮毛头蘸药搽患处；白癜风姜切开蘸药搽。

注意事项 忌食鸡鹅羊肉及煎炒、海腥、火酒等物，保持情志舒畅。

贝星散※

《本草纲目》

药物组成 贝母 天南星各等份

制作方法 共研为细末。

功效主治 化痰散结。主治紫白癜风。

临床用法 用生姜带汁蘸药末搽患处。

注意事项 调畅情志，忌劳累。

乌蛇散

《圣济总录》

药物组成 乌蛇_{酒浸去皮骨炙} 防风_{去芦} 羌活_{去芦} 人参 玄参 沙参 苦参 丹参 白附子_炮 蒺藜子_{炒去角}各30g

制作方法 将上药共研细末。

功效主治 祛风通络，益气祛痰。主治紫癜风。

临床用法 1次3g，温酒调服。

注意事项 忌食辛燥之品。

四神散

《是斋百一选方》

药物组成 雄黄 雌黄 硫黄 白矾各等份

制作方法 将上药研为细末。

功效主治 温阳燥湿，杀虫止痒。主治紫白癜风。

临床用法 视患处定量，用时先浴令通身汗出，后以生姜蘸药搽患处，最后以热水淋浴。

注意事项 忌抓搔。

白花蛇散

《太平圣惠方》

药物组成 白花蛇_{酒浸去皮骨炙}90g 麻黄_{去根节} 天麻 何首乌_{去黑皮} 天南星_炮 白附子_炮 肉桂_{去粗皮} 草薢 白鲜皮 羌活_{去芦} 蔓荆子_{去皮} 白僵蚕_炒 防风_{去芦} 犀角_镑各15g 磁石_{煅醋淬研}30g 原蚕蛾_炒1g

制作方法 上除磁石外，余药共研细末，入磁石同研匀。

功效主治 搜风通络，燥湿除痰。主治紫白癜风。

临床用法 1次1g，1日3次，饭前温酒调服。

注意事项 忌辛燥、油腻之

911

品。

防风散

《圣济总录》

药物组成 防风_{去芦} 全蝎梢_炒各 30g 白花蛇头_{酒浸炙}2 枚

制作方法 上药共研为细末。

功效主治 搜风通络。主治紫癜风。

临床用法 1 次 3g, 1 日 3 次, 温酒调服。

注意事项 阴虚火旺之人忌用。

胡麻散

《寿世保元》

药物组成 胡麻_{另研}150g 白芷 何首乌 防风 升麻 威灵仙当归 川芎_{酒炒} 牛蒡子_{微炒另研}荆芥穗 薄荷 黄芩 白芍_{酒炒}黄连_{酒泡1日炒}各 60g 蔓荆子 45g 菊花 30g 苦参_{酒炒} 白蒺藜各 90g

制作方法 共研为细末, 或米糊为丸。

功效主治 疏风解表, 清热燥湿。主治紫白癜风, 因心火亢盛、汗出、醉饱、浴后风袭皮里而致。

临床用法 1 次 9g, 1 日 2 次, 秋分至春分, 饭后用白酒调服。

疥疮

一扫散

《普济方》

药物组成 香白芷 明矾各150g 臭硫黄 30g 樟脑 3g

制作方法 共研为细末。

功效主治 燥湿解毒, 止痒定痛。主治疥疮或白秃, 湿烂痒痛流水。先以皂角、葱白煎汤洗净再上药。

临床用法 用香油调敷。

注意事项 疥疮患者当注意防止交叉感染。

一笑散

《普济方》

药物组成 槟榔 蒿本 硫黄苦参 蛇床子 五倍子 白胶香各等份

制作方法 共研为细末。

功效主治 祛风燥湿, 杀虫止痒。主治浑身疥疮, 瘙痒。

临床用法 湿者干搽, 干者用油调搽, 3~5 次即愈。

注意事项 注意防止交叉感染。

一浴散

《瑞竹堂经验方》

药物组成 硫黄 雄黄 汉椒 玄精石 枯白矾各等份 轻粉少许

制作方法 共研为细末。

功效主治 清热解毒，杀虫止痒。主治疥疮热毒。

临床用法 晨起空腹，饱食干物后，勿饮汤水，煎大防风通圣散1剂，加白砂糖60g于内，送服神芎丸5~7g，入浴室内，令汗出将疥抓破，用菜籽油调药末搽身上，反复2~3次即可。

注意事项 保持患处清洁，防止感染。

二味拔毒散

《外科传薪集》

药物组成 雄黄 明白矾各等份

制作方法 共研细末，以罐贮之。

功效主治 清热解毒，燥湿止痒。主治风湿诸肿，痛痒疥疮。

临床用法 将药末用茶调，以鹅翎蘸扫于患处之上。

注意事项 忌抓搔，以防疮面扩散。

乌头散

《太平圣惠方》

药物组成 川乌头 藜芦 白矾灰 马肠根 石菖蒲 硫黄研细 杏仁去皮 苦参锉 轻粉各15g

制作方法 共研为细末。

功效主治 祛风杀虫，燥湿止痒。主治湿疥有黄水，瘙痒不止。

临床用法 先用盐水淋洗患处，拭干后，用油调涂药末于疮上，3日1次。

注意事项 相对隔离，以防传染。

913

如意散

《御药院方》

药物组成 干漆生 黑狗脊生 轻粉研 硫黄生研各30g

制作方法 共研为细末。

功效主治 杀虫解毒，止痒定痛。主治疥疮痒痛。

临床用法 1日2~3次，用菜籽油调涂于患处。

注意事项 对漆过敏者忌用。

如圣散

《普济方》

药物组成 蛇床子 15g 黄连_{去须}1g 水银_{同铅粉研令黑}0.3g 铅粉 30g

制作方法 共研为细末。

功效主治 祛风活血，解毒止痒。主治肺脏风毒，血气凝滞，变生疥疮瘙痒。

临床用法 先用盐水淋洗患处，拭干，再用麻油调涂患部，干即换，3~5次即愈。

注意事项 相对隔离以防传染。

914

皂灰散※

《陕西中医验方选编》

药物组成 皂角 60g 藜芦 120g 新石灰 240g

制作方法 上药共研为细末备用。

功效主治 杀虫止痒。主治疥癣久不愈。

临床用法 取药末适量加猪胰脂或过灯油调搽患处。

注意事项 忌辛辣燥食。

苦参散

《太平圣惠方》

药物组成 苦参 90g 人参 沙参 丹参 枳壳_{炒至黄色} 黄芩_{去黑心} 芍药 蒺藜子_{去尖炒} 玄参各 30g 秦艽_{去苗土} 当归_炒30g 黄连_{去须}各 45g 白鲜皮 防风_{去叉} 升麻各 33g 栀子末 白花蛇_{炙黄色去皮骨} 犀角屑各 12g

制作方法 共研为细末。

功效主治 燥湿解毒，活血祛风。主治遍身疮疥，或痛或痒。

临床用法 1次6g，用温酒送服，早晚各1次。

桦皮散

《保金集》

药物组成 桦皮_{烧成灰} 枳壳_{去瓤烧灰置地上}各 120g 荆芥穗 甘草_炙 杏仁_煮各 60g

制作方法 上药共研为细末。

功效主治 宣肺祛风，行气止痒。主治肺脏风毒，遍身疥疮，及风疹瘙痒，面上痤疮。

临床用法 1日3次，1次6g，饭后温酒调下。若疥疮甚者，每日顿服18g。

注意事项 忌抓搔，以防感

染。

黄柏散

《普济方》

药物组成 炙黄柏30g 黄连30g 赤小豆30g 臭黄30g 水银15g 硫黄30g

制作方法 上药共研为细末。

功效主治 清热除湿，解毒敛疮。主治疥疮。

临床用法 1次3g，1日3次，生油调敷。

注意事项 预防接触传染。

黄连散

《普济方》

药物组成 黄连60g 吴茱萸30g 铅粉60g 赤小豆各30g 水银60g

制作方法 上药研为细末，入水银研令星尽。

功效主治 清热利湿，敛疮止痒。主治疥疮。

临床用法 1次3g，1日3次，用腊月猪脂和涂。

黄连散

《圣济总录》

药物组成 黄连 炙黄柏 炒秫米各30g 赤小豆 轻粉各3g

制作方法 上药共研为细末。

功效主治 清热燥湿，解毒敛疮。主治疥疮。

临床用法 1次3g，1日2次，用油调敷。

注意事项 预防接触传染。

915

蛇床子散

《普济方》

药物组成 蛇床子 吴茱萸 硫黄 芜荑仁各3g 轻粉0.3g

制作方法 上药共研为细末。

功效主治 清热燥湿，解毒敛疮。主治疥疮。

临床用法 1次3g，1日3次，用油50ml，入葱6寸，同煎，油冷调药敷患处。

注意事项 预防接触传染。

硫黄散

《卫生宝鉴》

药物组成　硫黄　川椒　石膏　白矾各等份
制作方法　共研为细末。
功效主治　杀虫止痒，解毒疗疮。主治疗疮。
临床用法　生菜籽油调涂于疮上。
注意事项　注意防止交叉感染。

截疮散

《外科传薪集》

药物组成　嫩松香 30g　雄精 3g
制作方法　共研为细末，入竹沥纸卷成条，浸菜籽油一宿，取出，倒挂火烧，待滴油出。
功效主治　燥湿杀虫，拔毒生肌。主治疗癫脓窠。
临床用法　用滴油涂患处。
注意事项　保持患处清洁，防止交叉感染。

蝉蜕散

《世医得效方》

药物组成　蝉蜕 7g　薄荷 30g
制作方法　共研为细末。
功效主治　清热解毒，疏风止痒。主治疗疮。
临床用法　晨起，酒调服，并热浴，助汗出。
注意事项　注意隔离，防止交叉感染。

面疮

七香嫩容散

《普济方》

药物组成　炒黑牵牛　香白芷　零陵香　甘松　栝蒌根各 60g　茶子　皂角末各 120g
制作方法　共研为细末。
功效主治　利水祛痰，解毒平面。主治风刺痤疮。
临床用法　煎水洗面。
注意事项　忌食辛辣刺激性食物，戒烟酒。

916

长春散

《普济方》

药物组成 甘松 藁本 藿香 白附子 细辛 广陵香 小陵香 茅香 白檀 三奈子 川芎 白芷各60g 白丁香 白及 白蔹各90g 栝蒌根 楮实 牵牛各120g 滑石 樟脑_{另研}各250g 皂角1.25kg 绿豆1L

制作方法 研为细末，加白面500g，和匀后加樟脑再和匀。

功效主治 解毒祛瘀，辟秽洁面。主治风黚痤疮，常用光泽面肤。

临床用法 用细末搽颜面，水洗。

注意事项 忌食辛辣刺激性食物，戒烟酒。

玉容散

《普济方》

药物组成 白附子 冬瓜子 冰片各7.5g 楮实6g 白僵蚕 白蔹 炼钟乳粉15g 白及45g 麝香3g

制作方法 共研为极细末。

功效主治 清理解毒，化痰软瘀。主治面上诸疮，及瘢痕。

临床用法 用豆浆调末，稀稠适度，临卧涂患处，第2日早晨用温淡浆水洗去。

注意事项 忌食辛辣刺激性食物，戒烟酒。

玉容散

《御药院方》

药物组成 牵牛120g 楮实 猪牙皂各60g 香白芷 川芎 藿香 甘松 藁本各15g 栝蒌根22.5g 阿胶 细辛各8g 零陵香30g

制作方法 共研为细末。

功效主治 调气和血，洁面养颜。主治面上热刺，暗疮。

临床用法 早晚各1次，1次3g，煎水洗面。

注意事项 忌食辛辣刺激性食物，戒烟酒。

石菖蒲散

《杨氏家藏方》

药物组成 石菖蒲 甘草 白茯苓 淡淡豆豉 皂角各等份

制作方法 共研为细末。

功效主治 解毒软坚，去疮平面。主治面上暗疮，风刺痤疮。

临床用法 卧时，先用皂角洗

917

面，揩拭令其干，用鸡蛋清涂面上，第 2 日早将细末煎水洗之。

注意事项 忌食辛辣刺激食物，戒烟酒。

白附子散

《外台秘要》

药物组成 白附子　青木香　田跋（小南星）60g　麝香 0.6g

制作方法 共研为细末。

功效主治 祛风化痰，活血消肿。主治面疮痒肿。

临床用法 用水和涂面。

注意事项 忌食辛辣刺激性食物，戒烟酒。

冬葵子散

《普济方》

药物组成 冬葵子　柏子仁　白茯苓　冬瓜子各等份

制作方法 共研为细末。

功效主治 利水排脓，消肿敛疮。主治少年气血盛，面疮甚者。

临床用法 1 次 9g，温酒调服，饭后临卧时服用。

注意事项 体虚气弱者忌用。

防风散

《太平圣惠方》

药物组成 防风　牡荆子　栀子仁　莽茛　枸杞子　白蒺藜各 30g　石膏 60g　甘草 15g

制作方法 共研为细末。

功效主治 清热解毒，祛风消肿。主治风毒，酒毒所致面疮，酒渣鼻。

临床用法 1 日 2 次，1 次 6g，饭后温水调服。

注意事项 忌食辛辣刺激性食物，戒烟酒。

防风散

《普济方》

药物组成 防风　轻粉　荆芥各 0.6g　密陀僧　乳香各 3g

制作方法 共研为细末。

功效主治 活血软坚，祛风止痒。主治面上风刺、粉刺。

临床用法 夜用药末 3g 涂面上，用乳汁调敷，次日晨起，再用盐荆芥汤洗。

注意事项 忌食辛辣刺激性食物，戒烟酒。

防风散

《圣济总录》

药物组成 防风_{去叉} 杏仁_{去皮尖炒黄} 白僵蚕_炒各60g 甘草_{炙锉}0.3g

制作方法 上药共研为细末。

功效主治 除湿，祛风，止痒。主治风毒，面生晶瘖，遍体瘙痒。

临床用法 1日1次，1次9g，空腹蜜酒调服。

注意事项 切忌抓搔。

矾石散

《圣济总录》

药物组成 矾石_{烧令汁尽}0.3g 白石蜡0.3g 白蔹0.9g 杏仁15g

制作方法 共研为细末，用蛋清调令匀。

功效主治 清热解毒，敛疮生肌。主治面疮。

临床用法 临卧时，先用浆水洗面，后涂药，第2日用井水洗。

注意事项 忌食辛辣刺激性食物，戒烟酒。

矾石散

《普济方》

药物组成 白矾 石硫黄 白附子各60g

制作方法 共研为细末。

功效主治 杀虫解毒，祛风止痒。主治痤疮，面色晦暗。

临床用法 用水浸渍取汁，洗面搽之。

注意事项 避日光，忌辛辣刺激食物，戒烟酒。

柏连散

《世医得效方》

药物组成 铅粉 黄柏 黄连各等份

制作方法 共研为细末。

功效主治 清热解毒，燥湿敛疮。主治面部热毒恶疮。

临床用法 视疮面大小，散细末于疮上，若疮干，用面脂调涂，1日3次。

注意事项 忌食辛燥厚味。

柳絮散

《普济方》

919

药物组成　柳絮揭末　轻粉各等份

制作方法　共研为细末。

功效主治　疏风，杀虫，止痒。主治面疮，化脓或溃破。

临床用法　灯盏中油调涂，不拘次数。

注意事项　忌食辛辣刺激性食物。

枸杞子散

《太平圣惠方》

药物组成　枸杞子　白茯苓　杏仁　防风　细辛　白芷各30g

制作方法　共研为细末。

功效主治　滋补肝肾，祛风利水。主治面疮。

临床用法　夜卧时，用浆水洗面后敷药。

注意事项　避日光，忌食辛辣刺激性食物，戒烟酒。

钟乳粉散

《普济方》

药物组成　玉女粉　白及各7.5g　细辛　轻粉各1.5g　密陀僧4.5g　白附子　钟乳粉　白蔹各6g

制作方法　共研为极细末。

功效主治　清热解毒，敛疮养颜。主治痤疮。

临床用法　用乳汁或温水调药末涂患处，卧时用，第2日早晨用温水洗去。

注意事项　忌食辛辣刺激性食物，戒烟酒。

莹肌如玉散

《卫生宝鉴》

药物组成　皂角1.5kg　糯米1.5kg　绿豆150g　楮实150g　白及30g　白丁香15g　缩砂15g　升麻240g　甘松21g　山奈子9g

制作方法　共研为细末。

功效主治　解毒软坚，去垢养颜。主治面部暗疮及粉刺。

临床用法　水调敷面。

注意事项　忌食辛辣刺激性食物，戒烟酒。

黄连散

《普济方》

药物组成　黄连20g　木兰皮15g　大猪肚1个

制作方法　将前2味药研为细末，纳猪肚中缝合，入锅内蒸熟，取出细切曝干，研为细末。

功效主治　清热解毒，燥湿敛

920

疮。主治面疮。

临床用法 1次6g，空腹临卧时温水调服。

注意事项 忌食辛辣刺激性食物，戒烟酒。

麻黄散

《普济方》

药物组成 麻黄 杏仁 甘草各90g

制作方法 共研为细末。

功效主治 利水消肿，祛风解毒。主治面疮。

临床用法 1日3次，1次3g，温酒调服。面皮干包。

注意事项 忌食辛辣刺激性食物，戒烟酒。

紫参散

《圣济总录》

药物组成 紫参 防风去芦 茴香子微炒 苦参 何首乌炒去黑皮 威灵仙去苗土 天麻 丹参 卷柏各30g 乌蛇 白花蛇二蛇同浸酒中7日炙各90g 苍术去皮炒1.5kg 胡麻子蒸熟入锅炒焦10kg

制作方法 共研为细末。

功效主治 祛风除湿，活血通络。主治肺脾风毒攻面，皮肤生

疮。

临床用法 1日3次，1次4.5g，温蜜水调下。

注意事项 忌食辛燥之品。

雄黄散

《普济方》

药物组成 雄黄 轻粉 水银各等份

制作方法 共研为细末，用腊月猪脂，调和成膏。

功效主治 清热解毒，燥湿敛疮。主治面上生疮。

临床用法 1次3g，敷疮上。

注意事项 忌食辛辣刺激性食物，戒烟酒。

藁本散

《杨氏家藏方》

药物组成 藁本120g 黑牵牛60g 黑豆30g 皂角30g

制作方法 共研为细末。

功效主治 利水消肿，祛风软坚。主治痤疮，多脓头黑刺。

临床用法 煎水常洗面。

注意事项 忌食辛辣刺激性食物，戒烟酒。

藿香散

《御药院方》

药物组成 藿香叶 零陵香 皂角_{去皮炙} 檀香 沉香各30g 香白芷60g 白丁香 黄明胶_{锉碎} 丁香各21g 冰片7.5g 糯米1L

制作方法 共研为细末。

功效主治 芳香辟秽，爽面养颜。主治粉刺。

临床用法 水调涂患处。

注意事项 忌食辛辣刺激性食物，戒烟酒。

922 面斑

八白散

《串雅内外编》

药物组成 白丁香 白僵蚕 白附子 白牵牛 白茯苓 白蒺藜 白芷 白及各等份

制作方法 上药共研为细末，入皂角20g，加大豆少许为末。

功效主治 祛风化痰，润肤养颜。主治面部痤疮、老年斑及各类色素沉着。

临床用法 1次10g，温水500ml，溶解后洗面。

注意事项 调畅情志，忌劳累。

丹砂散

《圣济总录》

药物组成 丹砂 桃花各150g

制作方法 先将桃花研如膏状，次入丹砂，共研极细末。

功效主治 活血解毒，清热疗疮。主治痤疮。

临床用法 1日3次，1次3g，空腹井水调服。

注意事项 不宜久服。

玉容散

《验方新编》

药物组成 绿豆80g 荷花瓣60g 滑石 白芷 白附子各15g 冰片 密陀僧各6g

制作方法 将上药共研细末。

功效主治 清解风热，解毒消斑。主治雀斑，痤疮，酒渣鼻，及面上斑点。

临床用法 1次1~3g，早晚洗脸后涂搽。

注意事项 注意调畅情志。

汗斑

枯硫散 ※

《常见病验方
研究参考资料》

药物组成　枯矾　硫黄各等份
制作方法　共研为细末。
功效主治　解毒，杀虫。主治
汗斑。
临床用法　用生姜片蘸药末搽
患处。
注意事项　忌数日不洗澡。

枯矾硼砂散

《常见病验方
研究参考资料》

药物组成　枯矾6g　硼砂3g
制作方法　上药共研为细末。
功效主治　清热解毒，杀虫止
痒。主治汗斑。
临床用法　将上药用醋调匀取
适量敷患处，1日2～3次。
注意事项　平时勤换衣、勤洗
浴，保持患部清洁。

密陀僧散

《常见病验方
研究参考资料》

药物组成　密陀僧
制作方法　研为细末，用生姜
汁调匀备用。
功效主治　燥湿，杀虫，敛
疮。主治汗斑。
临床用法　取上药适量敷患
处，1日2～3次。
注意事项　勤热浴，保持患部
清洁。

密陀螵蛸散 ※

《常见病验方
研究参考资料》

药物组成　密陀僧　海螵蛸各
30g　硫黄15g
制作方法　上药共研为细末，
用生姜汁调成糊状备用。
功效主治　燥湿，杀虫，止
痒。主治汗斑。
临床用法　取上药适量搽患
处，1日2～3次。
注意事项　保持患部清洁。

923

柳枝散

《普济方》

药物组成 垂柳枝 150g 苦参 60g 黄芩 30g

制作方法 上药共研为粗末，以药物和水 1：10 的比例，浓煎，滤渣，研入好墨 5ml 拌匀，再熬成膏。

功效主治 清热凉血，解毒燥湿。主治漆疮，四肢壮热。

临床用法 1 次 5g，1 日 4 次，外敷。

注意事项 远离过敏源。

924

瘢痕

白莲散

《御药院方》

药物组成 花碱 桑柴灰 风化石灰各 6g 糯米 9g

制作方法 入瓷石罐内，瓦盖口，用黄泥固定，用武火烧 1 小时左右，取出放冷，研为细末。

功效主治 蚀疮去瘢。主治诸疮瘢痕。

临床用法 搽患处，不拘时。

注意事项 忌食辛燥、鱼虾类食品。

青金散

《卫生总微》

药物组成 白蒺藜 山栀子青黛各 15g 儿粉 3g

制作方法 上药共研为细末，用麻油调为膏状。

功效主治 清热解毒，蚀疮消瘢。主治疮疹后瘢痕不消。

临床用法 用膏适量涂于患处。

注意事项 忌用不洁之利器刮削患部。

酒渣鼻

冬瓜子散

《太平圣惠方》

药物组成 冬瓜子仁 柏子仁白茯苓 葵子 炒枳实各 30g 栀子仁 60g

制作方法 上药共研细末。

功效主治 润肠通便，泻火解

毒。主治鼻面酒䵢如麻豆，疼痛黄水出。

临床用法 1次6g，1日3次，饭后米汤调服。

注意事项 忌食辛辣刺激性食物，戒烟、酒。

清肺散

《普济方》

药物组成 蔓荆子 桑白皮各30g 甘草15g 荆芥穗45g

制作方法 共研为细末。

功效主治 清肺散热，祛风解毒。主治风热袭肺所致酒渣鼻。

临床用法 1次3g，1日2次，茶水调服。

注意事项 忌食辛辣刺激性食物，戒烟酒。

硫黄散

《世医得效方》

药物组成 硫黄生 轻粉各3g 杏仁30g

制作方法 上药共研为细末。

功效主治 解毒散结。主治酒䵢鼻，鼻上生黑粉刺。

临床用法 取药末适量用唾液调，临卧涂鼻上，早晨洗去，1日1次。

注意事项 忌食辛辣刺激性食物，戒烟酒。

脂溢性皮炎

玉肌散

《外科正宗》

药物组成 绿豆50g 滑石 白芷 白附子各6g

制作方法 共研为细末。

功效主治 清热燥湿，疏风止痒。主治白屑风（脂溢性皮炎）皮肤作痒，雀斑及酒刺。

临床用法 1次3~5g，早晚洗面时汤调洗患处。

注意事项 调畅情志，忌食辛燥之品。

防风荆芥散

《圣济总录》

药物组成 荆芥穗 香附 甘菊花各15g 炙甘草105g 川芎 白芷 羌活 防风各90g

制作方法 共研为细末。

功效主治 清热解毒，活血祛风。主治脂溢性皮炎，头皮肿痒，

925

多生白屑。

临床用法　1次3g，不定时茶水调服。

注意事项　忌食辛燥鱼虾类食物。

惜梳发神效散

《海上名方》

药物组成　当归　荆芥　黑牵牛　白芷　威灵仙　侧柏叶　诃子各等份

制作方法　共研为细末。

功效主治　和血祛风，杀虫止痒。主治脂溢性皮炎，风屑垢腻。

临床用法　上药撒发中，次早洗之。

注意事项　忌用量过度。

脱发

茯苓白术散

《普济方》

药物组成　白术500g　茯苓　泽泻　猪苓各120g　桂心250g

制作方法　共研为细末。

功效主治　清热利水，通阳生

发。主治发白秃落，多生白屑。

临床用法　1日3次，1次3g，饭后温水调服。

注意事项　阴虚阳盛者忌用。

滋荣散

《御药院方》

药物组成　焙生姜　人参各30g

制作方法　研为细末。

功效主治　祛风杀虫，益气生发。主治髭发脱落。

临床用法　用生姜1片，蘸药末于发落处搽之，1日2次。

注意事项　忌用量过度。

水田皮炎

雄黄石灰散※

《全国中草药新医疗法展览会资料选编》

药物组成　雄黄　大枫子各30g　梅片（或樟脑粉）1g　熟石灰15g

制作方法　上药共研为细末。

功效主治　解毒清热，祛风止

痒。主治水田皮炎。

临床用法 先用青凡木捣烂或用苦楝树皮（或刺苋菜）浸泡取汁清洗患处，然后撒上药末。

注意事项 避免接触污水。

肛肠科·痔疮

八宝散

《普济方》

药物组成 大附子_{去皮脐} 猬皮_{烧灰存性} 皂角_{烧灰}30g 楹藤子_{去皮脐} 猪牙皂角_{去皮}各30g 乳香7g 枯白矾15g 硫黄7.5g

制作方法 共研为细末，醋和为丸。

功效主治 解毒化瘀，燥湿祛痰。主治肠风痔漏。

临床用法 1次0.7g，温酒送服。

注意事项 孕妇及体虚之人忌用。

九华散

《全国中草药新医疗法展览会资料选编》

药物组成 滑石粉600g 龙骨120g 月石90g 川贝 银朱 乳香 没药 冰片各18g

制作方法 上药共研为细末。

功效主治 清热散结，活血化瘀。主治内外痔及肛瘘。

临床用法 1日1～2次，外用，敷疗患处。

注意事项 忌辛辣香燥之品。

九华散Ⅱ号※

《全国中草药新医疗法展览会资料选编》

药物组成 滑石500g 月石90g 煅龙骨120g 浙贝 银朱 冰片各18g

927

制作方法 将上药共研细末。

功效主治 除湿止血。主治内外痔、肛瘘。

临床用法 外用，敷疗患部，同时采取手术治疗。

注意事项 忌食辛辣油腻之品。

五灵脂散

《普济方》

药物组成 穿山甲60g 五灵脂_炒 黄丹 白矾 轻粉各30g

制作方法 上药煅后，研为细末。

功效主治　拔毒，消肿，止痛。主治痔疮肿硬疼痛，坐卧不安。

临床用法　1次3g，酒150ml，煎服。

注意事项　忌食辛辣肥甘之品。

止血散

《全国中草药新医疗法展览会资料选编》

药物组成　煅龙骨24g　制象皮24g　煅甘石18g　海螵蛸30g　樟丹12g　朱砂6g

制作方法　将上药共研细末。

功效主治　收敛止血。主治内痔。

临床用法　1日3次，1次2～5g，温水冲服。

注意事项　忌食辛辣油腻之品。

生肌散

《外科正宗》

药物组成　乳香　没药各30g　海螵蛸_{水煮}15g　轻粉6g　黄丹_{飞炒}30g　龙骨_煅各12g　赤石脂_煅60g　血竭6g　熊胆各12g　冰片3g　麝香3g　珍珠_煅6g

制作方法　共研极细末，瓷罐收贮。

功效主治　解毒活血，疗痔生肌。主治痔疮。

临床用法　1日2次，外敷。

注意事项　保持大便通畅，忌劳累。

生肌散

《摄生众妙方》

药物组成　五倍子_{炒黄}60g　乳香　没药　孩儿茶各3g　白矾1.5g

制作方法　共研为细末。

功效主治　燥湿祛瘀，生肌敛疮。主治痔疮瘘疾。

临床用法　以竹管将药末吹入患处。

注意事项　忌食辛辣、油腻食品。

生肌散

《全国中草药新医疗法展览会资料选编》

药物组成　血竭3g　儿茶　乳香　没药　人中白各9g　象皮15g　冰片2g

制作方法　将上药共研细末。

功效主治　活血祛瘀。主治内

痔。

临床用法 1 日 3 次，1 次3~5g，温水冲服。

注意事项 忌食辛辣油腻之品。

生肌散 Ⅱ号

《全国中草药新医疗法展览会资料选编》

药物组成 煅龙骨 15g 乳香没药 血竭各 9g 儿茶 白芷各 6g 轻粉 1.5g 煅石膏 30g 冰片 3g

制作方法 将上药共研为末备用。

功效主治 活血祛瘀，敛疮生肌。主治内外痔及肛瘘。

临床用法 外敷患部，同时采取手术治疗。

注意事项 忌食辛辣油腻之品。

地榆散

《仁斋直指方论》

药物组成 地榆 黄芪 枳壳 槟榔 川芎 黄芩 赤芍 槐花 羌活各 15g 白蔹 露蜂房炒焦 炙甘草各 30g

制作方法 共研为细末。

功效主治 凉血活血，消肿止痛。主治痔疮肿痛。

临床用法 1 次 9g，水煎服。

注意事项 忌食辛辣温燥之品。

冰血散※

《陕西中医验方选编》

药物组成 胡黄连 15g 血竭儿茶各 9g 熊胆 冰片 麝香各 3g

制作方法 上药共研细末备用。

功效主治 清热解毒，凉血止血。主治痔疮疼痛、出血。

临床用法 取药末适量，水调敷患处。

注意事项 忌辛辣燥食。

连柏散

《普济方》

药物组成 黄连去须30g 黄柏去粗皮60g 轻粉 3g

制作方法 共研为细末。

功效主治 清热燥湿，散毒止痛。主治痔疮疼痛。

临床用法 1 日 3 次，贴疮上。

注意事项 保持外阴清洁。

929

没药散

《圣济总录》

药物组成 没药 30g 黄矾 白矾 人中白_{火煅}各 15g 麝香_研3g

制作方法 共研为细末。

功效主治 活血解毒，消肿止痛。主治痔疮。

临床用法 用葱汤洗后，干撒患处。

注意事项 忌食辛燥之品。

鸡冠散

《普济方》

药物组成 鸡冠花_焙 羌活各 30g 棕榈_{烧灰}60g

制作方法 上药共研为细末。

功效主治 清热除湿，凉血止血。主治小儿痔疮，下血不止。

临床用法 1 次 9g，1 日 3~4 次，粥饮调服。

注意事项 忌食辛燥之品。

鸡峰乌金散

《仁斋直指方论》

药物组成 穿山甲 刺猬

皮_{同炒} 猪牙皂角 黄牛角心_{碎炒黄} 槐子 皂荚刺 枳壳 贯众 牛角 阿胶各等份

制作方法 共研为细末。

功效主治 行气活血，破瘀散结。主治痔疮。

临床用法 1 次 45g，置于胡桃肉中同研，酒调服。

注意事项 忌食辛辣温燥之品。

青黄散

《陕西中医验方选编》

药物组成 藤黄 2.5g 青黛 1.5g

制作方法 上药共研细末备用。

功效主治 凉血止血。主治外痔。

临床用法 取药末，用猪胆汁调敷患处，每日 3 次。

注意事项 忌食辛辣温燥之品。

矾硝散

《普济方》

药物组成 朴硝_{另研} 白矾 五倍子各等份

制作方法 共研为细末。

功效主治 枯痔止痛。主治痔疮疼痛难忍。

临床用法 先用朴硝煎汤淋洗患处，干后，水调余药为膏涂敷。

注意事项 忌食辛燥之品

刺猬皮散※

《常见病验方
研究参考资料》

药物组成 炙刺猬皮9g
制作方法 研为细末。
功效主治 凉血，止血，定痛。用于痔核出血，脱肛。
临床用法 1次3g，1日3次，用槐米炭、地榆炭各9g，浓煎3次，以药汁送服药末。
注意事项 忌食辛辣之品。

定痛散

《普济方》

药物组成 炙防己
制作方法 研为细末。
功效主治 利湿，消肿，止痛。主治痔疮疼痛不可忍。
临床用法 1次15g，置入浓煎瓦松汤中熏洗患处。
注意事项 忌食辛燥之品。

荆芥散

《普济方》

药物组成 荆芥 薄荷 枳壳（麸炒微黄去瓤）各30g
制作方法 将上药共研细末。
功效主治 祛风清热，行气止血。主治小儿痔疾，下血不止。
临床用法 1次1.5g，1日3~4次，粥饮调服。
注意事项 忌食辛燥之品。

荆芥穗散

《妇人大全良方》

931

药物组成 荆芥穗 黄芪 熟地黄 桑耳 地榆 樗白皮 皂角刺 干姜 槐角 牛蒡子 当归甘草各等份
制作方法 将上药研为细末。
功效主治 清热通便，凉血止血。主治痔疮，时有下血。
临床用法 1次6g，饭前米汤调服。
注意事项 忌食辛燥之品。

枳壳散

《太平圣惠方》

药物组成 枳壳60g 鬼箭羽30g 木香15g 鬼臼30g 槐角60g

制作方法 将上药研为粗末。

功效主治 解毒去瘀，凉血止血，行气散结。主治痔疮下血，痒痛不可忍。

临床用法 将药末用文火炒热，用纱布包裹温熨患处。

注意事项 忌食辛燥之品。

疗痔散※

《常见病验方
研究参考资料》

932

药物组成 轻粉 孩儿茶 龙骨各3g 梅片1.5g

制作方法 共研为细末。

功效主治 解毒收湿，生肌敛疮。主治痔疮初起。

临床用法 先以淡盐水洗净患处，湿则干撒，干则香油调上。

注意事项 忌食辛辣之品。

胜金散

《普济方》

药物组成 贯众 萆薢等份

制作方法 研为细末，醋煮面糊和为丸，如梧桐子大。

功效主治 清热解毒，排脓生肌。主治痔疮积脓久不愈。

临床用法 1次4g，饭前温水送服。

注意事项 忌食辛辣温燥之品。

穿山甲散

《太平圣惠方》

药物组成 穿山甲炙令黄60g 麝香细研0.3g

制作方法 将上药分别研细末，然后共研匀。

功效主治 散结止痛，活血通经。主治小儿痔生肛周，或成疮，痛楚难忍。

临床用法 1次1.5g，1日3次，饭前煎黄芪汤调服。

注意事项 忌食辛燥之品。

济生莲蕊散

《万病回春》

药物组成 莲蕊焙30g 黑牵牛炒 大黄半生半熟各66g 当归9g 五倍子9g 黄连9g 乳香3g 没药3g 矾红9g

制作方法 共研为细末，或酒糊为丸。

功效主治 清热通腑，活血止痛。主治肠风痔漏。

临床用法 服药前禁食，次日空腹，用猪肉汤4ml和好酒6ml共煎，调药3.6g服；丸剂1次4.5g，淡猪肉汤送服。

注意事项 大便见紫血或如烂杏，五色夹者为效；忌酒色、发物、鱼羊狗肉等。

夏枯草散

《普济方》

药物组成 夏枯草 荆芥 灯芯草各30g 枳壳 龙胆草 朴硝各15g 轻粉1.5g

制作方法 共研为粗末。

功效主治 清热解毒，行气散结。主治痔疮。

临床用法 上药以水3500ml，煎至1500ml，洗患处。

注意事项 忌食辛燥之品。

唤痔散

《外科正宗》

药物组成 草乌_生 刺猬皮_{烧存性}各3g 枯矾15g 食盐_炒9g 麝香1.5g 冰片0.6g

制作方法 共研为细末。

功效主治 解毒，燥湿，枯痔。主治内痔久不愈。

临床用法 先用温水洗净患部，后用唾液调药9g，纳入肛门。

注意事项 忌食辛燥之品。

消毒散

《普济方》

药物组成 黄芪_{蜜炙}45g 荆芥穗 槐花30g 皂角子仁_{炒熟} 蜗牛_{去壳}各30g 枳壳90g 薄荷15g

制作方法 共研为细末，蜜和为丸。

功效主治 益气托毒，凉血消痔。主治痔疮下血、痒痛。

临床用法 1次3g，饭后清茶送服。

注意事项 忌食辛燥、肥腻之品。

祛痛散

《圣济总录》

药物组成 皂角子_{麸炒}30g 薄荷_锉90g

制作方法 共研为细末。

功效主治 祛风凉血，解毒止血。主治痔疮下血、疼痛。

临床用法 1次6g，米汤送服。

注意事项 忌食辛辣温燥之品。

933

桑木耳散

《太平圣惠方》

药物组成 桑木耳_{微炒} 刺猬皮_{炙黄} 当归 羌活各 30g 枳壳_{麸炒}90g 槐栭 30g

制作方法 将上药共研细末。

功效主治 行气活血，祛风止痒。主治小儿痔疾久久不瘥，肛周痛痒。

临床用法 1 次 1.5g，1 日 3～4次，粥饮调服。

注意事项 忌食 辛燥之品。

黄芪散

《普济方》

药物组成 黄芪_锉 枳壳_{去瓤麸炒} 侧柏叶_{炙黄}各 30g

制作方法 将上药共研细末。

功效主治 补气升阳，凉血止血。主治小儿痔疾，下血不止。

临床用法 1 次 1.5g，1 日 3～4次，粥饮调服。

注意事项 忌食辛燥之品。

甜菜子散

《本草纲目》

药物组成 甜菜子 芸苔子 荆芥子 芜荽 莴苣子 蔓菁子 萝卜子 葱子各 10g 大鲫鱼_{去鳞肠}1 条

制作方法 将前 8 味药装放鱼腹中，缝合，煮熟放冷后，取出诸药研为细末。

功效主治 解毒，止血。主治痔瘘下血。

临床用法 1 次 6g，1 日 2 次，米汤调服。

注意事项 忌辛辣之品。

葱须散※

《本草纲目》

药物组成 葱须

制作方法 研为细末。

功效主治 消积去痔。主治饱食房劳，痔疮便血肠。

临床用法 1 次 6g，温酒送服。

934

注意事项 忌食辛辣之品。

棕榈散

《幼幼新书》

药物组成 棕榈_{烧灰} 荆芥_{去枝梗} 侧柏_{炙黄}各30g 牛膝 枳壳 黄芪各15g

制作方法 上药共研为细末。

功效主治 清热,凉血,益气。主治小儿痔疮肿痛出血。

临床用法 1次1.5g,乳食前用米饮调服。

注意事项 忌食辛燥之品。

槐鹅散

《太平圣惠方》

药物组成 槐蛾（槐耳）侧柏_{炙黄} 荆芥穗 棕榈_{烧灰} 黄牛角腮_{烧灰} 牛膝_{去苗炙}各15g

制作方法 将上药共研细末。

功效主治 清热解毒,凉血止血。主治小儿痔疮,下血不止,热毒流注,疼痛。

临床用法 1次1.5g,1日3~4次,粥饮调服。

注意事项 忌食辛燥之品。

槐花散※

《常见病验方研究参考资料》

药物组成 槐花米 黑木耳各9g 乌梅肉30g

制作方法 共研为细末。

功效主治 凉血止血,收湿敛疮。主治痔核出血。

临床用法 1次9g,开水冲服。

注意事项 忌食辛辣之品。

黑圣散

《仁斋直指方论》

药物组成 当归 川芎 茯苓 地榆 槐花_焙 败棕 艾叶_{烧灰存性} 百草霜各等份

制作方法 共研为细末。

功效主治 行血解毒,凉血止血。主治痔疮下血。

临床用法 1次6g,米汤送服。

注意事项 忌食辛辣温燥之品。

椿花散

《杨氏家藏方》

药物组成 臭橘 鸡冠花 椿花各等份

制作方法 研为细末。

功效主治 燥湿散瘀。主治痔疮。

临床用法 1次60g，水300ml，煎沸，乘热熏洗患处。

注意事项 忌食辛燥之品。

槟榔散

《太平圣惠方》

药物组成 槟榔锉 瞿麦穗 泽泻酒浸 防风 甜葶苈隔纸炒各15g 藁本 滑石碎各15g 木香 芫花醋浸各60g 干漆炒各15g 陈皮 郁李仁去皮各15g

制作方法 共研为细末。

功效主治 行气通便，消肿止痛。主治痔疮肿硬疼痛。

临床用法 1次3g，温酒送服。

注意事项 忌食辛辣温燥之品。

蝉蜕散

《卫生家宝方》

药物组成 蝉蜕 蛇床子 穿山甲 皂角刺 木鳖子各等份

制作方法 共研为粗末。

功效主治 化瘀通络，解毒散洁。主治痔疮。

临床用法 水煎，熏洗患处。

注意事项 忌食辛燥之品。

猬皮散

《普济方》

药物组成 刺猬皮炙 枳壳去瓤麸炒 当归锉炒 槐角炒各30g

制作方法 上药共研为细末。

功效主治 清热凉血，行气通腑。主治小儿痔疾下血，下腹疼痛。

临床用法 1次1.5g，1日3~4次，粥饮调服。

注意事项 忌食辛燥之品。

猬皮散

《医方妙选》

药物组成 刺猬皮烧灰 鳖

甲_{涂酥炙黄去裙}　蛇蜕皮_{烧灰}各30g　露蜂房_{微炒}15g　麝香3g

制作方法　上药共研为细末。

功效主治　清热，解毒，杀虫。主治小儿痔疮肿痛。

临床用法　1次1.5g，米饮调服，或酌情加减。

注意事项　忌食辛燥之品。

铜绿散※

《本草纲目》

药物组成　镜锈铜绿　五倍子各等份

制作方法　研为细末。

功效主治　解毒疗疮。主治痔疮疳瘘，腋臭。

临床用法　用米泔水洗后，将药末调敷患处。

注意事项　忌食辛燥之品。

鳖甲散

《太平圣惠方》

药物组成　鳖甲_{醋炙黄去裙}　刺猬皮_{炙黄}各30g　蛇皮_{烧灰}　槟榔各0.9g　露蜂房_{微炙}15g　猪悬蹄甲_{炙黄}7枚　麝香_{细研}0.3g

制作方法　将上药研为细末，入另研药共研匀。

功效主治　祛风散结，活血消

肿。主治小儿痔疾，肛周生痔核，寒热疼痛。

临床用法　1次1.5g，1日3次，饭前粥饮调服。

注意事项　忌食辛燥之品。

脱肛

二金散

《普济方》

药物组成　龙骨30g　龟_{活者涂醋炙黄}1枚

制作方法　上药共研为细末。

功效主治　涩肠固脱。主治小儿久痢，大肠虚冷，肛门脱出。

临床用法　1次1～1.5g，内服或干贴脱出患部。

注意事项　保持外阴清洁，防止感染。

五倍子散

《普济方》

药物组成　五倍子　地榆　诃子各等份

制作方法　上药共研为细末。

功效主治　涩肠固脱。主治小

937

儿脱肛。

临床用法　1 次1.5～3g，米汤调服。

注意事项　保持外阴清洁，以防感染。

托肛散※

《陕西中医验方选编》

药物组成　党参　黄芪各 30g　升麻　当归　柴胡　石榴皮　白术　甘草各 9g　乌梅肉 12g

制作方法　上药共研为细末，枣肉为丸备用。

功效主治　补中益气，升阳举陷。主治脱肛日久不愈，肛门红肿。

938

临床用法　1 日2次，1 次9g，温水送服。

注意事项　忌食生冷。

升举散※

《陕西中医验方选编》

药物组成　黄芪　升麻各 9g　潞党参12g　鸡蛋3 枚

制作方法　将前 3 味药共研末，分装于 3 枚鸡蛋内，蒸熟备用。

功效主治　升阳举陷，补气固摄。主治气虚脱肛。

临床用法　取鸡蛋内服，1 次1 个，1 日 3 次。

注意事项　忌过度用力。

升提散※

《常见病验方研究参考资料》

药物组成　升麻 9g　乌梅 6g　浮萍 5g

制作方法　将升麻、乌梅炒炭，和浮萍共研细末备用。

功效主治　升阳举陷，解毒燥湿。主治脱肛。

临床用法　外敷患处，1 日1～3次。

注意事项　食燥辣。

龙骨散

《杨氏家藏方》

药物组成　龙骨　赤石脂　诃子煅去核　白术　枳壳麸炒去瓤各等份

制作方法　上药共研为细末。

功效主治　健脾涩肠。主治小儿久痢脱肛。

临床用法　1 次 3g，饭前用温米汤调服。

注意事项　保持患处清洁，防止感染。

龙骨散

《普济方》

药物组成 龙骨 诃子_炒各 0.3g 没石子_{大者}1 个 罂粟壳_{去瓤醋炒}3g

制作方法 上药共研为细末。

功效主治 涩肠固脱。主治大肠虚弱，肛门外脱。

临床用法 开水调服。

注意事项 忌食生冷油腻之品。

归肠散

《普济方》

药物组成 橡实_{蜜炙黄} 木贼_{烧灰存性}各 15g

制作方法 上药共研为细末。

功效主治 涩肠固脱。主治小儿肠虚脱肛。

临床用法 1 次 3g，于饭前用陈米汤调服。

注意事项 忌过度用力。

地榆散

《普济方》

药物组成 地榆_炒 干姜_炮 当归_{切焙} 缩砂仁各 0.3g

制作方法 上药共研为细末。

功效主治 温脾涩肠。主治小儿因患泻痢后，脱肛久不得收。

临床用法 1 次 1.5g，1 日 3 次，生姜和蜜少许，与热酒共调服。

注意事项 忌食生冷油腻。

赤石脂散

《普济方》

药物组成 赤石脂_{剔去上层} 伏龙肝各等份

制作方法 上药共研为细末。

功效主治 温中止痢，涩肠固脱。主治小儿久痢，肛门脱出。

临床用法 1 次 1.5g，1 日 3 次，温水送服。

注意事项 痢疾初起忌用。

939

附子散

《普济方》

药物组成　附子_{生去皮}　龙骨各30g

制作方法　上药共研为细末。

功效主治　温阳散寒，涩肠固脱。主治小儿大肠虚冷，肛门脱出，多因下痢得之。

临床用法　1次3g，敷在肛门上，治愈为止。

注意事项　保持外阴清洁，以防感染。

妙应散

《幼幼新书》

药物组成　天仙子_{淘去浮者炒黑}天台乌药各15g　白面0.3g　冰片1.5g

制作方法　将前2味药研为细末，与余药混匀。

功效主治　温脾阳以脱肠。主治小儿久痢，大肠虚冷，脱出肛门。

临床用法　1次1g，乳食前蜜汤调服。

注意事项　加强患儿调补。

枳壳荆芥散

《普济方》

药物组成　荆芥　防风　栝蒌木通　当归　皂角刺　甘草　陈皮　茯苓　枳壳各等份

制作方法　共研为细末。

功效主治　祛风解毒，行气止痛。主治肠风痔漏，脏毒下血，脱肛疼痛。

临床用法　1次15g，水30ml，煎至150ml，和滓温服。

注意事项　忌食辛辣温燥之品。

固脱散

《普济方》

药物组成　天仙子_炒　橡实各20g　曼陀罗10g

制作方法　上药共研为细末。

功效主治　涩肠固脱。主治小儿脱肛。

临床用法　1次1g，用蜜水调服。

注意事项　曼陀罗有毒，慎用。

黄芪散

《普济方》

药物组成 黄芪锉炒0.9g 附子去皮脐生用 桑黄蜜炙熟各30g 白矾烧灰15g

制作方法 上药共研为细末。

功效主治 益气温阳，燥湿止痒。主治小儿脱肛，肛周湿痒。

临床用法 用棉球蘸药，塞入肛中。

注意事项 保持外阴清洁，防止感染。

蛇床子散

《普济方》

药物组成 蛇床子 藜芦 槐白皮 苦参 芜荑仁 白矾

制作方法 上药共研为细末。

功效主治 清热燥湿，杀虫止痒。主治小儿脱肛。

临床用法 1次3g，水3L煎取1L，冲洗肛门。

注意事项 保持外阴清洁，防止感染。

猬皮散

《证治准绳》

药物组成 刺猬皮烧存性1张 磁石15g 桂心9g 鳖甲慢火炙黄1枚

制作方法 将上药共研细末。

功效主治 收敛固脱。主治肛门脱出不收。

临床用法 1次9g，1日3次，饭前米汤调服。

注意事项 保持外阴清洁，防止感染。

鳖头散

《圣济总录》

941

药物组成 鳖头烧灰存性1枚 天仙子炒0.9g

制作方法 上药共研为细末。

功效主治 涩肠固脱。主治小儿脱肛。

临床用法 先用一块砖，烧赤用醋0.5L泼之，待温度适宜，将药末放砖上熏，人坐于上熏之。或用米汤空腹调下1.5g。量儿大小酌情加减剂量。

注意事项 保持外阴清洁，防止感染。

鳖头散

《普济方》

药物组成 东壁土 五色龙骨各 1.5g 卷柏 12g 鳖头_{炙焦}1 枚

制作方法 上药共研为细末。

功效主治 燥湿止痒，涩肠固脱。主治小儿久痢脱肛。

临床用法 将沾药棉球塞入肛中。

注意事项 同时内服调理以治本。

肛周脓肿

立消散

《证治准绳》

药物组成 全蝎_炒 核桃_{去壳肉只用隔膜炒}各等份

制作方法 上药共研为细末。

功效主治 解毒排脓，润肠通便。主治肛周脓肿。

临床用法 1 次 9g，晨起空腹和排便后各 1 次，酒调服。

注意事项 忌辛辣、香燥之品。

复元通气散

《普济方》

药物组成 穿山甲_{酒浸炙焦}6g 天花粉_{酒浸} 白芷 茴香_炒 白牵牛末_炒 延胡索 木香 当归 甘草_炙各 30g 青木香 15g

制作方法 共研为细末。

功效主治 行气活血，消肿散结。主治便毒初发。

临床用法 1 次 6g，温酒调服。

注意事项 孕妇忌用。

肛裂肛瘘

蚯蚓蜣螂散※

《常见病验方研究参考资料》

药物组成 蚯蚓 40 条 蜣螂 8 个

制作方法 炙干，研为细末。

功效主治 凉血止血，除湿敛疮。主治肛瘘、痔漏。

临床用法 1.5～3g，早晚服。

注意事项 忌食辛辣之品。

麝香散

《普济方》

药物组成 黄连 麝香各15g

制作方法 上药分别研末，混匀。

功效主治 清热燥湿，解毒止痢。主治久患泻痢，肛裂，红肿。

临床用法 用竹筒吹入肛中。

注意事项 保持局部清洁，防止感染。

骨伤科·骨折

二白半夏散※

《常见病验方
研究参考资料》

药物组成 白芷 生半夏 白及各等份

制作方法 共研为细末。

功效主治 燥湿化痰，敛疮生肌。主治跌打鼻梁骨折及金疮。

临床用法 取药末敷患处。

注意事项 忌食辛辣之品。

七厘散

《跌损妙方》

药物组成 归尾 红花 桃仁 大黄酒浸 自然铜醋煅7次各3g 䗪虫去头足炙焦15g 黄麻根烧存性 乳香 没药 孩儿茶 朱砂 雄黄 骨碎补 古铜钱醋煅7次各9g 麝香1.5g

制作方法 共研为细末。

功效主治 活血化瘀，通络止痛。主治跌打损伤，骨断筋伤。

临床用法 1次3g，小儿1g，陈酒送服，汗出为度。

注意事项 体虚之人慎用。

943

七叶接骨散※

《全国中草药新医疗法
展览会资料选编》

药物组成 绿葡萄根5kg 大接骨丹叶1.5kg 小接骨丹叶1.5kg 大黄药全草1.5kg 叶上花根及叶2kg 三爪金龙叶2kg 大黄袍叶3kg 飞龙掌血根1kg 五爪金龙叶2.5kg 小藤仲根及叶2.5kg

制作方法 上药共研为细末。

功效主治 续筋接骨，解毒活血。主治骨折。

临床用法 骨折复位，小夹板固定。取药末适量先用酒拌湿，再加水调成糊状，摊在纱布上，敷于患处，1～3日换药1次，可配合内服碎补红花药酒。

注意事项 加强营养，促进骨痂愈合。

八厘散

《全国中草药新医疗法展览会资料选编》

药物组成 煅自然铜 乳香 没药 血竭各9g 红花 苏木 番木鳖各3g 丁香粉1.5g 麝香0.3g

制作方法 将上药共研为末备用。

功效主治 活血通络。主治四肢骨折，尤以闭合型为佳。

临床用法 1日2次，1次0.1～0.6g，黄酒送服。

注意事项 本品适用于骨折中期治疗（骨折2周到临床愈合）。

川黄散※

《陕西中医验方选编》

药物组成 骨碎补 麻黄根 土鳖虫 雄黄各6g 朱砂 血竭 自然铜各6g 当归尾 酸枣仁 儿茶 川大黄各3g 麝香0.15g

制作方法 上药共研为细末，备用。

功效主治 活血化瘀，定痛止血。主治骨折疼痛、出血。

临床用法 1次0.09～0.15g，用酒冲服。

注意事项 忌生冷食物。

马钱枳壳散※

《全国中草药新医疗法展览会资料选编》

药物组成 马钱子500g 枳壳1kg 甘草50g

制作方法 将马钱与甘草同置缸内用冷水浸泡，每日换水1次，15天后将马钱子毛刮净，切片晒干，用细砂炒成黄色，再浸在童便中（冬季2～3周，夏季4～5日），然后用流水冲洗1.5日，阴干研为末。枳壳（生熟皆可）用童便浸泡2～3日，取出用水洗净，阴干研为细末。将两种药末按1：2（前1后2）比例与甘草共研为细末。

功效主治 活血化瘀，消肿止痛。主治骨折。

临床用法 1日3次，1次2g，极量每日8g，开水冲服，儿童酌减，同时行断骨复位固定。

注意事项 马钱子有剧毒，内服不可过量。服药后，出现肌肉抽搐、患处跳动感、头晕，可大量饮水（或饮甘草水）解之。孕妇、高血压、高烧及精神病患者慎用。

龙牡锁阳散※

《常见病验方研究参考资料》

药物组成 煅龙骨 煅牡蛎 锁阳各等份

制作方法 共研为细末。

功效主治 补肾助阳，敛湿疗伤。主治骨折。

临床用法 1次6g，黄酒送服。

注意事项 忌揉搓伤处。

归地散※

《全国中草药新医疗法展览会资料选编》

药物组成 当归 自然铜 川芎 牛膝各12g 赤芍 生地 地鳖虫各9g 红花 桂枝各6g 乳香 没药各4.5g

制作方法 将上药共研为末，备用。

功效主治 活血通络，行气止痛。主治骨折。

临床用法 1日3次，1次3～5g，开水冲服。

注意事项 加强营养，促进骨折愈合。

白及三根散※

《全国中草药新医疗法展览会资料选编》

药物组成 苎麻根30g 小白及210g 杨桃根60g 绿葡萄根60g

制作方法 将上药研为细末，酒炒备用。

功效主治 活血化瘀，消肿止痛。主治骨折。

临床用法 骨折复位后外敷，夹板固定。

注意事项 加强营养，促进骨质愈合。

加减活血住痛散

《救伤秘旨》

药物组成 当归 穿山甲 木瓜 牛膝各9g 乳香 没药各6g 独活 羌活 枳壳4.5g 小茴香 甘草 淮乌 川芎 白芷 人参 大茴香 血竭各3g 肉桂2.4g 麝香0.06g 生姜5片

制作方法 共研为粗末。

功效主治 行气活血，通络止痛。主治两腿环跳骨脱出，两胁筋

945

骨折断。

临床用法 上药水煎，和酒温服。

注意事项 宜静养，少活动。

骨折散Ⅰ号

《全国中草药新医疗法
展览会资料选编》

药物组成 大罗伞 冬青叶各30g 七叶莲15g 两面针9g 田七粉3g

制作方法 上药共研为细末。

功效主治 活血消肿。主治骨折。

临床用法 1日3次，1次4～5g，温水冲服。

注意事项 孕妇慎用。本品适用于骨折初期治疗。

骨折散Ⅱ号

《全国中草药新医疗法
展览会资料选编》

药物组成 小罗伞 大力王七叶莲 骨碎补 大驳骨各15g

制作方法 将上药共研细末。

功效主治 续筋接骨。主治骨折。

临床用法 1日3次，1次3～5g，开水冲服。

注意事项 本品适用于骨折愈合中期。

骨折散Ⅲ号

《全国中草药新医疗法
展览会资料选编》

药物组成 土黄芪15g 千斤拔15g 骨碎补15g 宽筋藤15g 鸡血藤30g

制作方法 将上药共研细末。

功效主治 舒筋通络。主治骨折。

临床用法 1日3次，1次3～5g，温水冲服。

注意事项 本品用于骨折后期，有利于机体功能恢复。

自然铜散

《张氏医通》

药物组成 自然铜煅红醋淬7次乳香 没药 当归身 羌活各等份

制作方法 上药共研为细末。

功效主治 活血化瘀，续筋接骨。主治外伤骨折。

临床用法 1次6g，1日2次，醇酒调服。

注意事项 孕妇忌用。

弃杖散

《全国中草药新医疗法
展览会资料选编》

药物组成 细辛 白芷 丁香 川乌 皂角 大黄 肉桂 红花 透骨草各 60g 姜黄 当归尾 紫荆皮各 120g

制作方法 上药共研细末，以凡士林调成药膏。

功效主治 活血消肿，温经通络。主治四肢骨折肿痛，尤以闭合型为佳。

临床用法 敷伤处，1 日 1 次。

注意事项 本品适用于骨折早期。不可内服。

没药散

《普济方》

药物组成 没药 30g 当归 地龙 自然铜各 9g 肉桂 炮川乌头 炮姜各 15g

制作方法 上药共研为细末。

功效主治 活血祛瘀，温经续骨。主治金疮伤筋折骨，疼痛。

临床用法 1 次 3g，1 日 3 次，温酒调下。

注意事项 服药前当先复位固定骨折部位。

败龟板散

《普济方》

药物组成 醋炙败龟板板 30g 没药 肉桂 煅自然铜 当归 炒骨碎补 白芷 防风各 15g

制作方法 上药共研为细末。

功效主治 养血活血，接骨定痛。主治骨折疼痛。

临床用法 1 次 6g，1 日 2 次，温酒调下。

注意事项 孕妇忌用。

接骨散※

《全国中草药新医疗法
展览会资料选编》

药物组成 大芦藤 6g 接骨丹皮（脉叶耳草）各 6g 芦子藤 12g 三条筋 3g 曼陀罗 3g

制作方法 将上药研为细末。

功效主治 活血止痛，接筋续骨。主治骨折。

临床用法 骨折整复固定后，将药末用酒调成糊状，涂在夹板缝隙内及周围，外包一层塑料纸，再用绷带包扎，每 2 日淋酒 1 次，出现水肿可用针刺破放出积液。7 日后如功能尚未恢复，再换药 1 次，包扎 3 日即可。

注意事项 保证营养，促进骨质愈合。

活血住痛散

《救伤秘旨》

药物组成 白芷 穿山甲 小茴香 甘草各 9g 当归 川芎各 6g 独活 羌活各 5g 木瓜 肉桂 淮乌各 3g 草乌 麝香各 1g

制作方法 共研为细末。

功效主治 活血祛瘀，温经通络。主治手指骨折断或两手肘腕骨臼脱出。

临床用法 将药末用姜酒调，顿服。

注意事项 阴虚及阳盛之人忌用。

神效佛手散

《跌损妙方》

药物组成 鹿茸 当归 肉苁蓉 禹余粮 菟丝子 桑螵蛸 紫石英 熟地 白芍 川芎 干姜 覆盆子 酸枣仁 五味子 琥珀 茯苓各等份

制作方法 共研为细末。

功效主治 温肾养血，接骨续筋。主治金疮重伤，筋骨折断。

948

临床用法 1 次 6g，加生姜 3 片，大枣 1 枚，水煎去渣温服。

注意事项 不宜搬动伤者，以免引发变症。

续筋散※

《全国中草药新医疗法展览会资料选编》

药物组成 罗汉松根二层皮 500g

制作方法 将上药研为细末。

功效主治 活血消肿，续筋接骨。主治骨折。

临床用法 骨折复位后，取上药适量，加水调成膏状，敷于伤处，夹板固定。

注意事项 加强营养，促进骨质愈合。

绿棚当归散※

《常见病验方研究参考资料》

药物组成 硼砂 绿豆 当归各 9g

制作方法 共研为细末。

功效主治 清热解毒，活血定痛。主治骨折疼痛。

临床用法 1 次 6g，苏木汤送服。

注意事项 孕妇慎服。

接骨散

《常见病验方
研究参考资料》

药物组成 土鳖虫酒炙10 个
蚯蚓瓦上焙干去土10 条 自然铜醋煅
骨碎补 乳香各9g

制作方法 共研为细末。

功效主治 活血散瘀，行气止
痛。主治骨折。

临床用法 1 次9g，用苏木煎
汤送服。

注意事项 孕妇忌服。

接骨散※

《陕西中医验方选编》

药物组成 乳香 没药 儿茶
三七 地榆 土鳖虫 地龙各
9g 自然铜15g 血竭花30g 藏
红花 虎骨 麝香各12g 白胶香
6g 珍珠3g

制作方法 上药共研为细末，
备用。

功效主治 活血通脉，强筋健
骨，消肿止痛。主治骨折红肿、疼
痛。

临床用法 1 日1 次，1 次6g，
酒调服用。

注意事项 忌生冷食物。

接骨散※

《全国中草药新医疗法
展览会资料选编》

药物组成 兰木树皮（越南
榆）80g 满山香（全株）20g
亮叶香叶（山胡椒）40g 三股筋
叶60g

制作方法 将上药洗净，晒
干，共研为细末。

功效主治 续筋接骨。主治骨
折。

临床用法 取药末适量，用温
水调成糊状，骨折复位后，外敷伤
处，厚约2mm，夹板固定，3～5
日换药1 次。

注意事项 加强营养，促进骨
质愈和。

接骨续筋散※

《全国中草药新医疗法
展览会资料选编》

药物组成 透骨消 散血草
爆疙蚤叶各120g 骨碎补（槲蕨）
夜合树皮 桤木树皮各60g 小
血藤 刺老包根 接骨丹根各90g
枇杷树皮150g

制作方法 将上药共研细末。

949

功效主治 活血化瘀，续筋接骨。主治骨折。

临床用法 开水调成糊状，骨折复位后外敷，夹板固定。第1周换药4次，第2周后递减，取夹板后再敷1次。

注意事项 开放性骨折应注意防止患处感染。

化瘀止痛散※

《中医秘验方》

药物组成 煅自然铜15g 土鳖虫7个

制作方法 共研为细末。

功效主治 活血止痛，接骨疗伤。主治骨折疼痛。

临床用法 取药末加酒冲服。

注意事项 孕妇忌服。

葛叶散

《普济方》

药物组成 葛叶 地松苗 续断 石灰末 旋复花 生地黄 益母草 麦门冬各15g

制作方法 上药除石灰末外，余药绞取汁，与石灰调饼，晒干，再研为细末。

功效主治 行血止痛，续骨生筋。主治金疮，筋骨折断者。

临床用法 1次6g，1日1次，外敷。

注意事项 敷药前宜复位固定骨折部位。

跌打散

《全国中草新医疗法展览会资料选编》

药物组成 冬青 七叶莲 熊胆木 山鸡茶 大罗伞各100g

制作方法 将上药共研细末。

功效主治 活血通络，消肿止痛。主治骨折。

临床用法 加适量香胶粉，酒煮外敷伤处。

注意事项 本品适用于骨折愈合中期治疗。

蒲黄散

《普济方》

药物组成 蒲黄0.9g 川芎当归锉微炒 桂心各15g 白芷细辛各30g

制作方法 上药共研为细末。

功效主治 养血活血，通经止痛。主治骨折筋伤，恶血攻心烦闷。

临床用法 1次6g，1日3~4次，生姜酒调服。

950

注意事项 加强营养，促进愈合。

定痛散※

《常见病验方
研究参考资料》

药物组成 硼砂 红砂糖 当归各9g

制作方法 共研为细末。

功效主治 活血化瘀，疗伤止痛。主治骨折疼痛。

临床用法 1次6g，用苏木汤送下，早晚各服1次。

注意事项 保护伤处避受碰撞。

滚山虫散※

《全国中草新医疗法
展览会资料选编》

药物组成 滚山虫（滚山珠、地罗汉）20g

制作方法 将上药研为细末。

功效主治 逐瘀通络，接骨续筋。主治骨折。

临床用法 顿服，3日1次。

注意事项 忌生冷、油腻。

整骨定痛散

《普济方》

药物组成 炒天花粉500g 炒甘草 陈皮各75g 没药 木香各30g 乳香 当归 血竭各45g 炮附子10g

制作方法 上药共研为细末。

功效主治 行气和血，接骨止痛。主治骨折疼痛。

临床用法 1次6g，1日2次，温酒调服。

注意事项 孕妇忌用。

折疗散※

《常见病验方
研究参考资料》

药物组成 螃蟹焙黄 蜗牛焙黄 川牛膝各30g

制作方法 共研为细末。

功效主治 清热凉血，散瘀止痛。主治骨折血瘀疼痛。

临床用法 1日3次，1次15g，温水送服。

注意事项 孕妇忌服。

损伤

二黄散※

《全国中草药新医疗法展览会资料选编》

药物组成　栀子 30g　大黄 12g　红花 3g　姜黄 15g

制作方法　将上药研为细末。

功效主治　活血祛瘀，解毒清热。主治跌打损伤，关节扭伤，腱鞘囊肿。

临床用法　取药末适量，用食油调敷患处。

注意事项　忌生冷、油腻。

刀口生肌散

《救伤秘旨》

药物组成　陈石灰 120g　大黄 30g　血竭　乳香去油　没药去油各 6g

制作方法　将前 2 味药同炒，令石灰如桃花色，去大黄，入余药共研为细末。

功效主治　活血祛瘀，蚀疮生肌。主治金疮新肉难生。

临床用法　将药末敷于患处，

若伤口烂者，用麻油调敷。

注意事项　忌抓搔，以防感染。

三黄散

《梅氏验方新编》

药物组成　金银花　归尾各 15g　大黄 12g　黄芩 6g　黄柏　赤芍各 9g　荆芥　薄荷　山慈姑　甘草各 6g　防风　黄连各 3g

制作方法　将上药研为粗末。

功效主治　清热解毒，去腐生肌。主治金疮，肿腐难去。

临床用法　水煎，用药水洗患处。

注意事项　保持患处清洁，防止感染。

三黄败毒散

《救伤秘旨》

药物组成　金银花 12g　防风　杉木蕊烧灰各 9g　黄连　黄芩　赤芍各 6g　黄柏 2.4g。

制作方法　共研为粗末。

功效主治　清热解毒，燥湿排脓。主治金疮，脓血难去。

临床用法　水煎待冷，用药液洗患处。

注意事项　忌食辛燥之品。

三七止痛散※

《常见病验方
研究参考资料》

药物组成 三七 9g 黄酒
150ml

制作方法 三七研为细末备
用。

功效主治 活血祛瘀，消肿止
痛。主治跌打损伤疼痛。

临床用法 将黄酒温热，每晚
临睡时冲服药末 3g，重者每日 2
次。

注意事项 孕妇慎服。

大黄散

《圣济总录》

药物组成 大黄_炒_ 当归_切焙_
川芎_锉_各 15g

制作方法 上药共研为细末。

功效主治 养血活血。主治打
扑内伤，瘀血疼痛。

临床用法 1 次 6g，1 日 3 次，
温酒调服。

注意事项 素体脾胃虚寒者不
宜久服。

大救架皮散

《全国中草药新医疗法
展览会资料选编》

药物组成 大救架皮 100g

制作方法 将上药研为细末。

功效主治 活血止痛。主治外
伤痛、头痛、牙痛、腹痛、肝区
痛。

临床用法 1 日 1~3 次，1 次
0.1~0.3g。

注意事项 本品药效可维持
6~8小时。孕妇忌用。

土鳖血竭散※

《常见病验方
研究参考资料》

药物组成 土鳖虫 血竭末各
9g

制作方法 共研为细末。

功效主治 活血散瘀，止血生
肌。主治跌打损伤。

953

临床用法　1日2次，1次3g，白酒送下。

注意事项　孕妇忌服。

万金不换乳香寻痛散

《跌损妙方》

药物组成　乳香　没药　血竭　甘草　羌活　独活　小茴香　木香　沉香　草乌　当归　川芎　白芷各30g　花粉　木瓜　肉桂各21g

制作方法　共研为细末。

功效主治　温经活血，通络止痛。主治老年诸般损伤，遍身疼痛。

954

临床用法　1次6g，热酒送服。

注意事项　阴虚之人忌用。

无名穿椒散※

《常见病验方研究参考资料》

药物组成　穿山甲6g　软锰矿18g　胡椒3g

制作方法　上药共研细末，备用。

功效主　祛瘀止痛，消肿生肌。主治跌打损伤疼痛。

临床用法　1次6g，酒送服，早、晚各1次。

注意事项　年老体弱者量减半。孕妇慎服。

止痛散※

《全国中草药新医疗法展览会资料选编》

药物组成　藜芦　一支蒿　洋金花　麝香各20g　制草乌　独宝子（金铁锁）　广血竭　三七各100g　重楼150g　心不甘（万年青）　制川乌各50g　延胡索250g

制作方法　将上药研为细末。

功效主治　行气活血，温经止痛。主治各种外伤性疼痛，风湿性关节炎痛，腹痛。

临床用法　成人1日2次，1次0.5g，温开水冲服。

注意事项　有小毒，不可过量。

止血定痛生肌散

《寿世保元》

药物组成　乳香　没药　煅龙骨各9g　血竭6g　黄丹水飞15g　白芷7.5g　生石膏炒去火毒30g　冰片1g。

制作方法　共研为细末，瓷瓶

密封贮存。

功效主治 活血行气，止痛生肌。主治跌打损伤，牙咬、刀伤出血及各种毒肿，出脓后肌肉不生、疼痛不止等。

临床用法 将药末撒患处。

注意事项 忌食辛辣温燥之品。

内消散

《普济方》

药物组成 生银 30g 雄黄 婆娑石各 0.3g

制作方法 将上药分别研为细末，混匀。

功效主治 活血化瘀。主治跌打损伤，瘀血不散，疼痛。

临床用法 1 次 1.5g，温酒调服。

注意事项 本品有毒，不宜久服。

牛黄散

《太平圣惠方》

药物组成 牛黄_{细研} 珍珠_{细研} 龙脑_{细研}各 0.3g 琥珀 牡蛎_{烧为粉} 朱砂_{细研水飞} 桂心_锉 当归_{微炒} 蒲黄各 30g 麝香_{细研}15g 金箔_{细研} 银箔_{细研}各 50 片

制作方法 将上药研细末，入另研药共研匀。

功效主治 活血化瘀，养血止痛。主治大损后出血不止。

临床用法 1 次 6g，桃仁汤送服。

注意事项 素体脾虚者慎用。服药后，出血不止者应综合治疗。

活血定痛散※

《全国中草药新医疗法
展览会资料选编》

药物组成 白龙须（八角枫根须） 重楼各 10g 黑骨头 纽子七各 7g 拐牛膝（川牛膝）3g

制作方法 将上药共研细末。

功效主治 活血祛瘀，消肿止痛。主治跌打损伤，腰肌劳损，关节疼痛。

临床用法 1 日 3 次，1 次 1g，开水冲服。

注意事项 切勿过量。服后如出现口、舌、四肢发麻，用生姜红糖煎服即解。服药期间忌酸冷、豆类食物。

风流散

《梅氏验方新编》

药物组成 降香节 120g 血

955

竭 75g　苏木 60g　乳香 15g　没药 9g　红花 3g　桔梗 5g　灯芯 10g　孵成形鸡蛋 10 个　龙骨 3g

制作方法　将孵成形鸡蛋连毛醋煮，黄泥封固，文武火煨，与余药各研细末。

功效主治　活血去瘀，生肌收口。主治割断喉部，伤及内喉，饮食不可进者。

临床用法　干撒以止血，血止后，用菜籽油调敷。血不止者，以血竭末独敷。

注意事项　大出血不止，当采取综合治疗。

活血定痛散※

《常见病验方
研究参考资料》

药物组成　六轴子 3g　血竭 1.5g　白酒 40～80ml

制作方法　上药共研为细末，备用

功效主治　祛风活血，通络止痛。主治跌打损伤疼痛。

临床用法　1 次 4.5g，空腹用温酒送服，发汗后静卧 6 小时。

注意事项　孕妇忌服。

龙丹散※

《陕西中医验方选编》

药物组成　煅龙骨　乳香　没药各 9g　血竭 6g　黄丹 15g　樟脑 3g　白芷 7.5g　煅石膏 30g

制作方法　上药共研为细末备用。

功效主治　活血化瘀，止血定痛。主治跌打损伤，出血、疼痛。

临床用法　取药末敷患处。

注意事项　忌生冷食物。

祛痛散※

《全国中草药新医疗法
展览会资料选编》

药物组成　小白撑块根 50g。

制作方法　将上药洗净晒干，研为细末。

功效主治　行气活血，祛瘀止痛。主治骨折、腰肌劳损、扭挫伤、风湿性关节炎等疾病引起的疼痛。

临床用法　1 日 1～2 次，1 次 100ml，用酒或温开水送服。

注意事项　5 岁以下儿童禁服。

956

白金散

《伤科汇纂》

药物组成　白芷梢150g

制作方法　研为细末。

功效主治　排脓消肿，祛风升陷。主治外伤，头骨沉陷。

临床用法　用麻油与药末调敷患处。

注意事项　密切观察，防生变症。

白马蹄散

《普济方》

药物组成　白马蹄_{烧令烟尽}　龟壳_{涂酥炙微黄}各90g　栗子黄_{阴干}　蒲黄各30g　桂心1g

制作方法　上药共研为细末。

功效主治　活血化瘀。主治伤折。

临床用法　1次6g，1日3次，温酒调服。

注意事项　宜静养，不宜剧烈运动。

外敷生肌散

《救伤秘旨续刻》

药物组成　炙乳香　炙没药　白芷　赤石脂　孩儿茶　龙骨　猫头骨　五倍子各30g

制作方法　共研为细末。

功效主治　活血祛瘀，消肿生肌。主治外伤，伤口久不愈合。

临床用法　将药末敷于患处。

注意事项　保持患处清洁，防止感染。

957

圣神散

《梅氏验方新编》

药物组成　淮乌　白芷　赤芍　白及　枇杷叶　芙蓉叶各9g　韭根　韭菜各30g

制作方法　共研为细末。

功效主治　活血，消肿，止痛。主治头部伤处肿大难消，睛出胞外。

临床用法　用姜汁、韭汁、黄酒同调敷。

注意事项　密切观察，防生变证。

地黄散

《圣济总录》

药物组成　熟地黄_焙　当归_{切焙}　独活_{去芦头}各30g　羌活30g

制作方法　上药共研为细末。

功效主治　养血祛风。主治骨折风冷内侵，皮肉不合，肿痛。

临床用法　1次6g，温酒调服。

注意事项　加强营养，促进伤口愈合。

地黄散

《外台秘要》

药物组成　生地黄_焙3g　肉桂_{去粗皮}　姜_炮　川芎　甘草_{炙锉}　当归_{切炒}各0.6g　赤芍1.5g

制作方法　上药共研为细末备用。

功效主治　活血养血，温经止痛。主治骨折。

临床用法　1次6g，温酒调服。

注意事项　孕妇及妇女经期忌用。

地黄散

《太平圣惠方》

药物组成　生地黄_{锉微炒}　甜瓜子　蒲黄　桂心　川大黄_{锉微炒}　当归_{锉微炒}　桃仁_{浸去皮尖}　赤芍各0.3g

制作方法　上药共研为细末。

功效主治　清热凉血，活血止痛。主治小儿肢节骨折，青紫疼痛。

临床用法　1次1.5g，可酌情加减，生地黄汁酒调服。

注意事项　骨折有移位当先复位固定。

地松苗散

《普济方》

药物组成　地松苗　石灰末　金沸草　葛叶　青蒿苗　麦冬苗各15g

制作方法　除石灰末外，余药捣烂取汁，和石灰做饼子，晒干，再研细末。

功效主治　止血敛伤。主治金刃伤筋骨。

临床用法　1次3g，1日2次，外敷。

注意事项 大出血者应采取综合治疗措施。

地鳖虫散※

《常见病验方
研究参考资料》

药物组成 地鳖虫20g

制作方法 将上药焙干，研为细末备用。

功效主治 活血散瘀，通经止痛。主治跌打损伤疼痛。

临床用法 1日1~2次，1次3g，酒冲服。伤处皮肤未破者可取活虫捣烂外敷。

注意事项 孕妇忌服。

芍药散

《太平圣惠方》

药物组成 赤芍药 当归锉微炒 续断 白芷 生地黄 黄芩 甘草炙微炒锉 牛膝去苗 蒲黄各30g

制作方法 将上药共研细末。

功效主治 养血活血，补肾壮骨。主治损伤筋骨，恶血不散，迷闷疼痛，小便下血。

临床用法 1次6g，温酒送服。

注意事项 孕妇及妇女经期忌用。

当归散

《太平圣惠方》

药物组成 当归微炒 肉桂 桃仁汤浸去皮尖双仁麸炒微黄 川大黄锉碎微炒 赤芍各30g 败蒲烧灰30g 没药 骨碎补各45g

制作方法 上药共研为细末。

功效主治 活血化瘀，续伤止痛。主治跌打损伤疼痛，青肿滞血。

临床用法 1次6g，1日2~4次，温酒调服。

注意事项 服药量及次数可依据每日大便次数多少适当调整。

959

当归散

《普济方》

药物组成 当归锉微炒1g 蒲黄 芸苔子各15g 生姜汁100ml 好酒500ml 生地黄汁200ml 轻粉0.3g

制作方法 生姜汁、地黄汁、酒煮沸，余药共研为细末，入药液中调匀。

功效主治 活血化瘀。主治骨折后瘀血停留所致疼痛、局部浮肿。

临床用法 1次200ml，1日1

次，饭前服。

注意事项 瘀血去除后可补益肝肾，以促进骨质愈合。

当归血竭散

《太平圣惠方》

药物组成 血竭 没药 当归 赤芍 肉桂 白芷各30g。

制作方法 将上药共研细末。

功效主治 活血通络，温经止痛。主治伤筋折骨，痛不可忍。

临床用法 1次6g，温酒调服。

注意事项 阴虚及火热内盛之人慎用。

960

延胡索散

《普济方》

药物组成 延胡索 蒲黄各30g 肉桂去粗皮15g

制作方法 上药共研为细末。

功效主治 活血化瘀，行气止痛。主治车马坠损，瘀血不散，攻刺疼痛。

临床用法 1次6g，1日3～4次，菜籽油送服。

注意事项 宜静养，不宜剧烈运动。

延胡索散※

《常见病验方研究参考资料》

药物组成 延胡索50g

制作方法 将上药研细为末。

功效主治 活血散瘀，理气止痛。主治跌打损伤疼痛。

临床用法 1日3次，1次6g，酒送服。

注意事项 孕妇忌服。

延胡凤仙散※

《常见病验方研究参考资料》

药物组成 延胡索90g 鲜凤仙花60g（干品30g）

制作方法 捣烂成饼晒干，再研为细末。

功效主治 活血散瘀，消肿止痛。主治跌打损伤肿痛。

临床用法 1次9g，1日2次，酒调服。

注意事项 孕妇慎用

用。

如圣散

《普济方》

药物组成　苍术_{去皮}　白芷各480g　防风_{去芦}　川乌各60g　细辛_{去苗}22.5g　川芎36g　草乌15g

制作方法　上药共研为细末。

功效主治　祛风除湿，散寒止痛。主治金刃伤。

临床用法　新伤将药末敷于伤上，用纱布包扎；金伤日久，痂皮不去者，清洁后，干贴。

注意事项　忌抓搔患部，以防感染。

杜蘅散

《太平圣惠方》

药物组成　杜蘅　生地黄各75g　蛇衔草　地榆各60g　炮姜15g　川椒　桂心各15g　当归　川芎　赤芍　肉苁蓉各45g　人参　炙甘草　炮附子各30g

制作方法　上药共研为细末。

功效主治　活血定痛，接筋续骨。主治金疮、跌打损伤及骨折等。

临床用法　1次6g，1日3次，温酒调服。

注意事项　体弱之人及孕妇忌

杉木节散

《太平圣惠方》

药物组成　杉木节_{细锉}7节　苏枋木_{细锉用水1斗煎取1L去滓}150g　醋0.5L

制作方法　将杉木节与细沙同置锅内，用慢火炒，然后将苏枋木、醋相和滴入，炒令汁尽，待冷后研为细末。

功效主治　活血通窍。主治从高处坠落，损伤心智，恶血不散。

临床用法　1次6g，1日3~4次，用童便调服。

注意事项　注意卧床休息，以防脑挫伤危象发生。

961

苏木散※

《常见病验方
研究参考资料》

药物组成　苏木15g

制作方法　上药研为细末备用。

功效主治　祛瘀，消肿，止痛。主治跌打损伤肿痛。

临床用法　1日3次，1次3g，白酒送服。

注意事项　孕妇忌服。

花蕊石散

《普济方》

药物组成 硫黄 120g 花蕊石 480g

制作方法 上药共研为细末拌匀,用瓦罐盛之,泥封口,焙干,取出再研为细末,瓷瓶收贮。

功效主治 解毒杀虫,活血消肿。主治金刃伤、跌打损伤、狗咬伤及牲畜抵伤等。

临床用法 用药末撒伤处。

注意事项 出血不止者,当手术缝合以止血。

962

花蕊石散

《外科正宗》

药物组成 乳香 没药 羌活 紫苏 细辛 草乌 蛇含石童便煅三次 厚朴 白芷 降香 当归 苏木 檀香 龙骨 南星 轻粉各 6g 麝香 0.9g 花蕊石童便煅七次15g

制作方法 共研极细末,瓷罐收贮。

功效主治 活血化瘀,解毒敛疮。主治跌仆损伤及金疮所伤。

临床用法 葱汤洗净患处,用药末撒之,纱布盖扎,1日1次。

注意事项 早期宜静养。

苎麻叶石散※

《本草纲目》

药物组成 苎麻叶 石灰适量

制作方法 端午日采苎麻叶,和石灰捣成团,晒干研为细末。

功效主治 活血化瘀,收敛止血。主治金疮折损。

临床用法 敷患处。

注意事项 忌剧烈运动。

住痛散

《伤科汇纂》

药物组成 杜仲 小茴 大茴各 120g

制作方法 共研为细末。

功效主治 补肾强筋,祛寒止痛。主治关节脱臼。

临床用法 1 次 6g,黄酒调服。

注意事项 宜静养,少活动。

佛手散

《跌损妙方》

药物组成 当归～生地 川芎

白芍　荆芥　防风　钩藤　大茴
香　木瓜　五加皮　白芷　紫荆皮
　羌活　槟榔　杜仲　补骨脂　五
灵脂　威灵仙　乳香　没药　乌药
　自然铜　牛膝　南星各等份

制作方法　共研为粗末，用纱
布包裹，取酒 1500ml，浸三五日。

功效主治　行气活血，养血通
络。主治跌打损伤，气血流行不
畅，肢体疼痛。

临床用法　取药酒随量饮，不
拘时。

注意事项　孕妇及体弱之人忌
用。

辛香散

《伤科汇纂》

药物组成　防风　荆芥穗各
刘寄奴　独活　乳香　明矾　五倍
子　苦参　侧柏叶　当归　白芷
金银花　苍耳子　泽兰　细茶各等
分

制作方法　共研为粗末。

功效主治　祛风活血，解毒排
脓。主治外伤，头部伤口臭烂者。

临床用法　水煎加盐 6g 洗患
处。

注意事项　洗时切忌当风处，
恐寒热加重难医。

没药散

《圣济总录》

药物组成　没药研　当归切焙
川芎　白芷　甘草炙　蜀
椒去目并闭口炒令出汗　肉桂去粗皮　附
子炮去皮脐　槟榔生锉各 30g

制作方法　上药共研为细末。

功效主治　活血行气，温经散
寒。主治伤折风寒内侵，风肿不
消。

临床用法　1 次 6g，温酒调
服。

注意事项　孕妇忌用。

963

没药散

《圣济总录》

药物组成　没药不研　乳香
延胡索　当归切焙　甜瓜子各 30g
朱砂 15g

制作方法　上药共研为细末。

功效主治　活血化瘀，通络止
痛。主治骨折伤损，痛不可忍。

临床用法　内服 1 次 3g，热
酒调服；外用 1 次 6~9g，敷于痛
处。

松香散※

《常见病验方
研究参考资料》

药物组成 老松香6g

制作方法 上药研为细末备用。

功效主治 祛风，除湿，定痛。主治跌打损伤肿痛。

临床用法 1日2次，1次3g，酒送服。

注意事项 忌过度运动。

964

定痛散※

《常见病验方
研究参考资料》

药物组成 杨梅树皮50g

制作方法 上药研为细末备用。

功效主治 祛风除湿，消肿止痛。主治腰骨挫伤，痛不能转。

临床用法 1日2次，1次6g，白酒送服。

注意事项 防止患部碰撞。

乳香散

《儒门事亲》

药物组成 大黄 黄连 黄柏黄芩各9g 乳香 没药各3g冰片0.3g

制作方法 上药共研为细末。

功效主治 清热解毒，化瘀止痛。主治损伤，周身疼痛。

临床用法 1次6g，1日1次，冷水调匀，摊在纱布上敷贴。

注意事项 检查是否有骨折，以利正确治疗。

乳香寻痛散

《跌损妙方》

药物组成 乳香 没药 木香沉香 肉桂 草乌各15g 天花粉 木瓜 羌活 独活 小茴香甘草各21g 当归 川芎 血竭各30g

制作方法 共研为细末。

功效主治 温经活血，行气止痛。主治老年损伤，偏身疼痛。

临床用法 1次6g，热酒送服。

注意事项 阴虚之人忌用。

乳香定痛散

《医方大成》

药物组成　乳香　没药　川芎　白芷　赤芍　生地黄　牡丹皮各15g　甘草15g

制作方法　共研为细末。

功效主治　清热凉血，化瘀止痛。主治跌打损伤，红肿疼痛及其他疼痛。

临床用法　1次6g，温酒和童便调服。

注意事项　忌食辛辣温燥之品。

金腰连散※

《全国中草药新医疗法展览会资料选编》

药物组成　金腰莲（罗锅底）块根80g

制作方法　将上药洗净，切片，晒干，研为细末。

功效主治　清热解毒，消肿止痛。主治外伤痛、牙痛、咽喉痛、腹痛。

临床用法　痛时服0.3～0.5g。

注意事项　本品药效维持时间较长，容易掩盖病情，故对急症、重症宜慎用。孕妇忌用。

泽兰散※

《常见病验方研究参考资料》

药物组成　泽兰50g

制作方法　上药研细末备用。

功效主治　活血化瘀，消肿止痛。主治跌打损伤疼痛。

临床用法　1日2～3次，1次3g，酒送服。

注意事项　孕妇忌用。

定痛乳香散

《普济方》

965

药物组成　虎骨酥炙15g　穿山甲炮3g　乳香　没药各6g　龟板30g　紫金皮60g　当归须　骨碎补各15g　铜钱75g。

制作方法　上药共研为细末。

功效主治　强筋健骨，活血祛瘀。主治金刃及骨折损伤。

临床用法　1次3～6g，1日1次，酒送服。

注意事项　孕妇及体虚之人慎用。

荆芥散

《圣济总录》

药物组成 荆芥穗 当归切焙 续断 川芎锉各30g

制作方法 上药共研为细末。

功效主治 养血活血，祛风消肿。主治伤折风肿。

临床用法 1次6g，温酒调服。

注意事项 不宜剧烈活动。

消肿散※

《本草纲目》

药物组成 白面 栀子仁适量

制作方法 上药共研为细末。

功效主治 散瘀消肿。主治折伤瘀损。

临床用法 用水调药末敷患处。

注意事项 忌食辛辣油腻之品。

荔核山甲散※

《常见病验方
研究参考资料》

药物组成 荔枝核60g 炮穿

山甲15g

制作方法 共研为细末。

功效主治 软坚散结，散寒理气。主治腰扭伤。

临床用法 1次9g，1日2次，温酒送下。

注意事项 孕妇忌服。

虻虫散

《太平圣惠方》

药物组成 虻虫微炒0.3g 牡丹 生地黄各30g

制作方法 上药共研为细末。

功效主治 活血止痛。主治伤内损外，腹中有瘀血，疼痛烦闷。

临床用法 1次6g，1日3次，饭前温酒调服。

注意事项 孕妇忌用。

骨碎补散

《太平圣惠方》

药物组成 骨碎补 自然铜 虎胫骨 败龟板板各15g 没药30g

制作方法 上药共研为细末。

功效主治 接骨壮骨，活血止痛。主治金疮伤筋骨，疼痛难忍。

临床用法 1次3g，1日3~4次，用胡桃仁半个，与药嚼烂同服，温酒送下。

注意事项 损伤大出血者应综合治疗。

急风散

《太平惠民和剂局方》

药物组成 朱砂30g 麝香_研 草乌头_{半生半火烧存性米醋内淬令冷}各 90g 生乌头_{同草乌一处为末}0.3g

制作方法 将上药共研细末。

功效主治 解毒疗疮，祛风通络。主治久新诸伤，破伤风，及取箭头。

临床用法 1 次 1.5g，以酒120ml调服。若取箭头，先用酒调服，继以药贴箭疮上。

注意事项 伤口须严格消毒。

香豉散

《圣济总录》

药物组成 淡豆豉_{微炒}240g 苏木_{细锉}30g

制作方法 上药共研为细末。

功效主治 行气活血。主治诸伤损血在内。

临床用法 1 次 6g，温酒送服。

注意事项 伤后不宜剧烈运动。

香炉灰散※

《本草纲目》

药物组成 香炉灰适量

制作方法 研为细末。

功效主治 止血生肌。主治跌仆金刃伤。

临床用法 敷于伤口。

注意事项 忌剧烈运动。

顺风散

《救伤秘旨》

967

药物组成 大黄9g 生地 熟地 川芎各15g

制作方法 共研为细末。

功效主治 清热活血，降浊止呕。主治损伤后，恶气上升，呕吐不止者。

临床用法 1 次9g，空腹温酒送服。

注意事项 宜静养，不宜挪动患者。

活血散

《圣济总录》

药物组成 蝙蝠_{炙干}1 枚 当

归_{切焙} 骨碎补_{去毛} 肉桂_{去粗皮} 补骨脂_{微炒}各 15g 大黄_{锉炒}60g

制作方法 上药共研为细末。

功效主治 养血活血，壮骨止痛。主治伤损瘀血，刺痛。

临床用法 1 次 9g，1 日 1 次，空腹温酒调服。

注意事项 孕妇忌用。

活血止痛散※

《常见病验方
研究参考资料》

药物组成 山柰 松节各 9g 落得打 15g 地鳖虫 6g 六曲 9g

制作方法 共研为细末，备用。

功效主治 祛风除湿，散瘀止痛。主治跌打损伤疼痛。

临床用法 1 日 2～3 次，1 次 3g，白酒送下。

注意事项 孕妇忌服。

神效七厘散

《救伤秘旨》

药物组成 乳香_{去油} 没药_{去油} 红花各 5g 孩儿茶 7g 朱砂 3.6g 血竭 30g 冰片 麝香各 0.3g

制作方法 共研极细末。

功效主治 活血祛瘀，通络止痛。主治跌打损伤，筋断骨折，瘀滞肿痛，或外伤出血。

临床用法 1 次 1g，温水送服。

注意事项 孕妇忌服。本品宜密封贮藏。

积雪草散※

《全国中草药新医疗法
展览会资料选编》

药物组成 积雪草（全草）50g

制作方法 将上药研为细末。

功效主治 行气活血，祛瘀止痛。主治胸背及腰部外伤性疼痛。

临床用法 成人 1 日 1～3 次，1 次 1.5g。

注意事项 孕妇忌用。

凉血散

《青囊秘传》

药物组成 熟石膏 30g 铅丹 6g。

制作方法 共研为细末。

功效主治 清热解毒，收敛生肌。主治外伤后经久不愈，新肉不生。

临床用法 将药末撒敷于患

处。

注意事项 忌过量或持续使用，以防蓄积中毒。

消血散

《外台秘要》

药物组成 蒲黄3g 当归_{切焙} 干姜_炮 肉桂_{去粗皮}各30g 虻虫_{去足翅炒}1.2g 大黄_{蒸锉}3.6g

制作方法 上药共研为细末。

功效主治 养血活血，温阳祛风。主治跌仆损伤，吐唾出血，兼腹中瘀血。

临床用法 1次9g，1日1次，温酒送服。

注意事项 不宜久服。

消风散

《伤科汇纂》

药物组成 人参 防风 川芎 川朴 僵蚕6g 桔梗 独活7g 半夏 肉桂各3g 羌活 蝉蜕4.5g 当归5g 南星 白芷各6g 黄芩6g 柴胡2g 甘草0.9g

制作方法 上药共研为粗末。

功效主治 疏风解毒，祛痰排脓。主治伤处臭烂，头面皆肿。

临床用法 水煎取汁和童便黄酒，不拘时服。

注意事项 保持患处清洁，防止感染。

消风败毒散

《救伤秘旨》

药物组成 芒硝 皮硝 荆芥 穿山甲 槟榔 草乌 赤芍 甘草各6g

制作方法 共研为粗末。

功效主治 行气通络，温经活血。主治金疮脓血难去者。

临床用法 水煎，用药液熏洗患处。

注意事项 注意患部保暖，有利于恢复。

969

海浮散

《疮疡经验全书》

药物组成 炙净乳香 没药各等份

制作方法 共研为极细末。

功效主治 活血生肌，止血定痛。主治外伤后顽腐不脱，新肉难生。

临床用法 将细末撒于患处。

注意事项 保持患处清洁，防止感染。

海桐皮散

《太平圣惠方》

药物组成 海桐皮_锉 黑豆_{炒熟} 附子_{炮去皮}各30g 防风_{去芦头}60g。

制作方法 上药共研为细末。

功效主治 祛风胜湿，散寒止痛。主治伤折，受风疼痛。

临床用法 1次6g，1日3～4次，温酒调服。

注意事项 素体阴虚火盛之人慎用。

桑炭散※

《常见病验方
研究参考资料》

药物组成 桑树皮炭50g

制作方法 上药研为细末。

功效主治 收湿敛疮。主治创伤破皮，久不愈合。

临床用法 取药末撒患处，1～2日1次。

注意事项 保护患部清洁。

通顶散

《原机启微》

药物组成 川芎 薄荷各15g 茵陈蒿 甘草各12g 芒硝9g

制作方法 将上药研极细末。

功效主治 疏风活血，清利头目。主治外伤枕骨疼痛，目闭不开，目赤。

临床用法 1次0.03g，吹鼻。

注意事项 注意卧床休息。

通神散

《太平圣惠方》

药物组成 木香 没药 当归_{微炒} 生地黄 刘寄奴 桂心 补骨脂_炒 赤芍 桑白皮 川大黄_{锉微炒} 败龟板板_{涂醋炙微黄}各30g 羊胫炭_{烧变赤人醋淬7次}150g 黑豆_{熟炒}200ml

制作方法 上药共研为细末。

功效主治 接骨续筋，散瘀止痛。主治跌打损伤，伤筋折骨。

临床用法 1次3g，温酒调服。

注意事项 每日服药次数依大便次数多少而定。

马兜铃散※

《全国中草药新医疗法
展览会资料选编》

药物组成 马兜铃150g

制作方法 将上药研为细末。

功效主治 通络止痛。主治损伤疼痛。

临床用法 成人1日1~3次，1次0.3~1.5g，小儿减半，温开水冲服。也可取药末适量涂抹于患处。

注意事项 孕妇慎用。

黄柏散

《普济方》

药物组成 黄柏 黄芩各等份 萝卜叶100g

制作方法 上药共研为细末。

功效主治 清热凉血，燥湿敛疮。主治金疮并发湿毒。

临床用法 1次15g，1日1次，米醋调敷患处。

注意事项 体虚之人宜配合益气健脾药内服。

排脓散

《金匮要略》

药物组成 枳实40g 芍药1.8g 桔梗0.6g

制作方法 上药共研为细末。

功效主治 行气利血，排脓止痛。主治金疮化脓疼痛。

临床用法 1次6g，1日1次，取鸡子黄1枚，调末内服。

注意事项 保持患处清洁，以防感染。

接骨散

《串雅内外编》

药物组成 茉莉根适量

制作方法 以酒磨汁。

功效主治 续筋接骨，麻醉止痛。主治跌损筋骨关节脱臼，需接骨复位者。

临床用法 1次1~1.5g，吞服。

注意事项 本品有毒，当严格控制使用剂量。

971

接骨没药散

《普济方》

药物组成 川独活 川牛膝_{酒浸} 川续断 杜仲 草薢 防风 甘草各等份 乳香末 没药_{另研末}各15g

制作方法 上药共研为细末。

功效主治 强筋壮骨，活血止痛。主治跌仆损伤并疼痛难忍。

临床用法 1次9g，1日2次，温酒调服。

注意事项 孕妇忌用。

续断散

《圣济总录》

药物组成 续断 生地黄 地榆 芍药 蛇衔草 炙甘草 当归 川芎 炮附子 人参 杜蘅 炮姜 肉苁蓉各60g 细辛 煅牡蛎各30g 肉桂45g 川椒15g

制作方法 上药共研为细末。

功效主治 解毒消肿，温筋续骨。主治金疮、跌仆损伤及骨折。

临床用法 1次6g，1日2次，温酒调服。

注意事项 阴虚及阳盛之人慎用。

琥珀散

《普济方》

药物组成 琥珀 生玳瑁 当归 蒲黄 生地黄 京三棱_{煨锉}各30g

制作方法 上药共研为细末。

功效主治 养血活血，接骨疗伤。主治伤折内损。

临床用法 1次6g，温酒送服。

注意事项 孕妇忌用。

雄黄散

《儒门事亲》

药物组成 雄黄 乳香 没药 麝香各等份

制作方法 上药共研为细末。

功效主治 消肿散结，敛疮生肌。主治刀箭伤。

临床用法 1次3g，1日1次，外敷。

注意事项 孕妇禁用。

温凉散

《梅氏验方新编》

药物组成 连翘 赤芍 羌活 茯苓各9g 穿山甲 川连各6g 山栀仁 防风 桃仁 甘草各3g

制作方法 共研为粗末。

功效主治 清热燥湿，活血排脓。主治金疮，脓血难去。

临床用法 水煎，用药液洗患处。

注意事项 保持患处清洁，防止感染。

蒲黄散

《太平圣惠方》

药物组成 蒲黄30g 当归切焙30g 肉桂去粗皮30g 续断60g 白芷30g 生地黄60g 甘草炙锉15g 藕节60g

制作方法 上药共研为细末。

功效主治 养血活血，温经止痛。主治损伤，腹中瘀血，不欲闻人声，胸中气塞，便利出血。

临床用法 1次3g，1日1次，晨起空腹酒调服。

注意事项 损伤伴脏器受损者宜采取综合治疗措施。

蒲黄散

《备急千金翼方》

药物组成 蒲黄300g 当归桂心各60g

制作方法 上药共研为极细末。

功效主治 养血治血。主治损伤，腹中瘀血。

临床用法 1次1.5~2g，1日4次，酒送服。

注意事项 宜静养，不宜剧烈运动。

新石灰散

《普济方》

药物组成 新石灰800g 青蒿 艾叶各500g 黄丹90g 白术90g

制作方法 先将青蒿、艾叶切细捣烂，绞汁，加入石灰拌匀，再加入研细的黄丹、白术和匀。

功效主治 攻瘀去腐，止血生肌。主治金疮。

临床用法 1次6g，1日1次，外敷。

注意事项 不宜过量或持续使用，以防蓄积中毒。

973

槟榔散

《太平圣惠方》

药物组成 槟榔 刘寄奴 桑寄生 熟地黄 龟壳涂醋炙微黄 桃仁汤浸去皮尖双仁麸炒黄 各30g 赤芍药 当归锉微炒各0.9g

制作方法 上药共研为细末。

功效主治 活血化瘀，接骨止痛。主治伤损。

临床用法 1次6g，温酒送服。

注意事项 孕妇忌用。

麒麟竭散

《太平圣惠方》

药物组成 血竭 牡丹皮 蒲黄 当归锉微炒 桂心 川芎 赤芍 没药 骨碎补各30g 败蒲烧灰45g

制作方法 上药共研为细末。

功效主治 活血化瘀，止痛强筋。主治伤折内损，瘀血不散。

临床用法 1次6g，1日3次，温酒调服。

注意事项 体虚之人及孕妇忌用。

麒麟竭散

《普济方》

药物组成 血竭90g 炒黄丹 白蔹 白及各150g 葛布1米烧灰

制作方法 上药共研为细末。

功效主治 活血化瘀，敛疮生肌。主治金疮久久不愈，筋伤骨痛。

临床用法 1次3g，1日1次，外敷。

注意事项 疮疡初起禁用。

损伤出血

二核龙骨散※

《常见病验方
研究参考资料》

药物组成 荔枝核 桂圆核 龙骨各等份

制作方法 共研为细末。

功效主治 理气，散寒，止血。主治刀伤出血。

临床用法 取药末敷患处。

注意事项 伤处忌沾生水。

二骨止血散※

《常见病验方
研究参考资料》

药物组成 生龙骨 乌贼骨各等份

制作方法 共研为细末。

功效主治 收敛止血。主治刀伤出血。

临床用法 取药末干撒伤处。

注意事项 忌沾生水。

人发白及散※

《全国中草药新医疗法
展览会资料选编》

药物组成 人发煅灰50g 白
及炒炭各50g

制作方法 共研为细末。

功效主治 凉血止血。主治外
伤出血。

临床用法 取药末撒患处。

注意事项 急重症患者必须采
取综合治疗措施。

土贝母散※

《常见病验方
研究参考资料》

药物组成 土贝母适量

制作方法 研为细末

功效主治 养阴,清热,止
血。主治创伤出血。

临床用法 取药末敷伤口。

注意事项 忌食豆类。

三七止血散※

《常见病验方
研究参考资料》

药物组成 三七粉1.5g 龙
骨 五倍子各15g

制作方法 共研为细末,加入
冰片少许调匀。

功效主治 化瘀止血,收湿
敛疮。主治刀伤出血。

临床用法 取药末涂伤口。

注意事项 忌沾生水。

广丹明矾散※

《全国中草药新医疗法
展览会资料选编》

药物组成 广丹15g 明矾
15g 冰片1g

制作方法 将上药共研细末。

功效主治 生肌止血。主治外
伤出血。

临床用法 将药末撒于伤口
处。

注意事项 急重症患者须采取
综合治疗措施。

小紫花散※

《全国草药新医疗法
展览会资料选编》

药物组成　小紫花 100g

制作方法　将上药晒干，研为细末。

功效主治　凉血止血。主治外伤出血。

临床用法　外用，撒于患处。

注意事项　急重症患者必须采取综合治疗措施。

小蓟余炭散※

《全国中草药新医疗法
展览会资料选编》

药物组成　小蓟 5g　马勃 2g
血余炭　枯矾　冰片　磺胺各 1g

制作方法　将小蓟洗净切碎，挤汁，过滤，滤液于锅中煎至糊状，烘干，研末，过筛。再将余药分别研为细末，混匀，过筛，高压灭菌即可。

功效主治　凉血止血。主治外伤出血。

临床用法　外用，撒于伤口处。内服，1 日 3~4 次，1 次 1~3 g。

注意事项　急重症者应采取综合治疗措施。

紫珠草散※

《全国中草药新医疗法
展览会资料选编》

药物组成　小叶紫珠草叶 100g

制作方法　将上药洗净晒干，研为细末。

功效主治　收敛止血。主治出血症。

临床用法　外用，撒于患处。

注意事项　急重症者应采取综合治疗措施。

马勃散※

《全国中草药新医疗法
展览会资料选编》

药物组成　马勃 100g

制作方法　将上药用丙酮浸透，脱脂脱胶后，火化成炭研细备用。

功效主治　温经止血。主治各种外伤出血。

临床用法　外敷伤口。

注意事项　急重症者应采取综合治疗措施。

马兰根散※

《常见病验方
研究参考资料》

药物组成 马兰根适量

制作方法 洗净，炒干，研为细末。

功效主治 消热利湿，解毒消肿。主治刀伤出血。

临床用法 取药末干撒伤处。

注意事项 忌沾生水。

云母散※

《全国中草药新医疗法
展览会资料选编》

药物组成 云母250g

制作方法 将上药洗净，晾干，研为细末，高压灭菌备用。

功效主治 止血敛疮。主治各种外伤性出血。

临床用法 取1.5g撒于患处，稍加按压，包扎。

注意事项 对病情严重者应采取综合治疗措施。

云母牡蛎散※

《全国中草药新医疗法
展览会资料选编》

药物组成 云母50g 牡蛎50g

制作方法 将上药研为细末。

功效主治 收敛止血。主治损伤出血。

临床用法 外伤出血，直接将药末撒于患处；内伤出血，1日3次，1次6g，温开水冲服。

注意事项 急重症者必须采取综合治疗措施。

止血定痛散※

《全国中草药新医疗法
展览会资料选编》

药物组成 五倍子40g 大黄50g 延胡索20g 明胶100g 乳酸钙1g 甲醛4ml

制作方法 ①先将五倍子、大黄研细过筛用水加热提取，过滤，取滤液备用。②延胡索用乙醇、水交替提取法提取，浓缩至1ml等于1g备用。③将明胶加热溶解，用发泡法制成海绵状。明胶溶解后加大黄、五倍子、延胡索提取液及甲醛，再升温干燥后，加入乳酸钙，研为细末。

功效主治 收敛止血，祛瘀镇痛。主治各种出血。

临床用法 外用，撒于患处。

注意事项 急重症者应采取综合治疗措施。

977

止血散※

《全国中草药新医疗法
展览会资料选编》

药物组成 人发 猪鬃各100g

制作方法 将上药煅灰后,研为细末。

功效主治 收敛止血。主治外伤出血。

临床用法 外用撒药末于伤口处。

978

注意事项 急重症者应采取综合治疗措施。

龙降散※

《常见病验方
研究参考资料》

药物组成 生龙骨 1.5g 降香末 15g

制作方法 共研为细末。

功效主治 行气止痛,活血止血。主治刀伤出血。

临床用法 取药末撒伤处。

注意事项 忌沾生水。

龙甲散※

《陕西中医验方选编》

药物组成 穿山甲 龙骨 火纸灰各9g 象皮6g

制作方法 上药共研为细末,备用。

功效主治 止血止痛。主治刀伤出血不止。

临床用法 将药末撒伤口,外用纱布包扎。

注意事项 忌生冷食物。

龙骨血竭散※

《全国中草药新医疗法
展览会资料选编》

药物组成 龙骨 海螵蛸各90g 蒲黄45g 血竭 百草霜 冰片各6g

制作方法 上药共研为细末。

功效主治 收敛止血,凉血化瘀。主治外伤出血。

临床用法 外用,撒药末于伤

口处。

注意事项 急重症者必须采取综合治疗措施。

止血定痛散※

《常见病验方
研究参考资料》

药物组成 当归 4.5g 老枣树皮 9g 三七 3g
制作方法 共研为细末。
功效主治 活血祛瘀，止血定痛。主治创伤出血。
临床用法 取药末干撒伤口处。
注意事项 伤口忌沾生水。

白及散※

《全国中草药新医疗法
展览会资料选编》

药物组成 白及 陈石灰 5g 炉甘石各 5g 明矾 3g
制作方法 将上药共研细末，消毒备用。
功效主治 清热消肿，止血生肌。主治外伤出血。
临床用法 外用，撒于患处。
注意事项 急重症者必须采取综合治疗措施。

白及止血散※

《常见病验方
研究参考资料》

药物组成 白及 15g 嫩苎麻叶焙干30g
制作方法 共研为细末。
功效主治 收敛止血，消肿生肌。主治刀伤出血。
临床用法 取药末敷伤处。
注意事项 忌沾生水。

白及马勃散※

《全国中草药新医疗法
展览会资料选编》

979

药物组成 止血灵（麻燕子）50g 松树二层皮 20g 白及 马勃各 15g
制作方法 ①麻燕子去茎取汁，将叶焙干，放入研槽，滚压成纤维状后，取出过筛。将过筛后的纤维，焙烘，取出放在研槽中，滚压过筛，取粉，如此反复几次，直至无药粉筛出为止。②马勃去外层表皮，取里层海绵状块药制成细末。③白及切成薄片，焙干研细末。④松树去外层粗皮，刮取二层软质，切碎焙干，研为细末。将上药混匀。

功效主治 凉血止血。主治外伤出血。

临床用法 外用，撒药末于伤口处。

注意事项 急重症者必须采取综合治疗措施。

白龙散※

《陕西中医验方选编》

药物组成 龙骨 白及各等份

制作方法 上药共研为细末，备用。

功效主治 止血止痛。主治刀伤出血不止、疼痛者。

临床用法 取药末适量敷患处。

注意事项 忌生冷食物。

白芷姜花散※

《常见病验方研究参考资料》

药物组成 花蕊石 姜黄 白芷各等份

制作方法 共研为细末。

功效主治 破血行气，消肿排脓。主治外伤出血。

临床用法 取药末撒伤处。

注意事项 忌沾生水。

白虎止血散※

《常见病验方研究参考资料》

药物组成 生石膏 15g 黄丹 6g 冰片 0.9g

制作方法 共研为细末。

功效主治 清热解毒，收敛止血。主治刀斧伤出血。

临床用法 取药末撒伤口。

注意事项 伤处忌沾生水。

仙鹤草散※

《全国中草药新医疗法展览会资料选编》

药物组成 仙鹤草（鲜品）500g

制作方法 将上药洗净，水煎2 次，合并 2 次滤液，浓缩为 1∶2 的药液，用适量的明胶海绵吸附后，干燥，研细末，80℃灭菌 3次，1 次 60 分钟，装瓶。

功效主治 收敛止血。主治各种出血症。

临床用法 外用，撒于患处。

注意事项 急重症者必须采取综合治疗措施。

半夏蟛蛸散※

《常见病验方
研究参考资料》

药物组成 半夏 海蟛蛸各等份

制作方法 共研为细末。

功效主治 燥湿化痰，收敛止血。主治刀伤出血。

临床用法 取药末撒伤处。

注意事项 忌沾生水。

地酸泡叶散※

《全国中草药新医疗法
展览会资料选编》

药物组成 地酸泡叶200g

制作方法 将上药晒干，研为细末。

功效主治 收敛止血。主治外伤出血。

临床用法 外用，撒于患处。

注意事项 急重症者必须采取综合治疗措施。

地桑泡叶散※

《全国中草药新医疗法
展览会资料选编》

药物组成 地桑泡叶100g

制作方法 将上药晒干，研为细末。

功效主治 凉血止血。主治热证出血。

临床用法 外用，撒于患处。

注意事项 急重症者必须采取综合治疗措施。

地丁止血散

《常见病验方
研究参考资料》

药物组成 紫花地丁适量

制作方法 晒干，研为细末。

功效主治 清热解毒，消肿止痛。主治刀伤出血。

临床用法 取药末干撒伤口处，外用纱布包扎。

注意事项 伤处忌沾生水。

百草止血散※

《常见病验方
研究参考资料》

药物组成 百草霜适量

制作方法 研为细末。

功效主治 消积止血。主治创伤出血。

临床用法 取药末敷伤处。

注意事项 伤处忌沾生水。

981

乔叶紫珠散※

《全国中草药新医疗法
展览会资料选编》

药物组成　乔叶紫珠 100g
制作方法　将上药洗净晒干，研为细末。
功效主治　凉血止血。主治各种外伤出血。
临床用法　外用，撒于患处。
注意事项　急重症者宜采取综合治疗措施。

军中一捻金散※

《永类钤方》

药物组成　金樱子叶 60g　桑叶　苎叶 30g
制作方法　阴干，研为细末。
功效主治　生肌止血。主治金疮出血。
临床用法　敷患处。
注意事项　大出血不止当采取综合治疗措施。

冰片煅石散※

《常见病验方
研究参考资料》

982

药物组成　煅石膏 30g　冰片 3g
制作方法　共研为细末。
功效主治　消热解毒，收敛生肌。主治刀伤出血。
临床用法　取药末撒伤处。
注意事项　忌沾生水。

如圣金刀散

《外科正宗》

药物组成　松香净末 210g　明矾_{枯者生者各半}90g
制作方法　共研极细末，瓷罐收贮。
功效主治　止血生肌。主治金疮刀刃所伤，皮破筋断，出血不止。
临床用法　取药末干撒患处，纱布扎盖。
注意事项　大出血者当采取综合治疗措施。

花蕊石散※

《全国中草药新医疗法
展览会资料选编》

药物组成　花蕊石 30g
制作方法　将上药研为细末。
功效主治　祛瘀止血。主治创伤出血。

临床用法　外用，撒于伤口处。

注意事项　急重症者应采取综合治疗措施。

旱莲草散※

《全国中草药新医疗法展览会资料选编》

药物组成　旱莲草（全草）100g

制作方法　将上药洗净，晒干，研为细末备用。

功效主治　凉血止血。主治阴虚血热之出血。

临床用法　外用，撒于患处。

注意事项　急重症者必须采取综合治疗措施。

旱莲茅根散※

《全国中草药新医疗法展览会资料选编》

药物组成　乌蔹莓　美女叶　旱莲草　白茅根各30g

制作方法　将上药晒干，研为细末，过筛备用。

功效主治　清热解毒，凉血止血。主治各种外伤出血。

临床用法　外用，撒于伤口处。

注意事项　急重症者应采取综合治疗措施。

松香散※

《常见病验方研究参考资料》

药物组成　松香适量

制作方法　研为细末。

功效主治　燥湿杀虫，拔毒生肌。主治创伤及跌打损伤出血。

临床用法　取药末撒伤处。

注意事项　伤处忌沾生水。

抽马刀散※

983

《全国中草药新医疗法展览会资料选编》

药物组成　抽马刀（野葡萄）100g

制作方法　上药取叶晒干（或烘干），研为细末备用。

功效主治　收敛止血。主治各种出血。

临床用法　外用，撒于患处。

注意事项　急重症者必须采取综合治疗措施。

枣归止血散※

《常见病验方
研究参考资料》

药物组成　大枣树皮 30g　当归 15g

制作方法　共研为细末。

功效主治　活血祛瘀，收敛止血。主治创伤出血。

临床用法　取药末撒伤处。

注意事项　出血甚者应先压迫止血。

茅根止血散※

《常见病验方
研究参考资料》

药物组成　鲜茅根适量

制作方法　洗净炒焦，研为细末。

功效主治　清热凉血，敛湿止血。主治刀伤出血。

临床用法　取药末撒患处。

注意事项　伤处忌沾生水。

岩白菜散※

《全国中草药新医疗法
展览会资料选编》

药物组成　岩白菜 100g

制作方法　将上药洗净，晒干，研为细末。

功效主治　收敛止血。主治外伤出血。

临床用法　外用，撒于患处，稍加按压，包扎。

注意事项　急重症者应采取综合治疗措施。

金疮散

《寿世保元》

药物组成　银末　血余炭　血竭　人指甲_{烧灰存性}　珍珠_{烧灰存性}各等份

制作方法　共研为细末。

功效主治　止血敛疮，生肌定痛。主治刀斧金刃伤，跌打损伤，出血不止，伤口不合。

临床用法　取药末撒患处。

注意事项　用药无效者，应采取外科清创缝合术。

金创迎刃散

《跌损妙方》

药物组成　白芷　甘草　水龙骨　人参　三七　血竭　牛胆　南星各 30g　牛脑 9g　野苎 15g

制作方法　将前 3 味药研末，

文武火炒赤色为度，用嫩苎叶、韭叶取自然汁，调前末阴干，与余药共研细末。

功效主治 散瘀止痛，生肌止血。主治外伤出血不止。

临床用法 将药末撒于伤处。

注意事项 大出血不止当采取综合治疗措施。

凉血散※

《常见病验方
研究参考资料》

药物组成 炉甘石500g 梅片12g

制作方法 共研为细末。

功效主治 解毒去湿，凉血生肌。主治刀伤出血。

临床用法 取药末撒患处。

注意事项 忌沾生水。

柚皮散※

《常见病验方
研究参考资料》

药物组成 柚皮_{烧存性}

制作方法 研为细末。

功效主治 理气止血。主治创伤出血。

临床用法 取药末撒患处。

注意事项 伤处忌沾生水。

胜金散

《外科传薪集》

药物组成 台参 野山膝各30g

制作方法 共研极细末。

功效主治 益气止血。主治外伤出血，或吐衄。

临床用法 外伤出血者，用好醋调药末敷于患处；吐衄者，1次3g，温水冲服。

注意事项 大出血不止当采取综合治疗措施。

降龙散※

《陕西中医验方选编》

药物组成 降香末15g 生龙骨1.5g

制作方法 上药共研为末备用。

功效主治 止血定痛。主治刀伤手指出血。

临床用法 取药末敷伤口处。

注意事项 忌生冷辛辣食物。

荷蕊散※

《常见病验方
研究参考资料》

药物组成　荷花蕊适量
制作方法　研为细末。
功效主治　清热，凉血，止血。主治创伤出血。
临床用法　取药末敷伤口。
注意事项　伤处忌沾生水。

蚕蛾散

《救伤秘旨》

药物组成　晚蚕蛾　白芷　当归头　陈石灰各等份
制作方法　共研为细末。
功效主治　止血定痛，生肌敛疮。主治疮口流血不止，疼痛难忍。
临床用法　将药末调敷患处。
注意事项　大出血不止者，宜施以手术缝合。

986

桃花散

《外科正宗》

药物组成　石灰 250g　大黄 45g
制作方法　石灰同大黄共炒，变红色时去大黄，研为细末，收贮。
功效主治　收敛止血。主治金疮出血不止。
临床用法　药末干撒于患处，

纱布扎盖。血止后用葱汤洗净，换搽玉红膏生肌收敛。
注意事项　大出血者当采取综合治疗措施。

桃花散

《救伤秘旨》

药物组成　大黄　黄柏　黄芩各 150g
制作方法　上药用石灰 250g 同炒，至灰如桃花色，退火研为细末。
功效主治　清热解毒，化瘀止血。主治头部受伤出血不止。
临床用法　将药末撒患处。
注意事项　大出血不止当采取综合治疗措施。

海风沙散 ※

《全国中草药新医疗法展览会资料选编》

药物组成　海风沙（丝带藓，以松树基部树皮上的为佳）100g
制作方法　将上药洗净，晒干，研为细末过细筛，消毒备用。
功效主治　凉血止血。主治热证出血。
临床用法　外用撒于患处。内服，1 日 3 次，1 次 4g。

注意事项 急重症者必须采取综合治疗措施。

黄丹白矾散※

《常见病验方
研究参考资料》

药物组成 黄丹 白矾各等份
制作方法 共研为细末。
功效主治 解毒止血，收敛生肌。主治刀斧伤出血。
临床用法 取药末撒伤处。
注意事项 伤处忌沾生水。

寄奴地榆散※

《常见病验方
研究参考资料》

药物组成 刘寄奴 地榆各等份
制作方法 晒干，研为细末。
功效主治 清热解毒，凉血止血。主治外伤出血。
临床用法 取药末，撒出血处。
注意事项 伤处忌沾生水。

续骨散

《普济方》

药物组成 川续断 蛇衔草 防风各 90g
制作方法 上药切细，用猪脂 1.5kg，将药煎至焦黄色，去渣，冷凝为膏。
功效主治 续筋行血，解毒镇痛。主治金疮出血及骨折。
临床用法 1 次 3g，1 日 1 次，敷于创面。内服适量。
注意事项 保持创面清洁，防止感染。

紫珠草散※

《全国中草药新医疗法
展览会资料选编》

药物组成 紫珠草（全草）100g
制作方法 将上药洗净晒干，研为细末。
功效主治 收敛止血。主治外伤出血。
临床用法 外用，撒于患处。
注意事项 急重症者必须采取综合治疗措施。

紫珠血余炭散※

《全国中草药新医疗法
展览会资料选编》

药物组成 紫珠草 40g 花蕊

石 40g　乌贼骨　血余炭各 10g

制作方法　上药共研为细末。

功效主治　收敛止血。主治外伤出血。

临床用法　外用，撒于患处；内服，1 日 3～4 次，1 次 3～6g，开水冲服。

注意事项　急重症者必须采取综合治疗措施。

紫珠商陆止血散※

《全国中草药新医疗法
展览会资料选编》

药物组成　止血草　紫珠草　商陆各 30g

制作方法　将上药晒干，研为细末备用。

功效主治　凉血止血。主治外伤出血。

临床用法　外用，撒药末于伤口处。

注意事项　急重症者必须采取综合治疗措施。

黑虎散

《普济方》

药物组成　黑狗头 1 个　猪牙皂 6g　盐梅 15g　香油 360g

制作方法　用香油将余药浸泡24 小时，将药捞出炙干，又浸入香油，如此 9 次，研为细末。

功效主治　疗疮止血。主治金疮出血、瘘疮。

临床用法　1 次 3g，1 日 1 次，外敷。

注意事项　保持创面清洁，防止感染。

海螵蛸散※

《常见病验方
研究参考资料》

药物组成　海螵蛸 1.5g　生蒲黄 0.9g　白及 0.6g

制作方法　共研为细末。

功效主治　化痰止血，收敛生肌。主治外伤出血。

临床用法　取药末撒伤处。如有内出血，1 次 6g，开水冲服。

注意事项　伤处忌沾生水。

稗根苗散※

《本草纲目》

药物组成　稗根苗适量

制作方法　将上药风干，研为细末。

功效主治　收敛止血。主治金疮及伤损，血出不已。

临床用法　用药末敷患处。

注意事项 忌食辛辣厚味之品。

槟榔散

《圣济总录》

药物组成 槟榔 黄连各等份

制作方法 上药共研为细末。

功效主治 清热解毒，敛疮止血。主治金疮损筋折骨，血流不止。

临床用法 1次3g，1日1次，麻油调敷。

注意事项 大出血者当采取综合治疗措施。

藕节冰片散※

《常见病验方
研究参考资料》

药物组成 干藕节9g 冰片0.3g

制作方法 共研为细末，贮瓶备用。

功效主治 清热，凉血，解毒。主治刀伤出血。

临床用法 取药末撒布伤处。

注意事项 伤处忌沾生水。

藜芦散※

《常见病验方
研究参考资料》

药物组成 藜芦适量

制作方法 蒸后晒干，研为细末。

功效主治 拔毒，疗疮，杀虫。主治刀伤出血。

临床用法 取药末干撒伤口，外用纱布包扎。

注意事项 本品禁内服使用。

传染科·流行性腮腺炎

989

二金散

《圣济总录》

药物组成 鸡内金焙干 郁金各等份

制作方法 共研为细末。

功效主治 清热解毒。主治痄腮，初生如米豆。

临床用法 用盐水漱口后，贴于患处。

注意事项 忌食辛燥之品。

木鳖散※

《全国中草药新医疗法
展览会资料选编》

药物组成　木鳖子 30g
制作方法　研为细末，浓茶汁
调成糊状。
功效主治　消肿散结。主治流
行性腮腺炎。
临床用法　药糊涂患处，保持
湿润。另以海金沙 30g，煎汤内
服，1 日 1 剂，顿服。
注意事项　治疗期间，注意隔
离。木鳖子有剧毒，严禁内服。

990

清热消肿散※

《常见病验方
研究参考资料》

药物组成　朴硝 15g　生蒲黄
薄荷末各 6g
制作方法　共研为细末。
功效主治　疏风清热，软坚消
肿，生肌敛疮。主治小儿痄腮肿
硬。
临床用法　以手指蘸药，每日
搽患处 2 ~ 3 次。
注意事项　保持口腔清洁。

消肿散结散※

《常见病验方
研究参考资料》

药物组成　玄明粉 9g　薄荷
1.5g　青黛 6g　冰片 0.3g
制作方法　共研为细末。
功效主治　清热解毒，消肿散
结。主治痄腮肿硬。
临床用法　取药末搽口内两
颊。
注意事项　饮食宜清淡。

搜风散

《朱氏集验方》

药物组成　大戟　甘遂　大黄
槟榔　炒牵牛各 3g　青皮 1.5g
制作方法　上药共研为细末。
功效主治　行气活血，利水消
肿。主治痄腮。
临床用法　1 次 3g，1 日 2 次，
用蜜汤送下。
注意事项　脾胃素虚者慎用。

清毒散

《普济方》

药物组成 煅寒水石 黄柏各30g 炒黄丹15g 朴硝15g

制作方法 上药共研为细末。

功效主治 凉血消肿。主治小儿痄腮。

临床用法 内服1次1g，1日2次；外敷1次4g，1日4次，凉水调敷患处。

注意事项 忌食辛辣刺激性食物。

白喉

龙胆喉症散

《全国中草药新医疗法
展览会资料选编》

药物组成 龙胆根 山苦瓜根各30g 七叶一枝花根90g 冰片15g 青黛18g

制作方法 将前3味药洗净，切片，晒干或烘干，共研细末，入冰片与青黛混匀。

功效主治 清热解毒。主治白喉。

临床用法 1日3~6次，吹喉。

注意事项 隔离，以防传染。

白喉散Ⅰ号

《全国中草药新医疗法
展览会资料选编》

药物组成 牛黄0.6g 珍珠 梅片 琥珀 硇砂各1g 血竭 象皮 龙骨 儿茶 乳香 没药各3g 五倍子30g

制作方法 将上药共研细末。

功效主治 解毒退热，行气活血。主治白喉伴有高热。

临床用法 1日3~5次，1次0.5g，喷咽，可与白喉散Ⅱ号方交替使用。

注意事项 隔离，以防传染。

991

白喉散Ⅱ号

《全国中草药新医疗法
展览会资料选编》

药物组成 五倍子30g 梅片9g

制作方法 将上药共研细末。

功效主治 泻火解毒。主治白喉，对白喉兼见高热有一定的疗效。

临床用法 1日3~5次，1次0.5g，喷咽。可与Ⅰ号方交替使用。

注意事项 隔离，以防传染。

抗白喉散

《全国中草药新医疗法
展览会资料选编》

药物组成 黄连 樟脑各 1g 铁脚威灵仙 尖贝 牛膝 射干 山豆根各 2g 白矾 胆矾 麝香各 0.5g

制作方法 将上药研为细末。

功效主治 清热解毒，祛痰利咽。主治白喉。

临床用法 1 次 0.2g，吹入喉中，每隔 20 分钟 1 次，严重者可 15 分钟 1 次。

注意事项 隔离，以防传染。

992

抗白喉冲散

《全国中草药新医疗法
展览会资料选编》

药物组成 鲜生地 30g 黄芩 连翘各 18g 麦冬 9g 玄参 15g

制作方法 将上药混合粉碎，用 56% 的酒精渗滤。渗滤速度按每千克药料每分钟渗出 1ml 为度，收集渗滤液，混合进行减压浓缩至每剂相当于 100 ml 时，加水 50%（为浓缩液的 1 半），煮沸 30 分钟，静置 24～48 小时，过滤，滤液减压浓缩至每剂相当于 70 ml 左右，再放置 24～48 小时，过滤，煮沸消毒 20 分钟，过滤，喷雾干燥制成散剂，塑料袋包装。

功效主治 养阴清热，解毒利咽。主治局限性白喉、轻度中毒型白喉、急性咽喉炎及急性扁桃体炎。

临床用法 1 次 8g，1 日 4 次，开水冲化，搅匀温服，小儿量酌减。

注意事项 忌食辛辣，忌烟酒。

金虱喉症散 ※

《全国中草药新医疗法
展览会资料选编》

药物组成 地虱婆 6 个 三两金（朱砂根） 人指甲各 3g 开喉箭（万年青）9g 冰片 2g

制作方法 将前 4 味药焙干，加入冰片，共研为细末。

功效主治 解毒消肿。主治白喉，对缓解呼吸困难有一定疗效。

临床用法 1 日 4～6 次，1 次 0.2g，吹喉。

注意事项 隔离，以防传染。

神应散

《寿世保元》

药物组成 雄黄 枯矾 藜芦_{生用} 皂角_{炙黄}各 30g

制作方法 共研为细末，水泛为丸。

功效主治 祛痰开窍。主治时气缠喉，咽喉肿塞，牙关紧闭，不省人事，水谷不下。

临床用法 1 次 0.3，吹入鼻内，吐痰即效。

注意事项 防止昏迷时患者自伤舌体。

肺结核

人参散

《普济方》

药物组成 人参 15g 黄蜀葵花 30g

制作方法 上药共研为细末。

功效主治 益气摄血。主治肺痨吐血。

临床用法 1 次 6g，饭后以糯米饮调服。

注意事项 相对隔离治疗，以防传染。

人参五味散

《寿世保元》

药物组成 黄芪 当归 陈皮 前胡各 6g 人参 白茯苓 熟地黄 地骨皮 桑白皮各 9g 白术各 4.5g 桔梗 柴胡 甘草各 2.4g 五味子 1.2g 知母 6g

制作方法 共研为粗末。

功效主治 益气健脾，清热化痰，滋阴润肺。主治虚劳潮热，咳嗽吐痰，盗汗。

临床用法 上药加生姜 2 片，乌梅 0.5 只，水煎服。

注意事项 忌过度劳累，宜静养。

儿茶明矾散※

《全国中草药新医疗法
展览会资料选编》

药物组成 儿茶 30g 明矾 24g

制作方法 将上药共研细末备用。

功效主治 止血杀虫。主治肺结核，尤以中、小量咯血患者为宜。

临床用法 1 日 3～4 次，1 次 0.1～0.2g，温水冲服。

注意事项 药末必须用棕色瓶保存。

参芪散

《普济方》

993

药物组成 柴胡 当归 阿胶_{炒酥} 黄芪_{蜜炒} 白茯苓 川芎 半夏_制 贝母_{去心} 枳壳_制 桔梗 秦艽 甘草_焙各15g 人参 北五味子 羌活 防风 杏仁 款冬花 桑白皮_炒各10g 生鳖甲_{醋炙黄} 紫菀茸各6g

制作方法 上药共研粗末。

功效主治 滋阴补肺，化痰止咳。主治肺痨咳嗽，气喘咯血，声嘶，潮热盗汗。

临床用法 1次7.5g，与姜枣同煎，饭后少顷服用。

注意事项 相对隔离治疗，宜静养，忌劳累。

退蒸散※

《全国中草药新医疗法
展览会资料选编》

药物组成 夏枯草30g 鳖甲2g 青蒿3g

制作方法 将夏枯草煎液浓缩成膏，烘干，入青蒿、鳖甲共研为末，混匀。

功效主治 清热退蒸，滋阴润燥。主治肺结核。

临床用法 1日3次，1次3g，温水冲服。

注意事项 加强休息，注意饮息。

柴胡散

《太平圣惠方》

药物组成 柴胡 桑白皮 赤茯苓各30g 麦冬60g 川大黄_{微炒} 枳壳 百合 秦艽 紫菀 黄芩 赤芍药 知母 木通各0.9g 半夏 甘草_炙各15g 鳖甲_{醋炙}60g

制作方法 上药共研为粗末。

功效主治 通腑泄热，养阴解郁。主治妇人骨蒸劳热，咳嗽，胸膈痰壅，腹胁烦闷，不欲饮食。

临床用法 1次9g，以水200ml，入姜3片，煎至120ml，去渣温服。

注意事项 忌过度劳累。

倍子辰砂散

《古今脐疗良方集解》

药物组成 五倍子2~3g 辰砂_{水飞}1~1.5g

制作方法 上药共研为细末。

功效主治 敛肺降火，镇心安神。主治肺痨潮热盗汗。

临床用法 加水调成糊状，敷于脐窝，胶布固定，1日1次。

注意事项 忌寒冷及生冷油腻食物。

润神散

《三因极—病证方论》

药物组成 人参 黄芪 淡竹叶 炙甘草 桔梗 麦冬各30g

制作方法 上药共研为粗末。

功效主治 益气养阴。主治肺痨憎寒发热,口干咽燥,自汗,烦躁。

临床用法 1次6g,水50ml同煎至30ml,温服,时自汗者加大小麦。

注意事项 忌劳累,相对隔离治疗。

虚痨散

《穴位贴药疗法》

药物组成 川乌 乳香 没药 续断各15g 雄黄10g 朱砂15g 元寸0.5g

制作方法 除元寸外,其余药共研末。

功效主治 解毒抗痨,化瘀止血。主治肺痨咳血。

临床用法 每次先取元寸1/3,放入脐中,再取药末15g,撒于元寸之上,盖以槐皮,上用艾炷灸之,至病人腹中作响,大便下涎物为止。隔日灸1次,灸后只服米

汤,食白粥,饮少量黄酒以助药力。

注意事项 忌生冷油腻食物。

雄朱散

《妇人大全良方》

药物组成 雄黄 朱砂 桔梗 羌活 当归 升麻 川乌_炮 龙齿 犀角 白术 芍药 鬼箭羽 白僵蚕 木香 虎骨_{酥炙} 苏子 川芎 栀子 陈皮 荆芥 枳壳_{麸炒} 黄芩 全蝎_炒各1g 麻黄_{去根节}24g 蜈蚣_{去头足}2条 槟榔6g

制作方法 上药共研为细末。

功效主治 祛风杀虫,行气通络。主治七情内伤所致体虚而感染瘵虫。

临床用法 1次6g,1日3次,温酒调服。

注意事项 相对隔离,以防传染。

犀角散

《济阴纲目》

药物组成 犀角屑 黄芩 炙甘草各15g 赤芍药 虎杖 茯苓 地骨皮 麦冬 枳壳 当归各23g 柴胡 红蓝花 鳖甲_{醋炙}各30g

制作方法 上药共研为粗末。

功效主治 养阴凉血，清热退蒸。主治妇女劳热心胸烦热，不思饮食，四肢疼痛，经脉涩滞。

临床用法 1次9g，取水150ml，入生姜3片，煎至100ml，去渣温服。

注意事项 忌劳累过度。

漆叶散※

《本草纲目》

药物组成 漆叶60g
制作方法 曝干，研为细末。
功效主治 杀虫。主治劳疾。
临床用法 1次6g，1日1次，酒送服。

注意事项 相对隔离，以防传染。

薤白散

《普济方》

药物组成 鳖甲_炙60g 鹿角胶1g 炙甘草30g 阿胶_炒 薤白各30g

制作方法 除薤白外，余药研粗末。

功效主治 滋阴止血，止咳平喘。主治肺痨久咳，吐血咯血。

临床用法 1次9g，水200ml，薤白3g，同煎至120ml，饭后服用，1日3次。

注意事项 相对隔离，宜静养，忌劳累。

獭足散※

《本草纲目》

药物组成 水獭足30g
制作方法 研为细末。
功效主治 杀虫。主治肺痨瘵虫。

临床用法 1次3~6g，酒送服。

注意事项 相对隔离治疗，以防传染。

鳖甲生犀散

《张氏医通》

药物组成 天灵香_{酥炙}1具 鳖甲_{酥炙}1枚 虎长牙_{酥炙}1枚 安息香 桃仁_{去皮尖} 槟榔各15g 生犀角 木香 甘遂 降香 干漆_{炒令烟尽} 穿山甲 阿魏_{酒研}各9g 雷丸6g 全蝎_{醋炮炒香} 地龙_{生研}5g

制作方法 将上药研为极细末。

功效主治 滋阴养血，行气健脾，化瘀通络。主治痨瘵，唇面手足清冷。

996

临床用法 1 次 15g，先用香豉 49 粒，葱白 7 茎，捣烂，新汲水 150ml，童便 150ml，入药末，煎取 200ml，入麝香 0.3g，晨起空腹热汤送服。

注意事项 隔离治疗，以防传染。

疟疾

一字散

《普济方》

药物组成 贯仲 45g 黑豆 45g 绿豆 45g 甘草 15g 砒石 21g

制作方法 共研为细末。

功效主治 清热，解毒，截疟。主治新发疟疾。

临床用法 1 次 8g，未发前服用。若早晨发则临卧服。

注意事项 脾胃素虚者忌服。

二椒散

《河南省秘验单方集锦》

药物组成 白胡椒 花椒 硫黄 生半夏各 10g

制作方法 上药共研为细末。

功效主治 温化寒湿，杀虫截疟。主治寒疟，寒多热少，胸胁痞满，神疲肢倦。

临床用法 发作前 4 小时，取药末放脐内，胶布固定，第二天去药。

注意事项 忌生冷、油腻食物。

二母散

《河南省秘验单方集锦》

药物组成 生知母 生贝母 生半夏各等份

制作方法 上药共研为末。

功效主治 清热泻火，化痰散结。主治疟疾。

临床用法 于发病前 1.5 小时，取药末 0.5～1g 置脐上，胶布固定。

注意事项 忌辛辣、油腻食物。

八宝红灵散

《清太医院选方》

药物组成 朱砂 硼砂各 15g 麝香 青礞石各 3g 雄黄 9g 火硝 6g 大赤金 30 张

制作方法 上药共研为细末，装瓷瓶内封固。

997

功效主治　辟瘟解毒，化痰开窍。主治疟疾重证，发热神昏。

临床用法　1 次 0.15g，放脐内，盖金不换膏，再将药末少许撒膏药上，贴胸椎骨第三节间。

注意事项　忌辛辣、油腻食物。

大效人参散

《经验良方》

药物组成　人参　常山_锉　青蒿各等份

制作方法　共研为细末。

功效主治　益气，截疟。主治疟疾，不问新久，或寒或热，或寒热相兼，或三四日一发者。

临床用法　1 次 7.5g，发作前一天中午以酒送服。

注意事项　有外感者当先解表而后服用。

大鳖甲散※

《幼幼集成》

药物组成　大鳖甲 1 只

制作方法　醋炙枯后，研为细末。

功效主治　软坚散结。主治小儿久疟不止，肝脾肿大。

临床用法　1 次 3 ~ 4.5g，隔

998

日早晚各 1 次，将发作时服 1 次。

注意事项　脾胃虚寒、食少便溏患儿忌用。

不二散

《普济方》

药物组成　紫河车　薄荷各6g　绿豆粉 15g　甘草 3g

制作方法　共研细为末。

功效主治　扶正截疟，清热解毒。主治疟疾正气虚者。

临床用法　1 次 3g，1 日 3 次，井水送服。

注意事项　忌毒物。

分利顺元散

《医方大成》

药物组成　川乌_{去皮半生半熟}　附子_{去皮半生半熟}各 30g　天南星_{半生半熟}60g　木香 15g

制作方法　共研为粗末。

功效主治　温阳散寒，行气化痰。主治疟疾，寒多热少，其人素体阳虚而又经久不愈。

临床用法　1 次 12g，姜 10片，大枣 7 枚，水煎服，疟发前服2 ~ 3 次。

注意事项　忌食生冷油腻。

玉露散

《医醇賸义》

药物组成 玉竹 沙参各 12g 花粉 麦冬 贝母 茯苓各 6g 石斛 杏仁 山药各 9g 梨 30g

制作方法 上药共研为细末。

功效主治 清肺泄热，养阴生津。主治肺热素盛，阳气壅盛而不衰，以至消烁脱肉之痹疟。

临床用法 1 次 9g，1 日 3 次，温开水送服。

注意事项 忌食辛辣肥腻之品。

半夏散

《圣济总录》

药物组成 姜半夏 藿香 羌活 川芎 牵牛各 15g

制作方法 共研为细末。

功效主治 芳香化浊，祛邪化痰。主治痰疟发作有时，热多寒少，食入即吐，头痛连胸。

临床用法 1 次 9g，1 日 3 次，饭后清水送服。

注意事项 孕妇及体虚之人慎用。

夺命散

《经验良方》

药物组成 炒常山 30g 炒前胡 15g

制作方法 共研为细末。

功效主治 清热除疟。主治温疟。

临床用法 1 次 10g，1 日 3 次，温酒送服。

注意事项 本方作用强烈，能损正气，体虚者慎用。

交加散

《医醇賸义》

药物组成 附子 2g 石膏 15g 羌活 防风 陈皮 薄荷 藿香各 3g 连翘 4.5g 葛根 6g 淡豆豉 9g 姜皮 荷叶各 2.4g

制作方法 上药共研为细末。

功效主治 祛邪截疟。主治寒热俱重、体盛脉实之疟疾。

临床用法 1 次 9g，1 日 3 次，温水送服。

注意事项 虚人禁用。

却毒散

《圣济总录》

药物组成 麻黄 15g 防风 30g 蜀椒 15g 炮乌头 白术 炒桔梗 桂枝各 15g 炮姜 0.3g

制作方法 共研为细末。

功效主治 宣肺，透邪，辟秽。主治寒湿疟疾，患者肌肤黄瘦。

临床用法 1 次 3g，1 日 3 次，饭前温酒调服。

注意事项 湿热疟疾禁用。

牡蛎散

《太平圣惠方》

药物组成 牡蛎粉 常山 乌梅肉炒 人参去芦各 15g 知母 升麻 甘草炙 豉心 桃仁去皮炒各 0.3g 鳖甲去裙醋炙 0.6g

制作方法 将上药共研细末。

功效主治 滋阴清热，软坚截疟。主治小儿痰疟，发作无定时。

临床用法 1 次 1.5g，1 日 2 次，温酒调服。

注意事项 相对隔离治疗，忌食辛燥之品。

何首乌散

《张氏医通》

药物组成 生何首乌碎 15g 青皮 陈皮 甘草炙各 3g 生姜 10g 大枣 3 枚

制作方法 上药共研粗末。

功效主治 行气和营，养血补虚。主治疟疾积滞去后，寒热不止，至夜尤甚。

临床用法 水煎，露一夜，清晨温热服。

注意事项 忌劳累，宜静养。

知母散

《太平圣惠方》

药物组成 知母 鳖甲涂醋炙令黄去裙各 30g 牡蛎粉 常山各 15g

制作方法 将上药共研细末。

功效主治 软坚散结，清热截疟。主治小儿痰热发疟。

临床用法 1 次 1.5g，1 日 3 次，粥饮调服。

注意事项 相对隔离治疗，忌食辛燥之品。

和营双解散

《医醇賸义》

药物组成　当归　葛根　贝母　茯苓各6g　柴胡　陈皮　防风　薄荷　苏梗各3g　姜皮2.4g　半夏4.5g

制作方法　上药共研为细末。

功效主治　和解表里。主治间日疟。

临床用法　1次9g，1日3次，温水送服。

注意事项　忌食辛辣肥厚之品。

治疟散※

《全国中草药新医疗法
展览会资料选编》

药物组成　川芎　白芷　桂枝　苍术各30g

制作方法　上药共研为细末。

功效主治　温经通络，燥湿截疟。主治疟疾。

临床用法　1次1g，用棉花或纱布卷成条状，于疟疾发作前2小时，纳入一侧鼻孔，4小时后取出。小儿则将药末撒于膏药上，于疟疾发作前4小时贴肚脐处。

注意事项　本品只作外用，严禁内服。

祛疟散

《医醇賸义》

药物组成　黄芪4.8g　人参　白术　砂仁　陈皮各3g　茯苓6g　草果　五味子　甘草各1.5g　乌梅　大枣各2枚　生姜3片

制作方法　上药共研为细末。

功效主治　益气截疟。主治邪气留恋日久、中气虚弱之疟疾。

临床用法　1次9g，1日3次，温开水送服。

注意事项　疟疾发作频繁者忌用。

恒山散

《太平圣惠方》

药物组成　常山30g　云母粉60g

制作方法　共研为细末。

功效主治　截疟，化痰，止痛。主治头痛往来寒热，心膈痰壅。

临床用法　1次3g，用温水或盐汤调服。

注意事项　呕吐畅快为度。

活人败毒散

《医醇賸义》

药物组成 羌活 独活 前胡 柴胡 茯苓 枳壳 桔梗 人参各30g 甘草15g

制作方法 上药共研为细末。

功效主治 发汗解表，祛湿截疟。主治瘟疫风湿风痰，头痛目眩，憎寒恶热，山岚瘴气。

临床用法 1次6g，1日3次，用生姜3片，煎汤送服。

注意事项 本品仅适于寒疟及冷瘴。

穿山甲红枣散※

《幼幼集成》

药物组成 穿山甲30g 大枣10枚

制作方法 同烧存性，研为细末。

功效主治 健脾截疟。主治小儿热疟。

临床用法 1次3g，发作日清晨，白开水冲服。

注意事项 相对隔离，以防传染。

蛇蜕散

《普济方》

药物组成 蛇蜕烧灰15g

制作方法 将上药研为细末。

功效主治 祛风，镇惊，解毒。主治小儿疟疾。

临床用法 1次1.5~32g，发作前冷水送服。

注意事项 相对隔离治疗，忌食生冷油腻。

常山散

《圣济总录》

药物组成 常山 栀子 桂枝 赤茯苓 炙甘草各等份

制作方法 共研为细末。

功效主治 清热利湿，退黄截疟。主治疟疾头痛发热，身黄，小便不利。

临床用法 1次6g，1日4次，温水调服。

注意事项 忌食辛辣油腻性食物。

常山阿魏散

《古今脐疗良方集解》

药物组成 阿魏 0.6g 常山 1g

制作方法 上药共研为细末。

功效主治 截疟。主治疟疾缓解期。

临床用法 于发作前 2 小时撒脐内，外用胶布固定，24 小时后去药。

注意事项 忌油腻食物。

清正散

《医醇賸义》

药物组成 青蒿梗 山栀 连翘各 4.5g 薄荷 陈皮各 3g 贝母 葛根各 6g 淡豆豉 杏仁各 9g 茅根 15g

制作方法 上药共研为细末。

功效主治 清热解毒，和解祛邪。主治冬令感受寒邪，伏藏于肾，春夏举发，先热后寒之温疟。

临床用法 1 次 9g，1 日 3 次，温开水送服。

注意事项 忌辛辣肥腻之品。

清暑散

《医醇賸义》

药物组成 薄荷叶 贝母 葛根各 6g 青蒿梗 连翘各 4.5g 石斛 淡豆豉 杏仁各 9g 淡竹叶 6g

制作方法 上药共研为细末。

功效主治 清热解毒，除烦截疟。主治热疟。

临床用法 1 次 9g，1 日 3 次，温水送服。

注意事项 本品药性偏于寒凉，不宜久服。

雄黄蒜姜散

《穴敷疗法聚方镜》

药物组成 雄黄 3g 大蒜 2枚 生姜 15g

制作方法 雄黄研末，与后 2味药共捣烂。

功效主治 解毒抗疟。主治疟疾。

临床用法 取药糊敷脐或大椎穴。

注意事项 忌辛辣燥食。

黑虎散

《普济方》

药物组成 姜黄 高良姜 干姜各 30g 巴豆 10g

制作方法 将上药共炒为焦黑色，去巴豆不用，将余药共研为细末。

功效主治 温中散寒，燥湿截

1003

疟。主治疟疾胃寒。

临床用法 1次9g，发作前1小时，用热酒送服，临发时再服。

注意事项 隔离治疗，防止传染。

蜀漆散

《金匮要略》

药物组成 蜀漆_{烧去腥} 云母_{烧二日夜} 龙骨各等份

制作方法 上药共研为细末。

功效主治 温阳达邪。主治寒多热少之疟疾。

临床用法 疟疾发作前用米汤送服1.5g。

注意事项 本品作用强烈，能损正气，体虚者慎用。

锦地罗散※

《本草纲目》

药物组成 锦地罗根适量

制作方法 研为细末。

功效主治 解毒截疟。主治山岚瘴毒，并解诸毒。

临床用法 1次3g，酒调服。

注意事项 相对隔离，以防疟疾传染。

辟寒散

《医醇賸义》

药物组成 川芎2.4g 防风 陈皮 羌活 秦艽 枳壳 苏梗各3g 白芷1.5g 半夏4.5g 生姜3片

制作方法 将上药研为细末。

功效主治 温散祛邪。主治寒疟。

临床用法 1次9g，1日3次，温水送服。

注意事项 表寒之症消失则停服。

截疟散

《串雅内外编》

药物组成 荜茇9g 雄黄6g

制作方法 上药共研为细末。

功效主治 通里祛寒，解毒抗疟。主治寒疟。

临床用法 1次1g，用生姜汁合作二饼，一贴脐上，一贴项后天柱骨下第一节，膏药固定。

注意事项 忌生冷食物。

鳖甲恒山散

《普济方》

药物组成　恒山（常山）60g
鳖甲醋炙75g　升麻45g　栀子仁
30g

制作方法　上药共研为细末。

功效主治　截疟软坚。主治伤
寒后毒气不解，变成疟状，发作无
时，寒热不止。

临床用法　1日3次，1次6g，
温开水送服，以吐为度。

注意事项　脾胃虚寒，食少便
溏之人及孕妇忌服。

麝香散

《普济方》

药物组成　麝香3g　鳖甲醋炙
甘草炙各0.15g　大黄炒0.9g
丹砂0.6g　常山30g

制作方法　共研为细末。

功效主治　芳香辟秽，软坚除
疟。主治瘴疟，寒热头痛。

临床用法　1次9g，发作前温
酒调服，临发时再一服。

注意事项　隔离治疗，防止传
染。

二圣散

《普济方》

药物组成　皂角刺烧灰1kg　大
黄15g

制作方法　共研为细末。

功效主治　祛风除痰，泻腑杀
虫。主治麻风厉疾，眼昏咫尺不辨
人物，眉发自落，鼻梁崩倒，肌肤
溃烂。

临床用法　1次6g，煎大黄汤
调服，泻出黑虫为验，3日后再一
服，直至无虫即止。

注意事项　相对隔离治疗，以
防传染。

山栀子散

《圣济总录》

药物组成　山栀子去皮75g　川
芎45g　藁本去苗土0.9g　当归切焙
蔓荆子各30g　桔梗锉焙39g　羌
活去头芦　白蒺藜炒　白茯苓去黑皮
防风去芦各63g　侧子炮裂去皮脐　天麻
各15g

1005

制作方法 将上药共研细末。

功效主治 清热祛风，行气活血。主治麻风癞疾，眉须堕落，遍身麻痹，手足挛急。

临床用法 1次6～9g，1日3次，空腹及夜卧时温酒调服。

注意事项 相对隔离治疗，以防传染。

天雄散

《太平圣惠方》

药物组成 天雄_{炮裂去皮脐} 细辛_{去苗土} 乌头_{炮裂去皮脐} 莽草_炙 干姜_炮各30g 石楠_炙 石菖蒲 防风_{去芦}各60g 白术 独活_{去头芦}90g

制作方法 将上药共研细末。

功效主治 温阳祛风，健脾除湿。主治麻风癞疾，痈疽，骨肉俱败，百节痛，眉落，身体痛痒。

临床用法 1次4～6g，1日1次，空腹温酒调服。

注意事项 相对隔离治疗，以防传染。

丹参散

《圣济总录》

药物组成 丹参_{锉炒令黄}180g

苍术_锉120g 威灵仙_{去苗土} 淫羊藿 玄参 人参 羌活_{去头芦}各90g 沙参 紫参 甘草_{生锉} 独活_{去头芦}各30g 黄芩_{去黑心}5g

制作方法 上药共研为细末。

功效主治 活血祛风，益气除湿。主治麻风癞疾。

临床用法 1次4～6g，1日2次，饭后及临卧时温开水调服。

注意事项 相对隔离治疗，以防传染。

乌蛇散

《太平圣惠方》

药物组成 乌蛇_{酒浸去皮骨炙} 葛根_锉各30g 苦参 紫参 沙参 人参 川芎 天麻_{酒浸切焙干} 黄芩_{去黑心} 木通_锉 地骨皮 防风_{去芦} 防己 莽草叶 白术 蒴藋 木兰皮_{去粗皮} 黄连_{去须} 附子_{炮裂去皮脐} 乌头_{炮裂去皮脐} 牛膝_{去苗} 槟榔_{煨锉} 熟地黄_{切焙} 玉竹 芍药 桂枝_{去粗皮} 玄参 龙骨 石膏_{研为细末} 升麻 菊花_{未开者微炒} 蒺藜子_{炒去角} 秦艽_{去苗土} 细辛_{去苗叶} 天雄_{炮裂去皮脐} 当归_{切焙} 甘草_{炙锉} 远志_{去心} 巴戟天_{去心} 苍耳花_{炒干}各6g 吴茱萸_{汤洗焙炒研}各15g

制作方法 上药共研为细末。

功效主治 温阳益气，祛风通络，养血活血。主治麻风白癞，语声嘶哑，四肢麻痹，瘙痒生疮。

临床用法　1次6g，1日1次，空腹温酒调服。

注意事项　相对隔离治疗，以防传染。

六神散

《圣济总录》

药物组成　蝼蛄去肚肠1枚　商陆根汁15ml　蜜蜂煅研7枚　生蜜　生姜汁各1g　绿豆末3g

制作方法　上药共研细末。

功效主治　清热利水，杀虫散结。主治麻风。

临床用法　上药作1剂，温酒调服。若服后恶心涕唾，汗出，仍出涎，渴时与温米汤吃；若不思饮食，以甘草2寸、黄连2条煎服；面上如有紫瘢瘰疬未消者，用干斑猫末，以生油调敷患处。

注意事项　相对隔离治疗，以防传染。

生肌散

《全国中草药新医疗法展览会资料选编》

药物组成　煅龙骨250g　炉甘石150g　炙没药　白芷　儿茶　象皮各90g　血竭　炙乳香　广

丹　赤石脂　贝母各60g　轻粉3g　枯矾　硼砂　海螵蛸　红花各30g　梅片18g　麝香6g

制作方法　将上药共研细末，贮瓶备用。

功效主治　解毒杀虫　行气活血。主治麻风溃疡。

临床用法　有腐肉、脓血者，宜清创后再以金银花、连翘、黄柏、茶叶各15g，焦栀6g煎汤洗涤患处，待干后以药末敷疗包扎。

注意事项　隔离，以防传染。

白花蛇散

《太平圣惠方》

1007

药物组成　白花蛇酒浸去皮骨微炙150g　露蜂房炙黄　山药各60g　苦参锉75g　防风锉去头芦　丹参　栀子仁　人参　秦艽去苗　玄参　白蒺藜微炒去刺　独活各30g

制作方法　上药共研为细末。

功效主治　祛风除湿，活血通络，杀虫止痒。主治麻风，皮肉改变，眉须欲落。

临床用法　1次6g，1日2次，晨起及晚饭前温酒调服。

注意事项　相对隔离治疗，以防传染。

白花蛇散

《圣济总录》

药物组成 白花蛇_{去皮骨酒炙} 乌蛇_{去皮骨酒炙} 全蝎_{去土炒} 白僵蚕_炒 朱砂_研各30g 地龙_{去土炒}15g 雄黄_{醋熬研} 蜜蜂_炒 黄蜂_炒 胡蜂_炒各0.3g 蜈蚣_炒5条 蝎虎_炒15枚 龙脑_研1.5g

制作方法 将上药共研细末。

功效主治 祛风通络，解毒杀虫。主治麻风，眉须堕落，皮肉已烂成疮者。

临床用法 1次0.5~1.5g，1日3~5次，温蜜水调服。

注意事项 相对隔离治疗，以防传染。

白花蛇散

《太平圣惠方》

药物组成 白花蛇_{酒浸去皮骨炙}60g 天麻 槐子_{微炒} 羌活_{去头芦} 防风_{去头芦} 晚蚕沙_{微炒} 蔓荆子 白鲜皮 威灵仙_{去土} 枳壳_{去瓤麸炒}各30g 甘草_{炙锉}15g

制作方法 将上药共研细末。

功效主治 搜风除湿，行气通络，杀虫止痒。主治麻风白癞，语声嘶哑，目视不明，四肢麻痹，关节热痛，身体瘾疹，鼻生息肉。

临床用法 1次1~2g，1日3次，温酒调服。

注意事项 相对隔离治疗，以防传染。

白蒺藜散

《太平圣惠方》

药物组成 白蒺藜_炒 川芎 萆薢_炒 羌活_{去头芦} 白芷_炒 升麻各60g 山栀子_{去皮} 防风_{去芦}各39g 白茯苓_{去黑皮}75g 远志_{去心} 石菖蒲_{泔浸切焙干} 蔓荆子 细辛_{去苗叶微炒} 茵芋_{去根茎} 芍药 麻黄_{去根节煎掠去沫焙干} 龙骨_{刮去土} 人参 当归_{切焙} 桂枝_{去粗皮}各33g 白术_{微炒}30g 附子_{炮裂去皮脐}6g 甘草_{炙锉} 桔梗_{切焙}各45g

制作方法 将上药共研细末。

功效主治 温阳除湿，益气祛风，解毒杀虫。主治麻风恶疾，二、三年眉须脱落，手足疼闷，骨节烦肿，面色黑，皮肉渐变。

临床用法 1次2~3g，1日2次，晨起及午饭前，温酒调服。若口干舌涩，喉中烟生，鼻中卒痛，是佳兆也，宜即煎少许甘草汤解之。

注意事项 相对隔离治疗，以防传染。

必胜散

《张氏医通》

药物组成 赤槟榔 皂角刺_炒各15g 大黄_{汤煨}30g 白牵牛_{生炒各半}18g 甘草_{生炙各半}3g 轻粉6g

制作方法 上药共研为细末。

功效主治 攻逐毒邪。主治麻风恶疾，营卫俱病，上下齐发。

临床用法 壮者1次20g，弱者1次15g，加入黑糖或白蜜2匙、姜汁5匙调服。

注意事项 本品有毒，不宜久服。

百神散

《圣济总录》

药物组成 天雄_{炮裂去皮脐} 附子_{炮裂去皮脐} 茵芋_炙 踯躅 细辛_{去苗叶} 乌头_{炮裂去皮脐} 干姜_炮 石菖蒲 甘草_炙 石南叶各30g 防风_{去芦} 白术 独活_{去头芦}各60g

制作方法 上药共研为细末。

功效主治 温阳祛风，健脾除湿。主治一切麻风及风瘙疮癣，遍身瘙痒，百节疼痛，眉毛脱落皆烂，耳聋，四肢麻痹。

临床用法 1次6~10g，1日2次，空腹温酒调服。

注意事项 相对隔离治疗，以防传染。

再造散

《丹溪心法》

药物组成 郁金15g 大黄_{皂荚煎酒煨}30g 皂角刺_炒15g 白牵牛_{生炒各半}18g

制作方法 上药共研为细末。

功效主治 攻逐秽物。主治麻风恶疾，营血受病，先起于足者。

临床用法 1次15g，1日5次，无灰酒调服。

注意事项 相对隔离治疗，以防传染。

地骨皮散

《圣济总录》

药物组成 地骨皮_{去土} 白蒺藜_炒 苦参 苍耳子 原蚕沙_{微炒黄} 人参 细辛_{去苗叶} 白茯苓_{去黑皮} 山栀子_{炒香} 山茱萸_{汤浸去浮者微炒} 小荆子各15g 侧柏 蔓荆子各30g 丁香 木香各9g

制作方法 上药共研为细末。

功效主治 滋阴清热，祛风杀虫。主治麻风。

临床用法 1次1.5~2g，1日3~4次，温水调服。

注意事项 相对隔离治疗，以防传染。

朱砂散

《普济方》

药物组成 朱砂_{细研水飞} 紫檀 漏芦 雄黄_{细研} 白蔹 紫石英_{细研水飞} 羚羊角屑 龙骨 石膏_{细研水飞}各30g 雌黄_{细研} 石胆_{细研} 阿魏_{生用}各15g 牛黄_{细研}0.3g 硝石45g

制作方法 上药共研细末，入另研药同研匀。

功效主治 清热，解毒，杀虫。主治麻风肌肤不仁，头面身上生疮，颜色肿黑，腹内生虫，鼻柱崩倒。

临床用法 1次3g，1日3次，饭前温酒调服。

注意事项 相对隔离治疗，以防传染。

异功散

《圣济总录》

药物组成 天麻_{酒渍焙} 赤箭 松黄 鬼臼 安息香_研 羌活_{去头芦} 款冬花 枫香脂_研 天蓼花 侧柏叶 苍耳各30g 苦参45g 何

首乌_{炮去黑皮} 细辛_{去苗叶} 防风_{去芦} 蔓荆子_{去浮皮} 藁本_{去苗} 牛膝_{切焙} 地骨皮_{去土} 甘草_{炙锉} 乳香_研 天冬_{去心焙} 麦冬_{去心焙} 丹砂_研 草薢 木香 虎骨_{酒炙} 当归_{切焙} 天南星_炮 全蝎_炒 乌蛇_{酒浸去皮骨炙} 白花蛇_{酒浸去皮骨炙} 麻黄_{去根节} 雄黄_研 附子_{炮裂去皮脐} 川芎 白僵蚕_炒 桂枝_{去粗皮} 鸡舌_{香研}各15g 云母粉180g

制作方法 上药共研为细末，入云母粉研匀。

功效主治 温肾壮阳，活血通络，滋阴祛风。主治麻风病运用攻毒疗法，下恶物后的恢复期治疗。

临床用法 1日1~2次，1次1.5g，腊茶或米饮调下。

注意事项 隔离治疗，以防传染。

防风散

《备急千金要方》

药物组成 防风_{去头芦}30g 桂心 天雄_{炮裂去皮脐} 细辛 乌头_{炮裂去皮脐} 朱砂_{细研} 干姜_{炮裂} 莽草_{微炙} 白蒺藜_{炒去刺} 附子_{炮裂去皮脐} 人参_{去头芦} 当归各15g

制作方法 上药共研为细末。

功效主治 温经通络，祛风杀虫，益气活血。主治麻风，眉间如虫行，或头眩，目中泪出。

临床用法　1次3g，1日3次，温酒调服。

注意事项　相对隔离治疗，以防传染。

防己散

《圣济总录》

药物组成　防己_锉　干姜_炮蜀椒_{炒出汗}各30g　乌蛇_{酒浸去皮骨炙}90g

独活_{去头芦}　秦艽_{去苗土}　黄芪_{炙锉}丹参_{去苗土微炙}　乌头_{炮裂去皮脐}　松脂_{炼过放冷研}　人参　苦参_锉　白术_炒桂枝_{去粗皮}　芍药各33g　川芎　黄连_{去须}　蒺藜子_{炒去角}　白茯苓_{去黑皮}天冬_{去心焙}　葛根_锉各45g　玄参60g

制作方法　将上药共研细末。

功效主治　健脾除湿，祛风通络，清热止痒。主治麻风癞疾，眉须堕落，及身面瘙痒，腹中烦热，身上瘾疹起如枣核，疼痛生疮。

临床用法　1次2～3g，1日3次，温酒调服。

注意事项　相对隔离治疗，以防传染。

何首乌散

《太平圣惠方》

药物组成　何首乌_{入米泔水浸17日}蒸晒0.5kg　胡麻子_{蒸晒}120g

制作方法　上药共研为细末。

功效主治　滋阴，养血，祛风。主治麻风癞疾。

临床用法　1次9g，1日3次，饭前用温酒或薄荷荆芥汤或茶调服。

注意事项　相对隔离治疗，以防传染。

阿魏雷丸散

《备急千金翼方》

药物组成　阿魏_{生研}3g　雷丸_{生研}0.9g　雄黄_研　芒硝_{生研}　牛黄_研　紫石英_研各15g　朱砂_研　滑石_研　石胆_研　白蔹_锉　羚羊角_镑各30g　斑蝥_{去足翅}　青娘子_{与糯米同炒}30枚

制作方法　将上药共研细末。

功效主治　祛风清热，解毒杀虫。主治麻风癞疾，五脏生虫。

临床用法　1次1～2g，1日1次，空腹温酒调服，若饥即食小豆羹饭，半饱即止。

注意事项　相对隔离治疗，以防传染。

1011

歧伯神散

《备急千金要方》

药物组成 天雄 附子_{各炮去皮} 细辛 乌头_{炮去皮} 茵芋_炙 踯躅各30g 干姜 枳实_炙各60g 石南 石菖蒲 防风 蜀椒_{炒去汗} 防葵 独活 白术各90g

制作方法 上药共研为细末。

功效主治 温阳祛风，健脾除湿。主治麻风，痈疽疥癞，风痿骨肉痹败，关节疼痛，眉毛发落，身体淫淫跃跃痛痒，目痛烂眥，耳聋龋齿，痔瘘。

临床用法 1次1～3g，1日3次，酒送服。

注意事项 相对隔离治疗，以防传染。

乳香散

《太平圣惠方》

药物组成 乳香 天麻各90g 牛黄 麝香_{细研} 雄黄_{细研}各30g 胡麻子_{淘炒研}1kg

制作方法 上药共研为细末。

功效主治 活血通络，清热祛风。主治麻风癞疾，肌肉欲坏，眼色变改，眉发脱落，语声散乱。

临床用法 1次6g，1日2次，

晨起及晚饭前用茶清调服。

注意事项 相对隔离治疗，以防传染。

胡麻散

《普济方》

药物组成 胡麻子90g 何首乌90g 蔓荆子 威灵仙 九节石菖蒲 苦参 荆芥穗 菊花 白蒺藜 炒鼠粘子各30g

制作方法 上药共研为细末。

功效主治 养血，祛风，杀虫。主治麻风，头面遍身生赤核，麻木，鼻内闻腥秽，鬓发退落。

临床用法 1次3g，1日5～7次，不定时用薄荷茶水下。

注意事项 隔离治疗，防止传染。

枳壳散

《普济方》

药物组成 枳壳_{去瓤麸炒} 黄芪_{炙锉} 苍耳_炒 白术_{微炒} 蒴藋_锉 白蒺藜_炒 防风_{去芦生用} 升麻_{生用} 栀子仁各1g 漏芦_{去头芦} 黄连_{去须} 人参 天冬_{去心焙} 防己 干姜_炮 川芎 丹参_{去苗土炙} 麻黄_{去根节煎掠去沫焙} 白芷_{微炒} 甘草_{炙锉} 葛根_锉各15g 玄参90g 马

1012

蛇_{酒浸去皮骨炙}30g

制作方法 将上药共研细末。

功效主治 行气祛风,健脾益气,除湿杀虫。主治麻风癫病,眉发堕落,热毒风入五脏,身体头面生疮。

临床用法 1次2~3g,空腹及夜卧时温酒调服。

注意事项 相对隔离治疗,以防传染。

追风散

《急救仙方》

药物组成 川大黄_{实者} 皂角刺各250g 川郁金150g

制作方法 上药共研为细末。

功效主治 清热解毒,行气活血。主治麻风癫疾。

临床用法 1次9g,1日1次,以大枫油入温酒,调药末,临卧时服。

注意事项 相对隔离治疗,以防传染。

侯氏黑散

《金匮要略》

药物组成 菊花12g 白术防风各3g 茯苓 细辛 牡蛎人参 矾石 黄芩 当归 干姜

川芎 桂枝各0.9g 桔梗2.4g

制作方法 上药共研为细末。

功效主治 清肝息风,益气通阳。主治麻风,心阳不足,胸闷疼痛,四肢烦重。

临床用法 1次1.5g,1日3次,酒送服。

注意事项 忌风寒。

神效散

《仁存方》

药物组成 黄柏 皂角刺_{烧灰}各9g

制作方法 上药共研为细末。

功效主治 清热燥湿,化痰祛风。主治麻风癫疾,肌肉破溃,鼻柱蚀烂。

临床用法 1次18g,空腹温酒调服。

注意事项 相对隔离治疗,以防传染。

莽草散

《太平圣惠方》

药物组成 莽草_{微炙}90g 附子_{炮裂去皮脐} 干姜_{炮制锉} 石斛_{去根锉} 天雄_{炮裂去皮脐} 羊踯躅_{酒拌炒令干} 白蔹 川乌头_{炮裂去皮脐} 石南 桂心各

1013

60g 细辛_{微炒去目去汗}30g

制作方法 将上药共研细末。

功效主治 温阳除湿，祛风通络。主治十年麻风，毛发秃落，瘾疹生疮，气脉不通，抓搔不觉痛痒。

临床用法 1次9g，1日2次，温酒及羊脯下药，勿过饱食。

注意事项 相对隔离治疗，以防传染。

换肌散

《卫生宝鉴》

药物组成 白花蛇_{酒浸1宿} 黑乌蛇_{酒浸1宿} 蔓荆子 威灵仙 荆芥穗 甘菊花 苦参 紫参 沙参 木贼 沙苑蒺藜 不灰木 炙甘草 天冬 赤芍药 石菖蒲 定风草 何首乌 亚麻子_{炒黄} 川芎 草乌头_{去皮脐} 苍术_{泔浸去皮} 木鳖子仁各90g 地龙_{去土} 天麻各60g 当归 细辛 香白芷各30g

制作方法 上药共研为细末。

功效主治 搜风通络，养血活血。主治麻风，经久不愈，面毛堕落，鼻梁崩坏，额颅肿破。

临床用法 1日3次，1次6～10g，饭后以酒调下。

注意事项 隔离治疗，以防传染。

狼毒散

《备急千金要方》

药物组成 狼毒 秦艽各等份

制作方法 上药共研为细末。

功效主治 祛风除湿，解毒杀虫。主治麻风癫疾。

临床用法 1日1.5～3g，1日3次，酒送服。

注意事项 相对隔离，以防传染。

凌霄散（五九散）

《儒门事亲》

药物组成 蝉蜕 地龙_炒 白僵蚕 全蝎各7个 凌霄花15g

制作方法 上药共研为细末。

功效主治 清热祛风，解毒通络。主治麻风，鼻准肿赤胀大成疮，肉烂生虫。

临床用法 1次6g，以酒调服，服后于浴室内浸水中，汗出粘臭，即可。

注意事项 相对隔离治疗，以防传染。

通天再造散

《三因极-病证方论》

药物组成 郁金_生15g 大黄_炮 皂角刺_炮各30g 白牵牛_{半生半炒}18g

制作方法 将上药共研为细末。

功效主治 祛风清热，杀虫化痰。主治麻风癫疾。

临床用法 1次15g，1日1次，晨起以无灰酒送服。

注意事项 相对隔离治疗，以防传染。

通天再造散

《十便良方》

药物组成 锦纹大黄_{湿纸包裹煨熟切片焙干} 皂角刺_{去刺锉碎}各30g

制作方法 上药共研为细末。

功效主治 清热解毒，祛风活血。主治麻风癫疾。

临床用法 1次30g，空腹冷酒调服。

注意事项 相对隔离治疗，以防传染。

麻风散Ⅰ号※

《全国中草药新医疗法展览会资料选编》

药物组成 铁骨伞 百鸟不落 爬山虎 土常山 小叶金樱 穿破石 一咀两刺 三加皮 松花各30g（以上诸药除松花外均用叶）

制作方法 将上药晒干，共研为细末，加少许冰片备用。

功效主治 敛疮解毒。主治麻风溃疡，尤对麻风所致的足底溃疡效佳。

临床用法 将溃疡面扩创，除去坚硬的角质层、皮干变性脂肪及腐骨，撒一薄层药末，将创面用棉垫覆盖。每天换药1次。可以与麻风散Ⅱ号交替使用。

注意事项 清创须彻底。

麻风散Ⅱ号※

《全国中草药新医疗法展览会资料选编》

药物组成 龙芽草 石莽草 海金沙 蛇不过 九里明 土常山 爬山虎 大叶桉各30g（以上诸药均用叶）

制作方法 将上药共研细末，加冰片少许备用。

1015

功效主治 敛疮解毒。主治麻风溃疡，尤以麻风所致的足底溃疡效佳。

临床用法 将溃疡面扩创，除去坚硬的角质层、皮下变性脂肪及腐骨，撒一薄层药末，将创面用棉垫覆盖，每日换 1 次药。可与麻风散 I 号交替使用。

注意事项 清创须彻底。

羚羊角散

《圣济总录》

药物组成 羚羊角镑 犀角镑 吴茱萸汤浸焙干炒各 0.3g 羌活去头芦 独活去头芦 麻黄去根节焙 乌蛇酒浸去皮骨炙 蔓荆子去白皮 当归切焙 黄芪锉 附子炮裂去皮脐 杏仁汤浸去皮尖炒 蒺藜子炒去角各 15g 防风 15g

制作方法 上药共研为细末。

功效主治 祛风除湿，杀虫止痒。主治麻风癞疾。

临床用法 1 次 1.5～2g，饭前温酒调下。

注意事项 忌抓搔，以防病灶扩散。

雄黄散

《太平圣惠方》

药物组成 雄黄细研 阿魏面裹煨令面熟为度 滑石 朱砂细研 藜芦去头芦 白蔹研 犀角屑 紫石英细研水飞各 15g 雌黄细研 30g 雷丸研 0.9g

制作方法 上药共研细末，入另研药共研匀。

功效主治 清热祛风，除湿杀虫。主治麻风，肌肉欲坏，有虫。

临床用法 1 次 6g，1 日 1 次，空腹暖酒调服。

注意事项 相对隔离治疗，以防传染。

雄朱散

《仁斋直指方论》

药物组成 雄黄 朱砂 滑石 阿魏 雌黄 雷丸炒 藜芦炒 硫黄 犀角屑各 10.5g 青娘子 斑蝥各去翅足糯米炒透各 8g 黑皂荚刺锉焙 22.5g

制作方法 上药共研为细末。

功效主治 祛风化痰，杀虫息风。主治麻风。

临床用法 1 次 9g，1 日 1 次，早晨温酒调服。

注意事项 相对隔离治疗，以防传染。

雄硫散

《外科正宗》

药物组成 雄黄 硫黄 雏鸡_{壳烧黄存性}各 15g 穿山甲_{炒黄}10 片 滑石 30g

制作方法 上药分别研细末，用核桃 30g 捣烂，同公猪胆汁 1 个同前药和匀，用纱布包。

功效主治 解毒，杀虫，止痒。主治麻风眉毛、鬓发脱落作痒者。

临床用法 用上药包搽患处，1 日 3 次。

注意事项 相对隔离治疗，以防传染。

鹅翎散

《张氏医通》

药物组成 番木鳖_{麻油煮}30g 干漆_{煅令烟尽}9g

制作方法 上药研为细末，亦可炼蜜为丸。

功效主治 清肿止痛，解毒祛风。主治麻风恶疾，赤肿腐烂。

临床用法 1 日 1 次，1 次 9g，晨起清茶送服。

注意事项 紧急隔离，以防传染。

雷丸散

《太平圣惠方》

药物组成 雷丸 朱砂_{细研水飞} 阿魏_{面裹煨以面熟为度}各 30g 雄黄_{细研} 雌黄_{细研}各 0.9g 藜芦_{去头芦} 犀角屑 紫石英_{细研水飞}各 15g 斑蝥 芫青各 4g 苦参 120g 硝石 30g 无灰酒 1 斗。

制作方法 将苦参、硝石 120g 入酒中浸 7 日，余药共研为细末。

功效主治 清热解毒，杀虫止痒。主治麻风癫疾。

临床用法 1 次 6g，1 日 3 次，饭前以药酒调服。

注意事项 相对隔离治疗，以防传染。

蜈蚣散

《张氏医通》

药物组成 蜈蚣_{去头足酒煮}50g 雄黄 6g 生牛膝 穿山甲_{生漆涂炙} 槟榔 炒薏仁各 30g

制作方法 共研为细末。

功效主治 搜风通络，消肿止痛。主治麻风赤肿。

临床用法 1 次 6g，温酒送服。

注意事项 相对隔离治疗，以防传染。

醉仙散

《博济方》

药物组成 亚麻子 牛蒡子炒 枸杞子 蔓荆子炒各15g 白蒺藜炒 苦参 防风 栝蒌根各15g

制作方法 上药共研为细末，以45g加入轻粉6g拌匀。

功效主治 疏风通络，生津润燥。主治麻风遍身麻木，先起于面者。

临床用法 1次3g，1日2次，清茶调服。

注意事项 相对隔离治疗，以防传染。

醉仙散（换肌散）

《博济方》

药物组成 胡麻子 牛蒡子 枸杞子 蔓荆子四味同炒 白蒺藜 苦参 天花粉 防风各15g 轻粉另研6g

制作方法 上药共研为细末，后入轻粉共研匀。

功效主治 祛风清热，宣肺除湿，解毒止痒。主治麻风癞疾，遍身瘾疹，瘙痒麻木，及毒气蕴积，

攻冲溃疡。

临床用法 1次3g，1日3次，清茶调服，煎甘草、贯众汤漱口。若见牙缝内出臭黄涎，浑身疼痛，次后利下脓血，是邪去。

注意事项 相对隔离治疗，以防传染。

壁虎散

《全国中草药新医疗法
展览会资料选编》

药物组成 壁虎10只

制作方法 将上药文火焙干，研为细末。

功效主治 敛疮消种。主治麻风溃疡，尤其是麻风所致的足底溃疡。

临床用法 将创面扩创，除去坚硬的角质层、皮下变性脂肪及腐骨，撒一薄层的药末，创面用雄黄膏棉垫覆盖。每日换药1次。可与麻风散Ⅰ号或Ⅱ号交替使用。

注意事项 清创须彻底。

麋角散

《圣济总录》

药物组成 麋鹿角先以桑柴灰煎汤淋次入灰中慢火煮令干120g 芦荟 赤箭 蝎梢酒炒 麝香研 附子炮裂去皮脐

各 15g 干姜$_{炮}$ 0.3g 腊茶末 456g

制作方法 上药共研为细末。

功效主治 温阳补肾，杀虫通络。主治麻风恶疾，滑泄精气。

临床用法 1 次 3g，用荆芥薄荷汤冲服。若觉药力过猛，入盐少许；若欲发汗即热服，用厚衣覆出汗，避风。

注意事项 忌劳累。

梅毒

铅回散

《外科正宗》

药物组成 铅 250g 硫黄$_{与铅制后等量}$

制作方法 将铅置铜勺内化开，倾入水中，取起再化再倾，如此百度，铅尽为度。候半日，待水澄清，倾去水用钵底内沉下铅灰，置三层纸上，下用灰收干水气，取起晒干，与硫黄研细罐收。

功效主治 解毒止痛。主治杨梅结毒，筋骨疼痛，朝轻夜重，喜热手按揉者。

临床用法 1 次 3g，温酒调服。

注意事项 本品有毒，慎用。

消梅散 ※

《陕西中医验方选编》

药物组成 轻粉 枯矾 冰片各 3g 银粉$_{炒黄}$30g

制作方法 共研为细末备用。

功效主治 祛腐生肌。主治梅毒。

临床用法 取药末适量，涂疮上。

注意事项 忌辛辣燥食。新鲜伤口禁用。

梅疮点药散

《医钞类编》

药物组成 杏仁$_{制霜}$30g 轻粉 2.4g 雄黄 3g

制作方法 共研为细末。

功效主治 解毒疗疮。主治梅疮、下疳疮。

临床用法 先用槐花煎浓汤，将疮洗净，用药干掺，疮干后用猪胆汁调涂，每日 2 次。

注意事项 忌不洁性生活。

1019

椰子散※

《本草纲目》

药物组成 椰子壳_{烧灰存性}适量

制作方法 研为细末。

功效主治 疗疮止痛。主治杨梅疮，筋骨痛。

临床用法 1次6~9g，用时炒热，用滚酒泡服。

注意事项 隔离治疗，以防传染。

蛳砂散※

《本草纲目》

药物组成 螺蛳壳 辰砂各12g 冰片0.6g

制作方法 共研为细末。

功效主治 清热解毒。主治杨梅疮烂。

临床用法 涂患部。

注意事项 相对隔离，以防传染。

鹅黄散

《外科正宗》

药物组成 石膏_煅 轻粉 黄

柏_炒各等份

制作方法 共研为细末，贮于瓷罐。

功效主治 清热解毒，收敛止痛。主治杨梅疮毒。

临床用法 干撒溃烂处，即可生疤，再烂再撒，毒尽乃愈。

注意事项 相对隔离治疗，以防传染。

翠云散

《外科正宗》

药物组成 铜绿 胆矾各15g 轻粉 石膏_煅各30g

制作方法 共研极细末，瓷罐收贮。

功效主治 清热解毒，生肌敛疮。主治杨梅疮毒，服药后，根脚不红，疮势已退者。

临床用法 湿疮干撒，干疮公猪胆汁调点，1日1次，其疮自干而愈。

注意事项 相对隔离治疗，以防传染。

肝炎

山甲没药散

《古今脐疗良方集解》

药物组成 穿山甲末炒100g 乳香 没药醇浸液各70ml 鸡血藤挥发油0.5ml 冰片1g

制作方法 先将乳香、没药醇浸液喷入穿山甲末中，烘干，再加入鸡血藤挥发油和冰片，再烘干，共研为细末。

功效主治 活血化瘀，清热通窍。主治肝炎或肝癌。

临床用法 1次0.2g，米醋调膏，纱布裹之，敷神阙穴，5～7日换药1次。

注意事项 忌生冷、辛辣、油腻食物。

瓜蒂散

《常见病验方研究
参考资料》

药物组成 甜瓜蒂 秦艽各60g 青皮 紫草 黄芩 丹参各30g 铜绿15g 冰片6g

制作方法 上药共研为细末。

功效主治 除湿退黄，清热解毒。主治黄疸型肝炎，肝功能异常伴肝肿大者。

临床用法 取1.5～2g，填脐中，外用胶布固定，每日1次，连用10～15次为1疗程。

注意事项 忌辛辣、生冷、油腻食物。

瓜蒂皂矾散

《古今脐疗良方集解》

药物组成 甜瓜蒂10g 皂矾9g 茵陈12g 干姜5g 丹参15g

制作方法 上药共研细末。

功效主治 温中化湿，消退黄疸。主治身目发黄，色晦暗，面色青紫，胁下胀痛，舌紫暗，脉细涩。

注意事项 忌辛辣、生冷、油腻食物。

灵仙散※

《全国中草药新医疗法
展览会资料选编》

药物组成 威灵仙根150g

制作方法 烘干，研为细末。

功效主治 祛风除湿，消痞化积。主治急性黄疸型肝炎。

临床用法 1日3次，1次9g，将药末与鸡蛋1个搅匀，菜籽油或麻油煎后服用，连服3天。

注意事项 本品性走窜，久服易伤正气，体弱者慎用。

黑甲散※

《全国中草药新医疗法
展览会资料选编》

药物组成　黑矾 20g　穿山甲
10g

制作方法　将穿山甲用粗砂加
热，焙黄，研碎。取面粉 100g，
用水和好。将研碎的穿山甲与黑矾
包裹做成饼状，于锅内烤熟。再将
"面饼"用炭火烧至内外部成炭，
冷却后研碎筛取细末，备用。也可
装入胶囊使用。

功效主治　祛瘀消癥。主治
急、慢性肝炎。

临床用法　将药末用红糖或蜂
蜜调拌，1 次 1g，1 日 2 次，内服。

注意事项　忌烟酒、辛辣、无
鳞鱼。

解毒退黄散※

《全国中草药新医疗法
展览会资料选编》

药物组成　醋浆草　夏枯草
车前草　茵陈各 30g（以上诸药均
为鲜品）

制作方法　上药晒干后，共研
为细末。

功效主治　清热解毒，利湿退

黄。主治急性肝炎。

临床用法　1 次 10g，1 日 3
次，开水冲服。

注意事项　忌食辛辣及肥甘厚
腻之品。

时疫

乌头赤散

《备急千金要方》

药物组成　乌头 45g　皂刺
15g　雄黄　细辛　桔梗各 30g

制作方法　上药共研细末，过
筛，浸酒或井水中。

功效主治　杀虫，散寒，解
毒。主治天行疫气。

临床用法　1 日 6g，内服。另
取少许吹鼻。

注意事项　隔离治疗，以防传
染。

防风散

《普济风》

药物组成　防风　川芎　甘
草炙　白芷各 60g　菊花 30g

制作方法　将上药共研细末。

功效主治 祛风解表。主治小儿时疫瘟病，喘嗽烦渴，头身疼痛，肌肉蠕动，目涩嗜睡。

临床用法 1日3次，1次3g，荆芥汤调服。

注意事项 避风寒。

苍术散

《朱氏集验方》

药物组成 苍术_炒250g 麻黄45g 杏仁_{去皮尖炒} 甘草_炙各60g

制作方法 上药共研为细末。

功效主治 发汗解表，行气燥湿。主治四时伤寒瘟疫。

临床用法 1次12g，温开水调服。

注意事项 忌风寒生冷。

除瘟散

《普济方》

药物组成 大黄 芒硝各0.5g 牵牛子15g 槟榔5g

制作方法 将上药研为细末。

功效主治 泻下攻积，清热泻火。主治小儿瘟病。

临床用法 1次1.5g，睡前黄芩汤调服。

注意事项 忌食辛燥之品。

真珠散

《圣济总录》

药物组成 珍珠 桂枝各0.3g 鸡子_{去壳炒黑}2枚 贝母15g 杏仁_{汤浸去皮尖双仁炒}0.9g

制作方法 上药共研为细末。

功效主治 温阳，调气，扶正。用于预防瘟疫传染。

临床用法 1次3g，温酒调服。

注意事项 忌生冷不洁饮食，避风寒。

诸葛行军散

《疡科心得集》

药物组成 朱砂15g 雄黄30g 硼砂 火硝各9g 寸香 冰片各1.5g 牛黄1g 金箔50张

制作方法 共研为细末，瓷瓶收贮。

功效主治 辟秽，解毒，止痛。主治时疫，肚腹疼痛，恶心呕吐，身体烦劳胀满。

临床用法 以少许吹鼻。

注意事项 忌食生冷不洁之物。

通气散

《外科精义》

药物组成　延胡索 45g　藜芦 15g　羊踯躅 7.5g　皂荚　川芎各 30g

制作方法　上药共研极细末。

功效主治　行气，活血，开窍。主治时气头面赤肿，或咽喉闭塞不通。

临床用法　用纱布蘸取药末 0.3g，塞于鼻中，取嚏为效。

注意事项　隔离治疗，以防传染。

1024

百日咳

三灰散

《博济方》

药物组成　巴豆_{去壳}　杏仁_{去尖}　半夏各等份

制作方法　将上药入瓷盒内，上以赤石脂封口，炭火煅令通红，取出放冷，研为细末。

功效主治　宣肺止咳，燥湿祛痰。主治小儿百日咳，喉中水鸡声。

临床用法　1 次 1.5g，生姜汤送服。

注意事项　忌风寒生冷。

眼科·目赤肿痛

大蓟子散※

《本草纲目》

药物组成　大蓟子 60g

制作方法　研为细末，过 200 目筛。

功效主治　清热，解毒，止痛。主治眼目热痛，泪出不止。

临床用法　睡前取少许点眼。

注意事项　切忌将污染物及异物等带入眼中。

大黄当归散

《张氏医通》

药物组成　大黄_{酒蒸}　黄芩_{酒炒}各 30g　红花 6g　苏木屑　当归　栀子_{酒炒}　木贼各 15g

制作方法　上药共研为粗末。

功效主治　清热消肿，活血消翳。主治瘀热凝滞不散，眼肿，成翳。

临床用法 1次12g，水煎去渣饭后服。

注意事项 忌食辛燥之品。

元明三黄散※

《常见病验方研究参考资料》

药物组成 大黄15g 黄芩 玄明粉_{冲服}各9g 黄连6g

药物组成 大黄15g 黄芩 玄明粉冲服各9g 黄连6g

制作方法 共研为细末。

功效主治 清热解毒，泻下软坚。主治重症急性结膜炎，大便秘结。

临床用法 1次15g，冲服。

注意事项 忌食辛辣之品。

木贼苍术散※

《本草纲目》

药物组成 木贼 苍术_{泔浸}各30g

制作方法 共研为细末。

功效主治 疏风，除湿，明目。主治风热目赤肿痛，多泪。

临床用法 1次6g，茶调服。

注意事项 忌食辛燥之品。

四生散

《苏沈良方》

药物组成 黄芪 川羌活 刺蒺藜_炒 白附子各等份

制作方法 上药共研为细末。

功效主治 益气祛风，除湿通络。主治风毒上攻，眼赤痒痛，羞明多泪，或下注脚膝生疮，及遍身风癣。

临床用法 1次6g，薄荷酒调下；若治脚膝生疮，以猪肾切开入药末合定，裹煨香熟，空腹细嚼，以盐酒送下。

注意事项 忌食辛燥、油腻之品。

1025

白蒺藜散

《银海精微》

药物组成 白蒺藜_炒 菊花 蔓荆子 草决明 甘草_炙 连翘各等份 青葙子等分

制作方法 上药共研为粗末。

功效主治 清热平肝，疏风明目。主治肝肾虚热生风，目赤多泪。

临床用法 1次9~12g，水煎去渣温服。

注意事项 忌食辛燥之品。

加减八正散

《保命歌括》

药物组成　滑石　甘草_{减半}
大黄_{面裹煨}　木通　瞿麦　车前子
栀子_炒　扁蓄各等份

制作方法　将上药共研粗末。

功效主治　清热解毒，利水泻
火。主治心火冲眼，红肿涩痛，多
泪羞明。

临床用法　1次15g，水
200ml，灯芯草6g　煎至100ml，
去滓温服。

注意事项　忌食辛燥之品。

1026

扫霞散

《遵生八笺》

药物组成　炉甘石_{童便淬7次去火}
_毒30g　石燕子_{醋淬7次制}9g　硇砂_{乳汁制}
3g　硼砂　黄连　乳香　没药　珍
珠　珊瑚各9g　飞丹15g　熊胆
石蟹　血竭　白丁香各6g　冰片
麝香各1.8g　当归须10.5g　轻
粉7.5g

制作方法　共研极细末。

功效主治　清热疏风，明目退
翳。主治风热眼病，目赤红肿，昏
涩模糊，翳膜遮睛。

临床用法　用棉签蘸少许点

眼。去翳，原方加磁砂、乌贼骨各
1.5g。

注意事项　忌食辛燥之品。

地黄散

《审视瑶函》

药物组成　生地黄　当归　熟
地黄_{焙干}　大黄各21g　谷精草　黄
连_{酒炒}　白蒺藜_{炒去刺}　木通　犀
角_{锉细}　玄参　木贼草　羌活　甘
草_炙各1.5g

制作方法　共研为细末。

功效主治　清肝泻热，和血明
目。主治目昏肿胀红赤。

临床用法　1次6g，猪肝或羊
肝煎汤调服。

注意事项　忌食辛燥之品。

虫炉散※

《本草纲目》

药物组成　五倍子内虫　炉甘
石各6g

制作方法　共研为极细末。

功效主治　清热解毒，收湿敛
疮。主治赤眼烂弦。

临床用法　点患处。

注意事项　忌食辛燥之品。

防风泻肝散

《张氏医通》

药物组成 防风 羌活 桔梗 羚羊角 赤芍 玄参 黄芩各30g 细辛 甘草各15g

制作方法 上药共研为细末。

功效主治 泻肝清热,疏风止痛。主治肝有积热,上冲于目,以致黑睛翳溃。

临床用法 1次6~9g,沸汤调服。

注意事项 忌食辛燥之品。

杏仁龙胆草泡散

《原机启微》

药物组成 滑石 龙胆草 黄连 当归 杏仁_{去皮尖} 赤芍各3g

制作方法 将上药研为细末。

功效主治 清热解毒,祛风止痒。主治风热上攻之目赤肿痒,目昏干涩眵多。

临床用法 用鲜开水泡药末,蘸水洗眼,不拘时使用。

注意事项 忌食辛辣燥食。

吹鼻六圣散

《遵生八笺》

药物组成 川芎 雄黄 石膏 乳香 没药各6g 芒硝15g

制作方法 共研为细末。

功效主治 疏风活血。主治风热赤眼,迎风流泪,或头风,耳痒痛,牙疼,鼻塞声重。

临床用法 口先含水,用管吹药0.3~0.6g入鼻,吐水。

注意事项 忌食辛燥之品。

金露散

《景岳全书》

药物组成 天竺黄_{辛香者} 海螵蛸 月石各30g 朱砂_{水飞} 炉甘石_{煅淬童便七次飞净}各24g

制作方法 共研为极细末,瓷瓶收贮。

功效主治 清热解毒,明目退翳。主治目赤肿痛,翳障诸疾。

临床用法 用时摇匀,研入冰片少许。若内外眦障,每3g加珍珠0.3g,胆矾1g,珍珠须放豆腐中蒸熟用;若睑弦赤烂,每3g加入铜绿、飞丹各0.3g;若赤眼肿痛,每3g加乳香、没药各0.15g,内服。

注意事项 忌食辛燥之品。

泻肝散

《张氏医通》

药物组成 栀子仁 荆芥 大黄 甘草各等份

制作方法 上药共研粗末。

功效主治 泻火平肝，消肿止痛。主治肝热目赤肿痛。

临床用法 1次6g，水煎去渣温服。

注意事项 忌食辛燥之品。

荆防二川散※

《常见病验方
研究参考资料》

药物组成 羌活 川芎 制川乌 荆芥 防风各1.5g

制作方法 共研为细末。

功效主治 祛风除湿，活血行气。主治春季结膜炎。

临床用法 将药末分两次，分别用薄荷3g煎汤送服。

注意事项 忌食辛辣。

洗肝散

《审视瑶函》

药物组成 薄荷叶 当归 羌活 甘草炙 山栀仁炒 防风 大黄 川芎各等份

制作方法 将上药研为细末。

功效主治 疏风清热，解毒明目。主治风热毒邪上攻，目赤肿痛，眵泪交流。

临床用法 1次6~9g，开水冲服。

注意事项 忌食辛燥之品。

洗心散

《审视瑶函》

药物组成 大黄 赤芍药 桔梗 玄参 黄连 荆芥穗 知母 防风 黄芩 当归各等份

制作方法 将上药共研细末。

功效主治 清心泻火，活血消肿。主治目生火疖。

临床用法 1次9g，饭后清茶送服。

注意事项 忌食辛燥之品。

祛风清热散

《寿世保元》

药物组成 当归 赤芍 黄芩 羌活各6g 川芎 防风各4.5g 生地黄 栀子 连翘各9g 黄连1.8g 薄荷 桔梗 甘草各

1028

2.4g 荆芥 枳壳 白芷各 3g

制作方法 共研为粗末。

功效主治 清热凉血，泻火解毒。主治暴发赤眼，肿胀如桃，痛涩难开。

临床用法 加灯草 7 根，水煎，饭后服。

注意事项 忌食辛辣温燥之品。

退热散

《审视瑶函》

药物组成 赤芍药 黄连_炒 木通 生地黄 栀仁_炒 黄柏_{盐水炒} 黄芩_{酒炒} 当归 甘草 牡丹皮各等份

制作方法 将上药研为粗末。

功效主治 清热凉血。主治风热眼疾，目赤，痒痛。

临床用法 1 次 15g，水150ml，煎至 100ml，去滓温服。

注意事项 忌食辛燥之品。

酒调洗肝散

《银海精微》

药物组成 玄参 大黄 黄芩 山栀仁_炒 生地黄 知母 桔梗 当归 芒硝各等份

制作方法 将上药共研细末。

功效主治 清热泻火，凉血消肿。主治实热上冲，目赤肿痛。

临床用法 1 日 2 次，1 次6～9g，饭后用温酒调服。

注意事项 忌食辛燥之品。

海藏地黄散

《审视瑶函》

药物组成 大黄_煨 熟地黄玄参 沙苑蒺藜 防风 谷精草黄连_{酒洗炒} 木通 当归各等份

制作方法 将上药共为细末。

功效主治 清心泻肝。主治心肝壅热，目赤肿痛，生赤翳，或白膜遮睛。

临床用法 1 次 6g，用羊肝煮汤调服。

注意事项 忌食辛燥之品。

桑白皮散

《普济方》

药物组成 旋复花 枳壳 杏仁_{去皮尖} 桑白皮 天花粉 玄参甘草 葶苈子 菊花 防风 黄芩各等份

制作方法 将上药共研粗末。

功效主治 清热利肺，祛风明目。主治肺气壅塞，热毒上攻眼目，白睛肿胀，日夜疼痛，心烦胸

1029

闷。

临床用法 1次12g，水300ml，生姜6g，共煎至200ml，去滓，温服。

注意事项 忌食辛燥之品。

黄芪散

《遵生八笺》

药物组成 黄芪 川芎 防风 刺蒺藜 炒去刺尖各30g 菊花 甘草各15g

制作方法 上药共研为细末。

功效主治 解毒固表，疏风明目。主治暴赤风毒、昏涩痛痒等老人眼疾春时初发，以及口鼻生疮。

临床用法 1次6g，1日3次，早上空腹米汤送服，中午、晚上临睡服。

注意事项 忌房事及火毒之物。

清脾散

《太平圣惠方》

药物组成 薄荷叶 升麻 甘草减半 炒山栀仁 赤芍药 枳壳 黄芩 广陈皮 藿香叶 石膏 防风各等份

制作方法 将上药共研粗末。

功效主治 清脾泻热。主治脾胃湿热所致目赤红肿、疼痛。

临床用法 1次7.5g，水100ml，煎服。

注意事项 忌食辛燥之品。

搐鼻碧云散

《原机启微》

药物组成 鹅不食草6g 青黛 川芎各3g

制作方法 上药共研为细末。

功效主治 清肝明目，消肿开窍。主治目赤肿胀，目昏羞明，干涩疼痛，鼻塞，外翳攀睛，眵泪粘稠。

临床用法 1次1g，吹鼻，以泪出为度。

注意事项 忌辛辣、香燥之品。

碧云散

《医宗金鉴》

药物组成 鹅不食草晒干6g 青黛 川芎各3g

制作方法 上药共研为细末。

功效主治 清肝泻火，明目退翳。主治目赤肿胀，羞明多泪，视物昏矇，隐涩疼痛，眵泪风痒，目翳攀睛，头痛鼻塞。

临床用法 1次1g，口噙水，

以米汤嗡入鼻中，泪出为度。

注意事项　忌食辛燥之品。

磨翳散

《医学衷中参西录》

药物组成　生炉甘石9g　硼砂6g　黄连3g　人指甲焙脆无翳者不用1.5g

制作方法　先将黄连捣碎，泡碗内，冬季2~3日，夏季1日。将泡黄连水过滤，约得滤液50ml，再将捣细余药和黄连水入药钵中共研，以极细为度。研好连水带药，用大盘盛之，白天置阴处晾之，夜则露之。冬日微晒亦可。若有风尘，盖以薄纸。待干，贮瓶中勿透气。

功效主治　清热明目。主治目赤疼痛，或微生云翳，或赤脉络目，或目眦溃烂。

临床用法　凉水调和，点眼上，1日3~4次。若目翳大而厚者，蝉蜕煎水代黄连研药。

注意事项　忌食辛燥之品。

睑缘炎

夜光柳红散

《审视瑶函》

药物组成　人参　荆芥穗　川乌炮　白芷　胆南星制　石膏　川芎各60g　何首乌　草乌炮　石决明　藁本　细辛　雄黄　当归　蒲黄　薄荷　防风　苍术　甘松　藿香叶　全蝎各45g　羌活90g

制作方法　上药共研为细末。

功效主治　疏风清热，化痰止痉。主治风邪伤胞睑，而致风牵睑翻不收，泪水汪汪。

临床用法　1次6~9g，清茶调服。

注意事项　忌食辛燥之品。

柴胡散

《证治准绳·类方》

药物组成　柴胡　防风　赤芍药　荆芥　羌活　桔梗　生地　甘草各等份

制作方法　上药共研为细末。

功效主治　疏风清热。主治眼睑湿烂，因风而作。

临床用法　1次9g，80ml水煎，同滓温服。

注意事项　忌食辛燥之品。

排风散

《秘传眼科龙木论》

药物组成　桔梗　天麻　防风

各 90g　五味子_{焙干}　全蝎_{去钩焙干}
乌梢蛇_{焙干}　细辛　赤芍药各 60g

制作方法　上药共研为细末。

功效主治　化痰息风，活血散瘀。主治眼睑红肿。

临床用法　1 次 4g，米汤送服。

注意事项　忌揉搓双眼。

黄连炉甘石散

《原机启微》

药物组成　炉甘石 500g　黄连 120g　冰片 10g

制作方法　用洁净盛器装水，纳入黄连，将炉甘石煅淬 7 次，每次煅至红透为度，然后将盛器中的水在太阳下晒干（也可置微火上，令其慢慢蒸发至水干），将器中附着物取下研为细末。用时，取 3～6 g，再研为极细粉末，加入少量冰片，用净水调和成稠糊状。

功效主治　燥湿生肌，清热解毒。主治目眩溃烂，畏光羞明。

临床用法　临睡时，蘸取少量药糊敷于溃烂处，点目内外眦尤佳。

注意事项　不宜点入眼内。

铜青散

《太平圣惠方》

药物组成　铜绿 0.3g　轻粉 0.3g　冰片 0.15g　地龙_{研为末}1g

制作方法　将上药研为细末。

功效主治　明目退翳，去腐敛疮。主治小儿睑弦赤烂，经年不愈。

临床用法　1 日 2 次，1 次 0.1g，外用点眼。

注意事项　铜绿、轻粉有毒，慎用。

倒睫

石膏羌活散

《黄帝素问宣明论方》

药物组成　苍术_炒　羌活　密蒙花　白芷　石膏_煅　麻子　木贼草　藁本　黄芩_{酒制}　细辛　菊花　荆芥　川芎　甘草各等份　干萝卜菜子

制作方法　将上药共研细末。

功效主治　疏风清热。主治风热上攻，昏暗，睫毛倒置。

临床用法　饭后和临睡各 1 次，1 次 6g，蜂蜜煎汤或清茶调服。

注意事项　忌食辛燥之品。

四蜕散

《证治准绳》

药物组成 蝉蜕 蛇蜕 猪蹄蜕 蚕蜕 荆芥各 7.5g 炮川乌 穿山甲_烧 甘草各 15g

制作方法 上药共研为细末。

功效主治 疏风通络，燥湿止痒。主治倒睫卷毛。

临床用法 1 次 3g，1 日 3 次，淡盐汤调服。

注意事项 勿揉搓以防伤及角膜。

沙眼

芍药清肝散

《审视瑶函》

药物组成 白术 石膏 川芎 防风 桔梗 滑石各 0.9g 荆芥穗 前胡 赤芍 甘草 薄荷各 0.75g 柴胡 黄芩 0.75g 知母 栀子 羌活各 6g 芒硝 1.05g 大黄 12g

制作方法 上药共研为细末。

功效主治 清肝泻火，通腑泄热。主治眵多，目涩，视物不清，畏光羞明，赤脉贯睛，兼见大便秘结者。

临床用法 1 日 3 次，1 次 9g。无大便秘结者，去大黄、芒硝。

注意事项 忌揉搓双眼。

驱风一字散

《世医得效方》

药物组成 川乌_炮 川芎 荆芥穗各 15g 羌活 防风各 0.3g

制作方法 将上药研为细末。

功效主治 疏风，活血，止痒。主治沙眼，目痒。

临床用法 1 次 6g，饭后用苏薄荷煎汤送服。

注意事项 川乌有毒，量勿大。

1033

青黛散

《证治准绳》

药物组成 枣树上黄直棘针 猥皮_{炒焦} 白芷 青黛各等份

制作方法 上药共研为细末。

功效主治 疏风清热，通络止痒。主治沙眼，倒睫。

临床用法 口噙水，左眼倒睫左鼻内㗜之，右眼倒睫右鼻内㗜之。

注意事项　勿揉搓以防伤及角膜。

神消散

《证治准绳》

药物组成　黄芩　蝉蜕　甘草　木贼各 15g　谷精草　苍术各 30g　龙退_炒3g

制作方法　上药共研为细末。

功效主治　清热燥湿，祛风明目。主治眼内黄膜上冲，赤膜下垂。

临床用法　1 次 6g，1 日 1 次，睡前冷水调服。

注意事项　忌食辛辣肥腻之品。

1034

翳障

二术散

《证治准绳·类方》

药物组成　蝉蜕_{去头足}　龙胆草_{酒洗炒}　黄连_{酒洗炒}　枸杞子_{焙干}　苍术_{米泔水浸炒}　地骨皮　白术_{土炒}　牡丹皮各等份

制作方法　将上药研为细末。

功效主治　清肝泻火，清热燥湿。主治睑硬睛疼，翳障。

临床用法　1 次 3g，荆芥煎汤调服。

注意事项　忌食辛燥之品。

万应蝉花散

《原机启微》

药物组成　石决明_{研极细}45g　蝉蜕 15g　当归　甘草_炙　川芎　防风　白茯苓　羌活各 30g　苍术_{泔制}120g　蛇蜕_炙9g　赤芍 90g

制作方法　上药共研细末。

功效主治　祛风退翳。主治风眼，睑上风粟，或痛或痒，渐生翳膜，或久患头风牵搐，或目眶赤烂。

临床用法　1 次 6g，临睡时，以浓米泔水或热清茶送服。

注意事项　忌食辛燥之品。

川芎石膏散

《审视瑶函》

药物组成　石膏_煅　防风　薄荷　连翘各 30g　桔梗 60g　甘草 90g　寒水石_{另研}60g　滑石_{水飞}120g　川芎　人参　荆芥穗　当归　黄

芩　大黄炮　山栀仁炒　白术制　菊花　赤芍各15g　砂仁炒7.5g

制作方法　上药共研为细末，混匀。

功效主治　疏风清热。主治风热上攻头目，昏眩痛闷，风痰喘嗽，眼生翳膜。

临床用法　1次6～9g，温水送服。

注意事项　忌食辛燥之品。

五退散

《普济方》

药物组成　蝉蜕　蛇蜕　蚕蜕　猪蹄蜕　鲮鲤甲　防风　菊花　草决明　石决明　甘草各等份

制作方法　上药共研为细末。

功效主治　疏风开郁，清肝明目。主治眼中翳障。

临床用法　1次6g，1日3次，饭后薄荷煎汤调服。

注意事项　忌食辛辣。

天麻退翳散

《银海精微》

药物组成　白僵蚕炒　木贼草　当归　防风　石决明醋煅各30g　白芷45g　熟地黄酒炒烘干　黄芩炒　枳壳麸炒各30g　麦冬去心焙干60g　羌

活30g　白蒺藜炒45g　川芎45g　荆芥穗　菊花　蔓荆子各30g　蝉蜕去头足20g　赤芍药75g　天麻炒30g　密蒙花21g

制作方法　将上药共研细末。

功效主治　清肝泻火，祛风退翳。主治眼生翳障，昏暗失明。

临床用法　1次6～9g，用灯芯草煎汤调服。目赤者，加炒黄连。

注意事项　忌食辛燥之品。

化积散

《审视瑶函》

药物组成　丁香　硇砂各3g　芒硝1g　冰片0.3g

制作方法　上药共研为极细末。

功效主治　清热泻火，明目退翳。主治翳障。

临床用法　1次0.05g，点翳。

注意事项　忌揉搓，以防损伤角膜。

乌灵明目散

《本草纲目》

药物组成　乌贼骨　五灵脂各3g

制作方法　共研为细末。

功效主治 明目退翳。主治一切目翳。

临床用法 熟猪肝切片，蘸食，1日2次。

注意事项 忌食辛辣温燥之品。

石决明散

《审视瑶函》

药物组成 石决明醋煅 防风 人参 芜蔚子 车前子 细辛减半 知母 白茯苓 五味子 玄参 黄芩各等份

制作方法 将上药共研细末。

功效主治 疏风清热，养肝退翳。主治圆翳内障。

临床用法 1次6g，饭前用清茶送服。

注意事项 忌用眼过度。

立应散

《普济方》

药物组成 鹅不食草洗净晒干 白芷 当归 羊踯躅减半 附子炮去皮脐 雄黄另研末各等份

制作方法 将上药研为极细末，纳入麝香少许和匀。

功效主治 解毒退翳。主治内外障翳，昏涩多泪，目赤诸疾。

临床用法 1次1g，吹鼻，待去尽浊涕，泪出为度。日3次。

注意事项 忌揉搓，以防损伤角膜。

光明散

《寿世保元》

药物组成 炉甘石用上好者120g 珍珠12g 熊胆3g 硼砂6g 芒硝9g

制作方法 炉甘石和珍珠用竹纸包定，将新倾银紫泥罐为饼，包上2药在内为丸，外用余药研末为衣，再用紫泥罐包裹晒干，用炭煅炼，60分钟后，用童便淬之，浸黑为佳。又炼23分钟，以好醋淬之。再炼23分钟歇火。

功效主治 明目退翳，疏风清热。主治两目翳障，睑弦赤烂，视物昏曚。

临床用法 1次3g，加熊胆、芒硝各0.3g，研为细末，点眼。

注意事项 药末点眼前当严格消毒。

决明散

《杨氏家藏方》

药物组成 寒水石煅通赤去火毒

甘草_{生用}各30g 坏子胭脂3g

制作方法 上药共研为细末。

功效主治 清热泻火，解毒去翳。主治小儿热毒攻肝，上冲于目，遂生翳障。

临床用法 1日2～3次，1次1.5g，饭后生米泔水调服。

注意事项 注意用眼卫生。

玛瑙散

《本草纲目》

药物组成 玛瑙适量

制作方法 研为细末。

功效主治 明目去翳。主治目生翳障。

临床用法 用药末点眼。

注意事项 忌食辛燥之品。

鸡肺散

《审视瑶函》

药物组成 雄鸡肺1个 朱砂0.9g 冰片1g

制作方法 将上药分别研细末，混匀。

功效主治 清热除湿，退翳明目。主治疳积上目，生白膜白翳。

临床用法 用温水送服。

注意事项 忌食辛燥之品。

金花散

《普济方》

药物组成 黄连 菊花 枸杞子各30g 甘草1g 牛蒡子15g

制作方法 上药共研为细末。

功效主治 泻火解毒，明目退翳。主治小儿痘疮入眼，昏暗，翳膜遮障。

临床用法 1日2～3次，1次3～6g，饭后薄荷汤调服。

注意事项 忌食辛辣刺激性食物。

宝石散※

1037

《本草纲目》

药物组成 宝石适量

制作方法 研为极细末。

功效主治 明目去翳。主治目生翳膜。

临床用法 点目。

注意事项 忌食辛燥之品。

复明散

《杨氏家藏方》

药物组成 龙胆草 麻黄各等

份

制作方法　上药共研为末。

功效主治　清肝泻火，利水降压。主治斑疮入眼或成翳膜，或眼睛胀痛，眼压增高。

临床用法　1日2~3次，1次9g，小儿酌减，用米汤调服。

注意事项　忌食辛辣燥食。

神功散

《证治准绳·类方》

药物组成　蛤粉　谷精草各30g　羌活　蝉蜕各15g　绿豆皮15g

1038

制作方法　上药共研为粗末。

功效主治　清热平肝，祛风明目。主治痘疮入眼，生翳。

临床用法　1次6~9g，以猪肝1片，切开入药末，线扎煮熟，食肝与汁。

注意事项　忌食辛燥之品。

退翳散

《是斋百一选方》

药物组成　蛤粉另研　谷精草生研为末各30g

制作方法　将上药研匀，取6g撒入50g大小猪肝内，并用线扎紧，以浓米泔水煮熟取出备用。

功效主治　清热解毒，明目退翳。主治内外翳障，或疮疹后余毒不散。

临床用法　饭后临睡时，细嚼猪肝，并用原汁送服。

注意事项　忌一切毒物。

珠榆散

《本草纲目》

药物组成　珍珠30g　地榆60g

制作方法　上药以水300ml煮干，取珍珠以醋浸5日，热水淘去醋气，研为细末。

功效主治　清热解毒，明目去翳。主治目生顽翳。

临床用法　少许点目。

注意事项　忌食辛燥之品。

酒煎散

《张氏医通》

药物组成　汉防己酒洗　防风　甘草炙　荆芥穗　当归　赤芍　牛蒡子　甘菊花去蒂各等份

制作方法　上药共研为粗末。

功效主治　活血祛风，消退翳膜。主治目赤生翳。

临床用法　1次15~21g，酒煎饭后温服。

注意事项 忌食辛燥之品。

猪苓散

《银海精微》

药物组成 猪苓 30g 木通 60g 萹蓄 60g 苍术 30g 黑狗脊 炮大黄 滑石飞 栀子各 60g 车前子 15g

制作方法 将上药共研细末。

功效主治 清热利湿。主治翳障，视物不清。

临床用法 1 次 9g，用淡盐汤送服。

注意事项 忌用眼过度。

羚羊散

《张氏医通》

药物组成 羚羊角屑 30g 黄芪 黄芩 草决明 车前子 升麻 防风 大黄 芒硝各 15g

制作方法 上药共研为粗末。

功效主治 清热解毒，平肝泄肝，祛风明目。主治痘后余毒，攻目生翳。

临床用法 1 次 6~9g，饭后

水煎去渣温服。

注意事项 忌食辛燥之品。

羚羊角散

《素问病机气宜保命集》

药物组成 羚羊角锉细 细辛 升麻各 60g 甘草炙 30g

制作方法 将上药研为细末，取一半炼蜜为丸，一半煎汤。

功效主治 清热平肝，明目退翳。主治肝阳上亢，化火生翳，翳膜遮睛。

临床用法 1 次 15g，用汤液调服丸剂，饭后服用。

琥珀散

《太平圣惠方》

药物组成 乌贼骨 3g 硇砂 琥珀 芒硝 珊瑚 朱砂各 15g 珍珠 30g

制作方法 将上药研极细末。

功效主治 清肝退翳。主治目翳日久。

临床用法 1 日 3~5 次，1 次

1039

0.03g，将药末点翳处。

注意事项 若用药出现不适症状，急当停药。

道人开障散

《仁斋直指方论》

药物组成 蛇蜕 蝉蜕_焙 黄连各15g 绿豆30g 生甘草6g

制作方法 将上药研为细末。

功效主治 疏风清热，明目退翳。主治诸翳障。

临床用法 1次6g，1日3次，饭后温开水送服。

注意事项 注意用眼卫生，防止交叉感染。

1040

碧云散

《原机启微》

药物组成 鹅不食草6g 青黛 川芎各3g

制作方法 上药共研为细末。

功效主治 祛风除湿，明目退翳。主治外障攀睛，眵泪稠黏。

临床用法 先噙水满口，1次0.5g，吹鼻，以嚏泪为效。

注意事项 忌揉搓，以防损伤角膜。

蝉蜕散

《普济方》

药物组成 蝉蜕 蛇皮 川升麻_洗 蒺藜_{炒去角} 黄连_炒 谷精草 大青草 淫羊藿 威灵仙 井泉石各15g 朱砂_研 螺粉各0.3g

制作方法 将上药研为细末。

功效主治 疏风清热，解毒退翳。主治斑疮翳障，眼不见光明。

临床用法 1次1.5~3g，1日2~3次，蜜水调服。小儿酌减。

注意事项 忌揉搓，以防损伤角膜。

密蒙花散

《太平惠民和剂局方》

药物组成 密蒙花_{拣洗} 羌活 菊花 石决明_{盐水煮开滤出捣碎} 蒺藜_{炒去尖} 木贼_{去根节}各等份

制作方法 上药共研为细末。

功效主治 祛风清热，明目退翳。主治眼内生翳。

临床用法 1日2次，1次3g，饭后茶调服。

注意事项 忌食辛辣燥食。

奇角散

《普济方》

药物组成 犀角_镑 薄荷 羌活 麻黄 木贼_{去节}各27g 石决明 赤芍 甘草 白蒺藜_{炒去刺} 天花粉各3g 人参27g 山羊角_镑 27g

制作方法 上药共研为细末。

功效主治 清热解毒，祛风明目。主治小儿角膜溃疡，但未穿破。

临床用法 1次1.5～3g，小儿蜜汤调下，成人茶调下，睡前服。

注意事项 忌食辛辣刺激性食物，切勿揉眼挤压。

炉甘蕤仁散※

《常见病验方
研究参考资料》

药物组成 蕤仁_{去壳} 炉甘石各等份

制作方法 共研极细末。

功效主治 明目去翳，收湿生肌。主治角膜溃疡。

临床用法 1日2～3次，取药末点患处。

注意事项 忌食辛辣。

透关散

《普济方》

药物组成 荜澄茄适量

制作方法 上药研为细末。

功效主治 温中止痛。主治小儿角膜溃疡初发，患眼痛涩，羞明畏光，眼泪频多。

临床用法 1次0.03g，饭后频频吹入鼻中。

注意事项 注意用眼卫生，切忌揉眼。

蛇蜕马皂散※

《常见病验方
研究参考资料》

药物组成 蛇蜕1条 马勃30g 皂角子50g

制作方法 共研装罐中，口用干荷叶封好，再盖盐泥封固，烧红，勿令泄气，候冷，研为细末。

功效主治 清热解毒，祛风除湿，止痒退翳。主治角膜溃疡。

临床用法 1日2次，1次9g，开水冲服。

注意事项 忌食辛辣。

角膜炎

白僵蚕散

《审视瑶函》

药物组成 白僵蚕_{炒去丝嘴} 甘草 旋复花_{蒸熟} 细辛 木贼草各15g 荆芥0.3g 嫩桑叶30g

制作方法 将上药共研粗末。

功效主治 疏风明目。主治角膜炎，畏光，遇风泪出。

临床用法 1次9g，水100ml共煎，饭后温服。

注意事项 忌揉搓，以防损伤角膜。

青光眼

止痛散

《医学纲目》

药物组成 天花粉60g 柴胡45g 炙甘草21g 当归60g 生地30g 黄芩_{一半浸酒，一半炒}120g

制作方法 上药共研细末。

功效主治 清热解毒，疏肝活血。主治两额头痛，目睛疼痛，时见黑花，逐渐失明。

临床用法 1次10g，与水500ml、姜2片、枣2片共煮，去滓，临睡前热服。

注意事项 忌食辛燥之品。

半夏羚羊角散

《审视瑶函》

药物组成 羚羊角_{锉细末} 薄荷 羌活 半夏_炙各5g 菊花 川乌_炮 川芎 防风 车前子各15g 细辛6g

制作方法 将上药共研粗末。

功效主治 平肝潜阳，燥湿利水。主治绿风内障（青光眼）。

临床用法 1次9g，生姜3片，水100ml，煎汤内服。

注意事项 忌用眼过度，注意调畅情志。

抑阳酒连散

《原机启微》

药物组成 独活 生地黄 黄柏 汉防己 知母各0.9g 蔓荆子 前胡 羌活 白芷 生甘草各1.2g 防风0.9g 山栀_炒 黄芩_{酒制} 寒水石 黄连_{酒制}各1.5g

制作方法 将上药共研粗末。

功效主治 清热利水，疏风明目。主治青光眼，瞳孔缩小如菜籽大，及周围状如虫蚀，视物正常或兼有眼目干涩之症。

临床用法 1次9g，与250ml水共煮，煎至100ml，过滤去滓，热服。

注意事项 忌用眼过度，注意调畅情志。

救苦散

《医方类聚》

药物组成 川芎 当归 防己 防风各15g

制作方法 上药共为细末。

功效主治 疏风利水，活血止痛。主治眼睛痛不堪忍。

临床用法 1次9g，1日3次，热酒调服。

注意事项 忌食辛辣刺激性食物。

菊花决明散

《原机启微》

药物组成 石决明 石膏 木贼草 羌活 炙甘草 防风 菊花 蔓荆子 川芎 黄芩 草决明各等份

制作方法 将上药研为细末。

功效主治 清肝泻火，明目去翳。主治目久病，白睛微青，黑睛微白，黑白间有赤环如带状，视物不明，昏如雾露，色不光泽，口干舌苦，眵多干涩。

临床用法 1次9g。

注意事项 调畅情志，忌劳累。

羚羊角散

《审视瑶函》

药物组成 羚羊角锉 防风 知母 人参 玄参 茯苓 黄芩 桔梗 车前子各30g 细辛60g

制作方法 将上药共研粗末。

功效主治 清热利水，平肝明目。主治绿风内障（青光眼），头眩，目痛干涩。

临床用法 1次10g，用水100ml煎汤成，留滓共服。

注意事项 忌用眼过度，注意调畅情志。

巩膜出血

分珠散

《证治准绳·类方》

药物组成 槐花 生地黄 白芷 栀子炒 荆芥 龙胆草 黄芩酒炒 赤芍药 甘草 当归各等份

制作方法 将上药共研粗末。

功效主治 清热解毒，活血化瘀。主治瘀血灌睛，恶血不散。

临床用法 1次9g，水150ml，煎至100ml，去滓热服。

注意事项 忌食辛燥之品。

神消散

《证治准绳·类方》

1044

药物组成 黄芩 蝉蜕 甘草炙 木贼各15g 苍术童便浸麻油炒 谷精草各30g 蛇蜕酥炙60g

制作方法 上药研细末。

功效主治 清热平肝，凉血祛风。主治风热攻目，巩膜出血。

临床用法 1次6g，临卧新汲水调服。

注意事项 忌食辛燥之品。

退赤散

《审视瑶函》

药物组成 桑白皮蜜制 甘草 牡丹皮酒洗 黄芩酒炒 天花粉 桔梗 赤芍药 当归 瓜蒌仁去壳油,为霜各等份

制作方法 将上药共研为细末。

功效主治 清肺泻热，活血散瘀。主治白睛瘀血。

临床用法 1日3次，1次6g，麦冬去心煎汤调服。

注意事项 忌食辛燥之品，忌用眼过度。

摩挲石散

《秘传眼科·龙木论》

药物组成 摩挲石3g 曾青 冰片 胆矾各等份

制作方法 将上药研为极细末。

功效主治 清热止痛，活血化瘀。主治血灌瞳神。

临床用法 每日早晚用药末点眼。

注意事项 忌食辛燥之品。

翼状胬肉

还睛散

《审视瑶函》

药物组成 龙胆草_{酒洗炒} 川芎 甘草 草决明 花椒_{去目炒} 菊花 木贼 石决明_煅 野麻子 荆芥 茯苓 楮实 白蒺藜_{去刺}各等份

制作方法 将上药共研细末。

功效主治 清肝明目，祛风退翳。主治眼生翳膜，昏涩泪出，胬肉攀睛。

临床用法 1日3次，1次6g，饭后用清茶送服。

注意事项 忌鸡鱼厚味及荞麦面食。

吹霞散

《审视瑶函》

药物组成 白丁香3g 白及 白牵牛各9g

制作方法 将上药研极细末。

功效主治 行气散寒，利水消翳。主治胬肉攀睛。

临床用法 1日3次，将细末点眼。

注意事项 忌风寒生冷。

栀子胜奇散

《原机启微》

药物组成 白蒺藜_炒 蝉蜕 谷精草 甘草 木贼草 黄芩 草决明 菊花 山栀子 川芎 荆芥

穗 羌活 密蒙花 防风 蔓荆子各等份

制作方法 将上药研为细末。

功效主治 疏风清热，明目退翳。主治赤脉贯睛，风热痛痒，胬肉攀睛，眵多泪涩，畏光羞明，目难开。

临床用法 1次6g，临睡用热清茶送服。

注意事项 忌食辛燥之品。

人参漏芦散

《张氏医通》

药物组成 黄芪90g 防风 大黄_{酒浸} 人参 远志_{甘草汤泡} 当归尾 赤茯苓各60g 黄芩 漏芦各30g

制作方法 上药共研为粗末。

功效主治 益气养阴，清热排脓。主治眼漏，脓水不止者。

临床用法 1次12～15g，饭后水煎去渣温服。

注意事项 忌食辛燥之品。

白龙散

《圣济总录》

药物组成 冰片 朴硝各1.5g 绿豆粉3g

制作方法 共研极细末。

1045

功效主治　解毒排脓。主治睛漏疮，目外眦出脓汁，有孔。

临床用法　用灯芯蘸药点之，1日4~5次以上。

注意事项　忌食辛燥之品。

补漏生肌散

《审视瑶函》

药物组成　枯矾　轻粉　血竭乳香各等份

制作方法　将上药研为极细末。

功效主治　活血通瘀，收湿敛疮。主治目漏流血水者。

临床用法　漏处吹点药末。

注意事项　忌揉搓。

1046

保光散

《审视瑶函》

药物组成　龙胆草酒炒　白芷白芍　防风　牛蒡子炒研　黄芩山栀仁炒　川芎　生地黄　当归羌活　荆芥穗各等份　大黄炒甘草减半

制作方法　将上药共研粗末。

功效主治　清肝泻火，凉血止血。主治目眦日间血水流漓。

临床用法　1次12g，水100ml同煎，饭后温服。

注意事项　忌食辛燥之品。

斜视

通顶石南散

《秘传眼科龙木论》

药物组成　石南叶30g　藜芦0.9g　瓜蒂12g

制作方法　上药共研为细末。

功效主治　涌吐祛痰，通络散瘀。主治小儿斜视。

临床用法　1次少许吹于鼻中，1日3次，同时内服平肝药。

注意事项　注意小儿用眼卫生。

补肝散

《秘传眼科龙木论》

药物组成　车前子　黄芩　羌活　细辛　玄参　人参　茯苓各105g　防风　羚羊角锉末各60g

制作方法　将上药研细末。

功效主治　平肝息风，益气调经。主治肝风内障，不痛不痒或视一为二。

临床用法　1次4.5g，饭后用

米汤调服。

· 注意事项 忌用眼过度。

钩藤散

《审视瑶函》

药物组成 钩藤 陈皮 麦冬
石膏 家菊花 人参 天麻 防
风 白茯苓 鹿茸 制半夏 甘草
各等份

制作方法 将上药共研粗末。

功效主治 清热平肝，益气壮
阳。主治肝肾不足所致斜视。

临床用法 1次12g，加姜3
片与200ml水共煎，取汤服用。

注意事项 忌用眼过度。

口眼生殖器综合征

赤小豆当归散

《金匮要略》

药物组成 赤小豆_{浸令芽出，晒干}
90g 炒当归90g

制作方法 上药共研为细末。

功效主治 清热解毒，消肿除
烦。主治口眼生殖器综合征，症见
汗出微烦，嗜睡，目赤红肿，流出
脓性分泌物，甚则成脓，脉数。

临床用法 1日3次，1次6g，
豆浆水送服。

注意事项 忌烟酒，辛辣厚
味。

鳖甲散

《太平圣惠方》

药物组成 醋炙鳖甲0.9g
川升麻15g 玉竹 黄连 炒当归
赤芍 桂心 犀角屑 贝齿 茯
神 秦艽 炙甘草各300g 柴胡
麻黄 人参各15g

制作方法 上药共研为细末。

功效主治 清热解毒，安中止
痢。主治湿热虫毒所致的口眼生殖
器综合征，默默欲眠，食欲不振，
咽喉干痛，口内生疮，甚则恶闻食
气，时时下利。

临床用法 1日3次，1次6g，
用米汤送服。

注意事项 忌食辛辣刺激性食
物。

麦粒肿

归芍红花散

《审视瑶函》

药物组成 当归 大黄 栀子仁 黄芩 红花俱用酒洗 赤芍药 甘草 白芷 防风 生地黄 连翘各等份

制作方法 将上药研为细末。

功效主治 凉血活血,解毒消肿。主治麦粒种。

临床用法 1日3次,1次9g,饭后开水冲服。

注意事项 忌食辛燥之品。

通肝散

《张氏医通》

药物组成 栀子炒黑 白蒺藜炒各30g 羌活60g 荆芥穗 当归 牛蒡子炒研 甘草炙各36g

制作方法 上药共研为细末。

功效主治 清热利湿,祛风明目,活血止痛。主治风热上攻,眼睑肿破,疼痛难忍。

临床用法 1次9g,饭后竹叶汤调服。

注意事项 忌食辛辣燥食。

虹膜睫状体类

夏枯香草散※

《常见病验方
研究参考资料》

药物组成 炒夏枯草 醋炒香附各30g 炙甘草12g

制作方法 共研为细末。

功效主治 清肝泻火,行气止痛。主治虹膜睫状体炎。

临床用法 1日2次,1次4.5g,清茶送服。

注意事项 忌郁怒。

黄柏知母散※

《常见病验方
研究参考资料》

药物组成 盐黄柏 盐知母各30g

制作方法 晒干,共研为细末。

功效主治 清热泻火,燥湿解毒。主治虹膜睫状体炎。

临床用法 每晚服9g,温水送服。

注意事项 忌食辛辣。同时应点用1%阿托品液,保持瞳孔充分散大。

夜盲症

决明夜灵散

《审视瑶函》

1048

药物组成 夜明砂6g 石决明~醋煅~6g 羊肝30g（生用）

制作方法 将上药分别研细末和匀，切肝为两片，将细末铺于一片肝上，将另一片盖上，然后用麻皮缠定（注意勿令药末漏出），置入砂罐内，倒入500ml淘米水，煮至200ml，即成。

功效主治 清养肝目。主治夜盲，目至夜则昏。

临床用法 临睡时，肝连药汁并服。

注意事项 忌劳累过度。

眼外伤

乳没佛手散※

《常见病验方
研究参考资料》

药物组成 血竭花1.5g 红花 乳香 没药各3g 当归 川芎 苏木各4.5g

制作方法 共研为细末。

功效主治 活血散瘀，行气消肿。主治外伤眼睛肿痛。

临床用法 1次12g，温水送服。

注意事项 孕妇忌服。

耳鼻喉科·中耳炎

石榴冰片散※

《常见病验方
研究参考资料》

药物组成 石榴皮~焙枯~9g 冰片0.3g

制作方法 共研为细末。

功效主治 解毒，敛湿，止痒。主治急慢性中耳炎。

临床用法 取药末吹耳内。

注意事项 忌搔挖。

白龙散

《经验良方》

1049

药物组成 枯白矾 黄丹~微炒~ 龙骨~炒~各15g 麝香3g

制作方法 共研为极细末。

功效主治 清热燥湿，敛脓通耳。主治因浴水入耳中，水湿停积，搏于血气，蕴积成热，中耳化脓。

临床用法 先用棉签清除耳中脓汁，再用本药1次0.3g，分撒两耳内，1日2次。

注意事项 忌食辛辣燥食。

枯矾散※

《常见病验方
研究参考资料》

药物组成 枯矾30g
制作方法 将上药研为细末，装瓶密闭备用。
功效主治 清热解毒，燥湿止痒。主治中耳炎耳流黄水，耳痒难忍。
临床用法 取药末吹患处，每日4～5次。
注意事项 吹药前，先用棉球将黄水吸净，禁用水冲洗。

1050

冰矾散

《全国中草药新医疗法
展览会资料选编》

药物组成 枯矾6g 冰片2g
五倍子2g
制作方法 上药共研为末备用。
功效主治 敛疮解毒。主治急、慢性化脓性中耳炎。
临床用法 将外耳道脓性分泌物用棉签搽干后，吹入上药，1日3次。
注意事项 忌辛辣、油煎食品。

冰矾散※

《常见病验方
研究参考资料》

药物组成 枯矾30g 冰片3g
制作方法 将上药共研细末，装瓶密封备用。
功效主治 清热解毒，消肿止痛。主治中耳炎，肿胀疼痛。
临床用法 用直径2mm的洁净管装药末，吹入耳内，每日3～4次。
注意事项 清洗耳道后，宜用棉球将水吸干。

冰片矾蜕散※

《常见病验方
研究参考资料》

药物组成 冰片3g 枯矾15g
蛇蜕焙30g 青果炭10g
制作方法 共研为细末，混匀，装瓶备用。
功效主治 祛风除湿，止痒定痛。主治中耳炎痒痛。
临床用法 取药末吹耳，每日3～4次。
注意事项 清洗耳道后宜用棉球将水吸干。

红绵散

《小儿卫生总微论方》

药物组成 枯明矾 3g 干胭脂 9g 麝香 0.45g

制作方法 共研极细末,瓷罐收贮。

功效主治 收湿排脓。主治耳内流脓,肿痛已消,脓常不止。

临床用法 用棉签绞尽耳内脓汁,将药末送入耳底。

注意事项 忌食辛燥之品。

红蓝花散

《幼科释谜》

药物组成 红蓝花 黄柏各 30g 乌贼骨 黄芩各 15g 雄黄 12g 麝香 1.5g

制作方法 上药共研为细末。

功效主治 清热燥湿,通窍解毒。主治中耳久炙不愈。

临床用法 1 次 0.5g,1 日 1 次,棉裹塞耳内。

注意事项 忌食辛辣燥食。

枯矾冰片麝香散※

《全国中草药新医疗法
展览会资料选编》

药物组成 精制枯矾粉 30g 冰片 3g 麝香 1g

制作方法 上药共研为细末。

功效主治 行气通络,解毒辟秽。主治化脓性中耳炎。

临床用法 将耳内脓水轻轻搽净,均匀撒布药末。脓液多者,1 日换药 1 次,少者隔日 1 次。

注意事项 本品须密闭保存。

1051

益聪散※

《常见病验方
研究参考资料》

药物组成 胖大海 9g 冰片 1.5g

制作方法 共研为细末。

功效主治 清肺,解毒,敛疮。主治急慢性中耳炎。

临床用法 取药末吹耳内,1 日 3 次。

注意事项 忌搔挖。

祛风止痒散

*《常见病验方
研究参考资料》*

药物组成 蛇蜕 30g 枯矾
15g 冰片 3g

制作方法 先将蛇蜕火烧研
细,再将后 2 味药共研细,混匀装
瓶备用。

功效主治 祛风,止痒,消
肿。主治中耳炎,肿胀奇痒。

临床用法 1 日 3～4 次,1 次
末 2～3g,吹入耳内。

注意事项 禁用利物掏耳。

枳壳散※

*《常见病验方
研究参考资料》*

药物组成 枳壳 6g 十大功
劳叶 3g 冰片 0.9g

制作方法 共研为细末。

功效主治 行气宽中,利湿敛
疮。主治急慢性中耳炎。

临床用法 取药末吹耳内,1
日 3 次。

注意事项 忌食辛辣厚味之
品。

通窍散※

*《常见病验方
研究参考资料》*

药物组成 黄瓜子 15g 冰片
0.3g

制作方法 将上药共研细末,
装瓶备用。

功效主治 清热,止痛,开
窍。主治急性中耳炎初起,窍闭疼
痛。

临床用法 用直径 2mm 的洁
净管取适量药末吹耳内,每日 4～5
次。

注意事项 禁用利物掏耳。

栀子清肝散

《保婴摄要》

药物组成 柴胡 栀子 牡丹
皮 茯苓 牛蒡子 川芎 白芍
当归各 2.1g 甘草 0.6g

制作方法 上药共研为细末。

功效主治 清肝泻热,解毒疗
疮。主治三焦及足少阳经风热,发
热,耳内痒,或出水,疼痛生疮,
或胸胁疼痛,往来寒热。

临床用法 1 次 3g,温开水送

服。

注意事项 忌食辛辣刺激性食物。

耳疮

祛脓散※

《本草纲目》

药物组成 斑鸠屎末 夜明砂末各等份

制作方法 共研为细末。

功效主治 排脓生肌。主治耳出脓液、疼痛及耳中生耵聍。

临床用法 1次0.5g，吹患耳。

注意事项 忌掏挖患耳。

蜘蛛蛇蜕散※

《全国中草药新医疗法
展览会资料选编》

药物组成 蛇蜕97g 小蜘蛛2g 冰片1g

制作方法 将上药共研细末，备用。

功效主治 活血解毒。主治中耳炎。

临床用法 洗净耳内脓液，吹入药末，1日1次，一般3～4次见效。

注意事项 忌辛辣、油煎食物。

吹耳散

《外科传薪集》

药物组成 水龙骨煅 海螵蛸 青黛水飞 五倍子炒黄 石榴花瓣各3g 明矾 梅片 川黄连 蛀竹屑各0.9g 黄鱼齿煅 细薄荷各1.5g

制作方法 共研为极细末。

功效主治 清热燥湿，解毒排脓。主治耳疳，脓水不止。

临床用法 将药末吹入耳中。

注意事项 忌食辛辣、油腻之品。

1053

青黛散

《外科集腋》

药物组成 青黛 薄荷 木鳖子煅去皮 冰片各等份

制作方法 共研为细末。

功效主治 清热解毒，消肿止痛。主治耳疮肿痛初起。

临床用法 用药末吹耳。

注意事项 忌食辛辣香燥之

品。

耳聋

天雄散

《圣济总录》

药物组成　细辛　炮干姜各60g　山茱萸150g　炮天雄90g　山药210g

制作方法　共研为细末。

功效主治　疏风利窍，滋补肝肾。主治耳聋，头目疼痛。

临床用法　1日2次，1次6g，空腹温酒调服。

注意事项　素体阴虚火旺者忌用。

龙骨散

《普济方》

药物组成　龙骨　杏仁各等份

制作方法　共研为细末。

功效主治　排脓敛疮。主治耳聋，无问新久。

临床用法　1日吹细末0.3g入耳中。

注意事项　忌食辛辣刺激性食

物。

地黄散

《太平圣惠方》

药物组成　巴豆5g　杏仁10g　生地黄20g　盐50g　头发_{烧灰}10g

制作方法　上药共研为细末。

功效主治　提毒排脓，解毒敛湿。主治耳聋。

临床用法　用棉签裹纳耳中，1天1夜，使黄水及脓出。如不愈者，再换药入耳1日1夜。

注意事项　忌食肥甘厚味。

附子散

《太平圣惠方》

药物组成　炮附子　桂心　五味子　木香　桃仁_{汤浸去皮尖双麸炒微黄}　白蒺藜各30g

制作方法　共研为细末。

功效主治　温经通窍，行气疏风。主治风虚耳聋，头脑眩闷，四肢不利。

临床用法　1次6g，空腹暖酒调服，夜间临卧时再服。

注意事项　阴虚火旺者忌服。

附子散

《圣济总录》

药物组成 炮附子_{去皮脐} 磁石_{煅醋淬17遍} 龙骨 石菖蒲 藁本_{去叉}各0.3g

制作方法 上药共研为末。

功效主治 平肝潜阴，聪耳开窍。主治耳聋塞耳。

临床用法 用棉签裹0.3g，塞耳中。

注意事项 忌食辛辣刺激性食物，减少房劳。

追风散

《普济方》

药物组成 藜芦 雄黄 川芎 白芷 石菖蒲 全蝎 藿香 薄荷 鹅不食草 苦丁香各等份 麝香少许

制作方法 共研为细末。

功效主治 化痰通络，芳香开窍。主治耳聋，闭塞不通。

临床用法 将药末吹入鼻中。

注意事项 若无鹅不食草可加少许龙脑。

胜金透关散

《卫生家宝方》

药物组成 炮川乌 细辛各6g 胆矾1.5g 活鼠1个

制作方法 将活鼠固定，汤浸死，破喉取胆，与余药共研为末，用鼠胆和匀，焙干，研为细末，再入麝香0.3g研匀。

功效主治 温经散寒，通络开窍。主治经年耳聋。

注意事项 慎起居，避风寒。

姜蝎散

《普济方》

药物组成 全蝎49枚 生姜49片

制作方法 全蝎去土泡湿，用糯米250g，干瓦上铺平，将全蝎铺于米上，焙令米黄为度，去米不用，又切生姜49片，每片放全蝎1枚，再焙姜焦为度，去姜不用，将全蝎研为细末。

功效主治 通络开窍。主治耳聋气塞。

临床用法 1日3~5次，先服黑锡丹，浓煎葱白汤和酒调服药末。

注意事项 本品有毒，不宜久

服。

品。

桂星散

《仁斋直指方论》

药物组成 辣桂 川芎 当归 细辛 净石菖蒲 木通 木香 炒白蒺藜 麻黄 炙甘草 天南星煨裂 白芷梢各12g

制作方法 共研为细末。

功效主治 祛风豁痰,行气开窍。主治风虚耳聋。

临床用法 1次9g,水150ml,葱白2茎,紫苏5叶,姜5片,饭后煎服,临卧时加全蝎煎服。

1056

注意事项 孕妇忌用。

透葱散

《医方类聚》

药物组成 全蝎1个 葱叶适量

制作方法 全蝎去毒,用生薄荷叶裹,火炙研为末,入葱叶内,以线缚叶口1宿。

功效主治 通络开窍。主治耳聋。

临床用法 取葱叶擘破,将其汁滴入聋耳中。

注意事项 忌食生冷厚腻之

烧肾散

《太平圣惠方》

药物组成 磁石 炮附子去皮脐 巴戟天 川椒各30g

制作方法 磁石醋淬7次,细研水飞,川椒去目及闭口者微炒出汗,与余药共研为细末。每次用猪肾1只,去筋膜,葱白薤白各0.3g切细,药末3g,盐3g,搅和令匀,以10重湿纸裹,于塘灰火内煨熟。

功效主治 温肾暖肝。主治耳聋。

临床用法 空服细嚼,稀粥送服。

注意事项 忌食辛辣刺激性食物,减少房劳。

通气散

《普济方》

药物组成 炮穿山甲 蝼蛄各150g 麝香3g

制作方法 共研为细末。

功效主治 通络开窍。主治久聋诸药不效。

临床用法 用葱汁和细末少许塞耳中,或用葱管盛药放耳中。

注意事项 忌食辛辣刺激性食

物。

通气散

《普济方》

药物组成 茴香 木香 陈皮 延胡索 石菖蒲各 3g 穿山甲 6g 羌活 僵蚕 川芎 蝉蜕各 15g 甘草 4.5g

制作方法 共研为细末。

功效主治 行气化痰，通络开窍。主治耳聋，气闭不通。

临床用法 1 次 9g，温酒调服。

注意事项 忌食辛辣厚味，注意调畅情志。

注意通神散

《仁斋直指方论》

药物组成 全蝎 3g 土狗 6g 地龙 2 条 雄黄 明矾半生半煅各 1.5g 麝香 0.3g

制作方法 共研为细末。

功效主治 祛风通经，解毒开窍。主治耳聋。

临床用法 3 日 1 次，葱白引药入耳。

注意事项 忌肥甘厚味饮食。

菖蒲散

《太平圣惠方》

药物组成 石菖蒲 山茱萸 土瓜根 牡丹皮 牛膝去苗 炮附子去皮脐 蓖麻子各 15g 磁石 30g

制作方法 磁石烧令赤，醋淬 7 遍，捣碎细研，与余药共研匀。

功效主治 养肝温肾，宁心开窍。主治虚劳耳塞。

临床用法 1 日 1 次，1 次 1.5g，用棉裹塞耳中。

注意事项 忌食辛辣刺激性食物，减少房劳。

菖蒲散

《备急千金要方》

药物组成 石菖蒲 白蔹 牡丹皮 山茱萸 怀牛膝 土瓜根各 60g 磁石醋淬 120g

制作方法 共研为细末。

功效主治 补肾滋阴，化痰开窍。主治耳聋。

临床用法 棉裹细末塞耳，1 日 1 次。

注意事项 忌食辛辣刺激性食物，减少房劳。

雄黄散

《圣济总录》

药物组成　雄黄_{细研}　干蝎_{去足炒}　乌蛇_{酒炙用肉}　天麻　人参　麻黄_{去根节}各15g　丹砂_{细研}　炒天南星　麝香_{细研}各0.9g　丁香　硫黄_{细研}　炮白附子　木香各0.3g　肉桂　山药各0.3g　槟榔_{煨锉}3枚

制作方法　共研为细末，混匀。

功效主治　温补肾元，祛风通经，行气开窍。主治耳聋。

临床用法　1次9g，温酒调服。

注意事项　阴虚火旺者忌用。

雄黄散

《圣济总录》

药物组成　雄黄　防风　石菖蒲　矾石　乌头_{去皮脐}　蜀椒_{去目及闭口者炒去汗}各0.3g　大枣核10枚

制作方法　共研为细末。

功效主治　祛风燥湿，豁痰开窍。主治耳聋。

临床用法　于香炉中安艾如弹子大，将黄柏末1g放于艾上，再将药末放于艾上，点艾生烟。用烟熏耳。

注意事项　忌肥甘厚味饮食。

磁石散

《备急千金要方》

药物组成　磁石120g　天冬　地骨皮　生姜各90g　山茱萸　土瓜根　蔓荆子　茯苓　石菖蒲　川芎　枳实　白芷　橘皮　甘草各60g　竹沥2L

制作方法　共研为细末。

功效主治　滋阴潜阳，化痰开窍。主治耳聋。

临床用法　上药用水500ml，煮1.5小时，加入竹沥再煮，取450ml，1日3次，5日服1剂，1次50ml。

注意事项　脾胃虚弱者不宜久服。

麝香散

《圣济总录》

药物组成　麝香　细辛　炮干姜　莒莲根_焙各0.3g

制作方法　共研为细末。

功效主治　温经通络，芳香开窍。主治耳聋。

临床用法　患左耳吸末入右鼻，患右耳吸末入左鼻，不拘时。

注意事项 慎起居，避风寒。

耳鸣

四生散

《苏沈良方》

药物组成 白附子 黄芪 独活 白蒺藜各等份

制作方法 上药共研为细末。

功效主治 益气温肾，清肝明目。主治肾风上攻，耳中鸣痒，目痒昏花。

临床用法 1次6g，用猪肾批开入药，湿纸裹煨熟，稍入盐，细嚼咽下。

注意事项 忌劳累，调情志。

桂辛散

《张氏医通》

药物组成 肉桂 川芎 当归 石菖蒲 木通 麻黄各30g 细辛 木香 炙甘草各15g 白蒺藜南星 白芷各45g

制作方法 上药共研为粗末。

功效主治 疏风散寒，通利耳窍。主治风虚耳鸣。

临床用法 1次12g，加入葱白1茎，苏叶10g，水煎去渣，饭前温服。

注意事项 忌风寒生冷。

通神散

《仁斋直指方论》

药物组成 全蝎炮 地龙 蜣螂各1g 明矾生枯各半 雄黄各1.5g 麝香0.3g

制作方法 上药共研为细末。

功效主治 通经活络，利窍聪耳。主治耳聋、耳鸣。

临床用法 1次取药末少许，葱白蘸药引入耳中，闭气静坐片刻，3日1次。

注意事项 忌劳累。

菖蒲散

《普济方》

药物组成 川乌头 石菖蒲各1.2g

制作方法 共研为细末。

功效主治 燥湿散寒，芳香开窍。主治耳中常鸣。

临床用法 1日2次，用棉裹0.5g，塞耳中。

注意事项 忌食生冷油腻食物。

1059

清神散

《朱氏集验方》

药物组成 干菊花 白僵蚕_{炒去丝嘴}各 30g 荆芥穗 羌活 木通 川芎 防风各 15g 木香 6g 甘草 石菖蒲各 9g

制作方法 共研为细末。

功效主治 疏风清热，化痰通络。主治气壅于上，头目不清，耳常重听。

临床用法 1 次 9g，饭后临卧时茶清调下。

注意事项 慎起居，避风邪。

1060

鼻疮

石胆散

《普济方》

药物组成 胆矾 30g 血余炭_研 天仙子_{生用}各 15g 地龙_{洗净} 0.5g 麝香 3g

制作方法 将上药研为细末。

功效主治 祛腐，解毒，敛疮。主治小儿鼻疳疮赤痒，糜烂。

临床用法 1 次 0.3g，贴于疮上。

注意事项 胆矾、天仙子有毒，慎用。

泽泻散

《卫生家宝方》

药物组成 泽泻 郁金 栀子 炙甘草各 0.3g

制作方法 共研为细末。

功效主治 清热利湿。主治小儿热壅伤肺，热气上冲，挟以风湿之邪，浸淫血脉，鼻下两旁疮湿烂痒，其疮不痛，汁所流处，又成鼻疮。

临床用法 甘草煎汤，临卧调服。

注意事项 忌食辛辣温燥之品。

硇砂散

《外科正宗》

药物组成 硇砂 3g 轻粉 雄黄各 0.9g 冰片 0.15g

制作方法 共研为细末。

功效主治 攻毒杀虫，清热止痛。主治鼻疮疼痛。

临床用法 将药末兑水涂于患处，1 日 5~6 次。

注意事项 忌食辛燥之品。

铜枯散※

《本草纲目》

药物组成　铜绿　枯矾各等份
制作方法　共研为细末。
功效主治　解毒疗疮。主治口鼻疳疮。
临床用法　撒敷患处。
注意事项　忌搔挖。

紫贝子散※

《幼幼集成》

药物组成　紫贝子煅
制作方法　研为细末。
功效主治　去腐敛湿。主治急疳蚀烂口鼻。
临床用法　腊猪油调涂。
注意事项　忌抓搔,以防感染。

麝香散

《圣济总录》

药物组成　麝香　草乌头烧灰各等份
制作方法　将上药研为细末。
功效主治　温经通络,活血止

痛。主治小儿鼻疳疮,侵蚀鼻柱。
临床用法　取上药适量外敷。
注意事项　体内热盛之人慎用。

回香草散

《外科正宗》

药物组成　回香草　高良姜晒干等份
制作方法　共研为细末。
功效主治　消息肉。主治鼻息肉。
临床用法　用药末吹患处 2次,少倾,切息肉,则自然易脱。
注意事项　防止息肉脱落后出血不止。

排风散

《圣济总录》

药物组成　防风　秦艽　吴茱萸炒　天雄炮裂　山药各 30g　羌活 15g
制作方法　上药共为细末。
功效主治　祛风宣肺,化瘀散结。主治鼻生息肉。
临床用法　1 次 6g,1 日 3 次,空腹温酒调服。
注意事项　阴虚内热之人禁用。

1061

硇砂散

《外科正宗》

药物组成　硇砂 3g　轻粉雄黄各 0.9g　冰片 0.15g

制作方法　共研为细末。

功效主治　解毒蚀肉。主治鼻息肉。

临床用法　用棉签蘸药勤点息肉上，1日5~6次，自然渐化为水而愈。

注意事项　防止息肉脱落后出血不止。

1062

鼻窦炎

通关散

《活幼口议》

药物组成　香附炒 0.9g　川芎 2.1g　荆芥 1.2g　白僵蚕炒 0.9g　细辛茎 0.6g　皂角 0.3g

制作方法　将上药研为细末。

功效主治　散寒行气，通络开窍。主治小儿鼻塞，不闻香臭。

临床用法　取药末适量，和生葱白捣烂，外涂于囟门上。

注意事项　避风寒，慎起居。

贝灰散※

《本草纲目》

药物组成　贝齿烧存性90g

制作方法　研为细末。

功效主治　排脓止血。主治鼻渊脓血。

临床用法　1次6g，1日3次，生酒送服。

注意事项　慎起居，避风寒。

加减辛夷散

《普济方》

药物组成　茶调散　辛夷仁藁本　苍耳子　木通各30g

制作方法　上药共研为细末。

功效主治　祛风止痛，散寒通窍。主治风热上壅，鼻流浊涕，或腥臭，头昏，眉棱骨痛。

临床用法　1次10g，淡茶清调服。

注意事项　忌食辛燥之品。

芎劳散

《张氏医通》

药物组成 川芎 槟榔 肉桂 麻黄 防己 木通 细辛 石菖蒲 白芷各 30g 木香 川椒 炙甘草各 18g

制作方法 上药共研为粗末。

功效主治 疏风散寒，芳香通窍。主治鼻窦炎。

临床用法 1 次 9 ~ 12g，生姜 3 片，苏叶 6g，水煎去渣温服。

注意事项 避风寒。

苍耳子散※

《良方集腋》

药物组成 白芷 30g 薄荷 辛夷各 15g 苍耳子 7.5g

制作方法 共研为细末。

功效主治 祛风通窍。主治慢性鼻炎，副鼻窦炎。

临床用法 1 日 3 次，1 次 6g，葱茶汤送服。

注意事项 慎防感冒。

辛香散※

《本草纲目》

药物组成 辛夷苞 60g 麝香 3g

制作方法 共研为细末。

功效主治 通窍。主治鼻渊鼻衄，鼻窒鼻疮，及痘后鼻疮。

临床用法 用葱白蘸药末入患部。

注意事项 忌风寒生冷。

辛夷散

《济生方》

药物组成 辛夷仁 细辛 藁本 升麻 川芎 白芷 木通 防风 炙甘草各等分

制作方法 上药共研为细末。

功效主治 疏风散寒，通利鼻窍。主治鼻塞不闻香臭，涕出不已者。

临床用法 1 次 6g，饭后清茶调服。

注意事项 避风寒，防感冒。

辛夷散

《寿世保元》

药物组成 辛夷 黄芪 当归 川芎 白芷 黄芩酒炒各3g 人参4.5g 细辛2.4g 甘草1.8g 白芍3g

制作方法 共研为细末。

功效主治 益气养血,清热通窍。主治鼻窦炎,鼻流臭脓水不止。

临床用法 将上药加灯芯草30根,水煎,饭后服。

注意事项 忌风寒,慎起居。

透顶散

《张氏医通》

药物组成 细辛 丁香各9g 瓜蒂12g 糯米6g 龙脑香0.15g 麝香0.3g

制作方法 先将前4味药研为细末,入后2味药同研。

功效主治 散寒通窍。主治偏正头痛挟脑风及鼻塞不闻香臭者。

临床用法 令患者口含清水,塞入一豆大许药丸入鼻中,出涎为止。不效,3天后再重复1次。

注意事项 忌感风寒生冷。

菊花散

《御药院方》

药物组成 炙甘草7.5g 防风 前胡 细辛 桂心 甘菊花各30g 乳香6g

制作方法 上药共研为细末。

功效主治 祛风,豁痰,通络。主治鼻窦炎,鼻塞。

临床用法 1次6g,饭后荆芥煎汤调服。

注意事项 忌食辛燥之品。

千金矾石藜芦散

《备急千金要方》

药物组成 矾石 藜芦各18g 瓜蒂21g 附子30g

制作方法 上药共研为细末。

功效主治 燥湿祛痰,通利鼻窍。主治鼻窦炎,或鼻中息肉不得息。

临床用法 以小竹管吸药末入鼻孔中,继以纱布塞之,1日2次。

注意事项 体虚之人慎用。

咽喉炎

二圣散

《医方类聚》

药物组成 胆矾 6g 僵蚕 15g

制作方法 上药共研为细末。

功效主治 清热解毒，祛风通络。主治风热缠喉，及肿毒疼痛。

临床用法 1 次用少许，以竹管吹入喉中。

注意事项 忌食辛燥之品。

十叶散

《古方汇精》

药物组成 芙蓉叶 荷叶 芭蕉叶 银花叶 菊花 苏叶 柳叶 槐叶 冬桑叶 天名精叶

制作方法 风干，研为细末。

功效主治 清凉润肺，解毒利咽。主治咽喉肿痛。

临床用法 吹喉。

注意事项 忌辛辣刺激性食物。

人中雄硼散 ※

《常见病验方研究参考资料》

药物组成 雄黄 硼砂 人中白各 0.9g 冰片 0.3g

制作方法 共研为细末。

功效主治 清热，解毒，止痛。主治咽喉腐烂疼痛。

临床用法 取药末吹喉中，1日 3 次。

注意事项 忌辛辣食物。

1065

三因干姜散

《证治准绳》

药物组成 干姜 半夏_{汤洗}各等份

制作方法 上药共研为细末。

功效主治 祛痰散结，消肿止痛。主治悬壅火热，卒暴肿大。

临床用法 以药末少许放于舌上咽津，1 日数次。

注意事项 忌食辛辣刺激性食物，戒烟酒。

清热利咽散※

《常见病验方
研究参考资料》

药物组成　大黄 3g　甘草
1.5g　冰片 0.3g

制作方法　共研为细末。

功效主治　清热泻火，利咽止
痛。主治咽部红肿疼痛。

临床用法　取药末吹患处。

注意事项　忌食辛辣。

马荆散※

《本草纲目》

1066

药物组成　马兰花 60g　蔓荆
子 30g

制作方法　共研细末。

功效主治　清热解毒，消肿止
痛。主治喉痹，饮食难进。

临床用法　1 次 3g，温水送
服。

注意事项　忌食辛燥之品。

开关神应散

《寿世保元》

药物组成　芒硝_{研细}12g　白僵
蚕_{微炒去嘴}　青黛　甘草各 2.4g　蒲
黄 1.5g　马勃 0.9g　麝香　冰片
各 0.3g

制作方法　研极细末，瓷瓶收
贮。

功效主治　清热利咽，消肿止
痛。主治咽喉肿痛，肿塞不通；牙
龈舌体肿痛。

临床用法　1 次 4.5g，以新汲
水调和，细细呷咽，喉痹者溃破出
血而愈，否则，自然消散；若舌体
肿胀，用 1.5g 蘸搽舌上，将津唾
下咽。小儿 1 次 0.2g，不拘时服，
方法如前。

注意事项　忌食辛辣温燥之
品，戒烟酒。

中白散

《外科传薪集》

药物组成　人中白 30g　孩儿
茶 15g　黄柏 9g　薄荷 4.5g　青黛
0.9g　冰片 0.75g

制作方法　共研为细末。

功效主治　清热降火，祛腐生
肌。主治咽喉红肿，糜烂。

临床用法　将药末吹喉中。

注意事项　忌辛辣香燥之品。

牛黄冰连散

《外科传薪集》

药物组成 牛黄 冰片各0.3g 黄连6g

制作方法 共研为细末。

功效主治 清热解毒，活血定痛。主治咽喉疼痛。

临床用法 将药末适量吹喉中。

注意事项 忌过度用嗓。

牛蒡薄荷散※

《常见病验方
研究参考资料》

药物组成 薄荷45g 牛蒡子90g 甘草60g

制作方法 共研为细末。

功效主治 疏散风热，利咽散肿。主治急性咽喉炎，咽生疮疹。

临床用法 1次15g，水送服。

注意事项 忌食辛辣刺激之品。

玉屑无忧散

《太平惠民和剂局方》

药物组成 玄参 黄连 荆芥 贯众 山豆根 茯苓 甘草 砂仁 滑石各30g 硼砂6g 寒水石各60g

制作方法 上药共研为细末。

功效主治 清热解毒，除湿利咽。主治喉风，喉痹，咽物有碍，或风痰壅塞，口舌生疮。

临床用法 1次6g，1日3次，温水送服。

注意事项 脾胃虚寒之人慎用。

1067

代匙散

《景岳全书》

药物组成 月石 石膏各3g 薄荷 胆矾 牛黄 僵蚕炒 皂角炙烟尽各1.5g 甘草1g 冰片0.3g

制作方法 共研为细末。

功效主治 清热解毒，疏风除痹。主治喉痹。

临床用法 药末频吹喉中。

注意事项 忌频频挣声。

立效散

《幼科类萃》

药物组成 硼砂 冰片 雄黄 朴硝各等份

制作方法 上药共研为细末。

功效主治 清热解毒。主治婴儿咽喉痹痛，不能吞咽。

临床用法 1次1g，涂舌上。

注意事项 忌食辛燥之品。

圣金散

《外科传薪集》

药物组成 淡秋石9g 淡黄芩4.5g 川雅连1.5g 乳香3g 牛黄0.3g 灯芯炭0.15g 薄荷头 冰片0.9g

制作方法 共研为细细末。

功效主治 清热解毒，利咽消肿。主治咽喉红肿疼痛，痰涎喉痹。

临床用法 将药末吹入喉中。

注意事项 忌过度用嗓。

吐痰散

《太平圣惠方》

药物组成 瓜蒂 丁香各0.3g 赤小豆_{炒熟}50g

制作方法 上药共研为细末。

功效主治 解毒散结。主治伤寒四日，胃热喉中痹闷。

临床用法 1次6g，空腹用温水调服，当吐，吐后，即饮葱豉粥。

注意事项 忌食辛辣温燥之品。

冰硼散

《外科正宗》

药物组成 冰片1.5g 朱砂1.8g 玄明粉 硼砂各15g

制作方法 共研极细末。

功效主治 清热解毒，利咽消肿。主治咽喉、牙龈新久肿痛，及久嗽痰火音哑作痛。

临床用法 吹搽患处1日3次，甚者1日5～6次。

注意事项 忌过度用嗓。

冰硼散

《疡科心得集》

药物组成　硼砂　风化霜各6g　炙僵蚕　钟乳石　煅人中白各9g　薄荷叶　生矾各3g　冰片1.5g

制作方法　共研极细末，瓷瓶收贮。

功效主治　清热解毒，清肿止痛。主治喉间肿痛，蛾痛。

临床用法　1次0.5g，吹喉。

注意事项　保持口清洁。

附风化霜制作法：将嫩黄瓜1条，去瓤，以银屑研细纳入，挂于通风处，3日后，瓜皮上自有白霜长出，拭下，瓷瓶收贮。

吹喉散

《外科传薪集》

药物组成　僵蚕　薄荷　青黛　朴硝　白矾　火硝　黄连　硼砂各15g

制作方法　共研为细末。分别装入7个猪胆内，系紧胆囊口，埋于土中，久之取出，捣烂，再研为末。

功效主治　清热降火，祛风解痉。主治缠喉风痹，乳蛾，喉痹，重舌等。

临床用法　将药末吹于喉间。

注意事项　忌食辛辣温燥之品。

利膈散

《医醇賸义》

药物组成　薄荷　荆芥　防风　桔梗　人参　牛蒡子　甘草各30g

制作方法　上药共研为细末。

功效主治　疏风散热，利咽消肿。主治虚烦，咽喉生疮。

临床用法　1次6g，1日3次，温水送服。

注意事项　忌食辛辣肥腻之品。

鸡金儿茶散※

《常见病验方
研究参考资料》

药物组成　鸡内金　孩儿茶各3g　冰片0.3g

制作方法　共研为细末。

功效主治　运脾消食，收湿敛疮。主治咽喉腐烂。

临床用法　取药末吹喉部。

注意事项　忌食辛辣。

解毒利咽散※

《常见病验方
研究参考资料》

药物组成 玄明粉 3g 硼砂
6g 甘草粉 3g 冰片 1.2g
制作方法 共研为细末。
功效主治 清热解毒，利咽止
痛。主治咽部红肿疼痛。
临床用法 取药末吹患处。
注意事项 忌食辛辣燥食。

治喉乌龙散

《外科正宗》

药物组成 猪牙皂角_{去皮弦}15g
制作方法 研为粗末。
功效主治 祛痰，开窍，利
咽。主治咽喉肿痛，痰涎壅盛，喉
风，喉痛乳蛾等以及卒然昏迷，口
噤不开。
临床用法 水煎煮取汁，入人
乳三匙冷服，即时非吐即泻。
注意事项 忌食辛辣温燥之
品。

咽喉急症异功散

《冷庐医话》

药物组成 斑蝥 12g 血竭
没药 乳香 全蝎 玄参各 1.8g
麝香 0.9g
制作方法 上药共研为末，密
封收藏。
功效主治 拔毒活血。主治烂
喉风，喉闭，喉蛾。
临床用法 用膏药 1 张，取药
末 2g，贴项间，患左贴左，患右
贴右，患中贴中，3~4 小时即起
泡，用银针挑破即愈。
注意事项 忌食辛燥之品。

神仙通隘散

《寿世保元》

药物组成 硼砂 6g 儿茶 3g
青黛 3g 寒水石 蒲黄 牙硝
枯矾各 1.8g 黄连 1.5g 黄柏
1.5g 冰片 樟脑 0.6g
制作方法 上药共研细末，密
封收藏。
功效主治 清热解毒，清肿止
痛。主治咽喉肿痛，生疮声哑，并
治虚劳声嘶。
临床用法 用药末少许吹鼻，
取嚏立效。

注意事项 本品宜密封收藏。

珠黄散

《疡科心得集》

药物组成 牛黄0.3g 朱砂 钟乳石 雄精 山茶各3g 珍珠 寸香各0.9g 硼砂0.45g 冰片0.6g 煅人中白4.5g

制作方法 先将珍珠研极细，入余药，共研极细末，瓷瓶收贮。

功效主治 清热解毒，消肿止痛。主治烂喉疳腐，经年烂喉结毒，小儿口疳、口糜等。

临床用法 1次0.5g，吹至患处。

注意事项 保持口腔清洁。

起死回生散

《寿世保元》

药 物 组 成 蜈蚣炮存性 全蝎炒存性 穿山甲酥炒各9g 胆矾 川乌 白僵蚕去丝嘴炒 蝉蜕焙存性各3g 乳香1.5g 蟾酥3g

制作方法 共研为细末。

功效主治 消肿止痛，息风通关。主治喉风。

临床用法 1次4.5~6g，小儿1次0.2g，用葱头捣烂和药，酒送服，汗出为度，如口噤不开，灌

服。

注意事项 忌辛燥之品。

射干连翘散 ※

《常见病验方研究参考资料》

药物组成 射干 连翘各9g

制作方法 共研为细末。

功效主治 清热解毒，化痰利咽。主治咽喉红肿疼痛。

临床用法 取药末用开水泡服，或吹喉。

注意事项 忌食辛辣。

射干薄荷散 ※

1071

《常见病验方研究参考资料》

药物组成 射干6g 薄荷1.5g

制作方法 共研为细末。

功效主治 疏散风热，解毒利咽。主治咽喉红肿疼痛。

临床用法 1次2g，温水送服，或浸醋含之。

注意事项 忌食辛辣。

菖蒲散

《太平圣惠方》

药物组成 桂心 钟乳粉 石菖蒲 干姜_{制锉}各15g 诃黎勒皮 细辛 五味子 陈橘皮_{汤浸去白焙} 杏仁_{汤浸去皮尖双仁麸炒微黄}各30g

制作方法 将上药共研细末。

功效主治 散寒行气，化痰肃肺。主治风冷伤肺，咽喉不利或失声。

临床用法 1日3次，1次3g，温酒调服。

注意事项 忌复感风寒邪气。

清神散

《杨氏家藏方》

药物组成 荆芥穗 龙脑叶各60g 甘草_炒30g 牛蒡子_炒 川芎各30g

制作方法 上药共研为细末。

功效主治 祛风，清热，利咽。主治风热壅盛，咽喉不利。

临床用法 1日3次，1次6g，饭后温水调服。

注意事项 忌食辛燥之品。

清阳散

《青囊秘传》

药物组成 硼砂6g 飞青砂0.6g 冰片0.45g

制作方法 上药共研为细末。

功效主治 解毒泻火。主治咽喉红肿疼痛。

临床用法 将药末吹入喉中。

注意事项 忌辛辣、香燥之品。

清阳柳华散

《外科传薪集》

药物组成 黄柏 青黛 硼砂 煅人中白各30g

制作方法 共研细末。

功效主治 清热解毒，消肿止痛。主治咽喉红肿疼痛。

临床用法 1次6g，水煎温服。

注意事项 忌食辛燥之品。

硫黄不二散

《外科正宗》

药物组成 硫黄3g 青黛

0.3g

制作方法 共研为细末。

功效主治 解毒，利咽，止痛。主治杨梅结毒发于咽内，腐烂疼痛，汤水难入者。

临床用法 凉水调末，顿服。

注意事项 忌食辛辣温燥之品。

紫袍散

《遵生八笺》

药物组成 扁青　青黛　朱砂　硼砂各3g　山豆根6g　煅人中白　胆矾　玄明粉各1.5g　冰片6g

制作方法 上药共研为细末。

功效主治 清热利咽，解毒散结。主治咽喉肿痛，吞咽不利，语音不清。

临床用法 1次0.04～0.06g，吹入咽喉。

注意事项 忌过度用嗓。

寒石冰片散※

《常见病验方研究参考资料》

药物组成 寒水石3g　冰片0.3g

制作方法 共研为细末。

功效主治 清热泻火，敛疮止痛。主治咽喉腐烂疼痛。

临床用法 取药末吹患处，1日3次。

注意事项 忌食辛辣。

犀角散

《太平圣惠方》

药物组成 犀角屑　麦冬去心焙各30g　牛蒡子　射干　诃黎勒皮炙微赤锉　木通　黄药　马牙硝别研　炙甘草各15g　川升麻0.9g　冰片别研3g

制作方法 上药研为细末后与别研药混匀，炼蜜为丸。

功效主治 清热泻火，消痰利咽。主治脾脏实热，咽喉不利，口舌干燥。

临床用法 1次2g，1日3次，饭后用竹叶汤送服。

注意事项 忌刺激性食物。

1073

犀角散

《圣济总录》

药物组成 犀角屑15g　黄连去须　铅霜研　天花粉　郁金　甘草炙锉　桑根白皮各3g

制作方法 上药共研为细末。

功效主治 清热凉血，生津解

烦。主治伤寒咽喉痛，口中干燥不止。

临床用法 1 次 6g，饭后用去心麦冬煎汤调服。

注意事项 忌食辛辣刺激性食物，戒烟酒。

瑞香散※

《本草纲目》

药物组成 瑞香根
制作方法 研为细末。
功效主治 解毒止痛。主治急喉风。

临床用法 1 次 3～6g，加水和匀，灌服。

注意事项 忌食辛燥之品。

蒲黄冰片散※

《常见病验方
研究参考资料》

药物组成 蒲黄末 6g 冰片 0.9g

制作方法 共研为细末。

功效主治 活血行瘀，清热解毒。主治悬雍垂下垂，红肿。

临床用法 取药末吹患处，每 3 小时 1 次。

注意事项 忌食辛辣之品。

新增青芝散

《验方新编》

药物组成 川黄连 1.5g 广青黛 白硼砂各 3.6g 冰片 0.6g 西瓜霜 丝瓜叶各 6g 橄榄核 9g

制作方法 上药共研为细末。

功效主治 清热解毒。主治风火急攻所致红肿疼痛，及双单乳蛾。

临床用法 1 次 3～5g，吹患处。

注意事项 忌食辛辣温燥之品。

碧雪散

《寿世保元》

药物组成 青黛 硼砂 芒硝_{飞过} 生蒲黄 生甘草各 30g

制作方法 共研为细末。

功效主治 清热泻火，解毒利咽。主治咽喉肿痛，浆水不下，或口舌生疮，重舌，木舌。

临床用法 搽于患处。

注意事项 忌食辛辣温燥之品，戒烟酒。

黛硼散※

《常见病验方
研究参考资料》

药物组成　青黛 0.6g　制硼砂 1.5g　冰片 0.3g

制作方法　共研为细末。

功效主治　清热解毒，消肿止痛。主治咽部红肿，生疮。

临床用法　取药末吹患处。

注意事项　忌辛辣燥食。

扁桃体炎

山豆硼冰散

《常见病验方
研究参考资料》

药物组成　山豆根 9g　硼砂 3g　冰片 0.6g

制作方法　共研为细末。

功效主治　清热解毒，利咽止痛。主治慢性扁桃体炎。

临床用法　取药末吹患处，1日 3 次。

注意事项　忌食辛辣之品。

利咽散※

《常见病验方
研究参考资料》

药物组成　硼砂　西瓜霜或玄明粉各 15g　朱砂　冰片各 1.5g

制作方法　共研为细末。

功效主治　清热解毒，消肿止痛。主治腺窝性扁桃体炎。

临床用法　取药末吹患处。

注意事项　朱砂有毒，用量不宜太大。

虎掌草散※

《全国中草药新医疗法
展览会资料选编》

药物组成　虎掌草（根）30g

制作方法　将上药研为细末，过筛，高压消毒备用。

功效主治　清热解毒。主治扁桃体炎，也可用于咽喉炎、口腔炎、腮腺炎等。

临床用法　成人 1 日 2~3 次，1 次 0.5g，小儿减半，开水冲服，3 日为 1 疗程。

注意事项　本品有毒，当严格控制使用量。

射干山豆散※

《常见病验方
研究参考资料》

药物组成 射干根 山豆根各
6g

制作方法 共研为细末。

功效主治 清热解毒,利咽消
肿。主治慢性扁桃体炎。

临床用法 取药末吹患处,1
日3次。

注意事项 忌食辛辣之品。

通气散

《外科正宗》

药物组成 延胡索4.5g 川
芎 牙皂角各1.5 藜芦1g 羊踯
躅7.5g

制作方法 共研为细末。

功效主治 解毒消肿,宣肺利
咽。主治时毒焮肿疼痛,咽喉不
利,语音不爽。

临床用法 用棉签蘸药末少
许,送入鼻内,取嚏为效。

注意事项 忌食辛辣香燥之
品。

硝冰散※

《常见病验方
研究参考资料》

药物组成 朴硝6g 冰片
0.3g

制作方法 共研为细末。

功效主治 清热泻下,软坚,
止痛。主治急性扁桃体炎。

临床用法 取药末吹喉中,每
3小时1次。

注意事项 忌食辛辣之品。

利咽散※

《常见病验方
研究参考资料》

药物组成 马牙硝3g 硼砂
1.8g 雄黄 僵蚕各0.9g 冰片
0.3g

制作方法 共研为细末。

功效主治 解毒泻火,散结消
肿。治喉痈(扁桃体炎)。

临床用法 取药末吹患处,每
2小时1次。

注意事项 忌食辛辣之品。

蛾药散 ※

《全国中草药新医疗法
展览会资料选编》

药物组成 蛾药 50g
制作方法 将上药研为细末。
功效主治 利咽消肿。主治急性扁桃体炎，也可用于咽峡炎。
临床用法 1 日 3 次，1 次 2g，将药末吹于患部。重者可同时内服，1 日 3 次，1 次 2g。
注意事项 忌辛辣刺激性食物。

骨鲠

导哽散 ※

《本草纲目》

药物组成 鸭内金炙 30g
制作方法 研为细末。
功效主治 消导骨鲠。主治骨鲠。
临床用法 1 次 3g，温水送服。
注意事项 服药无效，当手术取出。

粟皮散 ※

《本草纲目》

药物组成 板栗内薄皮 15g
制作方法 烧存性，研为细末。
功效主治 消骨鲠。主治骨鲠在咽。
临床用法 1 次 3g，吹入咽中。
注意事项 必要时采取手术治疗。

蓖石散 ※

《本草纲目》

药物组成 蓖麻子仁 30g 寒水石 60g
制作方法 上药共研为细末。
功效主治 疗骨鲠。主治竹木骨鲠。
临床用法 取药末少许置舌根嚙咽。
注意事项 脾虚胃寒泄泻之人忌服。

口齿科·口疮

清音散

《古今医鉴》

药物组成 诃子 桔梗 甘草各9g 木通6g

制作方法 上药木通半生半泡，余3味药半生半熟，用生地黄捣烂，共研为细末。

功效主治 清热，利咽，响声。主治失音声哑。

临床用法 1次3g，1日3次，童便送服。

注意事项 忌挣声。

天竺散

《普济方》

药物组成 山栀子去壳 连翘 郁金皂角水煮切片焙干各9g 甘草96g 天花粉78g 雄黄1.5g 天竺黄15g 鸡冠1付

制作方法 上药共研为细末。

功效主治 清热，泻火，生津。主治脏腑积热，烦躁多渴，口舌生疮，咽喉肿痛。

临床用法 1次3g，饭后临卧时新汲水调服。

注意事项 忌食辛辣刺激性食物，戒烟酒。

五倍槐米散※

《常见病验方研究参考资料》

药物组成 五倍子5个 槐米9g

制作方法 共研为细末。

功效主治 清热凉血，收湿敛疮。主治口疮。

临床用法 取药末搽患处。

注意事项 忌食辛辣。

牛黄散

《圣济总录》

药物组成 牛黄研 朴硝研 甘草炙锉各30g 升麻 山栀子去皮 芍药各15g

制作方法 上药共研为细末。

功效主治 清热，泻火，解毒。主治伤寒咽喉肿痛，心中烦躁，舌上生疮。

临床用法 1次6g，饭后煎姜蜜，放温调服。

注意事项 忌食辛辣刺激性食物，戒烟酒。

乌星散※

《普济方》

药物组成 乌头尖 1 个 天南星 1 个

制作方法 将上药研为细末。

功效主治 解毒疗疮。主治老幼口疮。

临床用法 姜汁和散涂足心。

注意事项 孕妇慎用，不可内服。

石榴壳散※

《常见病验方
研究参考资料》

药物组成 石榴壳煅炭

制作方法 研为细末。

功效主治 收湿敛疮。主治口疮溃烂。

临床用法 1 日 2 次，搽口内，亦可与青黛少许同用。

注意事项 忌食辛辣之品。

龙脑散

《普济方》

药物组成 龙胆草 麦冬 知

母 人参 柴胡各 15g 甘草 0.3g

制作方法 将上药研为细末。

功效主治 清热消肿。主治心脾积热，口干舌肿，口内生疮。

临床用法 1 日 3 次，1 次 6g，温水送服。

注意事项 忌食辛辣之品。

茅花冰片散※

《常见病验方
研究参考资料》

药物组成 白茅花 15g 冰片 1.5g

制作方法 上药烧炭，共研为细末。

功效主治 清热凉血，解毒敛疮。主治口疮，舌炎。

临床用法 取药末涂口腔内。

注意事项 涂药半小时内勿漱口。

加味清胃散

《校注妇人良方》

药物组成 生地 3g 升麻 6g 丹皮 3g 当归 3g 黄连酒蒸 4.5g 羚羊角 30g 连翘 15g 生甘草 9g

制作方法 上药共研为粗末。

功效主治 清热，凉血，止

1079

血。主治斑疹口舌生疮，齿龈腐烂。

临床用法 1次25g，水煎服，慢慢下咽。

注意事项 忌食辛燥之品。

连翘散

《圣济总录》

药物组成 连翘 丹皮 山栀仁 柴胡_{去苗} 牛蒡子 黄柏_{去粗皮蜜}炙各15g 白药子0.9g 甘草_{炙锉}0.3g

制作方法 上药共研为细末。

功效主治 清热泻火，解毒利咽。主治伤寒热毒未解，咽喉壅塞，口内生疮。

临床用法 1次6g，1日2次，饭后蜜水调服。

注意事项 忌食辛辣刺激性食物，戒烟酒。

陀僧散※

《普济方》

药物组成 密陀僧 炙黄柏 炙甘草各30g 蒲黄 黄药子各15g

制作方法 将上药研为细末。

功效主治 清热解毒。主治伤寒口疮。

临床用法 1日2次，1次3g，将药末涂于疮上。

注意事项 体虚者忌用。

青黛散

《幼幼新书》

药物组成 青黛 黄连 白芷 密陀僧_{醋烧别研} 甘草_{生用}各等份

制作方法 将上药研为细末。

功效主治 清热解毒，收敛生肌。主治小儿口疮。

临床用法 1次0.03g，1日3～6次，涂于小儿口内。

注意事项 密陀僧有毒，当严格控制使用剂量。

泻黄散

《济生方》

药物组成 防风120g 藿香21g 栀子15g 石膏15g 甘草15g 缩砂仁15g

制作方法 上药共研为细末。

功效主治 泻脾胃伏火。主治脾胃伏火，热在肌肉，口燥唇干，口疮，烦渴易饥。

临床用法 1次9g，1日1次，用蜂蜜或酒调服。

注意事项 阴虚之人慎用。

细辛吴茱散

《上海常用中草药》

药物组成　细辛 4.5g　吴茱萸 6g

制作方法　上药共研为细末。

功效主治　引火下行。主治口疮疼痛。

临床用法　1 次 2，米醋调敷脐部，胶布固定，每日 1 次，连用 4~5天为 1 疗程。

注意事项　忌辛辣燥食。

茧砂散※

《本草纲目》

药物组成　蚕茧 5 个　硼砂适量

制作方法　蚕茧包硼砂，瓦上焙焦，研为细末。

功效主治　解毒疗疮。主治口舌生疮。

临床用法　抹患处。

注意事项　忌食辛燥之品。

赴筵散

《外科正宗》

药物组成　黄连　黄柏　黄芩　栀子　干姜　细辛各等份

制作方法　上药共研极细末。

功效主治　清热解毒。主治口腔破溃。

临床用法　吹患处。

注意事项　忌食辛燥之品。

柳青散

《外科传薪集》

药物组成　薄荷 1.5g　孩儿茶 2.4g　黄连 1.2g　青黛 0.9g　冰片 0.3g

制作方法　共研为细末。

功效主治　清热解毒，敛疮生肌。主治口疮。

临床用法　先用蔷薇根煎汤漱口，后将药末吹患处。

注意事项　保持口腔清洁，忌食辛辣、刺激性食物。

柳花散

《外科正宗》

药物组成　黄柏末 30g　青黛 9g　肉桂 3g　冰片 0.6g

制作方法　分别研为细末，混匀再研，瓷罐收贮。

功效主治　清浮火，解热毒。主治口腔破溃。

临床用法　取药末少许，吹患处。

注意事项　保持口腔清洁，防止感染。

1082

柳华散

《校注妇人良方》

药物组成　炒黄柏　蒲黄　青黛　煅人中白各等份

制作方法　上药共研为细末。

功效主治　清热泻火，解毒疗疮。主治口疮赤烂。

临床用法　临卧时，加冰片少许，研匀后敷患处。

注意事项　忌食辛燥之品。

凉血生肌散

《全国中草药新医疗法
展览会资料选编》

药物组成　牛黄　黄柏　龙胆草各 30g　雄黄　青黛　甘草　冰片各 60g

制作方法　上药共研为细末。

功效主治　清热解毒，凉血生肌。主治疱疹性及感染性口腔糜烂。

临床用法　用 3% 双氧水棉球清洗患部，再用 0.1% 雷夫奴尔棉球洗去泡沫，搽干，将药末涂于患部。

注意事项　忌食辛辣刺激性食物。全身症状明显者当配合综合治疗。

烧肝散

《普济方》

药物组成　银川柴胡去节头　白术　赤芍药　牡丹皮　人参去节头　苍术各 30g　黑附子炮去皮脐　石斛去浮膜各 15g

制作方法　上药共研细末，用猪肝去血水，撒药其上，用荷叶裹定，湿纸再包，慢火煨令过熟。

功效主治　健脾益气，消解余

毒。主治久年心劳不愈，口舌生疮。

临床用法　1次6g，1日1次，早饭前用米汤送服。

注意事项　调畅情志，忌劳累。

消疮散

《全国中草药新医疗法
展览会资料选编》

药物组成　小麦面_{烧灰}100g
冰片50g

制作方法　将上药混合研细。

功效主治　解毒敛疮。主治口腔糜烂。

临床用法　将药末吹在口疮面，1日2~3次。

注意事项　忌食辛辣刺激性食物。

黄柏散

《太平圣惠方》

药物组成　黄柏0.9g　黄连0.9g　白矾_{烧令汁尽}15g　川朴硝0.9g
冰片_{细研}3g

制作方法　将上药研为细末。

功效主治　清解热毒。主治伤寒入里化热，口内生疮。

临床用法　1次1.5g，将药末

放入口中咀嚼，流涎即吐。

注意事项　忌食辛辣之品。

黄金散

《活幼心书》

药物组成　黄柏_{蜜涂晒10数次}　甘草各30g

制作方法　上药共研为细末。

功效主治　清热解毒。主治舌上生疮，及痘后目生翳膜。

临床用法　1次1g，点于患处，或用麦冬煎汤调服。

注意事项　忌食辛燥之品。

1083

黄柏细辛散

《中医外治法集要》

药物组成　黄柏　细辛各等份

制作方法　烘干，共研细末。

功效主治　清热解毒，消肿止痛。主治口疮糜烂，局部黏膜肿痛。

临床用法　取药末用醋调成膏状，敷神阙穴，胶布固定。

注意事项　忌辛辣香燥食物。

犀角散

《圣济总录》

药物组成 犀角 30g 决明子 人参各 3g 栀子仁 冰片 白术各 15g

制作方法 上药分别研细末，混匀。

功效主治 清热平肝，健脾醒神。主治肝热健脾而致脾胃失和，口内生疮，不思饮食。

临床用法 1 次 6g，温水调服。

注意事项 忌食辛辣温燥之品。

走马牙疳

疔疳散※

《幼幼集成》

药物组成 人中白 4.5g 毛褐灰 明矾各 3g

制作方法 共研为细末。

功效主治 清热，解毒，敛湿。主治牙疳，鼻疳。

临床用法 创面湿，干粉搽；创面干，先用香油润，然后搽药。

注意事项 忌食辛燥之品。

人中白散※

《同寿录》

药物组成 人中白(火煅)3g 铜绿 0.9g 麝香 0.3g

制作方法 共研为细末。

功效主治 清热解毒，通络活血。主治走马牙疳。

临床用法 贴患处。

注意事项 忌食辛燥之品。

人中白散

《古方汇精》

药物组成 人中白 儿茶 青黛 硼砂各 3g 薄荷 玄明粉 马勃各 1.5g 冰片 0.3g

制作方法 将上药共研细末。

功效主治 清热解毒。主治走马疳，及咽喉疼痛腐烂红赤，舌肿龈臭，牙床溃腐等。

临床用法 1 次 3~5g，1 日 3 次，撒与患处。病情严重者，加犀牛黄 1g，珍珠 1.5g。

注意事项 保持口腔清洁。

人中白散※

《外科正宗》

药物组成 人中白煅90g 儿茶30g 黄柏 薄荷 青黛各18g 冰片1.5g

制作方法 共研为细末。

功效主治 清热解毒，除湿敛疮。主治走马牙疳，牙龈腐烂黑臭。

临床用法 先用温水漱口，然后吹药于疳上，1日6～7次。

注意事项 吹药时，涎向外流可用，否则停用。

人中黛冰散※

《常见病验方
研究参考资料》

药物组成 人中白9g 青黛1.2g 冰片0.6g

制作方法 共研为细末。

功效主治 清热解毒，凉血散瘀。主治走马牙疳。

临床用法 取药末搽患处。

注意事项 忌食辛辣之品。

干姜二黄散※

《常见病验方
研究参考资料》

药物组成 黄柏 蒲黄 干姜各等份

制作方法 共研为细末。

功效主治 清热燥湿，解毒祛瘀。主治走马牙疳。

临床用法 取药末搽患处。

注意事项 忌食生冷之品。

牙硝硼冰散※

1085

《常见病验方
研究参考资料》

药物组成 牙硝3g 硼砂6g 冰片3g

制作方法 共研为细末。

功效主治 清热解毒，消肿止痛。主治走马牙疳。

临床用法 取药末涂抹患处。

注意事项 忌食辛辣之品。

玉蟾散

《古今医鉴》

药物组成 蟾蜍不鸣不跳者用黄泥裹，火煅焦

散剂分典

黄连各 7.5g　青黛 3g　麝香 0.03g

制作方法　将蟾蜍用黄泥裹，火煅焦，与余药共研为细末。

功效主治　清热泻火，解毒敛疮。主治走马牙疳，牙根臭烂，侵蚀唇鼻。

临床用法　湿则干撒，干则香油调匀抹之。

注意事项　本品忌内服。

立效散

《丹溪心法附余》

药物组成　青黛　黄柏　白矾火煅　五倍子各 3g

制作方法　共研为细末。

功效主治　清热泻火，解毒敛口。主治走马牙疳，牙根臭烂，侵蚀唇鼻。

临床用法　米泔水漱口后，药末撒患处。

注意事项　忌食辛辣温燥之品。

冰白散

《景岳全书》

药物组成　人中白 10g　冰片 3g　铜绿醋制　杏仁各 5g

制作方法　共研为细末。

功效主治　解毒敛疮。主治口舌糜烂，走马牙疳。

临床用法　敷患处，1 日数次。

注意事项　保持口腔清洁，忌食辛燥之品。

苦竹散※

《本草纲目》

药物组成　苦竹笋 30g　食盐 15g

制作方法　将苦竹笋烧存性，研为细末，同食盐细末调匀。

功效主治　清热，解毒，疗疳。主治牙疳。

临床用法　1 次 1~2g，搽患处。

注意事项　忌食辛燥之品。

枣黄散※

《常见病验方研究参考资料》

药物组成　新枣子去核 1 枚　黄柏 9g

制作方法　共烧焦，研为细末。

功效主治　清热，燥湿，敛疮。主治走马牙疳。

临床用法　取药末用香油调敷

患处。

注意事项 忌食辛辣之品。

矾硼连冰散※

《常见病验方
研究参考资料》

药物组成 胆矾 0.6g 硼砂
黄连各 3g 冰片 0.15g
制作方法 共研为细末。
功效主治 清热解毒，杀虫止
痛。主治走马牙疳。
临床用法 取药末搽患处。
注意事项 忌食辛辣之品。

矾柏黛五散※

《常见病验方
研究参考资料》

药物组成 枯矾 五倍子 青
黛 黄柏各 3g
制作方法 共研为细末。
功效主治 清热燥湿，解毒杀
虫。主治走马牙疳。
临床用法 先用盐水或米泔水
漱口，将药末搽患处。
注意事项 忌食辛辣之品。

草乌麝香散※

《本草纲目》

药物组成 草乌头烧灰 麝香
各等份
制作方法 上药共研为细末。
功效主治 解毒生肌，消肿排
脓。主治疳蚀口鼻，穿透者。
临床用法 用药末贴患处。
注意事项 孕妇忌用。

枯矾牙疳散※

1087

《常见病验方
研究参考资料》

药物组成 枯矾 胡黄连 冰
片各 3g
制作方法 共研为细末。
功效主治 解毒杀虫，清热降
火。主治走马牙疳。
临床用法 取药末敷患处。
注意事项 忌食辛辣之品。

枯矾荔核散※

《常见病验方
研究参考资料》

药物组成 枯矾 7.5g 荔枝核_{烧透成炭}30g

制作方法 共研极细末。

功效主治 散寒理气，解毒止痛。主治走马牙疳。

临床用法 取药末搽患处。

注意事项 忌食生冷。

1088

绿冰硼砂散※

《常见病验方
研究参考资料》

药物组成 绿豆粉 冰片 硼砂

制作方法 共研为细末。

功效主治 清热解毒，去腐敛疮。主治走马牙疳。

临床用法 取药末搽口内。

注意事项 忌燥辣饮食。

雄矾蚕倍散※

《常见病验方
研究参考资料》

药物组成 雄黄 12g 枯矾 2.4g 五倍子 6g 蚕蜕纸_{烧灰}1 张

制作方法 共研为细末。

功效主治 解毒杀虫，除湿敛疮。主治走马牙疳。

临床用法 取药末频搽患处。

注意事项 忌食辛辣。

雄矾冰片散※

《常见病验方
研究参考资料》

药物组成 雄黄 15g 绿矾_{火煅}60g 冰片 6g

制作方法 共研为细末。

功效主治 解毒杀虫，收湿敛疮。主治走马牙疳。

临床用法 先用米泔水漱口，再以药末涂搽患处。

注意事项 忌食辛辣之品。

雄硝甘冰散※

《常见病验方
研究参考资料》

药物组成 雄黄 3g 焰硝
4.5g 甘草 0.9g 冰片 0.6g
制作方法 共研为细末。
功效主治 解毒杀虫，消肿止
痛。主治走马牙疳。
临床用法 先用盐水漱口，取
药末搽患处。
注意事项 忌食辛辣。

紫金散

《幼科释谜》

药物组成 蛇床子_{炒黑} 黄丹
地龙_{炒黑}各15g 青矾_煅 0.3g
制作方法 上药共研为细末。
功效主治 清热除湿，解毒敛
疮。主治走马牙疳。
临床用法 1 次 0.3g，1 日 3
次，敷牙龈上。
注意事项 严禁内服。

硼砂青黛散※

《常见病验方
研究参考资料》

药物组成 硼砂 青黛各 3g
冰片 薄荷末各 1.5g 人中白
3g
制作方法 共研为细末。
功效主治 清热降火，凉血散
瘀。主治走马牙疳。
临床用法 取药末吹牙龈患
处。
注意事项 忌食辛辣。

鲫灰散※

《本草纲目》

药物组成 鲫鱼 1 条 砒石
0.3g 生地黄 30g 枯白矾 麝香
各 0.3g
制作方法 鲫鱼去肠，入砒
石、地黄，纸包烧存性，入后余药
研为细末。
功效主治 扶正托毒，蚀腐疗
疮。主治走马牙疳。
临床用法 撒患处。
注意事项 忌食辛燥之品。

僵蚕苦参散※

《常见病验方
研究参考资料》

药物组成 僵蚕 24g 苦参
60g
制作方法 共研为细末。

1089

功效主治　解毒散结，清热杀虫。主治走马牙疳。

临床用法　取药末吹入患处及齿缝，1 日 3 次。

注意事项　忌食辛辣之品。

牙痛

霜梅乳没散

《全国中草药新医疗法
展览会资料选编》

1090

药物组成　白及　川柏　川连
甘草各 3g　青黛 6g　冰片 4.5g
硼砂 12g　乳香　没药各 15g
红枣 30g

制作方法　上药共研为细末。

功效主治　清热解毒，消肿止痛。主治坏死性牙龈炎。

临床用法　轻轻刮去牙垢及牙周腐败组织，用 3% 双氧水或高锰酸钾溶液清洗患部后，涂药末。

注意事项　忌辛辣刺激性食物。

二香冰片散※

《常见病验方
研究参考资料》

药物组成　松香 0.9g　乳香
0.6g　冰片 0.15g

制作方法　共研为细末。

功效主治　解毒杀虫，行气止痛。主治龋齿疼痛。

临床用法　取药末放于龋齿孔内及其附近。

注意事项　忌食生冷之品。

三香散

《景岳全书》

药物组成　丁香　川椒各 10g
冰片 1g

制作方法　共研为细末。

功效主治　消肿止痛。主治牙龈肿痛。

临床用法　敷痛处。

注意事项　忌食辛燥之品。如无川椒荜茇代之。

五黄散※

《本草纲目》

药物组成　五倍子 3g　黄丹
花椒各 1.5g

制作方法　上药分别研为细末，混匀。

功效主治　祛风杀虫，消肿止痛。主治风牙肿痛。

临床用法　撒患处。

注意事项　忌食辛燥之品。

牙痛散

《古今脐疗良方集解》

药物组成　细辛6g　荜茇3g　生石膏9g　大黄6g

制作方法　上药共研为细末。

功效主治　清热通便。主治牙痛，大便干结，口干，舌红脉滑。

临床用法　取药末，加水敷脐部，每日1次。

注意事项　忌辛辣燥食之品。

长春牢牙散

《张氏医通》

药物组成　升麻　川芎　细辛　白蒺藜　甘松　丁香　五倍子　皂矾　青盐各15g　诃子肉　没石子各9g　麝香1.5g

制作方法　上药研为极细末。

功效主治　祛风清热，乌须黑发。主治牙痛，齿黄，口臭。

临床用法　以药末少许搽牙，继以水漱吐出，以此液洗发。

注意事项　忌食辛燥之品。

石青散※

《本草纲目》

药物组成　石燕火煅醋淬7次20g　青盐30g　麝香0.3g

制作方法　共研为细末。

功效主治　坚牙止痛。主治牙痛，牙齿松动。

临床用法　用药末撒患处，荆芥汤漱口。

注意事项　忌食辛燥之品。

1091

生石膏散

《古今脐疗良方集解》

药物组成　生石膏15g　细辛　丹皮　黄连　升麻　大黄各3g　生地6g

制作方法　上药共研为细末备用。

功效主治　清热通便。主治胃火牙痛，牙龈肿痛，大便干结。

临床用法　1次6g，水调敷脐部，每日1次。

注意事项　忌辛辣燥食之品。

当归龙胆散

《兰室秘藏》

药物组成 升麻 3g 麻黄 3g 生地黄 当归梢 白芷各 1.5g 草豆蔻 龙胆草 黄连各 3g 羊胫骨灰 1.5g

制作方法 上药共研为极细末。

功效主治 泻火止痛。主治牙痛,寒热耳痛。

临床用法 取药末少许搽牙痛处,30 分钟后,有涎吐出。

注意事项 忌食辛燥之品。

1092

牢牙散

《三因极一病证方论》

药物组成 槐枝 柳枝各长4寸各49支 皂角不蛀者7茎 盐 40g

制作方法 上药同入瓷瓶内,黄泥封口,糠火烧一夜,待冷却后研细。

功效主治 散寒止痛。主治蛀龋,牙根暴露。

临床用法 1 次 3g,1 日 3 次,口中含用。

注意事项 忌食刺激性食物之品。

补骨脂散※

《常见病验方研究参考资料》

药物组成 补骨脂 6g 细辛 3g 冰片 9g

制作方法 共研为细末。

功效主治 补肾助阳,散寒止痛。主治牙痛。

临床用法 取药末搽患处。

注意事项 忌食生冷之品。

固齿将军散

《景岳全书》

药物组成 大黄炒微焦 杜仲炒半黑各 300g 青盐 120g

制作方法 上药共研为细末。

功效主治 清泻胃火,固齿止痛。主治牙痛牙伤,龈肿。

临床用法 清晨搽漱,火盛者可同时内服。

注意事项 忌食辛燥之品。

定痛散

《遵生八笺》

药物组成 珍珠末 9g 石膏

孩儿茶 3g　冰片 0.3g　硝石
硼砂　朱砂各 1.5g

制作方法　上药共研为细末。

功效主治　清热泻火，消肿止痛。主治牙痛不可忍。

临床用法　蘸药末点于痛处。

注意事项　保持口腔清洁。

荜茇散

《外科正宗》

药物组成　荜茇　阿魏各 6g
冰片　麝香各 0.3g

制作方法　共研为细末。

功效主治　杀虫，止痛。主治风湿虫牙，作肿痛。

临床用法　1 次 1g，搽放牙根痛缝中，吐出热涎，温水漱之，再搽即愈。

注意事项　忌风寒生冷之品。

荜茇散※

《本草纲目》

药物组成　荜茇

制作方法　研为细末。

功效主治　祛风，杀虫，止痛。主治风虫牙痛。

临床用法　用药末揩患处，煎苍耳汤漱去涎。

注意事项　保持口腔清洁。

荜茇丁香散※

《御药院方》

药物组成　荜茇　丁香　细辛
花椒各等份

制作方法　共研为细末。

功效主治　杀虫，散寒，止痛。主治拔牙后疼痛。

临床用法　用棉花裹药末，塞在坏牙根上。

注意事项　忌食生冷之品。

胡桐散※

1093

《本草纲目》

药物组成　胡桐泪（30g）
麝香（3g）

制作方法　共研为细末。

功效主治　清热，解毒，止痛。主治湿热牙痛，喜吸风者。

临床用法　撒患部。

注意事项　忌食辛燥之品。

保牙散

《寿世保元》

药物组成　软石膏 30g　川乌

草乌　花椒各9g

制作方法　共研为细末。

功效主治　祛风，杀虫，止痛。主治风虫牙痛，牙龈红肿。

临床用法　1次1g，用药末搽牙漱口。

注意事项　切勿内服。

徐长卿散※

《圣济总录》

药物组成　徐长卿　苦参　附子　吴茱萸洗,焙干,炒　旱莲子（四年　石硫磺　台蒜　半夏

制作方法　上药等分研为细末，以为葱白色。

功效主治　消炎止痛。主治牙痛。

临床用法　以油和药末涂于手腿并用被覆，更将火桶子安被内，盖令热。

注意事项　忌食辛辣刺激性食物。

凉膈散

《寿世保元》

药物组成　连翘　栀子　黄芩石膏各9g　大黄酒蒸12g　芒硝3g薄荷　甘草各2.4g　知母4.5g

升麻1.2g　黄连1.8g

制作方法　共研为粗末。

功效主治　清热解毒，泻火止痛。主治胃中实火牙痛。

临床用法　1日1剂，水煎频服。

注意事项　忌食辛辣温燥之品。

路路荸荠散※

《常见病验方研究参考资料》

药物组成　路路通3g　荸荠6g

制作方法　共研为细末。

功效主治　活血行气，温中止痛。主治牙痛。

临床用法　取药末搽患处。

注意事项　忌食生冷之品。

搽牙乌金散

《遵生八笺》

药物组成　葡萄焙干为末1kg　石膏0.5kg　当归焙　细辛　没石子各60g　甘草　三柰各90g白芷120g　青盐化开去泥脚入花椒60g,煮干去椒120g

制作方法　上药共研细末。

功效主治　固齿止痛，养血祛

风。主治风火、风虫牙痛，牙龈肿痛。

临床用法 每天临睡前以上药搽牙后，慢慢咽下。

注意事项 保持口腔清洁。

鳖甲散※

《全国中草药新医疗法展览会资料选编》

药物组成 鳖甲 10g

制作方法 焙干研为细末，贮于干燥器皿内备用。

功效主治 消炎止痛。主治牙痛。

临床用法 1 次 0.5g 与烟叶混匀，放在烟斗内点燃抽吸。

注意事项 忌食辛辣刺激性食物。

口腔炎

人中白散

《外科正宗》

药物组成 人中白煅红60g 孩儿茶 30g 黄柏 薄荷 青黛各18g 冰片 1.5g

制作方法 共研为极细末。

功效主治 清热解毒，敛疮生肌。主治口疮，走马疳及牙龈腐黑臭者。

临床用法 先用温水漱口，吹患处，1 日 6 ~ 7 次，吃药后涎向外流为佳。

注意事项 淡盐水漱口，保持口腔清洁。

圣金散

《证治准绳》

药物组成 黄药子 30g 青黛 0.3g

制作方法 上药共研为细末。

功效主治 凉血止血。主治舌上出血不止。

临床用法 1 次 6g，1 日 2 次，饭后用新汲水调服。

注意事项 本品多服、久服可引起消化道反应，并对肝脏有一定损害，故凡脾胃虚弱和有肝脏疾患之人慎用。

冰青散

《疡科心得集》

药物组成 黄连 儿茶 冰片 青黛 灯芯灰各 0.9g 牛黄 0.6g 煅人中白 1.5g

1095

制作方法 共研极细末。

功效主治 清热解毒，消肿止痛。主治口糜疮腐及烂头喉蛾，喉痹，喉疳，喉癣。

临床用法 1次1g，吹入患处。如成走马牙疳者，加糠青、五倍子、白芷末同用。

注意事项 保持口腔清洁。

冰玉散

《景岳全书》

药物组成 生石膏30g 月石21g 冰片0.9g 僵蚕3g

制作方法 上药共研为细末，瓷瓶收贮。

功效主治 清泻胃火。主治牙疳牙痛，口疮齿衄，喉痹。

临床用法 取适量吹于患处。

注意事项 保持口腔清洁，忌食辛燥之品。

冰虫散※

《全国中草药新医疗法展览会资料选编》

· **药物组成** 雀不踏（楤木）虫1~3个 冰片10g

制作方法 取虫置瓦上焙干研细，再同冰片共研为极细末，装入瓷瓶内备用。

功效主治 清热解毒。主治口腔炎，包括走马牙疳、口疮、牙龈炎、小儿鹅口疮等。

临床用法 用盐水或米泔水漱洗口腔后，将药末吹于患处，1日2~3次。

注意事项 忌食辛辣刺激性食物。

牙龈炎

大黄救苦散※

《常见病验方研究参考资料》

药物组成 大黄 紫荆皮各1.5g 苦参 甘草各0.9g

制作方法 共研为细末。

功效主治 清热泻火，杀虫止痛。主治牙龈肿痛，流脓。

临床用法 用蜜糖或开水调涂肿处。

注意事项 忌食辛辣之品。

马鸣散

《痘疹心法》

药物组成 蚕蜕火烧存性7.5g

人中白_{火煅}15g　五倍子　明矾各6g

制作方法　将明矾打碎装入五倍子中火煅，至矾枯，与余药共研极细末。

功效主治　清热除湿，排毒祛腐。主治麻疹后牙龈溃烂，臭气冲人。

临床用法　以米泔水漱口，然后敷药。

注意事项　保持口腔清洁。

凉解散※

《常见病验方
研究参考资料》

药物组成　生石膏6g　硼砂五倍子各1.5g　冰片0.3g

制作方法　共研为细末。

功效主治　解毒杀虫，除湿敛疮。主治牙龈溃烂。

临床用法　取药末涂敷患部。

注意事项　忌食辛辣之品。

加味清胃散

《寿世保元》

药物组成　当归6g　生地黄牡丹皮　软石膏各9g　防风4.5g　荆芥3g　升麻各1.2g　黄连1.8g

制作方法　共研为粗末。

功效主治　清胃泻火。主治胃火炽盛，牙龈肿痛，痛引头脑，喜冷恶热饮。

临床用法　1日1剂，水煎，分3次服。

注意事项　忌食辛辣温燥之品。

丝壳雄冰散※

《常见病验方
研究参考资料》

药物组成　丝瓜壳_{烧灰}6g　雄黄4.5g　冰片0.6g

制作方法　共研为细末。

功效主治　解毒杀虫，除湿通络。主治牙龈炎，红肿疼痛。

临床用法　冷水调搽患处。

注意事项　忌食辛辣之品。

芥灰散※

《本草纲目》

药物组成　芥菜杆_{烧灰存性}

制作方法　研为细末。

功效主治　收湿，敛疮，消肿。主治牙龈肿烂，出臭水者。

临床用法　频敷患处。

注意事项　忌食辛辣刺激之

1097

品。

郁金散

《证治准绳》

药物组成 郁金 白芷 细辛各等份

制作方法 上药共研为细末。

功效主治 化瘀止血。主治齿龈出血。

临床用法 将药末少许涂患处，1日1次。或用竹叶、竹皮浓煎，加盐少许，漱口后用药末调敷患处。

注意事项 注意保持口腔清洁。

茵陈散

《张氏医通》

药物组成 茵陈 连翘 荆芥麻黄 升麻 羌活 薄荷 僵蚕各15g 细辛7.5g 大黄 牵牛头末各30g

制作方法 上药共研为细末。

功效主治 清热解毒，祛风止痛。主治牙龈赤肿疼痛及骨槽风热。

临床用法 1次9g，水100ml煎沸搅匀，饭后和渣热服。

注意事项 忌食辛燥之品。

神效散

《证治准绳》

药物组成 草乌头 青盐 皂荚各等份

制作方法 上药入瓦器内烧灰存性，研为细末。

功效主治 温经止血。主治牙龈出血。

临床用法 1次0.3g，将药末涂抹于患处。

注意事项 注意保持口腔清洁。

黄连散

《证治准绳》

药物组成 黄连 白龙骨 马牙硝各30g 冰片3g

制作方法 上药共研为细末。

功效主治 清热解毒，敛疮止血。主治牙龈出血，吃食不得。

临床用法 将药末少许敷牙龈，1日1次。

注意事项 龙骨收敛，体内有湿热、实邪者慎用。

三黄散

《全国中草药新医疗法
展览会资料选编》

药物组成 黄连 黄柏 黄芩
各50g
制作方法 上药共研为细末。
功效主治 清热解毒。主治宫
颈癌。
临床用法 1日1~2次，将药
末涂抹患处。
注意事项 必要时当根据病情
给予手术、放疗或化疗。

乳没散※

《全国中草药新医疗法
展览会资料选编》

药物组成 乳香 没药各9g
儿茶 冰片 硼砂 硇砂各
10.5g 蛇床子 雄黄 钟乳石
麝香各12g 血竭7.5g 白矾285g
漳丹16.5g
制作方法 将上药共研细末。
功效主治 解毒活血，燥湿祛
瘀。主治宫颈癌。

临床用法 1周2~3次，将药
末涂敷患处。
注意事项 本品活血力量较
强，忌内服。

豆根散※

《全国中草药新医疗法
展览会资料选编》

药物组成 山豆根 脐带 贯
众 黄柏各30g 白花蛇舌草60g
制作方法 将上药制成浸膏，
干燥后研细备用。
功效主治 燥湿解毒，活血散
结。主治宫颈癌。
临床用法 1日3次，1次3g，
温水冲服。
注意事项 必要时根据病情施
以放疗、化疗及手术治疗。

轻粉雄黄散※

《全国中草药新医疗法
展览会资料选编》

药物组成 轻粉 雄黄各3g
梅片0.5g 麝香0.2g 蜈蚣5g
黄柏15g
制作方法 将上药共研细末。
功效主治 解毒散结。主治宫
颈癌。
临床用法 多次局部外敷。上

1099

药时将药物放在大棉球中间送入子宫穹窿部，使棉球中间含药部分紧贴宫颈，最初1日上药1次，以后根据病情减少上药次数，直至活检转阴。

注意事项 经期停用。

宫颈散

《全国中草药新医疗法
展览会资料选编》

药物组成 乳香 没药 儿茶 冰片 雄黄 硼砂 硇砂各10.5g 血竭7.5g 麝香1.5g 白矾570g 樟丹46.5g 钟乳石13.5g 蛇床子4.5g

制作方法 将上药共研细末。

功效主治 活血散结。主治宫颈癌。

临床用法 1周2次，外涂宫颈。同时可配合愈黄丹内服。

注意事项 忌内服。

乳腺癌

青皮散

《济阴纲目》

药物组成 青皮 甘草各等份

制作方法 上药共研为细末。

功效主治 破气散结。主治乳

癌早期。

临床用法 1次10g，1日5次，人参煎汤入生姜汁调服。年少妇人只用白汤调下。

注意事项 忌挤压乳房。

紫金锭散※

《全国中草药新医疗法
展览会资料选编》

药物组成 紫金锭12g 王不留行30g 猫眼草30g 银花30g 冰片1g

制作方法 王不留行、猫眼草、银花制成浸膏干粉，加紫金锭、冰片，研细混匀。

功效主治 消肿散结。主治乳腺癌。

临床用法 1日4次，1次1.5～3g，温水送服。

注意事项 必要时当施以放疗、化疗或手术治疗。

蟹壳散※

《常见病验方
研究参考资料》

药物组成 生蟹壳

制作方法 放于瓦上焙干，研为细末。

功效主治 铁坚散结，消肿解

毒。主治乳癌初起。

临床用法 1日3次，1次6g，酒送服。

注意事项 忌食刺激性食物。

乌金散

《世医得效方》

药物组成 百草霜_炒 紫荆皮_{米泔浸煮炒黄} 甘草_炙各等份

制作方法 上药共研为细末。

功效主治 祛瘀通络，解毒散结。主治子宫癌，身热口燥，腹中包块，头痛如破，阴道不规则出血或见黄色分泌物。

临床用法 1次6g，艾汤或醋汤空腹调下。

注意事项 忌房事。

食道癌

含化散※

《全国中草药新医疗法
展览会资料选编》

药物组成 硼砂 硇砂各60g 火硝30g 礞石15g 沉香 冰片各9g

制作方法 将上药共研细末备用。

功效主治 涤痰涌吐，解毒辟秽。主治食管癌梗阻。

临床用法 1次1g，含化缓下，每隔半小时1次。当患者粘涎吐尽，能进食时可改为3小时1次。一般服本方6小时即见效，连服2日停药。

注意事项 孕妇忌用，气血虚弱者慎用。

参附麝香散

《中医验方》

药物组成 人参 附子各3g 麝香0.5g

制作方法 上药共研为细末备用。

功效主治 温阳通窍。主治阳气虚弱之关格（食道癌）。

临床用法 取药末纳脐中，胶布固定。

注意事项 忌食生冷食物。

复方牛黄散※

《全国中草药新医疗法
展览会资料选编》

药物组成 青黛 人工牛黄各12g 紫金锭6g 野菊花60g

制作方法 将上药共研细末。

1101

功效主治 解毒清热。主治食道癌、胰头癌、肝癌等恶性肿瘤。

临床用法 1日3次，1次3g，温水冲服。

注意事项 必要时当施以放、化疗及手术治疗。

复方解毒浸膏散※

《全国中草药新医疗法展览会资料选编》

药物组成 板蓝根 猫眼草各30g 人工牛黄6g 硇砂3g 威灵仙60g 制南星9g

制作方法 将上药制成浸膏干粉备用。

功效主治 清热解毒，祛痰散结。主治食道癌。

临床用法 1日4次，1次2g，温水冲服。

注意事项 必要时当施以放疗、化疗。

破坚散※

《全国中草药新医疗法展览会资料选编》

药物组成 乌贼骨 枯矾各210g 白及180g 白丑 黑丑 小苏打各240g 蛤粉 瓦楞子各90g 陈皮 香附各60g

制作方法 将上药共研细末。

功效主治 行气破结，软坚生肌。主治食道癌、胃癌。

临床用法 1日2～3次，1次1.5～2g，饭前温水冲服。

注意事项 孕妇及体虚之人忌用。

硇砂散※

《全国中草药新医疗法展览会资料选编》

药物组成 紫硇砂30g

制作方法 将紫硇砂放入瓷器内淬成细末（避金属），加水煮沸，过滤取汁加醋（500g汁中加500g醋），煎干（先武火后文火）成灰黄色晶状粉末，研为细末。

功效主治 解毒散结。主治食道癌。

临床用法 1日3次，1次0.5～1.5g，温水冲服。

注意事项 1次用量不得超过2.5g。

瞿麦根散※

《全国中草药新医疗法展览会资料选编》

药物组成 瞿麦根100g

制作方法 将上药研为细末。

功效主治 清热解毒。主治食

道癌及直肠癌。

临床用法 1日2～3次，1次2～3g，温水冲服，可与瞿麦根浸膏换用。直肠癌病人可配合外用，撒于肿瘤创面。

注意事项 必要时当施以放疗、化疗。

皮肤癌

农吉莉散※

《全国中草药新医疗法展览会资料选编》

药物组成 农吉莉100g

制作方法 将上药全草研为细末，高压消毒后备用。

功效主治 解毒散结。主治皮肤癌。

临床用法 用生理盐水调成糊状外敷或将药末撒在创面上，1日换药2～3次。

注意事项 必要时当施以放疗、化疗。

桃花散※

《全国中草药新医疗法展览会资料选编》

药物组成 桃花砷（红砒）

4～5g 头发0.2g 指甲0.5g 大枣1.5g 碱发面30g

制作方法 将桃花砷研末，头发截短，指甲切碎，混匀放入去核大枣内，外用碱发面包裹如元宵样。将包好的药丸放在煤火或木炭火中烧烤，火力不宜过大，经常翻转，力求受火均匀。将烧制后的药丸研成细末过筛，分装密封，备用。

功效主治 去腐散结。主治皮肤癌。

临床用法 若肿瘤溃破，分泌物过多者，可以用药末撒布瘤体表面；若瘤体表面干燥或尚未溃破者，可用麻油或二甲基亚砜调和后涂抹。体强者1日换药2次，体弱者1日换药1次。

1103

注意事项 涂药时除涂抹瘤体表面外应特别注意涂在瘤体根部，切忌将药涂在正常组织上。用药后瘤体脱水流出的分泌物必须及时搽去。瘤体过大者，可分批涂药以防中毒。用药初期，瘤体及周围组织红肿疼痛严重者应停药或减少用药次数，待反应过后再继续用药。本品剧毒，严禁内服。

鲫羊散※

《本草纲目》

药物组成 鲫鱼1个 羯羊屎适量

制作方法 鲫鱼去肠，以羯羊

屎填满，烧存性，研为细末。

功效主治 解毒疗疮。主治皮肤癌。

临床用法 先用米泔水洗患处，以药末搽之。

注意事项 避免局部刺激，以防扩散。

股骨颈肿瘤

消骨肉瘤散Ⅰ号※

《全国中草药新医疗法
展览会资料选编》

药物组成 蜈蚣 全蝎各9g 铅丹30g 斑蝥 白果皮各1g 生石膏15g

制作方法 将上药共研细末。

功效主治 活血散结。主治股骨颈恶性肿瘤。

临床用法 先将药末撒于小膏药上，远离臀部，循经贴小膏药。用本方治疗1周后，再换用消骨肉瘤散Ⅱ号治疗。

注意事项 必要时应采取手术治疗。

安庆消瘤散

《全国中草药新医疗法
展览会资料选编》

药物组成 老生姜 雄黄各300g

制作方法 取老生姜除掉枝杈，掏空，姜的四周各留约半厘米宽，装进雄黄粉末，再用挖出的姜末把洞口封紧，放在陈瓦上，用炭火慢慢焙干，约7~8小时，焙成金黄色，脆而不焦，一捏就碎时，即可研末，过80目筛，将过筛细末装瓶密闭备用。

功效主治 解毒散结。主治股骨颈肿瘤、脑瘤。

临床用法 外用。用时将药末薄薄地撒在烘软的安庆药膏上，贴于患处。每2日换药1次，一般以1~3个月为1疗程，根据病情变化，可继续用药。

注意事项 敷贴药末的范围应根据病变及痛点的大小来决定。

消癌散

《全国中草药新医疗法
展览会资料选编》

药物组成 细叶七星剑 芙蓉叶 土半夏 穿心莲 生半夏 生南星 韩信草 生栀子 生川乌 生草乌 一枝箭各1kg 金牛根1.5kg

制作方法 上药共研为细末。

功效主治 散结止痛。主治多种恶性肿瘤和白血病。

临床用法 用适量蜂蜜将药末调匀，外敷患处，或水煎作溃疡面、阴道冲洗等。

注意事项 破溃处忌外敷。

索 引

1

三画

4

5

7

8

9

10

11

14

15

17

18

19

25

散剂分典

27

29

33

35

36

37

39